Patofizjologia

Pathophysiology

Ivan Damjanov, MD, PhD

Professor, Department of Pathology and Laboratory Medicine
The University of Kansas School of Medicine
Kansas City, Kansas

With illustrations by Matt Chansky

SAUNDERS
ELSEVIER

Patofizjologia

Ivan Damjanov

Ilustracje Matt Chansky

Redaktorzy wydania pierwszego polskiego
Andrzej Bręborowicz
Piotr Jan Thor
Maria Małgorzata Winnicka

edra
URBAN & PARTNER

Tytuł oryginału: *Pathophysiology*
First edition
Autor: Ivan Damjanov

SAUNDERS ELSEVIER

This edition of *Pathophysiology, 1 e* by Ivan Damjanov, MD, PhD is published by arrangement with Elsevier Inc.

Książka *Pathophysiology, 1 e* (autor: Ivan Damjanov, MD, PhD) została opublikowana przez Elsevier Inc.

ISBN 978-1-4160-0229-1

Redakcja naukowa pierwszego wydania polskiego:
prof. dr hab. n. med. Andrzej Bręborowicz
prof. dr hab. n. med. Piotr Jan Thor
dr hab. n. med. Maria Małgorzata Winnicka

Tłumaczenie z języka angielskiego:
dr n. med. Izabela Bialuk (rozdz. 11)
prof. dr hab. n. med. Andrzej Bręborowicz (rozdz. 1, 2, 12)
dr n. med. Agata Furgała (rozdz. 4)
dr n. med. Krzysztof Gil (rozdz. 3, 5)
prof. dr hab. n. med. Piotr Jan Thor (rozdz. 7, 8)
dr hab. n. med. Maria Małgorzata Winnicka (rozdz. 6)
prof. dr hab. n. med. Janusz Cezary Witowski (rozdz. 9, 10)

Prezes Zarządu: Giorgio Albonetti
Dyrektor Wydawniczy: lek. med. Edyta Błażejewska
Redaktor tekstu: dr n. hum. Andrzej Szubert
Redaktor prowadzący: Dorota Lis-Olszewska
Opracowanie skorowidza: Anna Świderska
Adaptacja okładki: Piotr Kawecki

ISBN 978-83-7609-201-0 (Elsevier Urban & Partner)
ISBN 978-83-66067-56-1 (Edra Urban & Partner)

Edra Urban & Partner
ul. Kościuszki 29, 50-011 Wrocław
tel. +48 71 7263835
biuro@edraurban.pl
www.edraurban.pl

Łamanie i przygotowanie do druku: Sławomir Koszuliński

Przedmowa

„Patologia" (z języka greckiego: *pathos* – choroba; *logos* – nauka) jest tradycyjną nazwą jednego z działów medycznych nauk podstawowych, zajmującego się badaniami chorób. W medycynie klinicznej patologia składa się z dwóch części, określanych jako anatomia kliniczna oraz patologia kliniczna. Anatomia kliniczna jest również nauczana podczas kursów realizowanych w ramach nauczania przedklinicznego medycyny. W niektórych uczelniach medycznych patologia kliniczna jest odrębnym przedmiotem, ale w większości szkół medycznych w Stanach Zjednoczonych laboratoryjna patologia kliniczna jest nauczana w ramach nauk klinicznych. Do scharakteryzowania tego przedmiotu używa się różnych określeń, takich jak: „wprowadzenie do medycyny klinicznej", „propedeutyka medyczna", „podstawowe umiejętności kliniczne" i wiele innych. Pomimo mnogości określeń tego przedmiotu wspólnym celem tych kursów jest wprowadzenie studenta do nauk klinicznych i pokazanie, w jaki sposób wiedza z zakresu nauk podstawowych znajduje zastosowanie w naukach klinicznych. Wszystkie te kursy pokazują studentowi, że wiedza uzyskana podczas studiowania biochemii, anatomii, fizjologii, mikrobiologii czy patologii jest niezbędna do zrozumienia procesów chorobowych.

Najlepszym sposobem uczenia studentów medycyny wykorzystywania wiedzy z zakresu medycznych nauk podstawowych do zrozumienia zjawisk chorobowych w warunkach klinicznych jest skoncentrowanie nauczania na podstawowych zmianach patologicznych leżących u podłoża choroby i opisywanie tych zmian w odniesieniu do całego organizmu i jego prawidłowej czynności, czyli fizjologii. Dziedzina nauki opisująca wykorzystanie wiedzy z zakresu fizjologii i patologii w medycynie klinicznej jest określana mianem **patofizjologii**. Wiedza z zakresu patofizjologii jest w medycynie klinicznej niezbędna do ustalenia właściwego rozpoznania choroby, wybrania odpowiedniego leczenia i oceny rokowania co do możliwości przywrócenia prawidłowej czynności organizmu. Celem tej książki jest pokazanie studentom medycyny, jak przejść od nauk podstawowych do medycyny klinicznej, i zachęcenie ich do stałego wykorzystywania wiedzy z zakresu tych nauk w przyszłej praktyce klinicznej.

Medycyna jest nauką aplikacyjną, dlatego do właściwego wykonywania zawodu lekarza niezbędna jest rzetelna wiedza z zakresu wszystkich nauk podstawowych, szczególnie z patologii i z fizjologii. Większość mojego życia spędziłem, ucząc studentów medycyny patologii, i zawsze starałem się opierać moje nauczanie nie na statycznych przykładach z patologii (np. sekcje zwłok), ale na przykładach klinicznych, analizując je w kontekście dynamicznych zmian w całym organizmie, wynikających z jego właściwości czynnościowych. Z tego powodu można by przyjąć również taki oto tytuł tej książki: „Dynamika procesów fizjologicznych i patologicznych w medycynie klinicznej" lub prościej – „Patologia kliniczna lub laboratoryjna".

Książka składa się z 12 rozdziałów. Pierwsze dwa rozdziały dotyczą zagadnień ogólnych i pokazują studentowi, jak korzystać i interpretować wyniki badań laboratoryjnych. Przedstawiłem tylko podstawowe testy laboratoryjne, z opisem ich wykorzystania w ocenie stanu czynnościowego płynów ustrojowych i tkanek pacjenta. W trzecim rozdziale przedstawiam choroby będące przykładem zaburzeń o różnej patogenezie, takie jak choroby genetyczne, choroby układu krążenia, choroby metaboliczne, choroby będące wynikiem zaburzeń odżywiania lub zatruć, choroby zakaźne, choroby o podłożu autoimmunologicznym, choroby nowotworowe i zaburzenia chorobowe o nieznanej etiologii. W pozostałych dziewięciu rozdziałach przedstawiłem najważniejsze stany patologiczne w głównych narządach i układach organizmu.

Każdy rozdział jest poprzedzony listą podstawowych pojęć i definicji. Pojęcia te są przedstawione w poszczególnych kategoriach, takich jak prawidłowa anatomia i fizjologia, symptomy lub jednostki kliniczne. We wszystkich rozdziałach dotyczących poszczególnych narządów i układów organizmu przedstawiam podstawową wiedzę z zakresu anatomii i fizjologii, niezbędną do zrozumienia patofizjologii. Następnie omawiam podstawowe symptomy chorób i wyniki badań laboratoryjnych. W ten sposób opisywane są główne jednostki chorobowe, na podstawie których omawiam zaburzenia czynności różnych narządów podczas choroby. Każdy rozdział kończy się opisem przypadków klinicznych zawierających pytania i zagadnienia do dyskusji.

Medycyny klinicznej można się nauczyć, obserwując pacjentów, rozmawiając z nimi, badając ich, lecząc i opiekując się nimi. Jakkolwiek jestem przekonany, że większość studentów medycyny przede wszystkim czeka z niecierpliwością na swój pierwszy kontakt z pacjentem, mam nadzieję, że informacje przedstawione w tym podręczniku umożliwią im ugruntowanie wiedzy z zakresu nauk podstawowych i przygotują na pierwsze spotkanie z pacjentami, a później na długą drogę życiową związaną z wykonywaniem zawodu lekarza. Życzę im powodzenia w tej podróży słowami Cervantesa: „*Viajar es mejor que la posada*". Samo podróżowanie może dawać więcej radości niż osiągnięcie wyimaginowanego celu. Jednocześnie proszę studentów i ich nauczycieli o przesyłanie mi wiadomości (idamjano@kumc.edu) z uwagami, sugestiami lub krytyką.

Niech Moc będzie z Wami!

Ivan Damjanov

Przedmowa do wydania polskiego

Podręcznik *Patofizjologia* autorstwa profesora Ivana Damjanova, kierownika Zakładu Patologii i Medycyny Laboratoryjnej Uniwersytetu Medycznego w Kansas (USA), jest niezwykle udaną próbą przedstawienia w zwarty, a zarazem przejrzysty i zrozumiały sposób bardzo trudnej i obszernej dyscypliny naukowej – patofizjologii.

Wartość podręcznika podnosi to, że został napisany przez jednego autora, zatem studiujący kolejne rozdziały czytelnik podąża za jego tokiem myślenia, co ułatwia szybkie znalezienie sposobu na przyswojenie w krótkim czasie dużej ilości informacji.

Szczególną zaletę podręcznika stanowi omówienie w pierwszym rozdziale wyników badań laboratoryjnych i ich znaczenia w nowoczesnej diagnostyce chorób oraz wskazanie sposobu ich interpretacji i wykorzystania w praktyce klinicznej. Na uwagę zasługuje również omówienie w następnym rozdziale patomechanizmu oraz znaczenia klinicznego poszczególnych objawów chorobowych. Rzetelne przestudiowanie tych dwóch rozdziałów doskonale przygotowuje studenta do zrozumienia dalszych części podręcznika, w których omówiono najczęściej występujące choroby poszczególnych narządów i układów, oraz do pierwszych kontaktów z pacjentami.

Przyjęty przez autora sposób omawiania poszczególnych jednostek chorobowych przestawionych w kolejnych rozdziałach *Patofizjologii* ułatwia przyswojenie zawartych w nich informacji. Na początku każdego rozdziału autor przypomina najważniejsze informacje z fizjologii, niezbędne do zrozumienia zagadnień patofizjologicznych. Zrozumienie dynamiki procesów patologicznych w poszczególnych jednostkach chorobowych ułatwia sposób jej przedstawienia jako logicznego ciągu zdarzeń, powiązanych z objawami klinicznymi oraz wynikami badań laboratoryjnych, ze wskazaniem kluczowych informacji niezbędnych do ustalenia prawidłowego rozpoznania.

Na szczególną uwagę zasługują zamieszczone w podręczniku ryciny i tabele. Starannie dobrane i opisane ryciny ułatwiają zrozumienie wzajemnych powiązań procesów patologicznych, których dokładne przestudiowanie jest pomocne w utrwaleniu przeczytanych informacji. Również zamieszczone w podręczniku tabele, w których zostały podsumowane najważniejsze informacje zawarte w treści poszczególnych rozdziałów, ułatwiają przyswojenie podanych w nich wiadomości. Zapamiętaniu najważniejszych informacji służą wyeksponowane kluczowe informacje opatrzone hasłem *Uwaga*. Każdy z 12 rozdziałów podsumowuje starannie dobrane przypadki kliniczne, zawierające zestaw pytań będących wnikliwym sprawdzianem opanowania i pełnego zrozumienia przedstawionych w podręczniku wiadomości.

Jesteśmy głęboko przekonani, iż podręcznik *Patofizjologia* autorstwa prof. Ivana Damjanowa zostanie z zainteresowaniem przyjęty przez studentów uczelni medycznych, lekarzy przygotowujących się do egzaminów specjalistycznych, a także przez osoby prowadzące zajęcia z patofizjologii na uczelniach medycznych w naszym kraju. Podręcznik ten może stanowić inspirację do opracowania jednolitego programu nauczania patofizjologii na uczelniach medycznych w Polsce oraz do dostosowania programu nauczania patofizjologii do standardów europejskich i światowych.

Prof. dr hab. n. med. Andrzej Bręborowicz
Prof. dr hab. n. med. Piotr Jan Thor
Dr hab. n. med. Maria Małgorzata Winnicka

Spis treści

Rozdział 1

Medycyna laboratoryjna

Wstęp

Medycyna laboratoryjna jest gałęzią medycyny klinicznej zajmującą się oceną zmian w funkcjonowaniu organizmu człowieka, które mogą zostać określone na podstawie badań laboratoryjnych oceniających parametry biochemiczne organizmu. Badania laboratoryjne są przydatne w ocenie stanu zdrowia i choroby organizmu, a najczęściej są stosowane do osiągania następujących celów:

- **Testy diagnostyczne do wykrywania stanu choroby.** Tego rodzaju badania są zwykle zlecane przez lekarza przyjmującego pacjenta i są zwykle częścią diagnostyki u każdego pacjenta. Badania te są rutynowo wykonywane w każdym szpitalu i przychodni lekarskiej.
- **Ocena stanu zdrowia pacjenta przed rozpoczęciem leczenia.** Rutynowe badania laboratoryjne wykonuje się u wszystkich pacjentów podczas przyjęcia do szpitala przed rozpoczęciem leczenia zachowawczego, zabiegowego czy w przypadkach nagłych.
- **Ocena stanu zdrowia pacjenta po wdrożeniu terapii.** Pacjenci poddawani leczeniu w szpitalu lub w warunkach ambulatoryjnych są okresowo poddawani badaniom laboratoryjnym w celu oceny wyników terapii. Na przykład osoby chore na cukrzycę i leczone insuliną muszą regularnie mierzyć stężenie cukru we krwi, aby stwierdzić, czy zastosowana dawka insuliny jest odpowiednia, czy wymaga zmiany.
- **Badania przesiewowe.** Badania przesiewowe wykonywane pod kątem określonej choroby w populacji osób zagrożonych jej wystąpieniem. Przykładem mogą być badania profilu lipidowego krwi u pacjentów z wywiadem rodzinnej hiperlipidemii lub oznaczanie antygenu gruczołu krokowego (*prostate specific antigen* – PSA) u mężczyzn po 55. roku życia.
- **Okresowa ocena stanu zdrowia.** Badania laboratoryjne są zlecane podczas rutynowych, corocznych badań lekarskich dla oceny stanu ogólnego zdrowia. Ponadto są one prawie zawsze wykonywane w szczególnych przypadkach, np. w okresie ciąży oraz u niemowląt i dzieci. Również przed rozpoczęciem pracy w niektórych zawodach lub przed przyjęciem do określonych szkół wymagane jest wykonanie rutynowych badań laboratoryjnych. W połączeniu z badaniem fizykalnym badania laboratoryjne są najważniejszą częścią corocznych badań wykonywanych w ośrodkach opieki medycznej.
- **Badania naukowe.** Badania laboratoryjne są wykonywane zwykle w celu monitorowania stanu zdrowia pacjentów lub zdrowych osób poddawanych leczeniu z zastosowaniem nowego leku (badania kliniczne) albo u osób zakwalifikowanych do badań naukowych, których celem jest wyjaśnienie patofizjologii określonych chorób.

Badania laboratoryjne

Badania laboratoryjne są wykonywane w próbkach płynów lub tkanek ustrojowych.

Badania laboratoryjne można podzielić na:

- badania rutynowe, wykonywane w większości laboratoriów szpitalnych,
- specjalistyczne testy, wykonywane jedynie w specjalistycznych laboratoriach referencyjnych lub w określonych przypadkach podczas kompleksowej diagnostyki medycznej,
- badania natychmiastowe (na *cito*), wykonywane na zlecenie lekarza w sytuacjach nagłych, których wynik jest uzyskiwany w krótkim czasie.

Rutynowe badania laboratoryjne są najczęściej wykonywane w próbkach krwi i moczu, ale w określonych przypadkach te same testy mogą być wykonane w próbkach innych płynów ustrojowych, takich jak płyn mózgowo-rdzeniowy, płyn stawowy lub płyny wysiękowe z jamy brzusznej, klatki piersiowej bądź innych jam ciała.

SŁOWA KLUCZOWE

Aminotransferazy. Znane również jako transaminazy. Grupa enzymów przenoszących grupy aminowe z jednego aminokwasu na inny. Aminotransferaza alaninowa (AlAT) i aminotransferaza asparginianowa (AspAT) mają zastosowanie kliniczne w czynnościowych testach wątrobowych. AlAT i AspAT występują w wielu narządach, a ich stężenie we krwi jest podwyższone także w innych stanach patologicznych (takich jak zawał mięśnia sercowego, zawał płuc).

Azot mocznikowy we krwi. Azot obecny we krwi w postaci mocznika. Podczas oznaczania jego ilości we krwi nie jest uwzględniany azot zawarty w białkach, stanowiący około 18% całkowitego azotu we krwi. Stężenie azotu mocznikowego we krwi jest podwyższone w niewydolności nerek. Ponieważ mocznik jest cząsteczką o wysokim stopniu dyfuzyjności, jego stężenie we krwi znacznie się obniża po wykonaniu dializy. Stężenie azotu mocznikowego krwi podwyższa się w niewydolności serca, we wstrząsie, w stanach odwodnienia i wielu innych sytuacjach. Dlatego mocznik jest markerem niewydolności nerek mniej czułym niż kreatynina.

Białka. Grupa makrocząsteczek zbudowanych z aminokwasów. Białka są niezbędne do utrzymania życia, działają jako elementy strukturalne, enzymy, kanały błonowe i wykonują inne funkcje niezbędne do utrzymania życia komórki. Występują także w płynach ustrojowych. Białka surowicy mogą zostać rozdzielone za pomocą elektroforezy na dwie główne grupy: albuminy i globuliny. Hipoproteinemia może być następstwem wielu chorób (szczególnie niedożywienia, zaburzeń wchłaniania substancji odżywczych, a także chorób wątroby czy nerek) i powoduje wystąpienie wielu określonych procesów patofizjologicznych.

Białka ostrej fazy. Białka, których stężenie we krwi wzrasta w odpowiedzi na odczyn zapalny, są określane są jako białka ostrej fazy. Zalicza się do tej grupy białko C-reaktywne, transferynę, ceruloplazminę, fibrynogen, α_1-antytrypsynę i wiele innych. Białka, których stężenie obniża się w odpowiedzi na odczyn zapalny, np. albumina, określa się jako białka ujemne ostrej fazy.

Chlor. Jednowartościowy anion (Cl^-) występujący głównie w płynie zewnątrzkomórkowym. W surowicy jest częścią puli anionów, ale jego obecność można stwierdzić także w moczu i pocie.

Czułość testu. Określenie statystyczne wyjaśniające zdolność testu do prawidłowej identyfikacji osobników, którzy chorują (wynik „prawdziwie dodatni" i wynik „fałszywie ujemny").

Dehydrogenaza mleczanowa (LDH). Wszechobecny enzym powodujący usuwanie jonu wodorowego z mleczanu. Stężenie dehydrogenazy mleczanowej we krwi jest podwyższone w stanach z masywnym uszkodzeniem komórek.

Dokładność testu. Termin statystyczny określający zdolność testu do pomiaru rzeczywistej wartości danego parametru.

Dwutlenek węgla (CO_2). Gaz wytwarzany w organizmie podczas oddychania tlenowego w komórkach i wydalany przez płuca do atmosfery. Dwutlenek węgla wspólnie z wodorowęglanami (HCO_3^-) tworzy najsilniejszy układ buforowy we krwi. Hiperkapnia (nadmiar CO_2) i hipokapnia (niedobór CO_2) są następstwem zaburzeń oddechowych i nerkowych związanych z brakiem równowagi kwasowo-zasadowej.

Fosfataza alkaliczna. Enzym hydrolizujący estry kwasu ortofosforowego, występujące w wielu komórkach organizmu i w surowicy. Aktywność fosfatazy alkalicznej w surowicy jest podwyższona w stanach obturacji dróg żółciowych, ale może również pochodzić z rosnących kości lub tkanki kostnej w okresie przebudowy (np. w chorobie Pageta) bądź w wyniku przerzutów osteoblastycznych lub guzów zwiększających tworzenie kości.

Fosfor. Jednowartościowy pierwiastek (P) występujący głównie w przestrzeni zewnątrzkomórkowej (w postaci monofosforanów i dwufosforanów) lub w kompleksie z wapniem tworzący macierz tkanki kostnej. Jego metabolizm jest powiązany z przemianą wapnia. Wewnątrz komórek fosfor jest często związany z makrocząsteczkami i ze związkami magazynującymi energię, np. z adenozynotrójfosforanem (ATP).

Glukoza. Monocukier powstający podczas rozpadu glikogenu, celulozy i innych złożonych węglowodanów. Stężenie glukozy we krwi jest podwyższone w cukrzycy, a obniżone w licznych stanach powodujących hipoglikemię.

Kreatynina. Produkt końcowy degradacji kreatyny, wydalany w moczu. Stężenie kreatyniny w surowicy jest podwyższone w niewydolności nerek (azotemia).

Lipoproteina. Kompleks tworzony przez połączenie białek i lipidów, występujący w błonach komórkowych oraz we krwi. W czasie ultrawirowania lipoproteiny mogą zostać rozdzielone na cztery frakcje: chylomikrony, lipoproteiny o bardzo małej gęstości (VLDL), lipoproteiny o małej gęstości (LDL) i lipoproteiny o dużej gęstości (HDL). Lipoproteiny transportują w organizmie inne lipidy, takie jak cholesterol, fosfolipidy i trójglicerydy. Hiperlipidemia, mogąca być zaburzeniem wrodzonym lub nabytym, powoduje zwiększenie ryzyka miażdżycy naczyń wieńcowych.

Osocze. Płynna składowa krwi, zawierająca wodę, minerały, białka, lipoproteiny i monosacharydy. Surowica jest osoczem pozbawionym czynników krzepnięcia.

Potas. Jednowartościowy kation (K^+) występujący głównie wewnątrz komórek, ale także obecny w przestrzeni zewnątrzkomórkowej. Na przykład stosunek stężeń K^+ wewnątrz krwinek czerwonych i w osoczu jest równy 20:1. Hiperkaliemia lub hipokaliemia są następstwami różnych chorób, a główne konsekwencje patofizjologiczne tych stanów dotyczą kurczliwości mięśnia sercowego i mięśni szkieletowych.

Powtarzalność testu. Określenie statystyczne określające stałość z jaką uzyskiwany jest ten sam wynik podczas powtarzalnego badania próbki z użyciem ocenianego testu.

Swoistość testu. Pojęcie statystyczne określające zdolność testu do właściwej identyfikacji osób, u których nie występuje oceniana choroba (wynik „prawdziwie ujemny" i wynik „fałszywie dodatni").

Wapń. Dwuwartościowy kation (Ca^{2+}) występujący głównie w przestrzeni zewnątrzkomórkowej w postaci zjonizowanej lub w postaci soli. Jest niezbędny dla wielu procesów w komórkach. Hiperkalcemia może być następstwem nadczynności przytarczyc lub wielu innych zaburzeń, niezależnych od gruczołu tarczowego, np. w przebiegu złośliwych guzów tworzących przerzuty do kości. Hipokalcemia występuje rzadziej i może być skutkiem zmniejszonego wchłaniania lub zwiększonych strat wapnia. Podwyższenie lub obniżenie stężenia wapnia w surowicy jest przyczyną wielu określonych zaburzeń.

Wartość prognostyczna testu. Statystyczne określenie prawdopodobieństwa, że dodatni wynik testu zidentyfikuje chorą osobę (wartość prognostyczna testu może być „prawdziwie dodatnia" i „fałszywie dodatnia").

Testy krwi są zwykle wykonywane w seriach lub panelach określanych jako sekwencyjna analiza wieloczynnikowa (SMA-6, SMA-7 lub SMA-12) (tab. 1-1).

Krew pobrana do badań może być dostarczana do laboratorium w probówkach z czynnikiem hamującym jej krzepnięcie lub bez tego czynnika. Zamknięcia tych probówek są oznakowane kolorami, dla uniknięcia pomyłki. Krew pobrana do probówki, która nie zawiera antykoagulantu (czerwone probówki), skrzepnie, a jej składniki morfotyczne – erytrocyty, leukocyty i płytki krwi – zostaną oddzielone od **surowicy** (ryc. 1-1). Oddzielenie elementów krwi od surowicy w próbce krwi zostaje przyspieszone, gdy probówka, do której pobrano próbkę krwi, nie jest pokryta substancją hamującą krzepnięcie. W takich probówkach, na ich dnie, znajduje się żel pobudzający krzepnięcie i ułatwiający oddzielenie włóknika od surowicy (czerwone/zielone, także znane jako „tygrysie probówki" lub jasnozielone/miętowe probówki). Tego rodzaju probówki stosuje się w laboratoriach wykonujących analizy w kombajnach laboratoryjnych. Surowica zawiera wszystkie elektrolity, enzymy, immunoglobuliny i białka, z wyjątkiem czynników krzepnięcia, dlatego jest używana do rutynowych testów laboratoryjnych.

Tabela 1-1. Stosowane zestawy do oznaczeń laboratoryjnych

SMA-6
Sód
Potas
Chlor
Dwutlenek węgla
Mocznik
Glukoza
SMA-12
Albumina
Fosfataza alkaliczna
Aminotransferaza asparaginianowa
Bilirubina
Wapń
Cholesterol
Kreatynina
Glukoza
Dehydrogenaza mleczanowa
Fosfor
Białko (całkowite)
Kwas moczowy

Jeżeli krew jest pobierana do probówek zawierających czynnik hamujący krzepnięcie, takich jak probówki z korkami w kolorze lawendy, zawierające kwas etylenodiaminotetraoctowy (EDTA), lub probówki z zielonym korkiem, zawierające sól litową heparyny, to erytrocyty, leukocyty i płytki krwi pozostają w zawiesinie w probówce; erytrocyty mogą zostać oddzielone od osocza podczas wirowania. Osocze zawiera fibrynogen i inne czynniki krzepnięcia i jest używane podczas takich specjalistycznych badań jak pomiar stężenia czynników krzepnięcia, lipidów, lipoprotein lub kwasu foliowego. Dla oznaczeń stężeń kwasu mlekowego lub w celu optymalnego pomiaru stężenia glukozy krew pobiera się do probówek z szarym korkiem, zawierających fluorek szczawianu (hamuje glikolizę), którego obecność nie zakłóca pomiaru tych substancji.

Uwaga

> Surowicę można określić jako osocze pozbawione włóknika, co oznacza, że ona nie krzepnie. Z tego powodu nie można jej używać do badania stężenia czynników krzepnięcia i substancji, które ulegają związaniu w sieci włóknikowej skrzepu krwi.

Badania specjalistyczne są wykonywane nie we wszystkich laboratoriach, dlatego próbki do tych badań są niekiedy przesyłane do wysoko wyspecjalizowanych laboratoriów referencyjnych. Specjalistyczne testy wymagają niejednokrotnie określonego sposobu pobierania próbki do badań, w ściśle określonych warunkach. Większość tych testów jest wykonywana w wyspecjalizowanych laboratoriach referencyjnych lub manualnie przez wykwalifikowany personel. Do tych badań

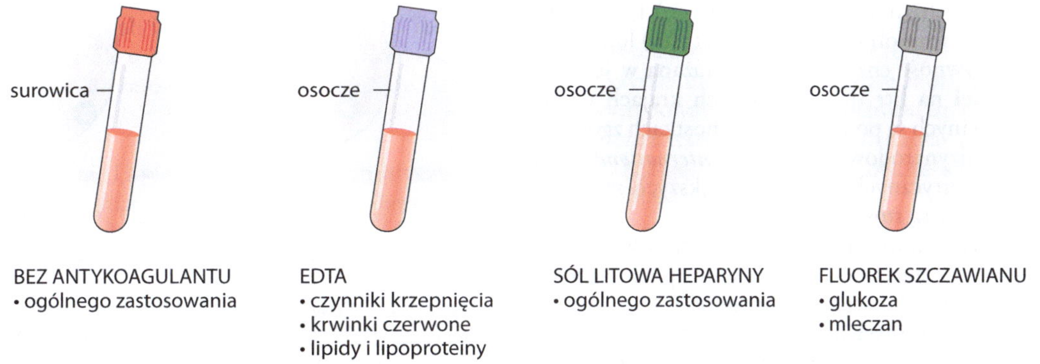

Ryc. 1-1. Probówki do badań z kodowanymi kolorowymi korkami: czerwony – bez antykoagulantu; lawendowy – kwas etylenodiaminotetraoctowy (EDTA); zielony – sól litowa heparyny; szary – fluorek szczawianu.

Wydajność testu jest zależna od ilości prawidłowych wyników i jej wartość mierzy się za pomocą następującego wzoru:

wydajność (%) = [(PD + PN)/(PD + PN + FD + FN)] × 100.

Woda i sód

Woda, stanowiąca około 60% całkowitej masy ciała, jest rozmieszczona w dwóch przestrzeniach. Są to:

- **przestrzeń wewnątrzkomórkowa** (PWK), zawierająca około 70% wody ustrojowej,
- **przestrzeń zewnątrzkomórkowa** (PZK), zawierająca pozostałe 30% wody; w obrębie tej przestrzeni wyróżnia się dodatkowo następujące przedziały: **płyn śródmiąższowy** (22%) i **osocze** (8%).

W wodzie ustrojowej rozpuszczone są różne substancje, których zawartość w PWK i PZK nie jest identyczna. Najważniejsze z tych substancji to związki organiczne, takie jak białka, glukoza czy tłuszcze, oraz związki nieorganiczne, zawierające elektrolity i gazy. Sód (Na^+) jest najważniejszym elektrolitem w PZK, a potas (K^+) w PWK (ryc. 1-4). Dzięki aktywności systemów transportowych zależnych od energii utrzymywany jest stały gradient stężeń Na^+ i K^+ po obu stronach błony komórkowej, co wpływa na sposób rozmieszczenia wody w organizmie.

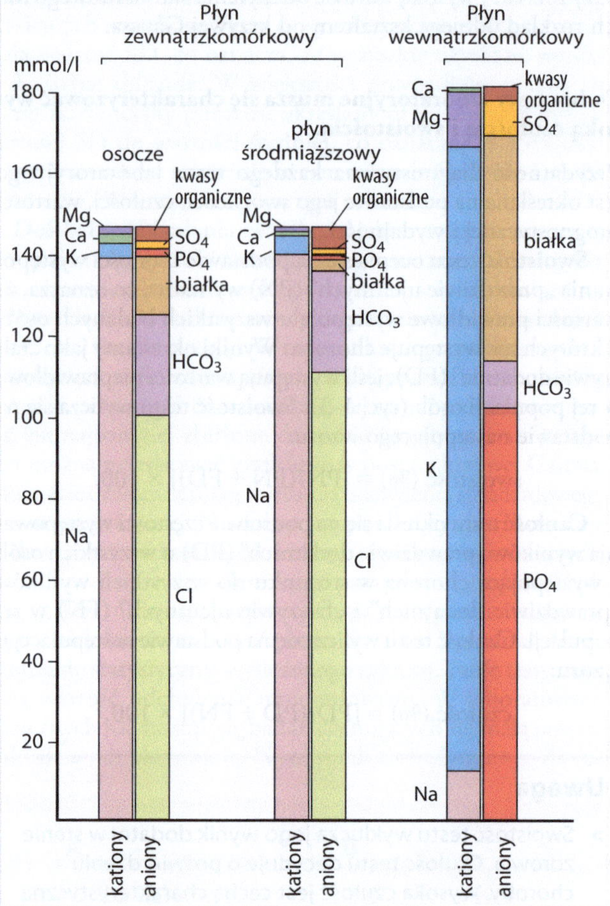

Ryc. 1-4. Stężenie elektrolitów w osoczu, płynie śródmiąższowym i płynie wewnątrzkomórkowym. (Źródło: C.R.W. Edwards, A.D. Bouchier, C. Haslett, E.R. Chivers [red.]: Davidson's Principle and Practice of Medicine, wyd. 17, Churchill Livingstone, Edinburgh 1995, s. 590).

Sód jest głównym elektrolitem w przestrzeni zewnątrzkomórkowej.

W organizmie dorosłego mężczyzny o masie ciała 70 kg znajduje się około 4200 milimoli Na^+. Około 50% tej ilości znajduje się w płynie zewnątrzkomórkowym, 40% w kościach, a 10% wewnątrz komórek. Cały ładunek Na^+ zawartego w przestrzeni zewnątrzkomórkowej i wewnątrzkomórkowej, a także około 50% Na^+ w kościach tworzą wymienialną pulę sodu, która stale krąży pomiędzy wszystkimi przestrzeniami. Stężenie Na^+ w surowicy jest w zakresie od 135 do 145 mmol/l.

Stężenie sodu w organizmie jest zależne od ilości wody i jest kontrolowane i utrzymywane przez nerki i różne hormony.

Zwykła dieta zawiera ilość Na^+ większą niż jego zapotrzebowanie ustrojowe, a wchłanianie tego elektrolitu w jelitach jest nieograniczone. Stąd rzadko występuje niedobór sodu, a w sytuacjach skrajnych prowadzących do jego niedoboru uruchamiane są różne mechanizmy ustrojowe warunkujące odpowiednią kompensację takiego stanu. Większość Na^+ jest wydalana w moczu. Małe ilości Na^+ są tracone z kałem i potem. Wydalanie i straty Na^+ są równoważne jego podaży (ryc. 1-5).

Sód występuje w równowadze z wodą zawartą w organizmie. Dobowe zapotrzebowanie dorosłego mężczyzny o wadze 70 kg na wodę wynosi około 2,5 litra, z czego 2 litry są dostarczane w płynach i pokarmie, a 400 ml powstaje w trakcie procesów metabolicznych. Większość wody jest wydalana z moczem, a pozostała część – z kałem i w sposób niewyczuwalny jest tracona z wydychanymi gazami oraz z potem.

Bilans ustrojowy sodu jest regulowany przez kilka mechanizmów fizjologicznych:

- **Pragnienie.** Jeżeli spożycie sodu jest duże lub dochodzi do utraty dużej ilości wody, w odpowiedzi na wzrost osmolalności osocza pobudzane są osmoreceptory w podwzgórzu, czego następstwem jest pobudzenie ośrodka pragnienia. Wzmożona podaż wody doprowadza do zmniejszenia osmolalności osocza, co hamuje uczucie pragnienia.
- **Hormon antydiuretyczny (ADH lub wazopresyna argininowa).** Wzrost osmolalności płynów ustrojowych wywołany utratą wody pobudza uwalnianie ADH z podwzgórza. ADH stymuluje wchłanianie wody w nerkach do momentu, gdy osmolalność osocza zostaje wyrównana

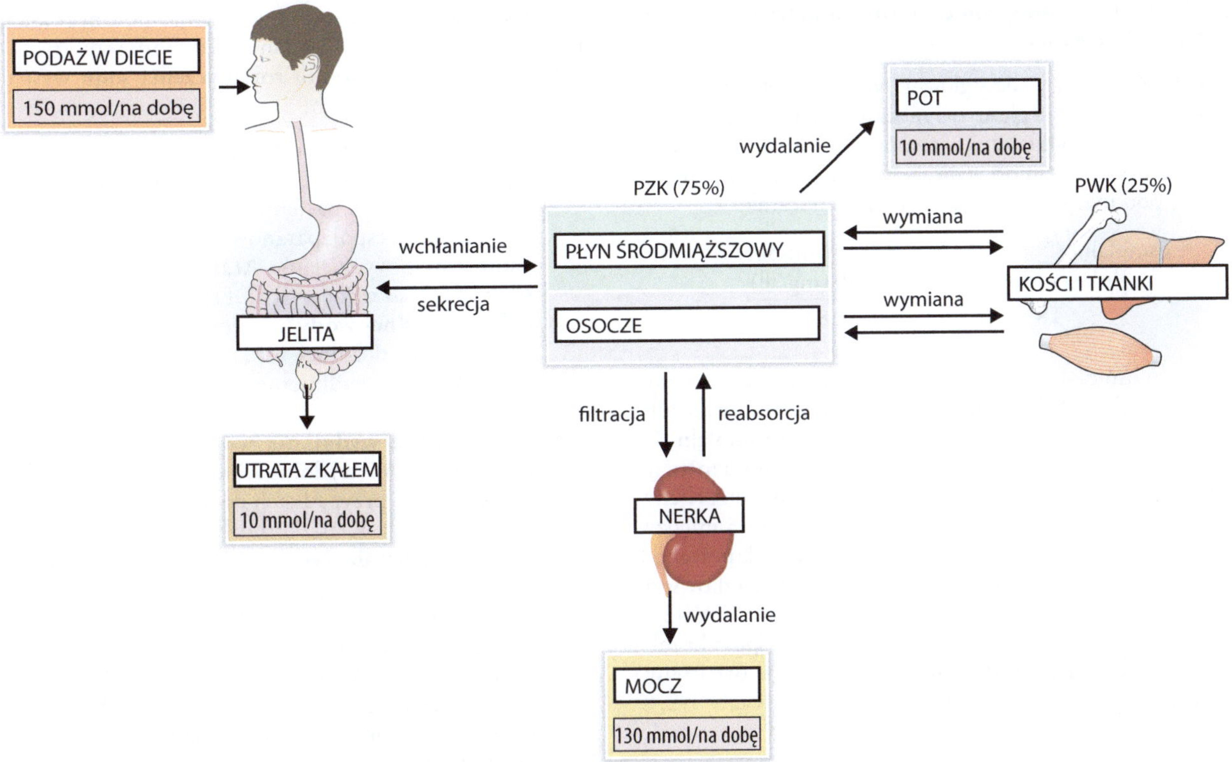

Ryc. 1-5. Podaż i wydalanie sodu. PZK – płyn zewnątrzkomórkowy; PWK – płyn wewnątrzkomórkowy.

do wartości prawidłowej. Zmniejszenie objętości płynu w łożysku naczyniowym doprowadza do pobudzenia ośrodka pragnienia i uwalniania ADH w mechanizmach niezależnych od osmolalności płynów ustrojowych.

- **Aldosteron.** Zmniejszenie PZK wpływa na filtrację kłębuszkową i doprowadza do uwalniania reniny z aparatu przykłębuszkowego. Renina działa na angiotensynogen, co w dalszej konsekwencji powoduje zwiększenie wytwarzania aldosteronu w warstwie kłębkowatej kory nadnerczy. Aldosteron pobudza wymianę Na^+ na K^+ lub jon wodorowy H^+ w kanalikach dalszych nerki, co doprowadza do retencji Na^+ i zwiększenia PZK.
- **Przedsionkowy czynnik natriuretyczny** (*atrial natriuretic peptide* – **ANP**). ANP zwiększa wydalanie sodu w moczu.

Sód decyduje o potencjale błony komórkowej, równowadze kwasowo-zasadowej i jest najważniejszym elektrolitem decydującym o osmolalności płynu zewnątrzkomórkowego.

Sód jest najliczniejszym kationem w przestrzeni zewnątrzkomórkowej, ale nie wszystkie jego efekty czynnościowe są w pełni poznane. Przyjmuje się, że Na^+ bierze udział w wielu procesach fizjologicznych, spośród których najważniejsze są następujące:

- **Równowaga kwasowo-zasadowa.** Sód jest kationem wiążącym wiele anionów, takich jak chlor, fosforany i wodorowęglany, co powoduje, że wpływa na utrzymanie równowagi kwasowo-zasadowej.
- **Polaryzacja błony komórkowej.** Sód jest rozmieszczony w sposób zróżnicowany między wnętrzem komórek i przestrzenią zewnątrzkomórkową, co prowadzi do wystąpienia różnicy potencjału po obu stronach błony komórkowej. Utrzymanie stałego gradientu stężeń Na^+ po obu stronach błony komórkowej jest uwarunkowane aktywnością systemu transportowego zależnego od energii: Na^+/K^+ ATP-azy, która wypompowuje Na^+ z komórki, a K^+ do komórki.
- **Osmolalność płynów ustrojowych.** Będąc najliczniejszym kationem, Na^+ jest niezbędny do utrzymania osmolalności płynów ustrojowych w prawidłowym zakresie od 285 do 295 mOsm/kg, decyduje więc o utrzymaniu prawidłowej objętości płynu zewnątrzkomórkowego, a także pośrednio wewnątrzkomórkowego. Nawet nieznaczny wzrost osmolalności PZK powoduje pobudzenie osmoreceptorów, czego następstwem jest wzmożone pragnienie, uwalnianie ADH i resorpcja wody w nerkach. Zmniejszenie osmolalności płynów ustrojowych w wyniku przewodnienia doprowadza do zmniejszenia poboru wody, hamowania wydzielania ADH i w rezultacie wydalania wody z moczem.

Stężenie sodu jest głównym czynnikiem determinującym osmolalność surowicy.

Osmolalność surowicy zależy głównie od stężenia Na^+ i w mniejszym stopniu od ilości glukozy i mocznika. Aniony decydują o niespełna 10% całkowitej osmolalności surowicy, dlatego we wzorze stosowanym do wyliczania osmolalności surowicy bierze się pod uwagę tylko Na^+, glukozę i mocznik:

$$\text{osmolalność surowicy} = 2 \times Na^+ \text{ (mmol/l)} + \frac{\text{glukoza (mg/dl)}}{18} + \frac{\text{mocznik (mg/dl)}}{2{,}8}$$

Pomiaru osmolalności surowicy dokonuje się w celu oceny zawartości wody w PZK i wykluczenia stanu przewodnienia lub odwodnienia. W takich przypadkach mierzona osmolalność jest porównywalna z jej wyliczoną wielkością, a różnica między tymi wartościami jest zwykle mniejsza niż 10 mOsm/kg. Kiedy zwiększa się luka osmolalna (>10 mOsm/kg), różnica między mierzoną i wyliczoną wartością osmolalności jest zwykle powodowana przez obecność we krwi substancji drobnocząsteczkowych (np. alkoholu, glikolu etylenowego). Pomiar luki osmolalnej jest szczególnie przydatny u pacjentów w stanie śpiączki lub w przypadkach podejrzewania zatrucia. Najczęstsze przyczyny zwiększonej osmolalności surowicy wymieniono w tab. 1-2.

Hiponatremia może być określona jako stan z rozcieńczenia lub z niedoboru sodu.

Hiponatremia jest częstym stanem stwierdzanym, gdy stężenie Na^+ w surowicy wynosi poniżej 136 mmol/l. Hiponatremia o łagodnym nasileniu występuje u 2–3% wszystkich hospitalizowanych pacjentów. W większości przypadków jest ona wykładnikiem choroby wynikającej z utraty zdolności komórek do utrzymania prawidłowego gradientu elektrolitów po obu stronach błony komórkowej, co powoduje ich przesunięcie pomiędzy przestrzeniami („zespół chorej komórki"). Nasilona hiponatremia jest zwykle konsekwencją zatrucia wodnego.

Pod względem patogenezy hiponatremia może być określona jako stan z rozcieńczenia lub stan z niedoboru sodu (ryc. 1-6).

Hiponatremia z powodu rozcieńczenia sodu występuje w następujących sytuacjach:

- **Zwiększona podaż wody.** Może być wynikiem obsesyjnego picia wody (neurogenna polidypsja) lub występuje u niektórych pacjentów z rakiem płuc, u których stwierdzono zespół paranowotworowy polegający na nadmiernym wydzielaniu ADH (*syndrome of inappropriate ADH secretion* – SIADH).
- **Infuzja „wolnej wody".** Najczęściej zaburzenie to jest następstwem dożylnej infuzji płynów, ale może być także skutkiem nadmiernego stosowania wlewów doodbytniczych.
- **Zmniejszone wydalanie wody.** Stan ten może być następstwem niewydolności serca lub niewydolności nerek. W obu przypadkach dochodzi do retencji wody w przestrzeni zewnątrzkomórkowej.
- **Hipoproteinemia.** Niedostateczne wytwarzania białek surowicy w zejściowej niewydolności wątroby (marskość wątroby) lub ich utrata w przebiegu zespołu nerczycowego bądź gastroenteropatia z utratą białek prowadzą do hipoalbuminemii. Ponieważ albumina jest odpowiedzialna za ciśnienie onkotyczne, które utrzymuje płyn wewnątrz naczynia krwionośnego, w stanach hipoalbuminemii dochodzi do przesunięcia wody z naczyń krwionośnych do przestrzeni śródmiąższowej i w skutek tego powstaje hipowolemia. Następstwem utraty płynu z łożyska naczyniowego jest pobudzenie wydzielania ADH i układu renina–angiotensyna–aldosteron, co powoduje retencję wody i powstanie hiponatremii z rozcieńczenia.
- **Przesunięcie wody z komórek do PZK.** Występuje w przypadku hiperglikemii u osoby z cukrzycą, paraproteinemii w szpiczaku mnogim czy hiperlipidemii. W tych wszystkich sytuacjach substancje osmotycznie czynne obecne we krwi i w przestrzeni zewnątrzkomórkowej powodują przesunięcie płynu z wnętrza komórek do

Tabela 1-2. Przyczyny zaburzeń osmolalności surowicy

ZWIĘKSZONA OSMOLALNOŚĆ	OBNIŻONA OSMOLALNOŚĆ
Zwiększona liczba fizjologicznych cząsteczek	Przewodnienie
sód (hipernatremia)	SIADH
glukoza (hiperglikemia)	utrata Na^+>utrata wody
mocznik (niewydolność nerek)	
Toksyczne substancje obecne we krwi	
alkohole (etanol, metanol)	
glikol etylenowy (płyn do chłodnic)	
aceton	
Utrata wody > utrata Na^+	
odwodnienie	
moczówka prosta	

SIADH (*syndrome of inappropriate antidiuretic hormone secretion*) – zespół nieodpowiedniego wydzielania wazopresyny.
Opracowano na podstawie: S. Bakerman, P. Strausbach: Baklerman's ABC's of Interpretative Laboratory Data, wyd. 3, Interpretative Laboratory Data, Myrtle Beach, SC, 1998.

przestrzeni zewnątrzkomórkowej. Całkowita ilość Na^+ pozostaje niezmieniona, ale ulega rozcieńczeniu wodą napływającą do PZK.

- **Zespół nieodpowiedniego wydzielania ADH (SIADH).** ADH może być wytwarzany przez niektóre guzy. Wystąpienie takiego zespołu paranowotworowego prowadzi do „zatrucia wodnego” z powodu nadmiernej retencji wody w nerkach pod wpływem ADH.

Hiponatremia z niedoboru występuje, gdy dochodzi do utraty Na^+ z organizmu. Sód może być tracony z organizmu poprzez przewód pokarmowy lub przez nerki. Najczęstszymi stanami, w których to ma miejsce, są następujące:

- Utrata poprzez przewód pokarmowy
  - wymioty,
  - biegunka,
  - sekwestracja płynu w jelitach (np. porażenna niedrożność jelit),
  - przetoki żołądkowo-jelitowe.
- **Utrata przez nerki**
  - glukozuria w cukrzycy,
  - poliuria w następstwie hiperkalcemii,
  - choroby nerek przebiegające z utratą soli; stan taki występuje w przewlekłej niewydolności nerek w wyniku utraty czynnych nefronów; w nefronach, które funkcjonują, dochodzi do filtracji dużej ilości mocznika, którego obecność wywołuje diurezę osmotyczną i w następstwie utratę Na^+ z PZK,
  - leki diuretyczne, szczególnie diuretyki osmotyczne lub przedawkowanie diuretyków,
  - choroba Addisona, charakteryzująca się niedoborem aldosteronu; brak kortyzolu, niezbędnego do wydalenia ładunku wody, powoduje jej retencję, dlatego u tych pacjentów hiponatremia jest także wynikiem rozcieńczenia sodu.
- Utrata przez skórę
  - oparzenia.

Uwaga

> Najczęstszą przyczyną hiponatremii jest jednoczesna utrata Na^+ i wody, gdy straty Na^+ nie są odpowiednio wyrównywane.

Objawy hiponatremii zależą od stężenia sodu i patomechanizmu powstania tego stanu.

Hiponatremia jest zwykle łagodna i dlatego bezobjawowa. Powoli narastająca hiponatremia, szczególnie jeśli powstaje w wyniku rozcieńczenia, jest dobrze tolerowana, więc nawet wtedy, gdy stężenie Na^+ obniży się do 100 mmol/l, może powodować jedynie nieznaczne objawy. Natomiast szybko narastająca hiponatremia może powodować istotne zaburzenia neurologiczne już przy stężeniu Na^+ wynoszącym 120–125 mmol/l.

Objawy hiponatremii są głównie związane z upośledzeniem przekazywania impulsów w układzie nerwowym lub nerwowo-mięśniowym. Zalicza się do nich osłabienie siły mięśniowej, senność, a w stanach skrajnych śpiączkę. Jeżeli jednak dochodzi do śmierci, to jest ona zwykle wynikiem choroby podstawowej, a nie samej hiponatremii.

Hiponatremia może wystąpić w wyniku nadmiaru wody w organizmie, relatywnego wzrostu wody w przestrzeni zewnątrzkomórkowej, utrat Na^+ w nadmiarze w stosunku do wody czy zwiększenia ilości wody w organizmie w stopniu większym niż przyrost Na^+ (tab. 1-3).

W przypadku przewlekłej hiponatremii, gdy objętość osocza jest obniżona o 5%, dochodzi do uwalniania ADH wbrew hamującemu działaniu osmoreceptorów na ten proces.

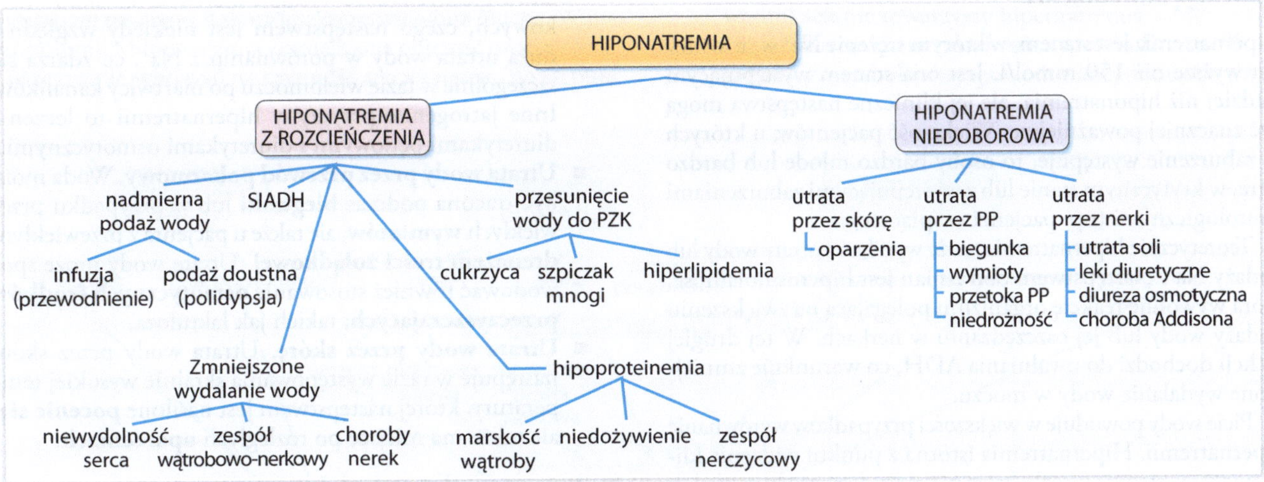

Ryc. 1-6. Patogeneza hiponatremii. Stan ten można sklasyfikować jako *hiponatremię z rozcieńczenia* z powodu nadmiaru wody lub *hiponatremię niedoborową* z powodu utraty sodu. PZK – przestrzeń zewnątrzkomórkowa; PP – przewód pokarmowy; SIADH (*syndrome of inappropriate antidiuretic hormone secretion*) – zespół nieadekwatnego wydzielania ADH.

przewód pokarmowy powstała luka anionowa jest wyrównywana wodorowęglanami. Stężenie Na^+ pozostaje prawidłowe, a w terapii stosuje się infuzje roztworów zawierających Cl^-.

Uwaga

> NaCl jest wydalany w pocie, ale u dzieci z podejrzeniem mukowiscydozy oznacza się w pocie stężenie Cl^-. Stężenie chloru w pocie powyżej 60 mmol/l jest wykładnikiem diagnostycznym mukowiscydozy. Oznaczenie to wykonuje się po stymulacji pilokarpiną.

Potas

Potas (K^+) jest głównym kationem wewnątrzkomórkowym.

Ilość K^+ w organizmie jest nieznacznie mniejsza niż ilość Na^+ (3500 mmol) – 98% tego ładunku pozostaje w przestrzeni wewnątrzkomórkowej, a tylko 2% w płynie zewnątrzkomórkowym; 90% wewnątrzkomórkowego potasu jest zawarte w puli wymiennej tego kationu, a 8% jest strukturalnie związane w tkance kostnej, komórkach ośrodkowego układu nerwowego i krwinkach czerwonych. Potas z przestrzeni zewnątrzkomórkowej podlega częstej wymianie z wymienialną wewnątrzkomórkową pulą tego kationu.

W osoczu znajduje się tylko 0,4% całkowitej ilości K^+ obecnej w organizmie. Prawidłowe stężenie potasu w surowicy waha się w granicach od 3,5 do 5,0 mmol/l. Stężenie mierzone w surowicy jest nieznacznie wyższe niż w osoczu, ponieważ potas jest uwalniany z płytek krwi podczas procesu krzepnięcia.

Nerki są głównym narządem regulującym homeostazę potasu.

Ilość potasu dostarczana w diecie pokrywa dzienne zapotrzebowanie na ten kation, a około 100 mmol K^+ jest wchłaniane z jelit. Nerki wydalają w ciągu doby 90 mmol potasu, a pozostała część jest tracona w kale oraz z potem (ryc. 1-8).

Nerki mają zdolność dostosowania ilości potasu, która jest wydalana z moczem, ale około 30 mmol tego kationu jest tracone z moczem w sposób obligatoryjny. Potas jest filtrowany w kłębuszku nerkowym, ale prawie w całości ulega zwrotnej resorpcji w kanaliku bliższym (ryc. 1-9). Stężenie K^+ we krwi

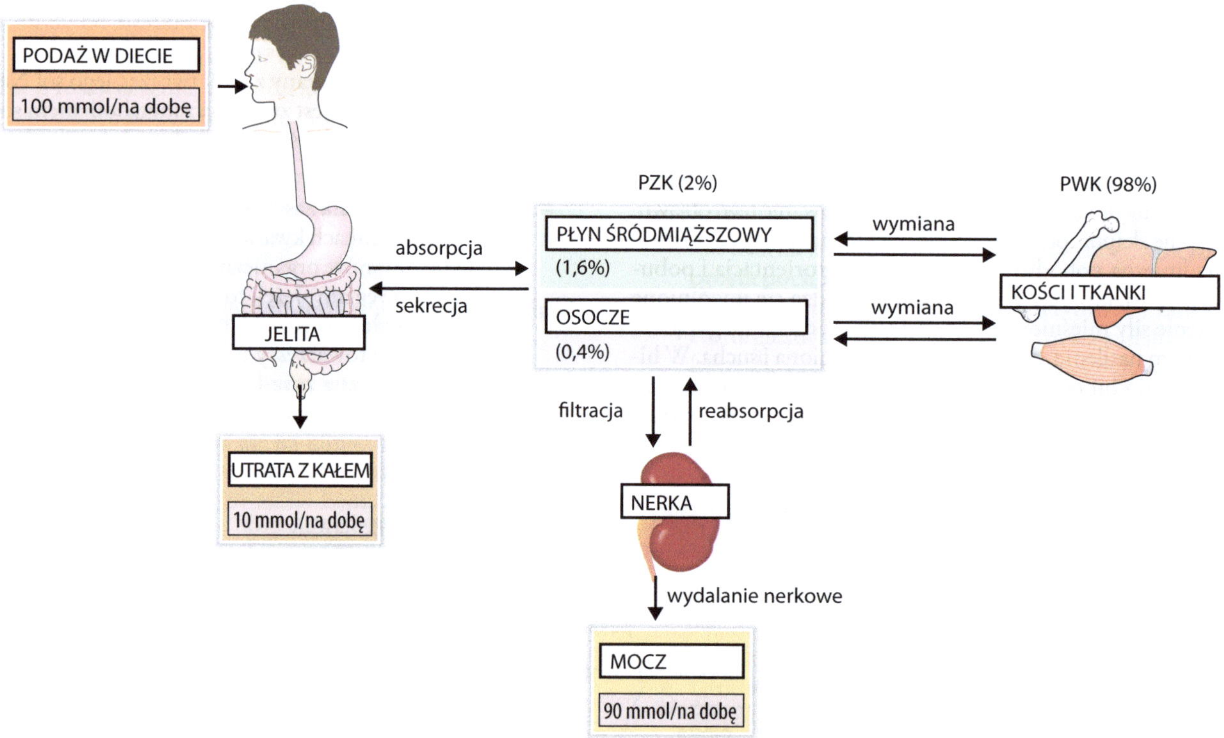

Ryc. 1-8. Podaż i wydalanie potasu. Podaż potasu w diecie jest równoważona przez jego wydalanie z moczem i w mniejszym stopniu w kale i pocie (nie przedstawione na rycinie). Większość K^+ znajduje się w przestrzeni wewnątrzkomórkowej (PWK), a tylko 2% znajduje się w przestrzeni zewnątrzkomórkowej (PZK). Jedynie 0,4% całkowitej ilości K^+ znajduje się w osoczu. Większość potasu w płynie wewnątrzkomórkowym stanowi pulę wymienialną tego kationu, a 8% jest ściśle związane w tkankach. Homeostaza potasu zależy od czynności nerek. Czynnikami modulującymi nerkowe wydalanie K^+ są: stężenie Na^+ i K^+ w osoczu oraz wewnątrz przestrzeni czynnościowych nerek, aldosteron, stan równowagi kwasowo-zasadowej i wielkość filtracji kłębuszkowej.

oraz wielkość filtracji kłębuszkowej mają wpływ na wydalanie potasu w moczu, ponieważ te dwa czynniki determinują ilość K^+ w płynie śródmiąższowym nerki, skąd potas może przemieszczać się do kanalika dalszego i cewki zbiorczej.

Potas obecny w płynie śródmiąższowym nerki wnika do światła komórek kanalika dalszego oraz cewki zbiorczej. Mała część tego ładunku jest następnie wydzielana w mechanizmie czynnego transportu do światła kanalika, większość zaś biernie dyfunduje do kanalika. Dyfuzja potasu do wnętrza kanalika jest powiązana z aktywną resorpcją Na^+ z kanalika do komórek nabłonkowych kanalika dalszego i cewki zbiorczej. Aktywny transport Na^+ do wnętrza komórek generuje gradient elektryczny, dzięki któremu K^+ i **jony wodorowe (H^+)** wnikają do światła kanalika, przyciągane przez jego ujemny ładunek elektryczny. Aldosteron pobudza wydzielanie K^+ w kanaliku dalszym, a jednocześnie resorpcję Na^+ w tym odcinku nefronu, co nasila wymianę potasu wydalanego do moczu na resorbowany sód. Uwalnianie aldosteronu jest pobudzane przez układ renina-angiotensyna, ale także bezpośrednio przez jony K^+ (np. podczas podaży dużej ilości K^+ do organizmu).

Wydalanie K^+ w moczu zależy od ilości Na^+ resorbowanej w odcinku dalszym nefronu. Gdy wzrasta resorpcja Na^+, zwiększa się jednocześnie wydzielanie K^+ w celu zastąpienia zresorbowanego kationu sodowego.

Istnieje zależność między jonami K^+ i H^+, polegająca na uwarunkowaniu sekrecji jonów potasowych przez obecność jonów wodorowych. W kwasicy przy nadmiarze jonów wodorowych dochodzi głównie do wymiany resorbowanych jonów Na^+ na kationy H^+. W tej sytuacji nerkowe wydzielanie jonów potasowych zostaje zmniejszone i kwasicy towarzyszy hiperkaliemia. Odwrotna sytuacja występuje w przypadku zasadowicy, gdy zmniejsza się dostępność jonów H^+, które mogą być wymienione na Na^+, a tym samym zwiększa się sekrecja kationów potasowych, czego następstwem jest hipokaliemia. Mechanizm ten działa w obie strony. Gdy w organizmie występuje niedobór potasu z jakiejkolwiek przyczyny, mniej K^+ może ulec wymianie na Na^+, co prowadzi do zasadowicy.

Wewnątrzkomórkowe stężenie potasu zależy od przezbłonowej wymiany zewnątrzkomórkowej i wewnątrzkomórkowej puli tego kationu.

Wewnątrzkomórkowe stężenie K^+ jest wielokrotnie (około 25 razy) wyższe niż stężenie tego pierwiastka w płynie śródmiąższowym. Tak wysoki gradient stężeń jest utrzymywany dzięki stałej aktywności sodowo-potasowej adenozynotrójfosfatazy (Na^+/K^+ATP-aza), której praca wymaga dostarczania dużej energii. Uszkodzenie komórek w wyniku niedokrwienia lub działania substancji toksycznej może spowodować upośledzenie wytwarzania energii i wtórnie zaburzyć pracę Na^+/K^+ATP-azy, w wyniku czego dochodzi do wypływu K^+ z komórek (ryc. 1-10).

Potas jest w równowadze z jonem wodorowym, a przepływ K^+ przez błonę komórkową zależy od stężenia H^+. W kwasicy wysokie stężenie H^+ w płynie śródmiąższowym sprzyja napływowi tego kationu do wnętrza komórek, w których zastępuje K^+. Stąd w kwasicy występuje hiperkaliemia. W zasadowicy dochodzi do przesunięcia jonów H^+ i K^+ w przeciwnym kierunku, co doprowadza do hipokaliemii.

Przepływ potasu przez błonę komórkową, do wnętrza komórek, jest pobudzany przez **insulinę**. Odwrotnie – niedobór insuliny w cukrzycy doprowadza do wypływu K^+ z komórek.

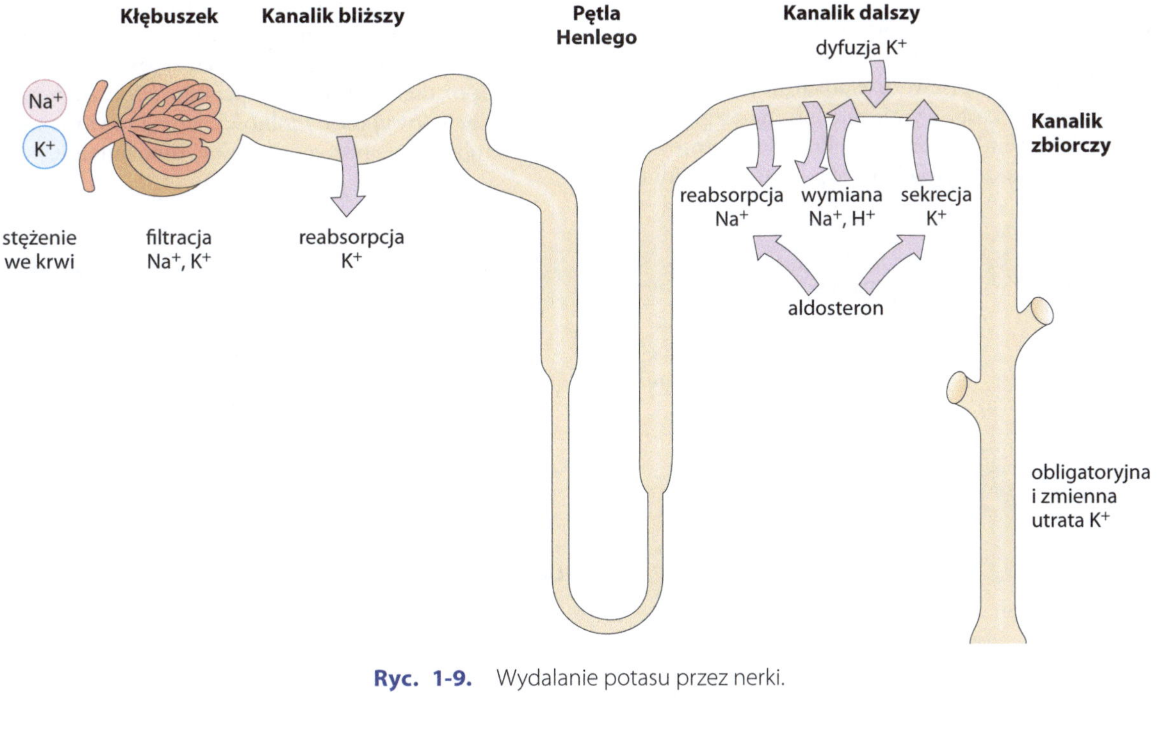

Ryc. 1-9. Wydalanie potasu przez nerki.

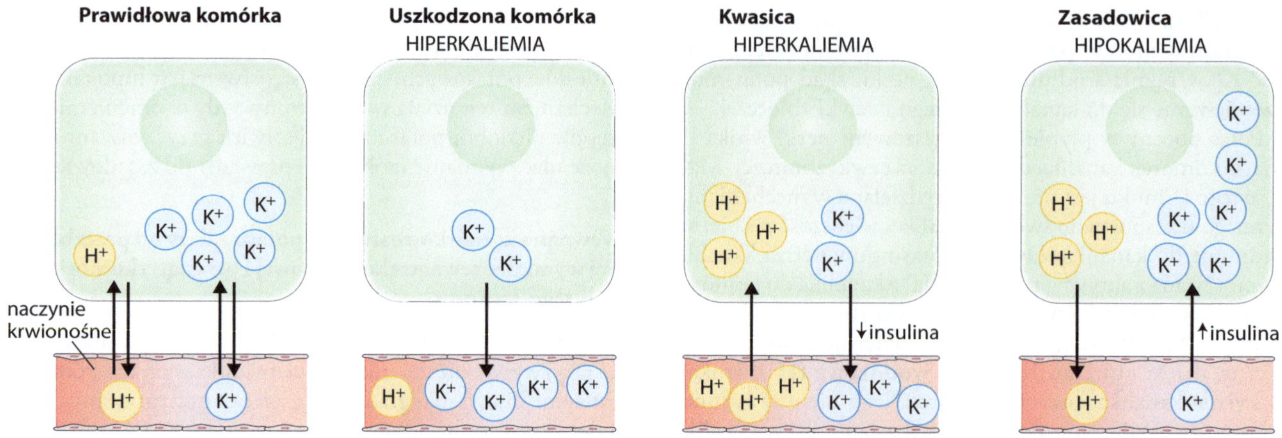

Ryc. 1-10. Przepływ potasu przez błonę komórkową. **A.** W prawidłowych warunkach w komórkach stężenie potasu (K^+) jest wielokrotnie wyższe niż w płynie śródmiąższowym. Gradient stężeń jest utrzymywany przez Na^+/K^+-ATP-azę umiejscowioną w błonie komórkowej. **B.** Uszkodzenie komórki powoduje wyciek K^+ z cytoplazmy do płynu śródmiąższowego. **C.** W kwasicy jony wodorowe (H^+) wnikają do komórek z płynu śródmiąższowego, zastępując jony K^+, które przemieszczają się do płynu śródmiąższowego (hiperkaliemia). Brak insuliny w cukrzycy sprzyja wypływowi K^+ z komórek. **D.** W zasadowicy jon H^+ z przestrzeni wewnątrzkomórkowej przenika do płynu śródmiąższowego, a jon K^+ wnika do komórek, powodując hipokaliemię. Insulina także sprzyja przemieszczeniu jonu K^+ do komórek.

Hipokaliemia jest najczęściej wynikiem utraty potasu lub jego redystrybucji pomiędzy przestrzeniami płynowymi organizmu.

Hipokaliemia jest często następstwem **zwiększonej utraty** potasu w moczu przez przewód pokarmowy lub skórę. Może jednak być także skutkiem **redystrybucji** K^+ z PZK do PWK (ryc. 1-11). **Zmniejszona podaż** potasu jest rzadko spotykana; może wystąpić podczas głodzenia, u pacjentów z jadłowstrętem psychicznym lub u alkoholików z zaburzoną dietą.

- **Zwiększona utrata potasu przez przewód pokarmowy.** Przyczyną tego stanu mogą być zaburzenia różnego typu. Wszystkie płyny w przewodzie pokarmowym zawierają K^+. U pacjenta, który wymiotuje lub ma biegunkę, K^+ jest tracony razem z wodą i Na^+. Przewlekłe stosowanie środków przeczyszczających może powodować podobny skutek. Przewlekła utrata Na^+ może doprowadzić do wtórnego hiperaldosteronizmu i w następstwie – do zwiększonego wydalania K^+ w moczu. Śluz wytwarzany w nadmiarze przez zapalnie zmienioną błonę śluzową lub w przebiegu gruczolaka kosmkowego może doprowadzać do utraty K^+ z organizmu.
- **Zwiększona utrata potasu przez nerki.** Najczęściej występuje u pacjentów leczonych diuretykami lub w następstwie diurezy osmotycznej, która może wystąpić u chorego na cukrzycę. Nadmiar mineralokortykoidów występujący w pierwotnym hiperaldosteronizmie wywołanym guzem kory nadnerczy jest rzadką przyczyną hipokaliemii. Wtórny hiperaldosteronizm występujący w zejściowej niewydolności nerek lub w marskości wątroby także może powodować hipokaliemię.

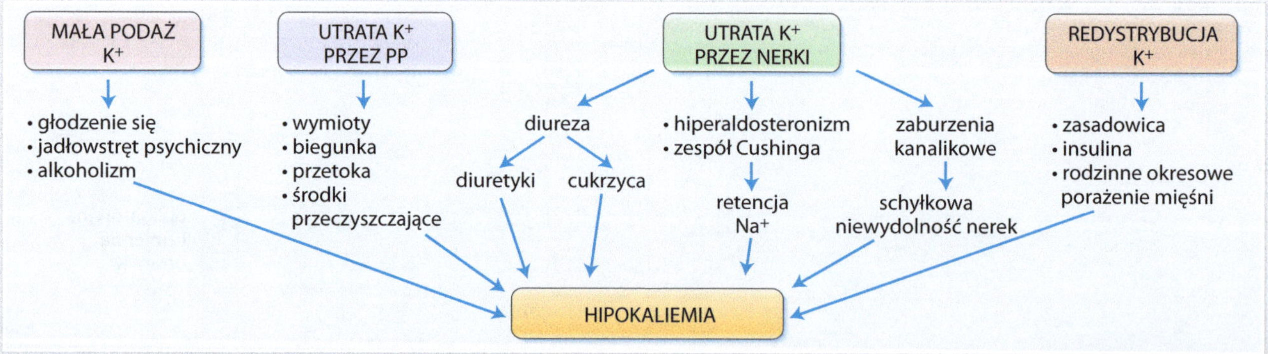

Ryc. 1-11. Przyczyny hipokaliemii. Hipokaliemia może wystąpić w następstwie zmniejszonej podaży potasu (K^+), jego utraty przez przewód pokarmowy (PP) lub nerki oraz redystrybucji K^+ pomiędzy przestrzeniami wewnątrzkomórkową i zewnątrzkomórkową.

- **Redystrybucja potasu.** Występuje podczas zasadowicy, kiedy K^+ wnika do wnętrza komórek, zastępując jon wodorowy. Insulina powoduje przemieszczenie K^+ do wnętrza komórek. Rzadko występującą chorobą, w której występuje hipokaliemia z powodu przesunięcia K^+ do wnętrza mięśni, jest rodzinne okresowe porażenie mięśni.

Hipokaliemia upośledza przewodzenie impulsów nerwowo--mięśniowych i osłabia siłę skurczu mięśni.

Hipokaliemia może być bezobjawowa, ale jeśli występują objawy, to dotyczą one narządów, których czynność zależy od stopnia polaryzacji i depolaryzacji błony komórkowej, takich jak mięśnie szkieletowe, mięsień sercowy i nerwy. Najczęstsze zaburzenia w przebiegu hipokaliemii są następujące:

- **Serce.** Hipokaliemia wywołuje zaburzenia rytmu serca i nieprawidłowości w jego kurczliwości, mające odzwierciedlenie w charakterystycznych zmianach w zapisie elektrokardiograficznym (EKG). Polegają one na spłaszczeniu lub odwróceniu załamka T, obniżeniu odcinka ST i pojawieniu się załamka U. Zwiększona zostaje wrażliwość na toksyczne działanie glikozydów naparstnicy.
- **Układ nerwowo-mięśniowy.** Występują uogólnione osłabienie mięśni i hipotonia. Mogą się pojawiać ospałość, depresja i uczucie dezorientacji.
- **Przewód pokarmowy.** Spowolnienie perystaltyki może powodować zaparcia lub niedrożność jelit.
- **Metabolizm – nerki.** W niektórych przypadkach mogą wystąpić zasadowica i wielomocz z powodu upośledzenia zdolności nerek do zagęszczania moczu.

Przyczyną hiperkaliemii często mogą być niewydolność nerek, zaburzenia metaboliczne lub uszkodzenie tkanek.

Hiperkaliemia może wystąpić z powodu **zmniejszonego wydalania K^+, masywnego uwalniania** tego kationu z uszkodzonych komórek lub w wyniku cytolizy, a także wskutek **redystrybucji** K^+ z PWK do PZK (ryc. 1-12). Przyczyną hiperkaliemii może być także nadmierna podaż K^+, ale takie stany zdarzają się rzadko.

- **Zmniejszone wydalanie.** Najczęstszą przyczyną hiperkaliemii w tym mechanizmie jest zmniejszone wydalanie K^+ w końcowej fazie niewydolności nerek. Hiperkaliemia pojawia się, gdy dochodzi do uszkodzenia lub utraty ponad 80% nefronów. Zaburzenia metaboliczne, które doprowadzają do powstania kwasicy ketonowej, mogą być także przyczyną hiperkaliemii. W chorobie Addisona występuje hipoaldosteronizm, czego następstwem jest zmniejszone wydalanie K^+ w moczu. Wiele leków, takich jak niesteroidowe leki przeciwzapalne, diuretyki czy leki stosowane w leczeniu nadciśnienia tętniczego, może wpływać na nerkowe wydalanie K^+.
- **Masywne uszkodzenie tkanek lub cytoliza.** Przyczyną hiperkaliemii może być przesunięcie K^+ z wnętrza komórek do przestrzeni zewnątrzkomórkowej. Tak się dzieje w przypadku oparzeń, zmiażdżenia tkanek lub martwicy mięśni szkieletowych. Przyczyną hiperkaliemii może być także zniszczenie dużej liczby komórek nowotworowych podczas chemioterapii. Dzieje się tak najczęściej podczas leczenia chłoniaków lub innych guzów, które są wrażliwe na stosowane leki cytotoksyczne.
- **Redystrybucja potasu z PWK do PZK.** Do takiego przesunięcia potasu dochodzi najczęściej w warunkach kwasicy ketonowej w cukrzycy. Brak insuliny oraz znacznego stopnia hiperglikemia mogą również spowodować hiperkaliemię. Hiperkaliemiczne porażenie okresowe jest rzadka chorobą mięśni charakteryzującą się hiperkaliemią i miotonią.

Uwaga

> Hiperkaliemia jest zaburzeniem zagrażającym życiu. W razie stwierdzenia jej występowania podczas wykonywania badania laboratoryjnego próbki krwi należy bezzwłocznie zawiadomić o tym stanie lekarza zlecającego analizę.

> Hiperkaliemia rzekoma wynika z uwalniania K^+ z hemolizowanych krwinek czerwonych. Opóźnione oddzielenie krwinek czerwonych od surowicy w badanej próbce krwi oraz ich hemoliza są najczęstszą przyczyną tego rodzaju hiperkaliemii w warunkach laboratorium klinicznego.

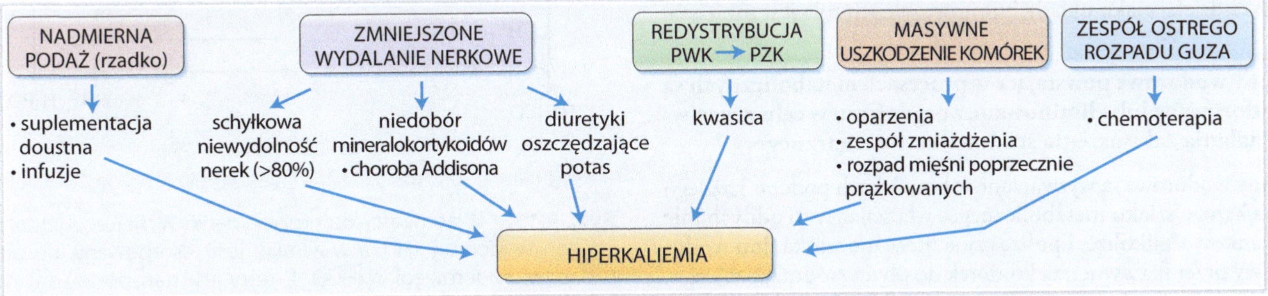

Ryc. 1-12. Przyczyny hiperkaliemii. Hiperkaliemia może być wynikiem zmniejszonego wydalania potasu przez nerki, uwalniania K^+ z uszkodzonych komórek lub komórek ulegających lizie (np. zespół ostrego rozpadu guza), redystrybucji potasu z płynu w przestrzeni wewnątrzkomórkowej do płynu w przestrzeni zewnątrzkomórkowej, a także – chociaż rzadziej – wskutek zwiększonej podaży potasu. PZK – przestrzeń zewnątrzkomórkowa; PWK – przestrzeń wewnątrzkomórkowa.

Hiperkaliemia wywołuje zagrażające życiu zaburzenia rytmu serca.

W warunkach hiperkaliemii dochodzi do przyspieszenia przewodzenia bodźców elektrycznych w mięśniu sercowym, co może być przyczyną arytmii. Pierwszą, charakterystyczną zmianą w EKG jest pojawienie się spiczastych załamków T. Gdy stężenie K^+ we krwi przekracza wartość 6 mmol/l, w EKG zanikają załamki P i dochodzi do poszerzenia kompleksu QRS. Występują zaburzenia rytmu serca, których następstwem może być bezpośrednio zagrażające życiu pacjenta migotanie komór.

Leczenie hiperkaliemii polega na natychmiastowej dożylnej infuzji glukonianu wapnia w celu przeciwdziałania kardiotoksycznemu działaniu hiperkaliemii. Następnie należy podać dożylnie hipertoniczny roztwór glukozy, co spowoduje uwolnienie insuliny i w następstwie jej działania K^+ zostanie przesunięty do wnętrza komórek. Przetoczenie roztworu wodorowęglanu sodu spowoduje wzrost pH przestrzeni zewnątrzkomórkowej. Powstająca zasadowica także sprzyja wnikaniu K^+ do wnętrza komórek.

Równowaga kwasowo-zasadowa

Stężenie jonów wodorowych w płynach ustrojowych jest wyrażane w nanomolach na litr (nmol/l) lub, jak to częściej się spotyka w Stanach Zjednoczonych, w wartościach pH. Wartość pH roztworu odzwierciedla stężenie jonu wodorowego w nmol/l w postaci ujemnego logarytmu dziesiętnego. Stąd wartość pH roztworu zawierającego 100 nmol/l jonu wodorowego jest równa 7,0. Wartości pH poniżej 7,0 przyjmuje się za odczyn kwaśny środowiska, natomiast powyżej 7,0 oznaczają środowisko zasadowe. Roztwór zawierający 50 nmol/l jonów wodorowych ma pH równe 7,30, a stężeniu H^+ równemu 125 nmol/l odpowiada wartość pH 6,90.

W warunkach prawidłowych stężenie jonów wodorowych we krwi wynosi 40 nmol/l, co odpowiada wartości pH 7,4. Dzięki dobremu buforowaniu pH krwi waha się w zakresie wartości 7,35–7,45. Hemoglobina, która buforuje zmiany w prężności CO_2, i wodorowęglany, których stężenie buforują z kolei nielotne kwasy i ich sole, takie jak kwas mlekowy, siarkowy, to główne bufory krwi. Oba systemy buforowe wspólnie tworzą najważniejszy układ buforowy krwi. Fosforany oraz białczany także działają jako układy buforowe, ale ich rola jest mniejsza.

Jony wodorowe powstające w procesach metabolicznych są buforowane lub eliminowane z organizmu w celu przeciwdziałania zakwaszenia środowiska wewnętrznego.

Jony wodorowe są wytwarzane w komórkach podczas każdego większego szlaku metabolicznego, włączając w to oddychanie tkankowe, glikolizę, lipolizę czy syntezę mocznika. Jon wodorowy przenika z wnętrza komórek do płynu śródmiąższowego, gdzie ulega buforowaniu głównie przez HCO_3^- i tworzony jest kwas węglowy (H_2CO_3), ulegający rozpadowi na dwutlenek węgla (CO_2) i wodę (H_2O):

$$H^+ + HCO_3^- \rightleftharpoons H_2CO_3 \rightleftharpoons H_2O + CO_2.$$

Łączenie jonów H^+ i HCO_3^- następuje szybko, natomiast rozpad H_2CO_3 trwa dłużej. Ten drugi proces może zostać przyspieszony w obecności enzymu anhydraza węglanowa, obecnego w erytrocytach oraz w kanalikach nerkowych. CO_2 jest wydychany przez płuca, a H^+ i H_2O są wydalane przez nerki.

Nerki odgrywają kluczową rolę w wydalaniu kwasów oraz tworzeniu wodorowęglanów.

Kwas węglowy ulega w nerkach rozpadowi na H^+ i HCO_3^- (ryc. 1-13). Jony wodorowe są wydalane w moczu, a odzyskany jon HCO_3^- powraca do krążenia. Jony wodorowe po przejściu do moczu są wiązane z fosforanami i amoniakiem – głównymi buforami występującymi w moczu.

Niezależnie od odzyskiwania wodorowęglanów w nerkach komórki kanalików nerkowych mają zdolność odtwarzania HCO_3^- z CO_2 i H_2O. Przyjmuje się więc, że główny udział nerek w utrzymywaniu równowagi kwasowo-zasadowej polega na usuwaniu jonów H^+ z krwi oraz dostarczaniu jonów HCO_3^-, co powoduje alkalizację krwi, lub zmniejszaniu ilości traconych H^+ do moczu, co powoduje przesunięcie pH krwi w kierunku kwaśnym.

Zaburzenia równowagi kwasowo-zasadowej dzieli się na kwasicę i zasadowicę.

Wartość pH krwi jest w warunkach prawidłowych nieznacznie zasadowa. Obniżenie pH krwi poniżej dolnej granicy normy powoduje powstanie klinicznego obrazu kwasicy, natomiast gdy wartość ta jest wyższa niż górna granica normy, mówi się o zasadowicy. Kwasicę lub zasadowicę określamy jako

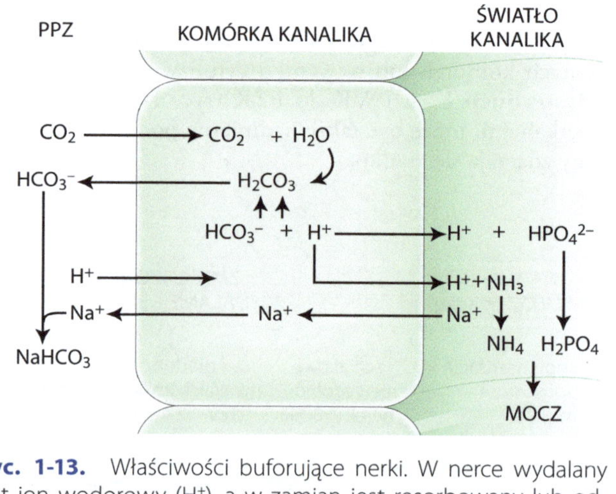

Ryc. 1-13. Właściwości buforujące nerki. W nerce wydalany jest jon wodorowy (H^+), a w zamian jest resorbowany lub odtwarzany wodorowęglan (HCO_3^-), który jest transportowany do krwi. Jon wodorowy jest buforowany w moczu przez fosforany lub amoniak. Nerka odtwarza HCO_3^-, które są oddawane do przestrzeni zewnątrzkomórkowej, a także może ograniczyć wydalanie jonów H^+, co powoduje obniżenie pH krwi. PPZ – płyn przestrzeni zewnątrzkomórkowej.

metaboliczną, jeżeli pierwotnym zaburzeniem jest zmiana stężenia wodorowęglanów (HCO_3^-) we krwi. Gdy zaburzenie równowagi kwasowo-zasadowej jest następstwem zmian prężności dwutlenku węgla (pCO_2) we krwi, mówimy o kwasicy oddechowej lub zasadowicy oddechowej. W niektórych przypadkach zaburzenia są złożone – dotyczą jednocześnie wodorowęglanów i dwutlenku węgla; wtedy określa się je jako złożone, metaboliczno-oddechowe, kwasicę lub zasadowicę.

W skrócie zaburzenia równowagi kwasowo-zasadowej można opisać w następujący sposób:

- **Kwasica metaboliczna** jest wynikiem akumulacji jonów H^+ (kwasy) i utraty HCO_3^-. Utrata HCO_3^- może spowodować powstanie luki anionowej, która jest wypełniona nielotnymi anionami kwasów. Płuca kompensują ten stan przez zwiększenie wydychania CO_2, dlatego w kwasicy metabolicznej prężność dwutlenku węgla jest obniżona.
- **Zasadowica metaboliczna** jest wynikiem utraty jonów H^+ lub retencji jonów HCO_3^-. Kompensacja polega na zmniejszeniu wydychania CO_2, czego następstwem jest wzrost pCO_2.
- **Kwasica oddechowa** jest skutkiem niedostatecznego wydalania CO_2 przez płuca. Z czasem dochodzi do kompensacji nerkowej polegającej na oszczędzaniu HCO_3^-, co prowadzi do wzrostu stężenia wodorowęglanów we krwi.
- **Zasadowica oddechowa** jest powodowana przez nadmierne wydalanie CO_2 przez płuca. Z czasem dochodzi do kompensacji nerkowej polegającej na zwiększonym wydalaniu HCO_3^-, co powoduje obniżenie stężenia wodorowęglanów we krwi.

Podstawowe mechanizmy dotyczące oddechowej lub metabolicznej kwasicy czy zasadowicy przedstawiono na ryc. 1-14. Należy zauważyć, że wartości dotyczące ostrej oddechowej kwasicy czy zasadowicy różnią się od odpowiednich wielkości w przewlekłej oddechowej kwasicy czy zasadowicy, ponieważ nerkowa kompensacja tych zaburzeń nie jest natychmiastowa i narasta z czasem. W przeciwieństwie do tego nie ma różnic między ostrą czy przewlekłą metaboliczną kwasicą czy zasadowicą, ponieważ kompensacja oddechowa jest natychmiastowa i nie ma różnicy w jej efekcie między ostrym i przewlekłym zaburzeniem metabolicznym. Zmiany w parametrach równowagi kwasowo-zasadowej w ostrych i przewlekłych zaburzeniach tego stanu przedstawiono w tab. 1-4.

Rozpoznanie kliniczne prostych zaburzeń równowagi kwasowo-zasadowej może być ustalone na podstawie pomiaru pH próbki krwi tętniczej w powiązaniu z oceną stężenia HCO_3^- i pCO_2 (ryc. 1-15).

Kwasica metaboliczna jest wynikiem utraty wodorowęglanów i wzrostu stężenia jonów wodorowych w płynie zewnątrzkomórkowym.

Kwasica metaboliczna charakteryzuje się wzrostem stężenia H^+, oznaczającym obniżenie pH krwi w wyniku obniżenia się stosunku $HCO_3^-:pCO_2$ poniżej wielkości 20:1, co przedstawiono w równaniu Hendersona-Hasselbacha:

$$\downarrow \text{pH} = \text{pK} + \log \frac{\downarrow[HCO_3^-]}{pCO_2}\,.$$

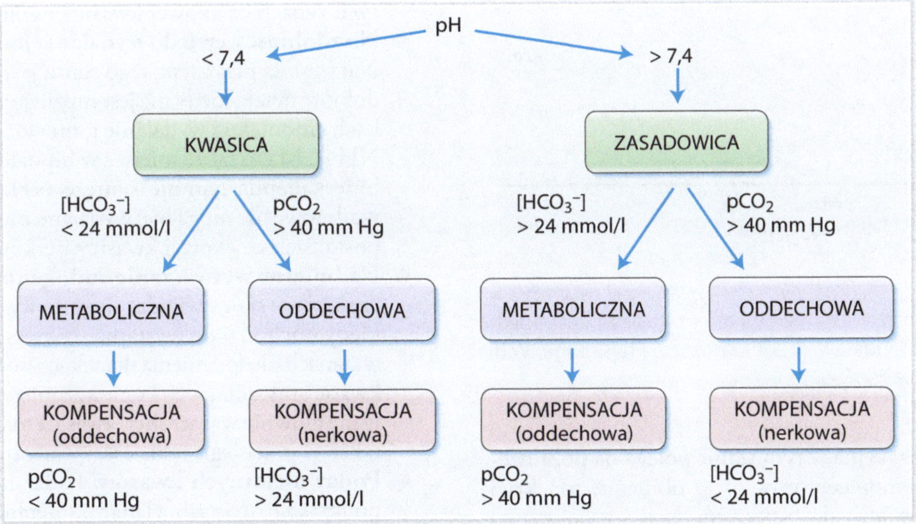

Ryc. 1-14. Kliniczne rozpoznanie zaburzeń równowagi kwasowo-zasadowej. Badanie gazometryczne krwi polega na mierzeniu wartości jej pH, stężenia wodorowęglanów (HCO_3^-) oraz prężności dwutlenku węgla (pCO_2). Na podstawie uzyskanych wyników można stwierdzić występowanie kwasicy lub zasadowicy, które dalej można rozróżniać jako zaburzenia oddechowe lub metaboliczne, proste lub skompensowane. (Opracowano na podstawie: A.C. Guyton, J.E. Hall: Medical Physiology, wyd. 11, W.B. Saunders, Philadelphia 2000, s. 399).

Tabela 1-4. Podsumowanie zmian w zaburzeniach równowagi kwasowo-zasadowej

PATOLOGIA	PIERWOTNE ZABURZENIE	GAZOMETRIA KRWI		
		pH	pCO_2	$[HCO_3^-]$
Kwasica metaboliczna	niskie $[HCO_3^-]$	↓	→	↓
Kompensacja oddechowa (wydalanie CO_2)		—	↓	—
Zasadowica metaboliczna	wysokie $[HCO_3^-]$	↑	→	↑
Kompensacja oddechowa (retencja CO_2)		—	↑	—
Kwasica oddechowa	wysokie CO_2	↓	↑	→
Kompensacja nerkowa (retencja HCO_3^-)		—		↑
Zasadowica oddechowa	niskie CO_2	↑	↓	→
Kompensacja nerkowa (wydalanie HCO_3^-)		—		↓

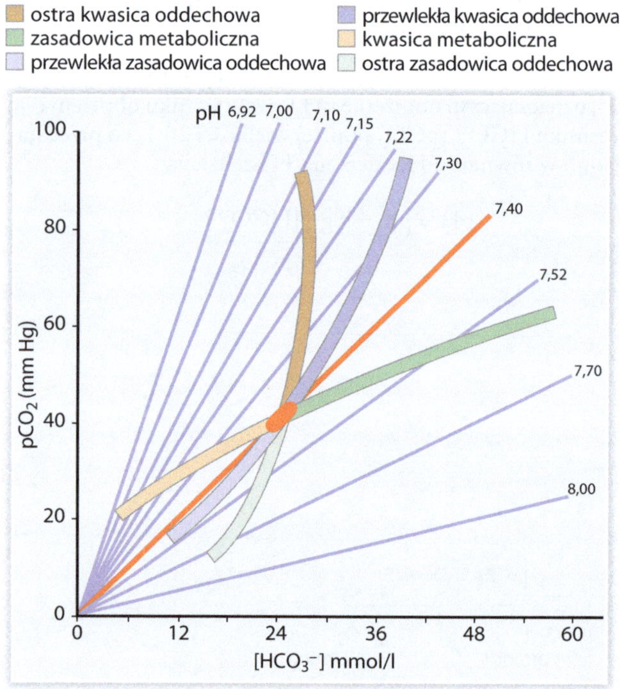

Ryc. 1-15. Schemat przedstawiający zmiany pH krwi, pCO_2 i stężenia HCO_3^- w osoczu w wyrównanej kwasicy i zasadowicy. (Opracowano na podstawie: L.S. Costanzo: Physiology, W.B. Saunders, Philadelphia 1998, s. 280).

Reakcja kompensacyjna w tym stanie polega na pobudzeniu centralnych chemoreceptorów przez obniżone pH krwi tętniczej, co doprowadza do hiperwentylacji i zwiększonej eliminacji CO_2 przez płuca.

$$\downarrow pH = pK + \log \frac{\downarrow [HCO_3^-]}{\downarrow pCO_2}.$$

Przyjmuje się, że kompensacja oddechowa następuje szybko po wystąpieniu kwasicy metabolicznej. Można wyliczyć, że utrata 1 milimola HCO_3^- jest kompensowana przez obniżenie pCO_2 o 1,3 mm Hg. Jeżeli nerka jest sprawna, z czasem przyczyni się do tego wyrównania przez wydalanie jonów H^+ w postaci NH_4^+, ale jeśli pacjent jest w stanie zejściowej niewydolności nerek, ten typ kompensacji nie wystąpi.

Kwasica metaboliczna może być wywołana przez różne zaburzenia. Można je podzielić na cztery grupy:

- **Utrata wodorowęglanów.** Wodorowęglany są najczęściej tracone przez przewód pokarmowy podczas biegunki. Może być także następstwem drenażu płynów obecnych w jelitach, przewodach wyprowadzających trzustki lub drogach żółciowych. Stan ten występuje także w niektórych typach cewkowej kwasicy nerkowej.
- **Niezdolność nerek do wydalania jonów wodorowych.** Najczęstszą przyczyną tego stanu jest schyłkowa niewydolność nerek, kiedy nie jest możliwe wytwarzanie w nerkach amoniaku i wydalanie jonu wodorowego w postaci $NH4^+$. Ma to także miejsce w hipoaldosteronizmie, gdy hiperkaliemia hamuje syntezę NH_3 w nerkach. Jony wodorowe nie mogą być wydalane również w niektórych postaciach cewkowej kwasicy nerkowej.
- **Nadmierne wytwarzanie endogennych kwasów.** Najczęściej ten stan stwierdza się w niewyrównanej cukrzycy, kiedy dochodzi do wystąpienia kwasicy ketonowej, lub w stanach niedotlenienia tkanek, co powoduje wystąpienie kwasicy mleczanowej. Ponieważ mleczany są metabolizowane głównie w wątrobie, kwasica mleczanowa powstaje także w przebiegu marskości wątroby.
- **Podaż nielotnych kwasów.** Podaż nielotnych kwasów podczas zatrucia salicylanami, metanolem lub glikolem etylenowym może doprowadzić do wystąpienia kwasicy. Związki te są metabolizowane do kwasów (kwas salicylowy, kwas mrówkowy, kwas hydroksyoctowy), co powoduje zakwaszenie płynu śródmiąższowego. Al-

ternatywnie te kwasy powodują uszkodzenie wątroby, w którym metabolizowany jest kwas mlekowy, co powoduje wystąpienie kwasicy mleczanowej.

Uwaga

> Prawidłowe stężenie kwasu mlekowego we krwi jest równe 0,6–1,2 mmol/l, ale może wzrosnąć dziesięciokrotnie podczas natężonego wysiłku fizycznego. Wzrost ten jest przejściowy, ale jeżeli się utrzymuje, to prowadzi do powstania kwasicy mleczanowej.

Kwasica mleczanowa może zostać podzielona na typ A i typ B. Typ A kwasicy mleczanowej jest częstszy i jest następstwem hipoksemicznego uszkodzenia komórek (co ma miejsce w niewydolności serca lub we wstrząsie) lub podczas znacznego wysiłku fizycznego. Typ B kwasicy mleczanowej powstaje w zaawansowanej chorobie wątroby, u osób nadużywających alkoholu lub wskutek spożycia określonych leków czy trucizn.

W kwasicy metabolicznej może występować zwiększona luka anionowa.

Sód i potas są najliczniejszymi kationami występującymi we krwi, podczas gdy CO_2 i Cl^- są najbardziej licznymi anionami. Jeżeli weźmie się pod uwagę stężenia tych substancji (wyrażone w milimolach na litr) i podstawi się je do wzoru: $(Na^+ + K^+) - (CO_2 + Cl^-)$, to wartość prawidłowej luki anionowej będzie się wahać w zakresie od 10 do 20 mmol/l. Na przykład dla wartości: $Na^+ = 138$, $K^+ = 3{,}5$, $CO_2 = 25$ i $Cl^- = 100$ wyliczona według tego wzoru wielkość luki anionowej jest równa 16,5 mmol/l:

$$(138 + 3{,}5) - (25 + 100) = 16{,}5$$

Podczas kwasicy metabolicznej luka anionowa może pozostawać w prawidłowym zakresie lub może być podwyższona. Utrata HCO_3^- podczas biegunki, w hipoaldosteronizmie, w niektórych postaciach proksymalnej lub dystalnej cewkowej kwasicy nerkowej lub w warunkach uropatii obturacyjnej wielkość luki anionowej jest prawidłowa. Utrata wodorowęglanów w takich przypadkach jest wyrównywana przez wzrost stężenia chloru – występuje hiperchloremia. Zwiększony poziom anionów kwasów powstających podczas kwasicy ketonowej, kwasicy mleczanowej, schyłkowej niewydolności nerek lub wynikający z podaży innych kwasów do organizmu nie jest uwzględniany w tym wzorze, dlatego w takich przypadkach wielkość luki anionowej się zwiększa. Najczęstsze przyczyny kwasicy metabolicznej wymieniono w tab. 1-5.

Kwasica metaboliczna może powodować zmniejszenie rzutu serca, szczególnie gdy wartość pH obniży się poniżej 7,2. Występuje oporność na działanie katecholamin, co może powodować hipotensję. Pojawia się głęboki, rytmiczny oddech (oddech Kussmaula), szczególnie podczas kwasicy ketonowej.

Tabela 1-5. Przyczyny kwasicy metabolicznej

Kwasica z prawidłową luką anionową
Utrata wodorowęglanów przez przewód pokarmowy
biegunka
przetoki jelitowe, dróg żółciowych lub przewodów trzustkowych
Choroby nerek
uropatia zaporowa
nerkowa kwasica kanalikowa
przewlekłe odmiedniczkowe zapalenie nerek
Hipoaldosteronizm
Hiperalimentacja
Kwasica ze zwiększoną luką anionową
Kwasica ketonowa
cukrzyca
nadużycie alkoholu
Kwasica mleczanowa
uszkodzenie tkanek i niedokrwienie
niewydolność wątroby
Schyłkowa niewydolność nerek
Zatrucia
salicylany
glikol etylenowy
metanol

Uwaga

> Do zapamiętania przyczyn kwasicy metabolicznej z podwyższoną luką anionową przydatny jest skrótowiec CENAMS:
cukrzycowa kwasica,
etylenowy glikol (w płynach przeciw zamarzaniu),
niewydolność nerek,
alkohole (etanol lub metanol),
mleczanowa kwasica (hipoperfuzja tkanek, np. wstrząs, posocznica),
salicylany – zatrucie.

Zasadowica metaboliczna jest spowodowana nadmierną utratą jonów wodorowych lub nadmierną retencją wodorowęglanów.

Przyczyną zasadowicy metabolicznej może być nadmierna utrata jonów H^+ przez przewód pokarmowy lub nerki bądź zwiększenie liczby jonów HCO_3^- w wyniku ich nadmiernej podaży doustnej lub retencji w nerkach. W każdym przypadku stężenie HCO_3^- wzrasta, jak przedstawiono to w równaniu Hendersona-Hasselbacha:

$$\uparrow pH = pK + \log \frac{\uparrow [HCO_3^-]}{pCO_2}.$$

Stężenie Ca^{2+} w osoczu i płynie śródmiąższowym jest precyzyjnie regulowane i zależy od podaży wapnia, stopnia jego wchłaniania w jelitach, wydalania przez nerki i wymiany ze stałą pulą wapnia w kościach (ryc. 1-17). Te wszystkie procesy są regulowane głównie przez parathormon, kalcytoninę i witaminę D. Wiele innych hormonów, szczególnie tyroksyna, kortyzol i hormon wzrostu, reguluje metabolizm Ca^{2+}. Stężenie Ca^{2+} w osoczu zależy od pH krwi oraz stężenia albumin, które wiążą wapń.

Tabela 1-8. Przyczyny zasadowicy oddechowej

PATOGENEZA	ZABURZENIA I CHOROBY
Stymulacja ośrodka oddechowego	świadoma hiperwentylacja
	uczucie niepokoju, lęku
	odruchowa hiperwentylacja (np. w zatorze płucnym)
	gorączka i posocznica
	leki (np. zatrucie salicylanami)
	choroby mózgu (np. guz, udar, zapalenie opon mózgowych)
	choroby wątroby (np. niewydolność wątroby)
Hipoksemia	przebywanie w górach – niska prężność tlenu
	zapalenie płuc
	przeciek prawo-lewy w sercu
	zatrucie tlenkiem węgla
	niedokrwistość
Wentylacja wspomagana	—

Uwaga

> Ostra zasadowica oddechowa może gwałtownie obniżyć stężenie niezwiązanego Ca2+ we krwi i spowodować tężyczkowe skurcze mięśni szkieletowych.

W warunkach fizjologicznych stężenie Ca^{2+} we krwi jest w zakresie od 8,4 do 10,2 mg/dl (2,2–2,6 mmol/l). Około 45–50% wapnia występuje w postaci zjonizowanej („wolny wapń"), 40–45% jest związanych z białkami osocza, a 10–15% – z anionami, takimi jak wodorowęglany, fosforany, mleczany czy cytryniany. Większość (80%) białek wiążących wapń w osoczu to albuminy. Pozostałe 20% wapnia jest związane z globulinami. Stopień wiązania wapnia z białkami osocza zależy od wartości pH krwi: w warunkach zasadowicy więcej wapnia wiąże się z albuminami, w kwasicy zaś sytuacja jest odwrotna. Najważniejszym stanem klinicznym, w którym dochodzi do wzrostu stężenia wapnia związanego z białkami, jest **odwodnienie**, ale stan ten może być łatwo korygowany. **Paraproteinemia** występująca w szpiczaku mnogim jest także

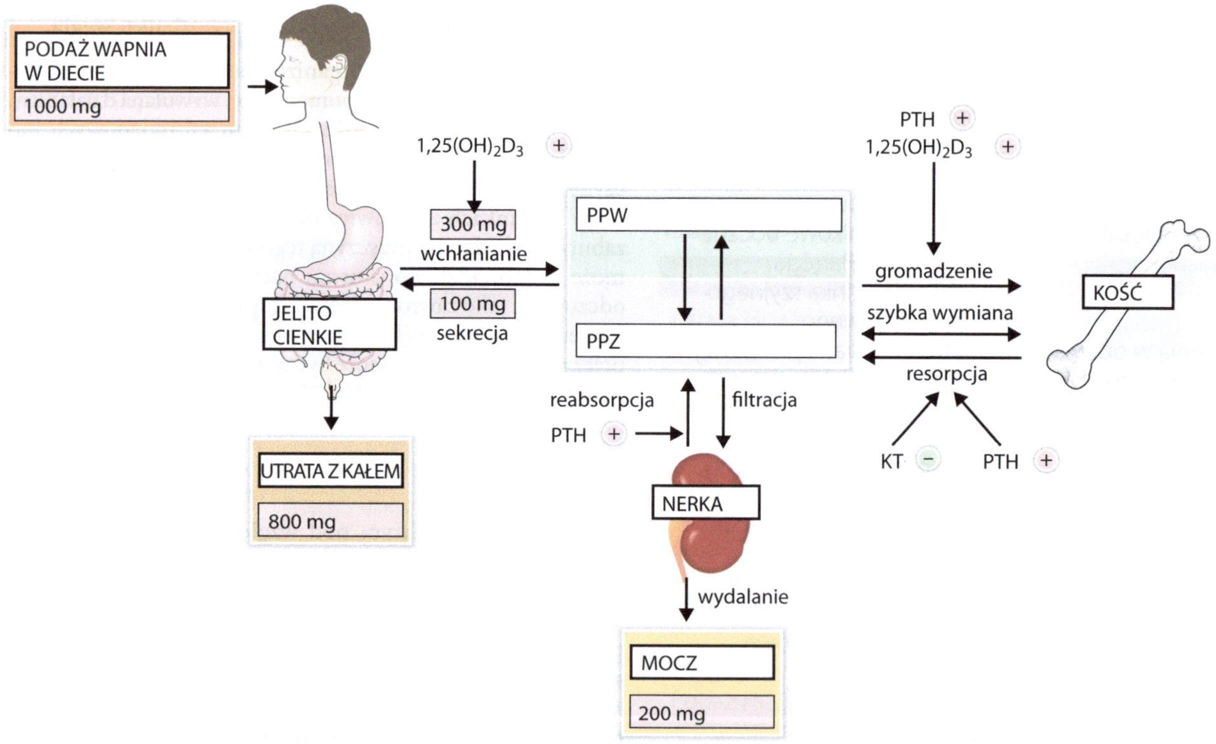

Ryc. 1-17. Metabolizm wapnia w prawidłowych warunkach. PPZ – płyn przestrzeni zewnątrzkomórkowej; PPW – płyn przestrzeni wewnątrzkomórkowej; $1,25(OH)_2D_3$ – 1,25 dwuhydroksywitamina D_3; PTH – parathormon; KT – kalcytonina.

stanem, w którym dochodzi do zwiększenia puli wapnia związanego z białkami.

Stężenie Ca^{2+} warunkuje uwalnianie parathormonu, co jest istotnym momentem w regulacji homeostazy wapniowej, wykorzystywanym w klinicznej ocenie gospodarki wapniowej. Niestety stosowane obecnie metody analityczne pozwalają jedynie na ocenę całkowitego stężenia wapnia we krwi. Do oceny stężenia nie związanego z białkami konieczny jest pomiar stężenia albuminy w surowicy. Stąd u osoby z **hipoalbuminemią** całkowite stężenie wapnia jest niskie, co jednak nie jest równoznaczne z występowaniem klinicznych objawów hipokalcemii. Stężenie Ca^{2+} w surowicy jest w takich przypadkach w normie i z tego powodu wydzielanie parathormonu (regulowane przez stężenie Ca^{2+}) jest niezmienione (ryc. 1-18).

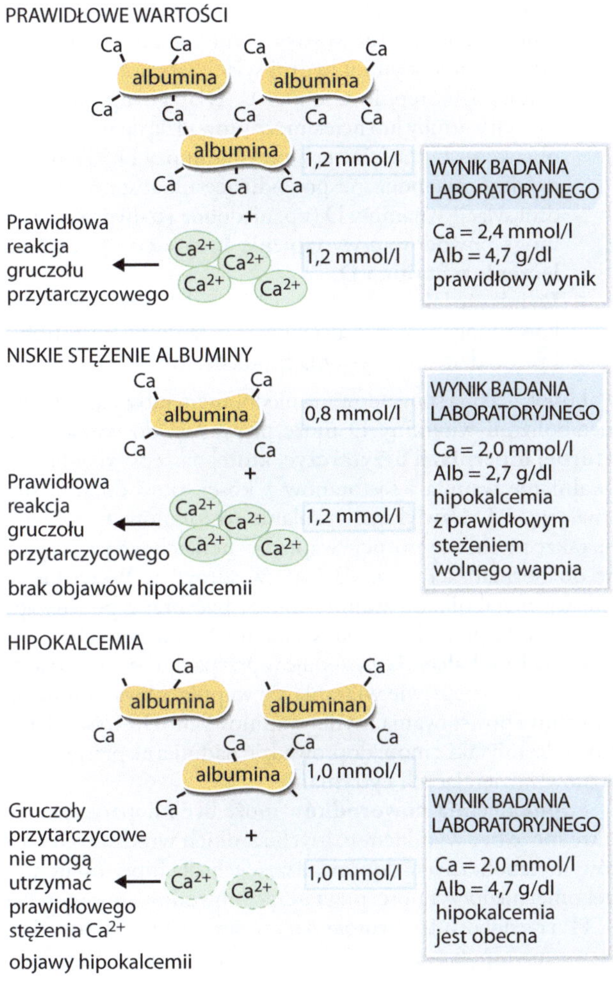

Ryc. 1-18. Wiązanie wapnia z albuminą. Należy podkreślić, że wynik badania laboratoryjnego przedstawia łączne stężenie wolnego wapnia i wapnia związanego z albuminą. (Opracowano na podstawie: A. Gaw, R.A. Cowan, D.S.T. O'Reilly i wsp.: An Illustrated Colour Text: Clinical Biochemistry, Churchill and Livingstone, Edinburgh 1995).

Stężenie niezwiązanego Ca^{2+} można wyliczyć na podstawie następującego wzoru:

stężenie Ca^{2+} (mg/dl) = całkowite stężenie Ca (mg/dl) + 0,8 [4,0 – albumina (g/dl)].

W razie wyrażania tych wartości zgodnie z systemem SI, w mmol/l, stężenie niezwiązanego Ca^{2+} w surowicy wylicza się według następującego wzoru:

stężenie niezwiązanego Ca^{2+} (mmol/l) = całkowite stężenie Ca (mmol/l) + 0,02[47 – albumina (mmol/l)].

Powyższe wzory umożliwiają jedynie przybliżoną ocenę stężenia Ca^{2+}, a dokładne pomiary mogą zostać dokonane jedynie z zastosowaniem złożonych technik, niedostępnych jeszcze w rutynowych laboratoriach szpitalnych. Szacunkowe oznaczenia z zastosowaniem tych empirycznie opracowanych wzorów mogą dawać fałszywe wyniki w takich stanach klinicznych jak przewlekła niewydolność nerek, szczególnie gdy pacjent jest leczony hemodializą lub gdy występuje nadczynność przytarczyc bądź przewlekła choroba wątroby.

Rzeczywista hipokalcemia jest często wynikiem zaburzeń metabolizmu parathormonu lub witaminy D.

Hipokalcemia rozpoznawana na podstawie badań laboratoryjnych ma często charakter **„rzekomego"** zaburzenia, co oznacza, że wynik ten skutkiem niskiego stężenia albumin w surowicy, zasadowicy lub artefaktów związanych z pobieraniem próbki krwi (ryc. 1-19). W wielu chorobach występuje **hipoalbuminemia** i w następstwie często **hipokalcemia rzekoma.** W warunkach **zasadowicy** we krwi jest zbyt mała liczba wolnych jonów H^{+}, które mogłyby być związane z albuminą, dlatego jony Ca^{2+} wiążą się z powierzchnią tego białka, co powoduje obniżenie stężenia wolnego Ca^{2+}.

Uwaga

> Zbyt długie utrzymywanie opaski uciskowej podczas pobierania krwi może powodować uzyskanie fałszywego wyniku hipokalcemii. Krew pomyłkowo pobierana do probówek zawierających EDTA lub szczawiany charakteryzuje się sztucznie niskim stężeniem Ca^{2+}, ponieważ jony Ca^{2+} są wiązane przez antykoagulanty.

Po wyeliminowaniu prawdopodobnych przyczyn hipokalcemii rzekomej należy wyjaśnić, czy obniżone stężenie wapnia jest skutkiem niedoczynności przytarczyc, czy wynika z innego, niezależnego od przytarczyc zaburzenia. Metabolizm wapnia jest ściśle związany z gospodarką fosforanową, dlatego oznaczenie stężenia wapnia i fosforu we krwi może wskazać na prawdopodobną przyczynę hipokalcemii. Może być konieczne wykonanie dodatkowych badań określających stężenie w surowicy Mg^{2+}, 1,25-dwuhydroksywitaminy D_3 ($1,25[OH]_2D_3$) lub parathormonu (PTH).

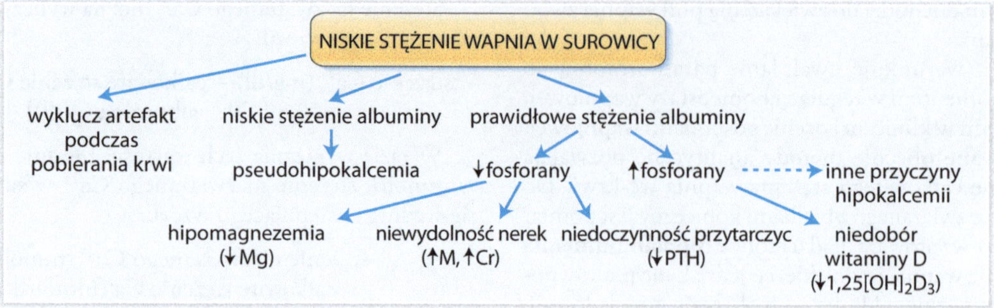

Ryc. 1-19. Przyczyny hipokalcemii. M – mocznik; Cr – kreatynina; Mg – magnez; 1,25$(OH)_2D_3$ – 1,25-dwuhydroksywitamina D_3; PTH – parathormon.

Hipokalcemia współwystępująca z hiperfosfatemią może być następstwem niedoczynności przytarczyc, przewlekłej niewydolności nerek lub – rzadziej – hipomagnezemii.

- **Niedoczynność przytarczyc** może być zaburzeniem wrodzonym, jak to jest w zespole DiGeorge'a, lub nabyta po niezamierzonej resekcji gruczołów przytarczycowych podczas zabiegów chirurgicznych szyi.
- **Przewlekła niewydolność nerek** doprowadza do hipokalcemii głównie w wyniku nadczynności przytarczyc wskutek retencji fosforanów i nieprawidłowej hydroksylacji witaminy D do 1,25$[OH]_2D_3$. Rozpoznanie w tym przypadku może zostać ustalone na podstawie pomiaru stężenia PTH w surowicy lub oceny czynności nerek z pomiarem mocznika i kreatyniny w surowicy, albo pomiaru stężenia 1,25$[OH]_2D_3$ w surowicy.
- **Hipomagnezemia** jest jedną z przyczyn niedoczynności przytarczyc. Jony magnezowe są niezbędne do tworzenia aktywnej postaci PTH, stąd w niedoborze Mg^{2+} dochodzi do hipokalcemii. Stan ten charakteryzuje się niskim stężeniem PTH w surowicy w wyniku upośledzonego uwalniania tego hormonu. Ponieważ PTH nie występuje w postaci czynnej, obserwuje się brak odpowiedzi tkanek docelowych na działanie tego hormonu. W takich przypadkach hipokalcemia może zostać szybko skorygowana przez dodanie magnezu do diety.

Hipokalcemia współwystępująca z hipofosfatemią jest najczęściej wynikiem niedostatecznej podaży witaminy D i/lub jej metabolizmu. Niedobór witaminy D może wynikać z różnych przyczyn. Są to:

- **Niedostateczna podaż witaminy D.** Stan ten jest rzadki w Stanach Zjednoczonych, ale może wystąpić u niedożywionych osób w podeszłym wieku i u osób na określonych typach diety.
- **Krzywica.** Niedobór witaminy D u dzieci jest rzadki w Stanach Zjednoczonych. W innych częściach kuli ziemskiej może wynikać z niedostatecznej ekspozycji na światło słoneczne (promieniowanie ultrafioletowe).
- **Zaburzenia wchłaniania jelitowego.** Ponieważ witamina D jest rozpuszczalna w tłuszczach, zaburzenia wchłaniania tłuszczów w wyniku zaburzeń czynności jelit, trzustki lub upośledzonej dostępności kwasów żółciowych powodują niedobór tej witaminy.
- **Choroby nerek lub wątroby.** Aktywacja witaminy D odbywa się w wyniku hydroksylacji jej cząsteczki w wątrobie, a następnie w nerkach. Dlatego upośledzenie funkcji wątroby lub nerek może prowadzić do wystąpienia objawów czynnościowej hipowitaminozy D. Wrodzone defekty metaboliczne powodujące niedostateczną hydroksylację witaminy D (np. niedobór 1α-hydroksylazy) mogą powodować wystąpienie **krzywicy opornej na leczenie witaminą D.**
- **Działanie leków.** Niektóre leki, np. leki przeciwdrgawkowe, mogą zaburzać metabolizm witaminy D w wątrobie i prowadzić do powstania hipokalcemii.

Hipokalcemia spowodowana niedoborem lub zaburzeniami metabolizmu witaminy D może prowadzić do wystąpienia **wtórnej hiperplazji przytarczyc,** której następstwem będzie uwalnianie wapnia i fosforanów z kości, powodujące osteomalację. PTH zwiększa wydalanie fosforanów z moczem, ale także pobudza resorpcję wapnia w nerkach, co przyczynia się do normalizacji stężenia Ca^{2+} w surowicy. Wszystkie te aspekty metabolizmu wapnia muszą być brane pod uwagę podczas interpretacji wyników badań laboratoryjnych.

Ostra hipokalcemia występuje w przypadku ostrej martwicy trzustki, w następstwie wiązania się wapnia z kwasami tłuszczowymi i powstawania mydeł wapniowych. Do wystąpienia hipokalcemii także może doprowadzić nadmierne przetaczanie płynów zawierających cytryniany.

Hipokalcemia noworodków może być idiopatyczna, ale także może być wynikiem różnych rzadkich wrodzonych bloków metabolicznych doprowadzających do hiperfosfatemii, rzekomej niedoczynności przytarczyc (obwodowa oporność na PTH) i niedoboru 1α-hydroksylazy witaminy D. Najważniejsze przyczyny hipokalcemii są przedstawione w tab. 1-9.

Hipokalcemia wywołuje zaburzenia czynnościowe komórek nerwowych i mięśniowych.

Wapń jest niezbędny do przewodzenia impulsów nerwowych i ogólnie – czynności neuronów. Odgrywa również ważną rolę w skurczu mięśni gładkich, poprzecznie prążkowanych oraz

Tabela 1-9. Przyczyny hipokalcemii

Hipokalcemia rzekoma
artefakt wynikający z błędu podczas pobierania krwi
hipoalbuminemia
zasadowica
Niedobór witaminy D lub zaburzenia jej hydroksylacji
dietetyczne (np. krzywica)
zaburzenia wchłaniania
niedobór 1α-hydroksylazy
choroby nerek i wątroby
następstwo stosowania niektórych leków
Niedoczynność przytarczyc
brak przytarczyc (pierwotny lub wtórny)
obwodowa oporność na działanie parathormonu
niedobór magnezu
Niewydolność nerek
ostra niewydolność nerek
przewlekła niewydolność nerek
zespół ostrego rozpadu guza
Leki (np. bifosfoniany, cysplatyna, leki przeciwdrgawkowe)
Przetoczenia krwi konserwowanej z cytrynianem
Ostre zapalenie trzustki
Hipokalcemia niemowląt
Wrodzone błędy metaboliczne

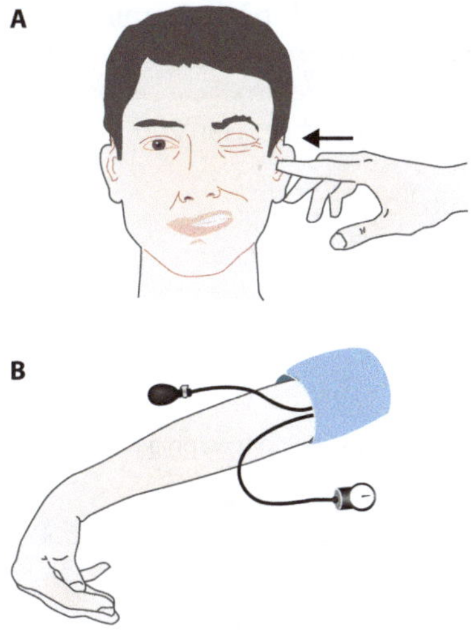

Ryc. 1-20. Objawy hipokalcemii. **A.** Skurcz mięśni twarzy może zostać wywołany podczas hipokalcemii przez ucisk nerwu twarzowego (objaw Chvostka). **B.** Skurcz mięśni nadgarstka może zostać wywołany u osoby z hipokalcemią przez zaciśnięcie na ręce mankietu aparatu do mierzenia ciśnienia przez 2 minuty lub dłużej (objaw Trousseau).

mięśni serca. Głównymi objawami będącymi następstwem hipokalcemii są:

- **Objawy nerowowo-mięśniowe.** Charakterystyczne jest uczucie drętwienia i parestezje lub spazm mięśniowy i skurcze. Skurcz mięśni twarzy (objaw Chvostka) lub mięśni nadgarstka (objaw Trousseau) mogą zostać wywołane podczas badania przedmiotowego (ryc. 1-20).
- **Objawy sercowe.** Polegają na występowaniu zaburzeń rytmu serca i przedłużeniu odcinka QT w badaniu EKG.
- **Zaburzenia behawioralne.** Większość zaburzeń umysłowych jest nieswoista, np. wrażenie nieobecności. Konwulsje i utrata przytomności są rzadkimi objawami hipokalcemii, ale mogą wystąpić, gdy ten stan nie jest rozpoznany i leczony.
- **Stridor krtaniowy.** Jest najczęściej wynikiem skurczu mięśni krtani.

Hiperkalcemia jest najczęściej wynikiem pierwotnej nadczynności przytarczyc lub występowania guzów złośliwych.

Hiperkalcemia jest częstą nieprawidłowością w badaniach laboratoryjnych, występującą mniej więcej u 2–3 osób na 1000 badanych z zastosowaniem rutynowych analizatorów biochemicznych. Większość tych osób nie ma objawów lub są one na tyle nieswoiste, że nie wiąże się ich z hiperkalcemią. Najczęstszą przyczyną hiperkalcemii jest pierwotna nadczynność przytarczyc lub obecność nowotworów złośliwych. Inne przyczyny hiperkalcemii są rzadsze (tab. 1-10).

Nadczynność przytarczyc klasyfikuje się jako pierwszorzędową, drugorzędową lub trzeciorzędową.

- **Pierwszorzędowa nadczynność przytarczyc** jest najczęściej wynikiem gruczolaka przytarczyc, a rzadziej skutkiem pierwotnej hiperplazji przytarczyc.
- **Drugorzędowa nadczynność przytarczyc** występuje u pacjentów z przewlekłą niewydolnością nerek.
- **Trzeciorzędowa nadczynność przytarczyc** może wystąpić u osób z drugorzędową nadczynnością przytarczyc. W niektórych przypadkach wielkość wydzielania PTH staje się niezależna od stężenia Ca^{2+} we krwi i jest trudna do leczenia.

Nadmiar hormonu PTH powoduje uwolnienie wapnia i fosforanów z kości. W nerkach hamuje on wydalanie wapnia wskutek pobudzania jego resorpcji zwrotnej. PTH także pobudza wydalanie fosforanów w moczu oraz hydroksylację witaminy D w nerkach. Aktywowana witamina D pobudza wchłanianie Ca^{2+} w jelitach, stymuluje resorpcję zwrotną Ca^{2+} z pierwotnego filtratu w nerkach i wzmaga resorpcję kości pod wpływem PTH (ryc. 1-21).

Nowotwory złośliwe są częstą przyczyną hiperkalcemii, która może być następstwem niszczenia kości przez przerzuty nowotworowe lub działania hormonów i cytokin osteolitycznych w obrazie osteolitycznego zespołu przynowotworowego.

Hiperkalcemia często występuje u pacjentów z rakiem piersi, u których dochodzi do wystąpienia przerzutów. Przerzuty osteolityczne są dobrze widoczne na zdjęciach radiologicznych i często są powodem złamań patologicznych kości. U pacjentów z guzami miejscowymi, które nie dają przerzutów

Tabela 1-10. Przyczyny hiperkalcemii

NAJCZĘSTSZE PRZYCZYNY	ŚREDNIO CZĘSTE PRZYCZYNY	RZADKIE PRZYCZYNY
Pierwotna nadczynność przytarczyc Guzy złośliwe przerzuty do kości zespół paraneoplastyczny szpiczak mnogi; chłoniak	Ziarniniaki (np. sarkoidoza) Zatrucie witaminą D Nadczynność tarczycy Leki (tiazydy)	Choroba Pageta Niewydolność nadnerczy Zespół mlecznej alkalizacji Leczenie litem Hipermagnezemia Unieruchomienie

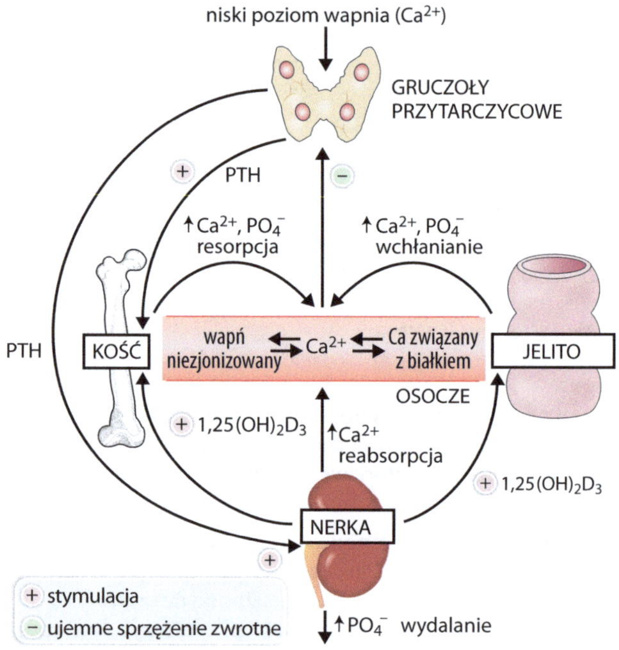

Ryc. 1-21. Patogeneza hiperkalcemii w przebiegu nadczynności przytarczyc. $1,25(OH)_2D_3$ – 1,25 dwuhydroksywitamina D_3; PTH – parathormon.

hiperkalcemia jest często powodowana obecnością **polipeptydu podobnego do PTH** (parathyroid hormone-related polipeptide – PTHrP). Ten hormon jest wytwarzany w komórkach raka płaskonabłonkowego płuc, ale jego obecność stwierdza się także w surowicy pacjentów z innym typem raka. Działa na kości i nerki podobnie jak PTH. Hiperkalcemia współwystępuje z hipofosfatemią i zwiększonym wydalaniem fosforanów w moczu. W przeciwieństwie do pierwotnej nadczynności przytarczyc wydalanie Ca^{2+} w moczu jest zwiększone, a stężenie PTH w surowicy obniżone i nieoznaczalne.

Szpiczak mnogi i chłoniaki wytwarzają cytokiny (takie jak interleukina 1 i czynnik martwiczy guzów), które aktywują osteoklasty, powodując zniszczenie części gąbczastej kości. W przeciwieństwie do lizy kości w pierwotnej nadczynności przytarczyc, w której dochodzi także do pobudzenia osteoblastów, uszkodzenia osteoklastyczne nie współistnieją z nowotworzeniem kości.

Hiperkalcemia zależna od witaminy D może występować w przypadkach **zatrucia witaminą D**. Różne choroby ziarniniakowe, takie jak **sarkoidoza, gruźlica** lub **zakażenia grzybicze**, charakteryzują się hiperkalcemią, która powstaje wskutek nadmiernej syntezy $1,25[OH]_2D_3$. Hiperkalcemia w przebiegu sarkoidozy może zostać skorygowana terapią z użyciem kortykosteroidów.

Nadczynność tarczycy często współistnieje z hiperkalciurią i hiperkalcemią, które wynikają z przyspieszonego metabolizmu tkanki kostnej. Przewlekłe **unieruchomienie** może być przyczyną hiperkalcemii u dzieci, ponieważ resorpcja tkanki kostnej przeważa nad jej nowotworzeniem. U osób dorosłych unieruchomienie jest rzadką przyczyną hiperkalcemii.

Z przyczyn terapeutycznych hiperkalcemię dzielimy na dwie grupy: zależną od nadmiaru PTH oraz niezależną od PTH.

Pomiar stężenia parathormonu we krwi jest łatwy, dlatego to badanie często wykonuje się u większości pacjentów z hiperkalcemią. Na podstawie tego oznaczenia można podzielić hiperkalcemię na zależną od PTH i niezależną od PTH (ryc. 1-22). Najważniejsze sytuacje, w których stwierdza się podwyższone, prawidłowe lub obniżone stężenie PTH we krwi wymieniono w tab. 1-11.

Hiperkalcemia jest zwykle bezobjawowa lub może wywoływać objawy kojarzone z różnymi narządami.

Hiperkalcemia jest zwykle bezobjawowa, a rozpoznaje się ten stan na podstawie wyników laboratoryjnych podczas rutynowych badań lub podczas diagnostyki zaburzeń innych narządów. W momencie zdiagnozowania hiperkalcemii dalsze badania powinny być skierowane pod kątem aktywności przytarczyc – w celu wyjaśnienia, czy ten stan jest zależny od PTH czy niezależny od PTH (zob. ryc. 1-22). Stężenie PTH jest podwyższone w nadczynności przytarczyc, ale jest ono niewykrywalne w surowicy pacjentów z hiperkalcemią wtórną do występowania guzów złośliwych. Jak wspomniano, hiperkalcemia może współwystępować z hiperfosfatemią lub hipofosfatemią. W moczu zwykle stwierdza się podwyższone stężenie CA^{2+}. Pomiary PTHrP i $1,25[OH]_2D_3$ lub Mg^{2+} są w niektórych przypadkach niezbędne do wyjaśnienia, czy hiperkalcemia jest zależna od procesu nowotworowego, zaburzeń związanych z witaminą D czy magnezem.

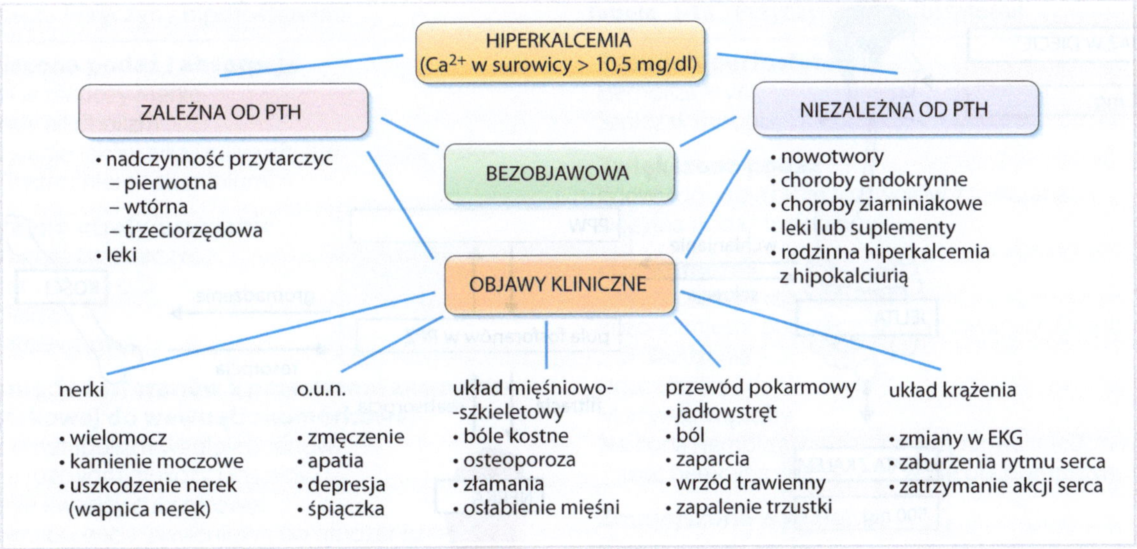

Ryc. 1-22. Przyczyny i następstwa hiperkalcemii. o.u.n. – ośrodkowy układ nerwowy; EKG – elektrokardiogram; PTH – parathormon.

Tabela 1-11. Hiperkalcemia – zależność od stężenia parathormonu

PODWYŻSZONY PARATHORMON	PARATHORMON NORMA/OBNIŻONY
Pierwotna nadczynność przytarczyc	Guzy złośliwe (zmierz PTHrP)
Wtórna nadczynność przytarczyc	Zaburzenia endokrynne
przewlekła niewydolność nerek	nadczynność przytarczyc
niedobór witaminy D	choroba Addisona
Trzeciorzędowa nadczynność przytarczyc	nadmiar hormonu wzrostu
Leki (np. lit, teofilina)	Choroby ziarniniakowate
Rodzinna hiperkalcemia z hipokalciurią	Hiperwitaminoza A i D
	Leki (np. tiazydy, taxomifen)
	Unieruchomienie dzieci i dorosłych

U większości pacjentów występują nieokreślone objawy, takie jak uczucie zmęczenia, apatia, osłabienie lub depresja. Występują różne objawy i zaburzenia kliniczne w odniesieniu do poszczególnych narządów:

- **objawy nerkowe** – wielomocz i polidypsja, kamienie nerkowe, wapnica nerek,
- **objawy mięśniowo-szkieletowe** – bóle kostne, złamania, demineralizacja lub osteoporoza; osłabienie siły mięśniowej i hipotonia; skaza moczanowa, rzekoma skaza moczanowa i zwapnienia okołostawowe,
- **objawy neurologiczne** – osłabienie, zmęczenie, apatia lub depresja,
- **objawy z przewodu pokarmowego** – ból brzucha, jadłowstręt, zaparcie, guz trawienny, zapalenie trzustki,
- **objawy z układu krążenia** – zaburzenia rytmu serca, nieprawidłowy zapis EKG, a w stanach skrajnych zatrzymanie krążenia.

Fosfor

Organizm zawiera około 600 g fosforu, równomiernie rozmieszczonego między przestrzeniami zewnątrzkomórkową i wewnątrzkomórkową. Większość tego ładunku (85%) jest zawarta w kościach i zębach (ryc. 1-23). Około 14% całkowitej ilości fosforu znajduje się w komórkach lub wiąże się z organiczną macierzą zewnątrzkomórkową tkanek miękkich, a mniej niż 1% znajduje się w płynie zewnątrzkomórkowym. Fosfor w komórce występuje w postaci wolnych jonów nieorganicznych lub jako składnik fosforanów organicznych, takich jak fosfoproteiny, fosfolipidy, kwasy nukleinowe lub związki magazynujące energię (ADP, ATP, cAMP itp.).

W płynie zewnątrzkomórkowym fosfor występuje w mieszaninie fosforanów jednowodorowych lub dwuwodorowych, określanych jako zasadowe (HPO_4^-) lub kwaśne fosforany ($H_2PO_4^-$). Około 10% fosforu obecnego we krwi jest związanych z białkami, ale w odróżnieniu od wapnia ta część nie jest istotna dla oceny całkowitego stężenia fosforu we krwi. Stężenie azot, sód, potas, wapń, chlor, fosfor i siarka) stanowi 99% całkowitej masy pierwiastków ustrojowych, a pozostały 1% określa się jako oligominerały czy pierwiastki śladowe. Wiele z tych pierwiastków śladowych odgrywa istotną rolę w różnych procesach fizjologicznych, ale należy zwrócić uwagę na to, że substancje te mogą być toksyczne, gdy występują w wysokich stężeniach. Stężenie pierwiastków śladowych może być mierzone w płynach ustrojowych oraz w tkankach, gdzie są one często związane ze specyficznymi białkami transportowymi. Najważniejsze pierwiastki śladowe i ich funkcje opisano w tab. 1-14.

Białka

Białka są ważnym składnikiem wszystkich komórek, a także są obecne w płynach przestrzeni zewnątrzkomórkowej organizmu. Wszystkie komórki wytwarzają białka na własne potrzeby, ale są takie komórki jak hepatocyty czy plazmocyty, które wydzielają produkowane białka do płynu zewnątrzkomórkowego. Białka spełniają wiele funkcji biologicznych, takich jak tworzenie elementów strukturalnych błon i organelli komórkowych, systemów transportowych, są enzymami, buforami, cząsteczkami osmotycznymi, a także odgrywają wiele innych ról.

Z wyjątkiem kilku szczególnych przypadków, takich jak np. immunoglobuliny, większość białek osoczowych jest wytwarzanych w wątrobie. We krwi białka te spełniają różne funkcje, np. podczas procesu krzepnięcia, w którym są one zużywane. Białka mogą być wychwytywane przez komórki śródbłonka, makrofagi i wyspecjalizowane komórki miąższowe, takie jak hepatocyty lub komórki endokrynne. Białka osocza ulegają filtracji w kłębuszku nerkowym i mogą być tracone z moczem, a także są wydzielane z różnych przedziałów przestrzeni zewnątrzkomórkowej (np. do płynu w jamie opłucnowej) lub do płynów w świetle przewodu pokarmowego. Stąd badania białek osocza mogą dostarczyć informacji o czynności różnych narządów i o wielu chorobach, takich jak:

- zakażenia,
- choroby autoimmunizacyjne,
- choroby hematologiczne,
- choroby wątroby,
- choroby przewodu pokarmowego,
- choroby układu krążenia,

Białka mogą być analizowane z użyciem różnych metod w zależności od żądanego stopnia swoistości tej oceny.

Stężenie białek może być mierzone w osoczu czy surowicy, ale także w próbkach innych płynów ustrojowych, takich jak mocz, płyn wysiękowy z jamy opłucnowej, płyn mózgowo-rdzeniowy czy płyn owodniowy. W większości przypadków ocenia się je ilościowo, z użyciem instrumentów do takiej analizy. W niektórych sytuacjach, np. podczas analizy moczu, można ocenić ilość białka metodą półilościową, stosując papierki wskaźnikowe.

Jakościowa ocena białek surowicy może być ograniczona do prostego pomiaru ich dwóch głównych składowych: **albumin** i **globulin (A:G)**, lub można rozdzielić białka surowicy na poszczególne frakcje. W warunkach fizjologicznych stosunek stężeń A:G jest równy 3:1. W wielu stanach zapalnych dochodzi do zmiany wielkości tego stosunku wskutek hamowania syntezy albumin w wątrobie lub stymulacji produkcji immunoglobulin. W autoimmunologicznym zapaleniu wątroby stosunek A:G może zostać odwrócony i w surowicy może być więcej globulin niż albuminy.

W niektórych przypadkach konieczne jest badanie **określonego, specyficznego białka**, np. ceruloplazminy w chorobie Wilsona czy transferyny w hemochromatozie. Białka będące enzymami można badać ilościowo na podstawie pomiaru ich aktywności enzymatycznej, wyrażanej w międzynarodowych jednostkach aktywności enzymatycznej na objętość płynu (np. IU/dl).

Elektroforeza jest stosunkowo prostą metodą stosowaną w laboratorium do badania białek surowicy. Roztwór białek jest umieszczany w polu elektrycznym, które powoduje rozdział białek surowicy na pięć frakcji, określanych jako **albuminy** oraz **α_1-, α_2-, β- i γ-globuliny** (ryc. 1-24). Każda z frakcji globulin zawiera liczne białka, z których tylko część będzie wymieniona. U niektórych osób dorosłych, we krwi płodowej i u dzieci występuje szósta frakcja, określana jako **prealbumina**, zawierająca transtyretynę, białko wiążące hormony tarczycy i retinol.

W surowicy jest najwięcej albuminy, której stosunek ilościowy do globulin wynosi 2:1.

W prawidłowych warunkach stężenie białek w surowicy waha się w zakresie od 6 do 8 g/dl. Albumina stanowi 2/3 wszyst-

Tabela 1-14. Pierwiastki śladowe

PIERWIASTEK	BIAŁKO TRANSPORTUJĄCE	FUNKCJA	ZABURZENIA
Żelazo	hemoglobina	transport tlenu	niedokrwistość
	transferyna, ferrytyna	transport, magazynowanie	—
	enzymy cytochromu	oddychanie komórkowe	—
Miedź	ceruloplazmina	transport, magazynowanie	choroba Wilsona
		koenzym	—
Magnez	—	jak wapń	—
Jod	tyroksyna	czynność endokrynna	niedoczynność tarczycy
Selen	peroksydaza glutationu	antyoksydant	kardiomiopatia
Kobalt	witamina B_{12}	—	kardiomiopatia

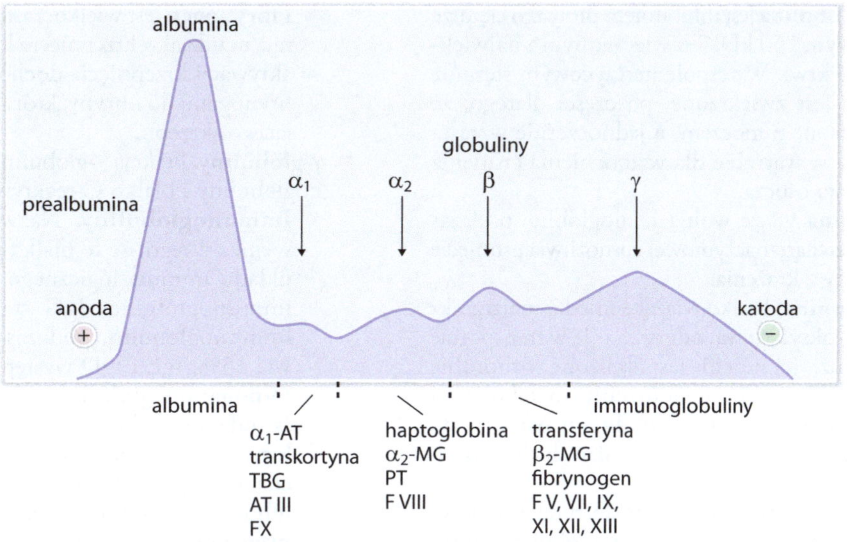

Ryc. 1-24. Elektroforeza białek surowicy krwi. Białka dzielą się na pięć głównych frakcji: albuminy i cztery frakcje globulin, oznaczanych jako α_1, α_2, β i γ. α_1-AT – α_1-antytrypsyna; TBG – globulina wiążąca tyroksynę; ATIII – antytrombina III; FX – czynnik krzepnięcia X; α_2-MG – α_2-makroglobulina; PT – protrombina; FVIII – czynnik krzepnięcia VIII; β_2-MG – β_2-mikroglobulina; FV, VII, IX,XI,XII,XIII – czynniki krzepnięcia V, VII, IX, XI, XII, XIII.

kich białek, a pozostała część to globuliny. Stąd stosunek A:G jest równy 2:1. Najważniejsze białka surowicy omówiono poniżej.

Albumina. W warunkach fizjologicznych, tzn. w środowisku o lekko zasadowym pH (7,35), albumina ma ujemny ładunek elektryczny i szybko migruje w kierunku anody. Albumina spełnia we krwi różne funkcje fizjologiczne:

- Jest głównym czynnikiem onkotycznym we krwi, odpowiada za 80% ciśnienia onkotycznego osocza.
- Działa jako bufor.
- Jest źródłem aminokwasów do syntezy innych białek.
- Jest białkiem transportowym dla wapnia, wolnych kwasów tłuszczowych, bilirubiny, hormonów, leków.
- Jest antyoksydantem.
- Reguluje przepuszczalność mikronaczyń.

W osoczu jest od 3,5 do 5,2 g/dl albuminy. Albumina jest syntetyzowana w wątrobie i jest tracona w małych ilościach z moczem (30 mg/24 godz.) i w kale. Zwiększone stężenie albuminy w osoczu jest wynikiem odwodnienia. Hipoalbuminemia może być wynikiem zmniejszonej syntezy tego białka w wątrobie lub zwiększonych jego strat przez nerki, jelita lub zewnętrzne powłoki ciała. Synteza albuminy zmniejsza się w wielu chorobach, najprawdopodobniej w wyniku działania cytokin, takich jak interleukina 6 (IL-6), (tab. 1-15).

Uwaga

> Hipoalbuminemia rzekoma może wystąpić w okresie ciąży. Stan ten jest spowodowany zwiększeniem objętości osocza.

Tabela 1-15. Przyczyny hipoalbuminemii

Zmniejszona podaż lub synteza
Niedożywienie
Przewlekła choroba wątroby
Zespół złego wchłaniania
Kacheksja w przebiegu przewlekłej choroby
Nadmierne straty
Zespół nerczycowy
Enteropatia z utratą białek
Oparzenia
Krwawienia

- **α_1-globuliny.** Ta frakcja białek zawiera α_1-antytrypsynę, α_1-fetoproteinę, α_1-kwaśną glikoproteinę i α_1-lipoproteinę.
  - **α_1-antytrypsyna**, inhibitor proteaz serynowych, stanowiący około 90% frakcji α_1-globulin. W stanach niedoboru α_1-antytrypsyny frakcja α_1-globulin znacznie się zmniejsza.
  - **α-fetoproteina** (AFP) jest głównym białkiem płodowym i występuje w surowicy płodów i dzieci. Jej stężenie wzrasta u osób z rakiem wątroby oraz w razie występowania guzów zarodkowych umiejscowionych w gonadach lub poza gonadami. AFP jest podwyższona także u kobiet w ciąży z płodami obarczonymi zespołem Downa lub anomaliami tuby nerwowej bądź atrezją – zarośnięciem przewodu pokarmowego.
- **α_2-globuliny.** W tej frakcji występują: α_2-makroglobulina, haptoglobina i ceruloplazmina.

- **α_2-makroglobulina** jest inhibitorem proteaz o ciężarze cząsteczkowym 750 kD, jest więc jednym z największych białek krwi. W zespole nerczycowym stężenie tego białka jest zwiększone, po części dlatego, że jest ono tracone z moczem, a jednocześnie wzrasta jego synteza w wątrobie dla wzmocnienia ciśnienia onkotycznego osocza.
- **Haptoglobina** wiąże wolną hemoglobinę podczas hemolizy wewnątrznaczyniowej i umożliwia usunięcie hemoglobiny z krążenia.
- **Ceruloplazmina**, białko wiążące miedź, mające aktywność ferroksydazową, odgrywa rolę w transporcie żelaza i miedzi. Jej stężenie jest obniżone w chorobie Wilsona, polegającej na zaburzeniu metabolizmu miedzi. Ceruloplazmina jest **białkiem ostrej fazy**, a jej stężenie w osoczu wzrasta w różnych chorobach oraz w okresie ciąży.

- **β-globuliny.** Ta frakcja zawiera transferrynę, składowe C3 i C4 układu dopełniacza, β_2-mikroglobulinę, fibrynogen i białko C-reaktywne.
  - **Transferyna** jest głównym białkiem transportującym żelazo, a jej stężenie koreluje z całkowitą zdolnością osocza do wiązania żelaza. Stężenie transferyny obniża się w przewlekłej niedokrwistości.
  - Białka układu dopełniacza C3 i C4 uczestniczą w wielu reakcjach zapalnych i immunologicznych. Stężenie C3 i C4 obniża się we krwi w aktywnych zaburzeniach o podłożu autoimmunizacyjnym, np. w toczniu rumieniowatym układowym.
  - **β_2-mikroglobulina** jest częścią antygenu ludzkich leukocytów, klasy I, zbudowaną z lekkiego łańcucha polipeptydowego. Ten antygen występuje w komórkach jądrzastych krwi oraz w wielu komórkach innych tkanek. β_2-mikroglobulina jest filtrowana w kłębuszkach nerkowych, ale prawie w całości ulega resorpcji zwrotnej, a obniżenie stężenia tego białka w osoczu stwierdza się jedynie w przypadku zaburzeń resorpcji w kanalikach nerkowych. Stężenie β_2-mikroglobuliny we krwi jest podwyższone u pacjentów z chłoniakiem wywodzącym się z limfocytów typu B, białaczką lub szpiczakiem mnogim.
  - **Fibrynogen** jest wielkocząsteczkowym białkiem biorącym udział w krzepnięciu krwi. Podczas kaskadowej aktywacji krzepnięcia dochodzi do polimeryzacji fibrynogenu do fibryny, która tworzy zrąb dla powstającego skrzepu.

- **γ-globuliny.** Frakcja γ-globulin zawiera głównie immunoglobuliny i białko C-reaktywne.
  - **Immunoglobuliny.** Nazwa „immunoglobuliny" wynika z tego, że te białka uczestniczą w reakcjach układu immunologicznego. Wyróżnia się pięć klas immunoglobulin. IgG stanowi 80% wszystkich immunoglobulin, podczas gdy IgA i IgM stanowią 15%. IgE i IgD występują w małych ilościach. **Hipogammaglobulinemia** jest cechą pierwotnych (wrodzonych) lub wtórnych niedoborów immunologicznych. Hipergammaglobulinemia może mieć charakter poliklonalny, tak jak to jest w zakażeniach lub przewlekłych chorobach o podłożu autoimmunizacyjnym bądź monoklonalny jak w szpiczaku mnogim (ryc. 1-25).
  - **Białko C-reaktywne (CRP)** jest ważnym składnikiem γ-globulin, uczestniczącym w reakcjach zapalnych. W warunkach prawidłowych jego stężenie jest ledwo mierzalne (<10 mg/dl), ale podczas zakażenia lub reakcji stresowej, a także w wielu przewlekłych chorobach stężenie tego białka wzrasta nawet tysiąckrotnie (ryc. 1-26). W takich przypadkach jego obecność można stwierdzić nawet w badaniu elektroforetycznym surowicy. Pomiar stężenia białka C-reaktywnego w surowicy może mieć zastosowanie w monitorowaniu chorób zakaźnych oraz przewlekłych stanów, takich jak reumatoidalne zapalenie stawów czy odrzucanie przeszczepionych narządów. U pacjentów z przewlekłą chorobą niedokrwienną serca lub dławicą piersiową stężenia CRP jest uznawane za czynnik rokowniczy co do możliwości zamknięcia naczynia wieńcowego w przyszłości. Białko C-reaktywne jest głównym czynnikiem odczynu ostrej fazy, a jego stężenie koreluje z odczynem sedymentacji erytrocytów (OB). Inne białka ostrej fazy wymieniono w tab. 1-16.

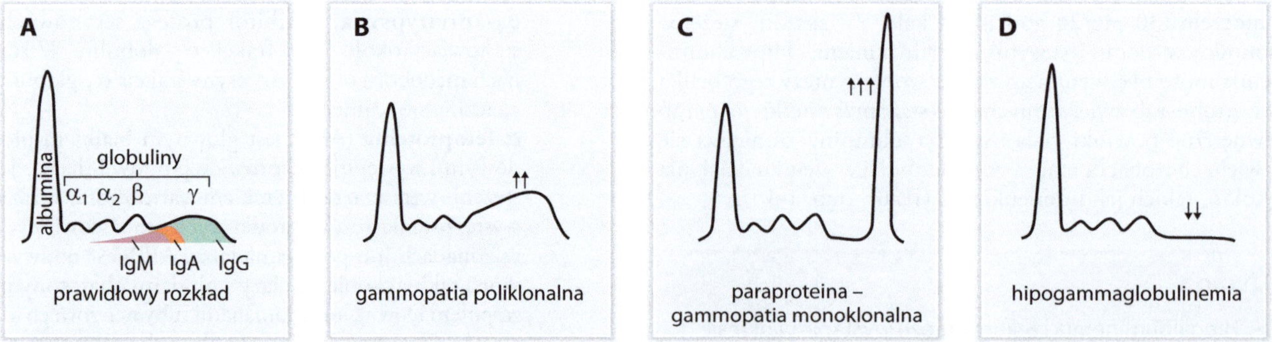

Ryc. 1-25. Przykłady wyników badań elektroforetycznych białek surowicy krwi. **A.** Surowica prawidłowa. **B.** Gammopatia poliklonalna. **C.** Gammopatia monoklonalna. **D.** Hipogammaglobulinemia.

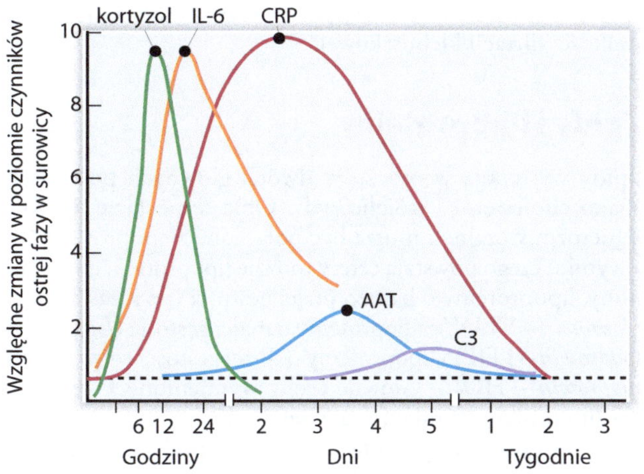

Ryc. 1-26. Zmiany w stężeniu białek surowicy w odpowiedzi na ostry stan chorobowy. Uczestniczą w tej reakcji kortyzol, interleukiny i białka ostrej fazy. AAT – α1-antychymotrypsyna; C3 – składowa C3 układu dopełniacza; CRP – białko C-reaktywne; IL-6 – interleukina 6.

Pomiar aktywności katalitycznej niektórych białek enzymatycznych w surowicy może być dokonywany w celach diagnostycznych.

Enzymy są białkami, które katalizują określone reakcje chemiczne. Aktywność enzymu może zostać określona na podstawie szybkości reakcji chemicznej katalizowanej przez to białko. Enzymy dzieli się na oksyreduktazy, transferazy, hydrolazy, liazy, izomerazy i ligazy. Pośród tysięcy enzymów występujących w organizmie jedynie kilka jest istotnych z punktu widzenia diagnostyki. Niektóre z tych enzymów występują we krwi, a ich aktywność może być mierzona w surowicy. Oto przykłady enzymów, których ocena aktywności ma znaczenie diagnostyczne:

- **Aminotransferazy.** Te enzymy katalizują transfer grup aminowych z jednego aminokwasu na inny. **Aminotransferaza asparaginianowa (AspAT)** i **aminotransferaza alaninowa (AlAT)** są enzymami zaliczanymi do panelu testów oceniających czynność wątroby (zob. rozdział 9). AspAT znajduje się głównie w mitochondriach hepatocytów, ale 20% tego enzymu występuje także w cytosolu. AlAT występuje jedynie w cytosolu. Oba enzymy są uwalniane z uszkodzonych hepatocytów i pojawiają się we krwi. AspAT i AlAT są podwyższone w surowicy pacjentów z ostrym wirusowym zapaleniem wątroby lub w stanach martwicy hepatocytów wywołanej toksynami lub lekami. Zarówno AspAT, jak i AlAT znajdują się w komórkach innych narządów, ale mimo to, jeżeli podczas diagnostyki bierze się pod uwagę również inne wykładniki obrazu klinicznego pacjenta, są one bardzo czułym markerem uszkodzenia komórek wątrobowych.
- **Fosfataza alkaliczna**. Enzym ten występuje we krwi w postaci kilku izoform. W warunkach prawidłowych we krwi występuje jego postać pochodząca z kości. Jej poziom może być podwyższony u dzieci w okresie wzrostu oraz u dorosłych z zaburzeniami osteoplastycznymi – guzy osteoplastyczne. Podwyższony poziom fosfatazy alkalicznej występuje w stanach obturacji dróg żółciowych, które doprowadzają do zwiększonej syntezy tego enzymu w hepatocytach. Wspólnie z bilirubiną fosfataza alkaliczna jest dobrym wskaźnikiem występowania obturacji dróg żółciowych.
- **Dehydrogenaza mleczanowa (LDH)**. Jest to wszechobecny enzym, występujący w surowicy krwi w pięciu izoformach. Podwyższony poziom aktywności LDH w surowicy występuje w przebiegu **chorób nowotworowych**, kiedy dochodzi do uwalniania LDH z komórek guza, a także w przypadkach **uszkodzenia komórek** lub **tkanek**, w takich stanach jak masywna hemoliza, zawał mięśnia sercowego, zawał nerki, wstrząs i wiele innych. Poprzednio badano izoformy LDH podczas diagnostyki zawału serca, mierząc stosunek między ich typami LD_1 i LD_2 oraz odwrócenie wielkości stosunku $LD_1 : LD_2$ powyżej wartości 1, kolokwialnie określane jako przeskok $LD_1 : LD_2$.

Tabela 1-16. Białka ostrej fazy

BIAŁKO	GŁÓWNA FUNKCJA	WZROST W CHOROBIE
Białko C-reaktywne	prozapalna	+++
Osoczowe białko amyloidowe	prozapalna	+++
α_1-antychymotrypsyna	inhibitor proteazy	++
α_1-kwaśna glikoproteina	naprawa tkanek	++
Ceruloplazmina	transport miedzi	++
Transferyna	transport żelaza	++
Fibrynogen	krzepnięcie	++
Haptoglobina	wiązanie wolnej hemoglobiny	+
Hemopeksyna	wiązanie wolnej hemoglobiny	+
Składowa C3 dopełniacza	prozapalna	+

Opracowano na podstawie: W.J. Marshall, S.K. Bangert, Clinical Biochemistry: Metabolic and Clinical Aspects. Churchill Livingstone, New York 1995.

- **Kinaza kreatynowa (CK).** Jest to enzym występujący w mięśniach poprzecznie prążkowanych; we krwi występuje w postaci trzech lizoform: CK-MM, CK-MB i CK-BB. Kinaza kreatynowa jest czułym markerem uszkodzenia mięśni, ale z powodu powszechnego stosowania pomiaru troponin stosowanie oznaczania jej izoformy CK-MB w diagnostyce zawału serca jest mniej częste.

Produkty degradacji białek są wydalane z moczem, a wzrost ich stężenia we krwi może świadczyć o niewydolności nerek.

Mocznik i kreatynina są dwoma głównymi produktami degradacji białek występującymi w warunkach prawidłowych we krwi. Mocznik jest wytwarzany w wątrobie z amoniaku, który jest głównym produktem degradacji białek. Kreatynina pochodzi z kreatyny i fosfokreatyny z mięśni szkieletowych.

Stężenie mocznika we krwi u zdrowych ludzi waha się w zakresie od 10 do 15 mg/dl (3,6 do 5,4 mmol/l). Ponieważ mocznik jest wydalany z moczem, jego stężenie we krwi podwyższa się u osób z niewydolnością nerek, ostrą przednerkową niewydolnością nerek w wyniku hipoperfuzji nerek, w przebiegu wstrząsu i hipowolemii. Inne przyczyny podwyższonego stężenia mocznika we krwi to: krwawienia do przewodu pokarmowego, stres, stosowanie niektórych leków (np. aminoglikozydów) i kortykosteroidy. Obniżone stężenie mocznika występuje u osób głodujących lub z niewydolnością wątroby, przewodnionych, z wielomoczem lub zespołem nerczycowym. Stężenie mocznika może być podwyższone podczas ciąży oraz w okresie niemowlęcym. Znaczne podwyższenie stężenia mocznika we krwi powyżej 150 mg/dl jest prawie zawsze wykładnikiem niewydolności nerek. Jednak, wobec tego, że stężenie mocznika zależy od wielu czynników, jest ono parametrem mniej wiarygodnym w porównaniu z pomiarem kreatyniny w celu oceny stopnia niewydolności nerek.

Stężenie kreatyniny we krwi jest w zakresie od 0,6 do 1,0 mg/dl (53–88 µmol/l). Wielkość produkcji kreatyniny jest relatywnie stała, około 20 mg/kg na dobę. Jest usuwana z organizmu prawie wyłącznie przez nerki. Ponieważ 85% filtrowanej kreatyniny jest wydalane w moczu, podwyższenie jej stężenia we krwi jest czułym wskaźnikiem zmniejszenia wielkości filtracji kłębuszkowej.

Lipidy i lipoproteiny

Lipidy występują w osoczu w dwóch głównych postaciach – jako cholesterol i trójglicerydy. Obie te postacie lipidów są nierozpuszczalne i muszą być połączone z apoproteinami, w wyniku czego powstają cztery rodzaje lipoprotein: chylomikrony, lipoproteiny o bardzo małej gęstości (*very low densisty lipoprotein* – VLDL), lipoproteiny o małej gęstości (*low density lipoprotein* – LDL) i lipoproteiny o dużej gęstości (*high density lipoprotein* – HDL). Główne cechy wymienionych czterech klas lipoprotein wymieniono w tab. 1-17.

Lipoproteiny mogą zostać rozdzielone podczas wirowania lub elektroforezy, co wykonuje się podczas szczegółowych badań zaburzeń gospodarki lipidowej. W trakcie badań rutynowych przyjęto oznaczać tylko stężenie całkowite trójglicerydów i cholesterolu, cholesterol w LDL i cholesterol w HDL.

Właściwe stężenie lipidów w surowicy są następujące:

- trójglicerydy – mężczyźni 40–160 mg/dl, kobiety 35–135 mg/dl,
- całkowity cholesterol – poniżej 200 mg/dl,
- cholesterol związany z LDL – poniżej 100 mg/dl,
- cholesterol związany z HDL – powyżej 60 mg/dl.

Hiperlipidemie dzieli się na hiperlipoproteinemie pierwotne (genetycznie uwarunkowane) i hiperlipoproteinemie wtórne.

Rodzinna hipercholesterolemia, najczęstsza hiperlipidemia powodowana defektem jednego genu, dotycząca 1:500 Amerykanów, polega na podwyższeniu stężenia zarówno cholesterolu, jak i trójglicerydów. Rodzinna złożona hiperlipidemia jest najczęstszym typem pierwotnej hiperlipidemii uwarunkowanej wielogenowo i cechuje się dużym zróżnicowaniem zaburzeń gospodarki lipidowej. Wiele sytuacji sprzyja wystąpieniu wtórnych dyslipoproteinemii. Zmiany w lipidach krwi w najczęstszych postaciach wtórnej hiperlipidemii przedstawiono w tab. 1-18.

Tabela 1-17. Główne klasy lipoprotein

WŁAŚCIWOŚCI	CHYLOMIKRONY	VLDL	LDL	HDL
Pochodzenie	jelita	wątroba	VLDL	jelita, wątroba, inne lipoproteiny
Zawartość białka	1%	10%	20%	50%
Główny lipid	TG (90%)	TG (90%)	cholesterol (50%)	FOSF (25%) cholesterol (20%)
Transport – funkcja	TG z PP do wątroby	TG z wątroby	oddawanie cholesterolu	transport cholesterolu do wątroby

PP – przewód pokarmowy; HDL (high density lipoprotein) – lipoproteina o dużej gęstości; LD (low density lipoprotein) – lipoproteina o małej gęstości; FOSF – fosfolipidy; TG – trójglicerydy.

Tabela 1-18. Przyczyny wtórnych hiperlipidemii

ZABURZENIE	ZMIANY W LIPIDACH SUROWICY		
	TRÓJGLICERYDY	CHOLESTEROL	CHOLESTEROL HDL
Cukrzyca	+	+/–	–
Otyłość	+	+/–	–
Alkoholizm	+/–	+	+
Niedoczynność tarczycy	+/–	+	+/–
Zespół nerczycowy	+/–	+	+/–
Obturacja dróg żółciowych	+/–	+	+/–
Leki nadciśnieniowe	+	+/–	–

+ podwyższony; – obniżony; +/– bez zmian lub jedynie nieznacznie podwyższony.

Węglowodany

Węglowodany są wchłaniane z dostarczanego pokarmu i ulegają metabolizmowi w wątrobie, będącej także głównym miejscem ich magazynowania. Węglowodany są składowane w wątrobie w postaci glikogenu i są uwalniane do krwi w postaci glukozy. Glukoza jest ważnym źródłem energii w wielu narządach. Mięśnie szkieletowe zużywają glukozę przede wszystkim w początkowym okresie wysiłku fizycznego. Glukoza jest niezbędna dla mózgu, ponieważ jest jedynym substratem energetycznym, który może być wykorzystany przez neurony. Mimo że we krwi glukozy jest względnie mało w porównaniu z jej całkowitymi zasobami ustrojowymi, jej stężenie może być łatwo zmierzone. Stężenie glukozy we krwi jest precyzyjnie kontrolowane przez układ hormonalny i utrzymywane jest w wąskim zakresie 70–105 mg/dl (3,9–5,8 mmol/l). Hiperglikemia jest najczęściej skutkiem cukrzycy. Hipoglikemia jest najczęściej wynikiem nadmiernie aktywnego korygowania zaburzeń wynikających z obecności cukrzycy. Najważniejsze przyczyny hipoglikemii przedstawiono w tab. 1-19.

Tabela 1-19. Najważniejsze przyczyny hipoglikemii

Leki
Insulina i inne leki przeciwcukrzycowe
Antagonisty α-adrenergiczne
Sulfonamidy

Niewydolność głównych narządów
Wątroba, nerki, serce
Wstrząs i posocznica

Niedożywienie
Jadłowstręt psychiczny

Niedobór hormonów
Niewydolność nadnerczy
Niedoczynność przysadki mózgowej

Guzy
Guzy wytwarzające insulinę (np. *insulinoma* w trzustce)
Guzy wytwarzające IGF
(np. mięśniakomięsak gładkokomórkowy)
Guzy magazynujące i zużywające glukozę
(np. rak wątrobowokomórkowy)

IGF (*insulin-like growth factor*) – insulinopodobny czynnik wzrostu.

PRZYPADKI KLINICZNE

Przypadek 1. PRZEWLEKŁE WYMIOTY Z POWODU ZWĘŻENIA ODŹWIERNIKA

Wywiad. Chłopiec w wieku 5 tygodni został hospitalizowany z powodu przewlekłych, chlustających wymiotów po każdym karmieniu w ciągu ostatnich kilkunastu dni[1].

Badanie przedmiotowe. Chłopiec znajdował się w ciężkim stanie. Był odwodniony, z utrudnionym kontaktem i z płytkim oddechem. W badaniu radiologicznym górnego odcinka przewodu pokarmowego stwierdzono występowanie zwężenia odźwiernika[2].

Badania laboratoryjne. Sód 140 mmol/l, potas 3,1 mmol/l, chlor 95 mmol/l, pH 7,54, pCO_2 45 mm Hg, wodorowęglany 40 mmol/l[3].

Dalszy przebieg choroby. Dziecko zostało nawodnione, wyrównano zaburzenia elektrolitowe i kwasowo-zasadowe pod kątem przygotowania do zabiegu chirurgicznego. Po nacięciu odźwiernika stan chłopca się wyrównał i już nie wystąpiły podobne zaburzenia.

Pytania i zagadnienia do dyskusji:

1. Na czym polegają utraty podczas przewlekłych wymiotów? Jakie mogą być konsekwencje takiego stanu?

2. Na czym polega zwężenie odźwiernika? Jaka jest przyczyna i na czym polegają zaburzenia w tej chorobie u dzieci?
3. Podaj interpretację przedstawionych wyników badań laboratoryjnych, wyjaśnij ich patogenezę i znaczenie.

Przypadek 2. UTRATA PRZYTOMNOŚCI PO NADUŻYCIU NARKOTYKÓW

Wywiad. Dwudziestoletni mężczyzna został znaleziony w stanie śpiączki w publicznej ubikacji, z opaską uciskową na ramieniu i strzykawką leżącą w pobliżu. Został przetransportowany do oddziału ratunkowego.

Badanie przedmiotowe. Pacjent był nieprzytomny, z płytkim oddechem. Podczas osłuchiwania stwierdzono występowanie rozległych trzeszczeń nad płucami, a w badaniu radiologicznym klatki piersiowej widoczne były zmiany wskazujące na występowanie obrzęku płuc.

Badania laboratoryjne. Pobrano krew na badanie gazometryczne i uzyskano następujące wyniki: pH 7,30, pCO_2 56 mm Hg, wodorowęglany 24 mmol/l, pO_2 70 mm Hg[1].

Dalszy przebieg choroby. W wyniku podjętego leczenia pacjent powrócił do pełnego zdrowia[2].

Pytania i zagadnienia do dyskusji:

1. Jaki był stan równowagi kwasowo-zasadowej u tego pacjenta?
2. Na czym polega leczenie w takich przypadkach?

Przypadek 3. DŁUGOLETNI PALACZ NARZEKAJĄCY NA CZĘSTE ODDAWANIE MOCZU, UCZUCIE PRAGNIENIA I STAŁY KASZEL

Wywiad. Sześćdziesięcioletni mężczyzna palący od 40 lat dwie paczki papierosów dziennie narzeka na ciągłe parcie na pęcherz moczowy[1]. Jednocześnie odczuwał stale pragnienie i pił przynajmniej 4–5 litrów płynu dziennie[2]. Podaje, że cały czas kaszle z odkrztuszaniem dużej ilości plwociny.

Badanie przedmiotowe. Podczas osłuchiwania płuc stwierdzono zmiany charakterystyczne dla przewlekłego zapalenia oskrzeli. W badaniu radiologicznym stwierdzono obecność mas guzowatych w okolicy wnęki prawego płuca[3]. W badaniu radiologicznym kości nie stwierdzono odchyleń od normy. Nie stwierdzono występowania innych nieprawidłowości.

Badania laboratoryjne. Wapń w surowicy 12,0 mg/dl, fosfor w surowicy 2,4 mg/dl, parathormon w surowicy – nieoznaczalny[4].

Biopsja płuc potwierdziła, że widoczne we wnęce masy są złośliwym guzem[5].

Pobrano dodatkową próbkę krwi, którą przesłano do laboratorium referencyjnego w celu oznaczenia polipeptydu podobnego do PTH (PTHrP)[6].

Dalszy przebieg choroby. Wynik badania na obecność PTHrP był dodatni. Guz płuca został usunięty chirurgicznie i stan pacjenta się poprawił, łącznie z dolegliwościami z układu moczowego.

Pytania i zagadnienia do dyskusji:

1. Jakie są prawdopodobne przyczyny częstego oddawania moczu u 60-letniego mężczyzny? Jakie dodatkowe informacje byłyby potrzebne przed podjęciem decyzji o kierunku dalszej diagnostyki?
2. Jakie jest medyczne określenie stanu zwiększonego uczucia pragnienia i picia dużych ilości płynów? Co może powodować takie objawy?
3. Co oznacza obecność mas guzowatych w płucach? Jakie dalsze postępowanie należy podjąć, aby wyjaśnić przyczyny tego stanu?

Przypadek 4. ZATRUCIE PŁYNEM DO CHŁODNIC

Wywiad. Bezdomna osoba została znaleziona nieprzytomna w pobliżu stacji benzynowej, z pustą butelką po płynie do chłodnic[1]. Chorego przewieziono do szpitala i umieszczono na oddziale intensywnej terapii. Pobrano próbki krwi żylnej i przesłano je do laboratorium.

Badania laboratoryjne. Na 135 mmol/l, K 4,0 mmol/l. Cl 92 mmol/l, glukoza 100 mg/dl, mocznik 40 mg/dl, kreatynina 3,0 mg/dl, pH 7,28, wodorowęglany 18 mmol/l [2–4].

Dalszy przebieg choroby. Po podjęciu intensywnej terapii[5] stan pacjenta się wyrównał.

Pytania i zagadnienia do dyskusji:

1. Jaka substancja toksyczna występuje w płynie do chłodnic? Jakie są objawy po zatruciu takim płynem?
2. Czy u pacjenta występuje kwasica czy zasadowica i jaki charakter ma to zaburzenie: oddechowy czy metaboliczny?
3. Czy występuje luka anionowa we krwi? Wyjaśnij, na czym polegają zmiany?
4. Czy występuje luka osmolalna?
5. Na czym polega leczenie w takim zatruciu?

Rozdział 2

Objawy i symptomy

Wstęp

Kliniczna diagnoza choroby jest oparta na właściwym rozpoznaniu i interpretacji obrazu choroby, powszechnie opisywanym jako objawy i symptomy choroby. Termin **symptomy** jest używany do określania zjawisk subiektywnie odczuwanych przez osobę dotkniętą chorobą. Termin **objawy** zaś odnosi się do obiektywnych, zauważalnych zmian stwierdzanych przez pielęgniarkę lub lekarza podczas badania przedmiotowego lub za pomocą metod pomocniczych i testów wykonywanych przez inną osobę lub przez samego pacjenta.

Większość symptomów i objawów choroby jest opisywana i stwierdzana podczas zbierania wywiadu lekarskiego w trakcie wizyty u lekarza. Pozostałe objawy są stwierdzane podczas **badania przedmiotowego** i diagnostyki klinicznej. Zakres najważniejszych danych uzyskiwanych podczas badania przedmiotowego przedstawiono w tab. 2-1.

Ważność zebranych przez lekarza podczas wstępnego badania informacji o symptomach i objawach chorobowych nie jest zawsze jasna i często musi być weryfikowana na podstawie analizy indukcyjnej i dedukcyjnej zebranych danych. Często konieczne jest sformułowanie jednej lub kilku hipotez o przyczynie i mechanizmie choroby i wybranie najtrafniejszego rozpoznania w wyniku diagnostyki różnicowej. W wielu przypadkach do odrzucenia pozostałych hipotez konieczne jest przeprowadzenie dodatkowej diagnostyki, która umożliwi jednocześnie potwierdzenie właściwego rozpoznania (ryc. 2-1). Wstępnie przyjęte rozpoznanie jest traktowane jako hipoteza robocza, która może zostać potwierdzona za pomocą innych środków, które często polegają na stwierdzeniu występowania zaburzeń o cechach patognomicznych, czyli charakterystycznych jedynie dla określonej choroby. Przed rozpoczęciem leczenia niezbędne jest ustalenie **ostatecznego rozpoznania choroby**, opisującego dokładnie etiologię zaburzenia, **patogenezę** i **patofizjologię** wynikające z istniejącej **patologii**.

Objawy i symptomy różnych chorób można podzielić na **układowe** lub dotyczące określonego narządu, czyli **narządowe**.

Tabela 2-1. Cechy stanu klinicznego oraz wykładniki czynności narządów, które mogą zostać opisane podczas badania przedmiotowego pacjenta

Badanie ogólne
Stopień cierpienia i nasilenie stanu chorobowego
Stan umysłowy
Mobilność i zakres niesprawności
Oznaki życiowe (temperatura ciała, częstość tętna, częstość oddechów, ciśnienie tętnicze krwi)
Badanie narządowe
Badanie uszu, nosa i gardła (w tym otoskopia – wziernikowanie uszu)
Badanie oczu (ocena ruchomości gałek ocznych i ich reakcji, badanie dna oka)
Oglądanie i badanie dotykiem szyi
Układ sercowo-naczyniowy (osłuchiwanie tonów serca lub szmerów, występowanie sinicy lub obrzęków)
Układ oddechowy (łatwość oddychania, opukiwanie i osłuchiwanie szmerów oddechowych i pozaoddechowych)
Narządy jamy brzusznej (palpacja i opukiwanie w celu określenia wielkości wątroby i śledziony, obecności płynu lub obcych mas w jamie brzusznej, osłuchiwanie odgłosów perystaltyki jelit)
Kończyny (w tym stawy, mięśnie i odruchy nerwowe)
Skóra i włosy (oglądanie i badanie dotykiem)

Ważne i często występujące objawy i symptomy opisano w tym rozdziale, ale większość objawów i symptomów narządowych będzie omawiana w kolejnych rozdziałach. W tab. 2-2 zawarto spis najczęstszych układowych i narządowych objawów i symptomów, z którymi lekarz spotyka się w ogólnej praktyce lekarskiej.

SŁOWA KLUCZOWE

Anoreksja (jadłowstręt). Brak apetytu, niekiedy powiązany z awersją do jedzenia.
Ból. Nieprzyjemne lub przykre, bolesne uczucie uwarunkowane reakcją psychologiczną na bodźce czuciowe generowane w wyspecjalizowanych zakończeniach nerwów w skórze, mięśniach i wielu narządach wewnętrznych.
Ból głowy. Ból umiejscowiony w obrębie głowy, powodowany przez różne czynniki wpływające na zewnątrzczaszkowe i wewnątrzczaszkowe struktury głowy.
Gorączka. Podwyższona temperatura ciała powyżej wartości uznawanej za prawidłową. Stan ten może być odpowiedzią na działanie czynników zewnętrznych lub wewnętrznych, które przyspieszają metabolizm lub podwyższają temperaturę ciała. Najczęściej jest następstwem choroby, w której przebiegu dochodzi do tworzenia się endogennych pirogenów działających na podwzgórzowy ośrodek termoregulacji.
Kacheksja (charłactwo). Uogólnione osłabienie, wyniszczenie i utrata masy ciała spowodowane przez chorobę nowotworową lub inną wyniszczającą chorobę.
Krwotok. Utrata krwi z łożyska naczyniowego do tkanek, pustych jam ciała lub do środowiska pozaustrojowego.
Objaw. Zmiana będąca wyrazem stanu chorobowego, której istnienie można stwierdzić podczas badania lekarskiego.
Obrzęk. Umiejscowione lub uogólnione nadmierne nagromadzenie się płynu w przestrzeni śródmiąższowej różnych tkanek oraz w jamach ciała. W razie występowania uogólnionego obrzęku określa się go mianem puchliny uogólnionej.
Omdlenie (zasłabnięcie). Przejściowa utrata przytomności spowodowana nagłym, uogólnionym niedokrwieniem mózgu.
Symptom. Zmiana będąca wyrazem stanu chorobowego, której istnienie jest odbierane subiektywnie przez pacjenta.
Śpiączka. Stan głębokiej nieprzytomności współistniejący z utratą reakcji na bodźce zewnętrzne. Wyróżnia się różne stopnie śpiączki; w przypadkach najbardziej zaawansowanych jest to stan nieodwracalny.
Utrata masy ciała. Zamierzona lub niezamierzona utrata masy ciała, zdefiniowana empirycznie jako utrata wagi, której wielkość przekracza 5% wagi ciała, w ciągu 6 miesięcy.
Zmęczenie. Uczucie zmęczenia z utrudnionym prawidłowym wykonywaniem zwykłych czynności. W warunkach fizjologicznych występuje po długim, dużym wysiłku lub jest oznaką choroby.

Zmęczenie

Uczucie zmęczenia lub znużenia jest naturalną reakcją fizjologiczną na znaczny wysiłek lub inną przewlekłą aktywność fizyczną lub umysłową. Z punktu widzenia fizjologii najłatwiej można to stwierdzić w **mięśniach**, które w stanie zmęczenia nie kurczą się prawidłowo lub występuje w nich postępująco zwolniona reakcja na bodziec aż do momentu, gdy stwierdza się brak reakcji. W takich stanach stwierdza się niedobór w mięśniach składników odżywczych (np. glikogenu) lub

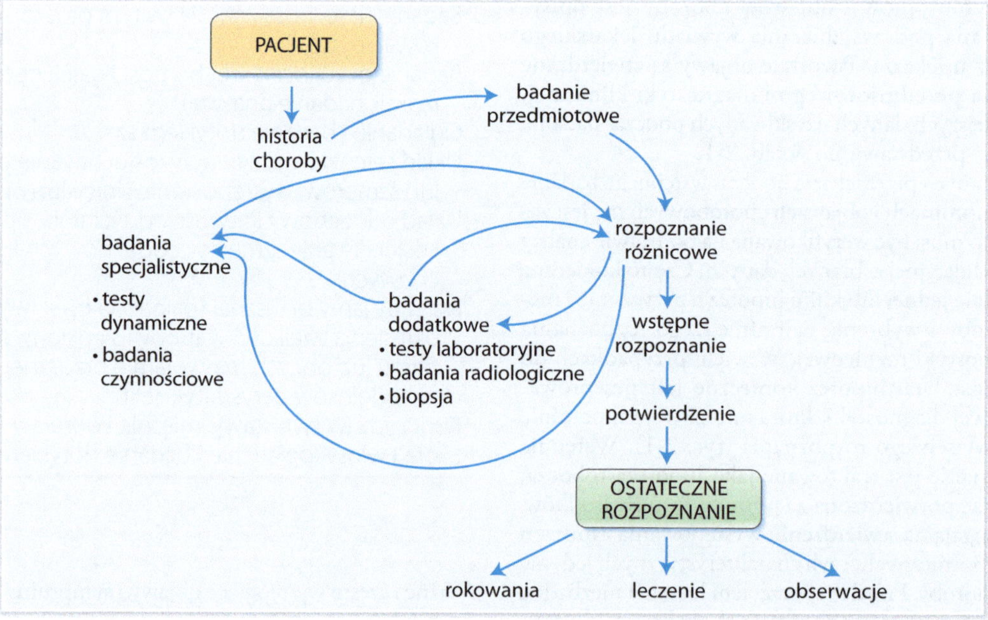

Ryc. 2-1. Schemat postępowania diagnostycznego. Postępowanie diagnostyczne jest indywidualne dla każdego pacjenta, ale w każdym przypadku składa się z wywiadu chorobowego oraz badania przedmiotowego pacjenta. W dalszych etapach bardziej lub mniej złożone procedury diagnostyczne są wdrażane w celu uzyskania wstępnego lub ostatecznego rozpoznania. Na jego podstawie ustala się rokowanie co do postępu choroby oraz plan postępowania terapeutycznego.

Tabela 2-2. Najczęstsze objawy i symptomy spotykane w ogólnej praktyce medycznej

	PRZEDMIOTOWE	
UKŁADOWE	UMIEJSCOWIONE	PSYCHOLOGICZNO-NEUROLOGICZNO--ZMYSŁOWE
Zmęczenie	Ból	Niepokój
Gorączka	Ból głowy	Depresja
Osłabienie	Ból kręgosłupa i stawów	Bezsenność
Jadłowstręt	Ból brzucha i klatki piersiowej	Podrażnienie
Utrata masy ciała	Kaszel	Utrata sprawności umysłowej
Przyrost masy ciała	Wydzielina z nosa	Utrata przytomności
Obrzęki*	Symptomy z przewodu pokarmowego	Zawroty głowy
Swędzenie i wysypka*	Duszność	Chwiejny chód i zaburzenia ruchowe
Krwawienie	Palpacyjnie wyczuwalne guzy	Utrata słuchu
		Zaburzenia widzenia

* Mogą mieć charakter ogólnoustrojowy i umiejscowiony. Należy zauważyć, że w tej klasyfikacji są zawarte jednostki, które można zakwalifikować do dwóch lub trzech rubryk, a niektóre symptomy lub objawy fizykalne są w rzeczywistości odzwierciedleniem zaburzeń psychologiczno-neurologicznych.

związków magazynujących energię, takich jak fosforan kreatyny czy adenozynotrójfosforan (*adenosine triphosphate* – ATP) (ryc. 2-2). Nagromadzenie kwasu mlekowego i zakwaszenie przestrzeni wewnątrzkomórkowej upośledza aktywność połączeń aktyna–miozyna i skurcz komórki/włókna mięśniowego. Zwiększone stężenie fosforu w cytosolu wpływa na uwalnianie jonów wapnia ze zbiorników wewnątrzkomórkowych (np. siateczka endoplazmatyczna), uniemożliwiając jego katalityczne działanie na włókna kurczliwe.

Zmęczenie o podłożu psychologicznym występuje często po długim wysiłku umysłowym, podekscytowaniu, stresie lub nawet w wyniku braku snu. Patogeneza tego zaburzenia nie jest w pełni poznana. Zarówno zmęczenie mięśniowe, jak i zmęczenie umysłowe ustępują w następstwie odpoczynku.

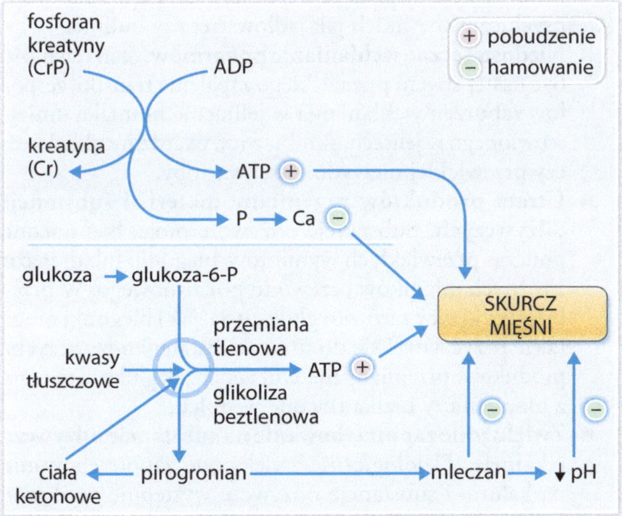

Ryc. 2-2. Zmęczenie mięśni. ADP – adenozynodwufosforan; ATP – adenozynotrójfosforan.

Zmęczenie jest częstym objawem chorobowym.

Uczucie zmęczenia jest często podawaną przez pacjentów dolegliwością, szczególnie w przebiegu przewlekłych chorób albo po zabiegu chirurgicznym czy urazie. Czasami jest to główna dolegliwość, która skłania pacjenta do wizyty u lekarza. Pacjenci używają określenia „zmęczenie" w sposób ogólny, mało precyzyjny, dlatego ważne jest, co się kryje pod tym określeniem: wyczerpanie, brak energii, osłabienie czy wręcz znudzenie. W 50–60% przypadków uczucie zmęczenia ma podłoże **psychogenne**, w 30–50% przypadków przyczyną tego stanu są zmiany **organiczne**, a w pozostałych 20% przyczyna tego stanu jest **nieokreślona**. U pacjentów powyżej 40. roku życia zmiany o charakterze organicznym są w 80% przypadków przyczyną stanu zmęczenia.

Zmęczenie psychogenne (określane także jako zmęczenie pochodzenia centralnego) charakteryzuje się niechęcią do robienia czegokolwiek. Ten stan występuje już na początku dnia, zanim pacjent wstanie z łóżka. Nasilenie tego stanu waha się w trakcie tygodnia, stając się mniej nasilone podczas weekendu i dni wolnych od pracy. Odpoczynek nie powoduje ustąpienia tego stanu. **Uczucie niepokoju**, **depresja** i **zaburzenia snu** również mogą powodować wystąpienie uczucia zmęczenia; najczęściej ma ono wtedy podłoże wieloczynnikowe.

Przyczyny farmakologiczne występowania uczucia zmęczenia są następstwem stosowania tabletek nasennych, leków uspokajających i niektórych leków używanych w leczeniu nadciśnienia tętniczego. Cytostatyki stosowane w leczeniu chorób nowotworowych wywołują złożone działania w poszczególnych fazach metabolizmu, a także mogą powodować uczucie zmęczenia wskutek hamowania procesów niezbędnych do wytwarzania energii lub w następstwie tworzenia toksycznych produktów pośrednich. Do wystąpienia zmęczenia często prowadzi nadużywanie leków z przyczyn pozamedycznych (np. wspomagających nastrój).

Zmęczenie spowodowane chorobami układowymi jest zwykle nieznaczne lub nawet nie występuje w godzinach porannych, ale nasila się podczas dnia. Stan ten może wynikać z niedoczynności tarczycy, niewydolności nadnerczy, przewlekłej choroby serca, chorób płuc, chorób hematologicznych, takich jak niedokrwistość, zespół mielodysplastyczny lub szpiczak mnogi, marskości wątroby, mocznicy, choroby nowotworowej, przewlekłych zakażeń, chorób autoimmunologicznych i wielu innych zaburzeń. Zaburzenia **nerwowo-mięśniowe**, takie jak dystrofia mięśniowa, nużliwość mięśni, stwardnienie rozsiane czy choroba Parkinsona, powodują uczucie zmęczenia z osłabieniem siły mięśniowej. Najczęstsze przyczyny zmęczenia wymieniono w tab. 2-3.

Zespół przewlekłego zmęczenia jest jednostką kliniczną charakteryzującą się występowaniem długotrwałego znużenia przy braku widocznych fizycznych lub psychologicznych przyczyn tego stanu. Przyczyna powstawania tego zespołu nie jest znana, ale wydaje się, że może on wynikać z reakcji psychologicznych na liczne czynniki stresujące o zmniejszonym nasileniu, związane z codziennym życiem. Proponowano i badano wiele innych potencjalnych przyczyn tego stanu, ale nie uzyskano dotąd jednoznacznej odpowiedzi tłumaczącej powstawanie tego zespołu. Hipoteza o infekcji wirusowej powodującej ten stan nie została potwierdzona, chociaż wielu pacjentów w tym stanie narzeka na obrzęk krtani i górnych dróg oddechowych, a u niektórych występują powiększone węzły chłonne.

Tabela 2-3. Organiczne przyczyny zmęczenia

UKŁAD/NARZĄD/ /RODZAJ CHOROBY	PRZYKŁADY KLINICZNE
Układ sercowo-naczyniowy	zastoinowa niewydolność serca, zawał serca
Układ oddechowy	przewlekła obturacyjna choroba płuc, astma
Krew	niedokrwistość, zespół mielodysplastyczny, szpiczak mnogi
Układ wewnątrzwydzielniczy	niedoczynność tarczycy, nadczynność tarczycy, niewydolność nadnerczy
Wątroba	marskość wątroby, zapalenie wątroby
Nerki	przewlekła niewydolność nerek
Układ nerwowo-mięśniowy	miopatie, neuropatie, nużliwość mięśni, stwardnienie rozsiane
Choroba nowotworowa	każdy typ choroby nowotworowej może powodować uczucie zmęczenia
Choroby autoimmunizacyjne	reumatoidalne zapalenie stawów, toczeń rumieniowaty układowy
Inne	otyłość, niedożywienie, nadużywanie alkoholu, skutki terapii lekami, radioterapia

Klinicznie potwierdza się występowanie tego zespołu jedynie wówczas, gdy objawy z nim związane utrzymują się przez okres dłuższy niż 6 miesięcy. Częste są bóle stawów i mięśni, a bóle głowy są objawem dominującym. Zmęczenie narasta w ciągu dnia, a także po wysiłku. Do innych objawów należą stany gorączkowe, które się pojawiają i znikają, bóle brzucha, bóle mięśni, zaburzenia koncentracji i snu. Zaburzenia organiczne, takie jak ból gardła czy powiększenie węzłów chłonnych, mogą sugerować występowanie przewlekłego zakażenia lub choroby nowotworowej, ale w tych przypadkach szczegółowa diagnostyka kliniczna nie daje potwierdzenia występowania jakichkolwiek zaburzeń strukturalnych. Wyniki badań laboratoryjnych zwykle są mało pomocne. Leczenie w takich stanach powinno polegać na terapii wspomagającej i musi być stosowane indywidualnie w odniesieniu do każdego przypadku, ponieważ żaden schemat leczenia nie okazał się dotychczas skuteczny.

Utrata masy ciała

Utrata masy ciała może być skutkiem niedostatecznej podaży kalorii, nie wystarczającej do pokrycia zapotrzebowania energetycznego organizmu. Może ona być **zamierzona**, co stwierdza się u osób będących na diecie odchudzającej, lub **niezamierzona** – gdy występuje niedobór kalorii, z powodów egzogennych lub endogennych, pozostających poza kontrolą pacjenta. Z punktu widzenia medycznego za istotną niezamierzoną utratę masy ciała uznaje się empirycznie stan, gdy dochodzi do utraty 5% wagi ciała w ciągu 6 miesięcy.

Utratę masy ciała wynikającą z utraty płynów określa się jako odwodnienie.

Podsumowując, należy stwierdzić, że zmniejszenie masy ciała może być wynikiem takich sytuacji, jak:

- **Niedostateczna podaż pokarmu.** Przyczyny tego stanu są bardzo różne – mogą być następstwem głodu wynikającego z biedy, świadomego ograniczania podaży pokarmów, a niekiedy postępowania wynikającego z zaburzeń psychicznych, takich jak jadłowstręt czy bulimia.
- **Niedostateczne wchłanianie pokarmów**. Stan ten może być następstwem przewlekłego zapalenia trzustki, zespołów zaburzeń wchłaniania w jelitach, chłoniaka umiejscowionego w jelitach, skrobiawicy, twardziny układowej czy przewlekłej niewydolności wątroby.
- **Utrata produktów przemiany materii i substancji odżywczych**. Substancje odżywcze mogą być tracone podczas przewlekłych wymiotów, biegunki lub drenażu z różnych odcinków przewodu pokarmowego. W przebiegu cukrzycy zarówno glukozuria, jak i biegunki mogą także przyczyniać się do utraty substancji odżywczych/produktów przemiany materii, takich jak glukoza tracona z moczem czy białka tracone w stolcu.
- **Zwiększone zapotrzebowanie na substancje odżywcze i kalorie.** Fizjologicznie zwiększone zapotrzebowanie na kalorie i substancje odżywcze występuje w okresie niemowlęcym i dziecięcym, a także podczas ciąży. Patologiczny wzrost zapotrzebowania na te czynniki może wystąpić w przebiegu przewlekłych zakażeń, po oparze-

niach oraz u chorych z nowotworami złośliwymi. Zaburzenia metaboliczne będące następstwem nadczynności tarczycy polegają m.in. na przyspieszeniu metabolizmu, co zwiększa zapotrzebowanie kaloryczne organizmu.

Wstępna ocena pacjenta, który stwierdza utratę masy ciała, musi przede wszystkim polegać na ocenie, czy są to zmiany zamierzone czy niezamierzone. W razie niezamierzonej utraty wagi ciała należy stwierdzić nie tylko stopień niedoboru, ale i czas trwania tego stanu, a także należy zwrócić uwagę na możliwe przyczyny tej sytuacji. Należy stwierdzić, czy pobór pokarmu jest prawidłowy czy niedostateczny (ryc. 2-3). Gdy podaż pokarmu jest wystarczająca, utrata masy ciała może wynikać z niedostatecznego wchłaniania pokarmu lub nadmiernego zapotrzebowania kalorycznego w przebiegu różnych chorób metabolicznych. Z drugiej strony – gdy podaż pokarmu jest zmniejszona, należy stwierdzić, jaki jest apetyt pacjenta: zmniejszony czy prawidłowy, a także wyjaśnić występowanie innych potencjalnych przyczyn tego stanu.

Głodzenie się powoduje wstępnie utratę tłuszczu, a następnie dochodzi do utraty białek.

Zmniejszona podaż kalorii podczas dobrowolnego poszczenia, głodzenia się lub jadłowstrętu psychicznego doprowadza do znacznej utraty masy ciała w zakresie od 20 do 50% masy wyjściowej. W odpowiedzi na głodzenie się następuje zmniejszenie zużytkowania energii w organizmie, zmniejszenie syntezy białek oraz zmniejszenie ich degradacji. Wstępnie dochodzi do zaniku tkanki tłuszczowej, a następnie zmniejsza się masa wątroby i jelit. Jednak gdy nadal utrzymuje się mała podaż energii, zmniejszeniu ulega masa mięśnia sercowego, mięśni szkieletowych i nerek i dochodzi do atrofii skóry. Zmiany te nie dotyczą jednak mózgu, więc sprawność intelektualna pozostaje zachowana. Większość pozostałych funkcji organizmu zostaje upośledzona. Na przykład dochodzi do zwolnienia czynności skurczowej serca i spowolnienia oddechów, mięśnie stają się osłabione, w gonadach zaś spada wytwarzanie hormonów płciowych. Znacznego stopnia niedobór białek prowadzi do **niedożywienia białkowo-energetycznego** (*marasmus*), polegającego na krańcowym wyniszczeniu organizmu, które spotyka się w rejonach Afryki dotkniętych głodem.

Kacheksja charakteryzuje się niezamierzoną utratą masy ciała w przebiegu choroby nowotworowej lub innych przewlekłych chorób układowych.

Kacheksja jest zespołem, którego cechami charakterystycznymi są osłabienie i utrata masy ciała, występujące u pacjentów z chorobami nowotworowymi lub przewlekłymi chorobami zakaźnymi, takimi jak gruźlica lub AIDS. Utracie masy ciała towarzyszy zmniejszenie masy mięśni, dlatego pacjenci czują się zmęczeni, osłabieni, niezdolni do wykonywania pracy. Całkowita przemiana materii się zmniejsza, z zaburzeniami dotyczącymi metabolizmu białek, wodorowęglanów i tłuszczów. Nasilonej degradacji **białek** towarzyszą: podwyższenie stężenia we krwi mocznika i kreatyniny, niedokrwistość i hipoalbuminemia. Zmniejszone zużytkowanie glukozy i nasilona glukoneogeneza są powodem hiperglikemii, podwyższonego stężenia kwasu mlekowego we krwi i oporności tkankowej na insulinę. Stężenie wolnych kwasów tłuszczowych we krwi jest podwyższone wskutek niekontrolowanego uwalniania tych związków z obwodowej tkanki tłuszczowej.

Patogeneza **kacheksji w chorobie nowotworowej** jest złożona, a jej mechanizm nie jest w pełni wyjaśniony. Wiele czynników może się przyczyniać do powstania tego stanu:

- **Obturacja przewodu pokarmowego.** Guz nowotworowy umiejscowiony w żołądku lub przełyku może uniemożliwiać pobieranie pokarmu. Rak głowy trzustki może powodować obturację wspólnych przewodów żółciowych i uniemożliwiać wydalanie żółci lub płynu zawierającego enzymy trzustkowe.

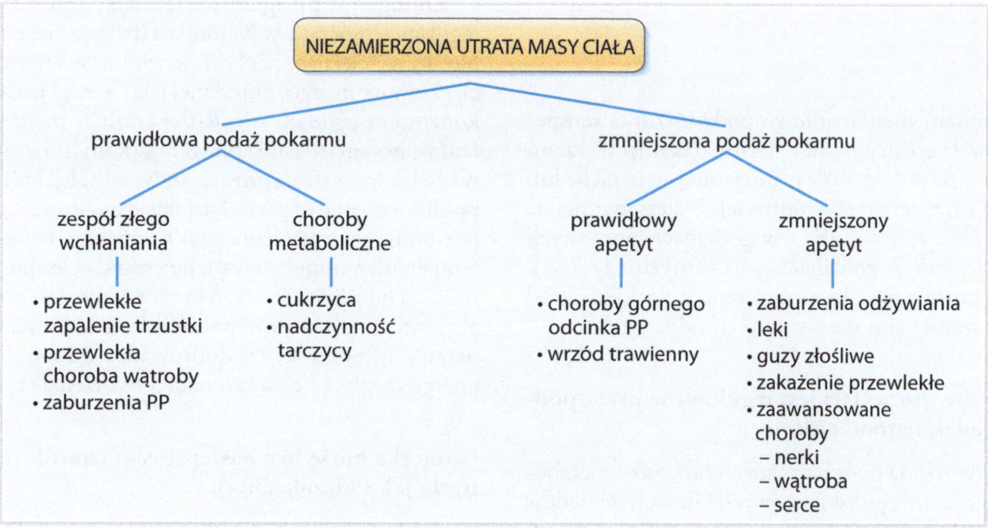

Ryc. 2-3. Algorytm postępowania diagnostycznego w przypadku niezamierzonej utraty masy ciała. PP – przewód pokarmowy.

- **Jadłowstręt.** Stwierdza się utratę apetytu przez pacjentów, co w części może wynikać z utraty zdolności do odczuwania smaku potraw słodkich, kwaśnych i słonych. U niektórych pacjentów, np. w przypadku raka żołądka lub wątroby, występuje niechęć do pokarmów mięsnych, podczas gdy u innych stwierdza się niechęć do kawy lub czekolady.
- **Szybkie uczucie sytości.** Podwyższone stężenie glukozy we krwi z powodu jej słabego wykorzystywania przez tkanki lub niskiego stężenia insuliny może doprowadzać do zahamowania uczucia apetytu. Zwiększone stężenie białek i aminokwasów uwalnianych z mięśni może powodować pobudzenie ośrodka sytości i zmniejszać apetyt.
- **Zwiększone wydatki energetyczne.** Guz w organizmie działa podobnie jak pasożyt i może zużytkowywać więcej energii niż inne prawidłowe tkanki. Jednocześne współzawodnictwo pomiędzy komórkami nowotworowymi i prawidłowymi komórkami gospodarza o wykorzystanie substancji odżywczych może prowadzić do wystąpienia różnych zaburzeń metabolicznych (polegających na nasileniu metabolizmu), których skutkiem może być niewydolność energetyczna organizmu gospodarza.
- **Cytokiny uwalniane w odpowiedzi na wzrost guza.** Czynnik martwicy guzów (znany także pod nazwą „kachektyna"), interleukina 6 (IL-6) i wiele innych cytokin mogą być odpowiedzialne za wystąpienie jadłowstrętu, nasilenie metabolizmu i wiele innych zaburzeń metabolicznych, takich jak degradacja białek mięśni i apoptoza.
- **Terapia.** Utrata masy ciała jest w wielu przypadkach następstwem chemioterapii, której skutkiem mogą być nudności, wymioty, biegunka, zaburzenia smaku i ból. Przeprowadzone zabiegi chirurgiczne mogą także powodować utratę masy ciała wskutek zwiększenia wydatków energetycznych organizmu lub wtórnych zaburzeń powodujących utrudnienie pobierania pokarmów.

Gorączka

Gorączka jest stanem nieprawidłowo podwyższonej temperatury ciała powyżej górnej granicy normy dziennych wahań jej wartości (np. >37,8°C [100°F], mierzonej w ustach, lub >38,2°C [100,8°F], mierzonej w odbycie). Należy pamiętać, że temperatura ciała jest najniższa w godzinach porannych (37,2°C), a najwyższa w godzinach wieczornych (37,7°C). Ponadto temperatura ciała ulega obniżeniu z wiekiem, stąd kliniczne stwierdzenie: „im starszy, tym chłodniejszy".

Prawidłowa temperatura ciała jest regulowana przez podwzgórzowy ośrodek termoregulacji.

Energia cieplna tworzona podczas różnych procesów metabolicznych, aktywności mięśni szkieletowych i innych narządów jest tracona przez skórę i narządy wewnętrzne, takie jak płuca, i górną, wspólną część przewodu pokarmowego i dróg oddechowych. Cały proces termoregulacji jest uwarunkowany prawidłową aktywnością podwzgórzowego ośrodka termoregulacji, który otrzymuje bodźce z obwodowych receptorów zimna i ciepła w skórze oraz centralnych receptorów ciepła w podwzgórzu. Receptory umiejscowione w skórze odbierają bodźce termiczne ze środowiska zewnętrznego, receptory centralne zaś – z krwi. Wszystkie informacje przekazywane do podwzgórza ulegają tam integracji i są odnoszone do temperatury ustawienia podwzgórzowego termostatu. Jeżeli temperatura ciała przekracza wartość ustawionej temperatury termostatu, na obwód wysyłane są impulsy, które uruchamiają proces oddawania ciepła. Polega to na rozszerzeniu skórnych naczyń krwionośnych – wypełniają się one ciepłą krwią i energia cieplna jest oddawana na zewnątrz w mechanizmie radiacji i konwekcji. Impulsy wysyłane z podwzgórza powodują także pobudzenie gruczołów potowych i ciepło jest oddawane podczas parowania potu. Dreszcze mięśni szkieletowych powodują natomiast wzrost wytwarzania energii cieplnej (ryc. 2-4).

Gorączka jest wynikiem działania endogennych pirogenów na termostat podwzgórzowy.

W prawidłowych warunkach termostat podwzgórzowy utrzymuje równowagę między stratami energii cieplnej na obwodzie i wytwarzaniem energii w organizmie, co warunkuje utrzymanie temperatury ciała w zakresie od 37 do 38°C. W wielu stanach zapalnych dochodzi do przesunięcia ustawienia termostatu w kierunku wyższej temperatury. Następstwem tego jest zmniejszenie oddawania energii cieplnej na obwodzie i wzrost temperatury ciała. Przestawienie punktu ustawienia termostatu w kierunku wyższej temperatury jest skutkiem działania cytokin wytwarzanych przez pobudzone makrofagi i w mniejszym stopniu przez aktywowane limfocyty T. Ponieważ uwalniane mediatory powodują gorączkę, określamy je jako pirogeny. Do najważniejszych substancji z tej grupy zaliczamy interleukiny (IL-1α, IL-1β, IL-6), czynniki martwicy guza (TNF-α, TNF-β) i interferony (IFN-α, INF-β, INF-γ).

Endogenne pirogeny nie działają bezpośrednio na ośrodek regulacji temperatury. Natomiast działają one na komórki śródbłonka wyściełające naczynia krwionośne w okolicy ściany trzeciej komory mózgu, określanej jako narząd naczyniowy blaszki końcowej (*organum vaculosum laminae terminalis* – OVLT). Pod wpływem działania pirogenów komórki śródbłonka naczyń w OVLT wytwarzają prostaglandynę PGE_2, która dyfunduje do pobliskiego podwzgórza i działając na ośrodek termoregulacji, powoduje przestawienie jego ustawienia w kierunku wyższej temperatury. Impulsy wysyłane z ośrodka termoregulacji doprowadzają do skurczu naczyń krwionośnych skóry, zahamowania aktywności gruczołów potowych, a jednocześnie stymulują drżenie mięśniowe, co doprowadza do zmniejszonej utraty energii cieplnej i zwiększenia jej tworzenia (ryc. 2-5).

Gorączka może być następstwem chorób zarówno zakaźnych, jak i niezakaźnych.

Gorączka jest częstym objawem choroby zakaźnej, ale może występować także w innych rodzajach chorób (tab. 2-4).

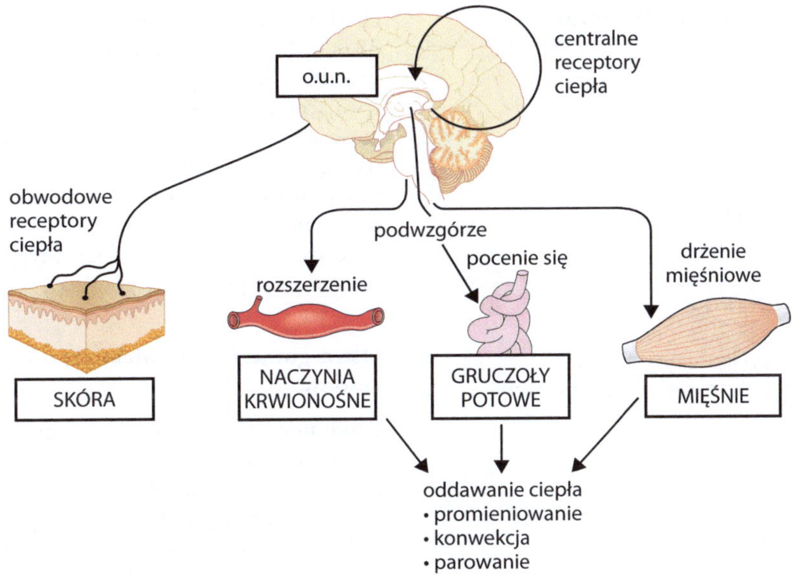

Ryc. 2-4. Regulacja temperatury ciała. O.u.n. – ośrodkowy układ nerwowy.

Dlatego przyjęło się klasyfikowanie tych stanów jako gorączki pochodzenia zakaźnego oraz niezakaźnego. Jeżeli nie jest możliwe określenie przyczyny i mechanizmu wystąpienia gorączki, to określa się ten stan jako gorączkę o nieznanym pochodzeniu.

Gorączka pochodzenia zakaźnego. W przebiegu prawie każdej ostrej lub przewlekłej choroby zakaźnej może wystąpić gorączka. Przyjmuje się jako zasadę, że u każdego pacjenta, który gorączkuje, należy stwierdzić, czy wynika ona z choroby zakaźnej. Dotyczy to szczególnie sytuacji, gdy gorączka pojawia się nagle, występują inne objawy wskazujące na istnienie odczynu zapalnego i są inne zmiany wskazujące na lokalizację pierwotnego odczynu zapalnego. Dopiero po wykluczeniu przyczyny infekcyjnej gorączki kontynuuje się diagnostykę w poszukiwaniu jej rzeczywistej przyczyny.

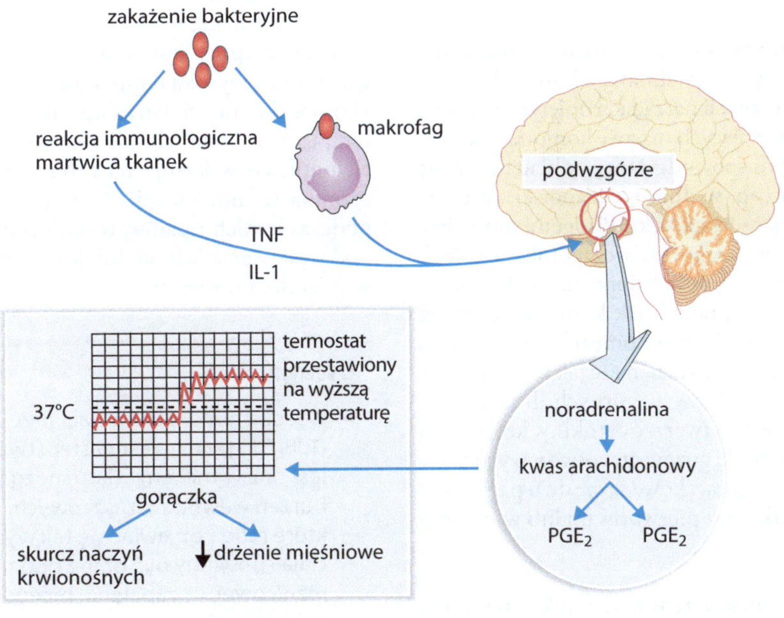

Ryc. 2-5. Patogeneza gorączki. IL 1 – interleukina-1; PGE – prostaglandyna; TNF – czynnik martwiczy guza (*tumor necrosis factor*).

Tabela 2-4. Najczęstsze przyczyny gorączki

Choroby zakaźne
ostre choroby zakaźne (np. grypa)
przewlekłe choroby zakaźne (np. gruźlica, AIDS)
Choroby autoimmunizacyjne
reumatoidalne zapalenie stawów
toczeń rumieniowaty układowy
Choroby zakrzepowe, krwotoki i zawały
zawał serca
zmiany niedokrwienne mózgu
krwiak zaotrzewnowy
zapalenie zakrzepowe żył kończyn dolnych
Artropatia spowodowana wytrącaniem w stawach kryształów
dna moczanowa
Zaburzenia metaboliczne
nadczynność tarczycy
alkoholowe zapalenie wątroby
Reakcja na leki
Choroby nowotworowe
chłoniak
gruczolakorak nerki
guzy wątroby (pierwotne lub wtórne)

Uwaga

> Zakażenia przebiegające bez stanu gorączkowego występują najczęściej u bardzo młodych lub starych osób, ale mogą także występować u pacjentów w średnim wieku z zastoinową niewydolnością krążenia lub przewlekłą niewydolnością nerek.

Gorączka wywołana innymi czynnikami niż zakażenie. Endogenne pirogeny mogą być uwalniane z komórek zapalnych gromadzących się w różnych narządach objętych chorobą autoimmunologiczną, zawierających martwe komórki wskutek niedokrwienia, w artropatii spowodowanej odkładaniem się substancji krystalicznych (np. w dnie moczanowej), a także w następstwie reakcji na stosowane leki. Pirogeny mogą być uwalniane z wielu rodzajów komórek, szczególnie komórek śródbłonka wyścielających naczynia krwionośne, makrofagów umiejscowionych w tkankach, takich jak komórki Kupffera w wątrobie, komórek glejowych oraz komórek Langerhansa skóry. Komórki miąższowe w tkankach, takie jak keratynocyty w skórze, czy komórki nabłonkowe w górnych drogach oddechowych i w jelitach mogą wytwarzać cytokiny, które mają właściwości pirogenów. Komórki guzów nowotworowych także są źródłem pirogenów. Stany gorączkowe są częste u pacjentów z chłoniakiem, rakiem nerki oraz pierwotnymi lub wtórnymi guzami wątroby.

Gorączka o nieznanym pochodzeniu. Z punktu widzenia klinicznego podstawą rozpoznania gorączki o nieznanym pochodzeniu jest występowanie temperatury ciała wyższej niż 38,3°C (101°F), utrzymującej się przynajmniej przez trzy tygodnie, której przyczyna nie została określona pomimo trwającej przez 1 tydzień intensywnej diagnostyki. W większości przypadków, gdy diagnostyka gorączki jest utrudniona, najczęściej w końcu stwierdza się jej pochodzenie zakaźne lub wynikające z istnienia choroby nowotworowej. Nawet przy najbardziej szczegółowej i dokładnej diagnostyce mniej więcej w 10–15% wszystkich przypadków nie jest możliwe stwierdzenie przyczyny gorączki.

Ostra gorączka ma niekorzystne działanie na wiele narządów.

Przyjmuje się, że nieznaczne podwyższenie temperatury ciała w wyniku przyspieszenia metabolizmu i wzmocnienia mechanizmów obronnych ułatwia organizmowi walkę z infekcją. Można przyjąć, że każdemu podwyższeniu temperatury ciała o 1°C towarzyszy przyspieszenie podstawowej przemiany materii mniej więcej o 10%. Osoby zdrowe tolerują wzrost temperatury ciała do 40,5°C. W miarę wzrostu temperatury ciała dochodzi do przyspieszenia czynności serca i oddychania. Temperatura ciała może się obniżać wskutek nasilenia pocenia się. Gorączka wywiera również działanie na ośrodkowy układ nerwowy, czego wykładnikiem są najczęściej bóle głowy. Wysoka temperatura ciała może doprowadzić do wystąpienia drgawek, szczególnie u dzieci.

Skrajna hipertermia powyżej 42,1°C (108°F) może powodować uszkodzenie komórek śródbłonka w naczyniach krwionośnych, czego następstwem jest zespół rozsianego wykrzepiania wewnątrznaczyniowego (*disseminated intravascular coagulation* – DIC). Zakrzepica w naczyniach włosowatych doprowadza do zmian niedokrwiennych w tkankach, szczególnie w mózgu i sercu. Występują wstrząs hipotensyjny i neurologiczne objawy niedokrwienia ośrodkowego układu nerwowego, co powoduje, że pacjent zapada w śpiączkę i często umiera.

Udar cieplny jest wynikiem przedłużonej ekspozycji organizmu na wysoką temperaturę w środowisku zewnętrznym. U osoby dotkniętej tym zaburzeniem stwierdza się podwyższoną temperaturę ciała, ale nie dochodzi do zwiększenia produkcji potu, co wskazuje na zaburzenie czynności centralnego ośrodka termoregulacji. Najczęściej takie stany spotyka się podczas letnich upałów, u osób starszych lub osób będących pod wpływem alkoholu lub leków. Pacjenci ci często zapadają w śpiączkę i umierają.

Uwaga

> Wysoka temperatura ciała przekraczająca 41,5°C (106,7°F) rzadko jest następstwem infekcji. Najczęściej jest ona wynikiem udaru mózgowego lub innych zaburzeń wewnątrzczaszkowych. Jedynymi zakażeniami, które mogą objawiać się tak wysoką temperaturą ciała i powinny być brane pod uwagę w diagnostyce różnicowej, są zapalenie mózgu i zapalenie opon mózgowych.

Ból

Ból jest nieprzyjemnym odczuciem polegającym na odpowiedzi fizjologicznej na bodźce działające na obwodowe receptory. Patogenetycznie na tę reakcję składają się cztery, powiązane ze sobą i następujące po sobie składowe:

- stymulacja receptorów czuciowych lub bólowych (nocyceptory),
- przewodzenie dośrodkowe nerwowego impulsu czuciowego,
- modulacja impulsu w ośrodkach czuciowych,
- poznawcza i emocjonalna interpretacja odebranego impulsu czuciowego.

Drogę przekazywania bólu można podzielić na dwie części: część obwodową, w której skład wchodzą nerwy przekazujące czucie i ból, oraz część centralną, obejmującą ośrodki korowe (ryc. 2-6).

Nocyceptory. Nazwa ta pochodzi z języka łacińskiego, z połączenia słów *nocere* (bolesność) i *receptor* (odbiornik), co określa działanie tych struktur, polegające na odbieraniu impulsów mechanicznych, termicznych czy chemicznych, które mogą doprowadzić do uszkodzenia tkanek. Odpowiednie odczuwanie tych bodźców umożliwia reakcję organizmu dla zminimalizowania tych skutków. Nocyceptory są wolnymi zakończeniami nerwów występującymi w dużej liczbie w skórze, tkankach miękkich, mięśniach szkieletowych i stawach. Liczba nocyceptorów w narządach wewnętrznych jest dużo mniejsza, ale z wyjątkiem mózgu występują we wszystkich głównych narządach.

Nocyceptory można podzielić na receptory, które są wrażliwe na bodźce termiczne, mechaniczne, chemiczne, oraz receptory reagujące jednocześnie na kilka różnych bodźców. Impulsy odbierane przez nocyreceptory są przewodzone przez szybkie włókna mielinowe typu Aδ oraz przez wolne włókna bezmielinowe typu C. Niezależnie od bodźców odbieranych przez nocyreceptory uczucie bólu może powstawać w wyniku działania innych bodźców czuciowych. Na przykład rozciągnięcie jelit powoduje pobudzenie miejscowych mechanoreceptorów, co jest odbierane jako tępy ból trzewny. Ciałka Vatera-Paciniego, będące szybko adaptującymi się mechanoreceptorami występującymi w skórze, są także obecne w krezce jelit i trzustce, a ich pobudzenie powoduje objaw bólu.

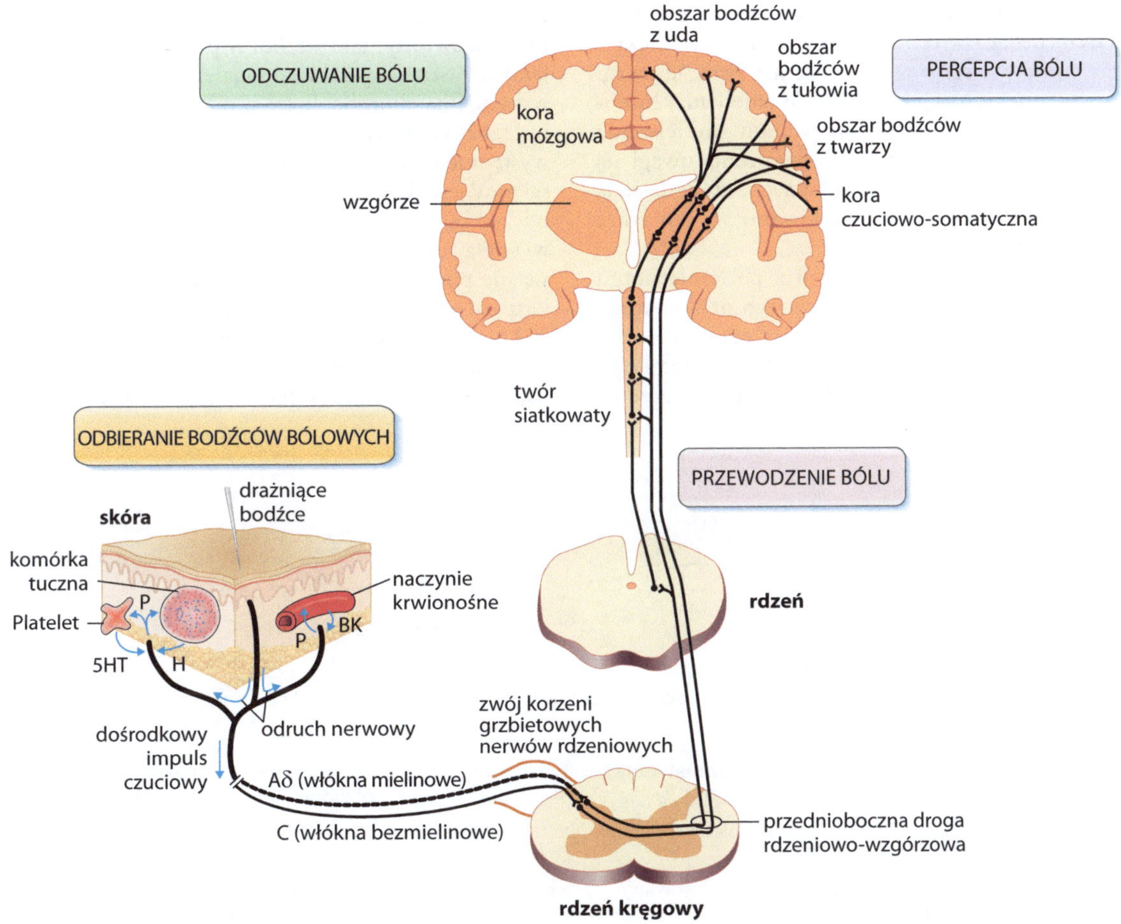

Ryc. 2-6. Patogeneza bólu. BK – bradykinina; H – jon wodorowy; 5HT – 5-hydroksytryptamina (serotonina); P – fosfor.

Nocyreceptory w odpowiedzi na działający zewnętrzny czynnik je pobudzający przekazują bodziec za pośrednictwem nerwów aferentnych, a jednocześnie uwalniają mediatory zapalne, takie jak substancja P. Impulsy nerwowe są przekazywane także w kierunku eferentnym poprzez aksony łączące (**odruch aksonowy**), które wywołują reakcję naczyniową. Uwalniane mediatory zapalne działają na komórki śródbłonka w miejscowych naczyniach krwionośnych, powodując wzrost ich przepuszczalności i dodatkowo pobudzając te komórki do wytwarzania cytokin. Dochodzi wtedy do powstania odczynu zapalnego w tym obszarze (**zapalenie neurogenne**). Mediatory zapalne, takie jak bradykinina lub cytokiny, działają na nocyceptory, zwiększając ich wrażliwość (**obwodowa sensytyzacja**). Obwodowa sensytyzacja prowadzi do zjawiska **hiperalgezji**, polegającego na zwiększonym odczuwaniu bólu i obniżeniu progu pobudliwości dla bólu. Odwrotnie – pobudzanie innych zakończeń czuciowych, takich jak mechanoreceptory o niskim progu pobudliwości typu Aα i Aβ, może spowodować zmniejszenie odczuwania bólu.

Odpowiedź ośrodkowego układu nerwowego. Począwszy od wczesnych etapów przewodzenia bólu, w momencie gdy impulsy bólowe docierają do ośrodków czuciowych w mózgu, ból wywołuje także **efekt psychologiczny**. Polega on na wywoływaniu emocji, a jednocześnie ta reakcja może być modulowana przez mechanizmy poznawcze. Na przykład osoba z urazem będąca w centrum bitwy lub uczestnicząca we współzawodnictwie sportowym może nie zwracać uwagi na ból, który w innej sytuacji byłby nie do zniesienia. Intensywność bólu może być obniżona w wyniku zmniejszenia stopnia świadomości (np. anestezja), odwrócenia uwagi tej osoby lub wielu innych efektów paliatywnych, które działają na zasadzie placebo. Strach oraz oczekiwanie na ból także zmieniają percepcję tego zjawiska.

Reakcja na ból może ulegać modyfikacji na poziomie mózgu w wyniku oddziaływania impulsów korowych oraz wskutek aktywacji ośrodków podkorowych. Na poziomie komórkowym główną rolę w tym procesie odgrywają drobnocząsteczkowe polipeptydy nazywane **endorfinami**. Te polipeptydy łączą się z receptorami opioidowymi na neuronach czuciowych, zmieniając w ten sposób percepcję bólu. Opiaty i inne analgetyki wywołują podobny skutek.

Ból może zostać sklasyfikowany jako organiczny i psychogenny.

Ponieważ w odczuwaniu bólu występuje komponent czuciowy, ale także psychologiczny, można go podzielić na dwie grupy w zależności od tego, czy dominuje komponent organiczny czy komponent psychogenny (ryc. 2-7). Występowanie **bólu organicznego** może być wyjaśnione na podstawie obecności patologicznych zmian morfologicznych, natomiast nie dotyczy to **bólu psychogennego**, którego przyczyna może niekiedy być zagadkowa.

Ból organiczny wynikający z nadmiernej lub przedłużonej stymulacji obwodowych zakończeń nerwowych jest określany jako ból nocyceptywny (ryc. 2-8). Lokalizacja **bólu nocyceptywnego**, który powstaje w skórze i tkankach podskórnych, odpowiada unerwieniu dermatomów anatomicznych i jest określana jako ból somatyczny. **Ból somatyczny** jest ostry, silny, kłujący i piekący. Ból powstający w otrzewnej ściennej lub opłucnej ściennej jest określany jako **ból blaszki ściennej**, a jego właściwości są identyczne z tymi jakie ma ból somatyczny. Ból blaszki ściennej może być umiejscowiony lub rozlany. **Ból umiejscowiony**, taki jak ból w prawym dolnym kwadrancie jamy brzusznej w przebiegu zapalenia wyrostka robaczkowego, wskazuje na chorobę, która ten ból wywołuje. Ale ból może być także **rzutowany** do miejsca odległego od tego, w którym występuje zmiana patologiczna wywołująca ból. Rozlany ból ścienny jest charakterystyczny dla zapalenia otrzewnej, kiedy odczyn zapalny dotyczy całej powierzchni otrzewnej ściennej wyścielającej jamę brzuszną. Pacjent w takich stanach stara się nie poruszać, ponieważ jakikolwiek ruch wywołany np. kaszlem lub odruchem wymiotnym powoduje nasilenie bólu. Ból powstający w narządach wewnętrznych jest określany jako **ból trzewny**. Ból trzewny jest zwykle słabo umiejscowiony i jest najsilniej odczuwany w linii środkowej jamy brzusznej oraz

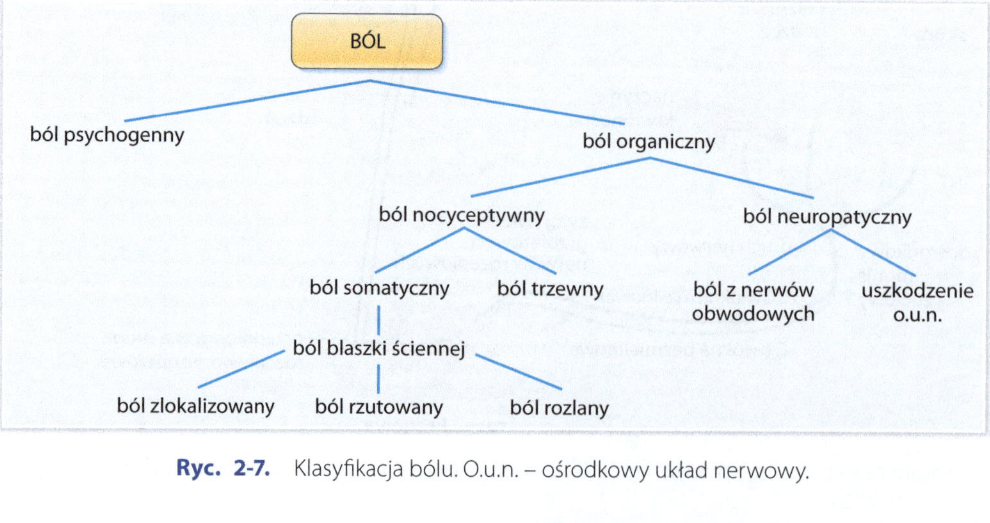

Ryc. 2-7. Klasyfikacja bólu. O.u.n. – ośrodkowy układ nerwowy.

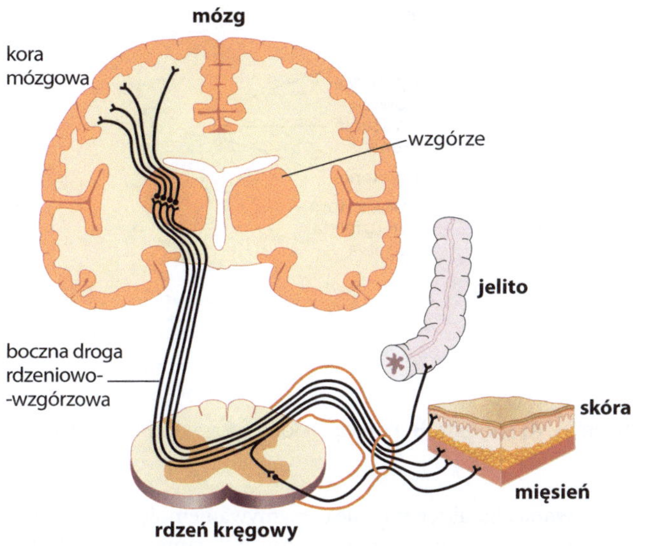

Ryc. 2-8. Przewodzenie impulsów nocyceptywnych i trzewnych.

w klatce piersiowej. Ból ten jest tępy, może mieć charakter kolki i jest opisywany przez pacjentów jako dojmujący i palący.

Ból neuropatyczny jest wynikiem uszkodzenia obwodowych nerwów czuciowych lub nerwów w rdzeniu kręgowym czy mózgu. Typowymi przykładami bólu neuropatycznego jest ból kręgosłupa krzyżowego wskutek ucisku nerwów rdzenia kręgowego przez zdegenerowane krążki międzykręgowe, neuropatia spowodowana wirusem opryszczki pospolitej obejmująca nerw twarzowy lub ból wskutek uszkodzenia rdzenia kręgowego.

Powstawanie **bólu psychogennego** nie jest wyjaśnione, ale nie oznacza to braku jego powiązania z występującymi zmianami patologicznymi. Typowymi przykładami są przewlekłe bóle głowy i bóle kręgosłupa krzyżowego. Mogą one być bardzo dolegliwe i stanowić problem diagnostyczno-terapeutyczny w codziennej praktyce lekarskiej.

Ból głowy może być skutkiem występowania chorób organicznych, ale także zaburzeń czynnościowych w obrębie struktur wewnątrzczaszkowych i zewnątrzczaszkowych.

Ból głowy jest częstym zaburzeniem i chociaż może być niekiedy bardzo dolegliwy, rzadko jego występowanie zagraża życiu pacjenta. Ból głowy występuje okresowo mniej więcej u 75% społeczeństwa, u 50% występuje przynajmniej jeden raz w miesiącu, a u 5% codziennie. Ból głowy występuje dwukrotnie częściej u kobiet niż u mężczyzn. W 2/3 wszystkich przypadków stwierdza się jego występowanie rodzinne.

Ból głowy może mieć charakter ostry lub przewlekły. Przewlekłe bóle mają często charakter nawracający. Patogenetycznie można podzielić ból głowy na pierwotny i wtórny, a także na zaburzenie wywołane patologią wewnątrzczaszkową i zewnątrzczaszkową (ryc. 2-9).

Pierwotny ból głowy. W ramach diagnostyki należy wykluczyć potencjalne przyczyny organiczne bólu, takie jak zapalenie zatok lub obecność guza mózgu. Należy również zwrócić uwagę na rodzaj symptomów, lokalizację bólu i jego zakres (ryc. 2-10).

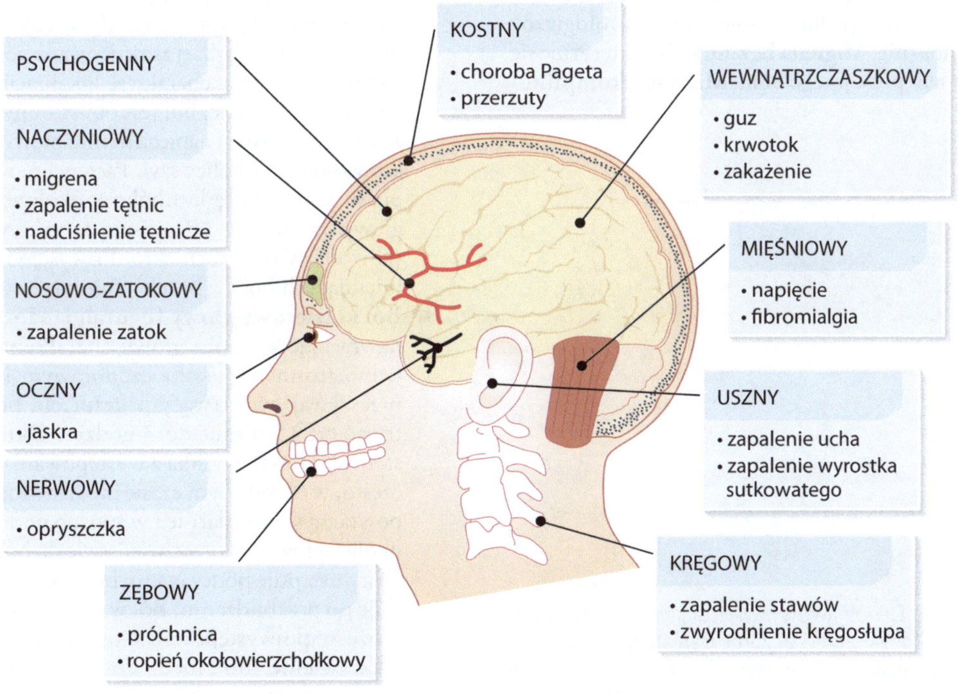

Ryc. 2-9. Ból głowy.

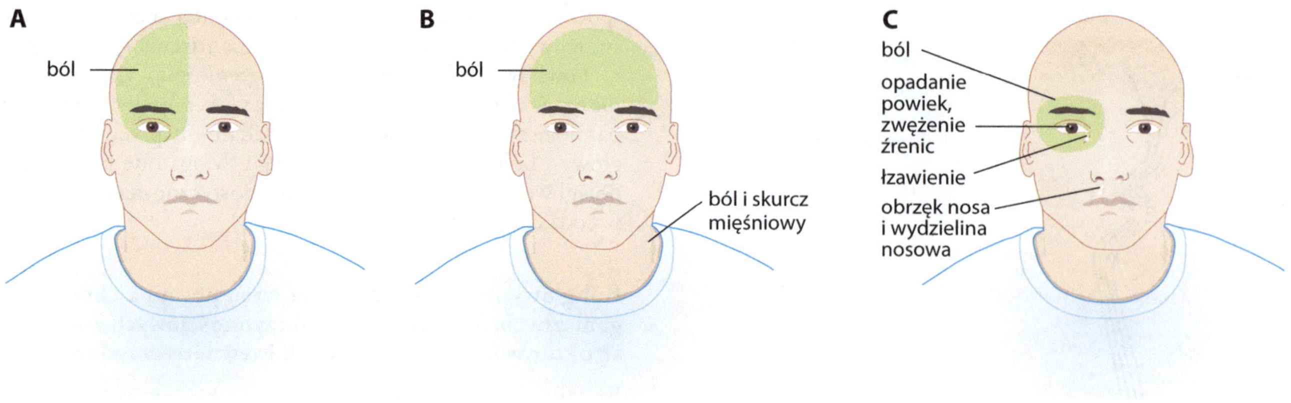

Ryc. 2-10. Umiejscowienie bólu w pierwotnych zespołach bólowych głowy. **A.** Migrena. **B.** Ból napięciowy głowy. **C.** Ból klasterowy.

- **Ból migrenowy**. Jest to bardzo częsty rodzaj bólu – cierpi na niego około 10% wszystkich kobiet. Przyjmuje się, że wystąpienie bólu jest wynikiem skurczu wewnątrzczaszkowych i zewnątrzczaszkowych tętnic z ich następowym rozkurczem. Zakres bólu jest zróżnicowany. Wyróżnia się trzy postacie kliniczne bólu migrenowego. **Ból migrenowy z aurą** jest poprzedzony aurą ostrzegawczą lub zwiastującymi symptomami neurologicznymi. Najczęściej polega to na wystąpieniu błyszczących, zmieniających kształt mroczków lub pojawieniu się jasnego punktu w części centralnej pola widzenia, który migocze i zmienia barwę. Pacjent może odczuwać uczucia igieł i pinezek w palcach lub mrowienie w okolicach nosa, ust i warg (parestezja palcowo-językowa) (ryc. 2-11). W niektórych przypadkach może występować porażenie połowicze ciała, ale w większości przypadków zaburzenia naurologiczne ustępują samoistnie. **Migrena bez aury** charakteryzuje się występowaniem pulsującego bólu. **Migrena skomplikowana** charakteryzuje się utrzymywaniem się symptomów neurologicznych po ustąpieniu ataku migrenowego. Ból migrenowy może być wywołany przez wiele czynników, takich jak: alkohol, glutaminian sodu (stosowany jako przyprawa w kuchni azjatyckiej), estrogeny i wiele innych. Pojawia się w pewnych charakterystycznych sytuacjach, np. w okresie przedmiesiączkowym, po ekspozycji na jasne światło lub podczas zmiany pogody.

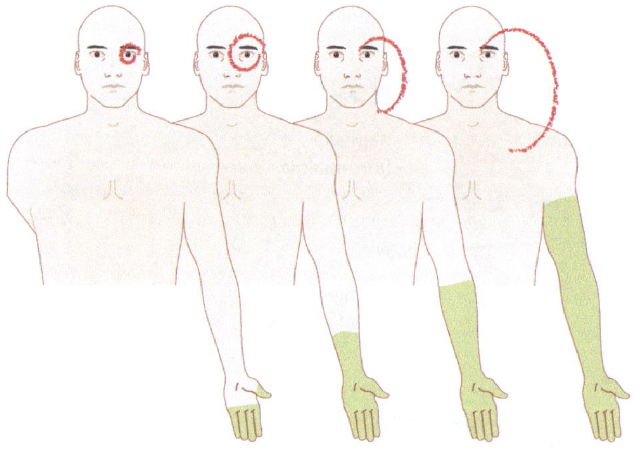

Ryc. 2-11. Migrena. Do objawów zwiastujących wystąpienie migreny zalicza się mroczki przed oczami, parestezje w obrębie palców dłoni promieniujące do ramienia i twarzy, szczególnie w okolicy nosowo-wargowej. (Źródło: W.T. Branch, jr: Office Practice of Medicine, wyd. 3, W.B. Saunders, Philadelphia 1994).

- **Napięciowy ból głowy**. Ból napięciowy głowy jest najczęstszym zaburzeniem. Jakkolwiek patogeneza tego zaburzenia nie jest znana, jego etiologia jest prawdopodobnie wieloczynnikowa – to zaburzenie może powstawać w wyniku działania różnych mechanizmów patogenetycznych. Ból napięciowy głowy ma silny komponent psychologiczny i jest często wywoływany przez stres lub konfliktowe stany emocjonalne. Spośród wszystkich bólów głowy bóle napięciowe są najbardziej zróżnicowane pod względem sposobu powstawania, charakteru lokalizacji, nasilenia i czasu trwania. Najczęściej ból jest obustronny i jest powiązany z uczuciem ucisku i napięciem mięśniowym, zwykle umiejscowionym w okolicy szyi. Pacjenci mówią często o bólu opasującym głowę lub bólu w okolicach brwi i czubka głowy. Nierzadko też opisują subiektywne odczuwanie tkliwości w okolicach skroni i występowanie „punktów inicjujących ból" w okolicy mięśnia czworobocznego.
- **Ból klasterowy głowy (neuralgia Hortona)**. Ta postać nawracającego bólu głowy charakteryzuje się silnym, jednostronnym, okołooczodołowym lub skroniowym przeszywającym, rwącym uczuciem bólu, który może trwać od 15 minut do 3 godzin. Określenie „ból klasterowy głowy" wynika z występowania tego zaburzenia często, w określonym czasie i w tym samym miejscu. Ból powtarza się regularnie i w sposób podobny w tej samej okolicy głowy. W przeciwieństwie do bólu migrenowego, który ustępuje podczas snu, ból klasterowy często występuje po przebudzeniu. Ból w okolicy okołooczodołowej może współwystępować z objawami ocznymi, takimi jak łzawienie, lub z niedrożnością nosa. Bóle klasterowe głowy występują u mężczyzn częściej niż u kobiet i są oporne na leczenie analgetykami.

Wtórne bóle głowy. Ten typ dolegliwości jest wynikiem zaburzeń organicznych wewnątrzczaszkowych lub zewnątrzczaszkowych albo towarzyszą one przewlekłym chorobom o nieznanej etiologii, infekcjom układowym lub są skutkiem stosowania niektórych leków. Powodem tego rodzaju bólów mogą być zmiany patologiczne umiejscowione wewnątrzczaszkowo lub zewnątrzczaszkowo.

- **Struktury zewnątrzczaszkowe**. Nocyreceptory są zlokalizowane praktycznie we wszystkich strukturach zewnątrzczaszkowych, m.in. w skórze, mięśniach, wyspecjalizowanych narządach układów oddechowego i pokarmowego. Sklepienie czaszki nie jest unerwione, ale okostna ma silne unerwienie. Dlatego ból głowy może zostać wywołany wskutek pobudzenia nocyceptorów umiejscowionych w tym miejscu. Ból głowy może być także wtórny do spastycznego skurczu mięśni, zapalenia tętnic skroniowych, zapalenia śluzówki zatok nosowych, zwiększonego ciśnienia wewnątrzgałkowego, a także wynikiem wielu innych przyczyn.
- **Struktury wewnątrzczaszkowe.** W mózgu brak jest receptorów czuciowych. Podobnie jak opona naczyniowa mózgu, pajęczynówka i większa część opony twardej nie są wrażliwe na bodźce bólowe. Ból wewnątrzczaszkowy powstaje wskutek pociągania, przemieszczenia i ucisku lub występowania zmian zapalnych w strukturach wewnątrzczaszkowych wrażliwych na bodźce bólowe. Należą do nich opona twarda u podstawy mózgu, tętnice, zatoki żylne, większość głównych żył i nerwów czaszkowych V, VII, IX i X. Podrażnienie nerwów szyjnych także powoduje wystąpienie uczucia bólu głowy.

Uwaga

> Guzy mózgu są przyczyną mniej niż 1% wszystkich bólów głowy, ale pacjenci, których to dotknie opisują je jako „najgorsze bóle głowy w ich życiu".

Rozpoznanie kliniczne bólu jest uwarunkowane zebraniem szczegółowego wywiadu choroby, przeprowadzeniem dokładnego badania fizykalnego i wykonaniem odpowiednich badań laboratoryjnych. Powiedzenie, że dobrze zebrany wywiad historii choroby stanowi 80% prawidłowego rozpoznania, jest szczególnie prawdziwe w odniesieniu do bólów głowy. Najważniejsze przyczyny wtórnych bólów głowy wymieniono w tab. 2-5.

Ból dolnego odcinka kręgosłupa jest chorobą o wieloczynnikowej etiologii, z silnym komponentem psychologicznym i dotyczy ponad 50% osób w wieku podeszłym.

Ból dolnego odcinka kręgosłupa jest chorobą, która może wystąpić w każdym wieku. Przewlekły ból dolnego odcinka kręgosłupa jest jedną z najczęstszych dolegliwości zgłaszanych przez osoby powyżej 60. roku życia. Przyczyny tego stanu nie są dobrze poznane, ale w większości przypadków są one wieloczynnikowe i obejmują następujące mechanizmy chorobotwórcze:

- **Czynniki psychogenne**. Depresja, stres i niepokój odgrywają główną rolę w patogenezie bólów dolnego odcinka kręgosłupa, dlatego podczas terapii należy brać pod uwagę występowanie tych czynników.
- **Odkształcenie więzadeł**. Zaburzenie jest umiejscowione w głębokich strukturach kręgosłupa, więc pacjent zwykle stara się ograniczać wykonywanie ruchów tego narządu, aby zmniejszyć nasilenie bólu.
- **Ból włóknistomięśniowy**. Fibromialgia, zmniejszająca się podczas rozciągania lub ruchu, wskazuje, że ból jest pochodzenia włóknisto-mięśniowego. Ból mięśniowy może współistnieć z nadwrażliwością na ból podczas badania palpacyjnego.
- **Rwa kulszowa.** Ból dolnego odcinka kręgosłupa spowodowany rwą kulszową (ból promieniuje wzdłuż nerwu kulszowego) może być spowodowany przepukliną dysku międzykręgowego, doprowadzającą do ucisku wypustków nerwu kulszowego (ryc. 2-12). Ten rodzaj bólu nasila się podczas napięcia związanego z wykonywaniem zabiegu Valsalvy, kaszlu, kichania lub podnoszenia i wyprostowywania nóg. Zespół wąskiego kanału kręgowego jest rzadką przyczyną tego rodzaju bólu.

Ból w klatce piersiowej może być następstwem rozmaitych zaburzeń, m.in. chorób serca, przełyku, płuc i klatki piersiowej.

Ból zlokalizowany w klatce piersiowej może pochodzić ze skóry, tkanki podskórnej, mięśni, żeber i kręgów tworzących szkielet klatki piersiowej lub może być pochodzenia trzewnego

Tabela 2-5. Przyczyny wtórnych bólów głowy

Przyczyny układowe
infekcje wirusowe (np. grypa)
nadciśnienie tętnicze
niedokrwistość
alkohol
leki
Zakażenia w obrębie głowy i szyi
ostre infekcje górnych dróg oddechowych
ostre zapalenie zatok
zapalenie ucha środkowego
Przewlekłe choroby o nieznanej etiologii
olbrzymiokomórkowe (skroniowe) zapalenie tętnic
jaskra
zaburzenia w obrębie stawu skroniowo-żuchwowego
zaburzenia kręgosłupa szyjnego
Choroby wewnątrzczaszkowe
guzy mózgu
krwawienia wewnątrzczaszkowe
zakażenia wewnątrzczaszkowe (ropień mózgu, zapalenie mózgu, zapalenie opon mózgowych)

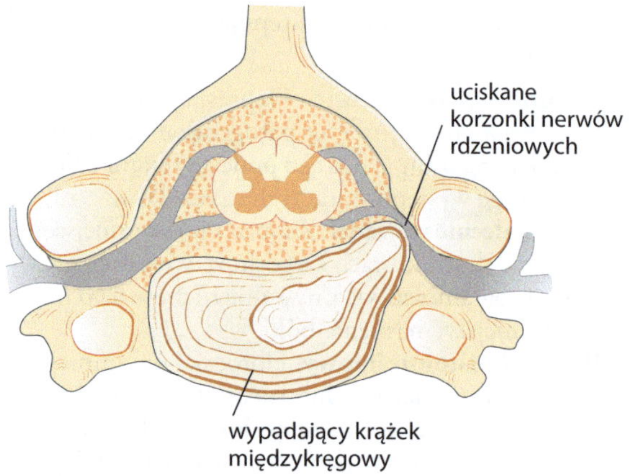

Ryc. 2-12. Ból korzonkowy spowodowany uciskiem przez wypadający krążek międzykręgowy na korzonki nerwów rdzeniowych.

i pochodzić z narządów umiejscowionych wewnątrz klatki piersiowej (ryc. 2-13). Z nielicznymi wyjątkami ból w obrębie klatki piersiowej jest następstwem pobudzenia nocyceptorów. Stwierdza się kilka odmian bólu w tej okolicy anatomicznej:

- **Ból skórny**. Uszkodzenie skóry powoduje pobudzenie nerwów czuciowych, które łatwo zlokalizować i uwidocznić podczas badania fizykalnego. Półpasiec powoduje ból neurogenny wzdłuż rdzeniowych nerwów czuciowych i zwykle jest ograniczony do określonego dermatomu anatomicznego.
- **Mialgia**. Ból mięśniowy występuje w wielu sytuacjach, takich jak: uraz, krwiak, zapalenie mięśni, napięcie i względne niedokrwienie w wyniku nadmiernej aktywności nie rozciągniętego mięśnia. Ból mięśniowy może zawierać duży komponent psychologiczny i przez niespokojnych pacjentów może być odbierany błędnie jako ból sercowy.
- **Bóle kostne.** Okostna żeber i kręgów ma dobre unerwienie i jakikolwiek uraz mechaniczny czy reakcja zapalna przenoszona na kości z otaczających je tkanek miękkich może powodować wystąpienie silnego bólu. Przerzuty nowotworowe do kręgosłupa mogą powodować wystąpienie bólu kręgosłupa ograniczonego do określonych dermatomów.
- **Bóle tylnych korzeni rdzenia kręgowego.** Jest to ból typu neuropatycznego spowodowany uciskiem nerwów wychodzących z tylnych rogów rdzenia kręgowego, wywołanym deformacją klatki piersiowej lub zwężeniami przestrzeni międzykręgowych wskutek zwyrodnienia krążków międzykręgowych. Ból tylnych korzonków jest zwykle ostry i nasila się podczas wykonywania ruchów takich jak schylanie ramion lub skręcanie tułowia.
- **Ból opłucnowy.** Opłucna ścienna jest gęsto unerwiona, podczas gdy opłucna płucna nie jest wrażliwa na bodźce bólowe. Podrażnienie opłucnej ściennej powoduje wystąpienie silnego bólu, który jest rzutowany na skórę nad miejscem klatki piersiowej, skąd pochodzi. Określa się ten ból jako ostry, przypominający cięcie nożem i nasilający się podczas ruchów oddechowych.
- **Ból przełykowy.** Rozciągnięcie przełyku lub zaburzenia perystaltyki powodują ból, który najczęściej jest odczuwany w okolicy podmostkowej. Ból pochodzący z przełyku może promieniować do całej klatki piersiowej i naśladować ból pochodzący z narządów wewnętrznych

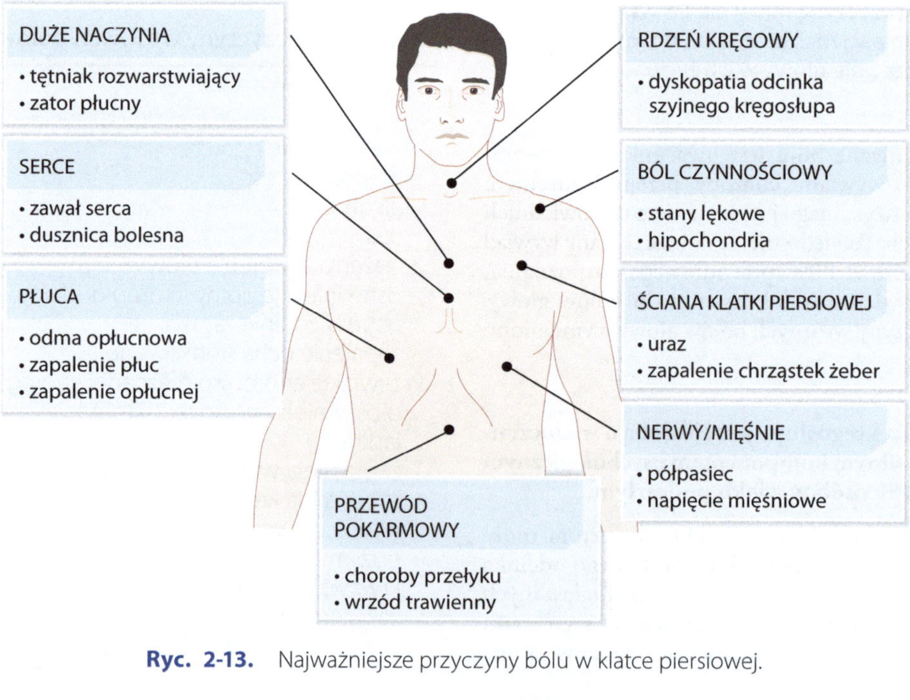

Ryc. 2-13. Najważniejsze przyczyny bólu w klatce piersiowej.

klatki piersiowej. Ból palący, piekący w okolicy podmostkowej jest skutkiem zwrotnego zarzucania treści pokarmowej z żołądka do przełyku. Ale również ten rodzaj bólu może promieniować do klatki piersiowej w okolicy przedsercowej i naśladować ból serca.

- **Ból sercowy.** Ten rodzaj bólu występuje w przypadku choroby niedokrwiennej serca. Opisano go szczegółowo w rozdziale 4.
- **Ból osierdziowy.** Blaszka trzewna osierdzia (nasierdzie) nie ma włókien czuciowych, natomiast blaszka ścienna osierdzia jest słabo unerwiona włóknami bólowymi. Pomimo to zapaleniu osierdzia towarzyszy ból, który najczęściej jest umiejscowiony za mostkiem lub na lewo od mostka. Taki ból jest najczęściej wynikiem reakcji bólowych ze struktur sąsiednich w śródpiersiu lub z opłucnej ściennej.

Ból brzuszny może pochodzić z różnych narządów w jamie brzusznej i może być podzielony na ból trzewny i ból somatyczny (ścienny).

Ból brzucha może pochodzić z różnych narządów umiejscowionych w jamie brzusznej, ale najczęściej jest on skutkiem zaburzeń w obrębie przewodu pokarmowego. Ból pochodzący z narządów wewnętrznych jest określany jako ból trzewny, a ból pochodzący z dermatomów otrzewnej ściennej – jako ścienny lub somatyczny. Ból brzucha, którego źródło jest poza jamą brzuszną, określa się jako ból rzutowany. Przyczyny bólu brzusznego mogą być metaboliczne, toksyczne, neurogenne i psychogenne.

- **Ból trzewny**. Ból trzewny jest niewyraźny i trudny do lokalizacji. Ból żołądkowo-jelitowy jest najczęściej odczuwany w okolicy środkowej brzucha. Gdy pochodzi z górnego odcinka przewodu pokarmowego, wówczas rzutuje się w okolicy nadbrzusza; z odcinka środkowego rzutuje się w okolicy okołopępkowej, a ból pochodzący z końcowego odcinka jelita grubego rzutuje się w okolicy nadłonowej. Ból może mieć charakter ściskający, szczególnie gdy jest wynikiem skurczów spastycznych, rozciągnięcia lub zakręcenia jelit.
- **Ból ścienny**. Ten typ bólu pochodzi ze skóry, tkanki podskórnej, mięśni i otrzewnej ściennej i jest zwykle bardziej stały i lepiej zlokalizowany. Ból trzewny może przechodzić w ból ścienny, gdy otrzewna ścienna jest również objęta zmianami patologicznymi. Na przykład w ostrym zapaleniu wyrostka robaczkowego na początku ból jest umiejscowiony w okolicy okołopępkowej, ale z czasem dolegliwości bólowe przesuwają się w kierunku prawego dolnego kwadranta jamy brzusznej w następstwie zajęcia blaszki ściennej otrzewnej procesem zapalnym.
- **Ból rzutowany**. Ból powstający w klatce piersiowej, rdzeniu kręgowym lub kończynach dolnych może promieniować do jamy brzusznej. Jest zwykle odczuwany jako ból powierzchowny i umiejscowiony w określonych dermatomach.
- **Ból metaboliczny lub toksyczny**. Ból może być dominującym objawem w niektórych chorobach metabolicznych, takich jak porfiria lub kwasica cukrzycowa. W przebiegu zatrucia rtęcią może występować kolka nerkowa.
- **Ból neurogenny**. Ból korzonkowy spowodowany uciskiem nerwów czuciowych rdzenia kręgowego może być odczuwany jako ból brzuszny. Wiąd rdzenia kręgowego, zmiana charakterystyczna w kile, może również powodować objawy bólowe, które pacjent lokalizuje w jamie brzusznej. Ten ból jest rodzajem bólu korzonkowego wywołanego przewlekłym zapaleniem opon mózgowych, doprowadzającym do ucisku włókien czuciowych odchodzących od zwojów okołokręgowych i wchodzących następnie do tylnej części rdzenia kręgowego.
- **Ból psychogenny**. W niektórych przypadkach nie można stwierdzić organicznej przyczyny występowania bólu brzusznego; wtedy należy rozważyć, czy nie jest to ból psychogenny. Utrzymujący się ból o nieznanym pochodzeniu może być obezwładniający i dolegliwy dla pacjenta, co często jest powodem wykonywania różnych dodatkowych badań, zabiegów medycznych i chirurgicznych, które jednak nie dają informacji o przyczynie bólu. Najczęściej przyczyna tego rodzaju bólu pozostaje nie wyjaśniona.

Ból brzuszny wymaga dokładnej, systematycznej oceny w celu stwierdzenia jego sposobu pojawiania się, trwania, charakteru (nasilenie, stałość) i czynników, które mogą ten ból nasilać lub zmniejszać (np. związek z posiłkami, pozycją ciała, cyklem miesiączkowym). Stwierdzenie lokalizacji bólu może być przydatne w dalszym postępowaniu diagnostycznym, ponieważ różne procesy patologiczne charakteryzują się odmiennym umiejscowieniem bólu (ryc. 2-14).

Bóle stawów są zwykle skutkiem wieloczynnikowych zaburzeń obejmujących błonę maziową i okołostawową tkankę łączną.

Ból stawów jest często zgłaszaną dolegliwością. Może mieć charakter ostry lub przewlekły i może dotyczyć jednego stawu (**ból jednostawowy**) lub wielu stawów (**ból wielostawowy**). Przyczyną ostrego bólu jest często uraz lub określona choroba, taka jak reumatoidalne zapalenie stawów, dna moczanowa lub infekcja bakteryjna obejmująca staw (ryc. 2-15). Przyczyny bólu przewlekłego są zwykle mniej oczywiste; wiąże się je ze słabo określonymi chorobami powodowanymi przez wiele czynników, takimi jak zwyrodnieniowa choroba stawów, fibromialgia lub przewlekłe zapalenie kaletki maziowej.

Ból może współwystępować z charakterystycznymi dla tych stanów cechami klinicznymi, takimi jak tworzenie się wysięku lub przesięku w jamie stawowej. U pacjentów z hemofilią ból jest zwykle związany z krwotokiem dostawowym. W przebiegu reumatoidalnego zapalenia stawów przewlekły ból w obrębie rąk współwystępuje ze zniekształceniami stawów i ich ulnaryzacją (ryc. 2-16). Zwyrodnieniowa choroba stawów obejmująca ręce może doprowadzać do wrzecionowatego obrzęku dalszych stawów międzypaliczkowych (guzki Heberdena) i rzadziej do obrzęku bliższych stawów międzypaliczkowych (guzki Boucharda), podczas gdy stawy paliczkowo-śródręczne nie są zmienione. Najczęstsze przyczyny bólów stawów wymieniono w tab. 2-6.

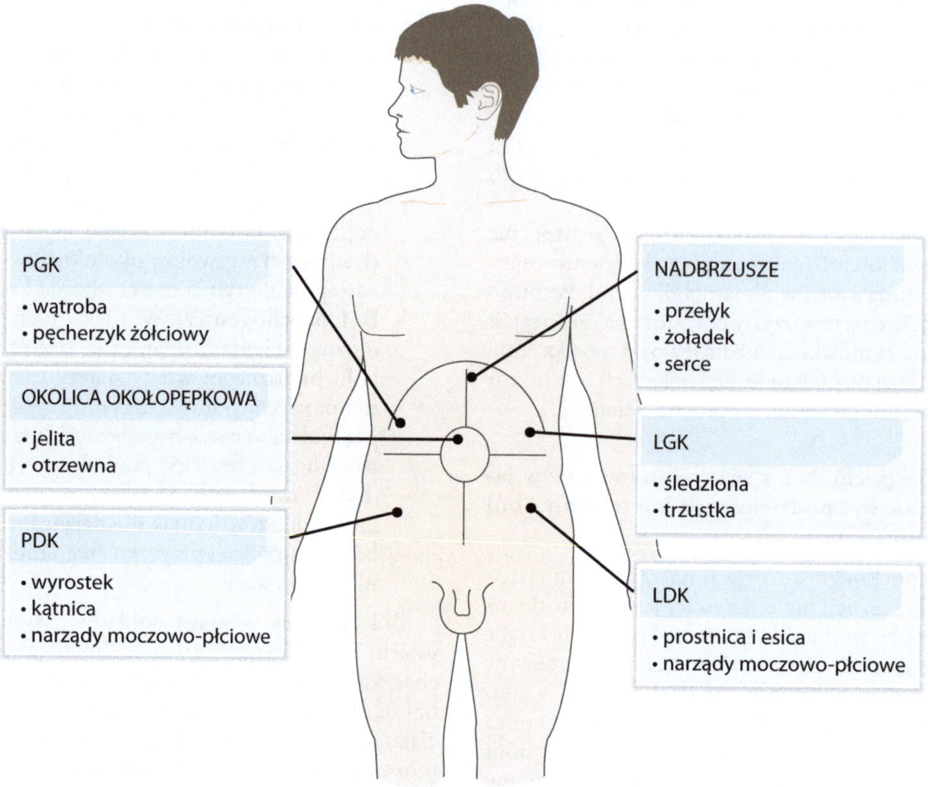

Ryc. 2-14. Ból brzucha. Miejsca najbardziej drażliwe mogą być umiejscowione w różnych partiach brzucha. LDK – lewy dolny kwadrant; LGK – lewy górny kwadrant; PDK – prawy dolny kwadrant; PGK – prawy górny kwadrant.

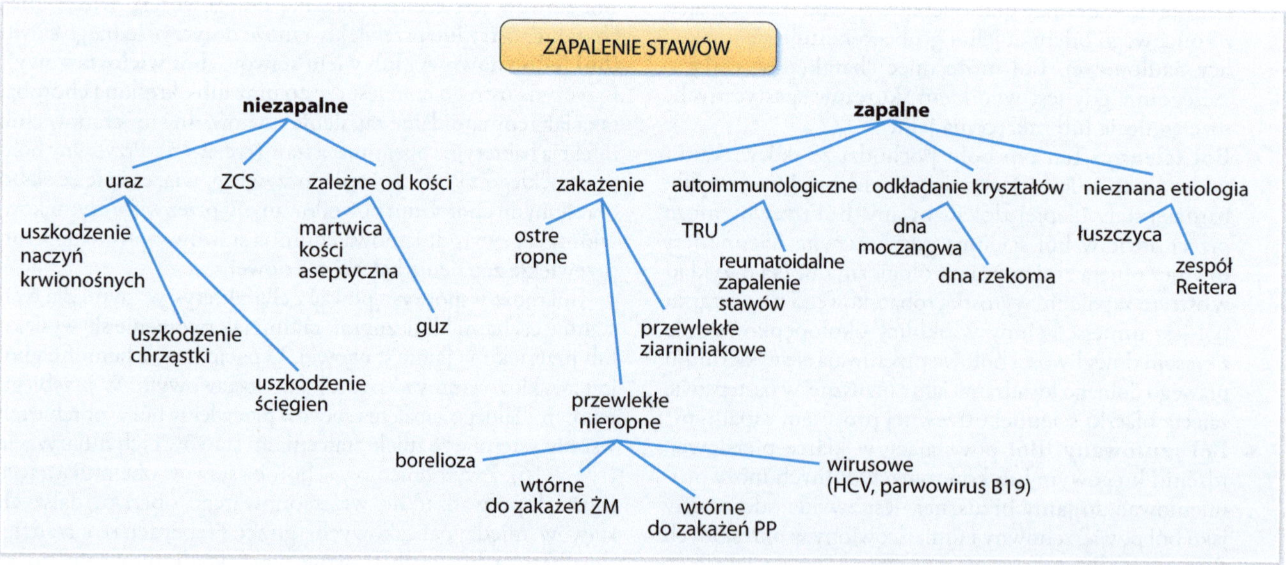

Ryc. 2-15. Ból stawowy może wynikać z występujących zmian patologicznych umiejscowionych w chrząstce, kości, błonie maziowej, kaletce lub ścięgnach. ZCS – zwyrodnieniowa choroba stawów; PP – przewód pokarmowy; ŻM- żołądkowo-moczowy; HCV – wirusowe zapalenie wątroby typu C; TRU – toczeń rumieniowaty układowy.

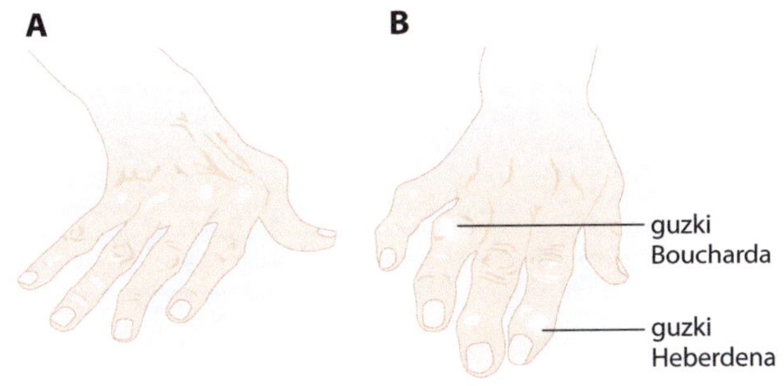

Ryc. 2-16. **A.** Odchylenie łokciowe palców w reumatoidalnym zapaleniu stawów. **B.** Guzki Boucharda i Heberdena widoczne jako wrzecionowate obrzmienie występujące w stawach międzypaliczkowych w przebiegu zwyrodnieniowych chorób stawów.

Osłabienie

Mianem osłabienia określamy zmniejszenie się siły mięśniowej. Osoba dotknięta tym zaburzeniem nie może podjąć aktywności mięśniowej, nie należy więc mylić tego stanu z łatwą męczliwością, polegającą na niemożności utrzymania aktywności mięśniowej na niezmienionym poziomie. Osłabienie może dotyczyć grup mięśni, takich jak bliższe lub dalsze mięśnie kończyn, lub obejmować całą grupę mięśni. „Paraliż" i „paraplegia" są terminami używanymi do określenia znacznego osłabienia grup mięśni u pacjentów po udarze mózgowym.

Tabela 2-6. Najczęstsze przyczyny bólów stawowych

Urazy
ostry uraz z rozerwaniem chrząstek lub więzadeł
artropatia neurogenna
artropatia pozabiegowa lub wywołana obecnością protezy
krwawienia do stawów w hemofilii
Zakażenia
ostre infekcje wirusowe lub septyczne zakażenia bakteryjne
przewlekłe nieswoiste zapalenia lub zapalenia ziarniniakowate
Choroby autoimmunizacyjne
reumatoidalne zapalenie stawów
toczeń rumieniowaty układowy
twardzina układowa
Artropatia spowodowana wytrącaniem w stawach kryształów
dna moczanowa
dna rzekoma
Choroby kości
martwica aseptyczna
osteoporoza
guzy kości
Choroby o nieznanej etiologii
choroba zwyrodnieniowa stawów
fibromialgia
przewlekłe zapalenie kaletek maziowych
chondromalacja

Osłabienie mięśni jest skutkiem choroby dotyczącej układu nerwowo-mięśniowego.

Aktywność mięśni zależna od woli osoby jest uwarunkowana prawidłową czynnością α-motoneuronów, znajdujących się w rogach przednich rdzenia kręgowego (ryc. 2-17). Ten w hierarchii układu nerwowego **motoneuron niższego szczebla** ma połączenie z neuronami z wyższego poziomu organizacyjnego – kory mózgu i pnia mózgu. **Motoneurony wyższego szczebla** znajdują się w drogach **piramidowych** korowo-rdzeniowych i korowo-opuszkowych oraz w drogach pozapiramidowych, w szczególności w drodze czerwienno-rdzeniowej, drodze siatkowo-rdzeniowej przedniej mostu, drodze siatkowo-rdzeniowej, drodze przedsionkowo-rdzeniowej bocznej i w drodze pokrywowo-rdzeniowej. **Móżdżek** reguluje wykonywanie ruchów oraz równowagę i jest niezbędny do utrzymania współdziałania mięśni. Zaburzenia w którejkolwiek z tych dróg prowadzą do zaburzenia czynności mięśni i stanu osłabienia. Stąd osłabienie mięśni klasyfikuje się jako neuropatyczne, gdy dotyczy dysfunkcji górnych lub dolnych motoneuronów, lub miopatyczne, gdy jest ono zależne od pierwotnych chorób mięśni.

Osłabienie zależne od zaburzenia czynności górnych motoneuronów. Zaburzenie jest zlokalizowane w mózgu lub w rdzeniu kręgowym i może być skutkiem urazu, krwotoku lub innej patologii rozrostowej, takiej jak guz lub ropień. Osłabienie siły mięśniowej może być rozległe i dotyczyć dużych regionów anatomicznych (np. *hemiplegia* – paraliż połowy ciała). Często współistnieją zaburzenia mowy lub prawidłowego wysławiania (*dysarthria* i *dysphonia*) lub niemożności połykania (*dysphagia*). Zwykle współistnieje w tych stanach spastyczność mięśni. Gdy dochodzi do przywrócenia ruchomości, wykonywane ruchy cechują się powolnością. Szybkie ruchy zależne od czynności mięśni są bardziej podatne na te zaburzenia niż powolna aktywność.

Osłabienie zależne od zaburzenia czynności dolnych neuronów. Uszkodzenie jest najczęściej zlokalizowane w rogach przednich rdzenia kręgowego, ale może także występować w pniu mózgu lub na poziomie aksonów opuszczających rdzeń kręgowy i dochodzących do mięśni. Typowym zaburzeniem jest stwardnienie zanikowe boczne (choroba Lou Gehriga) – choroba o niejasnym pochodzeniu, atakująca moteoneurony w rogach przednich rdzenia kręgowego lub motoneurony na wyższych poziomach.

Utrata moteneuronów α powoduje osłabienie mięśni, ponieważ ich czynność jest niezbędna dla czynności skurczowej mięśni. Utrata motoneuronów γ, które przekazują impulsy nerwowe do włókien nerwowych, doprowadza do upośledzenia napięcia mięśni. Uszkodzone dolne motoneurony mogą powodować spontaniczne i nieregularne pobudzenie skurczu

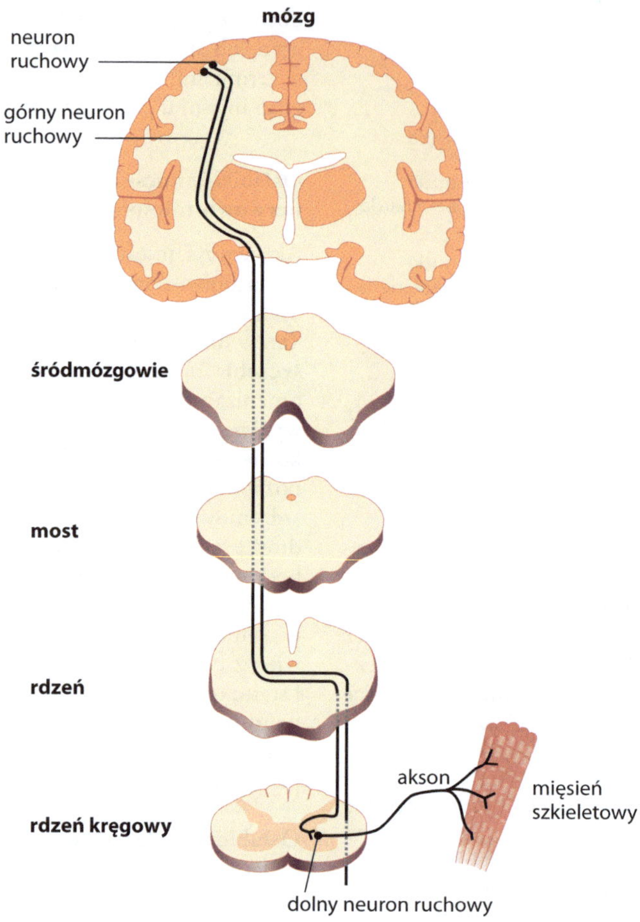

Ryc. 2-17. Górne i dolne neurony ruchowe.

mięśni, określanego jako *fasciculation*. Nawet jeśli to zjawisko jest nierozpoznawalne w badaniu elektromiograficznym, może dochodzić do powstawania potencjałów w indywidualnych włóknach mięśniowych. Osłabienie siły mięśniowej w mięśniach dalszych kończyn jest zauważalne bardziej niż w mięśniach bliższych; jednocześnie dochodzi do utraty odruchów ścięgnistych.

Osłabienie miopatyczne. Ten stan dotyczy osłabienia wynikającego z pierwotnych chorób mięśniowych, w tym dystrofii mięśniowej, miopatii i zapalenia wielomięśniowego. Aktywność skurczowa mięśni jest ograniczona, a w badaniu elektromiograficznym stwierdza się zmniejszone wartości potencjału spoczynkowego.

Zaburzenia ruchowe

Świadomie wykonywane ruchy są modyfikowane przez impulsy z motorycznych ośrodków pozapiramidowych w jądrach podstawy mózgu. Choroby obejmujące prążkowie, gałkę bladą, jądra niskowzgórzowe i istotę czarną mogą powodować zaburzenia ruchowe określane mianem dyskinezji. Mogą one być także opisane jako zaburzenia hiperkinetyczne, charakteryzujące się nadmierną aktywnością ruchową, lub hipokinetyczne, w których aktywność ruchowa jest ograniczona.

Hiperkinetyczne ruchy są wynikiem utraty hamującego działania impulsów z wyższych ośrodków ruchowych.

Ruchy hiperkinetyczne powstają w wyniku utraty mechanizmów hamujących regulację impulsów wysyłanych z wyższych ośrodków ruchowych. Do najważniejszych zaburzeń motorycznych o charakterze hiperkinetycznym należą:

Tiki. Są to szybkie, niezamierzone ruchy oczu, takie jak mruganie lub skurcz mięśni twarzy, które są powtarzalne, ale nie w sposób rytmiczny. Mogą być proste lub złożone i niekiedy współwystępują z uczuciem bólu (*tic douloureux*). Tiki są częste u dzieci, ale zwykle zanikają samoistnie. Ruchy te są cechą **zespołu Tourette'a** – choroby dziedziczonej autosomalnie dominująco, głównie występującej u mężczyzn. U tych pacjentów występują **złożone tiki ruchowe** (np. mruganie, marszczenie brwi, pociąganie nosem) i **tiki foniczne** (np.

odkrztuszanie, chrząkanie, szczekanie). Mniej więcej w 50% przypadków występuje u tych osób natrętna potrzeba przeklinania (korpolalia).

Drżenie. Jest to zaburzenie polegające na rytmicznych, powtarzalnych skurczach mięśni, na przemian z ich relaksacją. Drżenie może wystąpić w warunkach fizjologicznych, z powodu zimna lub zmęczenia, nadczynności tarczycy lub wskutek działania niektórych leków (np. kofeina). Drżenie w zaburzeniach neurologicznych jest dzielone na spoczynkowe (występuje, gdy osoba jest w spoczynku) i zamiarowe (gdy osoba znajduje się w ruchu). **Drżenie spoczynkowe** jest charakterystyczne dla choroby Parkinsona. Drżenie zamiarowe jest spowodowane uszkodzeniem móżdżku i często wystepuje w stwardnieniu rozsianym. Drżenie ortostatyczne jest widoczne u osoby, która próbuje utrzymać stałą pozycję (np. z wyciągniętymi ramionami). Trzepotanie rąk, które występuje w takiej pozycji, jest określane jako **asteriksje** i jest charakterystyczne dla fazy zejściowej choroby wątroby (ryc. 2-18).

Pląsawica. Pląsawica charakteryzuje się szybkimi, niezamierzonymi, szarpanyni ruchami rąk, nóg i twarzy, nakładającymi się na prawidłowe, zamierzone ruchy. Może współwystępować z **atetozą**, polegającą na powolnych skręcających ruchach mięśni całej kończyny. Stan ten występuje w chorobie Huntingtona i w gorączce reumatycznej (pląsawica Sydenhama), ale może także być następstwem stosowania niektórych leków i może nawet bez żadnej przyczyny pojawić się w ciąży.

Mioklonia. Charakteryzuje się nagłym skurczem mięśni. Miokloniczne skurcze mięśni mogą wystapić u zdrowych osób podczas zapadania w sen. Mioklonia może być cechą padaczki mioklonicznej, choroby Alzheimera, choroby Creutzfeldta-Jakoba, a także występuje w niektórych chorobach metabolicznych, np. w schyłkowej niewydolności nerek. Może być również następstwem urazu mózgu lub udaru niedokrwiennego mózgu. Ten stan jest określany jako **aktywna mioklonia**, ponieważ może być wyzwalany podczas wykonywania zamierzonych ruchów.

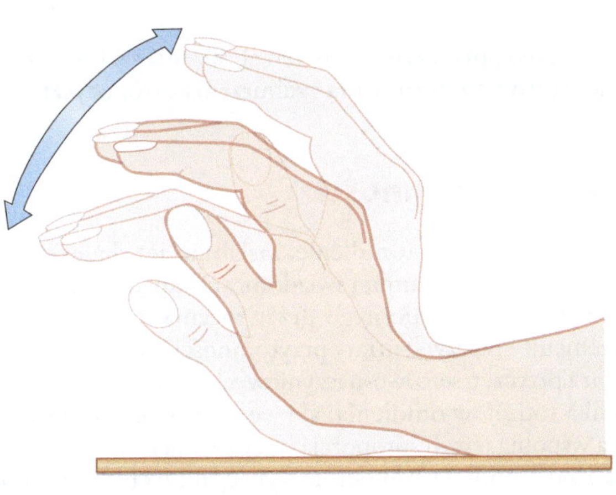

Ryc. 2-18. Asteriksje. Podczas wyprostowania ręki widoczne obustronne trzepotanie palców.

Uwaga

> Czkawka jest przykładem mioklonii spowodowanej skurczem przepony.

Choroba Parkinsona jest przykładem hipokinetycznych zaburzeń ruchowych.

Choroba Parkinsona jest postępującym zaburzeniem neurodegeneracyjnym obejmującym istotę czarną, miejsce sinawe i związane z nimi dopaminergiczne jądra podstawy mózgu. Przyczyna pierwotnej choroby Parkinsona, stanowiącej 90% wszystkich przypadków tego schorzenia, nie jest znana. Wtórna choroba Parkinsona może być wywołana przez leki zaburzające działanie dopaminy w jądrach podstawy mózgu, toksynami (np. tlenkiem węgla), wewnątrzczaszkowym krwawieniem spowodowanym powtarzalnymi urazami, zapaleniem mózgu lub guzami. Zaburzenia ruchowe są następujące:

- **Hipokinezja i utrata ruchów mimowolnych.** Ogólnie mobilność pacjenta się zmniejsza. Twarz staje się sztywna i bez wyrazu. Upośledzone zostaje mruganie oczu. Mowa jest monotonna.
- **Drżenie.** Widoczne głównie w spoczynku; występuje z częstością od 4 do 6 cykli na sekundę. Początkowo dotyczy to tylko jednego obszaru anatomicznego, np. ręki, ale z czasem staje się uogólnione. Jest bardziej nasilone podczas stresu emocjonalnego, a zmniejsza się podczas wykonywania zamierzonych ruchów.
- **Spowolnienie ruchów (bradykinezja).** Zamierzone ruchy są powolne, ale nie występuje osłabienie mięśni.
- **Sztywność.** Kończyny stawiają opór podczas wykonywania biernych ruchów. Sztywność jest przyczyną typowej zgiętej postawy ciała.
- **Zaburzenia chodzenia.** Zmiana pozycji ciała z siedzącej do stojącej wymaga dłuższego czasu niż u osoby zdrowej. Chód jest powłóczysty i niepewny; zmniejszają się ruchy ramion podczas chodzenia. Nagłe zatrzymanie się lub przyspieszenie jest utrudnione.

Najczęstsze cechy kliniczne choroby Parkinsona przedstawiono na ryc. 2-19.

Zaburzenia chodzenia

Chodzenie jest niezmiernie złożonym procesem, w którego regulacji uczestniczą: kora mózgowa, ośrodki podkorowe, móżdżek, rdzeń kręgowy i mięśnie szkieletowe. Skoordynowane poruszanie się wymaga utrzymania równowagi, co jest regulowane przez impulsy czuciowe odbierane w uchu środkowym oraz we wrzecionach mięśniowych. Przyczyny zaburzeń chodzenia mogą być neurologiczne i nieneurologiczne. Można te zaburzenia podzielić na następujące rodzaje:

- **Zaburzenia kontroli ruchowej**. Zalicza się do nich różne, rozległe urazy mózgu, takie jak wewnątrzczaszkowe krwawienie, urazy głowy – i w obu wypadkach

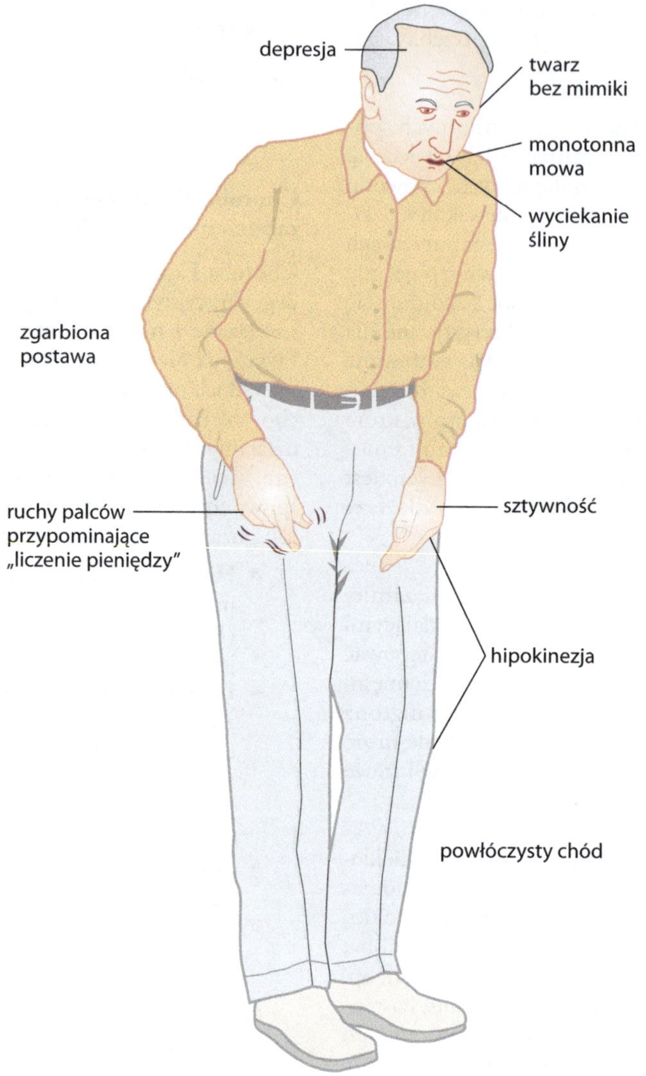

Ryc. 2-19. Choroba Parkinsona. Główne cechy kliniczne choroby: powłóczysty chód, drżenie, sztywność, brak ekspresji mimicznej twarzy.

może wystąpić częściowy lub całkowity paraliż. W wielu chorobach neurologicznych występują zaburzenia chodu, np. w chorobie Parkinsona, chorobie Huntingtona i w stwardnieniu rozsianym. Alkohol i wiele leków mogą powodować zaburzenia chodu.

- **Zaburzenia czuciowe**. Wiąd rdzenia w przebiegu kiły lub zwyrodnienie sznurów tylnych rdzenia kręgowego z powodu niedoboru witaminy B_{12} powoduje wystąpienie zaburzeń czuciowych i utratę czucia z proprioceptorów, co niekorzystnie wpływa na zdolność chodzenia.
- **Choroby mięśni**. W przebiegu pierwotnych dystrofii mięśniowych dochodzi do zaburzeń chodzenia, a w dystrofii mięśniowej Duchenne'a pacjenci są przykuci do wózka inwalidzkiego od najmłodszych lat.
- **Zaburzenia ortopedyczne**. Deformacje szkieletu, urazy lub zwyrodniające choroby stawów utrudniają chodzenie.

Najczęstszą przyczyną zaburzeń chodzenia są: ból, zwyrodnienia wtórne do urazów oraz zaburzenia ortopedyczne.

Utrata przytomności

Utrata przytomności (omdlenie, zasłabnięcie) charakteryzuje się nagłą, przejściową utratą świadomości i upadkiem, po czym dochodzi do spontanicznego przywrócenia stanu przed tym zdarzeniem. Przyczyną utraty przytomności jest niedokrwienie mózgu z przyczyn sercowo-naczyniowych lub innych. Rozróżnia się kilka rodzajów omdlenia, ale we wszystkich przypadkach cechą wspólną jest dysproporcja między objętością wyrzutową serca i pojemnością łożyska naczyń tętniczych, które muszą zostać wypełnione krwią. Najważniejsze przyczyny utraty przytomności są następujące:

- **Niewydolność pompy**. Omdlenie zdarza się w wielu chorobach serca, ale najczęściej wynika z zaburzeń przewodzenia bodźców w mięśniu sercowym.
- **Utrudniony przepływ krwi**. Wady zastawkowe mogą opóźniać wypływ krwi z lewej komory serca, a zator w tętnicach płucnych może utrudniać wyrzut krwi z prawej komory.
- **Zmniejszony powrót żylny do prawego serca.** Nadmierne zaleganie krwi w układzie żylnym powoduje zmniejszenie rzutu serca i jest przyczyną niskiego ciśnienia tętniczego.
- **Hipowolemia.** Utrata krwi w jakimkolwiek mechanizmie, szczególnie kiedy następuje nagle i w dużej ilości, doprowadza do zmniejszenia rzutu serca.
- **Wazodylatacja układowa lub miejscowa**. Rozszerzenie tętnic doprowadzających krew do głównych narządów może spowodować zaburzenia hemodynamiczne, polegające na redystrybucji przepływu krwi do niektórych części organizmu, kosztem przepływu mózgowego.
- **Skurcz tętnic mózgowych**. Wybiórczy skurcz tętnic mózgowych występuje podczas hipokapnii.

Z punktu widzenia klinicznego ważne jest stwierdzenie, czy omdlenie następuje z przyczyn sercowo-naczyniowych czy innych, a jednocześnie należy wyjaśnić, w jakim mechanizmie dochodzi do utraty przytomności (ryc. 2-20).

Utrata przytomności z przyczyn sercowych. Nagle występująca niewydolność pompy sercowej jest najczęściej wynikiem bradyarytmii lub tachykardii. Wrodzone lub nabyte wady zastawkowe mogą spowodować nagłe zmniejszenie wypływu krwi z serca. Najczęściej przyczyną takiego stanu jest zwężenie zastawki aortalnej. Przyczyną omdlenia z powodu podzastawkowego zwężenia ujścia aorty może być kardiomiopatia przerostowa. Nieprawidłowa czynność protez w sercu może być inną przyczyną omdlenia. Utrudnienie przepływu krwi występuje także w zaburzeniach zakrzepowo-zatorowych. Omdlenia są częstym symptomem u osób z guzem – śluzakiem sercowym, mogącym blokować przepływ krwi z lewego przedsionka do lewej komory.

Omdlenie naczynioruchowe. Omdlenie naczynioruchowe najczęściej występuje u młodych kobiet i jest powodowane nadmierną impulsacją z nerwu błędnego lub niedostateczną regulacją krążenia obwodowego przez układ współczulny. Charakterystyczną cechą tego zaburzenia jest jego występowanie po zadziałaniu takich czynników jak stres, ból, strach. Jest ono często poprzedzone symptomami ostrzegawczymi, takimi jak nudności, pocenie się, zaburzenia widzenia czy tachykardia. Osoba mdlejąca odzyskuje przytomność po upadku. Utrata przytomności podczas **połykania** jest także spowodowana odruchem wazowagalnym. Duża ilość pokarmu przechodząca do przełyku pobudza nerw błędny, czego następstwem jest rozszerzenie naczyń krwionośnych na obwodzie i zwolnienie czynności serca, a w dalszej konsekwencji niedokrwienie mózgu.

Omdlenie związane z pobudzeniem zatoki szyjnej występuje podczas masowania i ucisku tej okolicy szyi, co doprowadza do rozszerzenia naczyń krwionośnych na obwodzie. **Omdlenie podczas oddawania moczu** występuje u osób starszych, które niekiedy w nocy tracą przytomność podczas oddawania moczu – opróżniania pęcherza moczowego. Mechanizm tego zaburzenia nie jest do końca jasny, ale jest prawdopodobnie związany z odruchem wazowagalnym.

Niedociśnienie ortostatyczne. Omdlenie naczynioruchowe występuje podczas zmiany pozycji ciała z leżącej na stojącą. Wynika ono z niedostatecznego odruchowego skurczu naczyń, które normalnie następuje po zmianie pozycji z horyzontalnej na wertykalną. Po przyjęciu pozycji stojącej okresowo zmniejsza się powrót żylny do serca, czego następstwem jest zmniejszenie rzutu serca. Aby zapobiec dysproporcji między objętością krwi

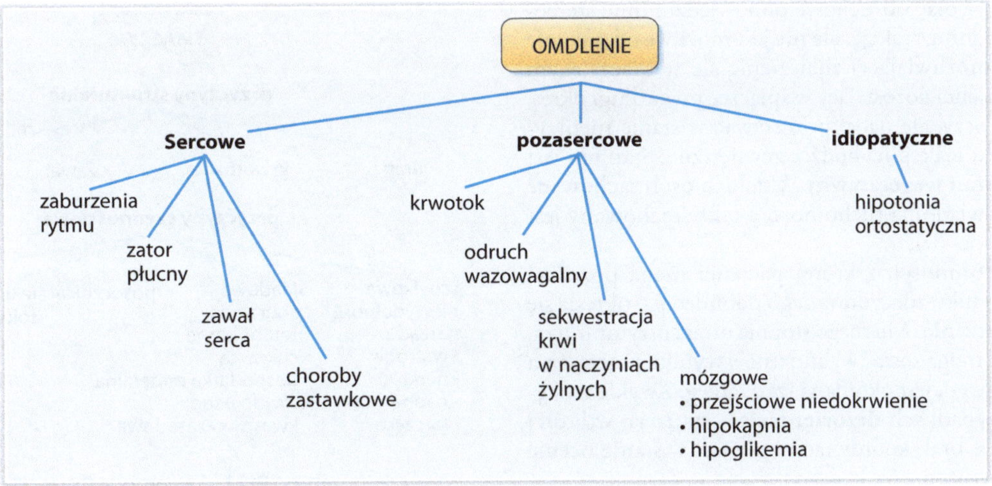

Ryc. 2-20. Przyczyny omdleń.

wyrzucanej z serca a pojemnością układu tętniczego, następuje odruchowy skurcz tętnic. Jeżeli ten odruch wazokonstrykcyjny nie występuje, zmniejsza się dopływ krwi do naczyń mózgowych i dochodzi do omdlenia. Po upadku, do pozycji poziomej, dochodzi do powrotu przytomności. Niedociśnienie ortostatyczne występuje bez wyraźnych przyczyn u osób starszych (**idiopatyczne niedociśnienie ortostatyczne**), ale jest jeszcze częstsze u osób z dysfunkcją układu współczulnego, mogącą występować u chorych na **cukrzycę**. Osoby leczone **blokerami adrenergicznymi** lub osoby po **stratach dużych objętości krwi** są szczególnie podatne na wystąpienie utraty przytomności. Spadek ciśnienia tętniczego krwi podczas **reakcji anafilaktycznej** na leki może także doprowadzić do utraty przytomności.

Omdlenie podczas kaszlu lub defekacji. Dochodzi do utraty przytomności z powodu zmniejszonego powrotu żylnego krwi do prawej komory serca wskutek wzrostu ciśnienia w klatce piersiowej (próba Valsalvy).

Omdlenie podczas hiperwentylacji. Utrata przytomności jest spowodowana hipokapnią i zasadowicą oddechową, powodującymi skurcz naczyń mózgowych i jednoczesne rozszerzenie naczyń krwionośnych w innych obszarach, co doprowadza do niedokrwienia mózgu.

Omdlenie mózgowe. Omdlenie może wystąpić w okresie zwiastunowym ataku epileptycznego lub podczas tymczasowego niedokrwienia mózgu. Aktywność metaboliczna mózgu jest zależna od podaży glukozy, dlatego przyczyną utraty przytomności może być hipoglikemia spowodowana wysokim stężeniem insuliny.

Śpiączka

Śpiączka jest stanem przypominającym sen, w którym osoba dotknięta tym zaburzeniem ma zamknięte oczy i nie odpowiada na stymulację słowną czy mechaniczną. Tego rodzaju bodźce mogą wywołać odruchowe odpowiedzi i inne stereotypowe, nieświadome reakcje, ale nie jest możliwe odzyskanie świadomości umożliwiającej znalezienie się w otaczającym środowisku. Pacjenci pozostający w śpiączce przez długi okres, mogą otwierać oczy, ale nadal pozostawać w stanie nieprzytomności i braku reakcji na bodźce zewnętrzne. Stan ten jest określany jako **stan wegetatywny**. U takich osób zachowane są odruchy, nieświadoma ruchomość, a także zachowany jest cykl czuwania noc–dzień.

Utratę przytomności, z której pacjenci mogą pozostać wybudzeni w wyniku zdecydowanego pobudzenia, określa się jako **stan zamroczenia**. Miernego stopnia utrata przytomności, z której pacjenci mogą zostać wybudzeni w wyniku potrząsania i kontaktu słownego, jest określana jako **letarg**. Zwykle występuje w tych przypadkach **dezorientacja** – sytuacja, w której pacjent wykazuje brak koordynacji i nie jest w stanie ocenić otaczającej go sytuacji.

Śpiączka jest skutkiem uszkodzeń strukturalnych mózgu, zaburzeń metabolicznych, działania leków i toksyn.

Przyczyną śpiączki może być uszkodzenie kory mózgu, wzgórza i jąder pnia mózgu tworzących siateczkowy układ pobudzający. W skład układu siateczkowo-pobudzającego wchodzą liczne jądra, takie jak jądra szwu, bogate w serotoninę, i jądro sinawe, zawierające norepinefrynę. Układ siateczkowo-pobudzający ma wiele dróg łączących go z korą mózgu i jest niezbędny do utrzymywania pobudzenia i aktywnej reakcji przedmózgowia. Układ siateczkowo-pobudzający reguluje sen, a także, poprzez swoje połączenia z korą mózgową, jest niezbędny do utrzymania świadomości. Zarówno kora mózgowa, jak i układ siateczkowo-pobudzający mogą zostać uszkodzone w wyniku różnych zaburzeń metabolicznych i urazowych mózgu (ryc. 2-21).

Uszkodzenia strukturalne. Śpiączka występuje w wyniku uszkodzenia obu półkul mózgu. Jeżeli zaburzenia dotyczą jednej półkuli, występujące zaburzenia krążenia i obrzęk powodują zaburzenie czynności przeciwległej półkuli, w wyniku czego dochodzi do ucisku ważnych ośrodków życiowych umiejscowionych w tej części mózgu. Najważniejsze zaburzenia strukturalne doprowadzające do wystąpienia śpiączki wymieniono w tab. 2-7.

Zaburzenia metaboliczne i toksyczne. Śpiączka wstępuje w stanie zejściowej niewydolności wątroby, w przebiegu chorób metabolicznych, takich jak cukrzyca, zaburzenia gospodarki elektrolitowej, oraz w zaburzeniach homeostazy kwasowo-zasadowej. Przyczyną śpiączki często mogą być także leki i toksyny. Najważniejsze przyczyny śpiączki wywołanej przez toksyny i leki wymieniono w tab. 2-8.

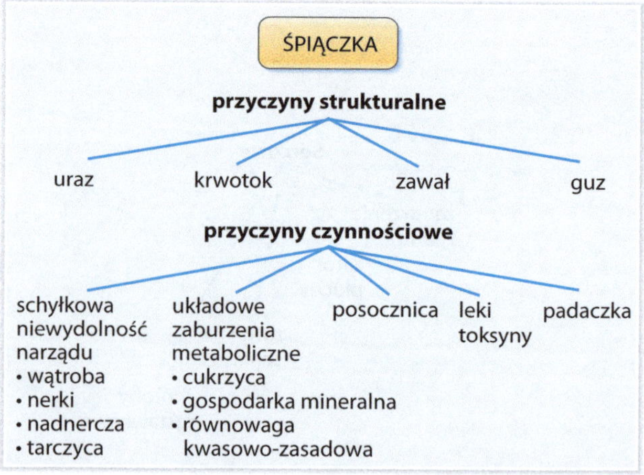

Ryc. 2-21. Przyczyny śpiączki.

Tabela 2-7. Strukturalne przyczyny śpiączki

Uraz mózgu
Krwotok
mózgowy
podpajęczynówkowy
podtwardówkowy
Zawały
niedrożność zatorowa
niedrożność zakrzepowa
niedociśnienie tętnicze
Zakażenia
ropnie
zapalenie mózgu
zapalenie opon mózgowych
Guzy

Tabela 2-8. Metaboliczne i toksyczne przyczyny śpiączki

Niewydolność wątroby
Niewydolność nerek
Cukrzyca
Hiperglikemia
Kwasica mleczanowo-ketonowa
Hipoglikemia
Hiponatremia
Hiperkalcemia
Niewydolność nadnerczy
Niedoczynność tarczycy
Posocznica
Padaczka
Leki i toksyny
alkohol
opiaty
barbiturany
benzodiazepiny
leki przeciwdrgawkowe

Głębokość śpiączki może być oceniona na podstawie sposobu oddychania, reakcji oczu i mięśni kończyn.

Uszkodzenia nadnamiotowe zwykle postępują stopniowo i w sposób przewidywalny, doprowadzając najpierw do zaburzenia czynności kory mózgowej, potem głębszych warstw mózgu i w końcu powodując uszkodzenie ośrodków w moście i rdzeniu przedłużonym (ryc. 2-22). Na podstawie obserwacji rytmu oddechowego, reakcji źrenic, odruchów mięśni ocznych i odruchów z mięśni szkieletowych kończyn można stwierdzić lokalizację choroby w sposób następujący:

- **Rozległa depresja kory mózgowej.** Rytm oddechowy jest prawidłowy, ale niekiedy dochodzi do hiperwentylacji. Źrenice są średnich rozmiarów i z prawidłową reakcją, odruchy pozaoczne są zachowane. Stan napięcia kończyn jest hipotoniczny lub hipertoniczny.

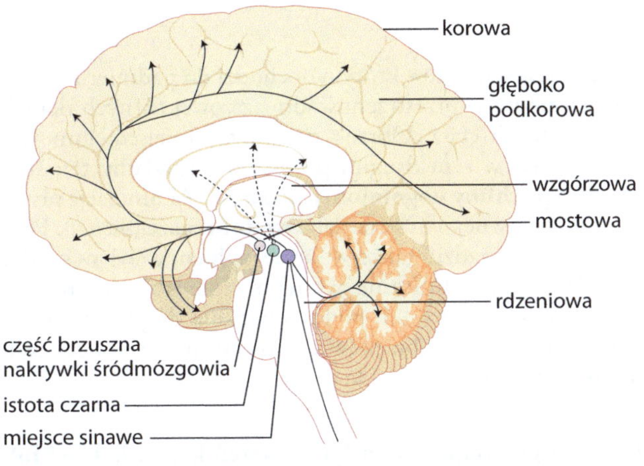

Ryc. 2-22. Głębokość śpiączki. Śpiączka wynikająca z zaburzeń nadnamiotowych charakteryzuje się na początku zahamowaniem czynności kory, nasila się w miarę wyłączania głębiej leżących struktur podkorowych i ostatecznie doprowadza do zahamowania ośrodków życiowych w moście i rdzeniu przedłużonym.

- **Rozległa głęboka depresja jednej półkuli.** Utrzymują się hiperwentylacja i zasadowica oddechowa. Może być również rytm oddechowy na przemian wzmagający i słabnący, charakterystyczny dla oddechu Cheyne'a-Stokesa. Źrenice są średnio szerokie i z prawidłową reakcją, a odruchy pozaoczne są zachowane. Mięśnie kończyn są w stanie rozległego napięcia hipertonicznego i wykazują reakcję na stymulację charakterystyczną dla osoby odkorowanej.
- **Zaburzenia wzgórzowe.** Występuje oddech typu Cheyne'a-Stokesa z okresami stałej hiperwentylacji. Źrenice są wąskie, ale z prawidłową reakcją na światło. Widoczne jest porażenie nerwu okoruchowego oraz występuje osłabienie mięśnia przyśrodkowego prostego i górnego prostego oka, co powoduje ustawienie oczu w zezie rozbieżnym. Odruchy z mięśni kończyn na bodźce drażniące są charakterystyczne dla stanu odmóżdżenia.
- **Zaburzenia mostu.** Rytm oddechowy jest nieregularny, z okresami bezdechu. Źrenice są bez reakcji na światło i są średnio szerokie lub wąskie. Występuje porażenie nerwu odwodzącego oka, co zaburza czynność mięśnia bocznego prostego oka. Może występować całkowite porażenie ruchomości gałek ocznych. Występuje stan porażenia czterokończynowego, wiotkiego. Brak jest odruchów mięśniowych typowych dla odmóżdżenia czy odkorowania.
- **Zaburzenia rdzenia kręgowego.** Rytm oddechowy jest nieregularny, a głębokość oddechu zmienna (oddech bezładny) z zaznaczonymi okresami bezdechu. Źrenice są szerokie i bez reakcji na światło. Występuje całkowite porażenie ruchomości gałek ocznych. Występuje stan porażenia czterokończynowego, wiotkiego i niemożliwe jest, nawet po zastosowaniu mocnych bodźców, wywołanie odruchów typowych dla odkorowania czy odmóżdżenia.

Obrzęki

Obrzęk jest stanem, w którym dochodzi do nadmiernej akumulacji płynu w przestrzeni śródmiąższowej różnych tkanek lub w jamach ciała. Obrzęk może być umiejscowiony lub uogólniony; w tym drugim przypadku określamy ten stan mianem **puchliny uogólnionej** (*anasarca*). Akumulację płynu w jamie brzusznej określa się jako **wodobrzusze** (*ascites*). Płyn może się gromadzić także w jamie opłucnowej i w worku osierdziowym. Klinicznie wystepowanie obrzęku można stwierdzić wzrokowo lub podczas badania dotykiem, jak to jest w przypadku „obrzęków ciastowatych" na kończynach dolnych w niewydolności krążenia.

Obrzęki powstają w wyniku zaburzeń krążenia krwi lub chłonki oraz wskutek obniżenia ciśnienia onkotycznego osocza lub wzrostu przepuszczalności ściany naczyniowej drobnych naczyń krwionośnych.

Do powstania obrzęku dochodzi, gdy stworzone zostaną warunki sprzyjające wypływowi płynu z naczyń krwionośnych. Rozróżnia się cztery podstawowe mechanizmy powstawania obrzęku (ryc. 2-23):

- **Zwiększone ciśnienie w naczyniach żylnych i włosowatych**. Do wzrostu ciśnienia w naczyniach żylnych dochodzi wskutek ich obturacji skrzepami lub w wyniku niewydolności serca. Podwyższone ciśnienie w naczyniach żylnych jest przenoszone do mikronaczyń, co powoduje zwiększony wypływ płynu do przestrzeni śródmiąższowej. Ma to miejsce w płucach w przebiegu niewydolności lewej komory serca lub w kończynach dolnych i jamie otrzewnowej w wyniku niewydolności prawej komory serca.
- **Zmniejszone ciśnienie onkotyczne**. Hipoalbuminemia jest najczęstszą przyczyną obniżenia się ciśnienia onkotycznego osocza. Stwierdza się je w przewlekłych chorobach wątroby, gdy zmniejsza się wytwarzanie albumin, lub w zespole nerczycowym czy enteropatii z utratą białek, kiedy albuminy i inne białka są tracone z organizmu w dużych ilościach.
- **Zwiększona przepuszczalność naczyń krwionośnych**. Przepuszczalność ściany naczyniowej mikronaczyń i żyłek zwiększa się w środowisku objętym odczynem zapalnym, co powoduje zwiększony wypływ płynu do przestrzeni śródmiąższowej. Mediatory zapalne uwalniane z komórek biorących udział w reakcji zapalnej przyczyniają się do gromadzenia się płynu w przestrzeni pozanaczyniowej. Zwiększona przepuszczalność naczyń krwionośnych występuje także w oparzonej skórze czy w mózgu po urazie.
- **Utrudniony drenaż limfatyczny**. Płyn filtrowany do przestrzeni śródmiąższowej jest częściowo drenowany drogą naczyń limfatycznych. Obturacja naczyń limfatycznych może doprowadzić do zahamowania tego drenażu wskutek wzrostu ciśnienia hydrostatycznego w ich świetle. Dzieje się tak zwykle w przypadku obturacji naczyń chłonnych wskutek gromadzenia się komórek nowotworowych w węzłach chłonnych, po chirurgicznym usunięciu węzłów chłonnych, lub wskutek zakażeń pasożytniczych doprowadzających do obturacji światła naczyń chłonnych (np. „słoniowacizna" w obrębie kończyn dolnych w przebiegu zakażenia filariozą).

Z punktu widzenia klinicznego obrzęki można sklasyfikować na podstawie ich patogenezy lub umiejscowienia (ryc. 2-24). W wielu sytuacjach klinicznych występujące obrzęki są wywoływane przez kilka niezależnych czynników. Na przykład w przebiegu przewlekłej niewydolności serca występujący obrzęk jest po części wynikiem zwiększonego ciśnienia hydrostatycznego, a w wyniku retencji sodu jednocześnie jest skutkiem zwiększenia objętości przestrzeni zewnątrzkomórkowej. Nagromadzenie płynu puchlinowego w przebiegu chorób wątroby

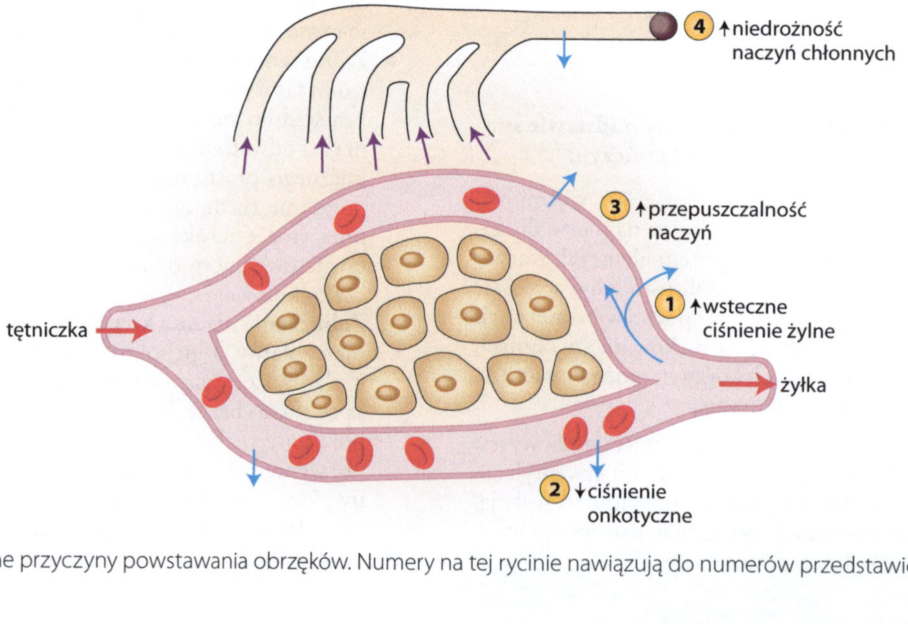

Ryc. 2-23. Główne przyczyny powstawania obrzęków. Numery na tej rycinie nawiązują do numerów przedstawionych na ryc. 2-24.

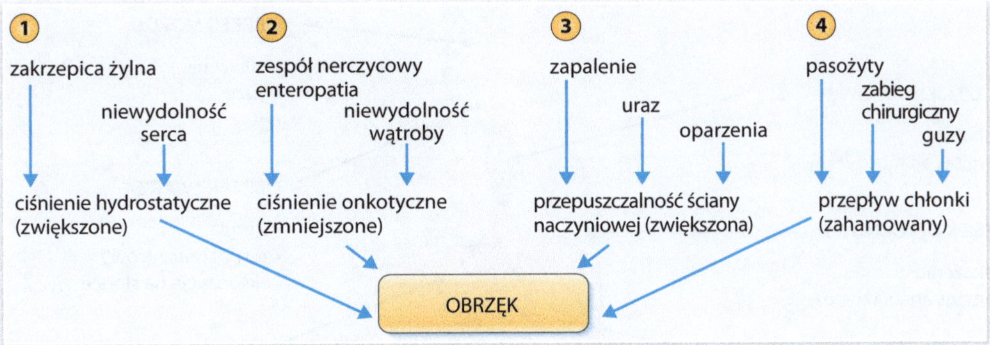

Ryc. 2-24. Patogeneza obrzęków. 1. Obrzęki hydrostatyczne powstają wskutek zwiększenia ciśnienia żylnego, co powoduje wypływ płynu z naczyń krwionośnych do przestrzeni śródmiąższowej. 2. Obrzęki onkotyczne są wynikiem zmniejszonego ciśnienia onkotycznego osocza, co powoduje, że płyn nie może być zatrzymywany w naczyniach. 3. Obrzęki zapalne występują w wyniku zwiększonej przepuszczalności ściany naczyniowej. 4. Obrzęki chłonne są wynikiem utrudnionego drenażu limfatycznego.

wynika z nadciśnienia w krążeniu wrotnym, spowodowanego zaburzeniami w strukturze wątroby, a także z hipoalbuminemii. Obturacja wątrobowych naczyń limfatycznych oraz retencja sodu w nerkach także przyczyniają się do powstania puchliny brzusznej. Najważniejsze z punktu widzenia klinicznego rodzaje obrzęków przedstawiono na ryc. 2-25.

Krwawienia

Krwawienie (krwotok) jest stanem, w którym krew wypływa na zewnątrz łożyska naczyń krwionośnych lub serca. W zależności od umiejscowienia wynaczynienia krwi, krwawienia można klasyfikować jako sercowe, aortalne, tętnicze, włośniczkowe czy żylne. Najważniejsze typy krwotoków przedstawiono na ryc. 2-26, ale wiele z tych zaburzeń będzie omawianych dodatkowo w następnych rozdziałach książki. Patogenezę krwawień omówiono w rozdziale 6.

Zmiany skórne

Zmiany chorobowe skóry mogą mięć różną postać, a jednocześnie mogą być umiejscowione lub rozmieszczone w różnych częściach ciała. Mogą być następstwem pierwotnych chorób skóry lub wynikać z obecności chorób układowych. Choroby układowe powodujące występowanie tego typu zaburzeń mogą mieć charakter zakaźny, immunologiczny, metaboliczny, krążeniowy lub być skutkiem zmian rozrostowych.

Zmiany chorobowe skóry dzieli się na pierwotne i wtórne. Wtórne zmiany skórne mogą powstawać jako następstwo zmian pierwotnych w wyniku ich powiększania, zakażenia lub po prostu mogą być skutkiem zadrapań lub podrażnień.

Pierwotne zmiany chorobowe skóry powstają w wyniku działania różnych mechanizmów.

Pierwotne zaburzenia skórne przedstawiono na ryc. 2-27. Najważniejsze przyczyny tych zmian omówiono w skrócie poniżej.

Plamki. Są to płaskie zmiany chorobowe na skórze widoczne jako jej odbarwienia lub przebarwienia. Duże plamki są określane jako **wykwity**. Plamki i wykwity mogą mieć następujące właściwości:

- **Brązowa hiperpigmentacja**. Może występować w postaci zmian piegowatych lub przebarwień o kolorze kawy z mlekiem, występujących w nerwiakowłókniakowatości typu I.
- **Odbarwienia**. Miejscowe odbarwienia skóry określa się jako bielactwo. Należy to odróżniać od uogólnionej utraty barwnika w skórze, stwierdzanej w przebiegu wrodzonego albinizmu.
- **Wylewy śródskórne**. Małe, mikroskopowe krwotoki śródskórne są określane jako wybroczyny (*petechiae*); większe zmiany określa się mianem plamicy, a zmiany o średnicy większej niż 5 mm – jako podbiegnięcia krwawe. Świeże krwotoki śródskórne mają barwę czerwoną, ale z czasem ich kolor zmienia się na zielonkawy lub żółty wskutek degradacji hemoglobiny do biliwerdyny i bilirubiny.
- **Wysypki polekowe**. Leki wprowadzone do organizmu mogą wywoływać zmiany zapalne w skórze i rozszerzenie naczyń krwionośnych, co może dawać obraz umiejscowionego rumienia.

Grudki. Są to małe zmiany skórne (o średnicy mniejszej niż 1 cm), ale wystające powyżej powierzchni niezmienionej chorobowo skóry. Większe grudki określa się mianem zmian plackowatych. Oto przykłady zmian grudkowatych skóry:

- **Kępki żółte**. Zmiany skórne koloru żółtego będące następstwem nagromadzenia w skórze w przebiegu hiperlipidemii, makrofagów obładowanych tłuszczem.
- **Liszaj płaski**. Występujące grudki są wynikiem chorób o podłożu immunologicznym; ich powierzchnia jest płaska, koloru srebrzystobiaławego.
- **Kurzajki**. Zmiany skórne spowodowane zakażeniem wirusem brodawczaka ludzkiego.

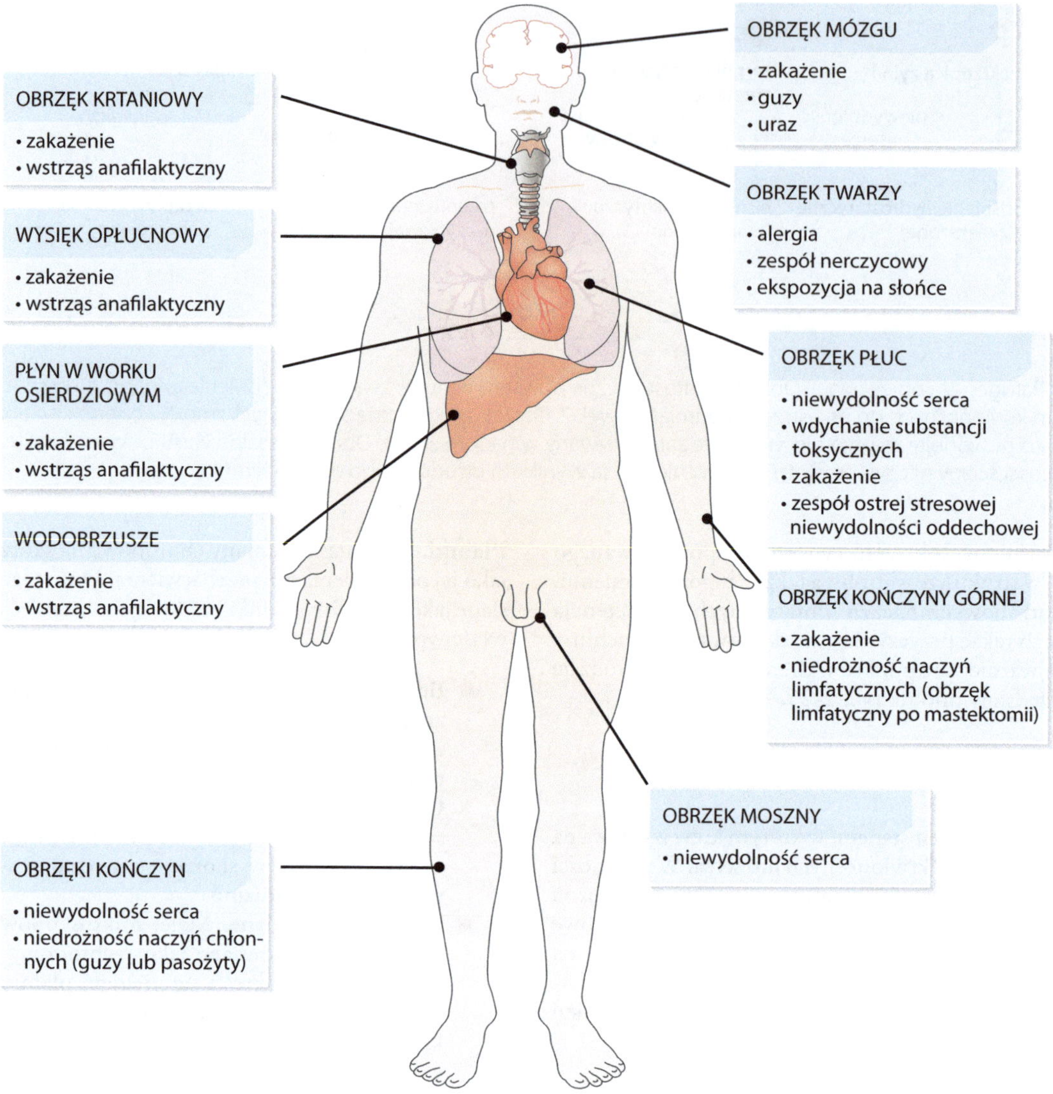

Ryc. 2-25. Klinicznie ważne miejscowe obrzęki.

- **Mięczak zakaźny**. Grudki są wynikiem zakażenia wirusem ospy.
- **Kłykciny płaskie**. Zmiany skórne charakterystyczne dla kiły wtórnej. Pojawiają się w dużej liczbie na dłoniach i w okolicach ciała o dużej potliwości; są koloru miedzianego.
- **Znamię.** Zmiana skórna koloru brązowego wynikająca z obecności komórek obładowanych pigmentem. Znamiona mogą być wrodzone lub nabyte.
- **Brodawka łojotokowa.** Ten łagodny guz nabłonkowy jest zwykle mały i koloru brązowego.

Niektóre wysypki charakterystyczne dla okresu dziecięcego, jak np. w przebiegu odry, mają wygląd czerwonych plamkowatych i grudkowatych zmian wysypkowych.

Zmiany plackowate. Są to zmiany skórne przypominające grudki, ale znacznie większe. Mogą powstawać wskutek zlania się zmian grudkowatych lub w wyniku ich powiększenia. Zmiany plackowate występują w następujących stanach:

- **Łuszczyca.** Jest to pierwotna choroba skóry. Początkowo charakteryzuje się ona obecnością grudek, które następnie są zastępowane licznymi wykwitami rumieniowatymi, pokrytymi srebrzystymi łuskami.
- **Alergiczne zapalenie skóry.** Te zmiany skórne o podłożu immunologicznym rozpoczynają się u dzieci w postaci grudek będących wynikiem obrzęku przestrzeni międzykomórkowej naskórka leżącego na skórze właściwej z nieznacznym odczynem zapalnym. Z czasem naskórek ulega hiperplazji, staje się grubszy i ulega liszejowaceniu.

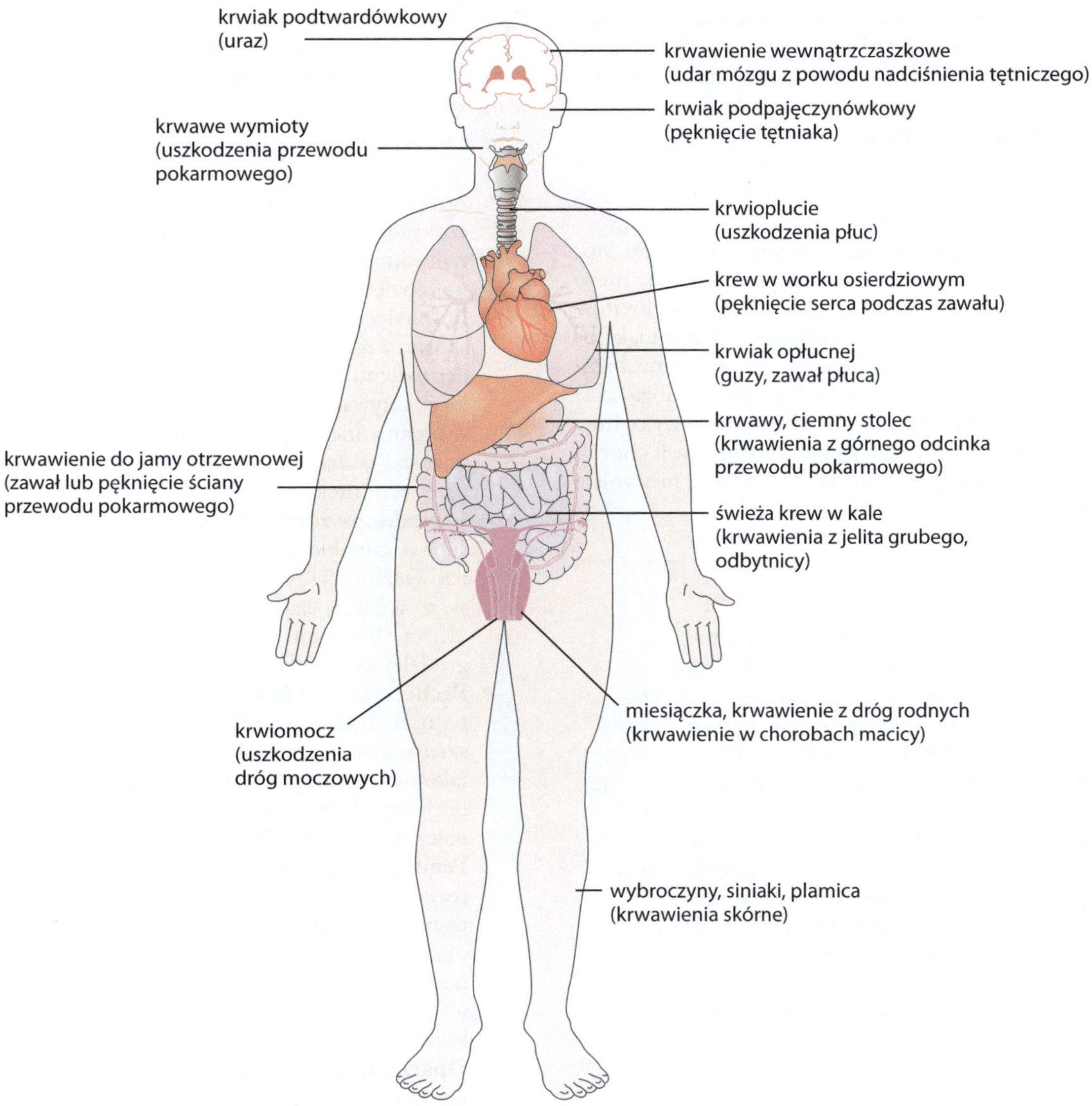

Ryc. 2-26. Klinicznie ważne rodzaje krwawienia.

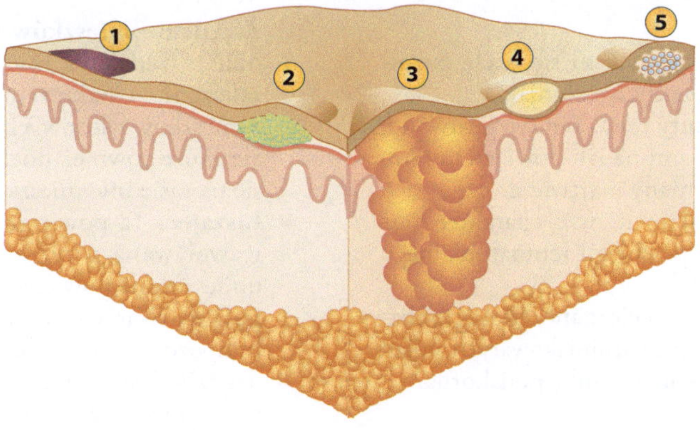

Ryc. 2-27. Pierwotne zmiany skórne. 1. Plamka. 2. Grudka. 3. Guzek. 4. Pęcherzyk. 5. Krosta.

Następstwem tych zmian skórnych jest uczucie swędzenia; zwykle powiększają się one wskutek zadrapań i zakażeń. Powstają suche lub wilgotne sączące zmiany skórne, utrzymujące się przez różny okres. Określa się je jako **rumień wypryskowy**.

- **Zakażenia skóry.** Zakażenia grzybicze, gruźlica skóry czy trąd mogą doprowadzać do powstawania wykwitowych zmian plackowatych skóry.
- **Choroby o nieznanym pochodzeniu.** Sarkoidoza, choroba ziarniniakowa o nieznanym pochodzeniu, może powodować zmiany skórne o charakterze wykwitów rumieniowatych lub zmian guzowatych. Ziarniniak obrączkowaty lub rumień wielopostaciowy są chorobami o nieznanym pochodzeniu, a w ich przebiegu mogą także występować zmiany skórne o charakterze wykwitów plackowatych. Do określenia niektórych z tych chorób używa się niekiedy określenia: przewlekłe nieswoiste zapalenie skóry.

Uwaga

> „Wyprysk" jest tłumaczeniem słowa „egzema", pochodzącego z języka greckiego, które można przetłumaczyć jako „kipiący". Nazwa „wyprysk" jest często używana jako synonim alergicznego zapalenia skóry. Ale to pojęcie jest także używane do określenia innych zmian skórnych o podobnej morfologii. Dlatego konieczne jest ustalenie przyczyny występowania wyprysku, aby można było rozpocząć leczenie odpowiednie do zmian o charakterze atopowym lub innych rodzajów alergii, zmian wywołanych czynnikami środowiskowymi (np. związki chemiczne, cząsteczki kurzu, pyłu) lub lekami. Po wykluczeniu tych wszystkich możliwych przyczyn zmian skórnych pozostaje grupa zaburzeń nie poddających się rutynowej terapii, określanych jako przewlekłe nieswoiste zapalenie skóry.

Guzy. Są to zmiany skórne o twardej konsystencji i średnicy większej niż 0.5 cm. Przykłady guzów skórnych są następujące:

- **Guzy łagodne**. Do tej grupy zalicza się wiele guzów skórnych, takich jak tłuszczaki czy osłoniaki.
- **Pierwotny rak lub przerzuty raka.** Ten typ guzów jest często pokryty owrzodzeniami na ich powierzchni lub w ich obrębie występują zmiany martwicze.
- **Guzy reumatoidalne**. Zmiany te mają charakter ziarniniakowaty i powstają w przebiegu reumatoidalnego zapalenia stawów.
- **Rumień guzowaty**. Choroba o nieznanej etiologii; charakteryzuje się występowaniem ziarniniakowatych zmian zapalnych obejmujących skórę i tkankę podskórną.

Pęcherzyki. Są to zmiany wystające ponad poziom skóry, podobne do grudek, ale wypełnione płynem. Wielkie pęcherzyki są określane jako **pęcherze**. Pęcherzyki lub pęcherze występują w następujących chorobach:

- **Opryszczka pospolita (*herpes simplex*)**. Choroba wirusowa charakteryzująca się najczęściej występowaniem zgrupowania pęcherzyków w okolicy warg, zwykle podczas infekcji wirusowych lub po przebytych infekcjach tym wirusem. Opryszczka narządów płciowych występuje na zewnętrznych narządach płciowych.
- **Półpasiec (*herpes zoster*)**. Pęcherzyki występują na skórze, wzdłuż przebiegu nerwów obwodowych danego dermatomu anatomicznego. Występujące zmiany są wynikiem aktywacji uśpionego, będącego w stanie spoczynku w organizmie gospodarza, wirusa ospy wietrznej, który pozostał w zwojach rdzenia kręgowego po uprzednio przebytej infekcji tym wirusem w okresie dzieciństwa.
- **Kontaktowe zapalenie skóry**. Reakcja na kontakt z rośliną – sumakiem jadowitym – jest prototypem reakcji nadwrażliwości typu IV. U uczulonych osób pojawiają się na skórze w ciągu 24–48 godzin po kontakcie z cieczą oleistą z liści sumaka jadowitego ułożone liniowo rzędy grudek i pęcherzyków.
- **Pęcherzyca zwykła.** Choroba autoimmunologiczna typu II, będąca wynikiem występowania przeciwciał skierowanych przeciw białkom desmosomalnym, charakteryzująca się powstawaniem wewnątrznaskórkowych pęcherzy. Pęcherze pojawiają się na skórze i śluzówkach, najczęściej w obrębie jamy ustnej.
- **Pemfigoid klasyczny.** Choroba powstaje w mechanizmie reakcji nadwrażliwości typu II i charakteryzuje się tworzeniem podnaskórkowych pęcherzy w wyniku działania przeciwciał skierowanych przeciw komponentom błony podstawnej. Najczęściej zmiany te są umiejscowione w pachwinach, pod pachami i w miejscach zginania kończyn.
- **Oparzenia.** Oparzenia I i II stopnia powodują uszkodzenie naskórka, co jest przyczyną przesiąkania i gromadzenia się płynu w przestrzeni między naskórkiem i skórą.

Krosty. Krosty są grudkami zawierającymi ropę. Występują w następujących chorobach:

- **Zapalenie mieszków włosowych**. Choroba jest wynikiem zapalenia mieszków włosowych wywołanego zakażeniem bakteryjnym. Ropa może być usunięta z mieszków włosowych w wyniku ich ucisku bocznego, ale może również dochodzić do jej rozprzestrzeniania się na sąsiednie mieszki.
- **Liszajec**. Ta powierzchowna infekcja jest najczęściej wywoływana przez gronkowca złocistego. Krosty są umieszczone powierzchownie na skórze i często występują na twarzy u dzieci. Łatwo pękają i łatwo się goją bez pozostawiania blizn.
- **Trądzik**. Jest to przewlekła infekcja wywołana przez bakterię *Propionebacterium acnes*, zlokalizowana w mieszkach włosowych i sąsiednich gruczołach łojowych.

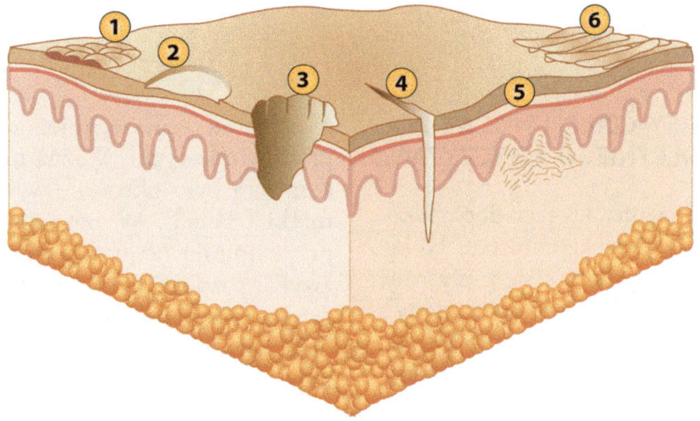

Ryc. 2-28. Wtórne zmiany skórne. 1. Strup. 2. Nadżerka. 3. Owrzodzenie. 4. Pęknięcie skóry. 5. Blizna. 6. Zmiana łuskowata.

Wtórne zmiany skórne powstają jako zejście zmian pierwotnych.

Wtórne zmiany skórne powstają ze zmian pierwotnych, w wyniku ich drażnienia, uszkodzenia, ekspozycji na wilgoć lub leczenia (ryc. 2-28). Najczęściej spotykane zmiany wtórne na skórze wymieniono poniżej:

- **Strup**. Jest zbudowany ze skrzepniętej krwi lub osocza oraz resztek komórkowych. Najczęściej powstaje jako zejście pęcherzyków, pęcherzy czy krost. Strupy powstające ze skrzepniętego osocza są koloru żółtego, powstające ze skrzepniętej krwi są czerwone, a te, które zawierają ropę, mają kolor żółtozielony.
- **Nadżerka**. Powierzchownie uszkodzony naskórek goi się bez wytworzenia blizny. Liniowe nadżerki spowodowane zadrapaniami są określane jako otarcia skóry.
- **Owrzodzenie**. Uszkodzenie całego naskórka, wnikające do skóry właściwej, określa się mianem owrzodzenia. Goi się ono przez wytworzenie blizny.
- **Pęknięcia skóry.** Uszkodzenia skóry wnikające pionowo w jej głąb są określane jako pęknięcia.
- **Blizna.** Blizna powstaje podczas gojenia się ran i innych głębokich uszkodzeń skóry. Cechą charakterystyczną tej zmiany jest nagromadzenie się tkanki łącznej. Blizny wykazujące cechy hipertrofii określamy mianem bliznowców.
- **Zmiana łuskowata**. Zmiana polegająca na zgrubieniu skóry wskutek nadmiernej proliferacji naskórka i jednoczesnego braku złuszczania keratynocytów.

Uogólnione wysypki

Zmiany skórne mogą być miejscowe lub rozlane. Uogólnione, rozlane zaczerwienienia skóry lub wysypki są wynikiem pierwotnych chorób skóry lub są skórnymi objawami chorób układowych. W celu ustawienia ostatecznego rozpoznania należy uwzględnić szczegółowe informacje z historii choroby, wykonać badanie przedmiotowe pacjenta i diagnostykę poszerzyć, jeśli to konieczne, o dodatkowe badania. Uogólnione wysypki rozpoznaje się na podstawie morfologii zmian skórnych oraz ich rozmieszczenia.

W tab. 2-9 przedstawiono najważniejsze przykłady zespołów klinicznych, w których występują uogólnione wysypki.

Tabela 2-9. Wysypki skórne ważne z punku widzenia klinicznego

Wysypka wypryskowa
atopowe zapalenie skóry u dzieci
alergiczne kontaktowe zapalenie skóry
Wysypki grudkowe ulegające złuszczaniu
łuszczyca
liszaj płaski
toczeń rumieniowaty
zakażenia grzybicze (np. grzybica ciała, łupież pstry)
Wysypki pęcherzykowo-pęcherzowe
rumień wielopostaciowy
gronkowcowe zapalenie skóry głowy
infekcje wirusowe (np. ospa wietrzna)
pęcherzyce o podłożu autoimmunologicznym (pęcherzyca zwykła, pemfigoid klasyczny)
Wysypki krostkowe
trądzik
gronkowcowe i paciorkowcowe zakażenia skóry
Wysypki krwotoczne
zakrzepowa plamica małopłytkowa
idiopatyczna plamica małopłytkowa
zapalenie naczyń
koagulopatie

PRZYPADKI KLINICZNE

Przypadek 1. UTRATA MASY CIAŁA I NOCNE POCENIE SIĘ U PIĘĆDZIESIĘCIOLETNIEGO MĘŻCZYZNY.

Wywiad: Pięćdziesięcioletni inżynier, którego dotychczasowy stan zdrowia był doskonały, narzeka na utratę 10 kg masy ciała i uczucie osłabienia utrzymujące się przez cały dzień[1]. Pacjent także zauważył, że budzi się w nocy „zlany" potem[2]. Je normalnie i ma dobry apetyt[3]. Niedawno jednak zauważył występowanie nudności podczas spożywania mięsa i picia alkoholu[4].

Badanie przedmiotowe. Wydaje się, że pacjent jest w dobrej kondycji fizycznej, ale robi wrażenie zmęczonego i zaniepokojonego. Ma nieznacznie podwyższoną temperaturę ciała: 38,2°C. Jego puls jest równy 92 uderzeniom na minutę, a ciśnienie tętnicze wynosi 120/80 mm Hg. Stwierdza się występowanie powiększonych węzłów chłonnych w prawej okolicy nadobojczykowej szyi[5].

Badania laboratoryjne i obserwacje kliniczne. Wynik biopsji węzła chłonnego: gruczolakorak[6]. Zlecono dodatkowe badania radiologiczne i endoskopię górnego odcinka przewodu pokarmowego oraz biopsję żołądka.

Dalszy przebieg choroby. Pacjent był leczony chemioterapią, ale zmarł po 18 miesiącach od swojej pierwszej wizyty u lekarza[8].

Pytania i zagadnienia do dyskusji:

1. Opisz, co rozumiesz przez samoistną, niezamierzoną utratę masy ciała? Co rozumiemy przez pojęcie osłabienia? Jakie mogą być przyczyny utraty masy ciała i osłabienia?
2. Co może być przyczyną nocnych potów? Jaka jest patogeneza nocnych potów?
3. Wyjaśnij pojęcie „apetyt" i jak ten proces jest regulowany? Czy u tego mężczyzny występuje jadłowstręt?
4. Na czym polegają nudności? Jakie znaczenie ma informacja o awersji do niektórych pokarmów i napojów?
5. Jakie mogą być przyczyny miejscowego powiększenia węzłów chłonnych na szyi? Jakie dodatkowe badania należy wykonać w celu zdiagnozowania tego stanu?
6. Jakie znaczenie ma wynik badania patologicznego stwierdzającego obecność gruczolakoraka w węzłach chłonnych szyi? Czy to jest guz pierwotny czy przerzutowy? Jeżeli jest to guz przerzutowy, to jakie może być miejsce pochodzenia guza pierwotnego?
7. Dlaczego pacjent umarł?

Przypadek 2. BÓLE GŁOWY U DWUDZIESTOLETNIEJ KOBIETY.

Wywiad. Dwudziestoletnia czarnoskóra studentka uniwersytetu narzekała na bóle głowy, które nie ustępowały po stosowaniu powszechnie dostępnych bez recepty leków przeciwbólowych[1]. Ważną informacją w jej wywiadzie rodzinnym było okresowe występowanie bólów głowy u jej matki i babci[2]. W późniejszym okresie wystąpiły u niej przynajmniej raz w tygodniu napady bólów głowy, które zwykle rozpoczynały się rano, gdy wstawała z łóżka[3]. Ból zwykle występował po lewej stronie twarzy i miał charakter pulsujący oraz nasilał się podczas poruszania się w porównaniu z sytuacją, gdy chora leżała[4]. Ból trwał przez 4–5 godzin, a następnie samoistnie zanikał. Po ustąpieniu bólu odczuwała niepokój i zniecierpliwienie, a przed wystąpieniem tych zaburzeń miała wrażenie migotania świateł przed oczami oraz okresowe utraty widzenia. Odczuwała mrowienie w palcach i wokół ust oraz miała wrażenie „skołowacianego języka"[5].

Badanie przedmiotowe. Nic nie wnoszące.

Badania laboratoryjne. Nic nie wnoszące.

Dalszy przebieg choroby. Zastosowano leczenie i zalecono pacjentce branie leków profilaktycznie, przed wystąpieniem bólów głowy, inne leki zaś zalecono w celu zmniejszenia nasilenia tych zaburzeń. Odpowiedź na zastosowana terapię była zadowalająca[6].

Pytania i zagadnienia do dyskusji:

1. Zdefiniuj pojęcie bólu głowy i wyjaśnij różnicę między bólem ostrym i bólem przewlekłym głowy.
2. Czy wywiad rodzinny ma znaczenie w diagnostyce bólów głowy?
3. Czy powtarzalne występowanie bólów głowy w godzinach porannych jest ważną informacją w diagnostyce tego stanu?
4. Czy dla diagnozy bólów głowy ważna jest ich lokalizacja, właściwości i nasilenie? Wyjaśnij kliniczne aspekty choroby odnoszącej się do najczęściej występujących rodzajów bólów głowy.
5. Czy u tego pacjenta występują objawy neurologiczne? Wyjaśnij pojęcia: aura zwiastująca ból głowy, parestezje, mroczki. Czy uważasz, że tego rodzaju objawy mogły wystąpić u tej pacjentki?
6. Jakie leczenie należy zastosować w tym stanie?

Przypadek 3. NIEPRZYTOMNY PIĘĆDZIESIĘCIOLETNI MĘŻCZYZNA PRZYWIEZIONY NA ODDZIAŁ RATUNKOWY

Wywiad. Pięćdziesięcioletni mężczyzna został znaleziony nieprzytomny przed domem, w którym mieszkał. Jego żona wezwała ambulans i wraz z mężem przyjechała na oddział ratunkowy. Podczas przyjęcia do szpitala pacjent był nadal nieprzytomny, ale w jego oddechu wyczuwalny był zapach alkoholu[1]. Żona powiedziała lekarzowi, że mąż pił często, ale nie miał żadnych poważnych chorób. Poinformowała, że nie występowała u niego cukrzyca, padaczka czy nadciśnienie tętnicze; nie używał również używek[2].

Badanie przedmiotowe. Stwierdzono występowanie urazu głowy i krwiaka w lewej okolicy czołowo-skroniowej twarzy. Reakcja oczu na światło była prawidłowa, nie stwierdzono zbaczania gałek ocznych. Oddech był powolny i z widocznym wysiłkiem. Puls wynosił 50 uderzeń na minutę. Ocena stanu pacjenta w skali Glasgow (*Glasgow coma scale*), stosowanej do oceny poziomu przytomności była równa 7[3].

Badania laboratoryjne. Stężenie alkoholu we krwi wynosiło 200 mg/dl[4].

Badania kliniczne i radiologiczne. W badaniu tomograficznym stwierdzono obecność krwiaka podtwardówkowego[5].

Dalszy przebieg choroby. Dokonano otwarcia jamy czaszki i krwiak podtwardówkowy usunięto chirurgicznie[6]. Pacjent wyzdrowiał.

Pytania i zagadnienia do dyskusji:

1. Czy pacjent jest w stanie śpiączki? Wyjaśnij na czym polega stan śpiączki? Można było podejrzewać, że pacjent był na tyle pijany, że utracił przytomność. Czy mogły w tym przypadku być inne przyczyny utraty przytomności? Przedyskutuj możliwe przyczyny tego stanu.
2. Dlaczego w przypadku nieprzytomnego pacjenta należy wyjaśnić, czy nie choruje on na inne choroby oraz jakie są jego zwyczaje?
3. Co to jest skala Glasgow (*Glasgow coma scale*)? Czy stwierdzenie u pacjenta wyniku w tej skali równego 7 oznacza, że jest on w śpiączce?
4. Czy stężenie alkoholu we krwi tego pacjenta jest wystarczająca wysokie, aby mogło być przyczyną śpiączki?
5. Jaka jest patogeneza krwiaka podtwardówkowego?
6. W jaki sposób jest usuwany krwiak podtwardówkowy i jakie są konsekwencje takiej interwencji chirurgicznej?

Przypadek 4. DUSZNOŚĆ I OBRZĘKI NÓG U SIEDEMDZIESIĘCIOLETNIEGO MĘŻCZYZNY

Wywiad. Siedemdziesięcioletni mężczyzna narzeka na duszność, która występuje, gdy wchodzi po schodach do swojej sypialni. Zauważył także obrzęki na swoich nogach[1]. Dodatkowo narzeka na tępy ból w nadbrzuszu, po jego lewej i prawej stronie[2]. Okresowo miewa ból w klatce piersiowej, po jej lewej stronie, szczególnie podczas chodzenia lub gry w tenisa[3].

Badanie kliniczne. Stwierdzono występowanie wysięku opłucnowego po prawej stronie. Wątroba i śledziona są powiększone i nieznaczna ilość płynu jest obecna w jamie brzusznej[4]. W badaniu angiograficznym serca stwierdzono zwężenie obu głównych tętnic wieńcowych[5].

Dalszy przebieg choroby. Wykonano angioplastykę naczyń wieńcowych z założeniem stentów[6].

Pytania i zagadnienia do dyskusji:

1. Jakie jest znaczenie opisanych symptomów i jakie mogą być przyczyny ich występowania?
2. Jaka jest prawdopodobna przyczyna bólu w nadbrzuszu?
3. Jak należy różnicować ból po lewej stronie klatki piersiowej?
4. Wyjaśnij patogenezę występowania płynu w jamie opłucnowej, hepatomegalii, splenomegalii i wodobrzusza u tego pacjenta.
5. Jaka jest ostateczne rozpoznanie?
6. W jaki sposób wykonywana jest angioplastyka naczyń wieńcowych i jak zakłada się stenty w tych naczyniach?

Rozdział 3

Choroby układowe

Wstęp

Podstawy współczesnej medycyny sięgają dziewiętnastego wieku, kiedy poznawanie ludzkiego ciała oraz chorób go nękających zostało oparte na fundamentach nauk podstawowych. Nauczanie patologii komórkowej, wprowadzone przez Rudolfa Virchowa w 1860 roku, zdeterminowało nasze spojrzenie na pojęcia zdrowia i chorób. Od tej pory pierwotne koncepcje chorób zmieniły się oraz rozszerzyły wskutek wielu odkryć, a także dzięki rozwojowi nowych nauk podstawowych, takich jak biochemia, biofizyka czy biologia molekularna.

Współczesna medycyna kliniczna opiera się na naukowych podstawach i wykorzystuje nauki podstawowe w badaniach nad zdrowiem i chorobami. Medycyna kliniczna jest jednak także dziedziną empiryczną, jako taka więc musi być praktyczna i pragmatyczna. Z tego powodu lekarz musi poznawać chorobę nie tylko dla lepszego zrozumienia jej mechanizmów, ale także żeby ją leczyć, zapobiegać jej i ją zwalczać. W każdej jednostce chorobowej należy ustalić:

- **etiologię** – co powoduje chorobę?
- **patogenezę** - w jaki sposób powstała?
- **obraz patologiczny** – jakie zmiany anatomiczne wywołała?
- **patofizjologię** – jakie zaburzenia czynnościowe wystąpiły w jej przebiegu?
- **obraz kliniczny** - jakie objawy podmiotowe i przedmiotowe jej towarzyszą?
- **leczenie i jego wynik** – jak leczyć chorobę i jak przewidywać końcowy rezultat leczenia?

Z praktycznego punktu widzenia wyróżnia się choroby **narządowe** oraz **układowe** (**systemowe**). Na przykład w chorobie Alzheimera zmiany obejmują mózg, dlatego określa się ją mianem choroby narządowej. Dna moczanowa jest zaburzeniem metabolicznym, w którym zajęte są liczne narządy, dlatego nazywana jest chorobą układową. Ostre zapalenie wyrostka robaczkowego stanowi przykład choroby narządowej wywołanej przez bakterie, ale jeśli nie jest w porę leczone, może doprowadzić do bakteriemii i stać się chorobą układową. Granica podziału między chorobami narządowymi i układowymi jest niewyraźna i często umowna. Co więcej, często nawet choroby „ściśle" narządowe, np. marskość wątroby po zapaleniu wątroby typu C, powodują zaburzenia ogólnoustrojowe, a w przebiegu wielu chorób systemowych, np. w toczniu rumieniowatym układowym, pierwsze objawy dotyczą narządów, np. skóry lub nerek. W związku z tym, używając w niniejszym podręczniku pojęć „choroba narządowa" oraz „choroba układowa", powinniśmy rozumieć i pamiętać, że w wielu chorobach narządowych występują zaburzenia ogólnoustrojowe, a w wielu chorobach układowych proces patologiczny zajmuje wybrane narządy.

Na podstawie patogenezy choroby układowe można podzielić następująco:

- genetyczne,
- metaboliczne,
- wywołane przez toksyny,
- krążeniowe,
- zakaźne,
- immunologiczne,
- nowotworowe.

W niniejszym rozdziale omówiono kilka jednostek chorobowych, które stanowią przykład wielu innych chorób występujących we wszystkich powyższych grupach. Jako przykład chorób o podłożu genetycznym przedstawiono **wrodzoną hemochromatozę**, ponieważ dobrze pokazuje ona, jak mutacja genu kodującego pojedyncze białko (HFE – biorące udział w regulacji jelitowego wchłaniania żelaza) może wywołać zmiany w wielu układach i narządach. **Dna moczanowa** jest przykładem choroby metabolicznej i na jej przykładzie prześledzić można, jak takie samo zaburzenie metaboliczne (**hiperurykemia**), chociaż wywołane przez wiele różnych przyczyn, wyraża się tym samym zespołem objawów klinicznych. Przykładem choroby wywołanej działaniem substancji toksycznych jest **alkoholizm**. Na jego przykładzie można zaobserwować, jak wielkie problemy zdro-

SŁOWA KLUCZOWE

Alkoholizm. Sposób używania alkoholu powodujący psychiczne i fizyczne uzależnienie od alkoholu oraz zaburzenie jednego z pięciu aspektów życia: rodzinnego, społecznego, prawnego, zawodowego lub fizycznego.

Choroby autoimmunizacyjne. Grupa chorób przewlekłych charakteryzująca się nieprawidłową reakcją układu odpornościowego na antygeny własne. W chorobach tych stwierdza się występowanie zwiększonego wytwarzania autoprzeciwciał lub nadmierną reakcję uczulonych limfocytów T oraz zmiany czynnościowe i patologiczne w różnych narządach.

Dna moczanowa. Choroba metaboliczna charakteryzująca się hiperurykemią i odkładaniem kryształów moczanu jednosodowego w stawach i tkankach miękkich.

Hemochromatoza wrodzona. Częsta choroba o podłożu genetycznym związana z nieprawidłowym wchłanianiem żelaza w jelitach oraz nadmiernym odkładaniem się żelaza w wielu ważnych życiowo narządach, najczęściej w wątrobie, wyspach trzustkowych i innych narządach wydzielania wewnętrznego, sercu oraz skórze.

Hiperurykemia. Zwiększenie stężenia kwasu moczowego we krwi przekraczające empirycznie określony poziom (>7 mg/dl u kobiet, >8 mg/dl u mężczyzn); może przebiegać bezobjawowo lub prowadzić do odkładania się kryształów moczanu w tkankach, powodując dnę moczanową, nefropatię moczanową oraz kamicę dróg moczowych.

Nadwrażliwość. Zwiększona reaktywność na antygeny egzogenne lub endogenne, charakteryzująca się nadprodukcją przeciwciał lub zaburzeniami odporności typu komórkowego. Nadwrażliwość na obce antygeny nazywana jest alergią.

Rak. Nowotwór złośliwy pochodzenia nabłonkowego.

Sepsa. Obecność czynników zakaźnych lub ich fragmentów we krwi. Klinicznie następstwa sepsy określa się jako posocznicę, a charakteryzuje się ona gorączką, spadkiem napięcia naczyniowego oraz przynajmniej kilkoma objawami wstrząsu lub zespołu niewydolności wielonarządowej.

Toczeń rumieniowaty układowy (*systemic lupus erythematosus* – SLE). Wielonarządowa choroba autoimmunizacyjna o nieznanej przyczynie, charakteryzująca się tworzeniem krążących kompleksów immunologicznych i ich odkładaniem w wielu strukturach anatomicznych.

Wstrząs. Zespół uogólnionych zaburzeń krążeniowych i metabolicznych obejmujących wiele ważnych funkcji, spowodowany nieprawidłową perfuzją życiowo ważnych narządów.

Zespół nabytego braku odporności (*acquired immunodeficiency syndrome* – AIDS). Zaburzenie odporności spowodowane przez wirus HIV, charakteryzujące się małą liczbą limfocytów T pomocniczych (komórki CD4$^+$) oraz występowaniem oportunistycznych zakażeń skóry, płuc oraz ośrodkowego układu nerwowego.

wotne może powodować nadmierne spożycie używek. Złożoność zaburzeń krążeniowych dobrze ilustruje przykład **wstrząsu** oraz powiązanego z nim zespołu niewydolności wielonarządowej. **Zespół nabytego niedoboru odporności (AIDS)** stanowi przykład układowej choroby zakaźnej, pokazując skutki pierwotnego zakażenia wirusowego oraz dołączających się infekcji bakteryjnych, grzybiczych i pasożytniczych wpływających na ten złożony proces chorobowy. Przykładem choroby spowodowanej zaburzeniami w układzie odpornościowym jest **toczeń rumieniowaty układowy (SLE)**, choroba systemowa, w której przebiegu uszkodzenie wielu narządów spowodowane jest przez **reakcję nadwrażliwości**, w której uczestniczą kompleksy immunologiczne. Wreszcie ogólnoustrojowe następstwa nowotworu złośliwego przedstawiono na przykładzie **raka płuca**, nie tylko dlatego, że jest on główną przyczyną zgonu z powodu nowotworów, ale także z powodu wielorakich efektów systemowych.

Hemochromatoza wrodzona

Hemochromatoza wrodzona jest częstą chorobą dziedziczoną autosomalnie recesywnie, charakteryzującą się odkładaniem żelaza wskutek nadmiernego wchłaniania w jelitach. W 85% przypadków hemochromatoza wrodzona jest wywołana przez mutację genu *HFE*, kodującego białko (HFE), które reguluje wchłanianie żelaza w dwunastnicy. Pozostałe 15% przypadków określa się jako nie związaną z mutacją hemochromatozę wrodzoną.

Gen *HFE* jest związany z *locus* HLA-A na ramieniu krótkim chromosomu 6 (6p). Mutacja tego genu, powodująca zamianę aminokwasu cysteiny na tyrozynę w pozycji 282 (określana jako mutacja C282Y), prowadzi do inaktywacji białka. Częstość występowania postaci homozygotycznych wynosi 1:220, postać heterozygotyczna zaś zdarza się u jednej na dziesięć osób. Objawy choroby występują tylko u 20% osobników homozygotycznych, ponieważ zmutowany gen ma niską penetrację. Mutację C282Y stwierdza się u 85% pacjentów mieszkających w północnej Europie, a tylko u 60% chorych z rejonu śródziemnomorskiego. U niektórych chorych występuje inna mutacja, powodująca zastąpienie histydyny kwasem asparaginowym w pozycji 63 (H63D), ale nie powoduje ona nadmiernego odkładania żelaza, dopóki nie towarzyszy jej mutacja C282Y jednego z alleli.

Brak regulacji wchłaniania żelaza w dwunastnicy prowadzi do nadmiernego gromadzenia żelaza.

W warunkach prawidłowych żelazo jest wchłaniane w dwunastnicy głównie w postaci jonów żelazawych (Fe^{+2}) (ryc. 3-1). Wchłanianie żelaza zależy od zawartości żelaza w organizmie; prawidłowo enterocyty w dwunastnicy wchłaniają tylko 10% całkowitej ilości żelaza dostającego się do dwunastnicy (np. 1–2 mg z 10–20 mg pochłoniętego żelaza) dziennie w typowej diecie amerykańskiej.

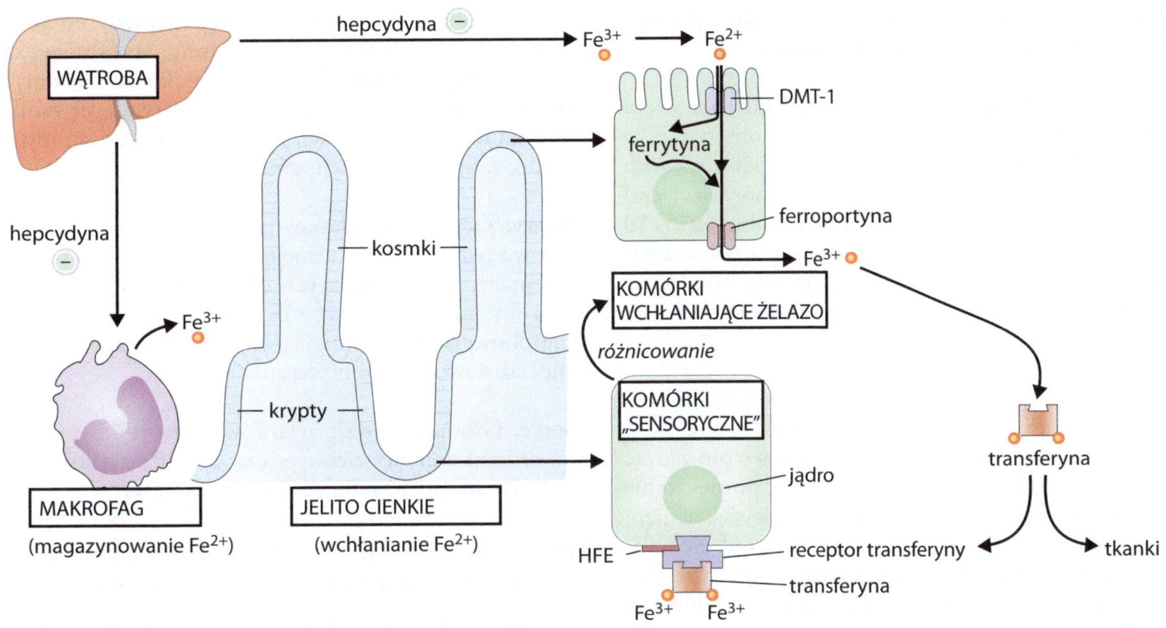

Ryc. 3-1. Wchłanianie żelaza. Wchłanianie żelaza w dwunastnicy zależy od całkowitej zawartości żelaza w ustroju. Całkowitą zawartość żelaza w ustroju odzwierciedla wysycenie transferyny, głównego białka transportującego żelazo w surowicy krwi. Transferyna wiąże się z niedojrzałymi prekursorami enterocytów, które odgrywają rolę jelitowych „czujników" żelaza. Produkt genu *HFE* wspólnie z receptorem transferyny działają na te niedojrzałe komórki, powodując ich różnicowanie w kierunku enterocytów mających aktywność resorpcyjną. Enterocyty te wchłaniają żelazo w postaci żelazawej dzięki obecności transportera metali dwuwartościowych typu 1 (*divalent metal transporter* 1 – DMT-1). Wchłonięte żelazo jest w części przechowywane w cytoplazmie jako ferrytyna, część zaś zostaje wydzielona do płynu jelitowego przez bazolateralne białko transportowe, nazywane ferroportyną. Aktywność DMT-1 i ferroportyny w enterocytach oraz ferroportyny w makrofagach jest regulowana przez hepcydynę – białko osoczowe pochodzenia wątrobowego. W hemochromatozie wątroba wydziela mniej hepcydyny niż zwykle, a mutacja HFE prowadzi do zaburzenia jej normalnej funkcji.

Małe zapasy żelaza w organizmie powodują wzrost wchłaniania żelaza na powierzchni kosmków dojrzałych enterocytów. Komórki te wchłaniają żelazo dzięki obecności transportera metali dwuwartościowych typu 1 (*divalent metal transporter* 1 – DMT-1). Wchłonięte żelazo jest w części przechowywane w enterocycie, a część zostaje wydzielona do płynu jelitowego przez bazolateralne białko transportowe, nazywane *ferroportyną*. Aktywność DMT-1 oraz ferroportyny jest w warunkach prawidłowych hamowana przez *hepcydynę*, białko regulatorowe krążące w surowicy. Hepcydyna zapobiega nadmiernemu wchłanianiu żelaza w dwunastnicy. Powstaje ona w wątrobie w odpowiedzi na jony żelaza. Hepcydyna hamuje także uwalnianie żelaza z makrofagów. Stężenie hepcydyny w surowicy jest niskie u osób chorych na hemochromatozę wrodzoną.

Wchłanianie żelaza zależy także od występujących na niedojrzałych komórkach krypt „sensorów" żelaza związanego z transferryną. Trzeba podkreślić, że te komórki sensoryczne nie uczestniczą we wchłanianiu żelaza w jelicie, ale mają receptory transferyny oraz produktu genu HFE, które aktywując układ DMT-1/ferroportyna, powodują ich różnicowanie się w kierunku komórek wchłaniających żelazo.

W przebiegu hemochromatozy wrodzonej mutacja HFE prowadzi do niekontrolowanego wchłaniania żelaza w dwunastnicy. Całkowita zawartość żelaza w ustroju, wynosząca prawidłowo 2,5 g u mężczyzn i 3,5 g u kobiet, może się zwiększyć 10–20 razy, a nawet więcej. Zwiększone jest także wysycenie białka transportującego żelazo – transferyny, a nadmiar żelaza usuwany jest z moczem.

Żelazo odkłada się w formie *ferrytyny*, tworzącej granulki *hemosyderyny*. Obecność hemosyderyny stwierdza się w wielu narządach, gdzie powoduje ona uszkodzenie tkanek i zaburzenia funkcji. Nadmiar żelaza prowadzi również do tworzenia się wolnych rodników, które mogą powodować następujące szkodliwe efekty:

- **Inaktywacja enzymów.** Wolne rodniki hamują życiowe procesy wewnątrzkomórkowe, np. fosforylację oksydatywną, syntezę białka oraz transport przez błonę komórkową płynów, minerałów i makrocząsteczek.
- **Włóknienie.** Śmierci komórki spowodowanej przez wolne rodniki towarzyszy włóknienie, podczas którego komórki miąższu są zastępowane tkanką włóknistą.
- **Karcynogeneza.** Oddziaływanie między powstającymi wskutek dużych ilości żelaza wolnymi rodnikami oraz kwasami nukleinowymi może prowadzić do mutacji DNA oraz aktywacji onkogenów i proliferacji klonalnej, szczególnie w wątrobie.

Nadmierne gromadzenie żelaza powoduje zmiany patologiczne w wielu ważnych życiowo narządach.

Hemochromatoza może prowadzić do uszkodzenia wielu narządów, ale najczęściej zmiany patologiczne obserwuje się w wątrobie (95%), skórze (90%), trzustce (65%), stawach (35%) oraz w sercu (ryc. 3-2). Objawy kliniczne zazwyczaj pojawiają się po 40. roku życia. Objawy u kobiet są 5–10 razy rzadsze, ponieważ u kobiet następuje utrata krwi podczas miesiączki, dlatego gromadzenie się żelaza jest wolniejsze. Objawy u kobiet pojawiają się później, zazwyczaj kilka lat po menopauzie.

Wątroba. Żelazo akumuluje się w komórkach Kupffera, hepatocytach oraz nawet w komórkach dróg żółciowych (ryc. 3-3). Depozyty żelaza powodują włóknienie, stopniowo prowadząc do marskości wątroby. Klinicznie obserwuje się powiększenie wątroby, nadciśnienie wrotne z towarzyszącym powiększeniem śledziony oraz żylaki przełyku. Inne objawy uszkodzenia wątroby są obecne w zaawansowanych postaciach choroby. Rak wątroby wywodzący się z hepatocytów rozwija się w przybliżeniu u 20% –30% chorych z marskością.

Skóra. Brązowa hiperpigmentacja występuje niemal u wszystkich pacjentów z marskością. Hiperpigmentacja ta, nazywana brązowieniem, spowodowana jest gromadzeniem się hemosyderyny w makrofagach skóry oraz zwiększeniem zawartości melaniny w naskórku.

Gruczoły wewnątrzwydzielnicze. Gromadzenie się hemosyderyny w trzustce jest związane z występowaniem cukrzycy wskutek uszkodzenia wysp Langerhansa. Cukrzyca rozwija się szybciej u osób, u których występują predyspozycja genetyczna oraz obciążenia rodzinne. Inne narządy wydzielania wewnętrznego mogą także ulegać uszkodzeniu; dotyczy to zwłaszcza tarczycy i gonad. Często obserwuje się zanik jąder oraz skutki obniżonego wytwarzania testosteronu (np. utrata libido, zaburzenia erekcji, ginekomastia).

Stawy. Złogi hemosyderyny powodują uszkodzenia stawów, typowo związane z wapnieniem błony maziowej oraz wtórnymi zmianami w przylegających obszarach kości. W przebiegu choroby zajęte mogą być różne stawy, najczęściej zaś proces chorobowy obejmuje drugi i trzeci staw śródręczno-paliczkowy, chociaż powody tego nie są znane.

Serce. Gromadzenie się żelaza w miokardium prowadzi do uszkodzenia mięśnia sercowego oraz uszkodzenia funkcji pompy, poszerzenia serca i zaburzeń przewodnictwa.

Hemochromatoza jest związana ze zmianami metabolizmu żelaza, które mają znaczenie diagnostyczne.

Hemochromatoza charakteryzuje się znacznym wzrostem puli żelaza w organizmie. Pulę tę można określać, wykonując poniżej opisane oznaczenia:

- **Całkowite stężenie żelaza w surowicy**. Prawidłowo stężenie żelaza w surowicy wynosi od 50 do 170 µg/dl (9–30 µm/l). We wrodzonej hemochromatozie stężenie żelaza w surowicy zazwyczaj przekracza 200 µg/dl.
- **Wysycenie transferyny**. W warunkach prawidłowych transferyna w surowicy jest wysycona żelazem w 35%. W hemochromatozie wrodzonej wysycenie transferyny przekracza 50% i może nawet osiągać 100%.

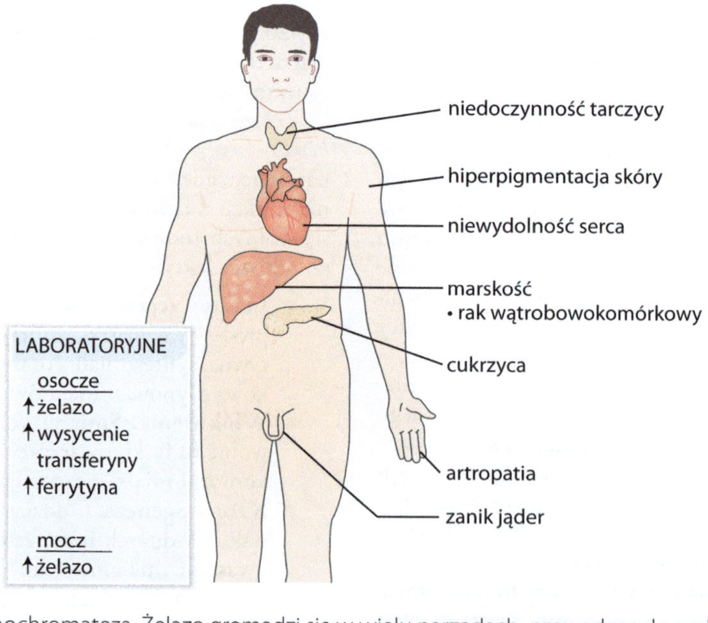

Ryc. 3-2. Hemochromatoza. Żelazo gromadzi się w wielu narządach, prowadząc do uszkodzenia tkanek.

- **Stężenie ferrytyny w surowicy.** W prawidłowej surowicy stężenie ferrytyny jest niższe niż 200 µg/l. W hemochromatozie wrodzonej może ono przekraczać wartość 1000 µg/l. Wzrost poziomu ferrytyny w surowicy o 1 µg/l odpowiada wzrostowi puli żelaza w organizmie mniej więcej o 65 mg.
- **Oznaczanie żelaza w moczu.** Prawidłowo w zbiórce 24-godzinnej moczu znajduje się mniej niż 2 mg żelaza. W hemochromatozie wrodzonej wydzielanie żelaza z moczem przekracza tę normę pięciokrotnie.

Uwaga

> Wysycenie transferyny żelazem w przeszło 50% w osoczu chorego na czczo wskazuje z dużym prawdopodobieństwem na hemochromatozę wrodzoną.

Wszystkie powyższe badania powinny być wykonywane jednocześnie, aby wykluczyć wyniki fałszywie dodatnie i ujemne. Na przykład poziom ferrytyny w surowicy jest bardzo podwyższony wskutek nasilonej martwicy hepatocytów. Stężenie żelaza w surowicy może być bardzo wysokie u chorych na przewlekły alkoholizm. Transferyna jest „ujemnym" białkiem ostrej fazy, a jej wytwarzanie zmniejsza się wskutek ostrych i przewlekłych chorób oraz w stanach zaburzeń odżywiania. Dlatego obserwowane jej wysokie stężenie oraz wysycenie mogą czasami być mylące.

Złogi żelaza w wątrobie można oceniać subiektywnie w preparatach z **biopsji wątroby** barwionych błękitem pruskim, reagującym z hemosyderyną (ryc. 3-3). Ponadto zawartość żelaza w bioptacie wątroby można oceniać ilościowo metodami biochemicznymi i wyrażać jako miligramy żelaza na gram tkanki wątrobowej. W *badaniu TK oraz MR wątroba ma wzmożoną gęstość* w porównaniu ze zdrową. Ostatecznie diagnozę potwierdzają **badania genetyczne**. Powinno się je także przeprowadzić u krewnych pierwszego stopnia. W leczeniu stosuje się cotygodniową flebotomię w celu obniżenia całkowitej puli żelaza w organizmie.

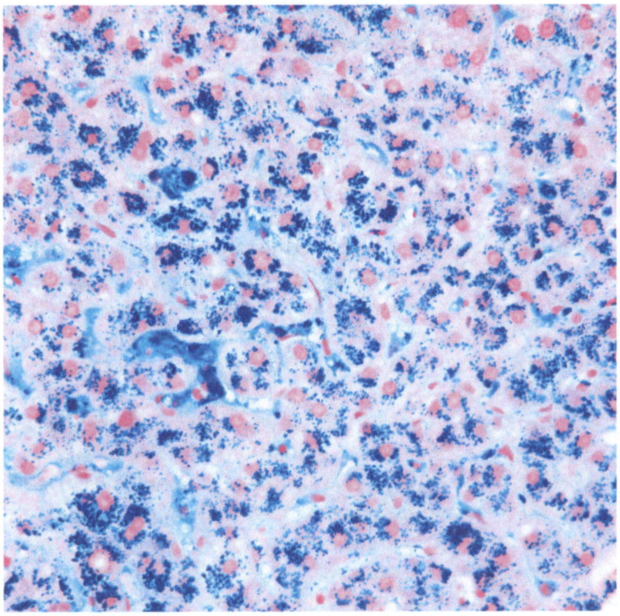

Ryc. 3-3. Hemochromatoza. Hemosyderyna, widoczna na zdjęciu w postaci złogów niebieskawego barwnika powstającego w reakcji z błękitem pruskim, tworzy ziarnistości obecne w komórkach Kupffera oraz w hepatocytach.

Dna moczanowa

Dna moczanowa to zespół, w którym występuje hiperurykemia oraz okresowe odkładanie się kryształów kwasu moczowego w tkankach, prowadzące do tworzenia się guzków dnawych oraz nawracających epizodów zapalenia stawów wywołanego przez te kryształy, a także do uszkodzenia nerek. Przyczyny odkładania się kryształów kwasu moczowego nie są w pełni jasne, podobnie jak mechanizm dnawego zapalenia stawów. Aby zrozumieć złożoność procesów przebiegających w dnie moczanowej oraz ich związek z hiperurykemią, należy wziąć pod uwagę następujące dane:

- Tylko u 2–3% osób rozwija się dna moczanowa, chociaż hiperurykemia (określony na podstawie badań empirycznych wzrost stężenia kwasu moczowego we krwi ponad 7 mg/dl, czyli 0,41 mmol/l), występuje u 10% populacji dorosłych. W metabolizmie kwasu moczowego występują różnice związane z płcią, dlatego górna granica normy wynosi 7 mg/dl u kobiet i 8 mg/dl u mężczyzn.
- Mniej więcej u 90% osób z hiperurykemią nigdy nie występują objawy dny moczanowej. Najlepiej widać to w grupie chorych na nowotwory: u 25% pacjentów stwierdza się hiperurykemię, a jedynie u niewielkiej części występuje dnawe zapalenie stawów.
- Dna moczanowa u mężczyzn występuje znacznie częściej niż u kobiet. Dla dny proporcja ta wynosi 9:1. Stężenie kwasu moczowego jest niższe u kobiet niż u mężczyzn, ale tłumaczy to tylko częściowo znacząco niższą częstość rozwoju dny moczanowej u kobiet.

Chociaż hiperurykemia nie zawsze prowadzi do rozwoju dny, wiąże się ona ze wzrostem częstości występowania dnawego zapalenia stawów: u osób z prawidłowymi wartościami kwasu moczowego we krwi ryzyko wystąpienia dny moczanowej wynosi 1%, a u chorych, u których stężenia przekraczają normę o 2–3 mg/dl, ryzyko choroby wzrasta o 20–30%. Mówiąc ogólnie, im wyższe stężenie kwasu moczowego, tym wyższe prawdopodobieństwo wystąpienia dny moczanowej.

Uwaga

> Podczas napadu dnawego zapalenia stawów stężenie kwasu moczowego jest w normie u mniej więcej 30% chorych. Najprawdopodobniej wynika to z okresowego przebiegu hiperurykemii u tych pacjentów.

Stężenie kwasu moczowego we krwi zależy od równowagi między jego produkcją i wydalaniem.

Kwas moczowy jest końcowym produktem degradacji adeniny i guaniny. Bezpośrednim prekursorem metabolicznym jego przemiany jest ksantyna (ryc. 3-4). Ksantyna może powstawać bezpośrednio z guaniny lub z hipoksantyny podczas reakcji katalizowanej przez oksydoreduktazę ksantynową. Enzym ten pełni dwojaką funkcję, będąc jednocześnie oksydazą i dehydrogenazą. Przekształca on także ksantynę w kwas moczowy. Chociaż rozpad kwasów nukleinowych zachodzi we wszystkich tkankach, kwas moczowy jest wytwarzany tylko w tych narządach, które zawierają oksydoreduktazę ksantynową, takich jak wątroba i jelita.

Nadprodukcji ksantyny zapobiega fosforybozylotransferaza hipoksantynowo-guaninowa (*hypoxanthine-guanine phosphoribosyl transferase* – HGPRT) – podstawowy enzym odpowiedzialny za tzw. szlak reutylizacji puryn, pozwalający na reutylizację kwasów guanylowego i inozynowego. Kwas inozynowy może być przekształcany w kwas adenylowy lub guanylowy, które hamują zwrotnie powstawanie kwasu inozynowego z fosfo-α-D-rybozylopirofosforanu (*phospho-α-D-ribosylpyrophosphate* – PRPP).

Organizm człowieka zawiera około 1800 mg kwasu moczowego, z tego około jedna trzecia ulega wymianie codziennie. Około dwie trzecie puli kwasu moczowego pochodzi z degradacji puryn, adeniny i guaniny (ryc. 3-5), pozostała jedna trzecia pochodzi z diety. Dwie trzecie kwasu moczowego jest wydalane przez nerki, a pozostała jedna trzecia przez przewód pokarmowy.

Zjonizowany kwas moczowy wiąże się z sodem, a we krwi znajduje się głównie w postaci moczanu jednosodowego. W warunkach fizjologicznych moczan jednosodowy tworzy roztwór nasycony, gdy osiągnie stężenie 6,8 mg/dl (415 µmol/l). Przy wyższych wartościach należałoby się spodziewać jego wytrącania i tworzenia kryształów. Zjawisko to jednak nie zachodzi, ponieważ w surowicy występują substancje stabilizujące, które zapobiegają krystalizacji. Rozpuszczalność moczanu monosodowego zmniejsza się w niskiej temperaturze, co odpowiada za odkładanie się kryształów moczanu w tkankach okołostawowych palucha podczas napadu dny stawowej.

Kwas moczowy ulega filtracji w kłębkach nerkowych, ale prawie całkowicie jest reabsorbowany w kanalikach bliższych. Kwas moczowy jest następnie z powrotem wydzielany do cewek i jeszcze raz reabsorbowany w większości, tylko 10% kwasu moczowego zostaje wydalone do moczu. Jedna trzecia kwasu

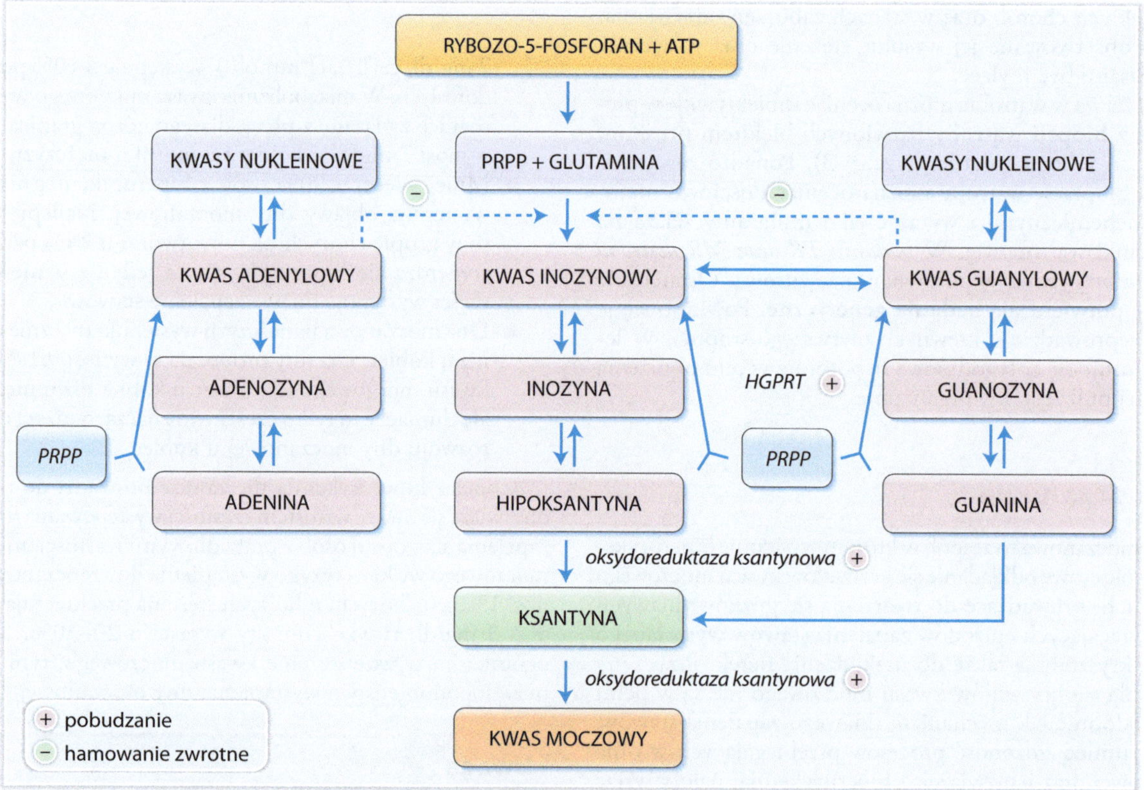

Ryc. 3-4. Powstawanie kwasu moczowego. Kwas moczowy powstaje z ksantyny i jest końcowym produktem degradacji adeniny i guaniny. Trzeba zwrócić uwagę, że tworzenie się kwasu moczowego z fosfo-α-D-rybozylopirofosforanu (PRPP) pozostaje pod kontrolą ujemnego sprzężenia zwrotnego (linia kropkowana), a nadprodukcja ksantyny z hipoksantyny i guaniny jest regulowana przez fosforybozylotransferazę hipoksantynowo-guaninową (HGPRT) w tzw. szlaku reutylizacji nukleotydów.

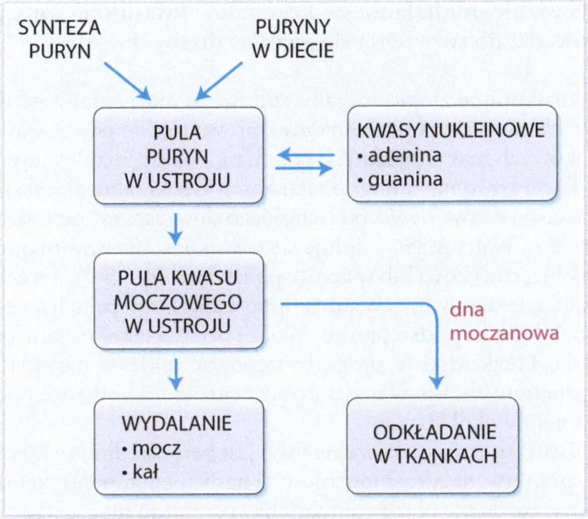

Ryc. 3-5. Metabolizm puryn. Puryny mogą pochodzić z pokarmu, być syntetyzowane w ustroju lub powstawać w wyniku rozpadu DNA. Puryny są przekształcane w kwas moczowy, który jest wydalany przez nerki lub drogą jelitową. Odkładanie się kryształów kwasu moczowego prowadzi do dny moczanowej.

moczowego z krwi jest wydalana do światła jelita, gdzie ulega degradacji przez florę bakteryjną.

Hiperurykemia może być spowodowana przez zwiększone wytwarzanie lub obniżone wydalanie kwasu moczowego.

Hiperurykemia może być spowodowana przez zwiększoną produkcję lub obniżone wydalanie kwasu moczowego. Nadmierna podaż puryn w diecie wpływa na obydwa mechanizmy. Ponadto u niektórych chorych występuje zarówno wzrost wytwarzania, jak i zaburzone wydalanie kwasu moczowego. Alkohol, jeden z najczęstszych czynników wyzwalających napady dny stawowej, może pobudzać nadprodukcję kwasu moczowego, a jednocześnie upośledzać jego wydzielanie.

Nadmierne wytwarzanie kwasu moczowego w izolowanej postaci występuje tylko u 10% chorych na dnę. Defekt ten może być **pierwotny**, jak to obserwuje się w niektórych wrodzonych błędach metabolicznych, lub **wtórny**, kiedy wzrost wytwarzania puryn związany jest ze zwiększonym rozpadem komórek i obrotem metabolicznym.

- **Pierwotny wzrost wytwarzania kwasu moczowego.** Przykładem tego jest **zespół Lescha-Nyhana**. Ten wrodzony defekt metaboliczny syntezy puryn związany z chromosomem X, przebiegający z niedoborem HGPRT, jest rzadką przyczyną hiperurykemii pierwotnej. Niedobór HGPRP zaburza mechanizm reutylizacji puryn i powoduje nadprodukcję kwasu moczowego oraz wczesne występowanie dny. W kilku innych chorobach genetycznych również może występować hiperurykemia, ale na szczęście te zespoły są rzadkie.
- **Wtórna nadprodukcja kwasu moczowego.** Wzrost wytwarzania kwasu moczowego występuje typowo w zespole rozpadu guza po chemioterapii. Zniszczenie komórek guza przez chemioterapię powoduje zwiększone uwalnianie puryn i pirymidyn z uszkodzonych jąder komórkowych; puryny są dalej przekształcane w kwas moczowy. Hiperurykemię powodują także białaczki, chłoniaki oraz przewlekła niedokrwistość hemolityczna. Przewlekłe choroby, w których dochodzi do nadmiernej proliferacji komórek epitelialnych – takie jak łuszczyca lub nadmierne tworzenie kości, np. występujące w kościach w chorobie Pageta – również przebiegają ze wzrostem wytwarzania kwasu moczowego.

U chorych, u których występuje wzrost wytwarzania kwasu moczowego wydzielanie kwasu moczowego wynosi powyżej 750–1000 mg/na dobę, co może powodować tworzenie się kamieni moczanowych w drogach moczowych. Nadprodukcję kwasu moczowego należy podejrzewać u chorych, u których ataki dny pojawiają się w młodym wieku, jeśli w wywiadzie rodzinnym wystąpiły przypadki dny w młodym wieku lub kamienie moczanowe w drogach moczowych stanowią pierwszy kliniczny objaw hiperurykemii.

Obniżone wydalanie kwasu moczowego odpowiada za hiperurykemię w 90% wszystkich przypadków dny. U chorych tych obserwuje się wydalanie kwasu moczowego mniejsze niż 700 mg/na dobę. Przyczyny tego mogą być następujące:

- **Przewlekłe choroby nerek.** Hiperurykemia występuje stosunkowo późno w przewlekłej niewydolności nerek, dopiero gdy proces chorobowy zniszczy znaczną liczbę nefronów. Zaburzenia wydalania kwasu moczowego występują także u pacjentów z wielotorbielowatością nerek.
- **Leki.** Hiperurykemia może być skutkiem ubocznym działania leków moczopędnych, zwłaszcza tiazydowych. Przewlekłe przyjmowanie salicylanów zaburza funkcję cewek nerkowych i również może prowadzić do hiperurykemii. Wzrost stężenia kwasu moczowego występuje także podczas leczenia lewodopą oraz cyklosporyną.
- **Toksyny.** Najlepiej poznanym przykładem jest zatrucie ołowiem, upośledzające wydzielanie kwasu moczowego w cewkach bliższych („dna ołowicza"). Także alkohol zmniejsza wydzielanie kwasu moczowego w nerce.
- **Zaburzenia metaboliczne.** Najczęściej hiperurykemia jest spowodowana przez kwasicę mleczanową. Nadczynność przytarczyc oraz niedoczynność tarczycy mogą również zaburzać funkcje cewek nerkowych i prowadzić do retencji kwasu moczowego.

Odkładanie się kwasu moczowego w stawach powoduje zapalenie.

U pacjentów z hiperurykemią występuje skłonność do tworzenia się złogów moczanu jednosodowego w torebce łącznotkankowej otaczającej stawy. Ze złogów tych, określanych jako **mikroguzki dnawe**, moczan sodu uwalnia się następnie do płynu stawowego; spontanicznie lub w większych ilościach np. wskutek urazu mechanicznego. Kryształy w płynie maziówkowym działają drażniąco na błonę maziową, a ponadto chemotaktycznie na neutrofile, prowadząc do rozwoju zapalenia. Następnie kryształy zostają opłaszczone przez fragmenty dopełniacza oraz przeciwciała z gromadzącego się wysięku. Dopełniacz i immunoglobuliny działają jak opsoniny, umożliwiając fagocytozę kryształów przez neutrofile. Pobudzone neutrofile wydzielają także rodniki tlenowe, pochodne kwasu arachidonowego i cytokiny, które stymulują proces zapalny, powodując rozszerzenie oraz zwiększenie przepuszczalności naczyń. Procesy te powodują obrzęk i zaczerwienienie stawów. Kryształy wchłonięte do wakuoli neutrofilowych wykazują skłonność do uszkadzania lizosomów, powodując uwolnienie ich zawartości do przestrzeni pozakomórkowej. Rozpoczęty w ten sposób proces zapalny staje się samopodtrzymujący i trwa przez wiele dni, aż do powolnego, stopniowego wygaśnięcia (ryc. 3-6).

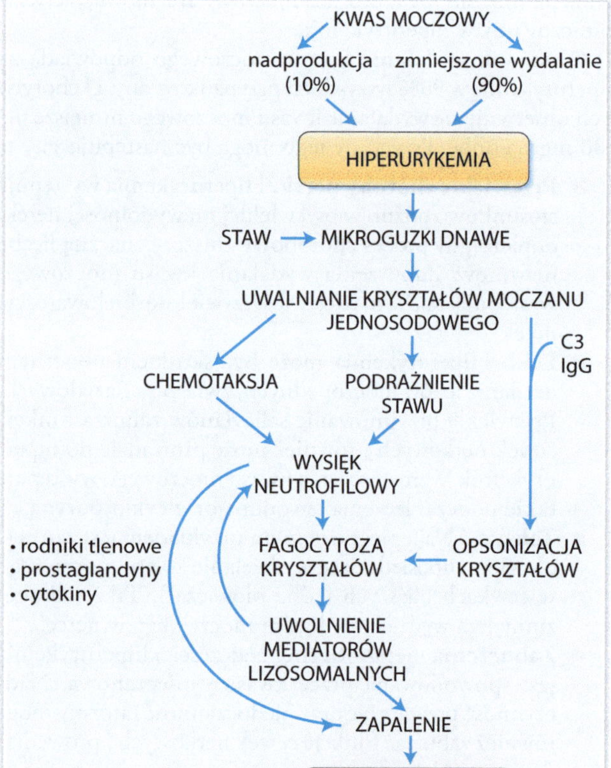

Ryc. 3-6. Ostre zapalenie stawów w przebiegu dny moczanowej. Kryształy moczanu jednosodowego zapoczątkowują zapalenie i powodują napływ neutrofilów. Kryształy ulegają opłaszczeniu przez immunoglobuliny i składową C3 dopełniacza, które działają jak opsoniny, ułatwiając fagocytowanie przez makrofagi. Enzymy lizosomalne uwalniane z wakuoli fagocytarnych są odpowiedzialne za rozwój zapalenia.

Przewlekłe odkładanie się kryształów kwasu moczowego prowadzi do tworzenia się guzków dnawych.

Mikroskopijne złogi moczanu sodowego mają skłonność do powiększania się z upływem czasu, prowadząc do powstawania guzkowych mas widzialnych gołym okiem lub znajdowanych okołostawowo na radiogramach kości. Guzki takie określa się jako guzki dnawe (*tophi*, od łacińskiego słowa *tophus* – porowaty kamień). Najczęściej znajduje się je wokół stawów, w okolicy podchrzęstnej kości lub w tkance podskórnej (ryc. 3-7). Typową lokalizację stanowią staw śródstopno-paliczkowy palucha, ścięgno Achillesa i podrzepkowe, łokcie i palce, a także małżowina uszna. Guzki dnawe mogą występować także w narządach wewnętrznych, np. w nerkach, ale rzadziej niż w tkance podskórnej i wokół stawów.

Tworzenie się guzków dnawych jest bezpośrednio związane z czasem trwania dny moczanowej i nasileniem hiperurykemii. Prawie nigdy nie obserwuje się ich w przebiegu hiperurykemii bezobjawowej.

Guzki dnawe zajmują przestrzeń w tkankach, w których się utworzyły, i mogą powodować ból, zniekształcenia stawów oraz przewlekły proces zapalny. Uwypuklające się guzki dnawe mogą prowadzić do owrzodzeń skóry, a umiejscowione w kościach – mogą powodować erozję kości, prowadząc do znacznych uszkodzeń.

Hiperurykemia może uszkadzać nerki i powodować kamicę nerkową.

Przewlekła hiperurykemia może zaburzać funkcję cewek nerkowych (tubulopatia moczanowa). Złogi moczanu jednosodowego stwierdza się też w rdzeniu nerki, gdzie mogą one powodować uszkodzenie tkanek i zwiększać ryzyko wtórnej infekcji (odmiedniczkowe zapalenie nerek). Kamienie zbudowane z kwasu

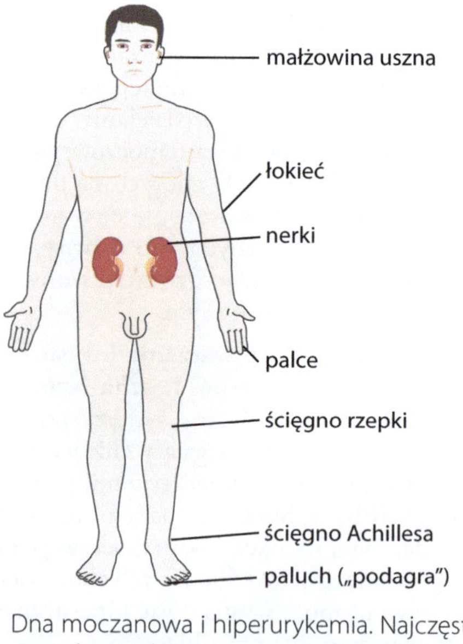

Ryc. 3-7. Dna moczanowa i hiperurykemia. Najczęstsze miejsca odkładania się kryształów moczanu jednosodowego.

moczowego mogą się tworzyć w kwaśnym moczu. Ponadto obserwuje się zwiększenie częstości występowania kamieni wapniowo-fosforanowych.

Alkoholizm

Alkohol etylowy (etanol) znajduje się we wszystkich napojach alkoholowych, takich jak piwo, wino i wódka. Co najmniej 70% dorosłych w USA spożywa okazjonalnie napoje alkoholowe, ale tylko około 10% wypija nadmierne ilości, które mogą powodować szkodliwe skutki dla zdrowia. Niemniej jednak nadużywanie alkoholu jest rozpowszechnione – prawdopodobnie 10–12 mln Amerykanów to przewlekli alkoholicy. Problemy zdrowotne związane z nadużywaniem alkoholu są odpowiedzialne za liczne hospitalizacje, wypadki drogowe, przemoc w rodzinie i przewlekłą niezdolność do pracy.

Do analizy szkodliwych skutków działania alkoholu przydatne staje się zdefiniowanie poniższych pojęć:

Ostre zatrucie (stan upojenia alkoholowego). Psychologiczne i somatyczne konsekwencje przedawkowania alkoholu. Podobnie jak inne zatrucia substancjami psychotropowymi, ostre zatrucie alkoholowe charakteryzuje się depresją ośrodkowego układu nerwowego (o.u.n.). W zależności od ilości spożytego alkoholu depresja o.u.n. może się objawiać uspokojeniem i sennością, zaburzeniem koordynacji ruchowej, stanem majaczeniowym lub utratą świadomości, która może przejść w letalną śpiączkę.

Przewlekły alkoholizm. Sposób przewlekłego spożywania alkoholu, któremu towarzyszą fizjologiczne i psychologiczne objawy nadużycia oraz uzależnienie.

Nadużywanie alkoholu. Powtarzające się okresy picia, które trwają, mimo że występuje jeden lub więcej szkodliwych skutków obejmujących jedną z pięciu sfer życia: rodzinną, społeczną, prawną, zawodową lub fizyczną. Według konsensu Amerykańskiego Towarzystwa Psychiatrycznego (American Psychiatric Association) rozpoznanie nadużywania alkoholu powinno być ustalone tylko u tych osób, które nadużywają alkoholu dłużej niż przez 1 miesiąc i nie spełniają kryteriów uzależnienia od alkoholu.

Uwaga

> **Problem alkoholowy** (*problem drinker*) to pojęcie określające osobę nadużywającą alkoholu, ale gdy uświadomi sobie ona negatywny wpływ nadużywania alkoholu, może zmienić swoje zachowanie i przestać pić.

Uzależnienie od alkoholu. Tym terminem określa się niekontrolowane spożycie alkoholu z towarzyszącą tolerancją skutków działania alkoholu oraz objawami odstawienia, gdy jest on niedostępny. Rozpoznanie opiera się na stwierdzeniu co najmniej trzech kryteriów spośród wymienionych w tab. 3-1.

Tabela 3-1. Kryteria diagnostyczne uzależnienia od alkoholu

1. Osobnik pije więcej, niż zamierzał, często
2. Osobnik nie może przestać pić
3. Osobnik często myśli o wypiciu alkoholu lub o tym, kiedy będzie go mógł wypić
4. Występują szkodliwe skutki picia alkoholu, takie jak absencja w pracy, pójście do pracy pod wpływem alkoholu lub po spożyciu alkoholu wcześniej („kac")
5. Osobnik rezygnuje z ważnych czynności nie związanych z piciem alkoholu
6. Osobnik nie przestaje pić, chociaż powoduje to problemy w życiu rodzinnym lub dolegliwości zdrowotne
7. Rozwija się tolerancja na alkohol
8. U osoby pijącej występują fizyczne skutki odstawienia alkoholu
9. Osoba pijąca przyjmuje leki w celu zmniejszenia skutków odstawienia alkoholu

Opracowano na podstawie: H.L. Greene, R.M. Fincher, W.P. Johnson (red.): Clinical Medicine, wyd. 2, Mosby, St. Louis Mosby, s. 748, 1996.

Alkohol działa bezpośrednio na mózg.

Alkohol działa na komórki nerwowe jak toksyna. Zmienia on płynność błon komórkowych, zaburzając przewodnictwo impulsów nerwowych, i tym samym powoduje zmniejszenie aktywności neuronów. Alkohol ma działanie sedatywne na większość ośrodków nerwowych, ale zahamowanie aktywności niektórych z nich może prowadzić do utraty hamowania innych. Może to powodować uczucie rozluźnienia i dobrego samopoczucia, a także wzmożoną aktywność ruchową lub wyzwalać niekontrolowane emocje. Skutki te zależą od dawki spożytego alkoholu, a można je w przybliżeniu przewidzieć na podstawie stężenia alkoholu we krwi (ryc. 3-8):

- 50 mg/dl (11 mmol/l) – sedacja,
- 50 do 150 mg/dl (11–33 mmol/l) – utrata koordynacji ruchowej,
- 150 do 200 mg/dl (33–43 mmol/l) – majaczenia,
- 300 do 400 mg/dl (65–87 mmol/l) – nieprzytomność, śpiączka lub zatrzymanie oddychania.

Zawartość alkoholu we krwi może być w sposób wiarygodny oceniana przez pomiar w powietrzu wydychanym, co znalazło zastosowanie np. podczas kontroli trzeźwości kierowców przeprowadzanej przez policję. W większości stanów w USA u osób prowadzących pojazdy za dopuszczalną uznaje się wartość stężenia alkoholu we krwi do 100 mg/dl (22 mmol/l).

Alkohol jest metabolizowany w wątrobie.

Alkohol ulega wchłonięciu w żołądku i jelicie cienkim, skąd jest transportowany do wątroby. W komórkach wątroby alkohol jest metabolizowany z udziałem dehydrogenazy alkoholowej w cytosolu, cytochromu P_{450} (CYP2E) gładkiej siateczki en-

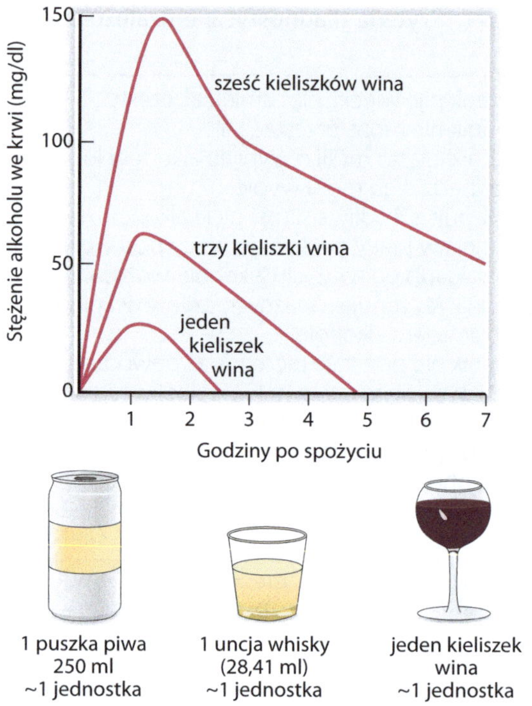

Ryc. 3-8. Ostre zatrucie alkoholowe. Stężenie we krwi zależy od ilości spożytego alkoholu. Na rycinie pokazano przykładowe przybliżone stężenia alkoholu u mężczyzny o masie ciała 70 kg; jako jednostkę przyjęto kieliszek wina o pojemności 120 ml. Średnie stężenie alkoholu w winie wynosi 11–13 mg/dl, w piwie 4–6 mg/dl, w wódce i alkoholach wysokoprocentowych 40–60 mg/dl. Alkohol jest usuwany z organizmu z taką samą szybkością, niezależnie od rodzaju spożytego trunku.

doplazmatycznej frakcji mikrosomalnej oraz przez katalazę znajdującą się w peroksysomach (ryc. 3-9).

Dehydrogenaza alkoholowa jest najważniejszym enzymem uczestniczącym w procesie utleniania alkoholu. Utlenia ona alkohol do aldehydu octowego – toksycznego metabolitu, który następnie jest utleniany przez dehydrogenazę aldehydową do acetylokoenzymu A. Kofaktorem tych dwóch reakcji oksydacyjnych jest dinukleotyd nikotynoamidoadeninowy (NAD^+), który w tych reakcjach ulega redukcji do NADH. Zwiększony stosunek NADH do NAD^+ hamuje zależne od NAD^+ utlenianie kwasu mlekowego do pirogronianu, prowadząc do rozwoju kwasicy mleczanowej. Niedobór pirogronianu może także powodować hipoglikemię, pogłębiającą się wskutek niedostatecznego dostarczania pokarmu, jak to jest w przewlekłym alkoholizmie. β-oksydacja kwasów tłuszczowych zmniejsza się, natomiast rośnie stężenie trójglicerydów, co prowadzi do zmian tłuszczowych w komórkach wątroby (ryc. 3-10). Przemiany metaboliczne alkoholu w wątrobie doprowadzają do powstawania *toksycznych produktów* oraz *zaburzeń metabolicznych* upośledzających czynność komórek wątroby. Jeśli te zmiany się utrzymują, stłuszczenie wątroby może przechodzić w alkoholowe stłuszczające zapalenie wątroby i w końcu w marskość wątroby.

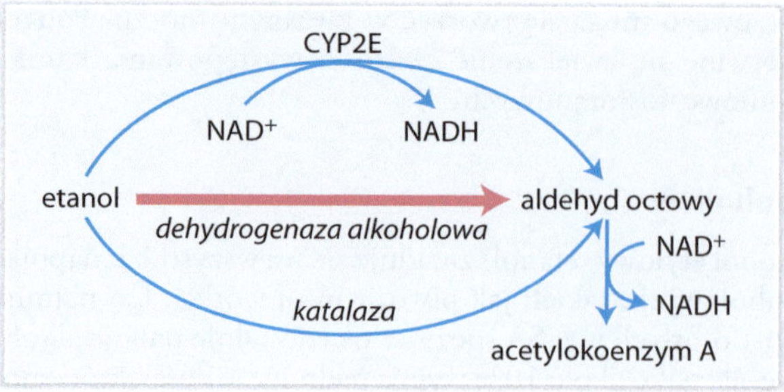

Ryc. 3-9. Trzy enzymy odgrywają główną rolę w metabolizmie alkoholu w komórkach wątroby: dehydrogenaza alkoholowa, CYP2E (cytochrom P_{450} gładkiej siateczki endoplazmatycznej frakcji mikrosomalnej) oraz katalaza znajdująca się w peroksysomach. Dehydrogenaza alkoholowa jest najważniejszym enzymem uczestniczącym w procesie utleniania alkoholu. Przekształca go do aldehydu octowego, który następnie jest utleniany do acetylokoenzymu A. Dinukleotyd nikotynoamidoadeninowy (NAD^+) w tej reakcji ulega redukcji do NADH, także wskutek działania CYP2E, który jest następnie utleniany do acetylokoenzymu A przez dehydrogenazę alkoholową.

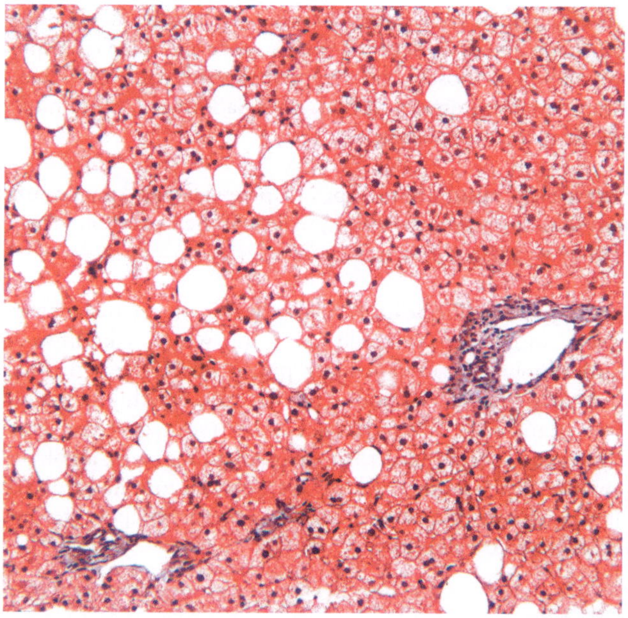

Ryc. 3-10. Cechy stłuszczenia w wycinku biopsji wątroby u osoby przewlekle nadużywającej alkoholu.

Przewlekłe używanie alkoholu i towarzyszące temu niedobory witamin mogą uszkadzać mózg i nerwy obwodowe.

Przewlekłemu spożywaniu alkoholu zazwyczaj towarzyszy tolerancja – sytuacja, w której przewlekły alkoholik może wypijać znacznie więcej alkoholu niż osoba niepijąca, wskutek czego objawy zatrucia alkoholowego są u niego znacznie mniej nasilone. Z drugiej strony – jeśli osoba uzależniona od alkoholu zostanie go pozbawiona, to może się u niej rozwinąć

zespół odstawienia alkoholowego. Nasilenie objawów może być różne – od umiarkowanych drżeń (dreszczy) do *delirium tremens*, napadów padaczki, a nawet śmierci. Zespół odstawienia od alkoholu występuje podczas pierwszych 24 godzin i towarzyszą mu objawy fizykalne, takie jak zaczerwienienie twarzy, tachykardia i drażliwość.

W przewlekłym alkoholizmie często obserwuje się objawy neurologiczne, ale większość z nich prawdopodobnie ma związek z zaburzeniami odżywiania i niedoborem witaminy B_1 (tiaminy).

- **Encefalopatia Wernickego** charakteryzuje się występowaniem stanów splątania, porażeniem mięśni gałki ocznej, oczopląsem, ataksją oraz obwodową neuropatią czuciowo-ruchową.
- **Neuropatia obwodowa** może stanowić jedyny objaw u części pacjentów. Występować mogą objawy ruchowe i czuciowe: osłabienie, ból, parestezje, zniesienie czucia dotyku, pozycji ciała, wibracji i głębokich odruchów ścięgnistych.
- **Psychozę Korsakowa** charakteryzuje amnezja, niezdolność do uczenia się i skłonność do konfabulacji.

Przewlekle używanie alkoholu wywiera szkodliwy wpływ na mięsień sercowy i mięśnie szkieletowe.

Alkohol zaburza metabolizm komórek mięśniowych i jest toksyczny zarówno dla komórek mięśnia sercowego, jak i dla mięśni szkieletowych. U części przewlekłych alkoholików rozwija się niedobór witaminy B_1 (tiaminy), szkodliwy dla serca.

- **Mięśnie szkieletowe.** Alkoholowe uszkodzenie mięśni klinicznie objawia się postępującym osłabieniem oraz zanikami mięśni. Podczas okresów intensywnego picia alkoholu może wystąpić rabdomioliza, powodująca istotny wzrost aktywności kinazy kreatynowej we krwi oraz martwicę cewek nerkowych z powodu zatkania cewek przez pozostałości cytoplazmatyczne uwalniane z komórek mięśni szkieletowych ulegających rabdomiolizie.
- **Serce.** Przewlekłe nadużywanie alkoholu może prowadzić do kardiomiopatii. Częściowo jest to spowodowane toksycznym działaniem alkoholu na kardiomiocyty, a po części wynika z niedoboru tiaminy (choroba beri-beri). Ostre przedawkowanie alkoholu może spowodować zaburzenia rytmu serca lub napady tachykardii (*holiday heart*).

Nadużywanie alkoholu może wywołać liczne zmiany metaboliczne i uszkodzić różne narządy.

Przewlekle nadużywanie alkoholu i związane z tym niedobory pokarmowe wywierają szkodliwy wpływ na układy hemopoetyczny, wewnątrzwydzielniczy i pokarmowy, chociaż czasem nie jest możliwe określenie, czy obserwowane zmiany są następstwem bezpośredniego toksycznego działania alkoholu, czy też wynikają z niedoborów witamin, żelaza i innych składników pokarmowych. Na przykład niedokrwistość występująca u alkoholików ma charakter makrocytowy i może być związana z niedoborem kwasu foliowego, złym odżywianiem lub toksycznym działaniem alkoholu na szpik kostny. Obniżenie odporności na zakażenia jest prawdopodobnie skutkiem szkodliwego działania alkoholu na układ białokrwinkowy, ale dokładne mechanizmy tego zjawiska nie są znane. Zwiększona częstość występowania dny moczanowej u przewlekłych alkoholików jest związana z dodatkowym wytwarzaniem i upośledzonym wydalaniem kwasu moczowego. Najczęstsze skutki przewlekłego nadużywania alkoholu przedstawiono na ryc. 3-11.

Wstrząs

Wstrząs to zaburzenie hemodynamiczne charakteryzujące się spadkiem perfuzji układowej prowadzącym do nieodpowiedniego zaopatrzenia narządów w tlen. Patofizjologicznie można wyróżnić następujące postacie wstrząsu:

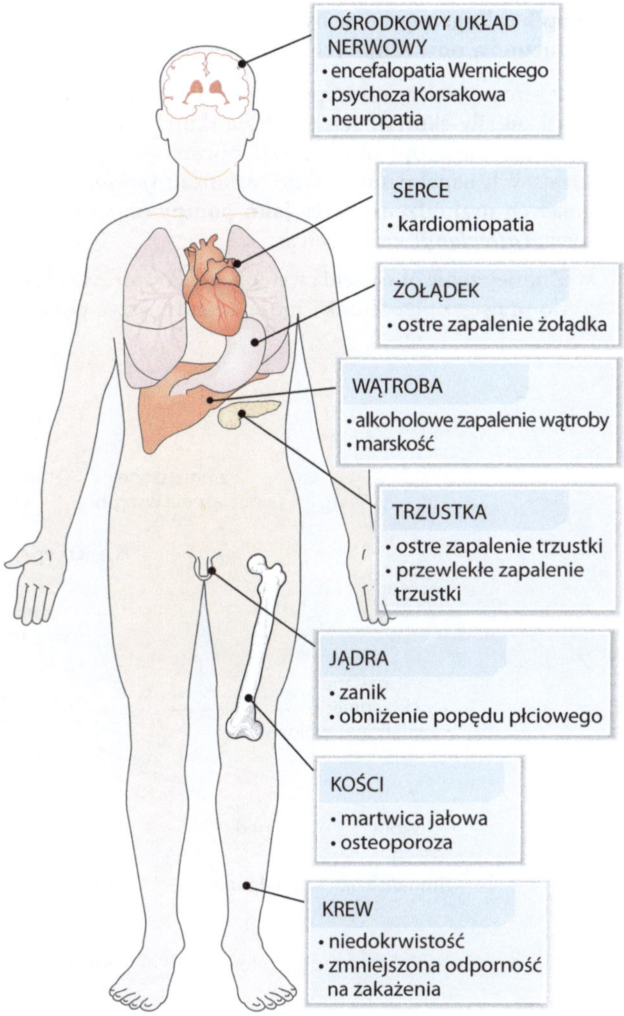

Ryc. 3-11. Najczęstsze następstwa kliniczne przewlekłego nadużywania alkoholu.

- **Wstrząs kardiogenny.** Przykładem tego wstrząsu jest niewydolność serca, która rozwija się w następstwie zawału serca.
- **Wstrząs hipowolemiczny**. Zaburzenia krążenia są skutkiem nieodpowiedniego wypełnienia naczyń, jak to się zdarza np. podczas masywnej utraty krwi
- **Wstrząs dystrybucyjny**. Wstrząs wynika ze znacznego rozszerzenia naczyń krwionośnych; powstaje dysproporcja między objętością krwi krążącej i pojemnością łożyska naczyniowego, np. we wstrząsie septycznym.

W wielu przypadkach wstrząs ma więcej niż jedną przyczynę, dlatego uczestniczy w nim wiele mechanizmów patogenetycznych (ryc. 3-12). Poza tym wstrząs może rozpoczynać się w jednej postaci, a potem przekształcić się w inną. Na przykład wstrząs hipowolemiczny spowodowany utratą krwi może wywołać niedokrwienne uszkodzenie serca. Od tej chwili wstrząs przebiega pod postacią kardiogenną i może się utrzymywać nawet po wyrównaniu utraty krwi.

Wstrząs kardiogenny może być spowodowany przez wiele mechanizmów powodujących spadek wyrzutu sercowego.

Wyrzut sercowy zależy od wypełnienia komory podczas rozkurczu i od siły skurczu serca w fazie skurczowej. Wstrząs kardiogenny może być spowodowany przez wiele procesów zaburzających napełnianie w fazie rozkurczu (***preload***), powodujących **uszkodzenie serca jako pompy** oraz zwężenie odpływu (***afterload***) krwi z serca:

- **Zmniejszenie obciążenia wstępnego.** Powrót żylny krwi do prawego przedsionka może się zmniejszyć podczas krwotoku, wskutek utraty osocza podczas oparzenia, utraty płynów w przebiegu biegunki lub w następstwie gromadzenia się płynu w jamie otrzewnej, np. podczas zapalenia trzustki.
- **Mechaniczne utrudnienie powrotu żylnego.** Zatory i zakrzepy w płucach mogą upośledzać przepływ krwi przez płuca i doprowadzać do spadku lub zahamowania powrotu żylnego. Odma prężna może zaciskać naczynia żylne i wywierać podobny skutek.
- **Zaburzone rozluźnianie komór podczas rozkurczu.** Tamponada serca z powodu krwawienia do worka osierdziowego lub zaciskające zapalenie osierdzia utrudniają prawidłowe rozszerzenie komory podczas rozkurczu i zmniejszają obciążenie wstępne. Nieprawidłowe wypełnianie komór obserwuje się podczas tachyarytmii komorowych, a także w kardiomiopatii przerostowej lub restrykcyjnej.
- **Niewydolność skurczowa.** Uszkodzenie funkcji tłoczącej serca występuje podczas zawału serca, w przebiegu różnych postaci zapalenia mięśnia sercowego lub w kardiomiopatii rozstrzeniowej. Tachyarytmie komorowe także wpływają na osłabienie siły skurczowej serca.
- **Zwężenie zastawek.** Wzrost obciążenia następczego z powodu zmian strukturalnych zastawki aortalnej lub płucnej może zmniejszać wyrzut sercowy.
- **Niedomykalność zastawek.** Niecałkowite zamykanie zastawek umożliwia przepływ zwrotny krwi, powodując zmniejszenie wyrzutu sercowego. Jednocześnie powrót krwi zwiększa obciążenie skurczowe mięśnia komór, prowadząc do stopniowego zmniejszania się zdolności serca do przepompowywania krwi.

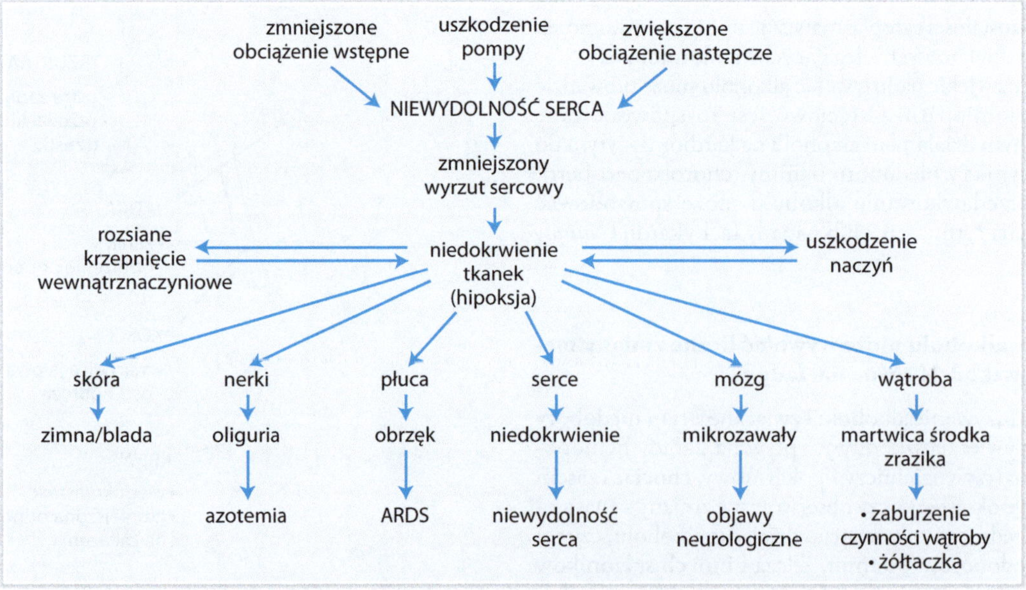

Ryc. 3-12. Wstrząs kardiogenny. ARDS – ostry zespół niewydolności oddechowej.

Wstrząs hipowolemiczny spowodowany jest utratą płynu z przestrzeni naczyniowej.

We wstrząsie hipowolemicznym zmniejsza się objętość krwi krążącej. Spadek objętości krwi może być skutkiem następujących procesów patologicznych:

- **Krwawienie.** Masywne krwawienie przekraczające 500 ml powoduje spadek ciśnienia, zmniejszenie powrotu żylnego i obniżenie wyrzutu sercowego. Taka ilość krwi najczęściej wydostaje się z naczyń tętniczych, ale może również pochodzić z żył, w których panuje podwyższone ciśnienie, np. w żylakach przełyku, w nadciśnieniu wrotnym lub z serca. Wśród przyczyn krwawień należy wymienić urazy, spontaniczne pęknięcie tętniaka aorty, krwawienie z żylaków przełyku, krwawiący wrzód trawienny, pęknięcie ciąży pozamacicznej lub ciężarnej macicy podczas porodu lub po porodzie.
- **Utrata płynów.** Utrata płynu pozakomórkowego występuje u osób ciężko poparzonych. Wymioty, ciężka biegunka lub poliuria mogą także prowadzić do utraty płynów.
- **Gromadzenie się płynu w jelitach.** Gromadzenie się płynu w jelitach występuje w niedrożności porażennej jelit lub wskutek skrętu jelita bądź jego zamknięcia przez guz.
- **Gromadzenie się płynu w jamach ciała.** Gromadzenie się płynu w jamie brzusznej lub jamie klatki piersiowej zmniejsza objętość krwi krążącej.
- **Obrzęki uogólnione** (*anasarca*). Zwiększenie przepuszczalności naczyń występujące we wstrząsie septycznym i anafilaktycznym wiąże się z uogólnionymi obrzękami oraz zmniejszeniem objętości płynu w układzie krążenia.

Wstrząs dystrybucyjny powstaje w wyniku rozszerzenia naczyń, zwiększającego pojemność układu naczyniowego.

Wstrząs dystrybucyjny charakteryzuje się znacznym rozszerzeniem naczyń krwionośnych. W takiej sytuacji dochodzi do zaburzenia proporcji między objętością krwi krążącej, która jest w normie, a zwiększoną pojemnością przestrzeni naczyniowej. Do możliwych przyczyn prowadzących do wystąpienia wstrząsu dystrybucyjnego zalicza się następujące zaburzenia:

- **Sepsa.** Ciężkie zakażenia bakteryjne prowadzą do nasilonego uwalniania endotoksyn bakteryjnych, które zapoczątkowują różnorakie reakcje organizmu. Najważniejszą wśród nich jest **układowa uogólniona odpowiedź zapalna** (*systemic inflammatory response system* – **SIRS**), w której uczestniczą cytokiny i mediatory zapalenia wytwarzane przez makrofagi i inne krwinki białe we krwi. Mediatory SIRS, takie jak TNF (*tumor necrosis factor*), interleukiny, tlenek azotu (NO) i inne, działają na drobne tętniczki, naczynia włosowate i drobne naczynia żylne, powodując ich rozszerzenie i zapoczątkowując gromadzenie się krwi w naczyniach krążenia obwodowego. Zmniejszony powrót żylny do serca powoduje obniżenie obciążenia wstępnego (*preload*), a w następstwie zmniejszenie wyrzutu sercowego, co doprowadza do spadku ciśnienia systemowego.
- **Wstrząs anafilaktyczny.** Rozszerzenie naczyń rozwijające się wskutek reakcji nadwrażliwości typu I na obce białko lub leki jest spowodowane działaniem wazoaktywnych substancji uwalnianych przez mastocyty (komórki tuczne) opłaszczone immunoglobulinami E (IgE). Rozszerzenie naczyń, któremu zazwyczaj towarzyszy wzrost przepuszczalności, jest najczęściej skutkiem działania histaminy uwalnianej z ziarnistości komórek tucznych.
- **Wstrząs neurogenny.** Urazom mózgu oraz krwawieniom śródczaszkowym towarzyszy rozległe rozszerzenie naczyń. Jest ono skutkiem wzrostu ciśnienia śródczaszkowego i ucisku ośrodków naczynioruchowych; powoduje rozszerzenie naczyń, zwłaszcza w narządach jamy brzusznej, prowadząc do gromadzenia się krwi w śledzionie. Do rozszerzenia naczyń może prowadzić także uszkodzenie rdzenia kręgowego.
- **Leki.** Leki naczynioruchowe mogą powodować silne rozszerzenie naczyń. Obwodowe rozszerzenie naczyń z towarzyszącą śpiączką występuje przy przedawkowaniu narkotyków. Spadek ciśnienia może wystąpić także podczas znieczulenia ogólnego. Wstrząs anafilaktyczny może być jednym z niepożądanych skutków działania leków.

Po początkowej fazie wstrząsu uruchomione zostają mechanizmy kompensacyjne, których zadaniem jest ograniczanie szkodliwych skutków wstrząsu.

We wszystkich postaciach wstrząsu początkowo występują spadek ciśnienia i tachykardia. We wstrząsie kardiogennym i hipowolemicznym dochodzi do zwężenia naczyń skórnych, dlatego kończyny są blade, chłodne i spocone. We wstrząsie dystrybucyjnym kończyny są ciepłe i dobrze ukrwione, ponieważ obniża się obwodowy opór naczyniowy. W przeciwieństwie do wstrząsu kardiogennego i hipowolemicznego, w którym wyrzut sercowy jest zmniejszony, we wstrząsie dystrybucyjnym wyrzut sercowy jest zwiększony. Ciśnienie zaklinowania w tętnicy płucnej jest wysokie we wstrząsie kardiogennym, a niskie we wstrząsie hipowolemicznym. We wstrząsie dystrybucyjnym ciśnienie to może być niskie lub mieć wartość prawidłową (tab. 3-2).

We wstrząsie hipowolemicznym spowodowanym utratą krwi jednym z pierwszych mechanizmów kompensacyjnych jest uruchomienie odruchów z baroreceptorów (ryc. 3-13). Hipowolemia powoduje spadek ciśnienia, który zwiększa napięcie układu współczulnego i powoduje tachykardię. Pobudzenie współczulne prowadzi także do zwężenia naczyń obwodowych, powodując wzrost oporu obwodowego.

Zmniejszony przepływ krwi przez nerki prowadzi do spadku wydzielania moczu oraz do aktywacji układu renina–angiotensyna. Angiotensyna II silnie kurczy naczynia, zwłaszcza drobne tętniczki, zwiększając całkowity opór obwodowy (*total peripheral resistance* – TPR). Jednocześnie angiotensyna II stymuluje uwalnianie aldosteronu z gruczołu nadnerczowego, wzmagając reabsorpcję sodu i powodując zatrzymywanie płynów. Wskutek rozszerzenia naczyń włosowatych na obwodzie spada ciśnienie w tych naczyniach, co umożliwia przechodzenie płynu

Tabela 3-2. Zmiany w układzie krążenia w różnych postaciach wstrząsu

TYP WSTRZĄSU	NACZYNIA OBWODOWE	WYRZUT SERCOWY	CIŚNIENIE ZAKLINOWANIA/ OŚRODKOWE CIŚNIENIE ŻYLNE
Kardiogenny	zwężone	niski	wysokie
Hipowolemiczny	zwężone	niski	niskie
Dystrybucyjny	rozszerzone	w normie lub zwiększony	w normie lub obniżone

z przestrzeni śródmiąższowej do naczyń. Wszystkie powyższe mechanizmy prowadzą do wzrostu objętości krwi w łożysku żylnym i zwiększają obciążenie wstępne serca. Zwiększenie kurczliwości serca w połączeniu ze wzrostem obciążenia wstępnego doprowadza do poprawy (wzrostu) wyrzutu sercowego.

Wstrząs prowadzi do niewydolności wielonarządowej.

Zmniejszenie przepływu krwi przez tkanki powoduje niedokrwienie komórek śródbłonka w mikrokrążeniu obwodowym. Uszkodzenie komórek śródbłonka zaburza ich zdolność reakcji na bodźce fizjologiczne i prowadzi do zwiększenia przepuszczalności i tworzenia się obrzęku. Niedokrwienne uszkodzenie komórek endotelialnych zapoczątkowuje rozsiane krzepnięcie wewnątrznaczyniowe (*disseminated intravascular coagulation* – DIC), które w połączeniu ze spadkiem ciśnienia prowadzi do znacznego niedokrwienia narządów miąższowych. Konsekwencją tego jest zaburzenie funkcji wielu narządów, klinicznie określane jako niewydolność wielonarządowa. U terminalnych pacjentów w ciężkiej postaci wstrząsu można zaobserwować następujące ważne zmiany:

- **Rozsiane wykrzepianie wewnątrznaczyniowe.** Zakrzepy w mikrokrążeniu mogą występować w wielu narządach.
- **Rozlane uszkodzenie pęcherzyków płucnych (DAD) i zespół ostrej niewydolności oddechowej (ARDS).** W płucach rozwija się obrzęk i występują złogi włóknika obok komórek nabłonka wyścielającego pęcherzyki płucne („błony hialinowe"). Zmiany te towarzyszą zaburzeniom oddechowym (przyspieszenie oddychania, duszność) występującym u chorych w przebiegu różnych postaci wstrząsu i nie poprawiają się pomimo zastosowania tlenoterapii.
- **Martwica cewek nerkowych.** Towarzyszy jej postępujące zmniejszenie się wytwarzania moczu (oliguria), prowadzące do bezmoczu (anuria).

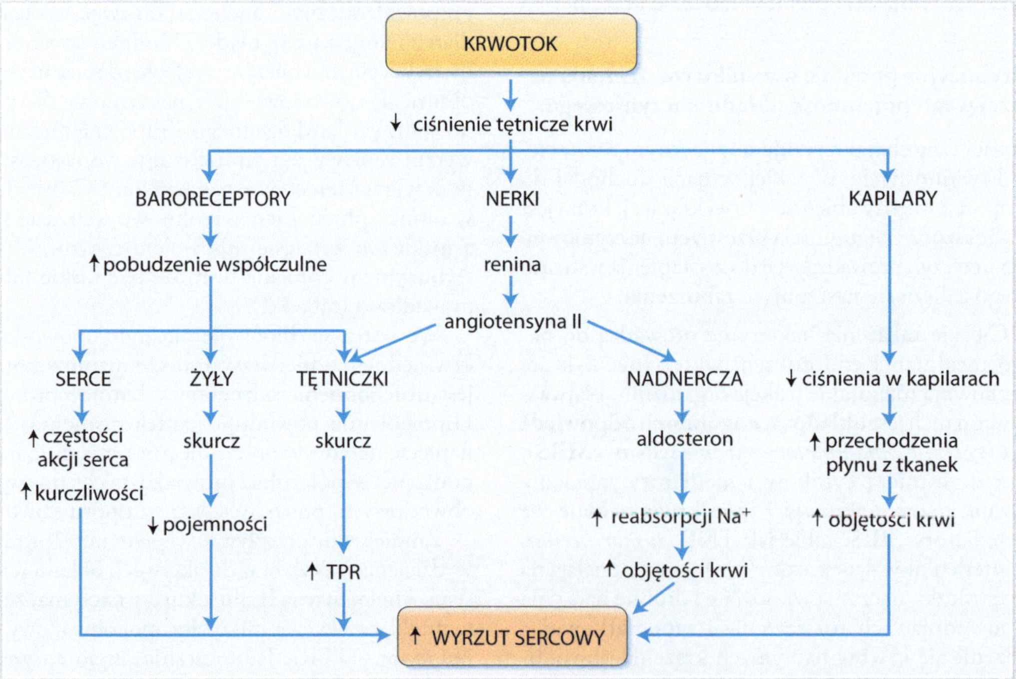

Ryc. 3-13. Wstrząs hipowolemiczny. Masywne krwawienie prowadzi do spadku ciśnienia tętniczego krwi, co uruchamia szybką odpowiedź baroreceptorów i pobudzenie układu współczulnego, a także uwalnianie reniny w nerkach. Celem powyższych reakcji jest adaptacja organizmu i kompensacja utraty krwi dzięki wzrostowi wyrzutu sercowego. TPR – całkowity opór obwodowy.

- **Martwica środka zrazika wątroby.** Martwica komórek wątroby powoduje wzrost poziomu aminotransferazy asparaginianowej (AspAT) i aminotransferazy alaninowej (AlAT) oraz wydłużenie czasu protrombinowego.
- **Ogniska martwicy niedokrwiennej mięśnia sercowego.** Ogniskowe zmiany martwicze powstają wskutek zmniejszonego przypływu krwi przez serce i odpowiadają za uszkodzenie pompy sercowej.
- **Obrzęk i miejscowe zmiany niedokrwienne w mózgu.** Te zmiany występują tylko u chorych w śpiączce w bardzo zaawansowanej fazie wstrząsu.

Ze względu na ciężkość objawów klinicznych można wyróżnić stopnie wstrząsu od postaci łagodnej do bardzo ciężkich zaburzeń.

Wstrząs może przebiegać w postaci łagodnej, łatwej do wyleczenia lub ciężkiej, nie poddającej się leczeniu.

- **Postać łagodna wstrząsu.** Pacjent jest w dość ciężkim stanie, ale pozostaje przytomny. Ciśnienie tętnicze krwi jest niższe od prawidłowego i towarzyszy mu tachykardia. Stwierdza się także przyspieszenie oddychania i niewielką duszność. Zmniejszone jest, chociaż umiarkowanie, wytwarzanie moczu.
- **Postać umiarkowana wstrząsu.** Wstrząs postępuje, pacjent jest splątany i niespokojny, a spadek ciśnienia i oliguria są wyraźniej zaznaczone. Nasilają się zaburzenia oddechowe i konieczne jest podawanie tlenu. Wskutek przedłużającego się niedokrwienia tkanek dochodzi do rozwoju kwasicy mleczanowej.
- **Postać zaawansowana wstrząsu.** W obrazie choroby dominują objawy niewydolności wielonarządowej (ryc. 3-14). Pacjent jest pobudzony lub apatyczny, może zapaść w śpiączkę. Ciśnienie tętnicze krwi jest bardzo niskie i często trudne do oznaczenia. Chory oddycha z wysiłkiem, często wymaga zastosowania wspomaganej wentylacji i rozwija się u niego zespół ostrej niewydolności oddechowej. Tętno jest bardzo szybkie (tachykardia). Utlenowanie krwi jest bardzo słabe i nie poprawia się pomimo podawania tlenu. Wydalanie moczu znacząco spada (oliguria przechodząca w anurię), a w badaniach dodatkowych stwierdza się azotemię i kwasicę metaboliczną. Często występuje DIC z towarzyszącą skłonnością do krwawień. Zaburzona jest czynność wątroby, czasami stwierdza się żółtaczkę. Śmiertelność w tej postaci wstrząsu jest wysoka.

Zespół nabytego niedoboru odporności *(acquired immunodeficiency syndrome* – **AIDS**)

AIDS stanowi końcowy etap zakażenia wirusem HIV (*human immunodeficiency virus*).

HIV jest wirusem powolnym z rodziny *Retroviridae*, który wykazuje skłonność do zakażania limfocytów T pomocniczych CD4 oraz monocytów i makrofagów. Wirus ten jest

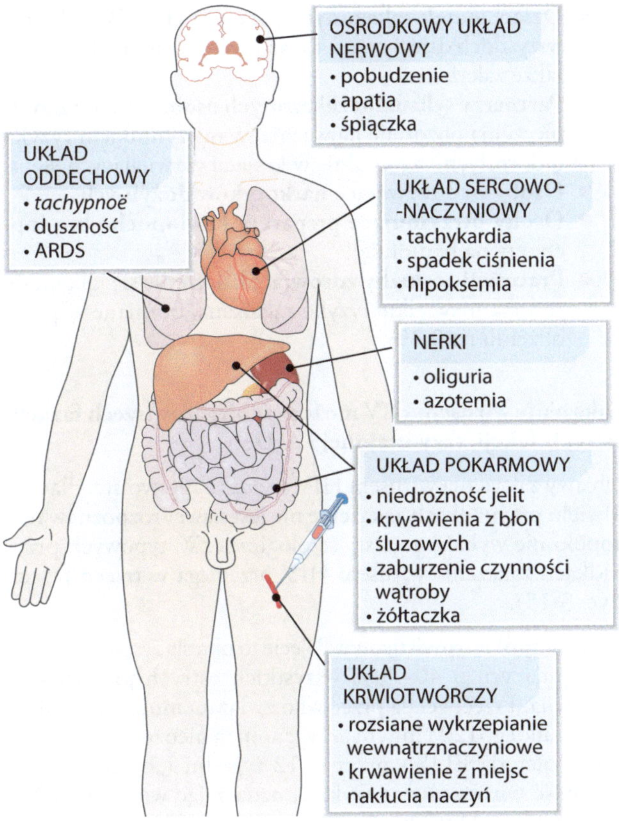

Ryc. 3-14. Niewydolność wielonarządowa we wstrząsie. Zajęte są wszystkie ważne narządy. ARDS – ostry zespół niewydolności oddechowej.

cytotoksyczny i ma zdolność uszkadzania elementów układu odpornościowego, prowadząc do zaburzenia odporności u większości zakażonych osób. W ciągu 10 lat od zakażenia u 50% nie leczonych pacjentów rozwinie się AIDS, u 30% wystąpią objawy łagodnego niedoboru odporności, a w 20% przypadków zakażenie będzie miało przebieg bezobjawowy.

Zakażenie wirusem HIV zachodzi najczęściej przez kontakt z zakażoną krwią lub podczas stosunków seksualnych.

Oprócz limfocytów CD4 wirus HIV może zakażać monocyty i makrofagi tkankowe, komórki dendrytyczne w skórze i węzłach chłonnych oraz komórki mikrogleju w ośrodkowym układzie nerwowym. Wirusa można wyodrębnić z płynów ustrojowych osoby zakażonej: krwi, moczu, śliny, łez, nasienia, mleka, płynu owodniowego i płynu mózgowo-rdzeniowego.

Zakażenie jest najczęściej przenoszone przez kontakt z zakażoną krwią lub płynami ustrojowymi. Nowoczesne metody badania preparatów krwiopochodnych zmniejszyły znacząco ryzyko zakażenia podczas transfuzji, ale nie wyeliminowały go całkowicie (ryzyko jest bardzo niskie; 1 : 675 000). Z tego względu do grup najbardziej narażonych na zakażenie zaliczamy (w wymienionej kolejności):

- **Dzieci matek zakażonych wirusem HIV.** Ponad 90% wszystkich dzieci matek zakażonych wirusem HIV ulega także zakażeniu.
- **Partnerzy seksualni zakażonych osób.** Seks bez zabezpieczenia pozostaje najważniejszym czynnikiem ryzyka u dorosłych, szczególnie w krajach rozwijających się.
- **Osoby nadużywające narkotyków dożylnych.**
- **Osoby otrzymujące preparaty krwiopochodne** (np. chorzy na hemofilię).
- **Pracownicy służby zdrowia.** Skaleczenie się igłą niesie ze sobą niewielkie ryzyko zakażenia, oceniane w przybliżeniu na 0,3%.

Zakażenie wirusem HIV może przebiegać w trzech fazach: ostrej infekcji, fazy utajonej i AIDS.

Objawy zakażenia wirusem HIV są często nieswoiste, dlatego w wielu przypadkach zakażenie nie jest nawet rozpoznawane, dopóki nie wykażą go testy serologiczne. W typowych przypadkach zakażenie wirusem HIV przebiega w trzech fazach (ryc. 3-15).

Ostry zespół retrowirusowy. Pojęcie to określa zespół objawów występujących u 40–70% wszystkich ostrych przypadków zakażenia. Przeciwciała przeciwko związanemu z zakażeniem HIV białku gp120 i innym antygenom są nieoznaczalne w badaniu metodą ELISA przez 4–12 tygodni („okienko”), ale obecność wirusa można wykryć, oznaczając wirusowe RNA lub antygen p24 we krwi.

Objawy pojawiają się między 2. a 8. tygodniem od zakażenia i są różne u poszczególnych osób. Objawy są niecharakterystyczne, ale najczęściej występują:

- zmęczenie (95%),
- gorączka (95%),
- ból gardła (75%),
- limfadenopatia (75%),
- bóle mięśniowe (60%),
- zaczerwienienie na szyi i twarzy (50%),
- bóle głowy (35%).

Patomechanizm powyższych objawów nie został dokładnie wyjaśniony. Zmęczenie i gorączka wynikają najprawdopodobniej z działania cytokin uwalnianych przez zakażone makrofagi. Ból gardła i powiększenie węzłów chłonnych są związane z pobudzeniem komórek międzypalczastych i przerostem grudek chłonnych w migdałkach i innych narządach chłonnych. Zaczerwienienie skóry może być spowodowane przez kompleksy immunologiczne powstające w odpowiedzi na wirusa, ale także stanowić efekt działania cytokin prozapalnych. Ból głowy pojawia się mniej więcej u połowy pacjentów, a wynika on z towarzyszącego zakażeniu aseptycznego zapalenia opon mózgowych, charakteryzującego się zwiększeniem liczby limfocytów i umiarkowanym wzrostem stężenia białka w płynie mózgowo-rdzeniowym.

Faza utajenia. Ten okres może trwać wiele lat, ale u 80% zakażonych osób objawy niedoboru odporności rozwiną się w ciągu 10 lat. Tempo postępu zaburzeń odporności jest różne, ale zazwyczaj u osób młodszych choroba przebiega wolniej niż u starszych. U wielu pacjentów nie ma żadnych objawów lub są one nieswoiste. Wśród objawów najczęściej występują:

- **Limfadenopatia** (30–60%). Powiększenie węzłów chłonnych zwykle utrzymuje się ponad 3 miesiące i dotyczy co najmniej dwóch grup węzłów chłonnych w okolicy pachwinowej.
- **Zakażenia skóry i błon śluzowych** (5–10%). Zalicza się do nich zakażenia jamy ustnej i okolicy narządów płciowych przez wirus opryszczki, półpaśca lub leukoplakię włochatą.

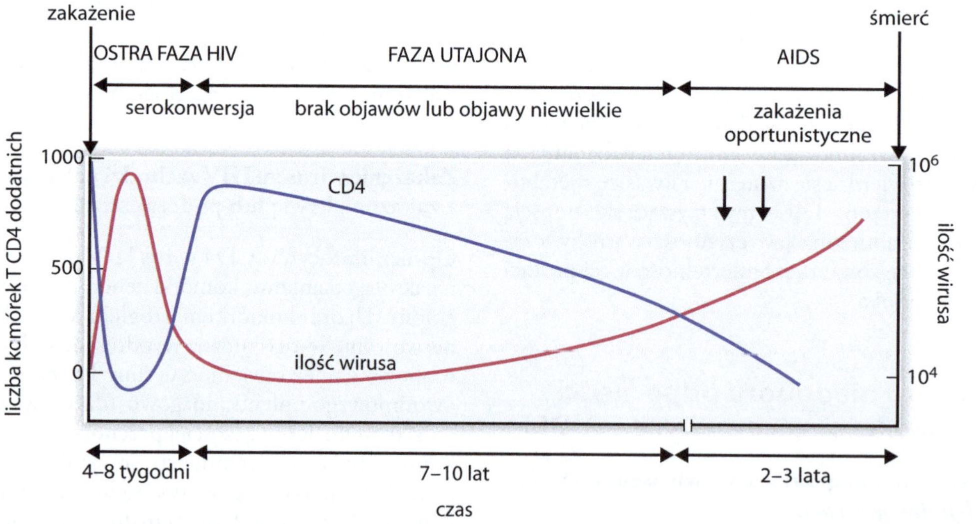

Ryc. 3-15. Zakażenie wirusem HIV. Zazwyczaj zakażenie przebiega w trzech fazach: ostre zakażenie HIV, faza utajona i kliniczny AIDS. Ilość wirusa rośnie w ostrej fazie, ale spada do bardzo niskiego poziomu w fazie utajonej. Wzrasta znowu w fazie objawowej AIDS. Liczba komórek CD4 spada stopniowo w fazie utajonej, a krytycznie niską wartość osiąga w fazie AIDS.

- **Choroby skóry.** Często rozwija się łojotokowe zapalenie skóry, a u osób chorych na łuszczycę obserwuje się nasilenie dolegliwości.
- **Bakteryjne zapalenie płuc.** Zakażenia wywołane przez *Streptococcus pneumoniae* lub inne bakteryjne zapalenia płuc występują w tej grupie chorych czterokrotnie częściej niż w normalnej populacji.

Zmniejszenie liczby komórek CD4 nadal postępuje, ale zazwyczaj utrzymuje się ona powyżej 200 komórek/μl. Przeciwciała przeciwko antygenom wirusa HIV można wykryć metodą ELISA. Przeciwciała te nie są jednak skuteczne w kontroli proliferacji wirusa, który wykazuje skłonność do częstych mutacji i wymyka się mechanizmom obrony humoralnej i komórkowej.

Faza nabytego spadku odporności. W okresie od 4 do 10 lat liczba komórek CD4 spada poniżej 200 komórek/μl, stwarzając warunki do rozwoju infekcji oportunistycznych. Stwierdzenie jednego z dwóch kryteriów (tzn. liczby CD4 < 200 komórek/μl lub wystąpienia infekcji oportunistycznej) jest wystarczające do rozpoznania AIDS. Proces chorobowy może objąć właściwie każdy narząd (ryc. 3-16).

W zespole nabytego spadku odporności dominują objawy zakażeń oportunistycznych.

Ośrodkowy układ nerwowy. Zakażenie mózgu wirusem HIV odbywa się poprzez makrofagi przedostające się do ośrodkowego układu nerwowego (o.u.n.). Mózg oraz opony zajęte zostają przez proces chorobowy wskutek działania samego wirusa lub w przebiegu dodatkowych zakażeń. Najważniejsze procesy patologiczne zachodzące w mózgu chorych to:

- **Encefalopatia HIV**. Pojęcie to obejmuje szereg zmian neurologicznych i behawioralnych. Z czasem może ona prowadzić do **demencji**. Poszerzenie komór bocznych mózgu świadczy o zaniku mózgu i jest częste u chorych na AIDS. Ten typ **wodogłowia**, przebiegający z niskim ciśnieniem płynu mózgowo-rdzeniowego, może występować u chorych z demencją lub u pacjentów bez istotnych zaburzeń umysłowych.
- **Aseptyczne zapalenie opon mózgowo-rdzeniowych**. Najczęściej stwierdza się je w okresie serokonwersji, ale może ono także wystąpić w dowolnej fazie choroby. Zapalenie opon mózgowo-rdzeniowych stanowi przyczynę bólu głowy oraz najprawdopodobniej odpowiada za rozwój wodogłowia. Należy je różnicować z innymi, groźniejszymi postaciami zapalenia opon mózgowo-rdzeniowych wywołanymi przez zakażenia oportunistyczne.

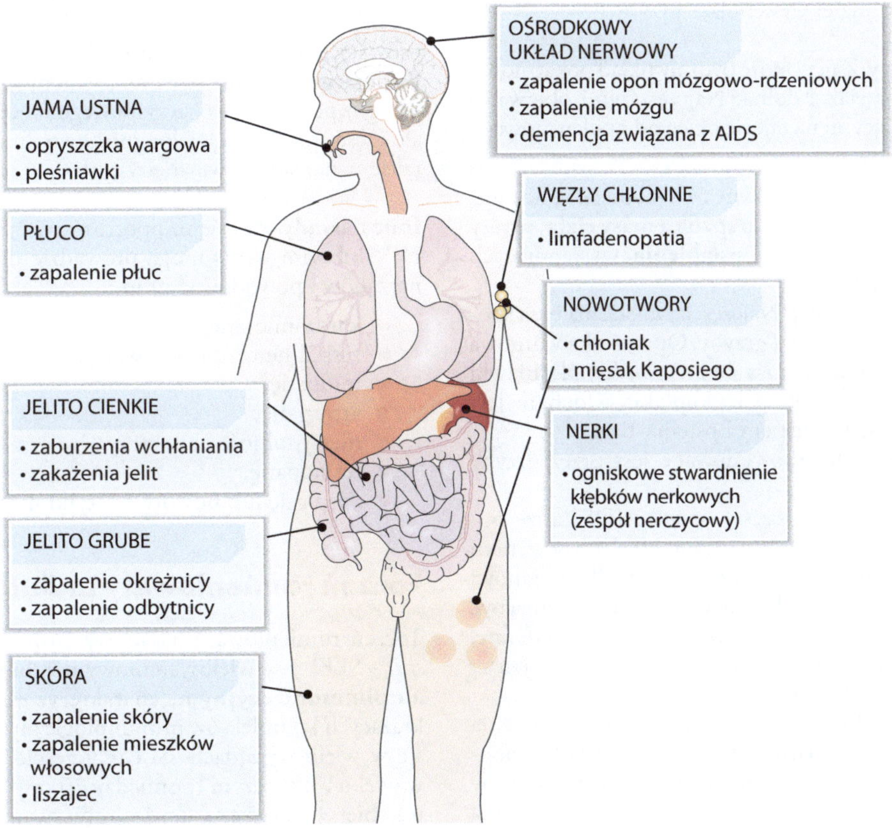

Ryc. 3-16. Zmiany patologiczne i objawy kliniczne w przebiegu AIDS.

- **Zakażenia oportunistyczne** są częste u chorych na AIDS, a obejmują mózg i opony mózgowo-rdzeniowe. W zależności od czynnika powodującego zapalenie może ono być ograniczone, np. zakażenie *Toxoplasma gondii*, lub uogólnione, np. podczas zakażenia wywołanego przez cytomegalowirus (CMV). Miejscowe zakażenie może powodować „objawy guza", tj. silne bóle głowy, czuciowe i ruchowe zaburzenia neurologiczne lub utratę przytomności. Zapalenie opon mózgowo-rdzeniowych może być wywołane przez wirusy, grzyby (np. *Cryptococcus neoformans*) lub bakterie (np. *Mycobacterium tuberculosis*).
- **Neuropatia obwodowa** jest częstym skutkiem zakażenia wirusem HIV, ale może ona być związana z infekcjami oportunistycznymi (np. zakażenie CMV, *herpes simplex*, *herpes zoster*). Może także stanowić skutek toksycznego działania leków stosowanych w leczeniu HIV.

Układ oddechowy. Zakażenia układu oddechowego występują ze zwiększoną częstością już w fazie utajonej infekcji HIV, ale najbardziej zaznaczają się w późniejszym okresie choroby. Jednym z najczęstszych zakażeń oportunistycznych związanym z HIV, występującym u chorych z ciężkim niedoborem odporności, jest zakażenie grzybem *Pneumocystis jiroveci* (dawniej nazywanym *Pneumocystis carinii*). Wśród innych patogenów stwierdza się bakterie *Mycobacterium tuberculosis* oraz grzyby *Candida albicans, Aspergillus flavus, Blastomyces dermatidis, Histoplasma* i inne rzadziej występujące grzyby.

Przewód pokarmowy. Zajęty może być cały układ pokarmowy, zarówno część górna, jak i dolna. Najczęstszymi objawami klinicznymi wskazującymi na zajęcie przewodu pokarmowego przez proces chorobowy są:

- **Nudności i wymioty**. Przyczyny tych zaburzeń są złożone, często przyczyniają się one do **spadku masy ciała, utraty apetytu** oraz uogólnionego **osłabienia,** występujących u chorych na AIDS.
- **Zakażenia jamy ustnej**. Najczęściej zakażenia te są spowodowane przez wirusy i grzyby. Opryszczka wargowa jest wywołana przez wirusa *herpes simplex*, pleśniawki przez *Candida albicans,* a leukoplakia włochata jest związana z infekcją wirusem Epsteina-Barr.
- **Zapalenie przełyku** spowodowane jest przez grzyby lub wirusy.
- **Biegunka.** Ten bardzo częsty objaw AIDS może powstawać wskutek zakażenia wirusem HIV lub w wyniku infekcji oportunistycznej. W części przypadków stanowi następstwo leczenia. Infekcje oportunistyczne mogą być wywołane przez *Mycobacterium avium intracellulare, Cryptosporidum sp., Giardia intestinalis, Campylobacter jejuni* lub *Clostridium difficile.*
- **Choroby wątroby.** AIDS często powoduje zaburzenia czynności wątroby, co uwidaczniają wyniki badań laboratoryjnych. U pacjentów chorych na zapalenie wątroby typu B lub C infekcja HIV może prowadzić do nasilenia przewlekłego zapalenia wątroby.

Układy krwiotwórczy i chłonny. W przebiegu AIDS obserwuje się znaczące zmiany w węzłach chłonnych, szpiku oraz we krwi obwodowej. Najważniejsze z nich to:

- Powiększenie węzłów chłonnych.
- Niedokrwistość.
- Leukopenia.
- Trombocytopenia.
- Chłoniaki. Zwiększoną częstość występowania chłoniaków obserwuje się nawet u leczonych chorych. Częściej stwierdza się też chłoniaki o lokalizacji pozawęzłowej (np. chłoniaki o.u.n.).

Skóra. Świąd jest częstym objawem choroby, a czasami towarzyszą mu drobne grudki lub guzki („swędząca wysypka"). W części przypadków odpowiedzialne za to są zakażenia grzybicze, w części przypadków przyczyna pozostaje nieznana. W przebiegu AIDS może dochodzić do zaostrzenia uprzednio występujących chorób skóry. Tak jest np. w przebiegu łojotokowego zapalenia skóry oraz w łuszczycy, a zaznacza się to nawet przed wejściem choroby w fazę AIDS. AIDS zwiększa też skłonność do występowania nietypowych zakażeń. Na przykład infekcja *Rochalimaea henselae,* wywołująca chorobę kociego pazura, może się objawiać obecnością sinawoczerwonych grudek. Niektóre zakażenia mogą przebiegać znacznie częściej niż u innych ludzi. Na przykład wirus opryszczki może wywołać głębokie owrzodzenia skóry, wymagające bardzo długiego czasu leczenia. Przewlekłe zakażenia wirusowe, takie jak infekcja ludzkim wirusem brodawczaka, mogą się nasilać, prowadząc do formowania się licznych **brodawek. Mięsak Kaposiego** związany jest z zakażeniem wirusem *herpes* typu 8. Ten guz pochodzenia naczyniowego najczęściej zajmuje skórę, ale często przebiega wieloogniskowo i może się umiejscawiać także w narządach wewnętrznych.

Inne narządy. Zakażenia oportunistyczne związane z wirusem HIV lub sam wirus mogą prowadzić do uszkodzenia wielu narządów i powodować m.in.:

- kardiomiopatię,
- zespół nerczycowy towarzyszący HIV,
- miopatię,
- artropatię,
- niewydolność nadnerczy,
- retinopatię,
- dysplazję lub nowotwór szyjki macicy.

Toczeń rumieniowaty układowy

Toczeń rumieniowaty układowy (*systemic lupus erythematosus* – SLE) jest wielosystemowym zaburzeniem **o podłożu autoimmunizacyjnym**, charakteryzującym się obecnością krążących kompleksów immunologicznych i ich odkładaniem się w wielu narządach. SLE najczęściej występuje u kobiet w wieku rozrodczym (pomiędzy 20. a 40. rokiem życia) i jest u kobiet 9 razy częstszy niż u mężczyzn.

SLE jest chorobą wieloczynnikową, na którą wpływ mają czynniki genetyczne, hormonalne i środowiskowe.

Etiologia i patogeneza SLE nie zostały w pełni wyjaśnione. Zebrane dotychczas dane wskazują, że objawy choroby są skutkiem zaburzeń czynności regulacyjnych układu odpornościowego i wynikają z utraty tolerancji organizmu na własne antygeny. Układ odpornościowy osoby chorej rozpoczyna reakcję skierowaną przeciwko licznym własnym antygenom, powodując zmiany patologiczne w wielu narządach (ryc. 3-17)

SLE jest chorobą wieloczynnikową, na którą wpływ mają czynniki genetyczne, hormonalne i środowiskowe.

Predyspozycja genetyczna. Skłonność rodzinną do występowania chorób o podłożu immunologicznym stwierdza się u wielu chorych z SLE. Za predyspozycją genetyczną przemawiają następujące fakty:

- **Różnice rasowe i etniczne.** Częstość występowania SLE jest różna w różnych grupach kobiet. U kobiet rasy czarnej choroba jest 3 do 4 razy częstsza niż u białych. Występowanie SLE jest także częste u rdzennych mieszkańców Ameryki (*native American women*) płci żeńskiej oraz w Chinach.
- **Wysoki wskaźnik występowania choroby u bliźniąt jednojajowych.** Częstość występowania choroby u bliźniąt jednojajowych jest bliska 50% i znacznie wyższa niż u bliźniąt heterozygotycznych.
- **Związek z głównym układem zgodności tkankowej.** Obecność antygenów HLA-DR2 i HLA-DR3 jest zwią-

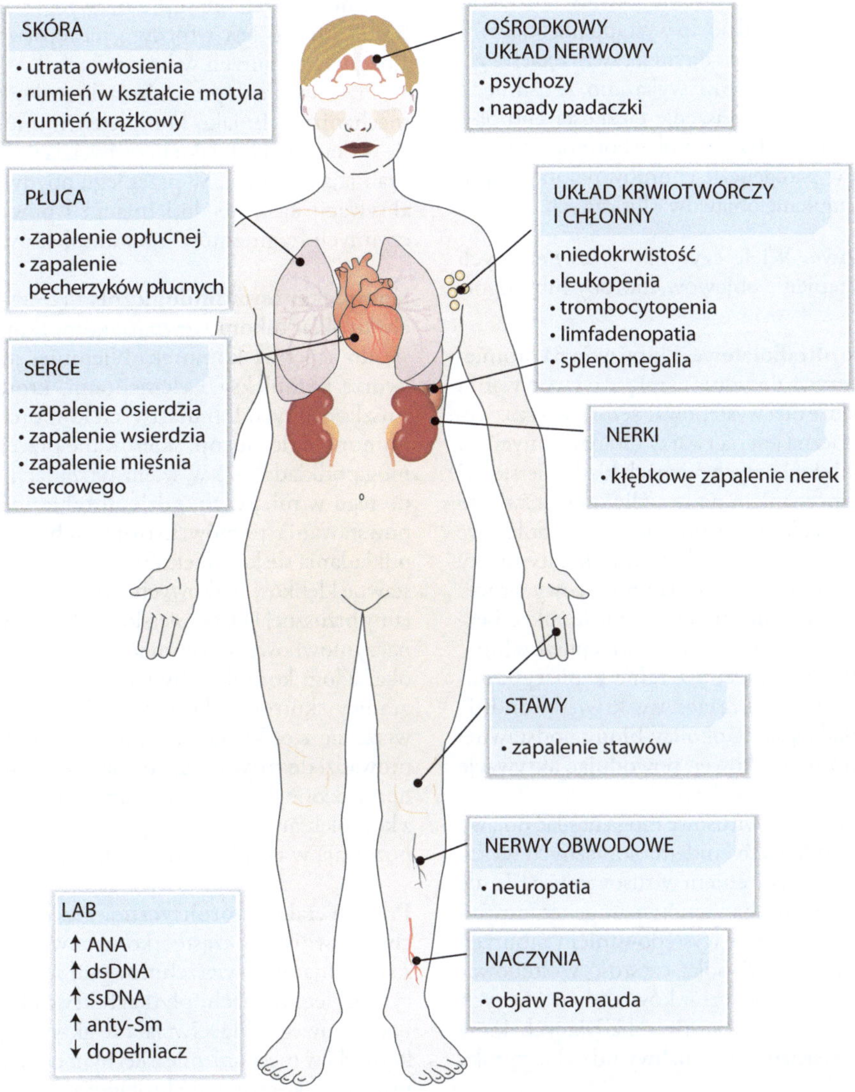

Ryc. 3-17. Zmiany patologiczne i objawy kliniczne tocznia rumieniowatego układowego spowodowane przez odkładanie się kompleksów immunologicznych. ANA – przeciwciała przeciwjądrowe; dsDNA – przeciwciała przeciwko dwuniciowemu DNA; ssDNA – przeciwciała przeciwko jednoniciowemu DNA; anty-SM – przeciwciała przeciwko antygenowi Smith.

zana z ryzykiem wystąpienia SLE trzykrotnie większym niż u osób z innym haplotypem HLA.

- **Genetycznie uwarunkowane niedobory składników układu dopełniacza.** Niedobory takie, prowadzące do zaburzeń czynności układu odpornościowego, stwierdza się w populacji w 1 na 10 000 przypadków, a występują one u 6% chorych z SLE.

Czynniki hormonalne. SLE występuje najczęściej w drugiej i trzeciej dekadzie życia. W okresie rozrodczym u kobiet częstość występowania choroby jest dziewięciokrotnie większa niż u mężczyzn. Nawet w okresie przedpokwitaniowym choroba rozwija się u dziewczynek częściej niż u chłopców, ale stosunek częstości występowania u dziewcząt i chłopców wynosi tylko 4:1. Także po menopauzie częstość występowania SLE u kobiet się zmniejsza.

Miesiączka, ciąża, a nawet przyjmowanie doustnych środków antykoncepcyjnych mogą prowadzić do wystąpienia objawów klinicznych. W modelu eksperymentalnym na zwierzętach z genetycznie uwarunkowaną postacią SLE wykazano, że usunięcie jajników może powodować zmniejszenie ciężkości choroby. Wszystkie powyższe dane dowodzą, że żeńskie hormony płciowe odgrywają istotną rolą w patogenezie choroby, najprawdopodobniej ułatwiając wystąpienie objawów klinicznych.

Czynniki środowiskowe. Wiele czynników zewnętrznych może powodować wystąpienie objawów choroby lub pogorszenie jej przebiegu.

- **Promieniowanie ultrafioletowe.** Ekspozycja na promienie słoneczne odgrywa decydującą rolę w wywoływaniu osutki skórnej. Może ona występować sezonowo i zazwyczaj najlepiej widoczna jest na twarzy lub narażonych na działanie promieni słonecznych rejonach klatki piersiowej i rąk. Dokładny mechanizm nadwrażliwości na światło nie jest znany, ale wiadomo, że promienie ultrafioletowe powodują szereg zmian. Pobudzają one keratynocyty do wydzielania cytokin, powodując miejscowy proces zapalny skóry. Światło ultrafioletowe może także bezpośrednio lub pośrednio wpływać na przepuszczalność kapilar skórnych. Przez przepuszczalne kapilary kompleksy immunologiczne krążące we krwi dyfundują do tkanek i odkładają się w okolicy błony podstawnej na granicy skórno-naskórkowej, powodując aktywację dopełniacza i uszkodzenie skóry.
- **Wirusy.** Liczne zakażenia wirusowe mogą nasilać objawy tocznia. W wielu badaniach epidemiologicznych wykazano związek między zakażeniem wirusowym i SLE, ale nie udało się określić mechanizmów patogenetycznych wiążących czynnik zakaźny z występowaniem zaburzeń autoimmunizacyjnych. Wysoka częstość występowania autoprzeciwciał wśród członków rodzin chorych i wśród pracowników laboratoriów badających krew pacjentów z SLE wskazują na możliwy udział czynnika infekcyjnego.
- **Leki.** Liczne leki, wśród nich chlorpromazyna, hydralazyna, izoniazyd i metyldopa, mogą wywoływać zespół objawów podobnych do SLE. W odróżnieniu od typowego SLE toczeń polekowy rozwija się u mężczyzn równie często jak u kobiet i nie towarzyszy mu spadek stężenia dopełniacza. W przebiegu klinicznym tocznia wywołanego lekami nie obserwuje się objawów uszkodzenia układu nerwowego i nerek, a po odstawieniu leku objawy ustępują.

W przebiegu SLE dochodzi do zwiększonego wytwarzania przeciwciał, które mogą tworzyć kompleksy immunologiczne lub wykazywać cytotoksyczność.

Pacjenci z SLE wytwarzają przeciwciała skierowane przeciwko różnym antygenom, takim jak DNA, RNA, antygeny powierzchniowe komórek, fosfolipidy i inne elementy tkanek. Nie wiadomo, dlaczego dochodzi do wytwarzania tych przeciwciał. Wiadomo jednak, że początkowy defekt dotyczy limfocytów T pomocniczych lub supresorowych, a aktywacja poliklonalna limfocytów B jest wtórnym następstwem pojedynczych lub złożonych zaburzeń w komórkach T.

Przeciwciała doprowadzają do uszkodzenia tkanek w dwóch mechanizmach; jako kompleksy immunologiczne odkładają się w tkankach lub jako przeciwciała cytotoksyczne uszkadzają i zabijają komórki. W przebiegu obydwu reakcji dochodzi do aktywacji kaskady dopełniacza i powstawania biologicznie czynnych fragmentów lub kompleksów.

Kompleksy immunologiczne. Przeciwciała skierowane przeciwko składnikom wewnątrzkomórkowym nie mogą dostać się do wnętrza komórek. Niemniej jednak przeciwciała te tworzą kompleksy z elementami, które dostały się do krwi z uszkodzonych lub martwych komórek. Krążące kompleksy immunologiczne, np. skierowane przeciwko DNA lub RNA, mogą odkładać się w wielu narządach. Zazwyczaj dochodzi do tego w miejscach, gdzie ultrafiltracja osocza prowadzi do powstawania płynów ustrojowych. Najczęstszym miejscem odkładania się kompleksów immunologicznych są błony podstawne kłębków nerkowych, powierzchnie surowicze narządów jamy brzusznej i klatki piersiowej, błony maziowe stawów, sploty naczyniówkowe w komorach bocznych mózgu i naczyniówka oka. Złogi kompleksów widoczne są także w skórze wzdłuż granicy skórno-naskórkowej. Aktywacja dopełniacza, który wiąże się z odkładanymi kompleksami immunologicznymi, prowadzi do rozwoju zapalenia w tych miejscach. Jednocześnie upośledzone jest usuwanie fragmentów dopełniacza związanych z kompleksami immunologicznymi, dlatego złogi kompleksów pozostają w tkankach dłużej niż u osób zdrowych.

Przeciwciała cytotoksyczne. Przeciwciała skierowane przeciwko swoistym cząsteczkom powierzchni komórki reagują z antygenami powierzchniowymi znajdującymi się na erytrocytach, leukocytach, płytkach krwi i komórkach śródbłonka naczyniowego. Przeciwciała te aktywują dopełniacz i zabijają komórki w mechanizmie zależnym od dopełniacza lub ułatwiają niszczenie komórek makrofagom. Przeciwciała cytotoksyczne powodują niedokrwistość hemolityczną, leukopenię i trombocytopenię. Są również odpowiedzialne za rozwój zapalenia naczyń w miejscu uszkodzenia komórek śródbłonka.

Przeciwciała skierowane przeciwko antygenom jądrowym mają znaczenie diagnostyczne.

Ponieważ przeciwciała skierowane przeciwko składnikom jądrowym nie mogą się dostać do wnętrza komórki, nie wykazują one cytotoksyczności. Przeciwciała te można łatwo wykryć we krwi osób chorych, ale często są one także obecne u zdrowych krewnych i nawet dalszych członków rodzin. Mają one znaczenie diagnostyczne i są pomocne w odróżnianiu SLE od innych podobnych chorób o podłożu immunizacyjnym.

Przeciwciała przeciwjądrowe (*antinuclear antibodies* – **ANA**). Przeciwciała te wykrywa się, badając wiązanie się surowicy pacjenta z jądrami komórek rosnących w hodowli. Surowica chorych na SLE może zawierać przeciwciała przeciwko DNA, RNA, histonom i innym białkom jądrowym. Po okresie inkubacji surowicę pacjenta wypłukuje się, a przeciwciała związane ze składnikami jądrowymi uwidacznia się, dodając sprzężone z fluoresceiną przeciwciała królicze, reagujące z immunoglobulinami ludzkimi. W mikroskopie fluorescencyjnym można zaobserwować cztery typy świecenia (czasami wyróżnia się typ piąty – centromerowy – przyp. tłum.):

- **Typ homogenny.** Całe jądro zostaje wybarwione, ponieważ przeciwciało jest związane nieswoiście z kwasami nukleinowymi i białkowymi składnikami chromatyny. Ten typ świecenia najczęściej występuje w toczniu.
- **Typ ziarnisty.** Ten typ świecenia również jest najczęstszy u chorych z SLE. Powstaje wskutek wiązania przeciwciał z histonami i rybonukleoproteinami.
- **Typ obwodowy.** W tym typie świecenie widoczne jest głównie na obwodzie jądra pod błoną jądrową. Przeciwciała wiążą się z dwuniciowym natywnym DNA. U chorych z SLE ten typ świecenia występuje u 60% pacjentów.
- **Typ jąderkowy.** Świecenie widoczne jest tylko w rejonie jąderka. Ten obraz występuje typowo w twardzinie układowej; u chorych z SLE jest rzadko spotykany.

W praktyce klinicznej wykorzystuje się oznaczanie przeciwciał typu ANA, ponieważ są one dodatnie u przeszło 95% pacjentów z SLE. Jednak badanie to wypada dodatnio także u większości chorych na twardzinę układową, w toczniu polekowym, zespole Sjögrena, a także w znacznej części przypadków zapalenia wielomięśniowego i skórno-mięśniowego. Potwierdzenie rozpoznania SLE wymaga przeprowadzenia dodatkowych oznaczeń, bardziej swoistych dla SLE (chociaż nawet mniej czułych), takich jak oznaczenie przeciwciał przeciwko dwuniciowemu DNA i antygenowi Smith (anty-Sm). Oznaczenia te przedstawiono w tab. 3-3.

Przeciwciała zwiększające krzepnięcie krwi (*procoagulant antibodies*) stwierdza się mniej więcej u połowy chorych na SLE.

Chorzy na SLE wytwarzają nie tylko przeciwciała przeciwjądrowe, ale także przeciwciała przeciwko antygenom powierzchniowym i cytoplazmatycznym komórek. Odpowiedzialne są za to różne przeciwciała, których występowanie trudno jest wytłumaczyć, ale także przeciwciała powodujące fałszywie dodatni odczyn kiłowy, w którym używa się kardiolipiny jako antygenu testowego. Tę reakcję krzyżową z kardiolipiną stwierdza się tylko u 50% chorych na SLE – tych, którzy wytwarzają **przeciwciała antyfosfolipidowe**. Przeciwciała te reagują z fosfolipidami łączącymi się z białkami surowicy i nazywane są **antykoagulantem toczniowym**, ponieważ zaburzają proces krzepnięcia *in vitro*. *In vivo* jednak przeciwciała te przyspieszają krzepnięcie i są przyczyną **zespołu nadkrzepliwości**. Nazywa się go także **wtórnym zespołem antyfosfolipidowym**, w odróżnieniu od pierwotnego zespołu antyfosfolipidowego, występującego u pacjentów bez SLE. Obydwa zespoły charakteryzują się występowaniem rozsianej zakrzepicy, obejmującej liczne narządy.

Objawy kliniczne SLE są zmienne, ale niektóre narządy są zajęte częściej niż inne.

Potocznie mówi się, że objawy SLE są zmienne, mając na myśli, że mogą one być skrajnie różne oraz trudne do przewidzenia. Najczęstsze objawy kliniczne przedstawiono w tab. 3-4.

Tabela 3-3. Występowanie przeciwciał przeciwjądrowych w toczniu rumieniowatym układowym

PRZECIWCIAŁO	WYSTĘPOWANIE U CHORYCH NA SLE (%)	UWAGI
ANA	>95%	obecne w większości chorób autoimmunizacyjnych
Antydwuniciowy DNA	40–60	wysoce swoiste dla SLE
Anty-Sm (kompleks rybonukleoproteinowy)	20–30	wysoce swoiste dla SLE
U1RNP (jądrowa rybonukleoproteina)	30–40	wysoce swoiste dla SLE
Antyhistonowe	50–70	dodatnie w >95% przypadków tocznia wywołanego lekami
SS-A (Ro) (rybonukleoproteina)	30–50	dodatnie w >85% przypadków w zespole Sjögrena
SS-B (La) (rybonukleoproteina)	10–15	dodatnie w >70% przypadków w zespole Sjögrena

ANA – przeciwciała przeciwjądrowe; SLE – toczeń rumieniowaty układowy.

Rozpoznanie SLE można ustalić na podstawie objawów klinicznych i wyników badań laboratoryjnych.

W celu ujednolicenia rozpoznania klinicznego stosuje się konsens opracowany przez American College of Rheumatology, zgodnie z którym rozpoznanie SLE można ustalić, jeśli stwierdzi się obecność co najmniej 4 spośród 11 ocenianych kryteriów (tab. 3-5).

Uwaga

> Terminem ułatwiającym zapamiętanie kryteriów SLE jest

A RASH POINTs MD:

a*rthritis* – zapalenie stawów; ***r****enal disease* – uszkodzenie nerek; **A**NA (obecność przeciwciał przeciwjądrowych); ***s****erositis* (zapalenie błon surowiczych – opłucnej i osierdziowej); ***h****ematologic disorders* – zaburzenia hematologiczne; ***p****hotosensitivity* –nadwrażliwość na światło; ***o****ral/nosopharyngeal ulcers* – owrzodzenia jamy ustnej, nosa i krtani; ***i****mmunologic disorders* – zaburzenia układu odpornościowego; ***n****eurologic disorders* – zaburzenia neurologiczne; ***m****alar rash* – zaczerwienie twarzy; ***d****iscoid rash* – rumień krążkowy. (Źródło: R. Leonard: Ann Rheum Dis 2001; 60:638).

Klinicznie aktywność SLE można monitorować, mierząc stężenie dopełniacza lub oceniając funkcje narządów zajętych przez proces chorobowy.

SLE jest chorobą przewlekłą, ale aktywność choroby może się zmniejszać, a potem gwałtownie się nasilać samoistnie lub z powodu leczenia. W aktywnej fazie choroby stężenie dopełniacza się zmniejsza, dlatego jego całkowite stężenie jest użytecznym wskaźnikiem aktywności choroby. Kiedy choroba jest odpowiednio kontrolowana, stężenie dopełniacza w surowicy się normalizuje. Najczęstszym objawem stwierdzanym w dniu nasilenia choroby jest spadek miana przeciwciał przeciwko dwuniciowemu DNA. Odczyny serologiczne jednak nie pozwalają na przewidywanie wystąpienia kolejnych zaostrzeń choroby.

Aktywność procesu chorobowego w nerkach można monitorować, badając okresowo osad moczu lub oceniając czynność nerek przez rutynowe oznaczenia mocznika i kreatyniny. Nasilenie kłębkowego zapalenia nerek objawia się pojawieniem „aktywnego osadu", który zazwyczaj zawiera erytrocyty, wałeczki erytrocytarne i leukocytarne. Utracie kłębków nerkowych towarzyszy, proporcjonalnie do spadku frakcji filtracyjnej, wzrost stężenia mocznika i kreatyniny. Ogólnie zajęcie nerek pogarsza rokowanie. W celu oceny rozległości uszkodzenia tkanek i aktywności procesu chorobowego zazwyczaj wykonuje się biopsję nerek. Stwierdzenie łagodnego mezangialnego rozplemowego zapalenia kłębków nerkowych wiąże się ze stosunkowo dobrym rokowaniem, ale rozlane i uogólnione rozplemowe zapalenie kłębków nerkowych, które nie odpowiada na leczenie, jest wskaźnikiem niepomyślnego rokowania.

Tabela 3-4. Objawy kliniczne tocznia rumieniowatego układowego

Objawy ogólnoustrojowe
zmęczenie, osłabienie
gorączka
utrata masy ciała
Zmiany we krwi i układzie chłonnym
niedokrwistość
leukopenia
trombocytopenia
nadkrzepliwość
limfadenopatia
splenomegalia
Zmiany skórne
nadwrażliwość na światło
rumień na policzkach, rumień krążkowy
Zmiany w stawach i mięśniach
zapalenie stawów
zapalenie mięśni
Zmiany w nerkach
krwinkomocz i białkomocz
zespół nefrytyczny
zespół nerczycowy
Zaburzenia neurologiczne
padaczka
psychoza
neuropatia obwodowa
zaburzenia widzenia
Zaburzenia w układzie oddechowym
zapalenie opłucnej
zapalenie pęcherzyków płucnych
Zmiany w układzie krążenia
zapalenie osierdzia
zapalenie wsierdzia (Libmana-Sacksa)
objaw Raynauda
zapalenie naczyń
Zmiany w przewodzie pokarmowym
przewlekłe zapalenie wątroby

Rak płuca

Rak płuca stanowi główną przyczynę zgonu z powodu chorób nowotworowych w Stanach Zjednoczonych i Europie. Choroba częściej występuje u mężczyzn, chociaż liczba przypadków u kobiet systematycznie znacznie wzrasta. U obu płci rozwój nowotworu jest ściśle powiązany z paleniem tytoniu. Inne czynniki ryzyka, takie jak narażenie na radon, azbest oraz substancje promieniotwórcze, są znacznie mniej istotne niż palenie papierosów.

Ponad 90% nowotworów wywodzi się z nabłonka oskrzeli, dlatego określa się je jako odoskrzelowe. W związku z tym większość nowotworów umiejscawia się w okolicy wnęki płuc. Guzy obwodowe, np. rak gruczołowy pochodzący z oskrzelików oraz międzybłoniak wywodzący się z opłucnej, występują znacznie rzadziej.

Tabela 3-5. Kryteria diagnostyczne tocznia rumieniowatego układowego według American College of Rheumatology

KRYTERIUM	OKREŚLENIE
Rumień na policzkach	stały rumień na twarzy obejmujący policzki, nieprzekraczający bruzd nosowo-wargowych
Rumień krążkowy	zmiany rumieniowate, lekko wzniesione z przylegającym rogowaceniem, łuszczeniem i zaczopowaniem mieszków
Nadwrażliwość na światło	osutka powstająca w wyniku ekspozycji na światło
Owrzodzenia jamy ustnej/nosogardzieli	zazwyczaj owrzodzenia są bezbolesne
Zapalenie stawów	zapalenie obejmujące co najmniej 2 stawy obwodowe
Zapalenia błon surowiczych	zapalenie opłucnej lub osierdzia przebiegające z tworzeniem się wysięku lub nie
Uszkodzenie nerek	utrzymujący się białkomocz większy niż na 3+ lub obecność wałeczków złożonych z elementów komórkowych
Zaburzenia neurologiczne	napady drgawek lub zaburzenia psychiczne po wykluczeniu innych przyczyn
Zaburzenia hematologiczne	niedokrwistość hemolityczna, neutropenia (<4000/µl), limfopenia (<1500/µl) lub trombocytopenia (<100 000µl)
Zaburzenia immunologiczne	przeciwciała przeciwko natywnemu DNA, antygenowi Smith lub antyfosfolipidowe
Przeciwciała przeciwjądrowe	wysokie miano ANA u chorego, który nie przyjmował leków mogących wywoływać toczeń polekowy

Opracowano na podstawie: M.C. Hochberg: Updating the American College of Rheumatology revised criteria for the classification of systemic lupus erythematosus. Arthritis Rheum 1997; 40:1725.

Mikroskopowo wyróżnia się dwie postacie nowotworu: rak drobnokomórkowy oraz rak niedrobnokomórkowy. W tej ostatniej grupie opisuje się liczne typy mikroskopowe, takie jak rak płaskonabłonkowy, gruczołowy oraz olbrzymiokomórkowy, czasem mogące występować w postaci mieszanej (tab. 3-6). Niezależnie od postaci mikroskopowej rak płuca ma skłonność do tworzenia przerzutów w ten sam sposób. Pierwsze przerzuty szerzą się drogą układu chłonnego i powstają w regionalnych węzłach chłonnych. Przerzuty drogą krwi docierają do mózgu, wątroby, kości i – z przyczyn całkiem niezrozumiałych – do gruczołów nadnerczowych (ryc. 3-18).

Objawy raka płuca zależą od jego położenia.

Z punktu widzenia klinicznego wyróżnia się postać raka centralną (wnękową) i obwodową (ryc. 3-19). Guzy centralne wywodzą się z dużych oskrzeli, guzy obwodowe zaś rozwijają się z oskrzelików lub nabłonka oskrzelików uwięzionego w zrostach albo z komórek międzybłonka pokrywających opłucną.

Tabela 3-6. Histologiczne typy raka płuca

Rak niedrobnokomórkowy (80%)
rak płaskonabłonkowy (35%)
rak gruczołowy (35%)
rak olbrzymiokomórkowy (10%)
Rak drobnokomórkowy (20%)

Guzom położonym centralnie towarzyszą: kaszel, duszność, krwioplucie, zwężenie oskrzeli prowadzące do rozstrzeni oskrzeli oraz nawracające zakażenia płuc. Osłuchowo mogą pojawiać się świsty.

Guzy obwodowe przebiegają często bezobjawowo i mogą być wykryte podczas rutynowych badań radiologicznych klatki piersiowej. Objawami tych guzów mogą być ból opłucnowy, płyn w jamie opłucnej oraz duszność.

Oprócz objawów miejscowych występują u chorych na raka płuca ogólnoustrojowe zmiany towarzyszące nowotworom, takie jak zmniejszenie masy ciała, utrata apetytu, osłabienie i uczucie zmęczenia. Najczęstsze objawy raka płuca przedstawiono w tab. 3-7.

Patogenezę wybranych objawów choroby omówiono poniżej:

- **Kaszel.** Występuje mniej więcej u 75% chorych i jest najczęstszym objawem raka płuca. Kaszel jest skutkiem zapalenia toczącego się w oskrzelach i bezpośredniego drażnienia zakończeń nerwowych w oskrzelach.
- **Duszność.** Brak tchu wynika ze zwężenia dużych oskrzeli. Zazwyczaj towarzyszą mu świsty, spowodowane przepływem powietrza przez zwężone oskrzela. Zmiany powstające obwodowo od miejsca zwężenia, takie jak niedodma lub rozstrzenie oskrzeli z obecnością czopów

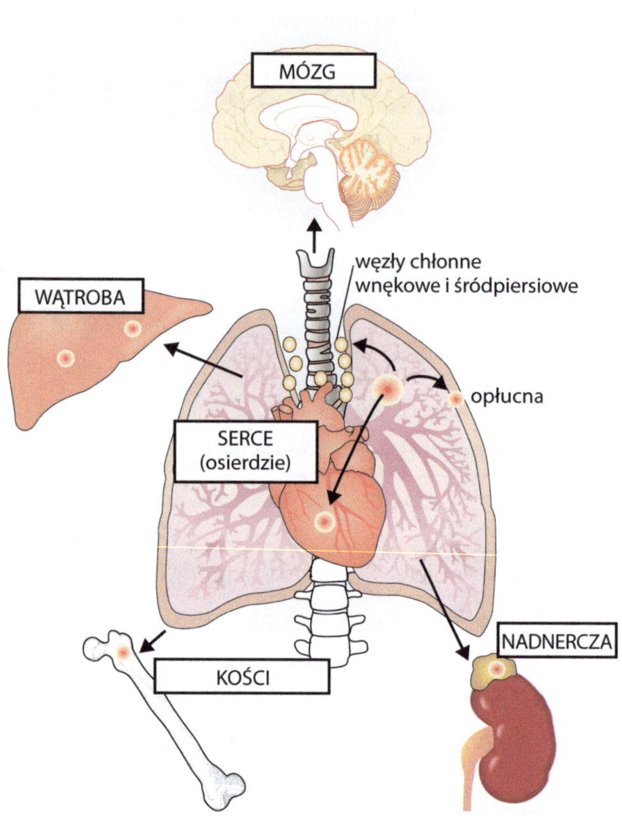

Ryc. 3-18. Rak płuca. Guzy wykazują skłonność do tworzenia przerzutów do okolicznych węzłów chłonnych oraz przerzutów odległych w mózgu, wątrobie, kościach lub nadnerczach.

śluzowych i nawracających zakażeń, powodują zmniejszenie pojemności oddechowej płuc.

- **Ból w klatce piersiowej.** Powstaje wskutek ucisku zakończeń nerwowych w opłucnej lub dużych nerwów. Guzy rozwijające się w szczycie płuca, nazywane **guzami Pancoasta**, powodują ból promieniujący do wewnętrznej górnej części ramienia spowodowany przez ucisk VIII nerwu szyjnego i I piersiowego nerwu rdzeniowego. **Zespół Hornera**, na który składają się zwężenie źrenicy (*miosis*), opadnięcie powieki (*ptosis*), zapadnięcie gałki ocznej (*endophtalmus*) i zmniejszenie wydzielania łez (*anhidrosis*), wynika z uszkodzenia zwojów przykręgowych i nerwów współczulnych.
- **Utrata masy ciała, zmęczenie, brak apetytu.** Objawy te wynikają z ogólnoustrojowego działania guza i cytokin wydzielanych przez układy obronne w odpowiedzi na nowotwór.
- **Gorączka.** Jest skutkiem zapalenia przebiegającego w oskrzelu, wywołanego przez guz. Zwężenie oskrzeli usposabia do rozwoju przewlekłego zapalenia oskrzeli, rozstrzeni oskrzelowych lub zapalenia płuc, często wikłanych przez dodatkowe zakażenia. Martwica dużej części guza prowadzi do uwalniania pirogenów endogennych, które działając na podwzgórzowe ośrodki termoregulacji, powodują gorączkę.
- **Krwioplucie.** Krwawienie stwierdza się mniej więcej u 1/3 pacjentów z rakiem płuca. Najczęściej przebiega w postaci podbarwionej krwią plwociny. Masywne krwawienie obserwuje się rzadko.
- **Palce pałeczkowate.** Patogeneza tego objawu nie jest zrozumiała. W części objaw ten spowodowany jest przez

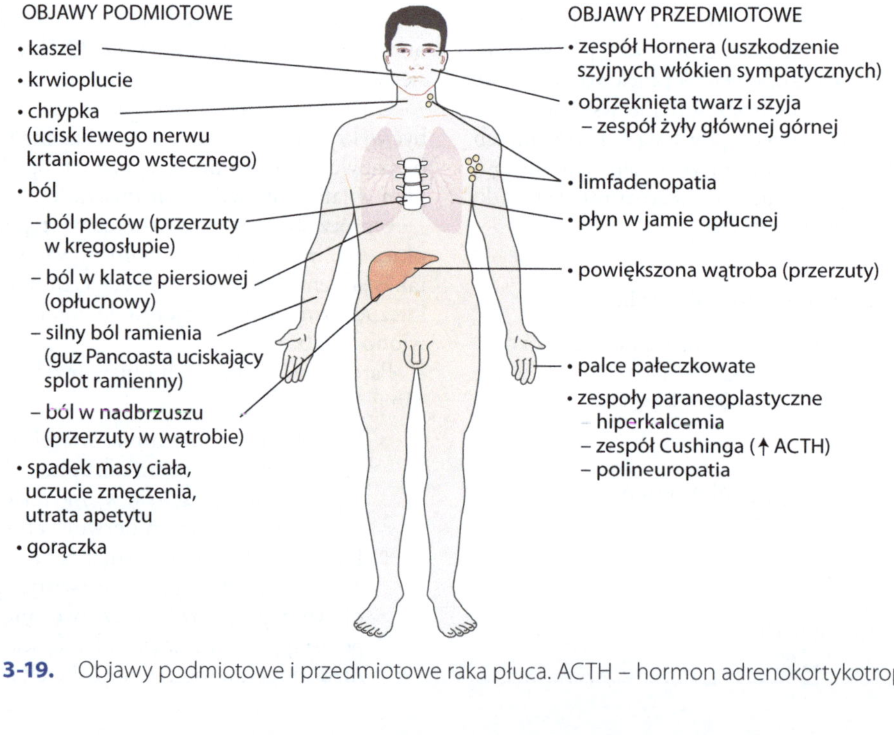

Ryc. 3-19. Objawy podmiotowe i przedmiotowe raka płuca. ACTH – hormon adrenokortykotropowy.

Tabela 3-7. Objawy podmiotowe i przedmiotowe raka płuca

Bardzo częste objawy
kaszel
duszność
ból w klatce piersiowej
spadek masy ciała, zmęczenie, utrata apetytu
gorączka
Rzadsze objawy
krwioplucie
palce pałeczkowate
chrypka
zespół żyły głównej górnej
bolesne powiększenie wątroby
bóle kostne
objawy neurologiczne
zespoły paraneoplastyczne

hipertroficzną osteoartropatię płucną, charakteryzującą się proliferacją tkanki łącznej wokół stawów i bólami stawów. Może on także wynikać z hipoksji, ponieważ obserwuje się go u pacjentów z przewlekłymi chorobami płuc i serca.

- **Chrypka.** Powstaje wskutek ucisku lewego nerwu krtaniowego wstecznego, biegnącego przez śródpiersie i wchodzącego z powrotem do krtani od dołu. Chrypka wynika z porażenia lewej struny głosowej i występuje u pacjentów z guzem umiejscowionym w lewym górnym płacie.
- **Zespół żyły głównej górnej.** Objawia się przekrwieniem górnej części klatki piersiowej i szyi wskutek ucisku żyły głównej górnej przez poszerzone śródpiersie lub śródpiersiowe węzły chłonne zmienione chorobowo przez raka.
- **Powiększenie wątroby, bóle kostne i objawy neurologiczne.** Objawy takie wynikają z obecności przerzutów odległych, które są bardzo częste u chorych na raka płuca.

Obraz zespołów paraneoplastycznych u chorych na raka płuca zależy od typu mikroskopowego nowotworu.

U chorych na raka płuca mogą występować zaburzenia metaboliczne, które w wielu wypadkach wynikają z działania hormonów wydzielanych paradoksalnie przez komórki guza. Rak płuca zaburza także funkcjonowanie innych narządów poprzez uruchomienie mechanizmów immunologicznych i metabolicznych, które jednak nie są w pełni poznane. Zespoły paraneoplastyczne mogące pojawić się u chorych na raka płuca zebrano w tab. 3-8.

Hormonalne zespoły paraneoplastyczne obserwuje się mniej więcej u 10% chorych na raka płuca. Rak drobnokomórkowy, wywodzący się z komórek neuroendokrynnych, jest związany z tymi zespołami znacznie częściej niż inne postacie raka.

Tabela 3-8. Zespoły paraneoplastyczne u chorych na raka płuca

Endokrynne
hiperkalcemia
zespół nieodpowiedniego wydzielania ADH (SIADH)
zespół Cushinga
Nerwowo – mięśniowe
zespół Eatona-Lamberta
podostre zwyrodnienie móżdżku
zapalenie skórno – mięśniowe
Hematologiczne
niedokrwistość
odczyny białaczkowe
DIC
Skórne
acanthosis nigricans
hiperkeratoza
hiperpigmentacja
Nerkowe
zespół nerczycowy

DIC – rozsiane wykrzepianie wewnątrznaczyniowe.

Rakowiak, nowotwór o niskim stopniu złośliwości, zbudowany z dobrze zróżnicowanych komórek neuroendokrynnych, również stosunkowo często może wywoływać zespoły paraneoplastyczne.

Najczęstszymi hormonalnymi zespołami paraneoplastycznymi u pacjentów z postacią raka drobnokomórkowego płuc są: zespół nieodpowiedniego wydzielania ADH (*syndrome of inappropriate antidiuretic hormone secretion* – SIADH), zespół Cushinga i zespół Lamberta-Eatona – przejściowe porażenie mięśni przypominające miastenię. U chorych z rakiem o typie płaskonabłonkowym występuje hiperkalcemia, wynikająca z nadmiernego wydzielania polipeptydu podobnego do parathormonu.

Ostateczne rozpoznanie raka płuc opiera się na badaniach radiologicznych i patologicznych.

Badanie radiologiczne jest kluczowe dla rozpoznania raka płuca, a także określenia jego zaawansowania oraz obserwacji po leczeniu. Radiologicznie rak płuca jest widoczny jako naciek. Nacieki zajmujące śródpiersie zazwyczaj odpowiadają zmienionym przerzutowo węzłom chłonnym. Wraz z zastosowaniem nowoczesnych technik radiologicznych możliwe się staje wykrywanie nawet bardzo drobnych zmian, teoretycznie więc można rozpocząć program wczesnego wykrywania raka płuca. Jednak obecnie badania przesiewowe pod kątem występowania raka płuca zdają się nie mieć zastosowania praktycznego. U chorych, u których stwierdza się nieprawidłowości w badaniu radiologicznym, należy potwierdzić rozpoznanie, wykonując biopsję i badanie histopatologiczne. Biopsję guzów położonych centralnie można wykonać podczas bronchoskopii, a najlepszą metodą badania guzów obwodowych jest biopsja aspiracyjna cienkoigłowa.

PRZYPADKI KLINICZNE

Przypadek 1. KRWAWIENIE Z UST I CUKRZYCA U 55-LETNIEGO MĘŻCZYZNY

Wywiad. Pięćdziesięciopięcioletni pacjent zgłosił się po poradę, ponieważ wiele razy wcześniej obserwował krew w ślinie, ale godzinę przed przyjściem do lekarza wystąpiło masywne krwawienie z jamy ustnej[1]. Pacjent skarżył się także na uczucie ciężkości pod lewym łukiem żebrowym oraz zwiększenie obwodu brzucha[2]. Mężczyzna twierdzi, że nie pije alkoholu, nie pali papierosów i nie używa narkotyków. Nigdy nie miał transfuzji krwi ani preparatów krwiopochodnych[3].

Wywiad rodzinny i środowiskowy. Ojciec pacjenta zmarł na niewydolność wątroby w wieku 60 lat. Podobnie jak ojciec, mężczyzna choruje na cukrzycę, ale jest ona kontrolowana przez lekarza[4].

Objawy kliniczne. Podczas badania stwierdzono niewielką ilość płynu w jamie brzusznej oraz powiększenie wątroby i śledziony. Skóra była ciemno pigmentowana, na klatce piersiowej widoczne były pajączkowato poszerzone naczynia krwionośne. W badaniu endoskopowym stwierdzono obecność żylaków przełyku[5]. Zidentyfikowano miejsce krwawienia i zaopatrzono przez przyżeganie.

Wyniki badań dodatkowych. W badaniach laboratoryjnych stwierdzono podwyższenie stężenia glukozy, niskie stężenie albumin, prawidłowe wskaźniki wątrobowe oraz prawidłowy czas protrombinowy[6]. Stężenie żelaza we krwi było wysokie, a saturacja transferyny wynosiła 65%. W dobowej zbiórce moczu stwierdzono ponad 3 mg żelaza[7].

Biopsja wątroby. W biopsji wątroby wykonanej przez żyłę szyjną stwierdzono liczne guzki z komórek wątrobowych otoczone pasmami tkanki łącznej z nasilonym odkładaniem się żelaza w komórkach Kupffera, hepatocytach i komórkach dróg żółciowych[8].

Przebieg i wyniki leczenia. Pacjenta poddano leczeniu, zalecając cotygodniową flebotomię (450 ml krwi tygodniowo przez 6 miesięcy). Stan chorego nie poprawiał się i pacjent przeszedł transplantację wątroby[9].

Pytania i zagadnienia do dyskusji:

1. Jakim terminem określa się krwawienie z ust? Czy można być pewnym źródła tego krwawienia? Jakie są możliwe przyczyny tego typy krwawień?
2. Co sugeruje wystąpienie powyższych objawów? Co może powodować „uczucie ciężkości" pod lewym łukiem żebrowym?
3. Dlaczego należy w wywiadzie wykluczyć picie alkoholu oraz nadużywanie narkotyków i leków przez pacjenta?
4. Czy wywiad rodzinny ma znaczenie w razie stwierdzenia cukrzycy u chorego? Czy bardziej prawdopodobne jest w tym przypadku wystąpienie cukrzycy typu 1 czy typu 2?
5. Jakie rozpoznanie sugerują wszystkie powyższe objawy?
6. Czy wyniki badań laboratoryjnych potwierdzają podejrzenie kliniczne? Prześledź korelację oraz wyjaśnij objawy kliniczne i badania laboratoryjne.
7. Jakie rozpoznanie wynika z wyników badań laboratoryjnych?
8. Jakie znaczenie ma wynik biopsji wątroby?
9. Jak często występuje nawrót choroby pierwotnej w wątrobie przeszczepionej?

Przypadek 2. NAPAD NAGŁEGO BÓLU W PRAWYM PALUCHU

Wywiad. Czterdziestoletni mężczyzna wrócił z wesela i w nocy obudził się z powodu silnego bólu prawej stopy[1,2]. Podczas wesela mężczyzna tańczył przez kilka godzin, zjadł sporo, a także wypił dużo wina i napojów wysokoprocentowych. Pacjent zauważył, że staw pomiędzy stopą a paluchem jest opuchnięty, zaczerwieniony oraz nadmiernie ocieplony i że nie może stawać na prawej stopie[3]. Ponieważ ból nie ustępował, mężczyzna zgłosił się na oddział ratunkowy.

Wywiad rodzinny i środowiskowy. Ojciec pacjenta zmarł z powodu niewydolności serca. Chory jest otyły, stwierdzono u niego łagodne nadciśnienie. Od trzech lat choruje na cukrzycę, która jest prawidłowo kontrolowana.

Objawy kliniczne. Pierwszy prawy staw śródstopno-paliczkowy jest obrzęknięty, zaczerwieniony, nadmiernie ocieplony i bolesny dotykowo.

Wyniki badań dodatkowych. Stężenie kwasu moczowego w surowicy jest podwyższone; ponadto stwierdza się leukocytozę i wzrost OB.

Artrocenteza. Uzyskano kilka kropel mętnego płynu z zajętego stawu. Stwierdzono w nim liczne leukocyty – 10 000 komórek/µl. W osadzie moczu pod mikroskopem w świetle spolaryzowanym stwierdzono obecność igiełkowatych kryształów, nie wykazujących dwójłomności.

Przebieg i wyniki leczenia. Choremu podano niesteroidowe leki przeciwzapalne i jego stan się poprawił. Trzy lata później pacjent trafił ponownie na oddział z powodu obecności krwi w moczu oraz rozdzierającego bólu krzyża. U chorego stwierdzono kamicę dróg moczowych.

Pytania i zagadnienia do dyskusji:

1. Jakie są możliwe przyczyny bólu stopy? Czy to może być haluks lub odcisk?
2. Czy czas pojawienia się bólu ma znaczenie w różnicowaniu choroby? Czy ból może być związany z obecnością mężczyzny na weselu w dniu poprzedzającym wystąpienie objawów?
3. Czy rozpoznanie zapalenia stawów jest uzasadnione, czy raczej powinno się użyć terminu „podagra"? Czy choroba

dotyczy jednego stawu czy wielu stawów? Co może być jej przyczyną?
4. Czy otyłość, łagodne nadciśnienie tętnicze oraz cukrzyca występujące u chorego pomagają w ustaleniu rozpoznania? Wyjaśnij.
5. Jakie znaczenie ma wzrost stężenia kwasu moczowego? Czy u tego chorego występuje raczej zwiększone wytwarzanie czy obniżone wydalanie kwasu moczowego? Czy u wszystkich chorych z hiperurykemią rozwija się choroba stawów? Jakie znaczenie ma stwierdzenie leukocytozy i podwyższonego OB?
6. Co to jest artrocenteza? Kiedy należy ja wykonać? Zinterpretuj wynik badania. Co należy uwzględnić w rozpoznaniu różnicowym? Jakie znasz choroby stawów związane z obecnością kryształów?
7. Wyjaśnij patogenezę powstania kamicy dróg moczowych w tym przypadku. Jaki jest najbardziej prawdopodobny skład kamieni u tego chorego?

Przypadek 3. RUMIEŃ NA TWARZY I OBRZĘKI U DWUDZIESTOLETNIEJ CIĘŻARNEJ KOBIETY

Wywiad. Dwudziestoletnia kobieta w 6. miesiącu ciąży podczas rutynowej wizyty kontrolnej u ginekologa skarżyła się na rumień na twarzy, umiejscowiony ponad nosem oraz na policzkach. Rumień się nasilał, gdy kobieta wychodziła z domu do ogrodu[1]. Pacjentka zwróciła także uwagę na obrzęki twarzy, ramion i nóg, zwłaszcza wokół stawów kolanowych, które były bolesne. Kobieta wiązała te dolegliwości z ciążą, która poza powyższymi objawami przebiegała bez powikłań[2].

Wywiad rodzinny i objawy kliniczne. Matka pacjentki chorowała przez wiele lat[3] na reumatoidalne zapalenie stawów. Kobieta dotychczas nie chorowała na nic. W badaniu przedmiotowym stwierdzono obrzęki kończyn oraz nadciśnienie skurczowo-rozkurczowe (150/100 mm Hg).

Wyniki badań dodatkowych. Stwierdzono umiarkowaną niedokrwistość oraz hipoalbuminemię. W badaniu moczu występował białkomocz oraz umiarkowany krwiomocz. W osadzie moczu obecne były fragmenty erytrocytów oraz wałeczki erytrocytarne[4]. U kobiety stwierdzono obecność przeciwciał przeciwjądrowych ANA (miano 1:572) oraz przeciwciał przeciwko dwuniciowemu i jednoniciowemu DNA i antygenowi Smith[5]. W bioptacie nerki obecne były ogniska mezangialnego rozplemowego zapalenia kłębków nerkowych oraz złogi IgG, IgM, IgA i składnika C3 dopełniacza w mezangium oraz w rejonie błony podstawnej kłębków nerkowych.

Przebieg i wyniki leczenia. U pacjentki zastosowano steroidy i jej stan się poprawił.

Pytania i zagadnienia do dyskusji:

1. Wymień stany, w których dochodzi do zaczerwienienia twarzy. Czy ciąża predysponuje do wystąpienia rumienia? Czy nasilenie rumienia po wyjściu na zewnątrz wskazuje na nadwrażliwość na światło?
2. Czy obrzęki kończyn i twarzy występują podczas ciąży? Co może powodować takie obrzęki?
3. Jakie znaczenie ma w tym przypadku wywiad rodzinny?
4. Zinterpretuj wyniki badań laboratoryjnych i sprawdź, czy u kobiety występuje stan przedrzucawkowy czy inne zaburzenia? Wyjaśnij patogenezę hipoalbuminemii i anemii.
5. Dokonaj analizy wyników badań serologicznych i określ, czy mogą one być pomocne w odróżnieniu SLE od zapalenia skórno – mięśniowego, zespołu Sjögrena, twardziny układowej i mieszanej choroby tkanki łącznej.
6. Jakie jest rokowanie w stwierdzonym uszkodzeniu nerek? Jest to łagodna czy ciężka postać kłębkowego zapalenia nerek?

Przypadek 4. PRZEDŁUŻAJĄCY SIĘ KASZEL ORAZ UTRATA MASY CIAŁA U SZEŚĆDZIESIĘCIOLETNIEGO MĘŻCZYZNY

Wywiad. Sześćdziesięcioletni mężczyzna zgłosił się do lekarza z powodu przewlekłego, utrzymującego się od 3 miesięcy kaszlu[1], któremu towarzyszyło odkrztuszanie obfitej wydzieliny.

Wywiad rodzinny i objawy kliniczne. Mężczyzna palił dwie paczki papierosów dziennie od 18. roku życia[2]. Pacjent skarżył się na duszność oraz często odkrztuszał śluz lub podbarwioną krwią lepką wydzielinę. W ciągu ostatnich 3 miesięcy mężczyzna schudł około 8 kg, stracił też apetyt[3]. Ponadto czuł się zmęczony i przygnębiony.

Badanie radiologiczne. W badaniu radiologicznym klatki piersiowej stwierdzono 3 cm naciek w okolicy prawej wnęki i poszerzenie śródpiersia[4].

Wyniki badań dodatkowych. Badania wykazały łagodną niedokrwistość i leukocytozę oraz podwyższony wskaźnik OB. Ponadto stwierdzono umiarkowaną hiperkalcemię; stężenia innych minerałów były prawidłowe.

Biopsja. Wykonano biopsję przezoskrzelową płuca i w pobranym wycinku stwierdzono nowotwór złośliwy.

Pytania i zagadnienia do dyskusji:

1. Jakie mogą być przyczyny przewlekłego kaszlu?
2. Oblicz współczynnik „paczkolat" dla tego chorego. Jakie szkodliwe skutki dla zdrowia powoduje palenie papierosów?
3. Jakie mogą być przyczyny utraty masy ciała?
4. Jakie znaczenie mają stwierdzone u chorego zmiany w badaniu radiologicznym?
5. Przeprowadź analizę wyników badań laboratoryjnych. Czy wskazują one na proces nowotworowy, czy też może przemawiają za zapalną chorobą płuc? Jaki jest prawdopodobny patomechanizm hiperkalcemii?
6. Jaki typ nowotworu złośliwego jest najbardziej prawdopodobny u pacjenta: rak płuca, mięsak czy międzybłoniak opłucnej?

Rozdział 4

CHOROBY UKŁADU SERCOWO-NACZYNIOWEGO

Wstęp

Układ sercowo-naczyniowy jest jednym z ważnych życiowo narządów, a jego niewydolność jest główną przyczyną zachorowalności i główną przyczyną zgonów w krajach rozwiniętych. Badania epidemiologiczne pokazują, dlaczego choroby układu krążenia są tak istotne w wielu populacjach:

- Więcej niż 50% wszystkich zgonów w Stanach Zjednoczonych i Europie Zachodniej jest spowodowanych przez choroby układu sercowo-naczyniowego.
- Miażdżyca jest najczęstszą przewlekłą, wieloczynnikową chorobą zwyrodnieniową i jest szczególnie często spotykana wśród osób starszych.
- Nadciśnienie tętnicze jest jedną z najbardziej rozpowszechnionych chorób przewlekłych i dotyka miliony Amerykanów.
- Wrodzone wady serca spotyka się u 5 na 1000 noworodków.
- Wiele chorób układu sercowo-naczyniowego, takich jak miażdżyca, można uniknąć albo mogą one być leczone, jeżeli zostaną wcześnie rozpoznane (np. nadciśnienie tętnicze). Stąd też zauważa się, że w Stanach Zjednoczonych w ciągu ostatnich 40 lat zmniejszyła się częstość występowania chorób układu sercowo-naczyniowego. Inicjatywy w publicznej służbie zdrowia, mające na celu ograniczenie palenia papierosów, zmniejszenie hiperlipidemii oraz motywację ludzi do wysiłku fizycznego i zdrowego stylu odżywiania, w zauważalny sposób zmniejszyły częstość występowania chorób układu krążenia i ich głównych powikłań. Nastąpił również znaczny postęp we wczesnej diagnostyce chorób układu sercowo-naczyniowego, a także w ich leczeniu.

Choroby układu sercowo-naczyniowego mają wiele przyczyn, ale większość z nich jest wieloczynnikowa. Względne znaczenie kliniczne różnych chorób układu sercowo-naczyniowego przedstawiono graficznie na ryc. 4-1.

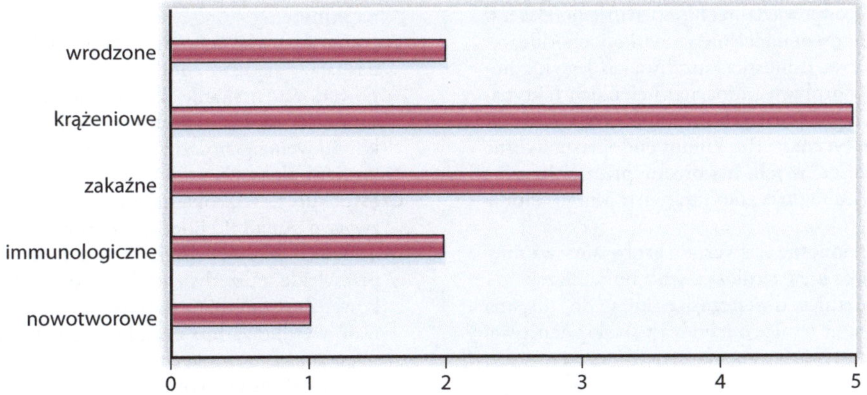

Ryc. 4-1. Kliniczne znaczenie chorób układu sercowo-naczyniowego.

SŁOWA KLUCZOWE

Anatomia i fizjologia

Aktyna. Białko kurczliwe, które z miozyną tworzy włókna w sarkomerach.

Angiotensyna. Wazoaktywna substancja powstała z angiotensynogenu pod wpływem reniny. Odgrywa ważną rolę w patogenezie nadciśnienia tętniczego.

Aorta. Największa tętnica w organizmie ludzkim, transportująca krew tętniczą z serca na obwód.

Komora. Jama serca o grubej ścianie mięśniowej, stanowiąca o sile skurczu serca. Serce ma dwie komory: prawą i lewą, oddzielone od siebie przegrodą, głównie mięśniową.

Mięsień serca. Najgrubsza warstwa ścian przedsionków i komór, złożona z kurczliwych komórek mięśnia sercowego.

Mioglobina. Białko hemu wiążące tlen, znajdujące się w komórkach mięśnia sercowego oraz mięśni szkieletowych. Może być uwalniana do krwi z martwiczych włókien mięśniowych i z tego powodu jest markerem martwicy komórek mięśnia sercowego w zawale serca.

Miozyna. Białko kurczliwe tworzące mikrofilamenty w wielu komórkach ludzkich i główny składnik miofibryli w miocytach sercowych.

Osierdzie. Zewnętrzna podwójna błona serca utworzona z warstwy mezotelium (błona surowicza) i warstwy zewnętrznej tkanki łącznej. Przykrywa tkankę tłuszczową nasierdzia, która zawiera odgałęzienia tętnic i żył wieńcowych.

Prawo Franka-Starlinga. Siła skurczu komory wzrasta proporcjonalnie do początkowego rozciągnięcia włókien mięśniowych w czasie końcoworozkurczowego napełniania komór.

Przedsionkowe peptydy natriuretyczne. Grupa wazoaktywnych polipeptydów – hormonów wytwarzanych przez serce i komórki naczyniowe – istotnych dla regulacji czynności serca oraz ciśnienia krwi.

Przedsionek. Jama serca połączona z jednej strony z żyłami systemowymi lub płucnymi, a z drugiej oddzielona od komory serca zastawką. Serce ma dwa przedsionki: prawy i lewy.

Przegroda. Część serca oddzielająca lewy przedsionek od prawego przedsionka oraz komorę lewą od prawej. Składa się ona z tkanki łącznej (przegroda łącznotkankowa) i mięśnia (przegroda mięśniowa).

Renina. Polipeptydowy hormon syntetyzowany przez komórki aparatu przykłębuszkowego (*juxtaglomerular* – JG) w nerce. Działa na angiotensynogen, a zatem jest istotna dla aktywacji zależnego od aldosteronu zatrzymania sodu i wody w nerkach. Jest syntetyzowana w odpowiedzi na hipoperfuzję nerek i jest podstawowym mediatorem nadciśnienia nerkopochodnego.

Sarkomer. Czynnościowa jednostka kurczliwa każdego kardiomiocytu. Składa się z grubych (miozyna) i cienkich (aktyna) włókien oraz białek regulatorowych troponin i tropomiozyn.

Siateczka sarkoplazmatyczna. Retikulum endoplazmatyczne gładkie w miocytach sercowych, utworzone przez połączony układ pęcherzyków, które służą jako rezerwuar jonów wapnia w tych komórkach.

Tętnica. Naczynie krwionośne elastyczne z grubą warstwą mięśniówki, transportujące krew tętniczą z serca do tętniczek.

Tętnice wieńcowe. Tętnice dostarczające krew do mięśnia sercowego. Dwie główne tętnice odchodzą z zatoki wieńcowej w aorcie. Lewa tętnica wieńcowa ma dwa główne ramiona: tętnicę międzykomorową przednią (*left arterior descending* – LAD), dostarczającą krew do przedniej powierzchni lewej komory i przedniej części przegrody międzykomorowej; tętnicę okalającą (*left circumflex artery* – LCX), która dostarcza krew do bocznej ściany lewej komory. Prawa tętnica wieńcowa (*right coronary artery* – RCA) zazwyczaj daje początek tętnicy zstępującej tylnej (*posterior descending artery* – PDA). W 90% przypadków u ludzi PDA pochodzi z RCA i ten typ krążenia wieńcowego określa się jako prawą tętnicę dominującą. W 10% przypadków lewa tętnica wieńcowa jest dominująca i PDA pochodzi z LCX.

Tętniczka. Małe naczynia tętnicze, które przechodzą w naczynia przedwłosowate i są łącznikiem z naczyniami włosowatymi.

Troponina I lub T. Białka sarkomeru regulujące skurcz miofibryli. W zawale serca białka te są uwalniane do krwi. Podwyższone stężenie troponin I lub T we krwi potwierdza martwicę mięśnia sercowego.

Układ przewodzący serca. System wyspecjalizowanych komórek zdolnych wytwarzać i przewodzić impulsy elektryczne niezbędne do automatycznego i rytmicznego pobudzenia serca. Obejmuje on węzeł zatokowo-przedsionkowy, węzeł przedsionkowo-komorowy, pęczek Hisa i jego główne odnogi oraz włókna Purkinjego.

Wsierdzie. Wewnętrzna warstwa serca, tworząca powierzchnię komór serca. Jest kontynuacją śródbłonka dużych naczyń.

Zastawka. Ruchoma część otworów serca, która oddziela przedsionki od komór oraz komory od dużych naczyń. Zastawki składają się z włóknisto-elastycznego rdzenia pokrytego wsierdziem. Zastawki mitralna i trójdzielna są połączone z mięśniami brodawkowatymi przez nici ścięgniste. Zastawki aortalne i płucne są półksiężycowate i nie są połączone z mięśniami brodawkowatymi. U swojej podstawy zastawki są przymocowane do pierścienia włóknistego, tworząc szkielet łącznotkankowy serca.

Objawy przedmiotowe i podmiotowe

Arytmia. Wspólne określenie różnych zaburzeń rytmu serca, obejmujące m.in. tachykardię, bradykardię, przedwczesne pobudzenie komorowe, migotanie i trzepotanie przedsionków i komór, upośledzenie przewodnictwa oraz blok serca.

Białko C-reaktywne (*C-reactive polypeptide* – CRP). Białko ostrej fazy wydzielane przez wątrobę w odpowiedzi na cytokiny uwolnione z komórek zapalnych. Jego stężenie we krwi jest podwyższone w różnych stanach zapalnych, a także w zapaleniu, które występuje wewnątrz zmian miażdżycowych naczyń krwionośnych. Jest niezależnym czynnikiem ryzyka powikłań miażdżycowych.

Bradykardia. Wolny rytm serca, zazwyczaj poniżej 50 uderzeń na minutę.

Chromanie przestankowe. Nagły ból w kończynach dolnych nasilający się przy chodzeniu. Jest na tyle poważny, że może powodować utykanie albo zmusić chorą osobę do zatrzymania się i wznowienia marszu po chwili odpoczynku. Zwykle jest konsekwencją miażdżycowego zwężenia głównych tętnic kończyn dolnych.

Częstoskurcz. Szybkie uderzenia serca – u osoby dorosłej zazwyczaj ponad 90 uderzeń serca na minutę.

Duszność. Uczucie braku tchu, które może być nagłe lub przewlekłe, epizodyczne albo ciągłe, wysiłkowe lub spoczynkowe. Zazwyczaj jest to objaw choroby serca lub płuc. Duszność wysiłkowa lub napadowa duszność nocna są zazwyczaj objawem choroby serca.

Kinaza kreatynowa (*creatine kinase* – CK). Enzym uwalniany z uszkodzonego lub martwiczego mięśnia sercowego i szkieletowego. Izoenzym sercowy (CK-MB) jest podwyższony we krwi po zawale serca.

Nadciśnienie płucne. Podwyższone ciśnienie wewnątrz tętnicy płucnej i w jej gałęziach, będące konsekwencją pierwotnej choroby płuc lub przewlekłego zastoju płucnego z powodu lewokomorowej niewydolności serca bądź choroby zastawki mitralnej. Nadciśnienie płucne zwiększa napięcie ściany, które stanowi obciążenie dla prawej komory, powodując jej przerost (*cor pulmonale*, serce płucne).

Nadciśnienie tętnicze. Podwyższone ciśnienie krwi w tętnicach. Może być pierwotne lub idiopatyczne (90%), jeżeli przyczyna nadciśnienia jest nieznana, albo wtórne, gdy czynnik etiologiczny nadciśnienia jest wiadomy. Najczęstsze przyczyny nadciśnienia wtórnego są pochodzenia nerkowego, wewnątrzwydzielniczego lub naczyniowego.

Napadowa duszność nocna. Rodzaj duszności, która występuje u pacjentów z niewydolnością serca kilka godzin po położeniu się do łóżka. Jest ona spowodowana podwyższonym powrotem żylnym i niewydolnością serca, prowadzącymi do zastoju płucnego, obrzęku i duszności, która budzi chorego.

Niedokrwienie. Umiejscowione zaburzenie krążenia, powodujące przerwę przepływu krwi do anatomicznie określonego obszaru. Najczęściej spowodowane przez zakrzep albo miażdżycowe zamknięcie światła tętnicy.

Obrzęk. Gromadzenie się płynu w tkankach i jamach ciała. Obrzęk pochodzenia sercowego obejmuje płuca i jamę opłucnową (w lewokomorowej niewydolności serca) lub obwodowe tkanki kończyn dolnych i jamy otrzewnej (w prawokomorowej niewydolności serca).

Obrzęk płuc. Nagromadzenie płynu w pęcherzykach płucnych i przestrzeniach śródmiąższowych płuca. Może być skutkiem przesiąkania surowicy w niewydolności lewokomorowej, podczas wczesnych etapów ARDS oraz jako zapalny wysięk we wczesnych stadiach zapalenia płuc.

Omdlenie. Utrata przytomności z powodu spadku przepływu krwi przez mózgu.

Orthopnoë. Uczucie braku tchu, pojawiające się, kiedy pacjent układa się w pozycji leżącej. Zazwyczaj jest to objaw choroby płuc, ponieważ pojemność życiowa płuc w pozycji leżącej jest zmniejszona.

Palce pałeczkowate. Objaw chorobowy, w którym obserwuje się pogrubienie paliczków dalszych (wygląd pałeczek) z charakterystycznymi zaokrąglonymi paznokciami z powodu zwiększonej ilości podskórnej tkanki miękkiej. Objaw częsty w siniczych wrodzonych wadach serca, takich jak tetralogia Fallota, a także w przewlekłych chorobach płuc z wieloletnimi zaburzeniami wentylacji.

Sinica. Niebieskawy albo fioletowawy odcień skóry i śluzówki, pojawiający się przy stężeniu odtlenowanej hemoglobiny we krwi powyżej 5 g/100 ml lub gdy ogólna saturacja wynosi niespełna 85%. Może być sklasyfikowana jako centralna lub obwodowa.

Zastoinowe powiększenie wątroby. Powiększenie wątroby z powodu przewlekłego biernego nagromadzenia się krwi żylnej w wątrobie, spowodowanego prawokomorową niewydolnością serca.

Choroby układu sercowo-naczyniowego i patologiczne zmiany

Amyloidoza serca. Odkładanie się włókna amyloidu w przestrzeni pozakomórkowej, które barwi się czerwienią kongo i w elektronowej analizie dyfrakcyjnej ma strukturę β-harmonijki. Choroba ta może stanowić część uogólnionej amyloidozy lub objawiać się jako izolowana amyloidoza serca. Nacieczenie przez amyloid tkanek serca prowadzi do kardiomiopatii restrykcyjnej.

Anastomoza. Połączenie pomiędzy dwoma naczyniami lub narządami mającymi światło. Zespolenie naczyniowe może być pomiędzy dwiema tętnicami lub dwiema żyłami albo tętniczo-żylne (*arteriovenosus* – A-V).

Blaszka miażdżycowa. Cecha charakterystyczna miażdżycy, widoczna jako uwypuklenie w ścianie aorty lub okalające zwężenie w mniejszych tętnicach elastycznych. Zbudowana jest z położonego centralnie rdzenia, zawierającego lipidy, resztki komórek, komórek piankowatych oraz włóknistego płaszcza pokrywającego ją od strony światła naczynia. Powikłania blaszki miażdżycowej mogą być spowodowane zwapnieniem, pęknięciem lub krwawieniem do blaszki.

Blok przedsionkowo-komorowy (*atrioventricular* – AV). Zaburzenie przewodnictwa sercowego charakteryzujące się niezdolnością do przechodzenia impulsów elektrycznych z przedsionka do komór.

Choroba nadciśnieniowa z zajęciem serca. Choroba całego serca spowodowana przez podwyższone ciśnienie tętnicze. Charakteryzuje się przerostem lewej komory z względnym niedokrwieniem miokardium, nie otrzymującym dostatecznej ilości krwi. Nadciśnienie nasila rozwój miażdżycy naczyń wieńcowych, przyczyniającej się do niedokrwienia mięśnia sercowego.

Choroba niedokrwienna serca (*ischemic heart disease* – IHD). Znana również jako choroba wieńcowa. Jest to grupa chorób spowodowana przez niewystarczające dostarczenie tlenu z powodu niewydolności krążenia wieńcowego. Najczęściej jest spowodowana przez miażdżycowe zwężenie lub zamknięcie tętnic wieńcowych. Najważniejsze kliniczne postacie IHD stanowią: (1) dławica piersiowa, (2) zawał mięśnia sercowego, (3) zastoinowa choroba serca i (4) nagła śmierć sercowa.

Dławica piersiowa. Ból w klatce piersiowej spowodowany przez niedokrwienie serca zależne od zwężenia, częściowego zamknięcia albo skurczu tętnicy wieńcowej. Wyróżnia się trzy główne postacie: (1) dławicę stabilną albo klasyczną; (2) dławicę niestabilną albo narastającą bądź dławicę przedzawałową; (3) dławicę Prinzmetala, charakteryzującą się bólem w spoczynku, spowodowanym przez czynnościowe zwężenie (skurcz) tętnic wieńcowych.

Kardiomiopatia. Określenie użyte do opisu głównych chorób dotyczących mięśnia sercowego nie związanych z miażdżycą naczyń wieńcowych, nadciśnieniem ani zakaźnym lub reumatycznym zapaleniem serca. Kardiomiopatia może występować w trzech postaciach, a mianowicie jako (1) kardiomiopatia rozstrzeniowa, (2) kardiomiopatia przerostowa i (3) kardiomiopatia restrykcyjna.

Krew w osierdziu. Gromadzenie się krwi w worku osierdziowym. Może być spowodowane przez krwawienie z jam serca lub mieć źródło w aorcie.

Miażdżyca. Najczęstsza wieloczynnikowa choroba aorty i głównych tętnic elastycznych, powodująca liczne choroby, takie jak choroba wieńcowa i incydenty mózgowe (udary mózgu).

Migotanie przedsionków. Zaburzenie prawidłowego pobudzenia przedsionków, zastąpione nieregularnym drżeniem, najłatwiej rozpoznawanym w zapisie elektrokardiograficznym (EKG). Może predysponować do tworzenia przyściennych skrzepów w przedsionku.

Niedomykalność zastawki. Zaburzenia krążenia spowodowane przez niepełne zamknięcie zastawki serca, skutkujące cofaniem się krwi z jednej komory serca lub dużego naczynia do innej jamy serca.

Niewydolność zastawki mitralnej (znana również jako niedomykalność mitralna lub cofanie się krwi z lewej komory do przedsionka). Zaburzenie czynnościowe wynikające z niezdolności zastawek mitralnych do całkowitego zamknięcia podczas skurczu serca.

Niedomykalność zastawki trójdzielnej. Czynnościowe zaburzenie zastawki spowodowane niecałkowitym zamknięciem zastawki trójdzielnej. Może ona być wrodzona lub nabyta. Nabyta niedomykalność zastawki trójdzielnej jest skutkiem zapalenia wsierdzia lub rakowiaka.

Niewydolność lewokomorowa. Niewydolność lewej komory jako pompy, objawiającą się spadkiem przepływu krwi tętniczej przez narządy (niedomoga serca ze zmniejszeniem rzutu – *forward failure*) i zastojem krwi w płucach, co wyraża się przekrwieniem i obrzękiem płuc.

Pęknięcie komory. Perforacja ściany lewej komory, zazwyczaj spowodowana przez martwicę niedokrwienną (gojący się zawał). Krew wypływa przez ścianę komory, napełniając jamę osierdzia, i może spowodować śmierć z powodu osierdziowej tamponady serca.

Powiększenie serca. Poszerzenie jam serca, zazwyczaj z powodu rozciągania miocytów sercowych. Poszerzenie komór jest pierwszą zmianą adaptacyjną w odpowiedzi na zwiększenie pojemności minutowej serca. Podczas tej odpowiedzi poszerzenie jest korzystne i odwracalne.

Przeciek. Jest to połączenie, które pozwala na nieprawidłowy przepływ krwi między dwiema jamami serca na przeciwległych stronach przegrody oddzielącej lewą stronę serca od prawej strony. Przepływ krwi przez ubytek następuje z jamy serca o wyższym ciśnieniu do jamy o niższym ciśnieniu.

Przerost lewej komory. Pogrubienie mięśnia lewej komory serca. Najczęściej spowodowany jest przez nadciśnienie tętnicze, ale może również być wynikiem zwężenia ujścia aortalnego lub niewydolności zastawki mitralnej. Stwierdzany również w kardiomiopatiach.

Przerost prawej komory. Pogrubienie ściany prawej komory, zazwyczaj spowodowane przez nadciśnienie płucne. Najczęstszą przyczyną przerostu prawej komory jest przerost lewej komory serca.

Rakowiak serca. Choroba serca spowodowana przez serotoninę i inne wazoaktywne substancje uwalniane przez rakowiaki układu pokarmowego, mogące powodować przerzuty do wątroby. Zmiany w sercu obejmują stenozę i niedomykalność zastawki trójdzielnej i płucnej oraz zwłóknienie przedsionków i komór serca jako wynik podwsierdziowego włóknienia spowodowanego przez substancje wazoaktywne.

Reumatyczna choroba serca. Autoimmnologiczna choroba zapoczątkowana przez antygeny z β-hemolizujących paciorkowców, pojawiająca się zazwyczaj po paciorkowcowym zapaleniu gardła („*strep throat*"). Klinicznie jest ona rozpoznawana poprzez udokumentowanie gorączki reumatycznej serca (z wykorzystaniem kryteriów Jonesa), wykazanie związku między chorobą serca a paciorkowcowym zakażeniem (wysoki poziom ASO) oraz rozpoznanie uszkodzenia serca. Reumatyczne zapalenie serca najczęściej dotyka zastawek lewej strony serca.

Serce płucne. Stan kliniczny charakteryzujący się poszerzeniem i sztywnością prawej komory, z możliwym pojawieniem się prawokomorowej niewydolności serca. Najczęściej jest spowodowane przez lewokomorową niewydolność, ale również przez każdy czynnik prowadzący do rozwoju nadciśnienia płucnego.

Stenoza. Zwężenie światła naczynia krwionośnego lub ujść serca.

Śluzak. Łagodny guz serca, najczęściej spotykany w lewym przedsionku (75%), rzadziej w prawym przedsionku (24%) i bardzo rzadko w innych jamach serca. Guz wystaje do światła przedsionków i może odgrywać rolę „balotującej zastawki", która chwilowo może zamykać ujście mitralne lub trójdzielne i przerywać przepływ krwi. Ponadto fragmenty guza mogą się odrywać i stwarzać ryzyko zatoru.

Tamponada serca. Ucisk serca przez gromadzenie płynu w worku osierdziowym. Najczęstszą przyczyną tamponady serca jest krew w osierdziu. Ciśnienie wywierane przez płyn staje się przeszkodą w wypełnianiu komór serca w czasie rozkurczu i zazwyczaj jest przyczyną zgonu.

Tętniak aorty albo tętnic. Umiejscowione poszerzenie tętnicy, spowodowane najczęściej przez miażdżycę, ale także przez kiłę oraz różne typy zapalenia tętnic. Małe tętniaki koła tętniczego Willisa są wrodzone.

Tętniak komory. Poszerzenie światła komory, najczęściej późne powikłanie zawału mięśnia sercowego. Ściana tętniaka składa się z włóknistych blizn i nie kurczy się wraz z otaczającym ją miokardium. W dużych tętniakach komór mogą się tworzyć skrzepy.

Wspólny pień tętniczy. Wrodzona wada serca spowodowana niecałkowitym oddzieleniem się aorty od płodowej tętnicy płucnej. W chorobie tej aorta i tętnica płucna tworzą duże pojedyncze naczynie krwionośne rozpoczynające się w sercu.

Wstrząs kardiogenny. Uogólniona zapaść naczyniowa lub sercowa, spowodowana przez niewydolność serca jako pompy. Charakteryzuje się niedociśnieniem oraz hipoperfuzją ważnych życiowo narządów, powodując niedokrwienie mózgu, serca, nerek oraz innych organów. Najczęściej jest to powikłanie zawału serca.

Wypadanie zastawek. Wrodzone lub nabyte zwyrodnienie śluzakowate zastawek z towarzyszącym gromadzeniem się siarczanu glukozaminoglikanów i utratą kolagenu oraz włókien elastycznych. U 1–2% osób dorosłych stwierdza się je w chorobie zastawki mitralnej; w innych zastawkach jest spotykane rzadko.

Wypadanie płatka zastawki mitralnej. Synonim wypadania zastawki mitralnej (zob. Wypadanie zastawek).

Zaciskające zapalenie osierdzia. Jest to rodzaj przewlekłego zapalenia osierdzia lub pokrywającego serce zwłóknienia osierdzia, które nie dopuszcza do rozkurczu serca. Najczęściej przyczyna zaciskającego zapalenia osierdzia jest nieznana; przyjmuje się, że jest powikłaniem wyleczonego wirusowego zapalenia osierdzia. Promieniowanie, gruźlica lub nowotwory mogą powodować takie same zmiany.

Zakaźne zapalenie wsierdzia. Zapalenie spowodowane przez zakażenie bakteryjne zastawek i wsierdzia ścian jam serca. Bakterie niszczą zastawki, powodując ich uszkodzenie i zaburzenia przepływu krwi; mogą występować zatory, powodując objawy ogólnoustrojowe.

Zapalenie mięśnia sercowego. Zapalenie mięśnia serca z towarzyszącą martwicą komórek mięśniowych. Etiologicznie jest podzielone na (1) zakaźne lub (2) niezakaźne.

Zapalenie osierdzia. Jest to zapalenie nasierdzia i osierdzia (trzewnej i ściennej blaszki worka osierdziowego). Może ono występować w kilku patologicznych postaciach, a mianowicie jako surowicze, włóknikowe, włóknikowo-krwotoczne, ropne, włókniste oraz wapniejące.

Zapalenie wsierdzia Libmana-Sacksa. Jałowe zapalenie wsierdzia, zwykle stwierdzane w toczniu układowym rumieniowatym. Najczęściej uszkadza zastawkę mitralną.

Zastoinowa niewydolność serca. Stan kliniczny charakteryzujący się zastojem krwi wstecznym do pogarszającej się czynności serca. Lewokomorowa niewydolność serca powoduje przewlekłe przekrwienie bierne i obrzęk płuc, podczas gdy prawokomorowa niewydolność serca powoduje zastoinowe powiększenie wątroby, ciastowate obrzęki kończyn dolnych, puchlinę brzuszną i powiększenie śledziony.

Zawał mięśnia sercowego pełnościenny. Umiejscowiony obszar martwicy niedokrwiennej mięśnia sercowego, spowodowany przez zamknięcie tętnicy wieńcowej. Najczęściej jest on powikłaniem zakrzepu rozwijającego się na podłożu pękniętej blaszki miażdżycowej. Rzadszą przyczyną są zatory materiałem zakrzepowym z lewej komory.

Zawał mięśnia sercowego podwsierdziowy. Martwica niedokrwienna warstwy podwsierdziowej mięśnia serca, najczęściej obwodowa. Zwykle spowodowana przez spadek prefuzji, bez pełnego anatomicznego zamknięcia tętnicy wieńcowej. Najczęściej występuje we wstrząsie albo jako powikłanie zawału serca. W typowych przypadkach występuje bez załamka Q w EKG („zawał bez załamka Q") i nie towarzyszy zapaleniu osierdzia.

Zwapnienie zastawek. Dystroficzne wapnienie, które dotyka zastawek, poprzednio uszkodzonych przez zapalenie wsierdzia, lub wynika z zużycia ze starości. Wrodzone nieprawidłowe lub zbyt luźne zastawki mają szczególne predyspozycje do wapnienia.

Zwężenie zastawki. Zaburzenie krążenia spowodowane przez zwężenie otworu, zazwyczaj prowadzi do niecałkowitego otwarcia zastawek podczas skurczu lub rozkurczu serca.

Zwężenie zastawki aortalnej. Zwężenie ujścia aortalnego z powodu wapnienia zastawek (wapnienie zastawki aortalnej). Najczęściej spowodowane przez proces starzenia się, ale może być powikłaniem wrodzonej dwupłatkowej zastawki aortalnej i reumatycznego zapalenia wsierdzia.

Zwężenie zastawki mitralnej. Czynnościowe zaburzenie wynikające ze zwężania ujścia mitralnego oraz zastawek, które nie mogą się otwierać całkowicie podczas rozkurczu serca. Najczęściej (99%) jest konsekwencją reumatycznego zapalenia wsierdzia.

Zwyrodnienie śluzakowate zastawek serca. Jest to deformacja zastawek serca z towarzyszącym nagromadzeniem siarczanu glikozaminoglikanów i utratą prawidłowych włókien kolagenu i włókien elastycznych, tworzących środkowy rdzeń zastawki. W większości przypadków przyczyna jest nieznana. Może występować we wrodzonych zaburzeniach metabolicznych, takich jak zespół Marfana i zespół Ehlersa-Danlosa, oraz w różnych mukopolisacharydozach. Najczęściej zajęta jest zastawka mitralna, ale zmienione mogą być wszystkie zastawki.

Prawidłowa budowa i funkcja

ANATOMIA I HISTOLOGIA

Układ sercowo-naczyniowy składa się z serca i naczyń krwionośnych, które dzieli się na tętnice, tętniczki, naczynia włosowate, żyłki i żyły. Prawe serce pompuje krew do płuc, gdzie zostaje ona utlenowana, po czym wraca do lewego serca, skąd zostaje rozprowadzona przez naczynia tętnicze do tkanek obwodowych (ryc. 4-2).

Rozdział ten będzie się skupiać głównie na sercu, a naczynia krwionośne zostaną omówione tylko w kontekście chorób serca oraz ich objawów obwodowych.

Serce znajduje się w śródpiersiu klatki piersiowej

Serce znajduje się wewnątrz worka osierdziowego, który jest umiejscowiony w dolnej części śródpiersia (nadprzeponowo). Umieszczone jest w centralnej części śródpiersia, nieznacznie przesunięte na prawo od linii środkowej, a koniuszkiem serca rzutuje się do boku w lewą stronę (ryc. 4-3). Duże naczynia (np. żyły główne górna i dolna, aorta, tętnica płucna i żyły płucne) są połączone z sercem u jego „podstawy", zlokalizowanej dogłowowo i na prawo od koniuszka. Obrys serca jest wyraźnie widoczny w radiogramie przednio-tylnym (AP). [Ocena radiologiczna serca RTG klatki piersiowej w Polsce opiera się na projekcji tylno-przedniej PA oraz bocznej lewej – przyp. tłum.]

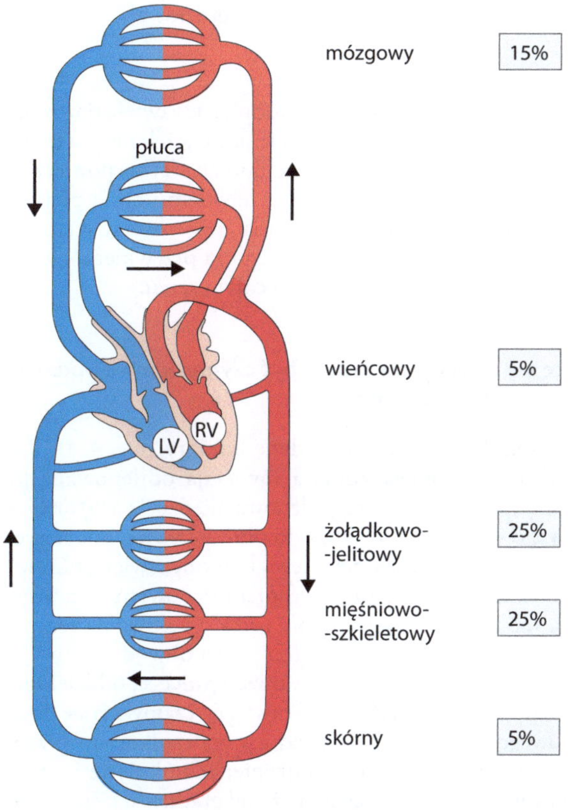

Ryc. 4-2. Układ krążenia składa się z dwóch układów: płucnego i systemowego. Każdy z nich ma części: tętniczą, żylną i kapilarną. LV – lewa komora; RV – prawa komora.

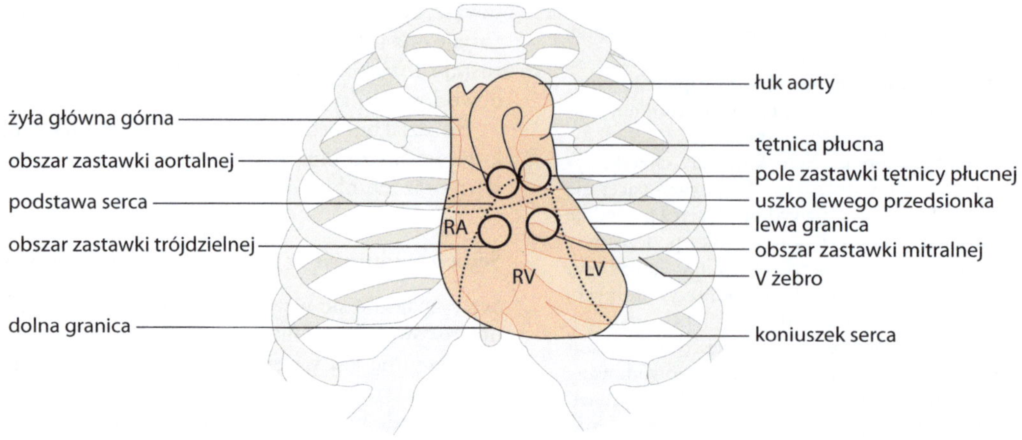

Ryc. 4-3. Anatomiczne umiejscowienie serca w klatce piersiowej. W radiogramie prawa granica serca składa się z obrysu prawego przedsionka (RA) i prawej komory (RV). Dolną granicę stanowią prawa komora i po lewej bocznej stronie koniuszek lewej komory (LV). Lewą granicę tworzą obrys uszka lewego przedsionka i lewa komora, a wzdłuż górnego brzegu – łuk aorty.

Uwaga

> Radiogramy przednio-tylne mogą być użyte do oceny powiększenia serca, poszerzenia aorty oraz nagromadzenia płynu wewnątrz jamy osierdziowej.

U osób dorosłych przednie śródpiersie zawiera pozostałości grasicy, nie wpływające na funkcję serca, jeżeli nie jest powiększona z powodu grasiczaka albo chłoniaka. Tylna powierzchnia serca anatomicznie styka się z przełykiem i aortą piersiową. Przezprzełykowa echokardiografia może być użyteczna do oceny lewego przedsionka, leżącego za przełykiem, ale może również dostarczać informacji o całym sercu.

Serce ma cztery jamy i może być czynnościowo podzielone na strony prawą i lewą.

Serce ma dwa przedsionki i dwie komory (ryc. 4-4). Prawy przedsionek i prawa komora zawierają odtlenowaną krew („żylną"), która ma saturację tlenową między 72 a 80%. Skurcz prawego serca pompuje krew do płuc, gdzie jest ona nasycana tlenem. Lewy przedsionek i lewa komora zawierają krew natlenowaną („tętniczą") z nasyceniem tlenowym wynoszącym 95% lub więcej. Lewa komora serca przesuwa natlenowaną krew na obwód przez aortę i tętnice na obwód.

Przedsionki i komory oraz duże tętnice są oddzielone od siebie przez zastawki. Zastawki otwierają i zamykają się podczas sercowego cyklu skurczu, powodując uporządkowany przepływ krwi z jednej jamy serca do drugiej. Zamknięcie i otwarcie zastawek oraz skurcze serca zależą od gradientu ciśnień, który rozwija się w zróżnicowany sposób w każdej jamie serca.

Krew żylną prawy przedsionek otrzymuje z żył głównych górnej i dolnej. Krew żylna wpływa do prawej komory przez prawą zastawkę przedsionkowo-komorową (A-V), która jest trójdzielna. Krew jest pompowana przez komorę do tętnicy płucnej przez trójpłatkową zastawkę płucną. Natlenowana krew wraca do serca przez żyły płucne, które przekazują ją do lewego przedsionka. Z lewego przedsionka krew przechodzi przez zastawkę przedsionkowo-komorową, która jest dwudzielna i zwana zastawką mitralną, i wpływa do lewej komory. Lewa komora pompuje krew do aorty przez zastawkę aortalną.

Całe serce, poza wsierdziem, otrzymuje natlenowaną krew z dwóch tętnic wieńcowych.

Większość ludzkich serc ma dwie tętnice wieńcowe, które rozpoczynają się w zatokach wieńcowych w początkowej części aorty piersiowej (ryc. 4-5).

Prawa tętnica wieńcowa dostarcza krew do całej prawej komory, dolnej części lewej komory i dolnej partii przegrody międzykomorowej. U 90% ludzi daje ona początek tylnej zstępującej tętnicy wieńcowej, dlatego uważa się zwyczajowo, że jest to **tętnica dominująca**. Dostarcza również krew do węzła zatokowo-przedsionkowego (*sinoatrial* – SA) u 60% i do węzła AV u 90% ludzi.

Lewa tętnica wieńcowa, 2,5 cm od jej odejścia, dzieli się na gałęzie, dając początek lewej tętnicy zstępującej (LAD) i lewej tętnicy okalającej (LCX). LAD dostarcza krew do przedniej ściany lewej komory, koniuszka serca oraz przedniej części przegrody międzykomorowej. LCX zaopatruje w krew boczno-tylną ścianę lewej komory.

Uwaga

> Serce jest ustawione ukośnie, stąd tylna ściana komór jest znana klinicznie jako dolna powierzchnia serca. W związku z tym patologiczne określenie „zawał ściany tylnej" jest znane jako zawał ściany dolnej.

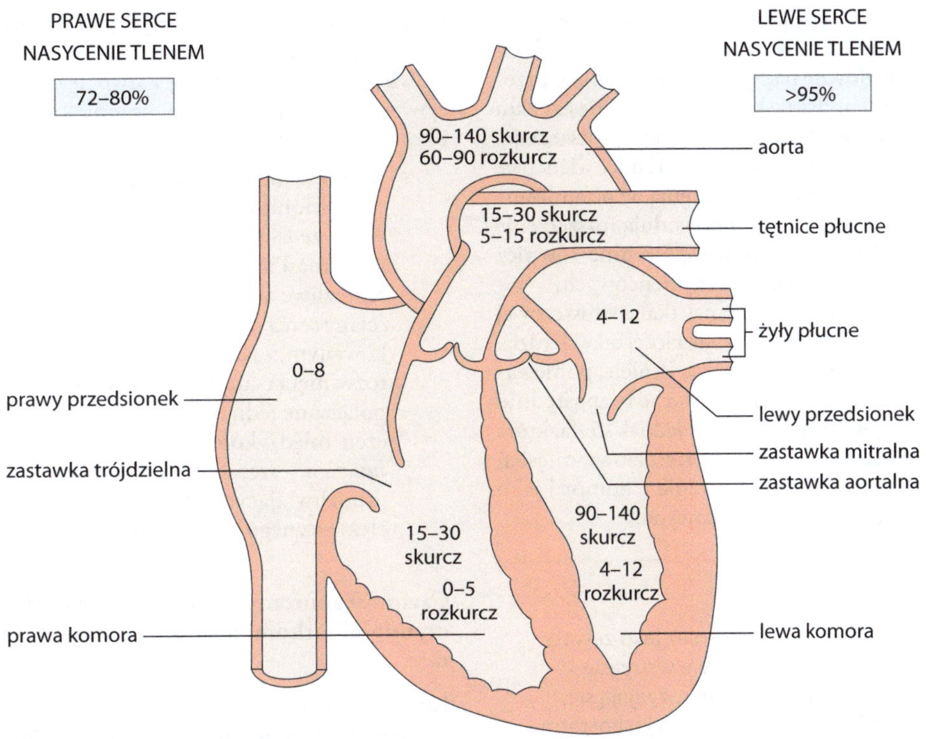

Ryc. 4-4. Przekrój poprzeczny przez prawe i lewe serce oraz duże naczynia. Wartości ciśnienia skurczowego i rozkurczowego w poszczególnych jamach serca. Saturacja krwi wynosi w prawym sercu w granicach 72–80%, a w lewym sercu 95% i więcej.

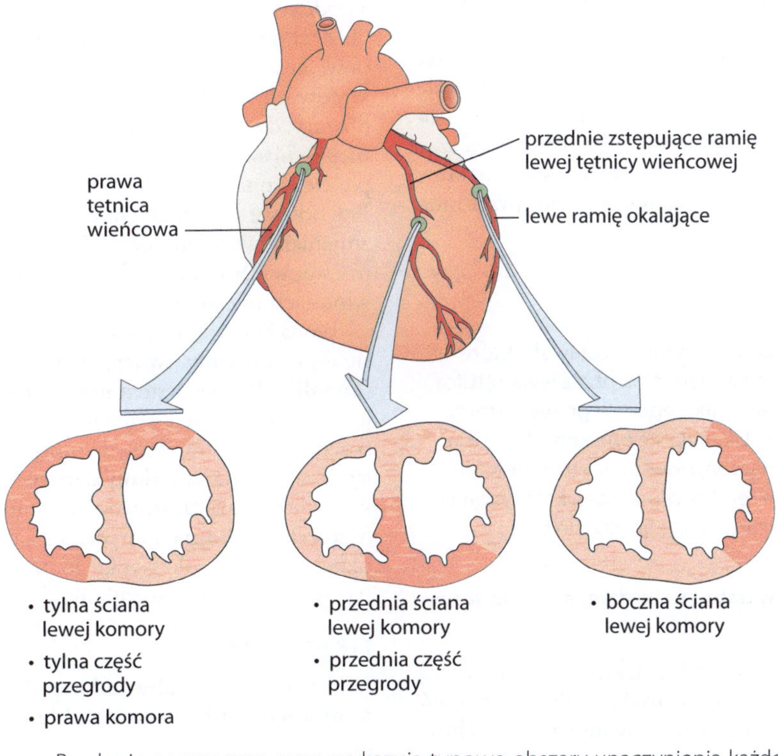

Ryc. 4-5. Tętnice wieńcowe. Przekroje poprzeczne serca wykazują typowe obszary unaczynienia każdej z trzech głównych tętnic wieńcowych.

Tętnice wieńcowe znajdują się podnasierdziowo na zewnętrznej powierzchni serca. Główne żyły podążają za tętnicami. Z powodu swojej lokalizacji główne naczynia nie są uciśnięte przez kurczący się mięsień serca podczas skurczu serca – okresu cyklu sercowego, kiedy tętnice wieńcowe rzeczywiście się rozszerzają, aby pomieścić napływającą natlenowaną krew. Tętnice wieńcowe mają receptory β_2-adrenergiczne, które reagują na pobudzenie z nerwów współczulnych i tym samym powodują rozszerzenie naczyń wieńcowych. Pobudzenie przywspółczulne również powoduje nieznaczne rozszerzenie naczyń wieńcowych.

W związku ze swoim umiejscowieniem w tkance tłuszczowej nasierdzia tętnice wieńcowe są w pewnej odległości od wsierdzia. Pomimo tej odległości odżywienie wsierdzia istnieje, ponieważ wsierdzie otrzymuje tlen i substancje odżywcze bezpośrednio przez krew znajdującą się wewnątrz komory. Jednak strefa, która jest narażona na niedotlenienie, to podwsierdziowy mięsień serca, znajdujący się poza strefą zaopatrzenia z komór i jako ostatni otrzymujący krew z tętnic wieńcowych.

Uwaga

> Zawały podwsierdziowe (znane również jako zawały bez załamka Q) typowo spotyka się we wstrząsie i inny stanach hipoperfuzji. Zawały te rozwijają się, ponieważ podwsierdziowy mięsień serca jest ostatnią częścią mięśnia komory, która otrzymuje tlen z tętnic wieńcowych; jeśli ciśnienie krwi się obniża, to ulega niedokrwieniu jako pierwszy.

Tętnice wieńcowe i ich główne gałęzie są czynnościowo tętnicami końcowymi. Mimo że pomiędzy głównymi tętnicami wieńcowymi istnieją anastomozy o średnicy 40 µm i mniejsze, te połączenia nie są wystarczające, by skompensować zamknięcie jednej tętnicy wieńcowej albo jej głównych gałęzi. Jeśli tętnica wieńcowa stopniowo się zwęża, to anastomozy mogą zwiększać swoją średnicę, stawać się bardziej użyteczne i dostarczać krew do niedokrwionej części serca, unaczynionej zwykle przez inną tętnicę wieńcową.

Uwaga

> Zawały nazywane paradoksalnymi są to zawały, które rozwijają się w obszarze zaopatrzenia przez lewą tętnicę wieńcową, spowodowane zakrzepem w prawej tętnicy wieńcowej, i odwrotnie. Okazują się one konsekwencją nowo rozwiniętych połączeń, powstających z powodu stopniowego zwężania tętnicy wieńcowej, która zwykle dostarcza krew do obszaru objętego zawałem.

Serce składa się z trzech warstw: wsierdzia, mięśnia sercowego i osierdzia.

Wewnątrz serce jest przykryte wsierdziem, które jest pojedynczą warstwą komórek śródbłonka, kontynuacją śródbłonka naczyń krwionośnych. Wsierdzie przykrywa również powierzchnię zastawek serca. Mięsień serca, inaczej warstwa mięśniowa, jest głównym elementem kurczliwym serca. Osierdzie tworzy worek osierdziowy, a także przykrywa zewnętrzną powierzchnię serca jako nasierdzie.

Mięsień serca składa się z dwóch rodzajów komórek, nazywanych **miocytami** serca: komórek układu przewodzącego i komórek kurczliwych.

- Komórki układu przewodzącego tworzą węzeł zatokowo-przedsionkowy SA i węzeł przedsionkowo-komorowy AV, przedsionkowe szlaki międzywęzłowe, pęczek Hisa i włókna Purkinjego.
- Kurczliwe miocyty serca tworzą najgrubszą warstwę ściany serca. Komórki te są mięśniem poprzecznie prążkowanym, z jądrami umieszczonymi centralnie i dobrze rozwiniętą cytoplazmą. Te rozgałęziające się komórki są połączone jedna z drugą za pomocą kompleksów połączeń międzykomórkowych, zwanych wstawkami (*gap junction* – szczelinowe połączenia międzykomórkowe), umożliwiających szybkie przechodzenie pobudzenia elektrycznego w mięśniu sercowym.

Czynność skurczowa miocytów serca zależy od prawidłowej czynności sarkomerów i zachowania struktur w cytoplazmie.

Kurczliwe struktury w cytoplazmie sercowych miocytów nazywane są **sarkomerami** (ryc. 4-6). Składają się one z grubych miofilamentów miozyny, naprzemiennie ułożonych z cieńszymi włóknami aktyny i proteinami regulującymi skurcz, takimi jak tropomiozyna i troponiny (C, I i T). Podczas skurczu włókna aktyny przemieszczają się do wewnątrz pomiędzy włókna miozyny, a podczas rozkurczu – przesuwają się w przeciwnym kierunku.

Zachodzenie na siebie włókien aktyny i miozyny powoduje powstawanie charakterystycznego obrazu prążków miocytów sercowych. W mikroskopie świetlnym rozpoznaje się trzy obszary: dwa jaśniejsze obszary, nazywane I (*isotropic*), i ciemniejszy obszar, oznaczony jako A (*anisotropic*). W mikroskopie elektronowym centralna część obszaru I zawiera linię Z. Prawidłowe sarkomery, mierzone od jednej linii Z do drugiej, zmieniają swoją długość z 1,5 µm w obkurczonych komórkach mięśniowych podczas skurczu do 2,2 µm w rozciągniętych włóknach mięśniowych w rozkurczu serca.

Błona komórkowa miocytów, znana jako **sarkolema**, wpukla się do cytoplazmy, tworząc tzw. poprzeczny układ kanalików (**kanaliki T**). Ten system jest ważnym regulatorem przepływu jonów wapniowych z zewnątrz do komórek oraz z jednego przedziału komórkowego do innego (ryc. 4-7). Kanaliki T ściśle łączą się z **siateczką sarkoplazmatyczną**, tworząc system cystern, które służą jako główny wewnątrzkomórkowy magazyn wapnia. **Siateczka sarkoplazmatyczna** i kanaliki T tworzą integralny układ, niezbędny do szybkiego przekazywania pobudzeń elektrycznych i systemu sprzężenia skurczu–rozkurczu miocytów.

FIZJOLOGIA

Kurczliwość serca zależy od współdziałania między zewnętrznym unerwieniem serca a układem przewodzącym serca.

Unerwienie przywspółczulne serce otrzymuje przez nerw błędny, a unerwienie współczulne ze zwojów współczulnych. Choli-

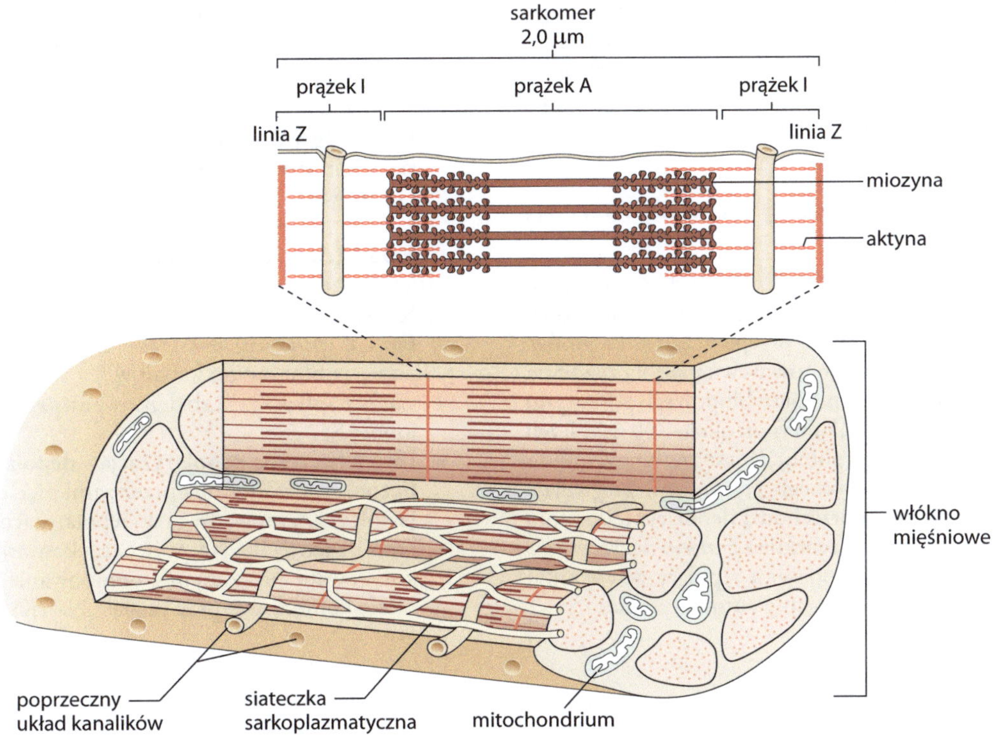

Ryc. 4-6. Sarkomery. Te podstawowe jednostki kurczliwe składają się z grubej miozyny i cienkich włókien aktyny, które przesuwają się wzdłuż siebie w jednym kierunku w skurczu serca i w przeciwnym w rozkurczu serca. (Opracowano na podstawie: N.A. Boon, N.R. Colledge, B.R. Walker [red.]: Davidson's Principles and Practice of Medicine, wyd. 20, Churchill-Livingstone, Edinburgh 2006).

nergiczne pobudzenia przywspółczulne, które w normalnych okolicznościach są dominujące, pobudzają serce za pomocą węzłów AV i SA. Pobudzenie z nerwu błędnego wywiera ujemny wpływ chronotropowy i inotropowy na serce; to znaczy, że zwalnia częstość akcji serca i zmniejsza siłę skurczu. Pobudzenie współczulne, przewodzone najczęściej przez receptory β-adrenergiczne, ma dodatnie działanie chronotropowe oraz inotropowe na serce. Nerwy czuciowe, istotne dla odruchów sercowych, opuszczają serce w obrębie nerwu błędnego.

Automatyczna kurczliwość serca jest regulowana przez węzeł SA i AV oraz układ przewodzący miokardium. Węzeł SA stanowi początkowe źródło impulsów i zaliczany jest do prawidłowego „rytmu zatokowego". Fala depolaryzacji jest przekazywana z węzła SA do włókien międzywęzłowych i międzyprzedsionkowych, które powodują depolaryzację prawego i lewego przedsionka. Impulsy elektryczne nie mogą swobodnie przechodzić do komory, ponieważ pierścień włóknisty blokuje ich rozprzestrzenianie się. Jedynym sposobem, w jaki impulsy mogą wchodzić do komory, jest dojście najpierw do węzła AV, umiejscowionego na przedsionkowej stronie pierścienia włóknistego. Z węzła AV impulsy elektryczne wchodzą do pęczka Hisa, który przebija pierścień włóknisty i pozwala pobudzeniom przejść z przedsionka

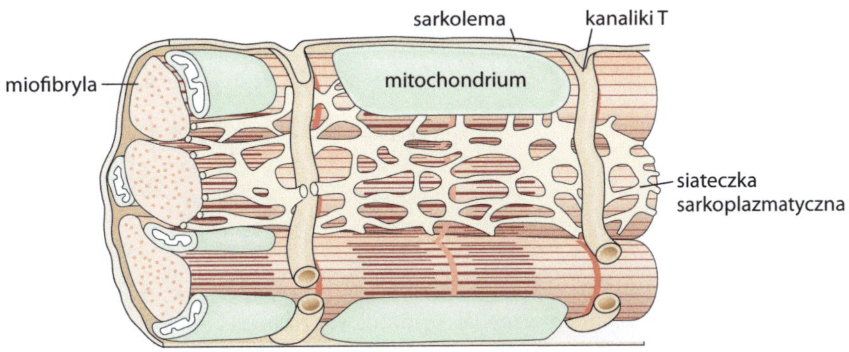

Ryc. 4-7. Poprzeczny układ kanalików i siateczka sarkoplazmatyczna. Kanaliki T to wpuklanie się sarkolemy.

do komory. Następnie docierają one do włókien Purkinjego i są przekazywane do miocytów sercowych, powodując ich depolaryzację. Te zmiany elektryczne można śledzić na zewnątrz, a jeśli nałoży się je jedną na drugą, mogą być zarejestrowane jako zapis elektrokardiograficzny (ryc. 4-8).

Skurcz miocytów serca zaczyna się wraz z depolaryzacją sarkolemy.

Kurczliwość miocytów sercowych wiąże się ściśle ze zmianami w błonie komórkowej. Sarkolema, błona komórkowa komórek mięśnia sercowego, jest wybiórczo przepuszczalna dla jonów. Zróżnicowane rozmieszczenie jonów wewnątrz i na zewnątrz miocytów prowadzi do powstania przezbłonowego potencjału elektrycznego, który w spoczynku wynosi około −90 mV. Jeżeli komórka jest pobudzona, to potencjał jest zredukowany do decydującego poziomu, nazwanego *potencjałem progowym*, po czym błona komórkowa przechodzi depolaryzację, która jest zakończona spontanicznie zgodnie z *prawem wszystko albo nic*. Błona komórkowa ulega ponownie repolaryzacji w kilku mechanizmach i cykl jest powtarzany automatycznie.

Potencjał czynnościowy sercowych komórek mięśniowych lub zmiany w potencjale błonowym, które pojawiają się po odpowiedniej stymulacji komórki, można podzielić na pięć faz (ryc. 4-9):

- **Faza 0 (gwałtowana depolaryzacja)** charakteryzuje się otwarciem szybkich kanałów Na^+ i napływem sodu. Gwałtowna depolaryzacja kończy się, gdy kanały Na^+ zostaną inaktywowane.
- **Faza 1 (częściowa repolaryzacja)** wynika z inaktywacji kanału Na^+ oraz szybkiego otwarcia i zamknięcia kanałów K^+. Wypływ K^+ tłumaczy częściową repolaryzację.
- **Faza 2 (*plateau*)** jest efektem otwarcia zależnych od napięcia błonowego kanałów Ca^{2+}, które pozwalają na ciągły napływ Ca^{2+}, zbalansowany przez wolny wypływ jonów K^+.
- **Faza 3 (wczesna depolaryzacja – depolaryzacja diastoliczna)**, spowodowana przez zamknięcie kanałów Ca^{2+} i napływ K^+, prowadząca do repolaryzacji błony komórkowej. Nadwyżka Na^+ wewnątrz komórki i utrata K^+ są korygowane przez czynne pompowanie Na^+ i K^+ przez błonę komórkową przy udziale Na^+/K^+ ATP-azy.

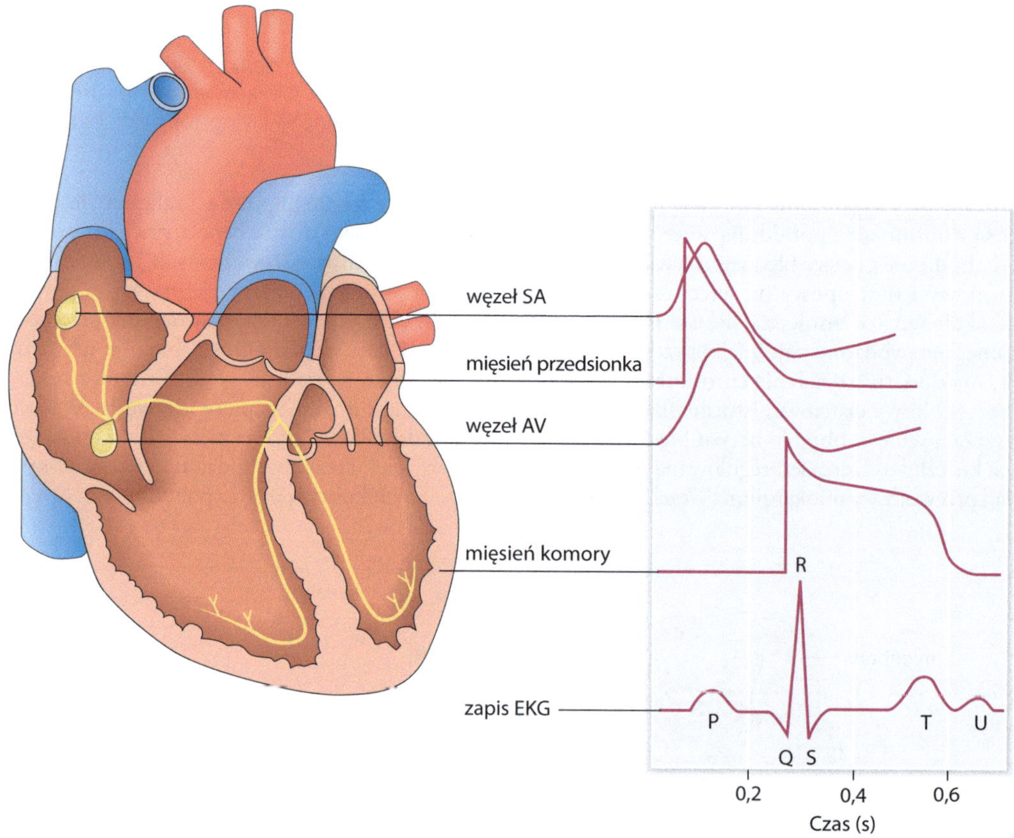

Ryc. 4-8. Prądy elektryczne wywołane przez depolaryzację różnych części układu przewodzącego i mięśnia serca. Impulsy elektryczne, nałożone jeden na drugi, mogą być zarejestrowane jako prawidłowy zapis elektrokardiograficzny (EKG). AV – węzeł przedsionkowo-komorowy; SA – węzeł zatokowo-przedsionkowy. (Opracowano na podstawie W.F. Boron, E.L. Boulpaep [red.]: Medical Physiology. Saunders, Philadelphia 2003).

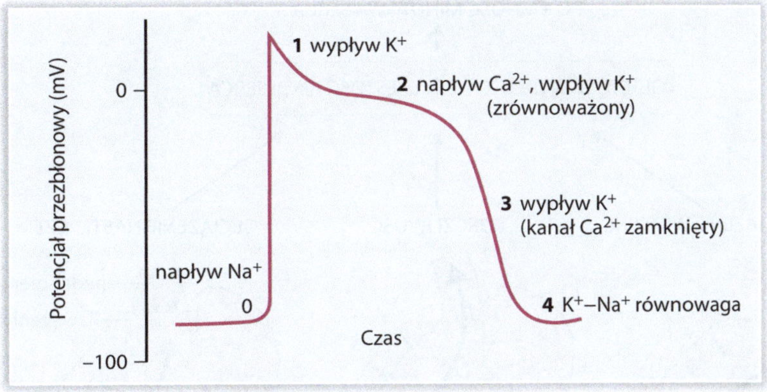

Ryc. 4-9. Potencjał czynnościowy komórek mięśniowych serca. Każdy z pięciu etapów charakteryzuje się napływem lub wypływem Na^+, K^+ oraz Ca^{2+}.

- **Faza 4 (przedwczesny prąd)** charakteryzuje się łagodną stopniową depolaryzacją błony komórkowej z powodu napływu jonów Na^+, z towarzyszącym łagodnym wypływem jonów K^+. Podczas tego etapu komórka odpoczywa, a potencjał wzrasta powoli do wartości potencjału progowego następnej depolaryzacji.

Skurcz miocytów wymaga znacznego wzrostu stężenia wapnia w cytozolu, który może rozpocząć jego wiązanie z troponiną C.

Podczas fazy 2 potencjału czynnościowego miocytów Ca^{2+} wchodzi do cytoplazmy przez kanały wapniowe i jest transportowany do siateczki sarkoplazmatycznej (ryc. 4-10). Napływ zewnątrzkomórkowego Ca^{2+} działa jak spust do uwolnienia dużych ilości Ca^{2+} przechowywanego wewnątrz cystern siateczki sarkoplazmatycznej i w mniejszym stopniu w mitochondriach. Kiedy stężenie wapnia w cytozolu wzrasta dziesięciokrotnie, Ca^{2+} przyłącza się do troponiny C, która inaktywuje troponinę I, powodując zmianę konformacji tropomiozyny, głównego regulatora interakcji aktyna–miozyna. Tropomiozyna odblokowuje aktynę, pozwalając na jej współdziałanie z miozyną. Ta interakcja jest procesem wieloetapowym, który ostatecznie powoduje skurcz sarkomerów.

Po skurczu wapń dysocjuje z tropomiozyny, która hamuje współdziałanie aktyna-miozyna, powodując rozluźnienie sarkomerów. Wolny Ca^{2+} jest pompowany z powrotem do siateczki sarkoplazmatycznej i mitochondriów przy udziale ATP-zależnej pompy wapniowej, gdzie jest on przechowywany. Również jony Na^+ są przemieszczane poprzez błonę komórkową, zostają usunięte z cytoplazmy komórki do przestrzeni śródmiąższowej. Podczas następnego potencjału czynnościowego cały cykl się powtarza.

Uwaga

> Naparstnica i pochodne glikozydów nasercowych pobudzają skurcz serca, ponieważ zwiększają stężenie wapnia w sercowych komórkach mięśniowych.

Kurczenie się włókien mięśniowych powoduje skurcz serca i wydalenie krwi z komór, a podczas rozkurczu serca komory rozszerzają się i napełniają krwią.

Cykl pracy serca ma dwie fazy: skurcz serca, podczas którego miokardium komór się kurczy, i rozkurcz serca, w czasie którego komory się poszerzają. Siła skurczu pozostaje pod wpływem kilku czynników. Najważniejsze z nich to: obciążenie wstępne (*preload*), kurczliwość włókien mięśniowych i obciążenie następcze (*afterload*) (ryc. 4-11).

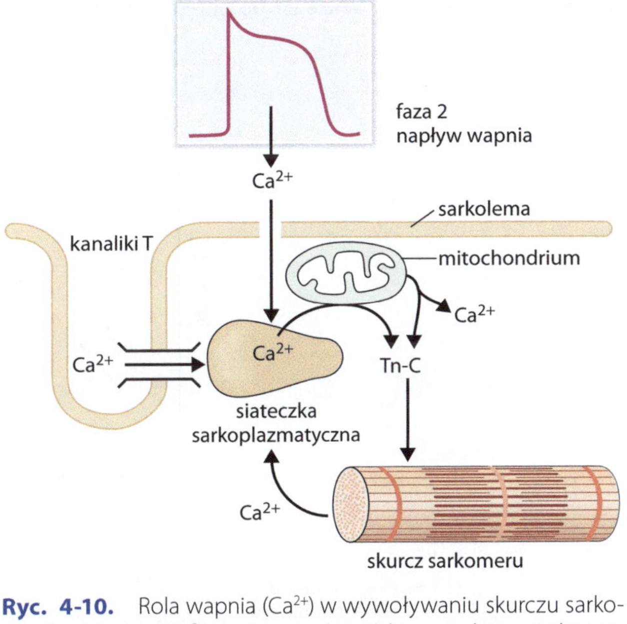

Ryc. 4-10. Rola wapnia (Ca^{2+}) w wywoływaniu skurczu sarkomerów. Napływ Ca^{2+} z zewnątrz komórki wywołuje uwolnienie Ca^{2+} z siateczki sarkoplazmatycznej i w mniejszym stopniu z mitochondriów. Wolny cytoplazmatyczny Ca^{2+} łączy się z troponiną C, która oddziałuje na inne troponiny i tropomiozynę, umożliwiając skurcz sarkomerów. Pod koniec skurczu Ca^{2+} jest uwalniany z sarkomerów i powraca do siateczki sarkoplazmatycznej. Tn-C – troponina C.

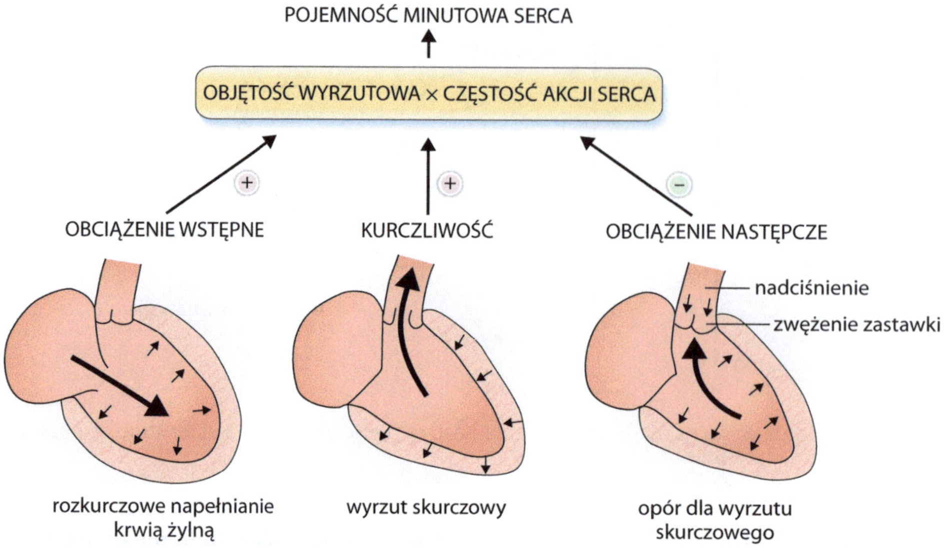

Ryc. 4-11. Pojemność minutowa serca zależy od obciążenia wstępnego, obciążenia następczego i kurczliwości serca. (Opracowano na podstawie: A.S. Price, L.M. Wilson: Pathophysiology. Clinical Concepts of Disease Processes, wyd. 6, Mosby, St. Louis 2003).

Obciążenie wstępne zależy od objętości poźnorozkurczowej (ilości krwi w komorach tuż przed skurczem). Siła skurczu komór zwiększa się proporcjonalnie do wzrostu obciążenia wstępnego (powrót żylny do serca). Jest to zgodne z **prawem Franka-Starlinga**, które mówi, że „objętość krwi wyrzuconej przez komorę zależy od objętości obecnej w komorze pod koniec rozkurczu serca". Wiele lat po określeniu tego prawa przez Franka i Starlinga wykazano, że podwyższone ciśnienie późnorozkurczowe prowadzi do wydłużenia sarkomerów, które następnie kurczą się z większą siłą (ryc. 4-12). Innymi słowy, siła skurczu jest proporcjonalna do początkowej długości mięśnia sercowego. Prawo Franka-Starlinga działa tylko w pewnych granicach: jeśli zostanie przekroczone optymalne wydłużenie sarkomeru, skurcze stają się słabsze.

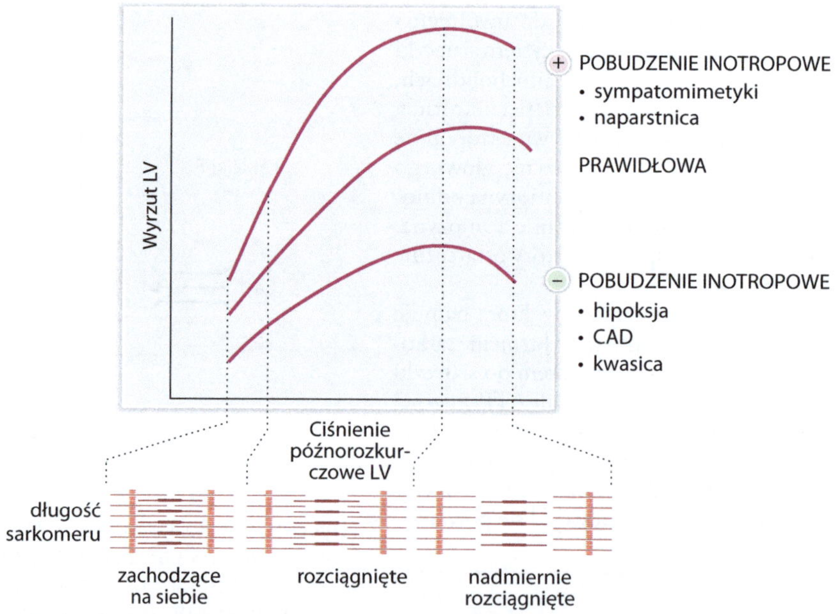

Ryc. 4-12. Krzywa czynności komory serca zgodnie z prawem Franka-Starlinga. Pojemność minutowa serca. Wyrzut lewej komory (LV) zwiększa się proporcjonalnie do ciśnienia końcoworozkurczowego. Jeżeli maksymalna dozwolona długość sarkomeru jest przekroczona, wyrzut LV spada. Pobudzenia inotropowo dodatnie zwiększają wyrzut LV. Bodźce, działające inotropowo ujemnie zmniejszają kurczliwość i redukują wyrzut LV. CAD – choroba wieńcowa.

Wzrost kurczliwości (dodatni efekt inotropowy) odnosi się do zwiększenia szybkości skurczu włókien mięśniowych albo przyspieszonej prędkości skracania przy stałym obciążeniu wstępnym. Efekt ten może zostać osiągnięty przez pobudzenie współczulne lub leki, które mają, podobnie jak naparstnica, dodatnie działanie inotropowe. Pobudzenie współczulne ma również **dodatni efekt chronotropowy**; przez to podwyższa częstość akcji serca, która również przyczynia się do wzrostu pojemności minutowej serca.

Zmniejszona kurczliwość (ujemny efekt inotropowy) jest spotykana w patologicznych zaburzeniach, takich jak choroba niedokrwienna serca, hipoksja i kwasica. W takich warunkach serce nie może zwiększać pojemności minutowej w odpowiedzi na zwiększone ciśnienie końcoworozkurczowe.

Obciążenie następcze odnosi się do ciśnienia i oporu, pod którymi komory serca muszą pracować. W lewej komorze *afterload* może być spowodowany przez zwężenie tętnic lub nadciśnienie tętnicze, a także przez zwężenie zastawki aorty pochodzenia reumatycznego lub jej zwapnienie. Obciążenie następcze prawej komory wynika z różnych zaburzeń, powodujących nadciśnienie płucne lub niewydolność lewokomorową. Obciążenie następcze musi zostać pokonane przez zwiększoną pracę serca (zwiększone napięcie komory podczas skurczu), ale ostatecznie prowadzi do niewydolności serca.

Czynność serca realizuje się w powtarzających się cyklach, które obejmują koordynację skurczu mięśnia sercowego z otwarciem i zamknięciem zastawek.

Cykl serca może być monitorowany przez rejestrowanie ciśnienia w poszczególnych jamach serca lub aorcie, przez pomiar objętości krwi w różnych jamach, przez zapis elektrokardiograficzny (EKG) czynności elektrycznej serca oraz przez monitorowanie otwarcia i zamknięcia zastawek za pomocą fonokardiografu (ryc. 4-13).

Cykl pracy serca zaczyna się od wytworzenia potencjału czynnościowego wewnątrz węzła SA. Dochodzi do tego podczas rozkurczu serca, kiedy mięsień jest rozluźniony, a komory rozszerzone. Przez otwarte zastawki mitralną i trójdzielną komory się napełniają, aż ciśnienie wewnątrz komór zrówna się z ciśnieniem w przedsionkach. Tę część cyklu pracy serca określa się jako **późną fazę rozkurczu**. Impulsy wytworzone w węźle SA są przesyłane do mięśniówki przedsionków. Szerzenie się depolaryzacji przez przedsionki jest widoczne w EKG jako **załamek P**. Następnie impulsy dochodzą do węzła AV, od którego wchodzą do komór. Występuje 0,10 sekundy opóźnienia między przekazaniem impulsów do mięśni przedsionków a wejściem do komór impulsu elektrycznego przeznaczonego na **skurcz przedsionków**, który zwykle poprzedza skurcz komór, po uprzednim zamknięciu zastawek tętniczo-żylnych (A-V).

Depolaryzacja komór jest widoczna w EKG jako **zespół QRS** i prowadzi do skurczu komór. Na początku skurczu zastawka A-V zamyka się, aby nie dopuścić do ponownego napływu krwi do przedsionka, gdy komora zaczyna się obkurczać. Zamknięcie zastawki A-V jest słyszalne jako **pierwszy ton serca (S_1)**. Jest on niski i utrzymuje się stosunkowo długo po zamknięciu. Początkowo *skurcz* komory *jest izowolumetryczny*, lecz kiedy otwiera się zastawka aorty, zaczyna się **faza wyrzutu** krwi. Podczas tej fazy krew jest wyrzucana z lewej komory do aorty, a z prawej komory do płuc. Na koniec spada znacząco objętość krwi w komorach.

Pod koniec skurczu serca zastawka aorty zamyka się i rozpoczyna się rozkurcz serca z **izowolumetrycznym rozluźnieniem** komór. Zamknięcie zastawki aorty jest słyszane jako **drugi ton serca (S_2)**. Pod koniec izowolumetrycznego rozkurczu zastawka A-V otwiera się i zaczyna się **faza szybkiego napełniania (napływu)** w rozkurczu serca; cykl jest wtedy powtórzony. **Trzeci ton serca (S_3)** może być słyszany podczas okresu szyb-

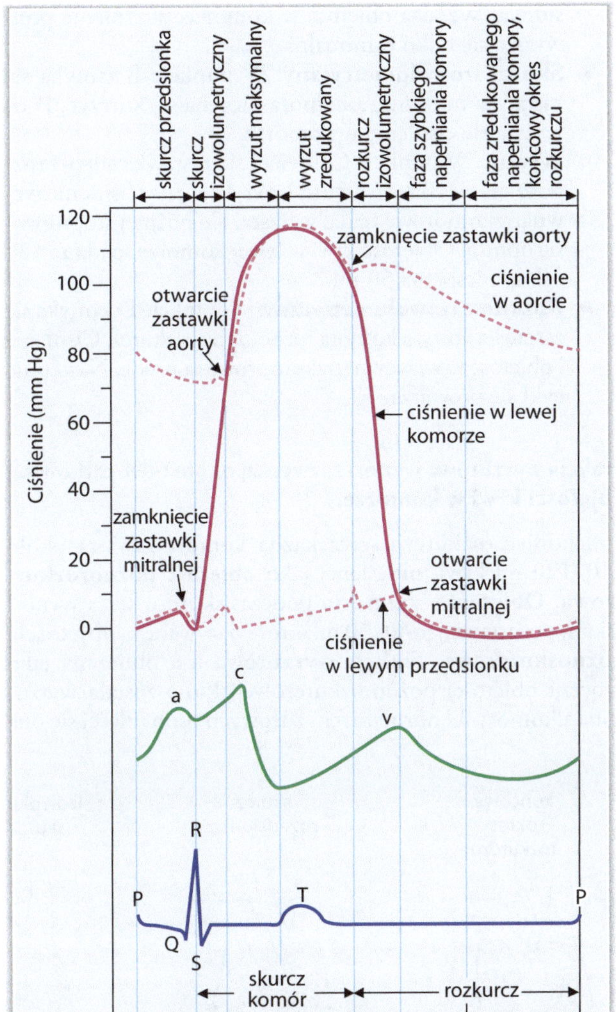

Ryc. 4-13. Zmiany elektryczne i mechaniczne podczas cyklu pracy serca. (Opracowane na podstawie: A.C. Guyton, J.E. Hall, Textbook of Medical Physiology, wyd. 10, Saunders, Philadelphia 2000, s. 99).

kiego napełniania u młodych osób; u osób starszych S_3 jest objawem dysfunkcji komorowej. **Czwarty ton serca (S_4)** jest wytworzony przez skurcz przedsionka. Fazy skurczu i rozkurczu serca przedstawiono na ryc. 4-14. Tony serca pokazano na ryc. 4-15.

Cztery fazy komorowego skurczu i rozkurczu są najlepiej widoczne na pętli zależności ciśnienie–objętość.

Zmiany zależności objętości lewej komory od ciśnienia wewnątrzkomorowego podczas czterech okresów cyklu pracy serca pokazano na ryc. 4-16. Pętla ciśnienie–objętość ma następujące cztery części:

- **Napełnianie rozkurczowe.** W punkcie A otwiera się zastawka mitralna, pozwalając na napływ krwi z przedsionka. Wzrasta objętość w komorze, a ciśnienie podwyższa się tylko minimalnie.
- **Skurcz izowolumetryczny.** W punkcie B zamyka się zastawka mitralna, a komora zaczyna się kurczyć. Podwyższa się ciśnienie w komorze.
- **Wyrzut.** W punkcie C otwiera się zastawka aorty i rozpoczyna się okres wyrzutu krwi do aorty. Ciśnienie wewnątrzkomorowe nadal wzrasta, ale później stopniowo się obniża. Objętość krwi w lewej komorze spada ze 120 ml do niespełna 50 ml.
- **Rozkurcz izowolumetryczny.** W punkcie D zamyka się zastawka aorty, a komora rozpoczyna rozkurcz. Ciśnienie i objętość krwi wewnątrzkomorowe są niskie. Następnie cykl się powtarza.

Frakcja wyrzutowa wynosi zazwyczaj około 60% całkowitej objętości krwi w komorze.

Pod koniec rozkurczu serca każda komora zawiera około 110–120 ml krwi, określanej jako **objętość późnorozkurczowa**. **Objętość wyrzutowa** podczas skurczu serca wynosi 70 ml, pozostawiając 40–50 ml, które nazywane są **objętością późnoskurczową**. **Frakcja wyrzutowa** jest obliczana jako procent objętości poźnorozkurczowej, która została wyrzucona z komory. U normalnych, zdrowych osób mieści się ona w granicach 60%. Objętość wyrzutowa może być zwiększona podczas silnych skurczów serca, które redukują objętość późnoskurczową do 10–20 ml, podobnie jak zwiększają objętość późnorozkurczową komory (ryc. 4-17).

Diagnostyka kliniczna i laboratoryjna chorób serca

Rozpoznanie w przypadku choroby układu krążenia obejmuje zebranie dokładnego wywiadu lekarskiego, wykonywanie badania przedmiotowego, typowych oznaczeń laboratoryjnych oraz specjalistycznych procedur – celem rozpoznania określonych chorób.

WYWIAD RODZINNY I HISTORIA CHOROBY

Wywiad rodzinny i historia przebiegu choroby mogą dostarczać cennych informacji o naturze chorób układu krążenia (tab. 4-1). Etiologia wielu chorób układu krążenia jest wieloczynnikowa i może dotyczyć kilku członków danej rodziny. Na przykład wrodzone wady serca zwykle są spotykane u dzieci; inne, takie jak kardiomiopatie, mogą być zdiagnozowane w każdym wieku. Jeszcze inne, takie jak miażdżyca i zastoinowa niewydolność serca, są szeroko rozpowszechnione u osób starszych.

OBJAWY CHORÓB SERCA

Objawy przedmiotowe i podmiotowe chorób układu sercowo-naczyniowego różnią się u poszczególnych chorych. Na przykład najbardziej rozpowszechnioną chorobą układu sercowo-naczyniowego jest miażdżyca, powodująca zmiany w tętnicach w wielu częściach ciała; manifestuje się objawami kardiologicznymi, mózgowymi bądź nerkowymi. Rozdział ten będzie się koncentrować głównie na chorobach serca i omawiać najważniejsze objawy określonych chorób tego narządu. Najbardziej istotne objawy stwierdzane w historii choroby oraz badaniu lekarskim są następujące:

- dyskomfort w klatce piersiowej i ból,
- kołatanie serca,
- duszność,
- obrzęk,

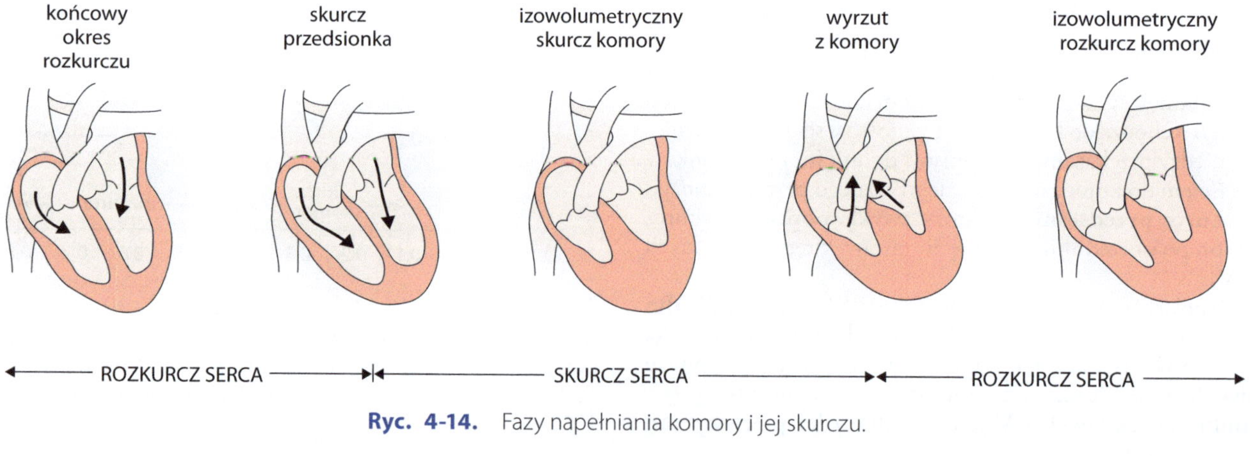

Ryc. 4-14. Fazy napełniania komory i jej skurczu.

- sinica,
- omdlenie,
- szmery sercowe,
- nieprawidłowe tętno,
- szyjne tętno żylne,
- nadciśnienie tętnicze.

Dyskomfort w klatce piersiowej i ból są wspólnymi objawami, które mogą być pochodzenia sercowego lub pozasercowego.

Dyskomfort w klatce piersiowej i ból są ściśle połączonymi odczuciami, które różnią się pod względem intensywności. Nieznaczny ból może być odbierany jako dyskomfort, a ból często zaczyna się uczuciem dyskomfortu, które stopniowo się nasila. Klinicznie ból w klatce piersiowej jest podzielony na dwie grupy: sercowy i pozasercowy. Najbardziej znane przyczyny ostrego dyskomfortu w klatce piersiowej i bólu przedstawiono w tab. 4-2.

Ból serca może zostać sklasyfikowany jako niedokrwienny albo osierdziowy.

Ból serca jest przewodzony do kory czuciowej mózgu przez włókna współczulne i przywspółczulne autonomicznego układu nerwowego. Włókna przywspółczulne są częścią nerwu błędnego. Czuciowe włókna współczulne wchodzą do górnych zwojów piersiowych od piątego do szóstego oraz dolnych szyjnych zwojów nerwowych i stamtąd, łącząc się z aferentnymi włóknami przewodzącymi czucie, docierają do czuciowej kory mózgowej. Ponieważ włókna te łączą się z innymi nerwami czuciowymi, nie zawsze jest możliwe ustalenie dokładnego źródła bólu. Ważne jest, żeby pamiętać, że ból pochodzący z wielu innych narządów, może być rozpoznawany jako sercowy i odwrotnie – ból pochodzenia sercowego może być błędnie interpretowany jako pochodzący z innych narządów.

Ból niedokrwienny serca pochodzi z mięśnia sercowego, który nie otrzymywał wystarczającej ilości tlenu w stosunku do jego zapotrzebowania. Ten typ bólu jest charakterystyczny dla choroby niedokrwiennej serca i jest stwierdzany u pacjentów, którzy mają dławicę piersiową albo mieli lub mają zawał mięśnia serca. Podobny ból odczuwają pacjenci ze zwężeniem zastawki aorty, utrudniającym prawidłowy przepływ krwi w tętnicach wieńcowych.

Niedokrwienny dyskomfort sercowy i ból są przedstawiane jako ucisk, rozpieranie albo pieczenie lub uczucie ściskania za mostkiem (ból zamostkowy). Ból jest umiejscowiony za mostkiem i promieniuje do ramienia, szyi i żuchwy. Najczęściej promieniuje do lewego ramienia wzdłuż łokciowej strony (ryc. 4-18). Rzadziej może być obustronny i od czasu do czasu może promieniować do tyłu, zazwyczaj wzdłuż lewej łopatki. Ból jest związany najczęściej z wysiłkiem fizycznym,

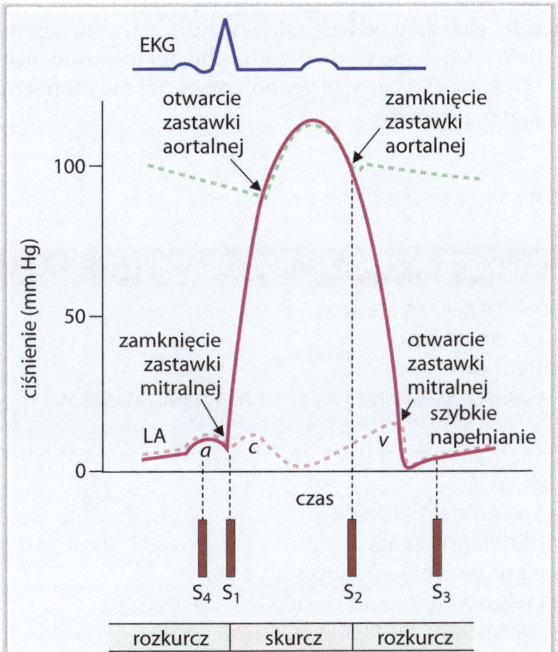

Ryc. 4-15. Tony serca. S_1 jest spowodowany przez otwarcie zastawek A-V. S_2 jest tonem zamknięcia zastawki aorty. S_3 jest słyszany podczas szybkiego napełniania w czasie rozkurczu serca u młodych osób. S_4 jest wynikiem skurczu przedsionka przed zamknięciem zastawek A-V. LA – lewy przedsionek.

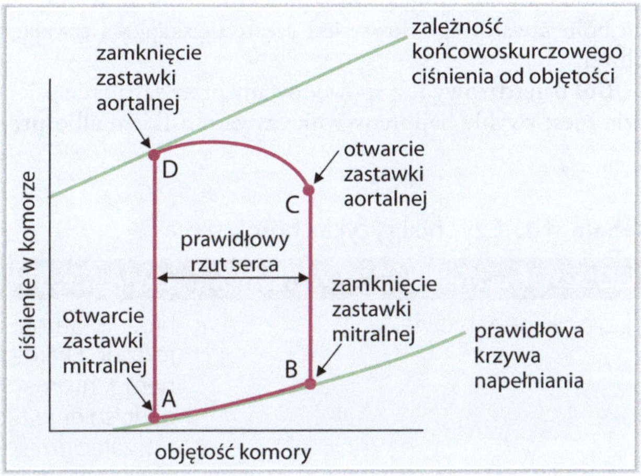

Ryc. 4-16. Pętla ciśnienie–objętość podczas cyklu skurczu-rozkurczu serca. Ciśnienie w lewej komorze (oś rzędnych) jest przedstawione jako wykres w funkcji objętości lewej komory (oś odciętych). A. Zastawka mitralna otwiera się i rozpoczyna się rozkurczowe napełnianie komory. A–B określa rozkurczowe napełnianie. B. Zastawka mitralna zamyka się pod koniec rozkurczu serca i zaczyna się izowolumetryczny skurcz komory. B–C odpowiada izowolumetrycznemu skurczowi komory. C. Zastawka aortalna otwiera się i rozpoczyna się wyrzut krwi z komory. C–D określa fazę wyrzutu w czasie skurczu serca. D. Zastawka aorty zamyka się i osiągnięta jest objętość późnoskurczowa, po czym komory się rozluźniają. D–A określa izowolumetryczny rozkurcz komory.

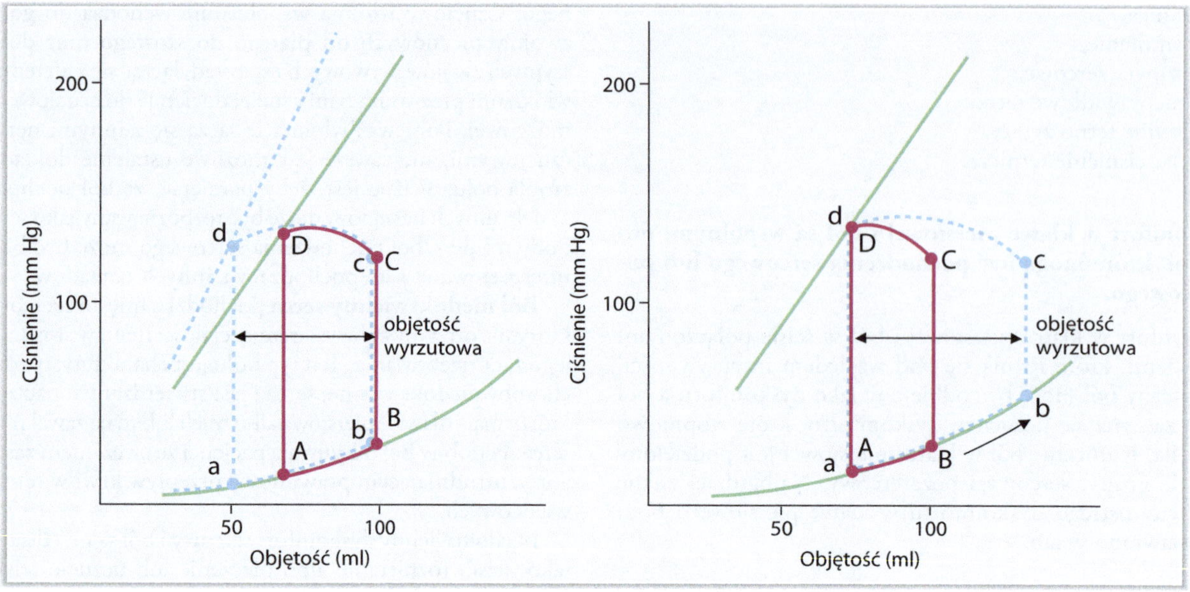

Ryc. 4-17. Wzrost objętości wyrzutowej. Na lewej stronie ryciny pokazano efekty silniejszego skurczu komorowego, który redukuje końcowoskurczową objętość komory (D–d). Prawa część rysunku obrazuje skutek zwiększonego rozkurczowego napełniania serca, które również zwiększa objętość wyrzutową.

ale podczas zawału serca może się pojawić nagle i występować podczas snu albo odpoczynku. Ból dusznicowy jest zazwyczaj krótkotrwały i ustępuje po nitroglicerynie, w przeciwieństwie do bólu zawałowego, który jest często uciskający i trwający dłużej.

Ból osierdziowy jest spowodowany przez zapalenie osierdzia i jest zwykle najintensywniejszy za mostkiem albo przy koniuszku serca. Jest on opisywany jako kłujący, piekący albo przeszywający. Trwa dłużej niż ból niedokrwienny i nie ma związku z wysiłkiem fizycznym. Może się nasilać przy położeniu się, kaszlu, głębokim oddechu albo ruchu. Częściową ulgę może przynieść pochylenie się do przodu albo ograniczenie ruchów klatki piersiowej. Osierdziowy ból zazwyczaj nie promieniuje poza klatkę piersiową.

Tabela 4-1. Czynniki ryzyka chorób serca

RODZAJE CZYNNIKÓW RYZYKA	ZWIĄZEK MIĘDZY CZYNNIKIEM RYZYKA A CHOROBĄ SERCA
Czynniki genetyczne	hiperlipidemia: choroba niedokrwienna serca rodzinna kardiomiopatia przerostowa hemochromatoza: kardiomiopatia nadciśnienie tętnicze w wywiadzie rodzinnym: choroba nadciśnieniowa z zajęciem serca
Czynniki społeczne/związane z dietą, sposobem odżywiania się	palenie tytoniu: choroba niedokrwienna serca alkoholizm: kardiomiopatia zażywanie narkotyków: zapalenie wsierdzia
Wiek	miażdżyca: choroba niedokrwienna serca
Zakażenia	paciorkowcowe zapalenie gardła: gorączka reumatyczna ogólnoustrojowa infekcja wirusowa: zapalenie mięśnia sercowego ogólnoustrojowa infekcja wirusowa: zapalenie osierdzia
Procedury leczniczo-diagnostyczne i chirurgiczne	posocznica: zapalenie wsierdzia
Leki/toksyny	adriamycyna: kardiomiopatia alkoholizm: kardiomiopatia
Zewnętrzne czynniki mechaniczne	wypadek samochodowy: uraz aorty rany kłute serca: tamponada serca

Tabela 4-2. Główne przyczyny dyskomfortu i bólu w klatce piersiowej

Ból pochodzenia sercowego
dławica piersiowa
zawał serca
zwężenie aorty
zapalenie osierdzia
Choroby ściany klatki piersiowej
półpasiec
mialgia mięśni klatki piersiowej
Ból żołądkowo-jelitowy
choroby przełyku (GERD)
choroba wrzodowa
kamice żółciowe i zapalenie pęcherzyka żółciowego
Ból płucny
zapalenie płuc
zapalenie opłucnej
zatorowość płucna
Ból naczyniowy
tętniak aorty
rozwarstwienie ściany aorty

Kołatanie serca jest subiektywnym odczuciem rytmu serca.

Pacjenci zwykle skarżą się, że czują, iż ich „serce szybko bije", albo na „opuszczone uderzenia". Ten bardzo częsty objaw może występować razem z niemiarowością tętna. Objaw ten może być spowodowany przez następujące zaburzenia rytmu serca:

- **Migotanie przedsionków.** Uderzenia serca są częste i nieregularne.
- **Częstoskurcz nadkomorowy lub komorowy.** Uderzenia serca są częste i regularne.
- **Przedwczesne pobudzenia nadkomorowe i komorowe.** Pacjent uskarża się na „opuszczone uderzenia serca".

Duszność pochodzenia sercowego wynika ze zwiększonego wysiłku oddechowego celem skompensowania hipoksji.

Duszność jest uczuciem trudności w oddychaniu albo braku tchu. Należy zauważyć, że jest to subiektywne odczucie i odzwierciedla świadomość chorego o wzmożonym wysiłku oddechowym. Ponadto uczucie braku tchu jest bardzo częste, ponieważ duszność jest również zjawiskiem fizjologicznym, występującym w każdej sytuacji, w której jest „głód powietrza", z powodu wyczerpującego ćwiczenia, nagłego dużego wysiłku (np. szybkiego sprintu), dostosowania się do dużych wysokości („choroba wysokościowa"), a także w stanach niepokoju.

Ważnym aspektem duszności sercowej jest uczucie ucisku w klatce piersiowej i braku tchu. Te objawy są wynikiem impulsacji nerwowej pochodzącej z mechanoreceptorów w płucach, bodźców czuciowych ze ściany klatki piersiowej i sygnałów pochodzących z chemoreceptorów aktywowanych przez zmniejszone stężenie tlenu we krwi. Wszystkie te aferentne sygnały aktywują ośrodek oddechowy, aby została wytworzona odpowiednia adekwatna do zapotrzebowania, odpowiedź oddechowa, odczuwana indywidualnie jako „wysiłek oddechowy" albo „utrudnione oddychanie" (ryc. 4-19).

Duszność pochodzenia sercowego musi być różnicowana z dusznością pozasercową.

Gdy pacjent zgłasza duszność, najważniejsze jest rozpoznanie, czy jest ona ostra czy przewlekła oraz czy jest pochodzenia sercowego czy pozasercowego. Najczęstszym rodzajem duszności pozasercowej jest duszność oddechowa spowodowana przez różne choroby układu oddechowego, takie jak astma oskrzelowa, przewlekła obturacyjna choroba płuc i zapalenie płuc (ryc. 4-20). Choroby ogólnoustrojowe, takie jak kwasica albo choroby nerwowo-mięśniowe, takie jak miastenia, również mogą zaburzać oddychanie i w konsekwencji powodować duszność. Wszystkie te choroby muszą być wykluczone w trakcie diagnostyki różnicowej opartej na dokładnym wywiadzie, wykonaniu dokładnego badania przedmiotowego oraz przeprowadzeniu niezbędnych badań dodatkowych.

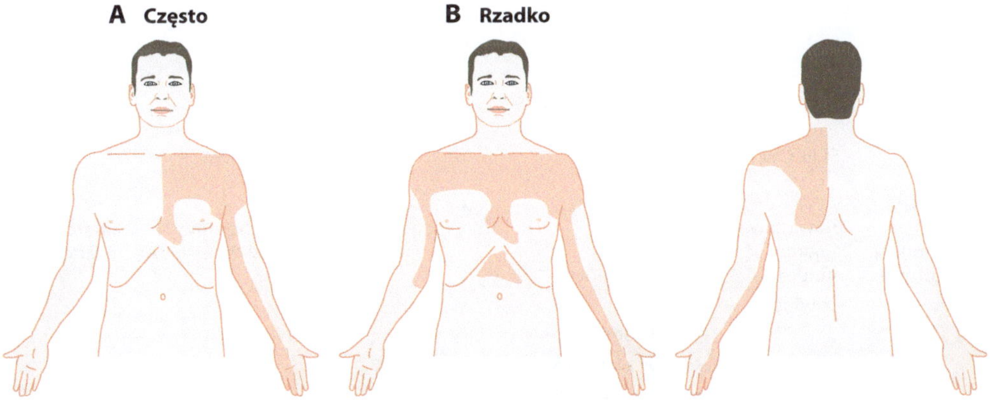

Ryc. 4-18. Ból niedokrwienny serca. **A.** Ból najczęściej promieniuje do łokciowej strony lewego ramienia. **B.** Rzadziej ból promieniuje do prawej strony, szyi, twarzy, grzbietowej powierzchni klatki piersiowej.

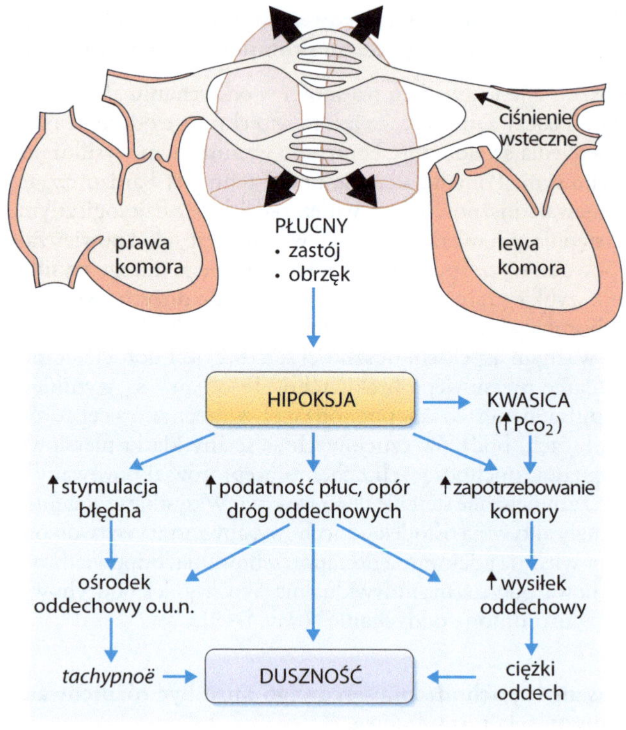

Ryc. 4-19. Duszność sercowa spowodowana przez niewydolność lewokomorową serca. O.u.n. – ośrodkowy układ nerwowy; P_{CO_2} – ciśnienie parcjalne dwutlenku węgla.

Jeżeli duszność płucna zostanie wykluczona, a sugerowana jest duszność sercowa, należy rozstrzygnąć, czy objaw ten jest związany z niewydolnością serca z dużą, prawidłową czy też niską pojemnością minutową serca. Taka informacja pozwala lekarzowi rozstrzygnąć, czy duszność jest związana z uszkodzeniem serca, występującym jako niewydolność serca z niską pojemnością minutową, czy też istnieje jakieś inne zaburzenie, takie jak niedokrwistość albo nadczynność tarczycy, które powoduje niewydolność serca z wysoką pojemnością minutową. Otyłość zwykle objawia się dusznością z prawidłową pojemnością minutową serca.

Duszność sercowa tradycyjnie jest podzielona na dwie postacie: duszność wysiłkową i duszność spoczynkową.

- **Duszność wysiłkowa** może być pierwszym objawem niewydolności serca i często jest połączona z bólem dławicowym. Pacjent zwykle uskarża się na trudności w oddychaniu przy wchodzeniu po schodach albo przy wymagającym wysiłku spacerze. Zazwyczaj duszność ta stopniowo się nasila, czyniąc chorego niezdolnym do wysiłku.
- **Duszność spoczynkowa** jest podstawowym objawem choroby serca i jest zazwyczaj związana z zastojem płucnym i obrzękiem płuc z powodu lewokomorowej niewydolności serca. ***Orthopnoë*** jest terminem używanym do określenia ciężkiego oddechu, pojawiającego się u pacjenta w pozycji leżącej; ulgę przynosi mu pozycja siedząca w łóżku lub używanie kilku poduszek. **Napadowa duszność nocna** zwykle budzi pacjenta, który odnosi wrażenie, że jest duszony. Mogą jej towarzyszyć sapanie lub kaszel i czasami jest określana jako „astma sercowa". Najczęstszą przyczyną tego rodzaju duszności jest tachyarytmia, która może być zauważona przez pacjenta. Duszność nocna może być spowodowana również przez ostrą niewydolność serca w przebiegu zawału serca.

Obrzęk płuc jest objawem lewokomorowej niewydolności serca, podczas gdy obrzęk obwodowy świadczy o prawokomorowej niewydolności serca.

Lewokomorowa niewydolność serca powoduje wzrost ciśnienia w żyłach płucnych, a to z kolei prowadzi do przesiąkania płynu do przestrzeni śródmiąższowych płuc i pęcherzyków płucnych (ryc. 4-21). Ten hydrostatyczny obrzęk płuc może mieć nagły początek, jak w zawale serca, albo przewlekły, jak w zastoinowej niewydolności serca (*congestive heart failure* – CHF). Z przewlekłym obrzękiem płuc często wiąże się puchlina opłucnej (*hydrothorax*), z powodu przesiąkania płynu do jamy opłucnej. Zazwyczaj jest ona powiązana z dusznością i może powodować *tachypnoë*. Przy osłuchiwaniu płuc mogą być słyszalne rzężenia.

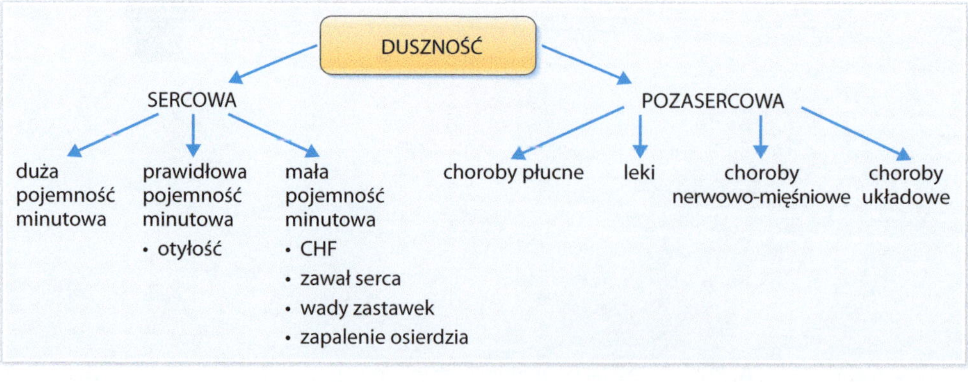

Ryc. 4-20. Różnice między dusznością sercową a pozasercową. CHF – zastoinowa niewydolność serca.

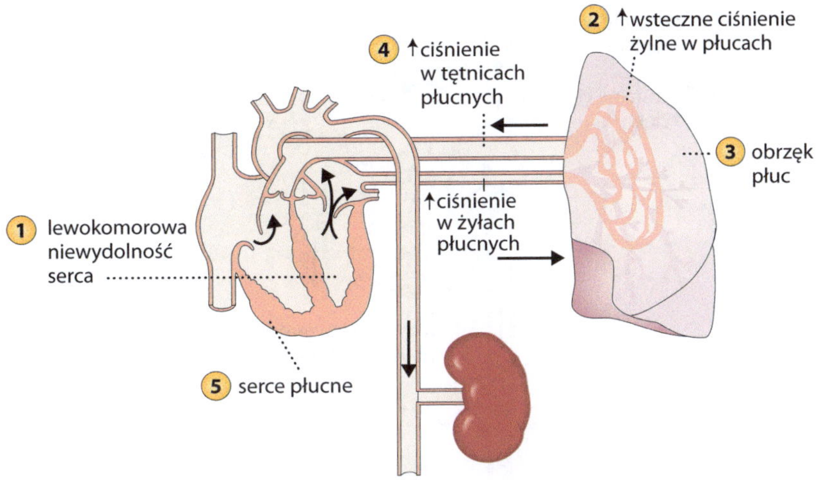

Ryc. 4-21. Lewokomorowa niewydolność serca (1) prowadzi do podwyższenia ciśnienia w układzie żylnym płuc (2) i powoduje zastój płucny, obrzęk (3). Poprzez to – podwyższone ciśnienie płucne (4) powoduje rozwój serca płucnego (5).

Prawokomorowa niewydolność serca prowadzi do obwodowego obrzęku, który zazwyczaj pojawia się na kończynach dolnych („ciastowaty obrzęk nóg"). Jest on związany z przewlekłym przekrwieniem biernym, zastoinowym powiększeniem wątroby oraz powiększeniem śledziony. Kiedy niewydolność serca się nasila, obrzęk staje się uogólniony i pojawia się wodobrzusze.

Ponieważ niewydolność serca lewokomorowa jest częstą przyczyną prawokomorowej niewydolności serca, obrzęk płuc dosyć często towarzyszy obrzękowi obwodowemu. Ponadto retencja wody w nerkach, częste powikłanie niewydolności serca, przyczynia się do przeciążenia objętościowego i powstania obrzęku uogólnionego (*anasarca*) (ryc. 4-22). Stąd pacjent uskarża się na różnego rodzaju duszności, ucisk w klatce piersiowej z powodu obrzęku płuc, uogólniony obrzęk i odczucie „opuchlizny", obrzęk stóp, uczucie pełności w nadbrzuszu, ból w okolicy wątroby lub śledziony, powiększenie obwodu brzucha i dysfunkcje jelitowe.

Sinica (*cyanosis*) jest niebieskawym zabarwieniem skóry lub błony śluzowej spowodowanym przez zwiększone stężenie zredukowanej hemoglobiny we krwi tętniczej.

Sinica (*cyanosis;* nazwa wywodzi się od greckiego słowa *kyanous*, oznaczającego kolor granatu) występuje, kiedy stężenie nieutlenowanej hemoglobiny przekracza stężenie 5 g/dl. W praktyce oznacza to saturację krwi tętniczej 85% albo mniej – poziom saturacji, który jest znacznie poniżej normy (≥ 95%). Sinica występuje w dwóch postaciach: centralnej i obwodowej.

- **Sinica centralna** objawia się jako zabarwienie warg albo skóry tułowia. U osób dorosłych jest to najczęściej cecha chorób płuc, ale może również występować w związku z zaburzeniami hemoglobiny (np. *karboksyhemoglobinemia*) albo wśród ludzi żyjących na dużych wysokościach. U dzieci stwierdza się ją jako objaw wrodzonych wad serca z przeciekiem krwi z prawa na lewo, jak w tetralogii Fallota.
- **Sinica obwodowa** pojawia się jako niebieskawe zabarwienie palców u rąk i nóg. Może ujawniać się pod wpływem chłodu, ale jest również charakterystyczna dla chorób naczyniookluzyjnych, takich jak choroba Raynauda albo choroba Buergera, zakrzep żylny albo tętniczy i zator. Stwierdza się ją również u pacjentów ze zmniejszoną pojemnością minutową serca różnego pochodzenia. U dzieci jest to zazwyczaj objaw wrodzonych wad serca z przeciekiem krwi z prawa na lewo.

Omdlenie jest utratą przytomności spowodowaną przerwaniem mózgowego, tętniczego przepływu krwi.

Omdlenie, albo „zasłabnięcie", jest bardzo częste wśród zdrowych osób, ale może być również objawem poważnej choroby. Przyczyny omdlenia mogą zostać zakwalifikowane do czterech grup:

- **Odruchowe omdlenie neurokardiogenne.** Jest wynikiem odruchowego rozszerzenia naczyń lub bradykardii. Może być spowodowane przez różne odruchy, takie jak wazowagalny, wazodepresyjny albo odruch z zatoki szyjnej. Te odruchy mogą być wywołane przez kaszel, napięcie podczas oddawania moczu i stolca lub wysiłek fizyczny. Takie omdlenie jest nazywane **sytuacyjnym.**
- **Hipotonia ortostatyczna.** Jest wynikiem wpływu autonomicznego układu nerwowego i jest klasyfikowana jako **hiperadrenergiczna** (np. zmniejszenie objętości) albo **hipoadrenergiczna** (np. z powodu dysfunkcji układu autonomicznego, jak w cukrzycy). Omdlenie mogą powodować leki wpływające na autonomiczny układ nerwowy, takie jak centralnie działające leki obniżające ciśnienie tętnicze krwi (np. metyldopa), blokery neuronów adrenergicznych (np. guanetydyna), różne leki uspokajające, środki przeciwdepresyjne i wiele innych. Hipotonia ortostatyczna jest przyczyną **poposiłkowego omdlenia** u osób starszych. Towarzyszy mu hipotonia

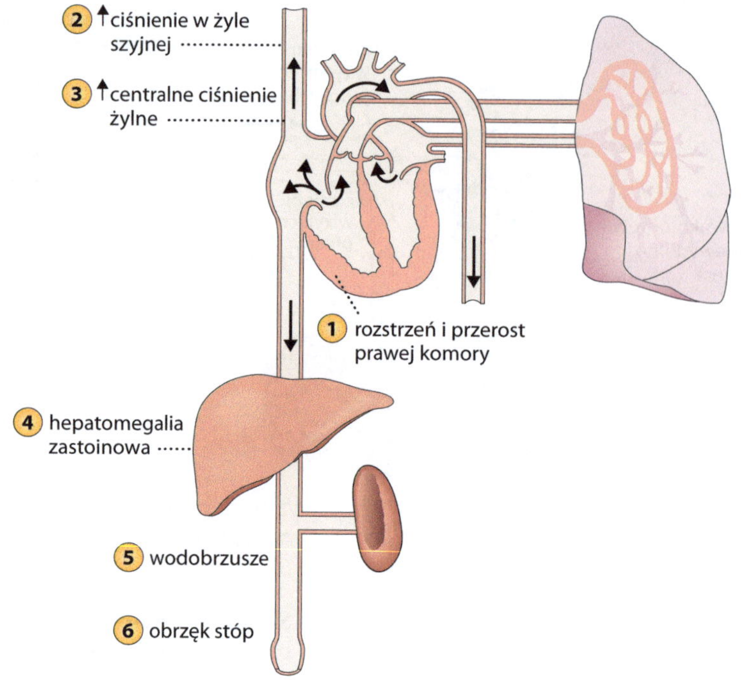

Ryc. 4-22. Prawokomorowa niewydolność serca (1) prowadzi do przewlekłego przekrwienia biernego i obrzęku obwodowego (2–6).

po posiłkach z powodu mobilizacji krwi do narządów jamy brzusznej.

- **Zaburzenia neurologiczne.** Przemijające ataki niedokrwienne, napady migreny lub napady padaczkowe mogą powodować przemijającą utratę przytomności.
- **Omdlenie sercowe.** Może być spowodowane przez niewydolność serca jako **pompy** w zawale mięśnia sercowego, **przeszkodę w przepływie krwi spowodowaną** przez chorobę zastawkową albo śluzak przedsionka, **zaburzenia przewodnictwa** (np. bradykardię lub arytmię) oraz inną chorobę serca. Omdlenie również mogą spowodować niektóre leki, które wpływają na krążenie wieńcowe, takie jak nitrogliceryna.
- **Inne przyczyny.** Omdlenie mogą powodować choroby metaboliczne (np. hipoglikemia), hiperwentylacja z powodu pobudzenia, histeria i różne zaburzenia psychiczne, ale w 30% przypadków przyczyna pozostaje nieznana.

Uwaga

> Do zapamiętania przyczyn omdlenia przydatne jest pierwsze pięć liter wyrazu ***ORTHO**static*: ***o**rthostatic* – ortostatyczny; ***r**eflex-related* – zależny od odruchów; **T**IA/*seizure/epilepsy* – TIA (*transient ischemic attack* – przejściowy atak niedokrwienia)/napad /padaczka; ***h**eart conditions* – choroby serca; ***o**ther* – inne, po wykluczeniu pierwszych czterech przyczyn.

Szmery sercowe mogą być spowodowane przez choroby serca, ale stosunkowo często są to „niewinne" zmiany spowodowane przez czynnościowe zmiany w przepływie krwi.

Szmery sercowe mogą być oznaką choroby serca, ale częściej odzwierciedlają zmiany w przepływie krwi przez serce. Takie **szmery czynnościowe** są związane zwykle z szybkim przepływem krwi i najczęściej rozpoznaje się je u dzieci. Są one słyszalne podczas śródskurczu nad polem płucnym i wzdłuż lewego brzegu mostka. Zwiększonej pojemności minutowej serca w nadczynności tarczycy albo ciąży także towarzyszą szmery sercowe. Zmiany w lepkości krwi, jak w niedokrwistości, również mogą powodować szmery sercowe.

Szmery sercowe są zależne od różnych chorób serca spowodowanych przez turbulentny przepływ krwi, która przechodzi przez nieprawidłowe jamy serca, zastawki lub przecieki. Następujące choroby serca mogą powodować powstawanie szmerów:

- **Choroby wsierdzia.** Szmery mogą być spowodowane przez zwężanie ujść przez zwapnienie zastawki w przewlekłej chorobie reumatycznej albo zwężenie uwapnionej aorty. Nieregularne płatki zastawki mitralnej, a także nierówna powierzchnia zastawkowa w ostrym bakteryjnym zapaleniu wsierdzia mogą wywoływać szmery. Szmery również powoduje przepływ krwi przez sztuczne zastawki.
- **Defekt przegrody.** Źródłem szmerów sercowych jest przeciek lewo-prawy czy też prawo-lewy przez ubytek przegrody przedsionków lub komór oraz zespół nieprawidłowości, takich jak tetralogia Fallota.

- **Choroby naczyniowe.** Wady wrodzone dużych naczyń krwionośnych wywołują szmery w okolicy przedsercowej. Najbardziej znany wśród nich jest szmer „maszynowy" w przetrwałym przewodzie tętniczym. U starszych osób najczęstszym naczyniowym „szmerem serca" jest szmer spowodowany nadzastawkowym zwężeniem aorty, zależnym od miażdżycy aorty.
- **Choroba mięśnia sercowego.** Pęknięcie mięśnia brodawkowatego z powodu zawału serca powoduje ostrą niedomykalność mitralną i głośny szmer skurczowy. Podobnie – szmery może powodować turbulentny przepływ krwi w tętniaku komory i kardiomiopatii rozstrzeniowej.
- **Zapalenie osierdzia.** Wysiękowe zapalenie osierdzia może powodować tarcie osierdziowe.

Diagnostycznie ważne szmery sercowe są klasyfikowane w zależności od ich lokalizacji, występowania w fazie cyklu pracy serca, czasu trwania, kształtu, głośności i tonacji.

Osłuchiwanie serca jest bardzo ważną metodą badania pacjentów; jeśli szmer jest słyszalny, może być również nagrany przez fonokardiogram. W celu opisania i klasyfikacji szmerów sercowych należy wziąć pod uwagę następujące właściwości fizyczne:

- **Lokalizacja.** Należy ustalić obszar przedsercowy, gdzie szmery słychać najlepiej. Na ryc. 4-23 przedstawiono optymalne obszary osłuchiwania poszczególnych zastawek. Szmer promieniuje w kierunku przepływu krwi, który jest zależny od rodzaju uszkodzonej zastawki. Na przykład w stenozie aortalnej szmer skurczowy jest maksymalny w prawej przestrzeni międzyżebrowej i promieniuje do szyi, odzwierciedlając przepływ krwi przez zwężone ujście.
- **Występowanie w fazie cyklu pracy serca, czas trwania, kształt.** Szmery mogą być określone jednocześnie przez osłuchiwanie i monitorowanie uderzeń serca. Można to zrobić przez położenie palców nad koniuszkiem serca lub dotykając tętnicy szyjnej bądź promieniowej. Szmery dzieli się na trzy główne grupy: skurczowe, rozkurczowe i ciągłe (tab. 4-3 i ryc. 4-24). Fonokardiografia dokładnie opisuje kształt (przebieg) szmeru i określa, czy szmer ma zmienną głośność lub czy jest stały o jednakowej głośności. Możliwe jest również ustalenie, czy szmer występuje podczas całego skurczu serca (np. *pansystolic* lub *holosystolic*), czy jest ograniczony do śródskurczu lub późnego skurczu. Śródskurczowe szmery określa się jako szmery *crescendo–decrescendo,* ponieważ ich głośność wzrasta, osiągając szczyt w śródskurczu, a następnie się zmniejsza.
- **Głośność i tonacja.** Głośność szmeru określa się według skali od 1 do 6. Stopień 1 to szmer ledwie słyszalny, a stopień 5 to szmer bardzo głośny. Stopień 6 to szmer tak głośny, że może być słyszalny bez stetoskopu. Ton szmeru (tj. częstotliwość dźwięku) zależy od szybkości, z jaką krew przepływa przez patologicznie zmienioną część serca. Przepływ krwi przez zwężoną zastawkę mitralną powoduje szmer o niskiej częstotliwości o charakterze „turkotu". Fali zwrotnej krwi przez niedomykalną zastawkę aortalną towarzyszy szmer rozkurczowy o wysokiej częstotliwości.

Palpacyjna metoda oceny tętna może dostarczać informacji o działaniu serca.

Dotykanie tętnicy promieniowej lub tętnicy szyjnej jest najlepszą i najszybszą metodą oceny tętna. Powinno się określać częstotliwość, miarowość, amplitudę i symetryczność, a także zwrócić uwagę na obecność wyczuwalnych drżeń lub wibracji oraz słyszalnych szmerów.

Tętno może być mierzone i zapisywane za pomocą sfigmometru i sfigmografu. Na zapisie prawidłowe tętno jest

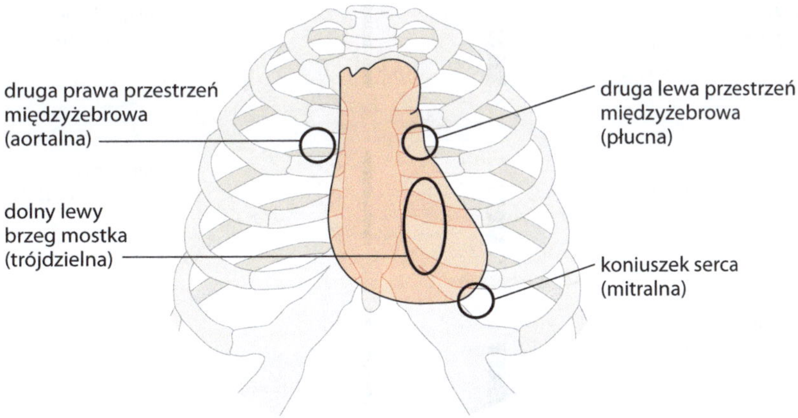

Ryc. 4-23. Optymalne miejsca ustawienia stetoskopu przy osłuchiwania szmerów sercowych. Szmery zastawki aortalnej słychać najlepiej przy podstawie mostka po prawej stronie. Szmery zastawki trójdzielnej słychać najlepiej przy lewej dolnej granicy mostka. Szmery zastawki mitralnej słychać najlepiej przy koniuszku serca. Szmery na zastawce płucnej najlepiej słychać przy podstawie mostka po lewej stronie.

Tabela 4-3. Szmery sercowe

Szmery skurczowe	
Śródskurczowy (*crescendo–decrescendo*)	
	zwężenie aorty
	zwężenie tętnicy płucnej
	kardiomiopatia przerostowa
Pansystoliczny (trwający przez cały okres skurczu serca)	
	niedomykalność zastawki mitralnej
	niedomykalność zastawki trójdzielnej
	ubytek w przegrodzie międzykomorowej
Późnoskurczowy	
	wypadanie płatka zastawki mitralnej
Szmery rozkurczowe	
Wczesnorozkurczowy	
	niedomykalność zastawki aortalnej
	niedomykalność zastawki płucnej
Śródrozkurczowy	
	zwężenie lewego ujścia żylnego
	zwężenie zastawki trójdzielnej
Szmer ciągły	
przetrwały przewód tętniczy	

dykrotyczne i składa się z pierwszej fali skurczowej i drugiej fali rozkurczowej. Te dwie fale są oddzielone przez *wcięcie dykrotyczne*, odpowiadające zamknięciu zastawki aorty pod koniec fazy skurczu serca (ryc. 4-25).

Na podstawie pomiaru częstości tętna można rozpoznać następujące choroby serca:

- **Szybkie lub wolne tętno.** Takie określenia są charakterystyczne odpowiednio dla tachykardii (częstoskurcz) lub bradykardii (zwolnienie częstości akcji serca).
- **Deficyt tętna.** W tym stanie jest zauważalny brak wyczuwalnego tętna pomimo słyszalnego bicia serca w okolicy przedsercowej. Zazwyczaj występuje w migotaniu przedsionków, kiedy skurcz serca występuje i jest słyszalny przy osłuchiwaniu klatki piersiowej, ale jest zbyt słaby, by przepompować krew do aorty i tętnic.
- **Tętno anakrotyczne** (*pulsus parvus et tardus*). Jest typowe dla zwężenia aorty. W tym stanie początkowy odcinek fali wznoszącej jest wolniejszy, a szczyt niższy niż normalnie z przesunięciem na prawo blisko S_2; jest to fala dykrotyczna (wcięcie) na fali tętna.
- **Tętno chybkie, tętno Corrigana** (*pulsus celer*). Charakteryzuje się ono dwoma szczytami fali skurczowej

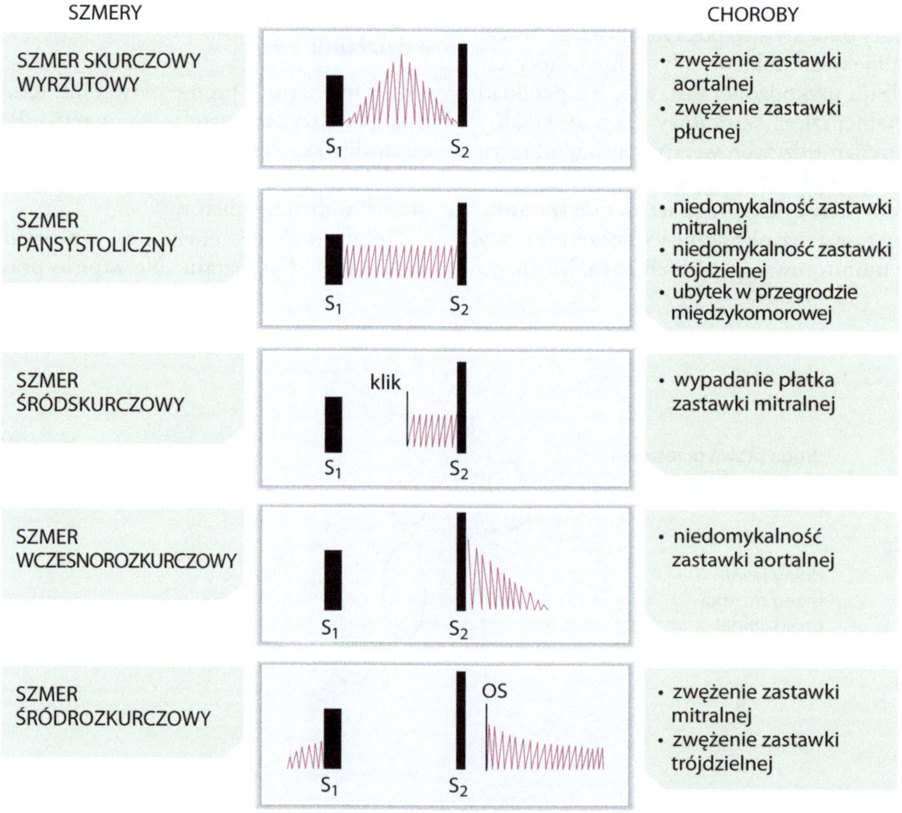

Ryc. 4-24. Szmery sercowe. Szmery słyszane w przerwie między pierwszym tonem serca (S_1) a drugim tonem serca (S_2) są nazywane skurczowymi; te po S_2, a przed S_1 – rozkurczowymi. Głośność szmerów może się różnić, tak jak w przypadku szmeru skurczowego *crescendo–decrescendo*, albo pozostać niezmieniona podczas całego szmeru, jak w szmerze pansystolicznym. OS – trzask otwarcia.

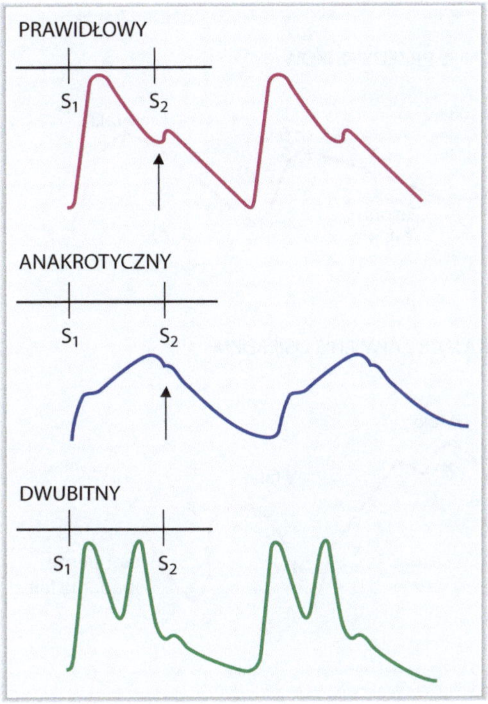

Ryc. 4-25. Zapis tętna na tętnicy szyjnej. Prawidłowe tętno ma dwa szczyty, oddzielone od siebie przez dwubitne wcięcie (*strzałka*). Tętno anakrotyczne ma wolną falę wznoszącą i szczyt niższy niż normalnie. Tętno dwubitne (dykrotyczne) ma szybką falę wznoszącą i ostrą falę opadającą po drugim szczycie. Obie fale występują podczas skurczu serca.

i występuje zwykle w niedomykalności aortalnej. Amplituda takiego tętna jest większa niż normalnie i ma ostro wznoszącą się falę.

- **Tętno paradoksalne (tętno dziwaczne)** (*pulsus paradoxus*). Podczas wdechu ciśnienie tętnicze prawidłowo zmniejsza się o 10 mm Hg. Większy spadek ciśnienia, indukowany wdechem, powodują tamponada serca i zaciskające zapalenie osierdzia; może on być rozpoznany za pomocą palpacji tętnicy szyjnej lub promieniowej.

Pomiary tętna żyły szyjnej (*jugular venous pulse* – JVP) są przydatne do oszacowania centralnego ciśnienia żylnego i objętości wewnątrznaczyniowej.

Doktor S. Mangione z Jefferson Medical College w Filadelfii powiedział pamiętne słowa, że ciśnienie w żyłach szyjnych jest „tanim badaniem hemodynamiki prawego serca" i może być wykonane przy łóżku chorego (ryc. 4-26). Nie zawsze jest dokładne i może sprawiać trudności w wykonaniu u niektórych osób, np. z krótkimi, grubymi szyjami, ale jednak daje szacunkową ocenę centralnego ciśnienia żylnego. Tętno żyły szyjnej może być także obiektywnie zmierzone i zarejestrowane.

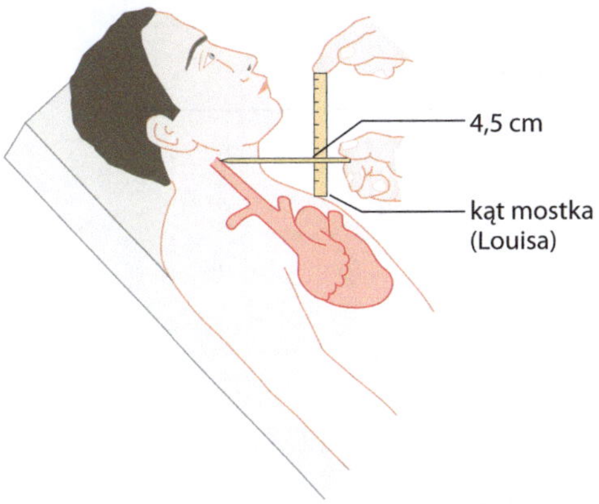

Ryc. 4-26. Pomiar ciśnienia w żyłach szyjnych (JVP) przy łóżku chorego. Jeżeli mierzy się ciśnienie u pacjenta w pozycji leżącej pod kątem 45°, tętno jest wyczuwalne 4,5 cm powyżej kąta mostka (kąt Louisa).

Uwaga

> Do pomiaru ciśnienia żylnego należy używać prawej żyły szyjnej zewnętrznej.

> Wdech uwidacznia tętnienie żyły szyjnej.

Flebogram tętna żyły szyjnej składa się z trzech fal wznoszących (*a, c* oraz *v*) i trzech fal opadających (*x*, x^1 oraz *y*). Fala **a** jest spowodowana skurczem przedsionka (***a****trial*). Fala **c** wynika z uwypuklenia się płatków (***c****ups*) zastawki trójdzielnej do prawego przedsionka w trakcie jej zamykania, ale zazwyczaj nie jest widoczna w większości zapisów. Fala **v** występuje podczas końcowej fazy skurczu i wczesnego etapu rozkurczu komory (***v****entricular*). Opadająca fala *x* odzwierciedla rozkurcz przedsionka podczas skurczu komory serca, a o wiele dłuższa fala x^1 występuje z powodu cofnięcia się płatków zastawki trójdzielnej do rozszerzonej prawej komory w czasie skurczu. Otwarcie zastawki trójdzielnej podczas rozkurczu serca powoduje opadanie fali *y* (ryc. 4-27).

Zaburzenia ciśnienia w żyle szyjnej są obserwowane w wielu chorobach serca, a także mogą występować w chorobach płuc i w zaburzeniach ogólnoustrojowych, takich jak posocznica i wstrząs. Trzy typy zmian ciśnienia w żyłach szyjnych przedstawiono poniżej w celu zilustrowania zaburzeń:

- **Utrata fali *a*.** Zwykle stwierdzane w migotaniu przedsionków. Fala *a*, która odzwierciedla skurcz przedsionka, nie występuje, ponieważ przedsionek się nie kurczy.
- **Podniesiona amplituda fali *a* i zaburzone opadanie fali *y*.** To zjawisko zwykle jest spotykane w zwężeniu zastawki trójdzielnej. Fala *a* odzwierciedla podwyższone ciśnienie w przedsionku, a opadanie fali *y* jest zmniejszone z powodu braku możliwości pełnego otwarcia zastawki trójdzielnej.

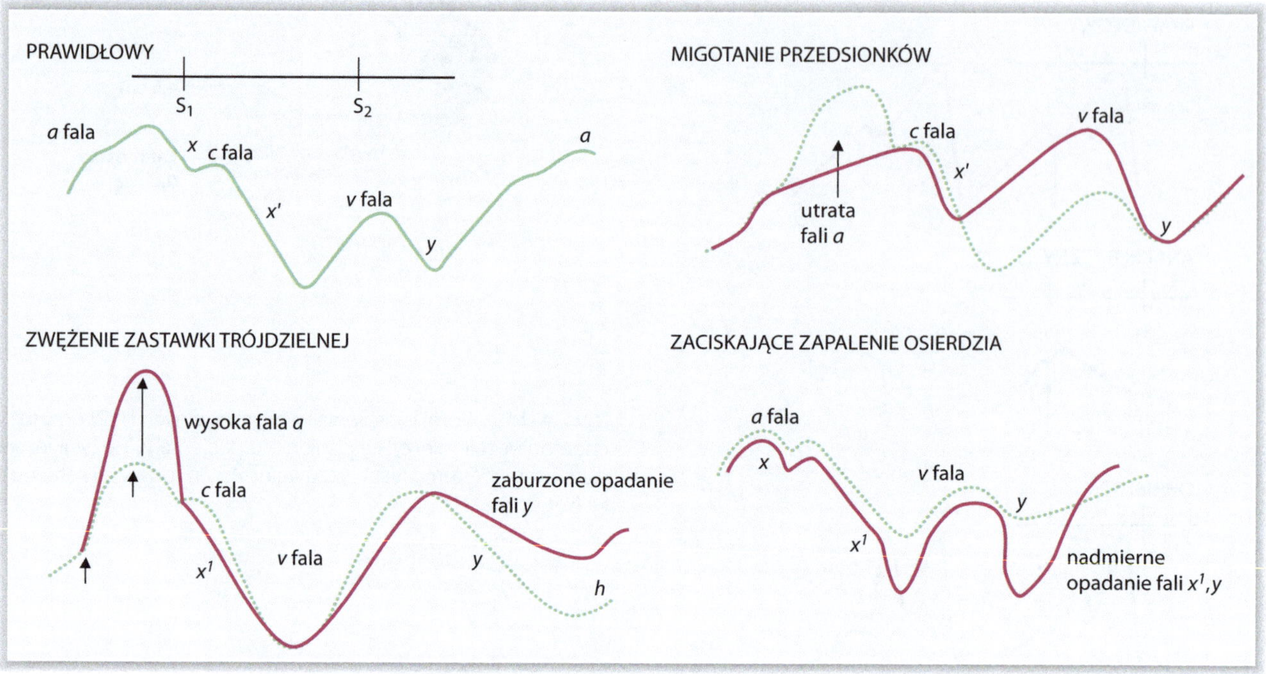

Ryc. 4-27. Zapis tętna żył szyjnych. Prawidłowa krzywa składa się z trzech fal wznoszących – *a*, *c* i *v* oraz dwóch fal opadających ($x + x^1$ i *y*). Migotanie przedsionków charakteryzuje się utratą fali *a*. W zwężeniu zastawki trójdzielnej fala *a* jest duża, a opadanie *y* jest zmniejszone. W zaciskającym zapaleniu osierdzia następuje ostre i nadmierne opadanie obu fal – *x* i *y*.

- **Nadmierne opadanie fali *x* i *y*.** Te zmiany występują w stanach z podwyższonym ciśnieniem żylnym, ale najbardziej są widoczne w zaciskającym zapaleniu osierdzia.

Zmiany ciśnienia tętniczego są zarówno przyczyną, jak i konsekwencją zaburzeń czynności serca.

Nadciśnienie tętnicze jest niezwykle częstą chorobą, która niekorzystnie wpływa na funkcję serca. Niekontrolowane, długoletnie nadciśnienie powoduje przerost mięśnia sercowego i chorobę nadciśnieniową, która jest wciąż głównym powodem zapadalności na choroby serca. Dodatkowo nadciśnienie jest jednym z głównych czynników ryzyka miażdżycy i przyspiesza rozwój choroby niedokrwiennej serca. Z drugiej strony – niskie ciśnienie tętnicze może być objawem niewydolności serca i zwykle jest spotykane we wszystkich rodzajach wstrząsu kardiogennego, z powodu zawału serca lub zastoinowej niewydolności serca w przebiegu ostrego, wirusowego zapalenia mięśnia sercowego bądź wystąpienia nagłego bloku serca.

Przyczyna nadciśnienia tętniczego jest w większości przypadków (95%) nieznana; wtedy chorobę nazywa się nadciśnieniem *pierwotnym*. W pozostałych 5% przypadków przyczyna choroby może być rozpoznana; jest ona wówczas określana jako nadciśnienie *wtórne*. Przyczyny nadciśnienia wtórnego wymieniono w tab. 4-4. Należy pamiętać, że ciąża może również przebiegać z nadciśnieniem wtórnym, które zazwyczaj zanika po porodzie.

Uwaga

> W zapamiętaniu przyczyn nadciśnienia wtórnego pomocny jest wyraz **RENAL**: ***r****enal* – nerkowe; ***e****ndocrine* – endokrynne; ***n****eurogenic* – neurogenne; ***a****rterial* – naczyniowe, tętnicze; ***l****abile or* ***l****aboratory abnormalities* – chwilowe dysfunkcje lub zaburzenia wyników badań laboratoryjnych.

TESTY I PROCEDURY DIAGNOSTYCZNE

Niektóre z testów diagnostycznych chorób układu sercowo-naczyniowego mogą być wykonane w przychodniach, w których pacjent jest leczony ambulatoryjnie, lub w gabinecie lekarskim; inne wymagają hospitalizacji w szpitalach rejonowych, ale niektóre muszą być wykonane w wyspecjalizowanych, kardiologicznych ośrodkach diagnostycznych. Rozumienie istoty oraz celowości wykonywania tych testów jest podstawą do docenienia ich wartości diagnostycznej, a także ich ograniczeń. Oto najważniejsze testy i procedury diagnostyczne:

- badania radiologiczne,
- elektrokardiografia,
- test wysiłkowy,
- echokardiografia,
- cewnikowanie serca,
- badania laboratoryjne.

Tabela 4-4. Przyczyny wtórnego nadciśnienia tętniczego

Choroby nerek
Kłębuszkowe zapalenie nerek, ostre i przewlekłe
Nefropatia cukrzycowa
Zwężenie tętnicy nerkowej

Choroby układu dokrewnego
Nadczynność lub guzy przysadki, tarczycy, przytarczyc, kory nadnerczy
Guzy rdzenia nadnerczy (guz chromochłonny)
Rakowiak
Egzogenne hormony (np. steroidy)

Choroby neurologiczne
Podwyższone ciśnienie śródczaszkowe (np. guzy o.u.n., zakażenie)
Zespół Guillaina-Barréego
Zespół bezdechu sennego

Choroby tętnic
Miażdżyca
Koarktacja aorty
Zapalenie aorty

Niestałe, labilne/przejściowe*
Nadciśnienie białego fartucha
Nerwowość psychogenna
Operacje
Hipoglikemia
Niedokrwistość sierpowatokrwinkowa
Leki (np. kokaina, NSLPZ)
Ciąża

* Określenie „labilne" jest używane w klinice w odniesieniu do „nadciśnienia białego fartucha". W punkcie tym zostało ujętych kilka innych przyczyn przejściowych lub związanych z określoną sytuacją, mieszczących się w znaczeniu użytego środka mnemotechnicznego RENAL. O.u.n. – ośrodkowy układ nerwowy; NSLPZ – niesteroidowe leki przeciwzapalne.

Rutynowe zdjęcie RTG klatki piersiowej jest częścią wstępnej oceny pacjentów z chorobami serca i stanowi dobre źródło informacji.

Do rutynowych radiogramów klatki piersiowej zalicza się zdjęcie przednio-tylne (AP) i ujęcie boczne. Dostarczają one informacji o następujących parametrach:

- **Sylwetka serca.** Na przykład w tetralogii Fallota serce ma kształt „buta".
- **Wielkość serca.** Nadciśnienie tętnicze i różne rodzaje kardiomiopatii powodują przerost serca, który łatwo rozpoznaje się na radiogramach.
- **Wielkość komór serca.** Na przykład powiększenie lewej komory może być rozpoznane po przesunięciu koniuszka w dół i do boku.
- **Krążenie płucne.** Zastój płucny i obrzęk, powstające w wyniku lewokomorowej niewydolności serca, są łatwo rozpoznawane na radiogramach.
- **Choroby płuc.** Przewlekłe obturacyjne choroby płuc mogą powodować serce płucne, rozpoznawane na radiogramach klatki piersiowej.
- **Patologie aorty.** Miażdżyca i poszerzenie tętniakowate aorty również mogą być rozpoznane na zdjęciach AP i bocznych.

Inne metody radiologiczne, takie jak **tomografia komputerowa (CT)** i **badanie rezonansu magnetycznego (MR),** są powszechnie stosowane i mogą uzupełnić i wyjaśnić zmiany niewidoczne w rutynowym badaniu radiologicznym. **Badanie radioizotopowe** jest powszechnie używane do oceny grubości ścian komór i czynności serca.

Elektrokadiografia jest głównym źródłem informacji o czynności elektrycznej serca.

Elektrokardiogram (EKG) to rejestracja zmian czynności elektrycznej serca podczas cyklu pracy serca. EKG jest rutynowo zapisywany z rozmieszczonych na ciele 12 odprowadzeń: sześciu odprowadzeń kończynowych i sześciu przedsercowych (ryc. 4-28), rozmieszczonych następująco:

- Odprowadzenia dwubiegunowe
  - I – lewe ramię–prawe ramię,
  - II – lewa noga–prawe ramię,
  - III – lewa noga–lewe ramię.
- Odprowadzenia jednobiegunowe
  - aVL – lewe ramię–elektroda odniesienia (prawe ramię + prawa noga),
  - aVR – prawe ramię–elektroda odniesienia (lewe ramię + lewa noga),
  - aVF – lewa noga–elektroda odniesienia (lewe ramię + prawe ramię).
- Odprowadzenia przedsercowe na klatce piersiowej
  - V_1 – prawy brzeg mostka, czwarta przestrzeń międzyżebrowa,
  - V_2 – lewy brzeg mostka, czwarta przestrzeń międzyżebrowa,
  - V_3 – w połowie odległości pomiędzy V_2 a V_4,
  - V_4 – piąta przestrzeń międzyżebrowa w linii środkowo-obojczykowej,
  - V_5 – piąta przestrzeń międzyżebrowa w linii pachowej przedniej,
  - V_6 – piąta przestrzeń międzyżebrowa w linii pachowej środkowej.

Zmiany w przedniobocznej części serca są widoczne w odprowadzeniu I i aVL. Dolnoboczne zmiany uwidaczniają się w odprowadzeniach II, III i aVF. Patologię komór odzwierciedla odprowadzenie aVR. V_1 i V_2 ukazują zmiany w prawej komorze, V_3 i V_4 w przegrodzie, a V_5 i V_6 w przedniej i bocznej ścianie lewej komory.

EKG jest zapisywany na papierze milimetrowym, który przesuwa się w aparacie EKG z prędkością 25 mm/s. Papier do EKG jest podzielony na małe (1 mm) i duże (5 mm) kwadraty. Na skali poziomej, która rejestruje czas, każdy mały kwadrat równa się 0,04 sekundy, a każdy duży 0,2 sekundy. W skali pionowej, która rejestruje napięcie, 10 mm jest równe 1 mV (ryc. 4-29).

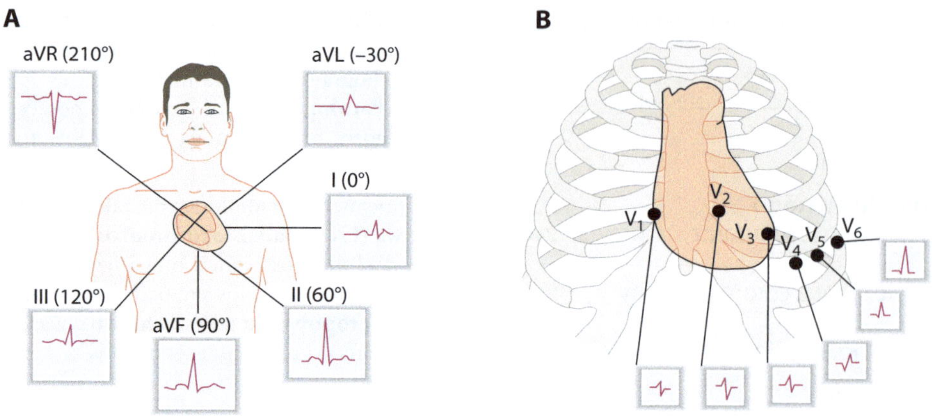

Ryc. 4-28. Zapis EKG obejmuje 12 standardowych odprowadzeń. **A.** Odprowadzenia jednobiegunowe i dwubiegunowe. **B.** Odprowadzenia przedsercowe V_1–V_6. aVF, aVL, aVR – powiększone odprowadzenia kończynowe.

Prawidłowy zapis EKG jest sumą zmian, które pojawiają się od powstania potencjału w węźle SA, poprzez przewodzenie impulsów przez układ przewodzący, depolaryzację komór i repolaryzację serca pod koniec każdego cyklu. Normalny EKG zawiera następujące wychylenia:

- **Załamek P.** Odzwierciedla depolaryzację przedsionków.
- **Odstęp PR.** Trwa od 0,12 do 0,20 s; jest to czas przejścia impulsu przez węzeł AV.
- **Zespół QRS.** Dwukierunkowy kompleks o wysokiej amplitudzie, trwający niespełna 0,10 s i składający się z początkowego wychylenia w dół (Q), wychylenia w górę (R) i następującego wychylenia w dół (S). Wychylenia te odpowiadają depolaryzacji komór.
- **Odcinek ST.** Izoelektryczny odcinek następujący po zespole QRS. Podczas tego krótkiego okresu występuje bardzo niska aktywność elektryczna serca.

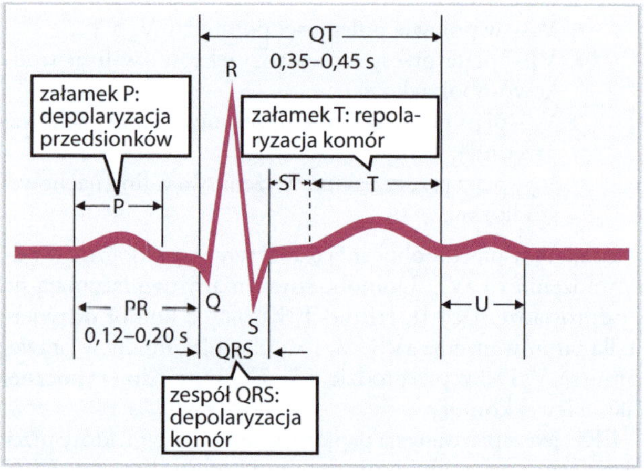

Ryc. 4-29. Standardowy zapis EKG składa się z załamka P, zespołu QRS i załamka T oraz odpowiednich odstępów. Średni czas trwania tego fragmentu EKG wskazuje na częstość akcji serca pomiędzy 60 a 72 uderzeniami na minutę.

- **Załamek T.** Wychylenie do góry odpowiada repolaryzacji komór. Zazwyczaj jest mierzone razem z czasem potrzebnym na depolaryzację komór i określane jako odstęp QT, który prawidłowo trwa od 0,35 do 0,45 sekundy.

Elektrokardiografia może wykrywać zaburzenia powstawania i przewodzenia impulsów elektrycznych i skurczu mięśnia sercowego.

EKG jest przydatna do oceny impulsów elektrycznych serca od momentu, kiedy są one wytworzone i przewodzone przez układ przewodzący i komórki mięśnia sercowego. Ogólnie EKG może być przydatna do oceny następujących stanów:

- **Nieprawidłowości jam serca.** Zarówno powiększenie, jak i przerost komór lub przedsionków powodują charakterystyczne zmiany w EKG. Na przykład przerost lewego przedsionka wiąże się z poszerzaniem załamka P w II odprowadzeniu. Przerostowi lewej komory towarzyszy poszerzenie zespołu QRS oraz lewogram.
- **Zaburzenia przewodnictwa.** EKG jest metodą z wyboru w rozpoznawaniu różnych rodzajów arytmii, pobudzeń przedwczesnych i bloków serca.
- **Niedokrwienie mięśnia sercowego.** Niedokrwienie mięśnia sercowego najczęściej powoduje repolaryzację komory i może być rozpoznane w EKG jako obniżenie odcinka ST i odwrócenie załamka T. Na podstawie zmiany w EKG jest możliwe również zlokalizowanie zawału. Chwilowe niedokrwienie spowodowane przez dławicę Prinzmetala może wywoływać odwracalne uniesienie odcinka ST.
- **Zaburzenia w sercu spowodowane przez nieprawidłową równowagę jonów.** Skurcz i rozkurcz serca zależą od utrzymywania homeostazy i pozostają pod wpływem zmian stężenia jonów we krwi i płynach tkankowych. Zarówno nadmiar, jak i niedobór wapnia i potasu mogą oddziaływać niekorzystnie na miokardium i doprowadzać do typowych zmian w EKG. Na przykład hiperkaliemia

sprawia, że załamek T staje się wysoki i spiczasty, podczas gdy hipokaliemia prowadzi do obniżenia odcinka ST i spłaszczenia załamka T z pojawieniem się końcowej fali U (ryc. 4-30).

- **Działanie leków**. Wiele leków kardiotropowych prowadzi do powstania typowych zmian w EKG. Naparstnica powoduje miseczkowate obniżenie ST, spłaszczenie załamka T i skrócenie odstępu QT. Chinidyna wydłuża czas trwania załamka T, powodując jego spłaszczenie lub inwersję.

Test wysiłkowy opiera się na monitorowaniu EKG u pacjentów spacerujących po bieżni.

Wykonując test wysiłkowy, stawia się osobę badaną na bieżni i prosi, aby chodziła, podczas gdy kontroler zwiększa prędkość bieżni, tak aby serce odpowiadało zwiększonym zapotrzebowaniem na większy wysiłek. Prawidłowe serce reaguje na zwiększone zapotrzebowanie wzrostem częstości akcji serca, a zapis EKG pozostaje prawidłowy. Jeżeli serce nie otrzymuje wystarczającej ilości krwi z powodu choroby niedokrwiennej serca lub rozwoju niedokrwienia EKG wykazuje typowe zmiany, takie jak skośne do góry obniżenie ST lub ujemny załamek T. Monitorując częstość akcji serca podczas stopniowego zwiększania zapotrzebowania na tlen, można rozpoznać, czy serce jest wystarczająco ukrwione, i pośrednio, czy tętnice wieńcowe są drożne.

Test wysiłkowy jest wykonywany u pacjentów, którzy mają objawy dławicy piersiowej, arytmie wyzwalane wysiłkiem lub inne wczesne objawy niewydolności krążenia wieńcowego. Wykonywany jest jako badanie kontrolne u pacjentów, którzy przeszli operację pomostowania tętnic wieńcowych, celem ustalenia, czy operacja poprawiła ukrwienie mięśnia serca. Wykonanie testu wysiłkowego u chorych po zawale mięśnia sercowego może dostarczać informacji o zakresie rezerwy sercowej po uszkodzeniu.

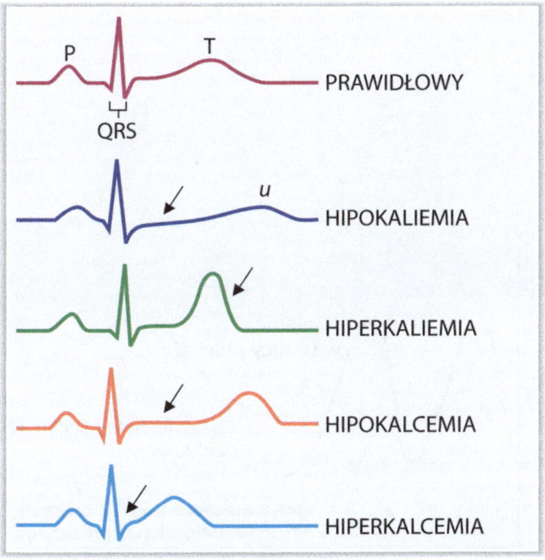

Ryc. 4-30. Wpływ na EKG zaburzeń stężeń jonów w surowicy krwi. Hipokaliemia powoduje obniżenie ST i spłaszczenie załamka T. Hiperkaliemia skutkuje powstaniem wysokiego, spiczastego załamka T. Hipokalcemia wydłuża odstęp QT. Hiperkalcemia skraca czas trwania zespołu QRS i skraca odcinek ST.

Echokardiografia jest przydatna do oceny jam serca i przepływu krwi przez serce.

Echokardiografia jest nieinwazyjną metodą, która obejmuje dwuwymiarową ultrasonografię, badanie doplerowskie oraz echokardiografię przezprzełykową. Za pomocą tej metody obrazowania można uwidocznić:

- wielkość jam serca,
- grubość mięśnia serca,
- kurczliwość mięśnia serca i obszary nieregularnego skurczu lub akinezy,
- integralność i funkcję zastawek,
- wielkość i kształt ujść,
- prędkość przepływu krwi,
- kierunek przepływu krwi,
- istnienie i wielkość ubytków w przegrodzie.

Echokardiografia jest przydatna do oceny wrodzonych wad serca, zastawkowych chorób serca, powikłań MI, takich jak pęknięcie mięśnia brodawkowatego lub tętniak komory, kardiomiopatii i guzów przedsionka.

Na przykład dwuwymiarowa echokardiografia jest stosunkowo łatwą i szybką metodą wykazania akinezy lub dyskinezy mięśnia sercowego spowodowanej uszkodzeniem przez ostry MI. Jednak w echokardiografii niemożliwe jest rozróżnienie ostrego zawału od starego (przebytego) zawału serca lub od „ogłuszenia mięśnia sercowego" i tymczasowych, pozawałowych zaburzeń czynności komory.

Badanie doplerowskie jest stosowane do oceny prawdopodobnej kardiomiopatii. Za pomocą tej metody ocenia się wielkość serca, objętość komór i grubość ścian komór. Co więcej, podczas badania oceniana jest funkcja serca podczas skurczu i rozkurczu, można więc ustalić, czy zaburzenie jest głównie skurczowe czy rozkurczowe. Mogą zostać wykryte również dodatkowe zaburzenia, takie jak niedomykalność zastawki mitralnej lub trójdzielnej. Można stwierdzić uogólnioną akinezę – najczęstsze zaburzenie – oraz oszacować zmniejszenie całkowitej komorowej frakcji wyrzutowej.

Cewnikowanie serca jest przydatne do udokumentowania ciśnienia napełniania w jamach serca oraz nasycenia tlenem w różnych częściach serca.

Cewnikowanie serca jest przeprowadzane za pomocą cewnika naczyniowego wprowadzanego do trzech jam serca. Cewnik wprowadza się przez żyłę udową lub ramienną do prawego przedsionka i komory lub wstecznie przez tętnicę udową, następnie aortę i zastawkę aortalną do lewej komory. Za pomocą tych cewników może być mierzone ciśnienie w jamach serca oraz obliczony gradient ciśnień rozwijający się na zastawkach serca. Ponadto można pobierać próbki krwi z jam serca i określać stopień nasycenia tlenowego krwi.

Za pomocą specjalnego **cewnika zakończonego balonikiem** (cewnik Swana-Ganza), który może być wprowadzony do tętnicy płucnej, mierzy się „ciśnienie klinowania tętnicy płucnej" i pośrednio monitoruje funkcję lewej komory u pacjentów cierpiących z powodu MI (ryc. 4-31). Cewniki mogą być używane do udokumentowania istnienia ubytku przegrody i przecieków oraz mieszania się, przez te ubytki, krwi żylnej z tętniczą.

Cewnikowanie naczyń wieńcowych jest przydatne do ustalenia miejsca zamknięcia lub zwężenia tętnicy wieńcowej.

Cewniki wieńcowe o małej średnicy mogą być użyte do wstrzyknięcia środka cieniującego wewnątrz naczyń wieńcowych. Cewniki wprowadzone przez tętnicę udową i aortę są używane do udokumentowania stopnia miażdżycy naczyń wieńcowych i wykazywania miejsc zwężenia lub całkowitego zamknięcia. Cewnikowanie naczyń wieńcowych jest również badaniem, wykonywanym w sytuacji zagrożenia życia, używanym w MI do lokalizacji i leczenia zakrzepów, zamykających tętnice wieńcowe. Jeżeli za pomocą podania środka cieniującego przez cewnik zostanie stwierdzony zakrzep zamykający naczynie, podczas tego samego zabiegu może być wstrzyknięty lek trombolityczny, używany do rozpuszczenia skrzepu, ewentualnie można zastosować angioplastykę za pomocą elastycznego cewnika wewnątrznaczyniowego z balonikiem, który może być użyty, by ponownie umożliwić przepływ krwi, udrożnić tętnicę i rozszerzyć tętnicę tak, aby mógł być wstawiony metalowy stent. Zabieg ten jest nazywany **przezskórną wewnątrznaczyniową angioplastyką wieńcową** (*percutaneous transluminal coronary angioplasty* – PTCA) i powszechnie używany do leczenia wszystkich miażdżycowych zmian wieńcowych.

Badania laboratoryjne są przydatne do rozpoznania MI.

Wiadomo już od jakiegoś czasu, że błony komórkowe uszkodzonych komórek mięśnia sercowego stają się bardziej przepuszczalne, a błony komórkowe martwiczych miocytów pękają, pozwalając na uwolnienie wielu składników cytoplazmy do krwi krążącej. Niestety te wielkocząsteczkowe związki są również obecne w innych żywych komórkach, dlatego oznaczenia stężenia tych substancji mogą być mało swoiste. Z czasem zostało zidentyfikowanych kilka białek, które są swoiste dla mięśnia sercowego, i stworzone wiarygodne testy do pomiaru ich stężenia we krwi. Najczęściej wykorzystuje się badania, które mierzą stężenie we krwi mioglobiny, kinazy kreatynowej, troponin i dehydrogenazy mleczanowej (ryc. 4-32).

Mioglobina. Jest to białko hemu, wiążące tlen o masie cząsteczkowej 17,8 kDa, które znajduje się w mięśniach szkieletowych i mięśniu serca. W mięśniach sercowych stanowi tylko 2% wszystkich białek. Jest uwalniana z uszkodzonych miocytów w ciągu 2 godzin po urazie komórki, a jej szczytowe stężenie we krwi występuje 6–9 godzin później. Wraca do prawidłowego stężenia w ciągu 24–36 godzin; ponieważ mioglobina jest proteiną o niewielkiej masie cząsteczkowej, jest przeważnie usuwana z krwi przez nerki. W związku z tym, że mioglobina uwolniona z mięśni szkieletowych nie może być odróżniona do mioglobiny sercowej, oznaczenie jej jest mało swoiste. Może jednak być ona użyta jako wskaźnik wczesnej martwicy komórek sercowych w określonych sytuacjach klinicznych oraz wtedy, gdy nie ma urazu mięśni szkieletowych, ponieważ jest ona uwolniona bardzo szybko po urazie komórki.

Kinaza kreatynowa (CK). CK jest cytoplazmatycznym enzymem, złożonym z dwóch dimerów M i B, każdy o masie

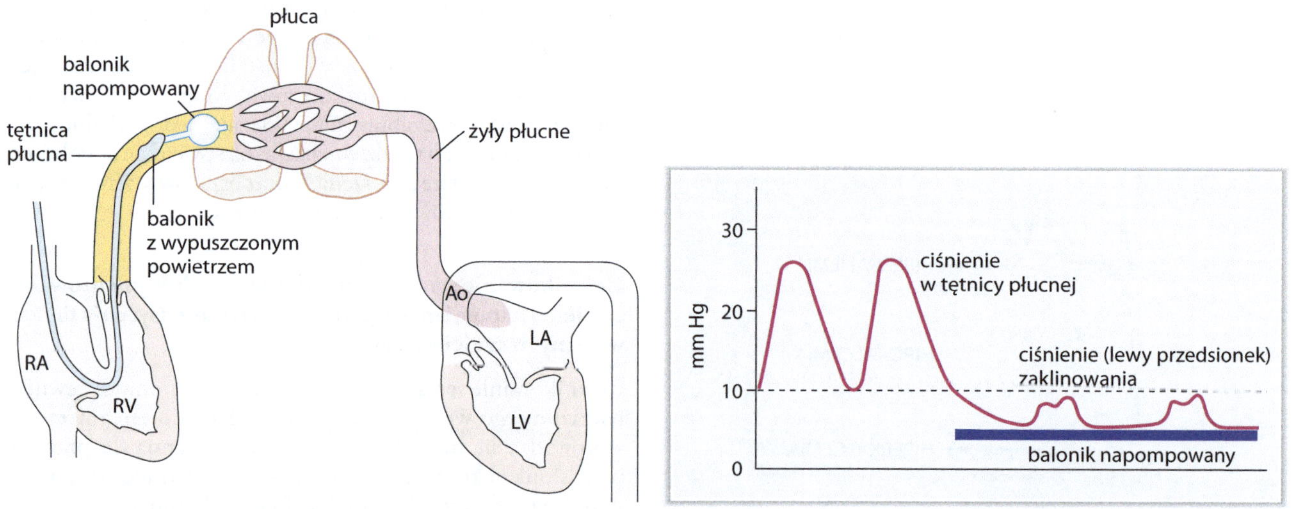

Ryc. 4-31. Pomiar ciśnienia zaklinowania w tętnicy płucnej cewnikiem z balonikiem. Gdy cewnik jest włożony do jednego z odgałęzień tętnicy płucnej, jego balonik nie jest nadmuchany. Taki nie nadmuchany cewnik mierzy ciśnienie w tętnicy płucnej. Nadmuchany balonik zamyka żylny przepływ krwi przez naczynie, a zarejestrowane ciśnienie koresponduje z ciśnieniem wstecznym w żyłach płucnych (tj. w lewym przedsionku [LA]). LV – lewa komora; RA – prawy przedsionek; RV – prawa komora; Ao – aorty.

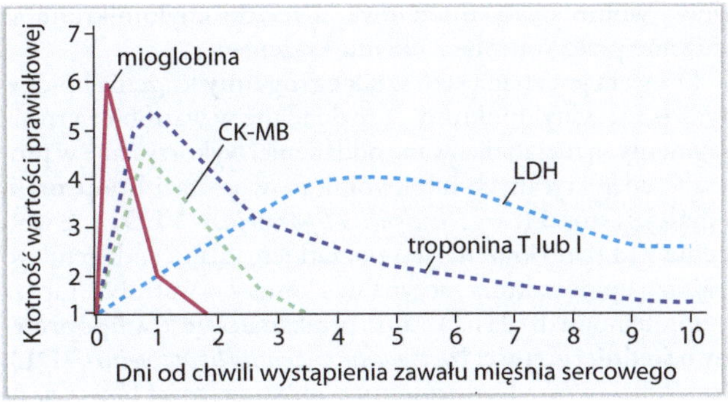

Ryc. 4-32. Markery uszkodzenia mięśnia sercowego pojawiające się w surowicy po zawale serca (MI). Mioglobina pojawia się we krwi pierwsza, ale jest nieswoista, a jej stężenie w surowicy spada do wartości prawidłowych w 24 do 30 godzin. Troponina I i troponina T są wrażliwymi markerami, które pojawiają się w surowicy krwi w ciągu kilku godzin i pozostają podwyższone przez kilka dni po MI. Kinaza kreatynowa izoenzym sercowy (CK-MB) jest również dobrym wskaźnikiem uszkodzenia mięśnia sercowego, ale jej aktywność w surowicy spada do normy w ciągu 3 dni. LDH – dehydrogenaza mleczanowa.

cząsteczkowej 40 kDa. Przez te dimery są utworzone następujące trzy izoenzymy: MB, MM i BB. Izoenzym MB jest głownie spotykany w sercu, gdzie jego ilość stanowi 20% całkowitej CK. Pozostałe 80% z sercowej CK jest typu MM. Izoenzym CK-MM dominuje w mięśniach szkieletowych. CK-MB i CK-MM są uwalniane z uszkodzonych miocytów sercowych 4–8 godzin po wystąpieniu uszkodzenia. W praktyce klinicznej jest oznaczana jedynie swoista dla serca CK-MB. Osiąga ona szczyt aktywności w surowicy po upływie 24 godzin od momentu wystąpienia MI, a po 72 godzinach aktywność powraca do normy.

Troponiny sercowe. Troponiny to regulatorowe białka tworzące kompleks z tropomiozyną – głównym regulatorem skurczu aktyny (ryc. 4-33). Kompleks troponiny składa się z trzech białek:

- Troponina T (39 kDa). Łączy ona kompleks **t**roponin do **t**ropomiozyny. Występuje również w cytoplazmie w wolnej postaci.
- Troponina I (26,5 kDa). Odgrywa rolę czynnika hamującego (**i**nhibitora) aktywności ATP-azy podczas interakcji aktyna–miozyna.
- Troponina C (18 kDa). To białko wiążące jony wapnia (***c**alcium*) regulujące skurcz aktyny.

Troponina T i I w surowicy krwi pochodzi z serca lub mięśni szkieletowych. Do oznaczenia poziomu sercowych izoform troponiny I i T zostały stworzone wysoko swoiste testy na ich obecność, dostępne w większości klinicznych laboratoriów. Podwyższenie stężenia troponin w surowicy następuje po 3–4 godzinach od zawału, a szczyt osiąga w drugim dniu. Stężenie troponin w surowicy pozostaje podwyższone przez kilka dni i powraca do prawidłowych wartości referencyjnych 5 do 6 dni po zawale. Obecnie troponiny są używane jako najbardziej swoiste markery uszkodzenia mięśnia sercowego.

Dehydrogenaza mleczanowa (LDH). Ten wszechobecny enzym jest odpowiedzialny za katalizę mleczanu do pirogronianu. W surowicy krwi stwierdza się pięć izoenzymów: LDH_1 jest w przeważającej mierze pochodzenia sercowego, LDH_2 znajduje się w erytrocytach, LDH_3 w różnych narządach, LDH_4 i LDH_5 występują przeważnie w wątrobie i mięśniach szkieletowych. Całkowita aktywność LDH wzrasta powoli po MI, a szczyt osiąga po 4–5 dniach od początku objawów. Powraca do prawidłowego poziomu w ciągu 9–10 dni od początku zawału. LDH jest stosunkowo nieswoistym markerem uszkodzenia mięśnia sercowego, który musi być interpretowany w kontekście innych objawów klinicznych i zapisu EKG. Swoistość tego testu może być poprawiona przez oznaczenie izoenzymów LDH i ich stosunku do siebie w surowicy. Stosunek LDH_1 do LDH_2 wyższy niż 1,0 jest typowy dla MI.

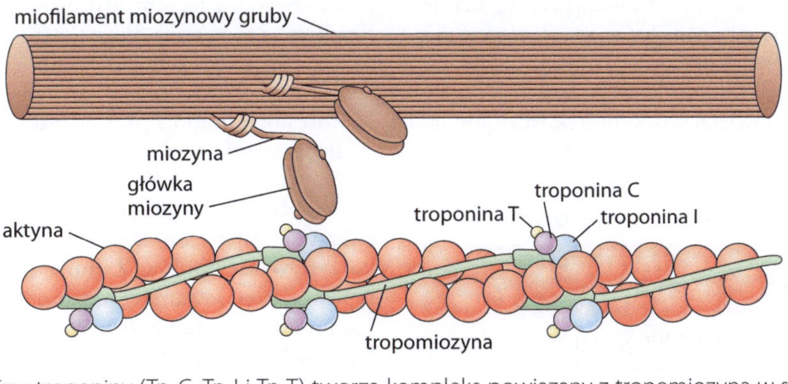

Ryc. 4-33. Troponiny. Trzy troponiny (Tn-C, Tn-I i Tn-T) tworzą kompleks powiązany z tropomiozyną w sercowych włóknach mięśniowych. Troponina C wiąże wapń i z Tn-I i Tn-T reguluje skurcz sarkomerów. (Opracowano na podstawie: W.S. Boron, E.L. Boulpaep [red.]: Medical Physiology. Saunders, Philadelphia 2003).

Powiązania kliniczno-patologiczne

CHOROBA NIEDOKRWIENNA SERCA

Choroba niedokrwienna serca jest znana również jako choroba wieńcowa (*coronary artery disease* – CAD) i miażdżycowa choroba niedokrwienna serca, ponieważ w większości przypadków jest spowodowana przez miażdżycowe zwężenie tętnic wieńcowych. Choroba ta jest bardzo szeroko rozpowszechniona, co tłumaczy znaczną zachorowalność i śmiertelność w Stanach Zjednoczonych i Europie.

Choroba niedokrwienna serca ma wieloczynnikową patogenezę, w tym wiele modyfikowalnych i niemodyfikowalnych (ustalonych) czynników ryzyka.

Miażdżyca, główna przyczyna CAD, to choroba wieloczynnikowa, w większości przypadków dotykająca osoby w wieku powyżej 50 lat. Czynniki ryzyka CAD mogą być podzielone na *podlegające prewencji* lub *modyfikowalne* oraz *niemodyfikowalne* albo jako *nieuniknione* i *ustalone* (tab. 4-5).

Miażdżyca jest chorobą ludzi starszych, a jej powszechność wzrasta znacznie po 60. roku życia. Postęp miażdżycy może być spowolniony przez stosowanie odpowiedniej diety i zdrowy tryb życia, obejmujący odpowiednie ćwiczenia, ale nie można mu całkowicie zapobiec. Miażdżyca i CAD częściej występują u mężczyzn, ale u kobiet po menopauzie częstość miażdżycy wzrasta, osiągając częstość taką jak u mężczyzn. Palenie papierosów, nadciśnienie tętnicze, hiperlipidemia i cukrzyca przyspieszają progresję miażdżycy i stanowią ważne czynniki ryzyka wystąpienia CAD.

Hiperlipidemia jest najważniejszym metabolicznym czynnikiem ryzyka wystąpienia CAD.

Lipidy w surowicy odgrywają ważną rolę w patogenezie miażdżycy, dlatego warto przeanalizować niektóre etapy metabolizmu tłuszczów i genetycznych podstaw dziedziczenia hiperlipidemii.

Metabolizm tłuszczów. Tłuszcze są wchłaniane w jelicie cienkim w postaci cholesterolu, kwasów tłuszczowych, monoglicerydów i dwuglicerydów. W jelitach zostają przekształcone w trójglicerydy i estry cholesterolu, które są pakowane do chylomikronów i uwalniane do układu chłonnego. Z układu chłonnego lipidy przedostają się do krwi. Lipaza lipoproteinowa, znajdująca się na powierzchni komórek śródbłonka, usuwa wolne kwasy tłuszczowe, a resztki chylomikronu są usuwane przez wątrobę z układu krążenia.

Tabela 4-5. Czynniki ryzyka choroby wieńcowej

NIEMODYFIKOWALNE CZYNNIKI RYZYKA	MODYFIKOWALNE CZYNNIKI RYZYKA
Wiek	Palenie papierosów
Płeć	Nadciśnienie tętnicze
Czynniki genetyczne i dziedziczne	Hiperlipidemia
	Cukrzyca

Droga ta jest znana jako **szlak egzogenny** krążenia lipidów (ryc. 4-34). Chylomikrony są rozkładane w wątrobie, a różne fragmenty są metabolizowane oddzielnie, wykorzystane w procesach energetycznych lub uwolnione w postaci **lipoprotein o małej gęstości** (*very low density liporoteins* – **VLDL**). Uwolnienie VLDL do krążenia jest początkiem szlaku endogennego krążenia lipidów, która zaczyna się i kończy w wątrobie. Lipaza lipoproteinowa działa na VLDL, przekształcając je w **lipoproteiny o średniej gęstości** (*intermediate-density lipoproteins* – **IDL**), a te z kolei tworzą **lipoproteiny o małej gęstości** (*low-density lipoproteins* – **LDL**), których okres połowicznego rozpadu w osoczu wynosi 3 dni. LDL są usuwane przez komórki śródbłonka mające receptory LDL, a także przez inne komórki drogą pozareceptorową. **Lipoproteiny o dużej gęstości** (*high-density lipoproteins* – **HDL**) są syntetyzowane przez wątrobę i jelito i są istotne w transporcie lipidów z obwodu do wątroby.

Hiperlipidemie. Z patogenetycznego punktu widzenia hiperlipidemie mogą być sklasyfikowane jako pierwotne (lub genetyczne) i wtórne, jeśli są spowodowane przez inną chorobę. Najczęstsze przyczyny hiperlipidemii wtórnych przedstawiono w tab. 4-6.

Dla celów klinicznych hiperlipidemie pierwotne są klasyfikowane na sześć głównych grup zgodnie z klasyfikacją Fredricksona i Światowej Organizacji Zdrowia (WHO) (tab. 4-7). Od momentu ustalenia defektów genetycznych różnych hiperlipidemii podjęto próby stworzenia patogenetycznej klasyfikacji hiperlipidemii; niestety poszczególnych jednostek genetycznych nie można łatwo i konsekwentnie zakwalifikować do jednej z sześciu grup według klasyfikacji Fredricksona i WHO.

Patogeneza miażdżycy. Miażdżyca ma złożoną i wieloczynnikową patogenezę, która obecnie jest wyjaśniana w kontekście teorii skupiających się na zaburzeniu funkcji i uszkodzeniu śródbłonka naczyniowego. Lipidy odgrywają ważną rolę i są uważane za niezbędne do tworzenia głównej zmiany miażdżycowej – **blaszki miażdżycowej**.

Jak opisano wcześniej, lipidy są transportowane drogą egzogenną i endogenną oraz metabolizowane w wątrobie lub są przechowywane na obwodzie w tkance tłuszczowej i w innych tkankach. Zewnętrzną drogę można określić jako „drogę pokarmową" (tłuszcze wchłaniane z pokarmu), drogę wewnętrzną zaś jako „metaboliczną" lub drogę „nadmiaru" (synteza tłuszczów). Wzrost ilości lipidów prowadzi do miażdżycy.

Ilość całkowita lipidów we krwi zależy częściowo od podaży, częściowo od ich metabolizmu i częściowo od ich utylizacji z krwi. Nadmierne spożycie i otyłość powodują wzrost podaży, cukrzyca i inne zaburzenia metaboliczne mogą zaburzać wykorzystywanie lipidów. Zaburzenia funkcji receptorów LDL typowo obserwowane w rodzinnej hipercholesterolemii (typ IIa hiperlipoproteinemii) również prowadzą do nadmiaru lipidów krążących we krwi w postaci LDL. HDL, tworzone w obu szlakach egzogennym i endogennym, przyjmuje lipidy z tkanek obwodowych i transportuje z powrotem do wątroby celem ich dalszej przemiany lub wykorzystania.

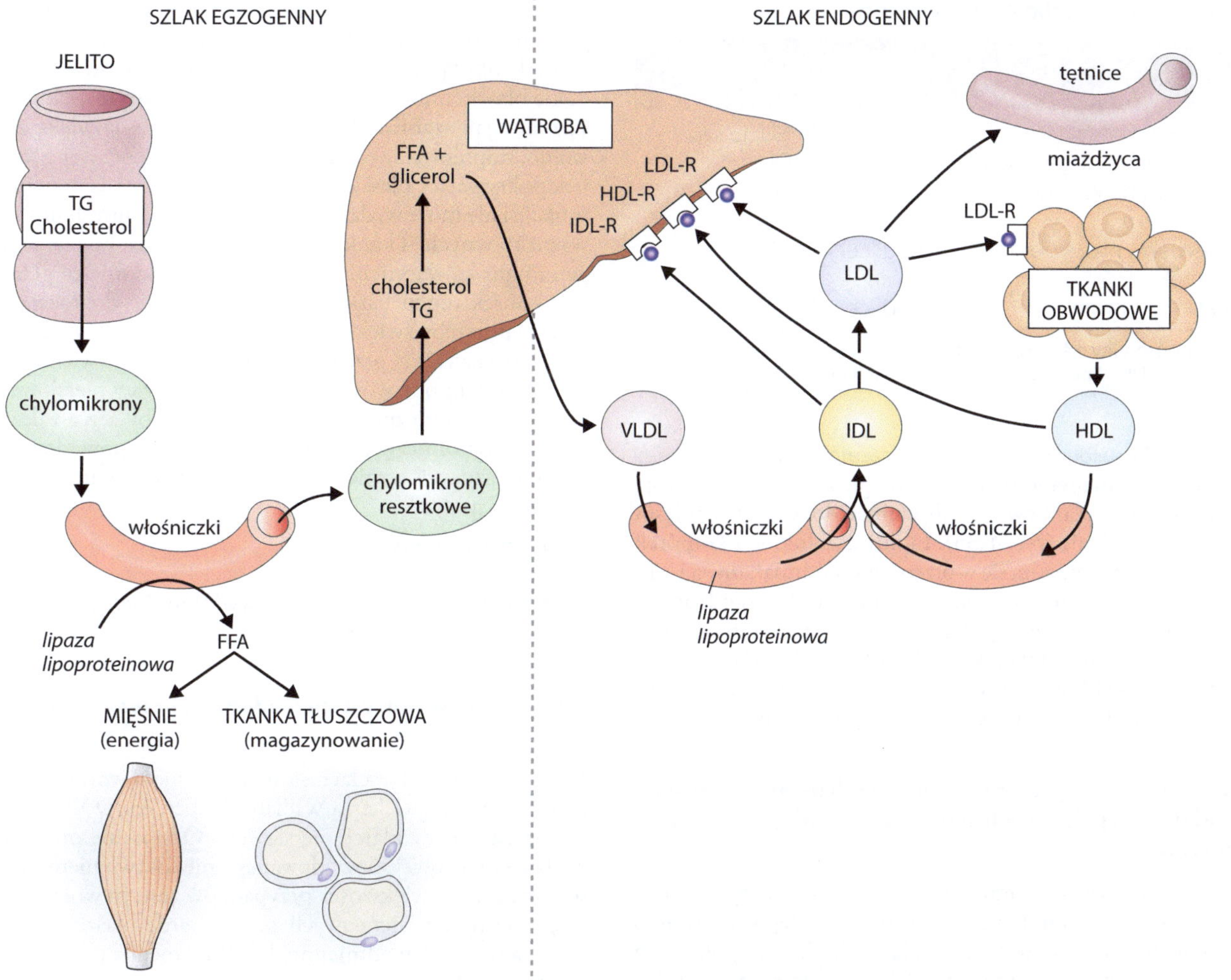

Ryc. 4-34. Egzogenny i endogenny szlak metaboliczny tłuszczów. Zewnętrzna droga zaczyna się w jelitach. Trójglicerydy (TG) są częściowo strawione i wtedy wraz z cholesterolem ponownie zgromadzone w chylomikronach. Lipaza lipoproteinowa w naczyniach włosowatych uwalnia wolne kwasy tłuszczowe (FFA) z chylomikronów, przekształcając je w chylomikrony resztkowe, które są przyswojone przez wątrobę. FFA uwolnione z chylomikronów są wykorzystane jako materiał energetyczny dla mięśni lub magazynowane w obwodowych komórkach tłuszczowych. Niektóre wchłonięte lipidy są transportowane z jelit w postaci lipoprotein o dużej gęstości (HDL), w celu uproszczenia nie pokazanych na schemacie. Lipidy są metabolizowane w wątrobie i użyte jako źródło energii lub ponownie zgromadzone w lipoproteinach o małej gęstości (VLDL) i uwolnione do układu krążenia. To uwolnienie VLDL do krwi jest początkiem endogennego szlaku. Pod wpływem lipazy lipoproteinowej VLDL przekształcają się w lipoproteiny o średniej gęstości (IDL), a następnie w lipoproteiny o małej gęstości (LDL). LDL może być wyłapywane przez swoiste receptory wątroby (LDL-R) lub w innych tkankach. Może również wchodzić do tętnic i być pochłaniane przez makrofagi za pomocą receptorów „zmiataczy wolnych rodników" (*scavenger receptor*). Nacieczenie lipidowe wewnątrz naczyń krwionośnych jest początkiem tworzenia się zmian miażdżycowych. Lipidy odkładane w tkankach obwodowych mogą być mobilizowane i przenoszone przez HDL bezpośrednio do wątroby, która ma receptory dla HDL (HDL-R). HDL również mogą przekształcać się w IDL, które także są wychwytywane przez wątrobę za pomocą receptorów (IDL-R). Wątroba może uwalniać niektóre tłuszcze do jelit, szczególnie w postaci cholesterolu i kwasów żółciowych (nie pokazano na schemacie).

Uwaga

> Wysokie stężenia w surowicy LDL i cholesterolu mają niepożądany wpływ na tętnice, nasilając proces miażdżycowy.
> Wysokie stężenie HDL ma działanie ochronne.

Lipidy zwarte wewnątrz chylomikronów i lipoprotein są chronione przed utlenianiem. W momencie wejścia do tkanek są wystawione na stres oksydacyjny i przechodzą proces lipoperoksydacji. Utlenione lipidy są źródłem *wolnych rodników*, które uszkadzają komórki śródbłonka tętnic, zwłaszcza gdy hiperlipidemii towarzyszą inne czynniki ryzyka, takie jak nadciśnienie tętnicze, palenie papierosów oraz zaburzenia

Tabela 4-6. Hiperlipidemie wtórne

CHOROBY	DOMINUJĄCE LIPOPROTEINY WE KRWI
Cukrzyca	trójglicerydy, VLDL, IDL
Niedoczynność tarczycy	cholesterol, LDL
Zespół nerczycowy	cholesterol, LDL
Alkoholizm	trójglicerydy, LDL
Przewlekła niewydolność nerek	trójglicerydy, VLDL
Leki (np. tiazydy)	trójglicerydy, VLDL

IDL – lipoproteiny o średniej gęstości; LDL – lipoproteiny o małej gęstości; VLDL – lipoproteiny o bardzo małej gęstości.

krzepnięcia, usposabiające do zakrzepicy. *Utlenione lipidy* mogą być wchłaniane przez makrofagi, które przekształcają się w komórki piankowate, lub wnikać do komórek mięśni gładkich w intimie (ryc. 4-35). Lipidy uwolnione z komórek piankowatych gromadzą się w przestrzeni śródmiąższowej i tym samym przyczyniają się wraz z fragmentami uszkodzonych komórek do utworzenia półpłynnego rdzenia ogniska miażdżycowego o konsystencji kaszy. Proliferacja komórek mięśni gładkich i fibroblastów powoduje wzrost blaszki miażdżycowej wraz z jej włóknieniem i ostatecznie wapnieniem.

Blaszki miażdżycowe tętnic wieńcowych mogą być miękkie i podatne na pęknięcie lub twarde, powodujące zwężanie naczynia.

Blaszki miażdżycowe tętnic wieńcowych mogą być zbudowane z przewagą półpłynnej zawartości bogatej w lipidy albo zwłókniałej lub zwapniałej tkanki łącznej. Blaszki z półpłynną zawartością ekscentrycznie wpuklające się do światła tętnicy wieńcowej nazwano **miękkimi**. Od strony światła naczynia są one pokryte cienką pokrywą włóknistą (ryc. 4-36). Pokrywa ta może pęknąć i uwolnić zawartość blaszki miażdżycowej do światła tętnicy wieńcowej, powodując natychmiastowe tworzenie się skrzepu i całkowite zamknięcie tętnicy oraz zawał serca. Klinicznie zazwyczaj określa się je jako **„blaszki niestabilne"** lub „blaszki ryzyka".

Blaszki miażdżycowe, w których lipidy nie tworzą dużego pozakomórkowego rozlewiska, lecz raczej pobudzają proliferację tkanki łącznej, są stałe i mają skłonność do wapnienia. Takie blaszki miażdżycowe nazwana są **twardymi**, a kliniczne są znane jak **stabilne blaszki** miażdżycowe. Powiększają się wolno, stopniowo zwężając światło tętnicy wieńcowej. Śródbłonek pokrywający blaszki miażdżycowe traci swoją prawidłową funkcję i nie może wydzielać tlenku azotu ani innych substancji wazoaktywnych. Tkanka włóknista, która jest bogata w kolagen i ogniska wapnienia, zastępuje komórki mięśni gładkich i w konsekwencji uszkadza zdolność tętnic do rozciągania w razie potrzeby zwiększenia przepływu krwi. Twarde blaszki występują zwykle w przewlekłej chorobie niedokrwiennej serca i są powodem objawów klinicznych – dławicy piersiowej.

Objawy kliniczne miażdżycowej choroby serca zależą od natury i anatomicznej rozległości uszkodzeń spowodowanych przez miażdżycę tętnic wieńcowych. Rozpoznaje się cztery główne zespoły:

- dławicę piersiową,
- zawał serca,
- przewlekłą zastoinową niewydolność serca,
- nagłą śmierć sercową.

Dławica piersiowa jest spowodowana przez chwilowe niedokrwienie serca.

Dławica piersiowa jest łacińskim określeniem wprowadzonym przez brytyjskiego lekarza Williama Heberdena w XVIII wieku i oznacza „ból w klatce piersiowej". Odnosi się on do bólu w klatce piersiowej spowodowanego niedokrwieniem mięśnia sercowego. W większości przypadków jest wywołany przez zwężanie tętnic wieńcowych przez twarde blaszki miażdżycowe, a w dławicy odmiennej lub Prinzmetala przyczyną jest spastyczny skurcz tętnic wieńcowych.

W większości przypadków przyczyną dławicy piersiowej są **utrwalone twarde blaszki**. Ogniska miażdżycy, które powodują więcej niż 70% zwężenia światła naczynia, mogą nie być związane z niedokrwieniem mięśnia sercowego w spoczynku, jeżeli jednak zapotrzebowanie na tlen jest zwiększone przez ćwiczenia lub dodatkowe obciążenie, zwężona tętnica nie może dostarczyć wystarczającej ilości krwi i występuje niedokrwie-

Tabela 4-7. Klasyfikacja pierwotnych hiperlipoproteinemii

TYP FREDRICKSONA	KLASYFIKACJA PATOGENETYCZNA	LIPIDY WE KRWI	ELEKTROFOREZA (DOMINUJĄCY PRĄŻEK)
Typ I	niedobór lipazy lipoproteinowej, niedobór Apo CII	Ch, TG	chylomikrony
Typ IIa	niedobór receptora dla LDL	Ch (TG = N)	LDL
Typ IIb	defekty pojedynczych genów	Ch, TG	VLDL, LDL
Typ III	Apo E2 homozygota	Ch, TG	resztki VLDL
Typ IV	rodzinna mieszana hiperlipidemia	TG (również Ch)	VLDL
Typ V	rodzinna hipertrójglicerydemia	TG (również Ch)	VLDL

Ch – cholesterol; LDL – lipoproteina o małej gęstości; N – prawidłowy; TG – trójglicerydy; VLDL – lipoproteina o bardzo niskiej gęstości.

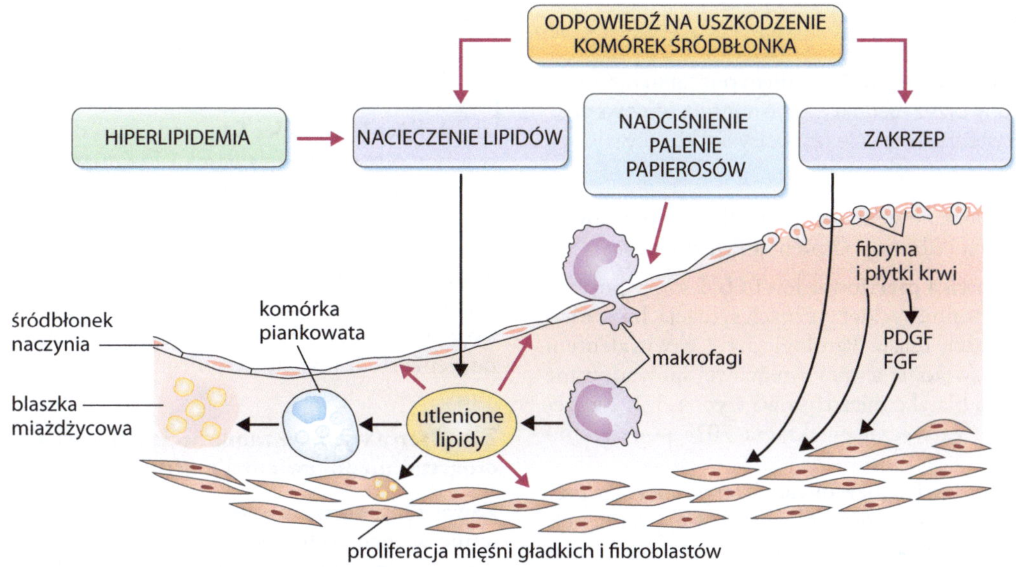

Ryc. 4-35. Patogeneza miażdżycy. Czynniki ryzyka, takie jak hiperlipidemia, nadciśnienie tętnicze, palenie papierosów i zakrzepica, usposabiają do uszkodzenia komórek śródbłonka naczyniowego. Nacieczenie lipidów prowadzi do tworzenia utlenowanych pochodnych lipidów w ścianie naczyń. Utlenione lipidy są źródłem wolnych rodników, uszkadzających śródbłonek i komórki mięśni gładkich. Ostatecznie są one fagocytowane przez makrofagi lub wchodzą do komórek mięśni gładkich i przekształcają je w komórki piankowate. Lipidy, gromadzące się w przestrzeniach zewnątrzkomórkowych, dołączone do resztek komórek, tworzą blaszkę miażdżycową. Szybki wzrost liczby komórek mięśni gładkich i fibroblastów przyczynia się do narastania ognisk miażdżycy i ich zwłóknienia albo wapnienia. FGF – czynnik wzrostu fibroblastów; PDGF – płytkowy czynnik wzrostowy.

nie. Śródbłonek w zmienionych miażdżycowo naczyniach nie funkcjonuje prawidłowo, zmniejszone wytwarzanie NO w komórkach śródbłonka utrudnia ich rozszerzanie. W niektórych przypadkach zamiast rozszerzania naczyń może się pojawić skurcz naczyń spowodowany działaniem noradrenaliny i adrenaliny na receptory α-adrenergiczne. Wapnienie ściany tętnicy i utrata komórek mięśni gładkich uszkadzają zdolność do wazodylatacji.

Ból jest cechą charakterystyczną dławicy piersiowej. Zazwyczaj jest opisywany jako dyskomfort z towarzyszącym przedsercowym uciskiem, „ciężarem" lub jako nieokreślone, nękające pieczenie za mostkiem. W niektórych przypadkach może być bardzo silny, a nawet rozrywający. Najczęściej jest zlokalizowany za mostkiem i pacjent może go określić, przykładając pięść do klatki piersiowej w miejscu, gdzie jest umiejscowiony. Przejawia on tendencję do promieniowania do lewego ramienia, rzadziej do szyi, prawej strony klatki piersiowej i prawego ramienia. Powodowany jest zazwyczaj przez aktywność fizyczną oraz czynniki, które podwyższają zapotrzebowanie mięśnia sercowego na tlen. Stąd też mogą go wywołać: wchodzenie na schody, krótki bieg, ćwiczenie, silne pobudzenie emocjonalne, jedzenie posiłku oraz skurcz naczyń obwodowych podczas spaceru w chłodny dzień. Ból zazwyczaj zaczyna się powoli, zwiększa nasilenie przez kilka minut i trwa przez niespełna 15 minut. Może ustępować po podaniu nitrogliceryny.

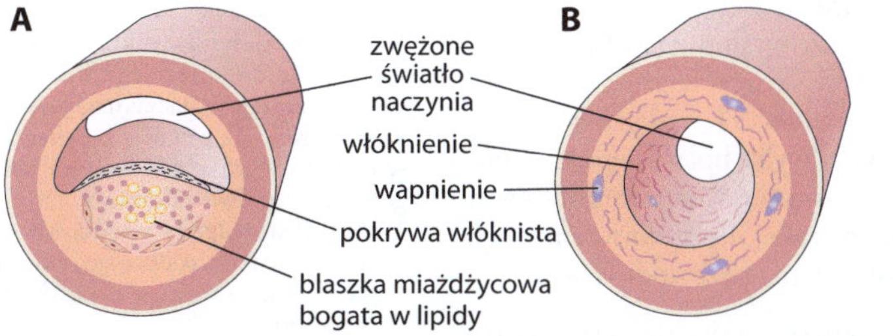

Ryc. 4-36. Blaszka miażdżycowa w tętnicach wieńcowych. **A.** Miękka blaszka składa się z bogatego w lipidy, półpłynnego rdzenia, pokrytego cienką warstwą włóknistą od strony światła naczynia. **B.** Twarda blaszka składa się z tkanki włóknistej, która ma skłonność do wapnienia. Zwęża ona światło naczynia i utrudnia prawidłowy rozkurcz naczynia.

Uwaga

> Silny ból w klatce piersiowej o nagłym początku nie jest spowodowany przez niedokrwienie mięśnia sercowego.
> Ból niedokrwienny serca nie jest ostry ani kłujący.

Klinicznie rozpoznaje się trzy rodzaje dławicy piersiowej: stabilną, niestabilną i dławicę odmienną Prinzmetala.

- **Stabilna dławica piersiowa.** Jest to ból, który pojawia się przewidywalnie, w identycznych sytuacjach i w równych odstępach czasu. Patologicznym ekwiwalentem jest miejsce zwężenia tętnicy wieńcowej spowodowane przez twardą blaszkę miażdżycową (ryc. 4-37). Zwężenie naczynia zazwyczaj przekracza 70% powierzchni przekroju.
- **Niestabilna dławica piersiowa.** W tej postaci dusznicy charakter i intensywność bólu przejawiają tendencję do zmian; zazwyczaj zwiększa się jego nasilenie, czas trwania lub częstotliwość występowania. W niektórych przypadkach objawy się nasilają, a ból pojawia się nawet w spoczynku (**dławica spoczynkowa**). Ponadto może nie reagować na podanie nitrogliceryny i przechodzić w zawał serca. Taka postać dusznicy jest również nazywana **dławicą przedzawałową**.

U podłoża tego zaburzenia leżą obydwa typy blaszki miażdżycowej: twarda i miękka. Zmiany te mogą zwężać światło naczynia i wywoływać skurcz naczynia. Włóknista pokrywa miękkich blaszek może pękać, prowadząc do ogniskowej wewnątrznaczyniowej agregacji płytek krwi i utworzenia chwilowych skrzepów nie zamykających naczynia. Skrzepy te przyczyniają się do zwężania światła tętnicy, ale nie powodują jej pełnego zamknięcia. Są one rozpuszczane przez krążące we krwi substancje fibrynolityczne. Fibrynoliza następuje szybko po rozpoczęciu zakrzepicy, dlatego niedokrwienie mięśnia serca jest krótkotrwałe. Niemniej zmiany niedokrwienne mogą być wykryte za pomocą zapisu EKG – jako obniżenie odcinka ST. Ponadto niedokrwienie dotyczące mięśnia sercowego może być udokumentowane przez wykazanie zmian w zapisie EKG podczas próby wysiłkowej.

- **Dławica piersiowa odmienna** (dławica Prinzmetala). Niedokrwienie serca w tej postaci dławicy jest spowodowane przez skurcz naczynia. Skurcz obejmuje zazwyczaj tętnice, które zawierają twarde blaszki miażdżycowe, ale w niektórych przypadkach nie występują żadne objawy miażdżycy. W zapisie EKG skurcz wiąże się z przemijającym uniesieniem odcinka ST, wskazującym na pełnościenne niedokrwienie. Zwykle ból występuje w spoczynku, ale może powtarzać się w rytmie całodobowym (tj. codziennie w podobnym czasie). Epizodom tym mogą towarzyszyć arytmia i zaburzenia przewodnictwa.

Dławicę piersiową rozpoznaje się na podstawie wywiadu od chorego, danych klinicznych oraz odpowiedzi na nitroglicerynę. Nie można nie doceniać znaczenia starannie zebranego wywiadu od chorego. Ponadto rozpoznanie może być udokumentowane przez **EKG i dodatkowe badania kardiologiczne.** Spoczynkowe EKG mniej więcej w 50% przypadków jest prawidłowe, ale wielu pacjentów wykazuje elektrokardiograficzne objawy niedokrwienia mięśnia sercowego, takie jak **obniżenie odcinka ST**, a od czasu do czasu wiąże się ze świeżym odwróceniem załamka T. Zmiany w EKG stwierdza się regularnie w **EKG wysiłkowym**, mającym czułość 70% i swoistość 90%. **Scyntygrafia wysiłkowa** z użyciem talu 201 jest jeszcze bardziej czuła i swoista i może ujawniać obszary niedokrwiennego zaburzenia czynności mięśnia sercowego. Angiografia tętnic wieńcowych jest używana do obrazowania zwężenia tętnicy wieńcowej i służy jako przygotowanie do założenia stentu wieńcowego*.

Zawał serca wynika z zamknięcia tętnic wieńcowych, powodującego niedokrwienną martwicę mięśnia sercowego.

Zawał serca zazwyczaj jest spowodowany przez zamknięcie tętnic wieńcowych przez skrzep zapoczątkowany przez pęknięcie miękkiej blaszki miażdżycowej (ryc. 4-38). MI powstaje w określonej anatomicznej lokalizacji, odpowiadającej anatomicznemu obszarowi zaopatrzenia przez zamkniętą tętnicę (zob. ryc. 4-5). Mniej częstymi przyczynami zamknięcia tętnicy wieńcowej są zatory z wegetacji na zastawkach serca lub z przyściennych skrzepów w migotaniu lewego przedsionka lub lewej komory. Nadużywanie kokainy może powodować skurcz tętnicy wieńcowej i jest rzadką przyczyną MI.

Zawały serca wynikające z zamknięcia tętnicy wieńcowej i ciągnące się od osierdzia przez wszystkie warstwy ściany komory do podwsierdzia są nazywane **pełnościennymi** (ryc. 4-39). Zwykle występują z zapaleniem, które obejmuje zapalenie osierdzia. Martwica całej ściany mięśnia sercowego może powodować pęknięcie i pojawienie się krwi w worku osierdziowymi (*hematopericardium*). Podczas gojenia się dużych zawałów istnieje ryzyko rozwoju tętniaka komory. Zmiany w EKG stwierdza się w 85% przypadków, ale u znacznej liczby pacjentów zmiany EKG są nieswoiste lub czasem nie występują. Typowe EKG w odprowadzeniach odpowiadających obszarom niedokrwienia obejmuje następujące zmiany:

- odwrócenie załamka T,
- uniesienie odcinka ST,
- zmiany w szerokości i kształcie zespołów QRS,
- stopniowo pogłębiający się załamek Q.

* Obecnie klasyfikacja kliniczna choroby niedokrwiennej serca na podstawie różnic w przebiegu klinicznym, wynikających z stanu zaawansowania zmian w naczyniach wieńcowych oraz w oparciu o wyjściowy zapisu EKG, jak również biochemiczne wskaźniki uszkodzenia mięśnia sercowego wyróżnia **stabilne i ostre zespoły wieńcowe**. Do poszczególnych zespołów zaliczamy:

1. **Stabilne zespoły wieńcowe** – dławica piersiowa stabilna, dławica naczynioskurczowa (syn. odmienna, Prinzmetala), sercowy zespół X, dławica związana z mostkami mięśniowymi nad tętnicami wieńcowymi.
2. **Ostre zespoły wieńcowe** – niestabilna dławica piersiowa, zawał serca bez uniesienia ST (*Non-ST Elevation Myocardial Infarction* – NSTEMI), zawał serca z uniesieniem ST (*ST Elevation Myocardial Infarction* – STEMI), zawał serca nieokreślony, nagły zgon sercowy.

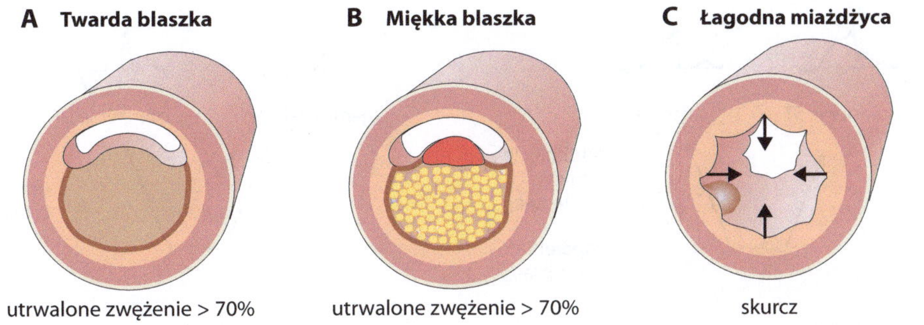

Ryc. 4-37. Podstawy patologiczne dławicy piersiowej. **A.** Klasyczna dławica piersiowa jest spowodowana przez twarde blaszki miażdżycowe, które spowodowały zwężenie światła tętnicy wieńcowej większe niż 70%. **B.** Niestabilna choroba wieńcowa jest spowodowana przez miękkie blaszki miażdżycowe, zwężające światło naczynia, ze skłonnością do pękania i powodowania krótkotrwałej, wewnątrznaczyniowej zakrzepicy. **C.** Dławica Prinzmetala jest spowodowana przez skurcz tętnicy wieńcowej. Tętnica może wykazywać łagodną lub umiarkowaną miażdżycę, ale może być również stosunkowo niezmieniona.

W trakcie leczenia zawału zapis EKG powraca do normy, ale w wielu przypadkach blizny, które powstają w czasie gojenia, pozostawiają trwałe zmiany.

W odróżnieniu od zawału pełnościennego zawały, których nie poprzedziła zakrzepica tętnicy wieńcowej, ale nastąpiły z powodu hipoperfuzji serca, są ograniczone do obszaru podwsierdziowego (zob. ryc. 4-39). Te **podwsierdziowe zawały** nie są ograniczone do konkretnego anatomicznego obszaru określonego przez unaczynienie tętnicy wieńcowej i mogą być **okalające** lub rozciągać się wokół znacznej części lewej komory. Najczęściej występują one we wstrząsie hipowolemicznym. Ponieważ nie tworzy się w ich przebiegu patologiczny załamek Q, nazywane są zawałami **bez załamka Q** (*non-Q wave infarcts*). W zawałach podwsierdziowych obniżenie odcinka ST może być jedynym zaburzeniem.

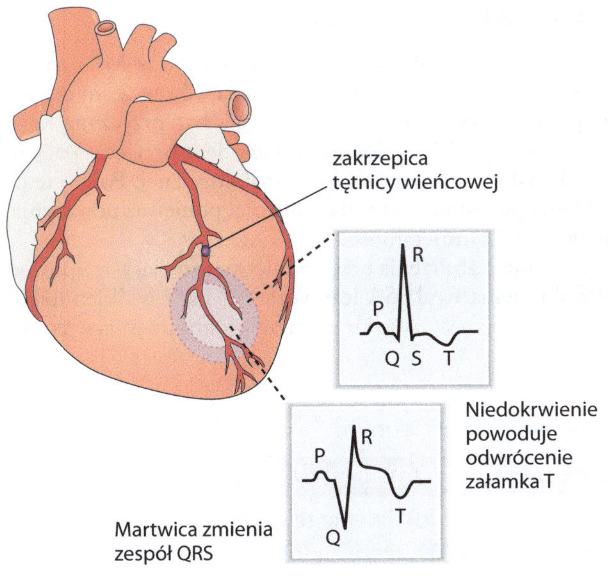

Ryc. 4-38. Pełnościenny zawał serca. Jest spowodowany przez zakrzepicę tętnicy wieńcowej i ograniczony do anatomicznego obszaru odpowiadającego unaczynieniu przez tę tętnicę. Centralny obszar martwicy jest otoczony strefą niedokrwienia, która może być „uratowana" przez reperfuzję po usunięciu skrzepu.

Różnice między zawałem pełnościennym i zawałem podwsierdziowym przedstawiono w tab. 4-8.

Objawy kliniczne i wyniki badań różnią się, ale większość zawałów charakteryzuje się nagłym początkiem z **rozrywającym bólem w klatce piersiowej**, który trwa więcej niż 30 minut i nie ustępuje po nitroglicerynie. Mniej więcej u 70% pacjentów występują objawy zwiastunów, takie jak niestabilna dławica piersiowa, brak tchu i duszność. Ból zazwyczaj występuje w spoczynku, ale może być wywołany przez ćwiczenia lub wysiłek. Promieniuje on w taki sam sposób jak w dławicy piersiowej (ryc. 4-40).

Uwaga

> Zawały mięśnia sercowego występują najczęściej w godzinach porannych, prawdopodobnie jest to spowodowane gwałtownym wzrostem katecholamin we krwi po przebudzeniu.

Oto ważne objawy przedmiotowe i podmiotowe:

- ból i niepokój lub strach przed zbliżającym się nieszczęściem, ogólnie pacjent jest pełen obaw,
- ziemistoblada, spocona skóra jako wynik pobudzenia współczulnego,
- częstoskurcz jako mechanizm kompensujący ostrą niewydolność serca,
- niedociśnienie z powodu niewydolności serca jako pompy,
- rzężenia płucne z powodu lewokomorowej niewydolności serca,
- podwyższone ciśnienie żył szyjnych z powodu niewydolności prawokomorowej serca w odpowiedzi na niewydolność lewokomorową, rozstrzeń i będąca następstwem niedomykalność mitralna.

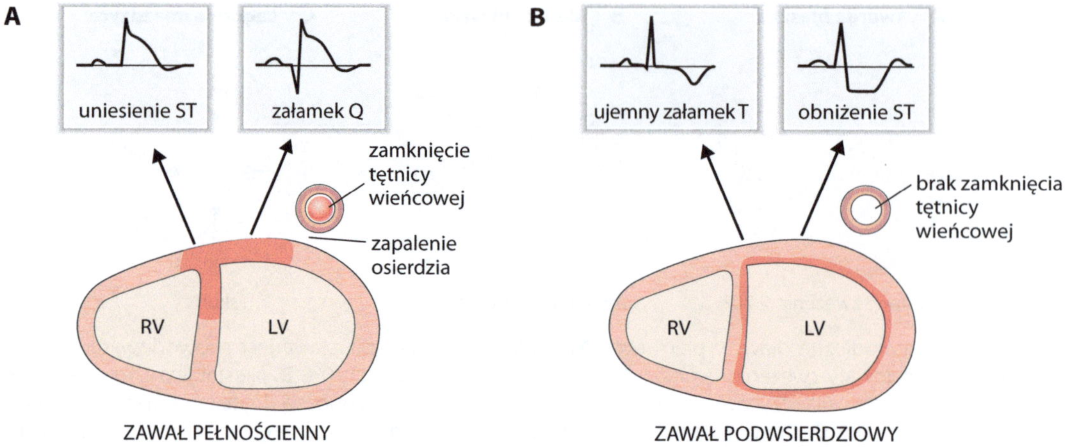

Ryc. 4-39. Zawał serca pełnościenny i podwsierdziowy. **A.** Zawał pełnościenny jest spowodowany przez zakrzep tętnicy wieńcowej. Jest on umiejscowiony w obszarze anatomicznym i obejmuje całą grubość ściany komory – od wsierdzia do osierdzia. Powoduje zmiany zespołu QRS i pogłębienie załamka Q. **B.** Zawał podwsierdziowy nie jest zależny od zamknięcia naczynia wieńcowego, ale raczej zależny od uogólnionej hipoperfuzji. Szerzy się okrężnie wokół jamy lewej komory i nie powstaje w jego przebiegu załamek Q. LV – lewa komora; RV – prawa komora.

Badania laboratoryjne są ważne dla rozpoznania MI. Najbardziej przydatne jest oznaczenie w surowicy stężenia troponin I i T, pojawiających się po 4–6 godzinach od zamknięcia tętnicy wieńcowej. CK-MB jest również przydatne, a LDH jest zazwyczaj zlecane, mimo że w większości szpitali troponiny są używane jako badanie z wyboru.

Powikłania zawału są bardzo częste i są główną przyczyną śmiertelności.

Niektóry pacjenci z MI odzyskują zdrowie bez jakichkolwiek komplikacji, lecz w większości przypadków zawałowi towarzyszą powikłania. Subkliniczne lub nieme zawały są rzadkie i najczęściej stwierdzane u osób starszych. Najważniejsze powikłania to:

- arytmia i zaburzenia przewodzenia,
- niewydolność serca jako pompy,
- niedomykalność mitralna,
- pęknięcie mięśnia sercowego,
- tętniak komory,
- przyścienna zakrzepica,
- zapalenie osierdzia,
- przewlekła niewydolność serca,
- nagła śmierć sercowa.

Różne powikłania występują z różną częstością i w różnych okresach po zawale. Niektóre z nich często występują w połączeniu z innymi, a inne powikłania następują po sobie (ryc. 4-41).

Najczęstszymi powikłaniami zawału mięśnia sercowego są arytmie i zaburzenia przewodnictwa.

Mniej więcej u 50% wszystkich pacjentów z MI rozwijają się arytmia i zaburzenia przewodzenia. We wczesnym okresie pozawałowym zaburzenia te mogą być przyczyną nagłej śmierci sercowej i są głównym powodem przyjęcia pacjenta na oddział intensywnej terapii kardiologicznej. Potem te powikłania pozostają pod stałą kontrolą, ponieważ przyczyniają się do późnej umieralności.

Arytmie i zaburzenia przewodnictwa rozwijają się z powodu niedokrwienia węzła SA lub węzła AV bądź włókien układu przewodzącego. W związku z tym, że włókna mięśnia sercowego

Tabela 4-8. Porównanie zawału serca podwsierdziowego z zawałem pełnościennym

CECHA	ZAWAŁ PEŁNOŚCIENNY	ZAWAŁ PODWSIERDZIOWY
Przyczyna	zakrzep tętnicy wieńcowej	niedociśnienie tętnicze
Umiejscowienie	obszar anatomicznie odpowiadający unaczynieniu przez tętnicę wieńcową	różne miejsca, może być okalający
Elektrokardiogram	zmiany QRS z głębokim Q	obniżenie ST, bez załamka Q
Zapalenie osierdzia	tak	nie
Pękniecie komory	tak	nie
Tętniak komory	tak	nie

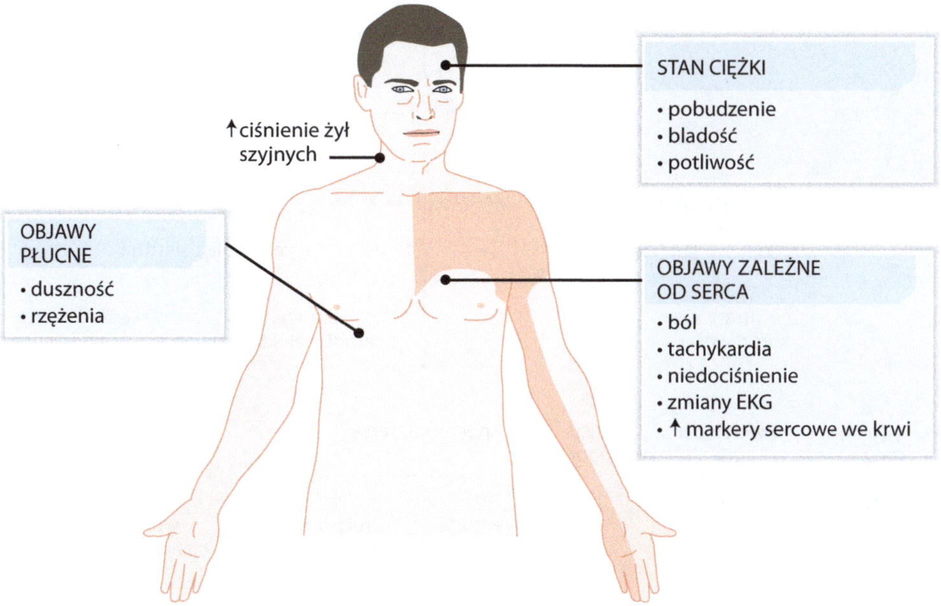

Ryc. 4-40. Objawy podmiotowe i przedmiotowe ostrego zawału mięśnia sercowego. EKG – elektrokardiogram.

przewodzą również impulsy elektryczne, jakakolwiek martwica dotycząca mięśnia sercowego przerywa prawidłowy elektryczny cykl serca i powoduje zmiany elektrofizjologiczne.

Zaburzenia elektrofizjologiczne, które rozwijają się u pacjentów z MI, mogą być sklasyfikowane następująco:

- tachyarytmie,
- bradyarytmie,
- bloki serca.

Zmiany te można podzielić na **nadkomorowe** i **komorowe**.

Istota tych zaburzeń może być wyjaśniona na podstawie lokalizacji zawału. Na przykład zawał ściany dolnej (tylnej) spowodowany przez zamknięcie prawej tętnicy wieńcowej zwykle prowadzi do bradykardii zatokowej lub bloku węzła AV, ponieważ u 85% pacjentów ukrwienie węzłów SA i AV pochodzi z prawej tętnicy wieńcowej. Blok prawej i lewej odnogi pęczka Hisa występuje u pacjentów, którzy mają zawał ściany przedniej z powodu okluzji LAD.

Niewydolność serca jako pompy rozwija się z powodu utraty kurczliwych komórek mięśnia sercowego.

Miocyty martwicze serca nie mogą się kurczyć, a niewydolność serca jako pompy jest proporcjonalna do liczby włókien mięśniowych, które obumarły. Niedokrwione miocyty **tracą** w ciągu kilku minut **ATP** i ta czynnościowa zmiana czyni je nieaktywnymi, nawet jeśli nie umierają natychmiast. Wczesna niewydolność serca jako pompy jest wynikiem martwicy mięśnia sercowego, a strefa zmniejszenia dostaw energii wokół martwicy to **„ogłuszony mięsień sercowy"**, który jest niedokrwiony, ale nie nieodwracalnie uszkodzony. Miocyty te mogą zostać uratowane poprzez reperfuzje, a odpowiednio wczesna angioplastyka wieńcowa może znacznie poprawić początkową niewydolność.

U jednej trzeciej chorych z MI nie pojawia się niewydolność serca, 40% ma łagodną niewydolność, 10% ma obrzęk płuc a u 20% występuje wstrząs kardiogenny. Wstrząs kardiogenny pojawia się wtedy, gdy zostało zniszczone więcej niż 40% całkowitej masy mięśnia sercowego. Taka niewydolność serca charakteryzuje się zmniejszoną pojemnością minutową, ciśnieniem skurczowym poniżej 90 mm Hg i niskim wydalaniem moczu (<20 ml/godz.). Współczynnik umieralności wynosi więcej niż 50%. Ogólne przeżycie pacjentów z MI zależy od ciężkości niewydolności serca jako pompy. Może ona być stopniowana dla celów prognostycznych według skali od I do IV (tab. 4-9).

Niedomykalność mitralna spowodowana przez niedokrwienie lewej komory prowadzi do obrzęku płuc.

Niezdolność uszkodzonego mięśnia sercowego do skurczu prowadzi do progresywnego poszerzenia komory. Towarzyszące poszerzenie pierścienia zastawki mitralnej powoduje jej niewydolność, ponieważ zastawka nie może zamykać się całkowicie podczas skurczu i krew napływa zwrotnie z lewej komory do lewego przedsionka. Inną przyczyną fali zwrotnej przez zastawkę mitralną jest zaburzenie funkcji niedokrwionych mięśni brodawkowatych. W najbardziej dramatycznej postaci zawał jednego z mięśni brodawkowatych powoduje pęknięcie mięśnia brodawkowego i ostrą niedomykalność mitralną. Podwyższone ciśnienie w lewym przedsionku jest przenoszone na żyły płucne i powoduje bardzo szybkie **przesiąkanie** płynu do pęcherzyków płucnych oraz masywny obrzęk płuc.

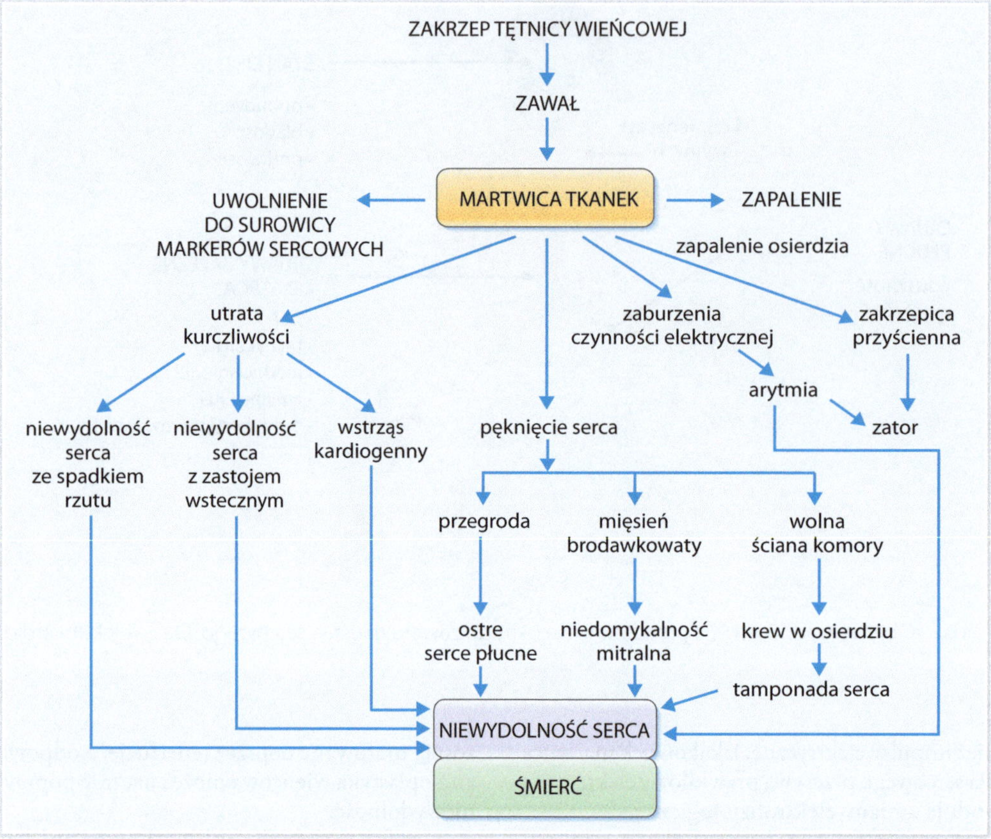

Ryc. 4-41. Patogeneza niewydolności serca i innych głównych powikłań zawału serca.

Pęknięcie martwicy pozawałowej mięśnia sercowego może dotyczyć wolnej ściany komory, przegrody lub mięśnia brodawkowego.

Neutrofile naciekają martwiczy mięsień serca od 1. do 3. dnia od początku zawału. Te komórki zapalne trawią martwicze miocyty i w trakcie tego procesu obumierają, tworząc obszar ropnego zapalenia w mięśniu sercowym. Takie rozmiękanie mięśnia serca powoduje miejscowe osłabienie ściany komory, która może być wypchnięta przez ciśnienie wewnątrz komory. Pęknięcie wolnej ściany komory prowadzi do gromadzenia się krwi w worku osierdziowym i **tamponady serca** (ryc. 4-42). Pęknięcie przegrody międzykomorowej powoduje przeciek krwi lewo-prawy i gwałtowny wzrost napełniania prawej komory. Prawa komora przenosi dodatkową krew do płuc, powodując ostre nadciśnienie płucne, ale ostatecznie staje się niewydolna (**ostre serce płucne**). Pęknięcie mięśni brodawkowatych zastawki mitralnej powoduje ostrą **niedomykalność zastawki dwudzielnej**, zarzucanie krwi do lewego przedsionka i ostry obrzęk płuc.

Uwypuklenie się gojącego się zwłókniałego zawału mięśnia sercowego prowadzi do tworzenia tętniaka komory.

Zawały mięśnia sercowego goją się przez włókniste bliznowacenie – proces, podczas którego kurczliwe włókna mięśniowe są zastąpione fibroblastami wytwarzającymi kolagen. Włókniste

Tabela 4-9. Klasyfikacja niewydolności serca

STOPIEŃ	TYP	CZĘSTOŚĆ (%)	WSPÓŁCZYNNIK UMIERALNOŚCI (%)
I	bez niewydolności serca	30	5
II	łagodna niewydolność	40	15
III	obrzęk płuc	10	40
IV	wstrząs kardiogenny	20	50–80

Opracowano na podstawie: T. Killip, J.T. Kimball: Treatment of myocardial infarction in a coronary care unit. A two year experience with 250 patients. Am J Cardiol 1967; 20:457–464.

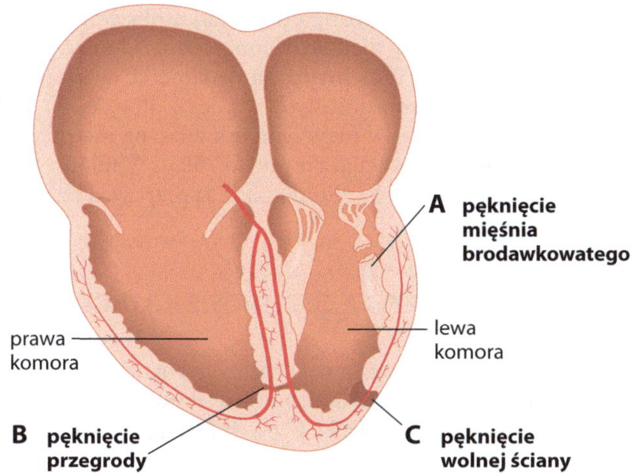

Ryc. 4-42. Pęknięcie komory dotkniętej zawałem mięśnia sercowego. **A.** Pęknięcie mitralnego mięśnia brodawkowego może powodować ostrą niedomykalność mitralną. **B.** Pęknięcie przegrody powoduje przeciążenie prawokomorowe i ostre serce płucne. **C.** Pęknięcie wolnej ściany lewej komory prowadzi do obecności krwi w worku osierdziowym.

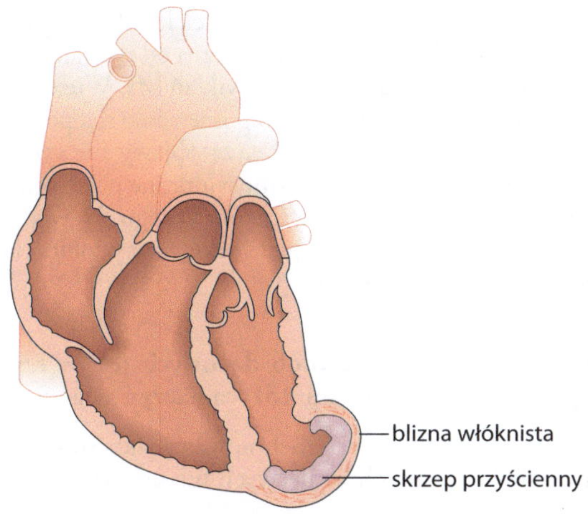

Ryc. 4-43. Tętniak komory i skrzep przyścienny. Tętniak powstaje w miejscu blizny, zastępującej mięsień serca zniszczony przez zawał. Turbulentny przepływ krwi wewnątrz tętniaka usposabia do tworzenia skrzepu.

blizny nie mogą się kurczyć, a w odpowiedzi na podwyższone ciśnienia skurczowe rozciągają się i uwypuklają na zewnątrz (ryc. 4-43).

Taka niekurczliwa uwypuklająca się blizna, która nieregularnie powiększa objętość lewej komory, jest nazwana **tętniakiem.** Osłabia on napięcie lewej komory oraz stanowi przeszkodę w rozchodzeniu impulsów elektrycznych, tym samym powodując zaburzenia elektrofizjologiczne. Przepływ krwi wewnątrz tętniaka jest turbulentny, usposabiający do zakrzepicy.

Tworzenie się skrzepów przyściennych w migotaniu przedsionków lub na powierzchniach wewnątrzsercowych dotkniętej zawałem ściany komory.

U pacjentów z MI często tworzą się wewnątrzsercowe skrzepy. Stosowanie terapii przeciwkrzepliwej jest wówczas rutynowe. Skrzep tworzy się z powodu nieregularnego przepływu krwi, zależnego od nieregularnego skurczu przedsionków i komór. Arytmie są bardzo częste w okresie pozawałowym. Migotanie przedsionków, jedno z najczęstszych powikłań, ma szczególną skłonność do tworzenia skrzepu. Skrzepy mogą się tworzyć w poszerzonej komorze, usposabiającej do turbulentnego przepływu krwi. Skrzep pojawia się również na powierzchni komory objętej zawałem, będącej bogatym źródłem substancji prozakrzepowych.

Skrzepy sercowe są ważnym źródłem **zatorów**. W przeszłości spotykano je mniej więcej u 10–15% wszystkich pacjentów. Obecnie z powodu powszechnego stosowania antykoagulantów zatory są mniej częste. Te z lewego serca powodują tętnicze zatory mózgu, kończyn dolnych i wielu innych narządów. Zatory z prawej komory są mniej częste, ale muszą zostać rozważone u pacjentów, u których rozwijają się objawy zatorowości płucnej.

Zapalenie osierdzia wynika z szerzenia się zapalenia mięśnia sercowego na powierzchnię osierdzia, ale może również być natury autoimmunologicznej.

Martwica komórki mięśnia sercowego wywołuje zapalenie. Podczas pierwszych kilku dni obszar zapalenia zawiera neutrofile, które następnie są zastępowane makrofagami, a ostatecznie fibroblastami. Te komórki zapalne mogą obejmować nasierdzie, prowadząc do umiejscowionego **jałowego zapalenia osierdzia**. Powierzchnia nasierdziowa staje się szorstka i pojawia się wysięk z fibryną, co zwykle wiążą się z **pojawieniem się tarcia osierdziowego**, które może być słyszalne przy osłuchiwaniu. W większości przypadków ten rodzaj zapalenia osierdzia nie powoduje żadnych konsekwencji, ale może powodować włóknisty zrost pomiędzy trzewną a ścienną blaszką osierdzia.

Martwica miocytów i uwolnienie do krążenia białek sercowych mogą wywoływać reakcję autoimmunologiczną i spowodować wytwarzanie przeciwciał przeciwko sercowym antygenom. Te przeciwciała mogą atakować komórki epikardium i powodować **immunologiczne zapalenie osierdzia**. Klinicznie objawia się to jako **zespół Dresslera,** w którym u pacjenta rozwijają się przedsercowy ból osierdziowy, tarcie osierdziowe i wysięk osierdziowy.

Uwaga

> Zespół Dresslera dobrze odpowiada na leczenie sterodem, wskazując, że w powstaniu tego powikłania MI biorą udział czynniki immunologiczne.

Zawał serca jest częstą przyczyną przewlekłej niewydolności serca.

Niewydolność serca jako pompy zależna od MI może być ostra lub przewlekła. Przewlekła niewydolność rozwija się z powodu utraty miocytów, nieprawidłowości elektrofizjologicznych, zaburzeń zastawek, lecz może być zależna od tętniaka komory, przyściennego skrzepu i innych powikłań MI. Wiele zawałów ma skłonności do nawracania lub poszerzania się, pogarszając obecny stan chorego. Ocenia się, że objawy niewydolności lewokomorowej stają się klinicznie widoczne po stracie około 25–30% całkowitej masy mięśnia sercowego. Najważniejsze objawy kliniczne pacjentów z przewlekłą niewydolnością serca podsumowano na ryc. 4-44.

Nagła śmierć sercowa u osób dorosłych jest w 85–90% przypadków związana z miażdżycą naczyń wieńcowych.

Nagła śmierć sercowa jest zdefiniowana jako śmierć, która pojawia się bez żadnych istniejących lub ostrzegawczych objawów albo w ciągu 1 godziny od początku objawów przypominających chorobę niedokrwienną serca. Tłumaczy to od 300 000 do 400 000 przypadków śmierci w Stanach Zjednoczonych. U osób dorosłych w wieku powyżej 50 lat w większości przypadków przyczyną jest znaczna miażdżyca naczyń wieńcowych (zwężająca je ponad 75%). W młodszych przedziałach wiekowych kardiomiopatie są przyczyną prowadzącą do nagłej śmierci.

ARYTMIA I ZABURZENIA ELEKTROFIZJOLOGICZNE SERCA

„Arytmia" lub „utrata prawidłowego rytmu" jest określeniem zwykle używanym w odniesieniu do zaburzeń elektrofizjologicznych w powstawaniu impulsów elektrycznych i ich przewodzeniu.

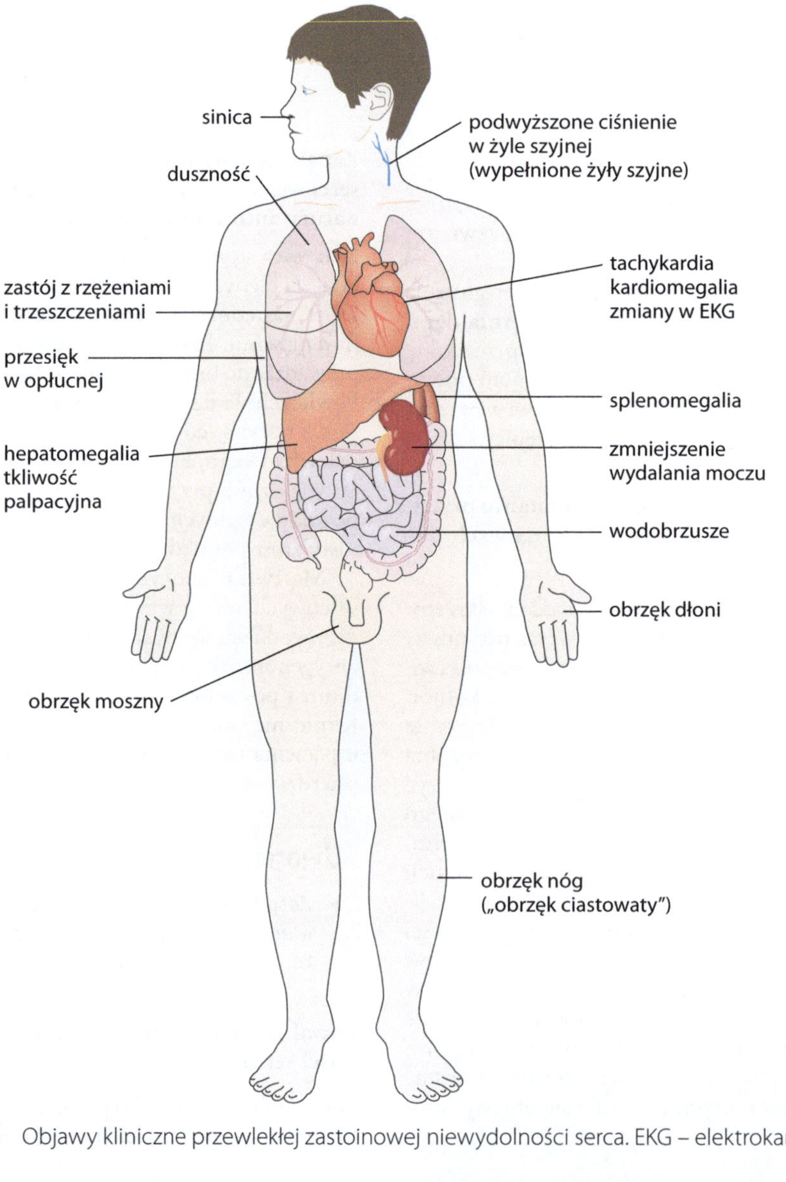

Ryc. 4-44. Objawy kliniczne przewlekłej zastoinowej niewydolności serca. EKG – elektrokardiogram.

Podział patogenetyczny klasyfikuje arytmię następująco (ryc. 4-45):

- zaburzenia rozrusznika,
- czynność dodatkowego rozrusznika,
- bloki przewodzenia,
- nieprawidłowe drogi przewodzenia impulsów,
- ogniska ektopowe tworzenia impulsów.

Arytmia może być wynikiem zaburzeń organicznych i nieorganicznych.

Arytmia może wynikać z patologicznych zmian strukturalnych w sercu albo z różnych zmian pozasercowych (zob. tab. 4-10).

Arytmie to zaburzenia nadkomorowe i komorowe.

Arytmie mogą wynikać z zaburzeń na każdym etapie tworzenia impulsu elektrycznego lub jego przewodzenia. Stosownie do tego, arytmie mogą być podzielone klinicznie na te, które zależą od **przedsionkowej** lub **komorowej** części układu przewodzącego. W każdej kategorii zaburzenia te charakteryzują się podwyższonym tętnem **(tachyarytmie)** lub zmniejszonym tętnem **(bradyarytmie)**.

Tachyarytmie przedsionkowe mogą być miarowe lub niemiarowe z prawidłową fizjologiczną odpowiedzią lub z objawami leżącymi u podłoża sercowej patologii.

Tachyarytmie przedsionkowe występują ze zwiększoną częstością akcji serca, lecz zapisy EKG nie wykazują żadnej zmiany w zespole QRS, który w większości przypadków pozostaje wąski o prawidłowym kształcie. Rozpoznaje się kilka rodzajów tachyartmii (ryc. 4-46); zostaną one krótko omówione poniżej.

Tabela 4-10. Przyczyny arytmii

Zaburzenia serca
Wrodzone zaburzenia węzłów SA i AV lub układu przewodzącego
Niedokrwienna choroba serca
zawał serca
przewlekła CAD
Wady zastawki mitralnej i trójdzielnej
Ubytek przegrody przedsionkowej
Zapalenie mięśnia sercowego
Zapalenie naczyń z zajęciem serca
Chirurgiczne uszkodzenie układu przewodzącego
Przyczyny nieorganiczne
Hipoksja
Zaburzenia elektrolitowe (np. Ca^{2+}, K^{+})
Zaburzenia gospodarki kwasowo-zasadowej
Zaburzenia hormonalne (np. niedoczynność tarczycy)
Leki i toksyny
Cewnikowanie serca
Wszczepienie rozrusznika

AV – przedsionkowo-komorowy; CAD – choroba tętnic wieńcowych; SA – zatokowo-przedsionkowy.

Tachykardia zatokowa. Charakteryzuje się podwyższoną częstością rytmu serca powyżej 100 uderzeń na minutę. Tachykardia zatokowa może być fizjologiczną odpowiedzią na pobudzenie adrenergiczne. Występuje zwykle podczas wysiłku i wczesnych stadiów wstrząsu. Gorączka również przebiega z tachykardią zatokową, spowodowaną przez podwyższony metabolizm w węźle SA. Częstość akcji serca zwiększa się o 10 uderzeń na 1 stopień w skali Fahrenheita lub 18 uderzeń na

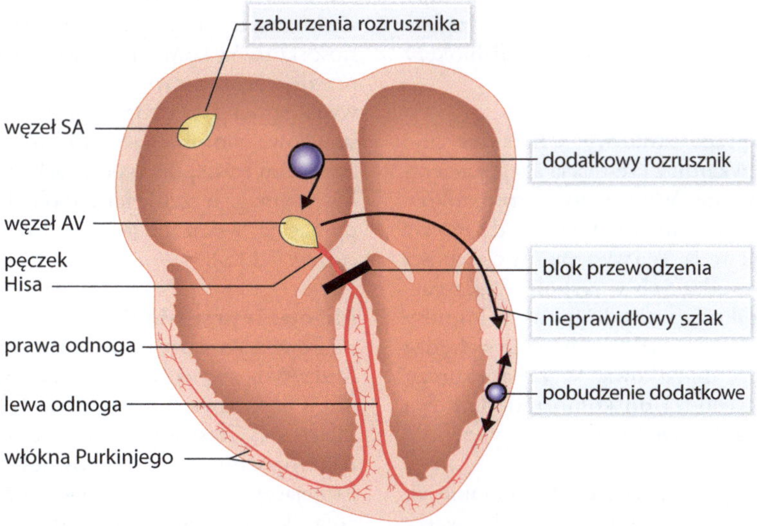

Ryc. 4-45. Przyczyny arytmii. Może być ona spowodowana przez nieprawidłową aktywność rozrusznika, obejmującą węzeł zatokowo-przedsionkowy (SA), dodatkowy rozrusznik, blok przewodzenia, nieprawidłowe drogi przewodzenia lub tworzenie się dodatkowych impulsów. AV – przedsionkowo-komorowy.

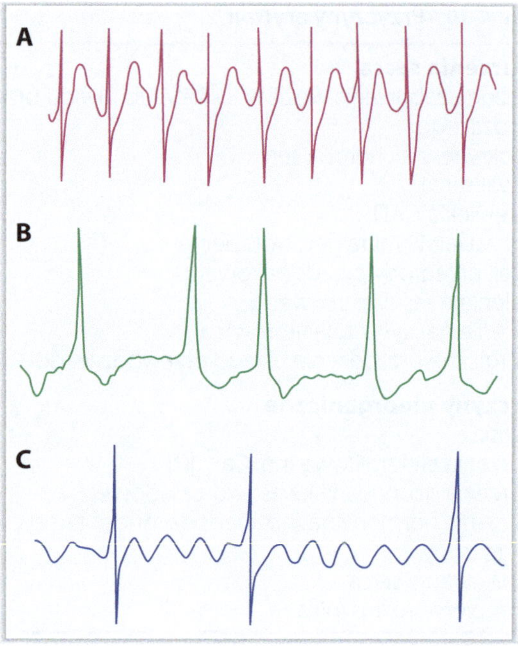

Ryc. 4-46. Tachyarytmie nadkomorowe. **A.** Częstoskurcz przedsionkowy charakteryzuje się zachowaniem prawidłowego rytmu, ale jego częstość jest nieprawidłowo szybka. **B.** Migotanie przedsionków charakteryzuje się szybko następującymi, nieprawidłowymi falami, zastępującymi prawidłowe załamki P. **C.** Trzepotanie przedsionków objawia się jako fala F o kształcie zębów piły, zastępująca załamki P. Depolaryzacja komór występuje po kilku falach przedsionkowych.

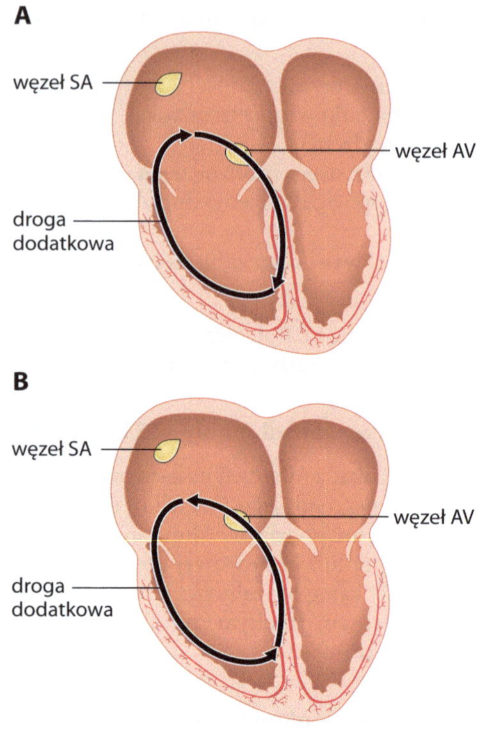

Ryc. 4-47. Napadowy częstoskurcz przedsionkowy w zespole Wolffa-Parkinsona-White'a. **A.** Częstoskurcz ortodromowy charakteryzuje się prawidłowym przejściem impulsu przez węzeł AV i zwrotnym pobudzeniem przez dodatkową drogę. **B.** Częstoskurcz antydromowy charakteryzuje się początkowym przejściem impulsu przez dodatkową drogę, a następnie pobudzeniem zwrotnym do przedsionka przez węzeł AV.

jeden stopień w skali Celsjusza. Tachykardia zatokowa pojawia się również w odpowiedzi na niewydolność serca jako pompy i zwykle spotyka się ją w MI. W tych sytuacjach muszą być zastosowane, aby zredukować częstość akcji serca, β-blokery i antagonisty kanału wapniowego.

Napadowy częstoskurcz przedsionkowy. Charakteryzuje się nagłym początkiem tachykardii z częstością akcji serca od 150 do 200 uderzeń na minutę. W większości przypadków napadowy częstoskurcz przedsionkowy jest wtórny do *reentry* prądów elektrycznych wokół węzła AV i występuje w obecności dodatkowych szlaków przewodzących w zespole Wolfa-Parkinsona-White'a. W częstoskurczu ortodromowym impulsy prawidłowo przechodzą przez węzeł AV i ponownie wchodzą do przedsionka przez drogę dodatkową. W częstoskurczu antydromowym impulsy wchodzą do komory dodatkową drogą, a ponownie wchodzą do przedsionka przez węzeł AV (ryc. 4-47).

Próby, które zwiększają napięcie nerwu błędnego, takie jak masaż zatoki szyjnej, próba Valsalvy lub zanurzenie twarzy w zimnej wodzie, mają przerwać napad częstoskurczu, ale czasami muszą być zastosowane blokery kanału wapniowego lub naparstnica.

Trzepotanie przedsionków. Charakteryzuje się częstością skurczów przedsionków od 220 do 400 uderzeń na minutę. Zazwyczaj towarzyszy mu blok AV 2:1, w związku z czym częstość skurczów komór jest zawsze znacznie mniejsza. Trzepotanie przedsionków prawie niezmiennie występuje u pacjentów ze współistniejącymi chorobami serca, takimi jako CAD, zastawkowa choroba serca lub kardiomiopatia. W zapisie EKG zazwyczaj występują typowe zęby piły. Trzepotanie przedsionków wymaga leczenia farmakologicznego, jeśli jednak leki nie pomagają, wskazana jest kardiowersja prądem stałym (*direct current* – DC).

Migotanie przedsionków. Migotanie przedsionków jest niemiarową arytmią, w której wiele impulsów jest kierowanych do węzła AV bez wywoływania towarzyszącego skurczu przedsionka. Zapis EKG zawiera nieregularne fale f, zastępujące prawidłowy załamek P. Częstość skurczów komór zależy od zakresu bloku AV. Migotanie przedsionków jest zazwyczaj objawem współistniejącej choroby serca, ale może być spowodowane przez gorączkę, stres, alkohol i nadczynność tarczycy. Czasem jest idiopatyczne i niezależne od innych chorób. Pacjenci niewyrównani hemodynamicznie muszą być leczeni za pomocą kardiowersji DC i otrzymywać terapię antykoagulacyjną.

Bradyarytmia może być wynikiem zaburzeń rozwijających się w węźle SA lub z powodu bloku AV.

Bradyarytmie charakteryzują się częstością akcji serca poniżej 60 uderzeń na minutę. Mogą one wynikać z zaburzeń w powstawaniu impulsów lub w ich przewodnictwie. W większości przypadków wolne tętno nie wymaga interwencji leczniczej, chyba że pacjent ma niską pojemność minutową serca. Rozpoznaje się kilka rodzajów bradyarytmii.

Bradykardia zatokowa. Sportowcy, którzy są w stanie pompować duże ilości krwi w czasie wysiłku, wykazują **fizjologiczną** bradykardię zatokową. Krew napływająca do układu tętniczego wywołuje odruchy, które powodują bradykardię, gdy sportowiec jest w stanie spoczynku. Pobudzenie **nerwu błędnego** również powoduje bradykardię, ponieważ cholinergiczne pobudzenie zmniejsza częstość akcji serca. Na przykład masaż zatoki szyjnej może redukować częstość rytmu lub zatrzymać całkowicie pracę serca. **Patologiczna bradykardia** może występować u chorych, którzy mają zespół zatoki szyjnej, spowodowany przez prowokację baroreceptorów szyjnych pobudzonych przez miażdżycę tętnic wieńcowych. Bradykardia z powodu niedokrwiennej choroby serca albo idiopatycznego zaburzenia węzła SA (np.: „sinus sick syndrome") może wywołać objawy, gdy tętno zmniejszy się poniżej 35 uderzeń na minutę. Zaburzenia te wymagają wszczepienia rozrusznika serca.

Blok przedsionkowo-komorowy. Może się objawiać jak bezobjawowe zaburzenie zapisu EKG lub może powodować problemy kliniczne wymagające leczenia farmakologicznego bądź wszczepienia rozrusznika. Blok **Mobitza typu I** jest przykładem bezobjawowego bloku spotykanego u niektórych osób bez żadnej oczywistej przyczyny. Charakteryzuje się stopniowym wydłużaniem odcinka PR, aż po załamku P nie wystąpi zespół QRS (ryc. 4-48). W **całkowitym bloku**, zazwyczaj spowodowanym przez choroby serca, impulsy elektryczne nie przechodzą z przedsionka do komory i skurcze komory następują niezależnie od skurczów przedsionka. Atropina i izoproterenol mogą przerywać blok, ale całkowity blok często wymaga rozrusznika serca.

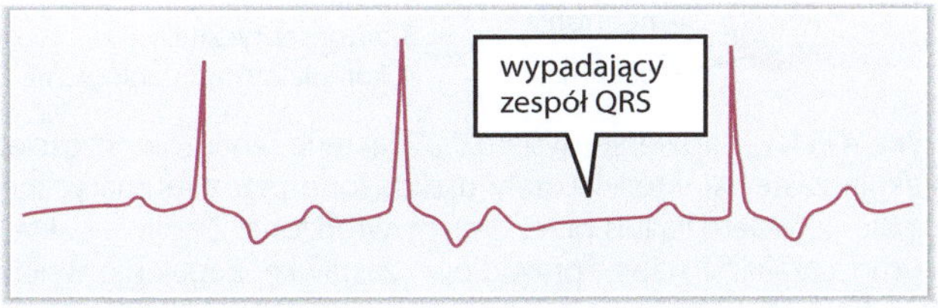

Ryc. 4-48. Blok przedsionkowo-komorowy. W bloku typu Mobitza I odstęp PR stopniowo się wydłuża, aż zespół QRS całkowicie wypadnie.

Tachyarytmie komorowe mogą występować łącznie z tachyarytmią przedsionkową albo niezależnie od pobudzeń elektrycznych z przedsionków.

Tachyarytmie komorowe typowo powodują zmiany w EKG, które prezentują się, jako zmiana kształtu i czasu trwania zespołu QRS. Można rozpoznać kilka ich postaci.

Przedwczesny skurcz komorowy. Jest to stosunkowo łagodne zaburzenie; impulsy powstają wewnątrz komory i nie są przewodzone przez pęczek Hisa i włókna Purkinjego. Zapis EKG wykazuje przejściowe zaburzenia zespołu QRS (ryc. 4-49). Żadne leczenie nie jest potrzebne.

Częstoskurcz komorowy. To zaburzenie charakteryzuje się podwyższoną częstością prawidłowego rytmu serca powyżej 120 uderzeń na minutę. Zazwyczaj jest to objaw poważnej choroby serca. Jest powiązany z rozkojarzeniem przedsionkowo-komorowym, tak że rytm przedsionków nie łączy się regularnie z uderzeniami komór. W EKG zespół QRS jest poszerzony o nieprawidłowym kształcie i nie zawsze jest poprzedzony przez załamek P. Zespół QRS może być zawsze takiego samego kształtu (*monomorficzny*) albo jedno uderzenie może się różnić od drugiego (*polimorficzny*). Rozkurcz komory jest upośledzony, a pojemność minutowa zmniejszona, powodując hipotensję. Częstoskurcz komorowy jest stanem zagrażającym życiu, który może przekształcić się w migotanie komór, a następnie śmierć. Wymaga wtedy natychmiastowego podania leków przeciwarytmicznych i wykonania kardiowersji elektrycznej.

Migotanie komór. To najcięższa postać zaburzenia czynności komór, pojawiająca się zwykle w ciężkim uszkodzeniu serca z powodu MI lub końcowych stadiów innych chorób serca (ryc. 4-50). Wynika z nieregularnych impulsów elektrycznych powstałych wewnątrz uszkodzonych komór lub przekazywanych nieprawidłową drogą wzdłuż uszkodzonego układu przewodzenia. Na przykład blizny włókniste nie mogą przewodzić impulsów elektrycznych, dlatego pobudzenie elektryczne musi przejść obok takiej blizny i ponownie wejść z niewielkim opóźnieniem do włókien mięśniowych. Ewentualnie miocyty

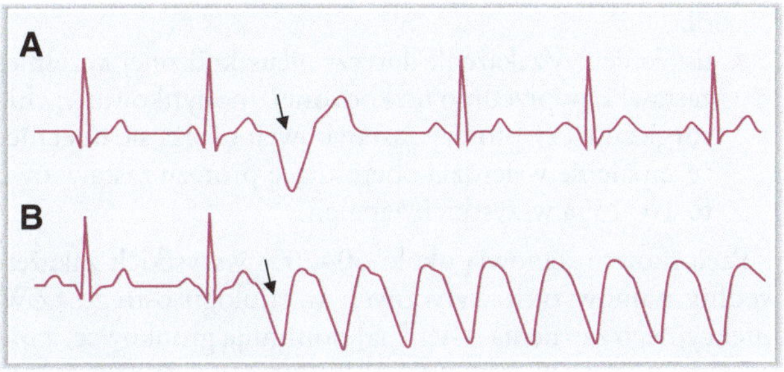

Ryc. 4-49. Arytmia komorowa. **A.** Przedwczesne pobudzenie komorowe występuje przypadkowo, zakłócając prawidłowy rytm. **B.** Częstoskurcz komorowy objawia się pojawiającymi się nagle szerokimi zespołami QRS o nieregularnym kształcie.

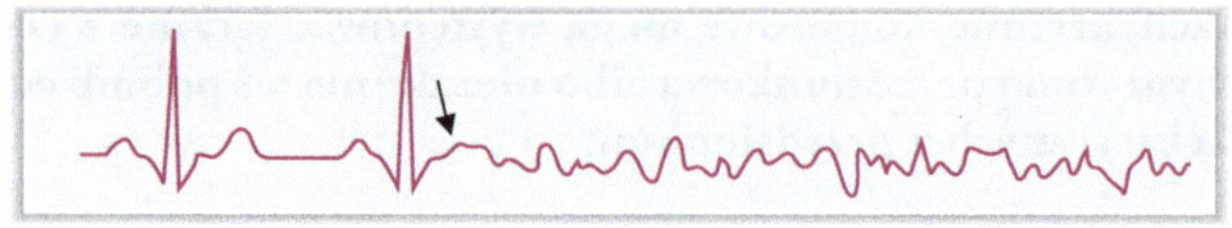

Ryc. 4-50. Migotanie komór. W tym przypadku fale migotania są małe i nieregularne, ale mogą również być większe i dziwaczne w kształcie.

mogą być depolaryzowane z dwóch kierunków lub impulsy wchodzące do nich nie mogą być rozpropagowane z powodu bloku przez tkankę włóknistą. Nieregularne skurcze i rozluźnienie miocytów sercowych, wynikające z nieregularnego pobudzenia elektrycznego, występują z ograniczeniem efektywnej kurczliwości komory. Pojemność minutowa serca spada do zera i następuje utrata przytomności z powodu niedokrwienia mózgu trwającego od 4 do 5 sekund. Wymagana jest natychmiastowa reanimacja sercowa z defibrylacją elektryczną włącznie. Śmiertelność jest bardzo wysoka.

INFEKCYJNE ZAPALENIE WSIERDZIA

Infekcyjne zapalenie wsierdzia jest bakteryjną chorobą w przeważającej mierze dotykającą zastawek serca. Rzadziej może obejmować wsierdzie ścienne i powierzchnię ubytków sercowych we wrodzonych chorobach serca lub sztuczne zastawki. W niektórych przypadkach jest spowodowane przez grzyby.

Bakteryjne zapalenie wsierdzia jest najczęściej spowodowane przez paciorkowce i gronkowce.

W przeszłości zakaźne zapalenie wsierdzia było klasyfikowane jako ostre, zazwyczaj zależne do zakażenia zjadliwymi bakteriami, takimi jak *Staphylococcus aureus*, lub podostre, jeśli było podstępne i powiązane z zakażeniem mniej wirulentnymi bakteriami, takimi jako *Streptococcus viridans*. Obecnie z nadejściem terapii antybiotykowej rozróżnienie ostrego i podostrego zapalenia wsierdzia stało się mniej oczywiste. W ocenie chorego pod kątem możliwego zakaźnego zapalenia wsierdzia ważne jest spełnienie następujących warunków:

- zidentyfikowanie czynnika chorobotwórczego (drobnoustroju) i oznaczenie wrażliwości na antybiotyki,
- ustalenie źródła zakażenia i próba wyeliminowania źródła,
- ustalenie, czy zakażenie dotyczy nieuszkodzonej wcześniej zastawki, poprzednio uszkodzonej, modyfikowanej chirurgicznie czy protezy zastawkowej; uważa się obecnie, że zapalenie wsierdzia obejmujące protezy zastawkowe to 10–15% wszystkich zapaleń.

Paciorkowce stanowią około 60–70% wszystkich zakażeń (według najnowszych wytycznych w etiologii ostrego IZW [infekcyjnego zapalenia wsierdzia] dominują gronkowce, a nie paciorkowce – przyp. red. nauk.). *Streptococcus viridans*, żyjący w symbiozie w górnym odcinku przewodu pokarmowego, jest przyczyną 30–40% wszystkich infekcyjnych zapaleń wsierdzia. Inne paciorkowce, takie jak *S. fecalis* i *S. milleri*, mogą przechodzić do układu krążenia z jelita lub cewki moczowej. *Staphylococcus aureus*, pochodzący z zakażeń skóry, naczyniowych miejsc dostępu i dożylnego zażywania narkotyków, jest przyczyną zapalenia wsierdzia mniej więcej w 15–20% przypadków, zwykle obejmujących nieuszkodzone zastawki. Koagulazoujemny *S. albus* zazwyczaj jest przyczyną zakażenia protezy zastawkowej.

Zapalenie wsierdzia dotyka zastawek po lewej stronie serca częściej niż po prawej.

Chorobotwórcze zapalenie wsierdzia częściej dotyka zastawek mitralnej i aortalnej niż trójdzielnej i zastawki płucnej. Jest to prawdopodobnie spowodowane wyższym ciśnieniem krwi w lewym sercu, mogącym uszkadzać zastawki łatwiej niż niższe ciśnienie po prawej stronie.

Początkowe uszkodzenie wsierdzia jest pokryte płytkami krwi i fibryną skrzepu, służącymi jako podstawa infekcji bakteryjnej. Zastawki uprzednio uszkodzone, np. przez reumatyczne zapalenie wsierdzia, są wrażliwe na zakażenie bardziej niż prawidłowe zastawki (ryc. 4-51). Reumatyczne zapalenie wsierdzia po lewej stronie jest również częstsze niż po prawej stronie serca. Wrodzone nieprawidłowe zastawki, takie jak dwudzielne zastawki aortalne, stwierdza się u 2% wszystkich osób dorosłych. Wypadające zastawki mitralne są łatwiej uszkadzane, stąd są wrażliwsze na zakażenie. Bardzo zjadliwe bakterie mogą zakażać również prawidłowe zastawki. Zakażenie może się zaczynać w złogach fibryny, tworząc wegetacje na uszkodzonych zastawkach w niebakteryjnym zakrzepowym zapaleniu wsierdzia (NBTE).

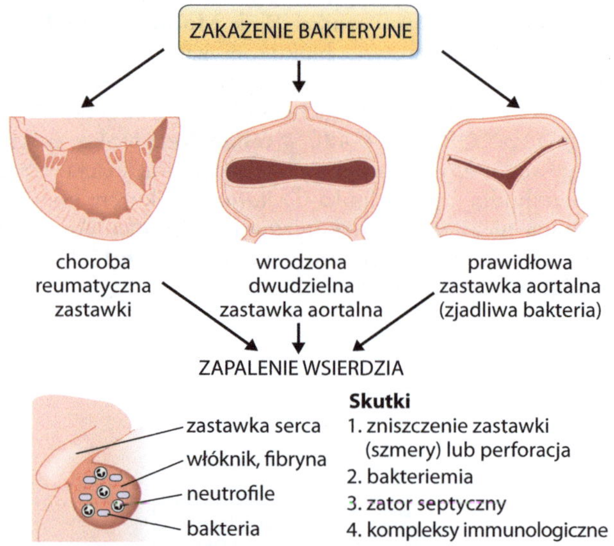

Ryc. 4-51. Zapalenie wsierdzia. Bakterie znacznie częściej atakują zastawki, które zostały uszkodzone przez reumatyczne zapalenie wsierdzia lub przez zmiany wrodzone. Zjadliwa bakteria może zakazić nawet prawidłową zastawkę. Zapalenie wsierdzia powoduje tworzenie wegetacji, zawierających dużą ilość włóknika, bakterie i neutrofile. Zakażenie ma działanie miejscowe i odległe – powoduje uszkodzenie zastawki, bakteriemię, zatory septyczne i tworzenie kompleksów immunologicznych.

Zastawka trójdzielna jest zajęta częściej niż inne zastawki przez bakterie wprowadzone do żylnego układu krążenia podczas dożylnego podawania leków.

Uwaga

> Niezakaźne zapalenie wsierdzia może się objawiać wegetacjami, które mogą powodować szmery i mogą być mylone z bakteryjnym zapaleniem wsierdzia.

> Najczęstszymi postaciami niezakaźnego zapalenia wsierdzia są: niebakteryjne zakrzepowe zapalenie wsierdzia, zapalenie wsierdzia Libmana-Sacksa w SLE i ostre reumatyczne zapalenie wsierdzia, powodujące jałowe wegetacje.

Zapalenie wsierdzia wyraża się uogólnionymi objawami zakażenia, miejscowymi zmianami sercowymi oraz odległymi zmianami zależnymi od obwodowych zatorów materiałem zakaźnym.

Zapalenie wsierdzia jest głównie pochodzenia zakaźnego i dlatego zwykle objawia się gorączką, nocnym poceniem się, złym samopoczuciem, utratą apetytu, spadkiem wagi ciała i osłabieniem (ryc. 4-52). Oprócz niecharakterystycznych objawów zakażenia, pacjenci z zapaleniem wsierdzia wykazują objawy związane z samym sercem, jak również zależne od rozsiewu bakteryjnego.

- **Miejscowe objawy sercowe** obejmują szmery, spotykane u około 80–90% pacjentów, arytmie pojawiające się u ponad 20% chorych, objawy niewydolności serca są

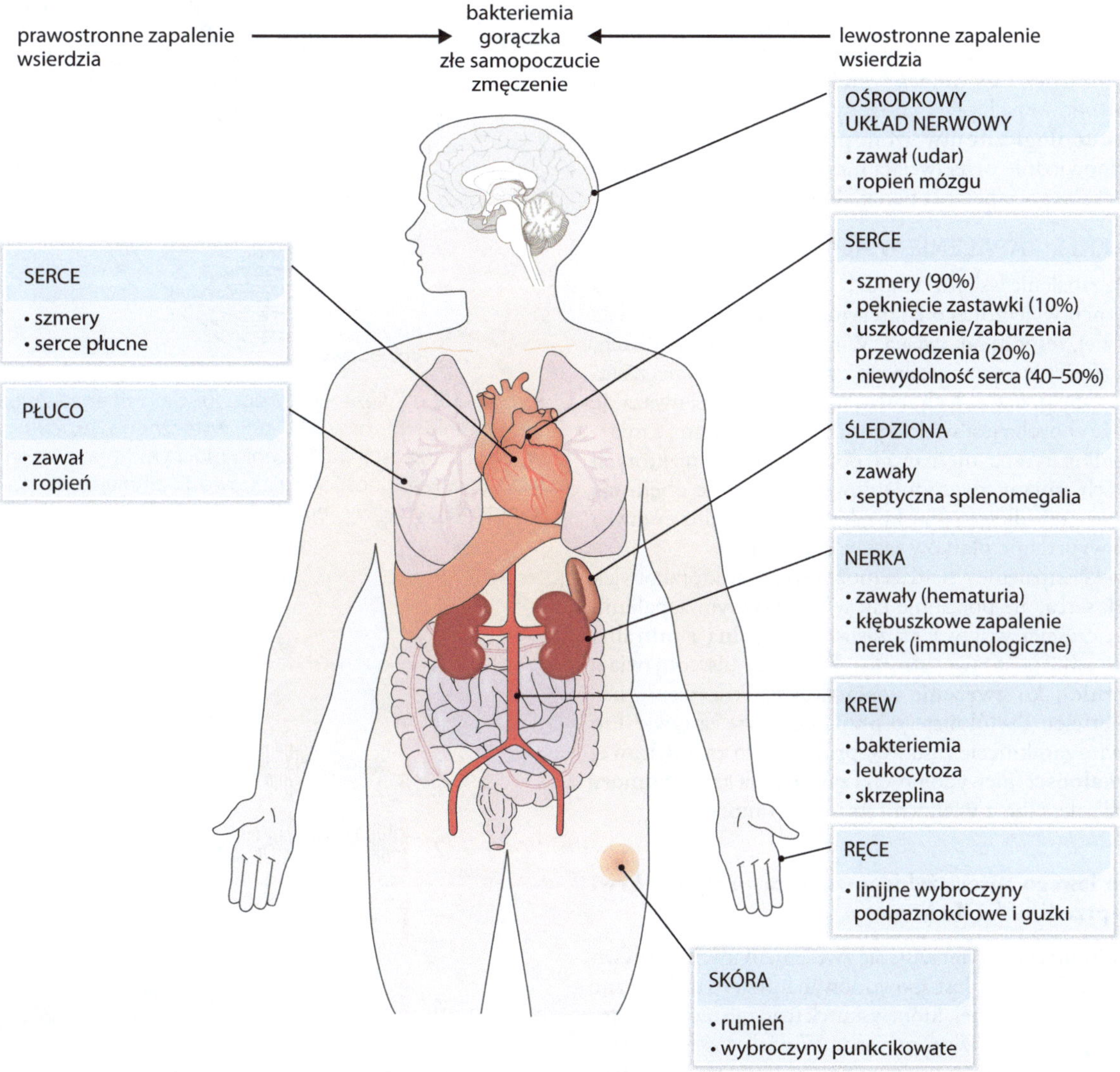

Ryc. 4-52. Kliniczno-patologiczne zmiany w bakteryjnym zapaleniu wsierdzia. Prawostronne zapalenie wsierdzia i lewostronne zapalenie wsierdzia mają niektóre wspólne cechy (np. bakteriemia), lecz różnią się pod innymi względami.

obecne u około 40–50% pacjentów. Szmery sercowe wynikają z obecności wegetacji wzdłuż brzegów zastawek serca, jak również ubytku spowodowanego przez agresywne zakażenie lub pęknięcie struny ścięgnistej. W związku z tym, że zakażenie może pojawiać się na wcześniej nieprawidłowych zastawkach, jest ważne, aby obserwować zmiany w charakterze szmeru, które mogą wystąpić w momencie pojawienia się wegetacji na uprzednio uszkodzonych zastawkach.

- **Objawy uogólnione** mogą być widoczne, ale często są niezauważane. Posiewy krwi są dodatnie w ponad 90% przypadków. **Bakteriemia** jest przyczyną gorączki i innych ogólnoustrojowych objawów. Oderwanie się fragmentu z zastawkowych wegetacji prowadzi do **obwodowego zatoru,** który objawia się krwotocznymi wybroczynami (*petechiae*) na skórze i śluzówkach, linijnymi wybroczynami podpaznokciowymi na palcach dłoni i paluchach stóp, małymi guzkami na palcach rąk i stóp (*guzki Oslera*) oraz pałeczkowatością palców w późniejszym etapie. Śledziona jest często powiększona i bolesna. Obecny jest również krwiomocz wynikający z zawałów nerki spowodowanych przez zakrzepy z zatorami. **Kompleksy immunologiczne** utworzone przez antygeny bakteryjne i odpowiednie przeciwciała mogą wywołać objawy kłębuszkowego zapalenia nerek albo zapalenia naczyń.

PRZEWLEKŁE ZAPALENIE WSIERDZIA

Przewlekłe zapalenie wsierdzia może być konsekwencją gorączki reumatycznej, wyleczonego bakteryjnego zapalenia wsierdzia albo, rzadziej, zespołu rakowiaka. W niektórych przypadkach, takich jak zwężenie ujścia aortalnego z powodu wapnienia zastawek, przyczyny przewlekłych zmian nie są oczywiste; uważa się wówczas, że choroba jest wieloczynnikowa, powiązana z miażdżycą lub idiopatyczna, nieznanego pochodzenia. W niektórych przypadkach zmiany zwyrodnieniowe i wapnienie obejmują wrodzone nieprawidłowe zastawki, takie jak dwudzielna zastawka aortalna i wypadanie płatków zastawki mitralnej.

Przewlekłe zapalenie wsierdzia może uszkadzać którąkolwiek z zastawek serca, ale podobnie jak w bakteryjnym zapaleniu wsierdzia, częściej wpływa na zastawki aortalną i mitralną niż na zastawki po prawej stronie. Zwężania ujść objawiają się klinicznie jako **zwężenia zastawkowe**. Poszerzenie komory i pierścienia włóknistego przy podstawie zastawki lub niecałkowite zamknięcie zastawek prowadzi do **zastawkowej niedomykalności** (niewydolności) i **zarzucania** krwi z komory do przedsionka albo z wielkich tętnic do komory.

Zwężenie lewego ujścia żylnego zakłóca przepływ krwi z lewego przedsionka do komory.

Stenoza mitralna charakteryzuje się zwężeniem ujścia napływu krwi do lewej komory. Jest spowodowana przez patologiczne zmiany zastawki mitralnej, która wskutek tego nie może w pełni otworzyć się podczas rozkurczu serca. W większości przypadków zwężenie lewego ujścia żylnego jest późnym powikłaniem reumatycznego zapalenia serca i z nieznanych powodów występuje częściej u kobiet niż u mężczyzn.

Patologiczne zmiany zastawek mitralnych stanowią mechaniczną przeszkodę dla krwi napływającej do lewej komory z lewego przedsionka podczas rozkurczu serca (ryc. 4-53). Osłuchując zwężenie lewego ujścia żylnego, stwierdza się **głośny szmer śródrozkurczowy**, promieniujący w kierunku dołu pachowego z towarzyszącym głośnym pierwszym tonem serca i trzaskiem otwarcia (ryc. 4-54).

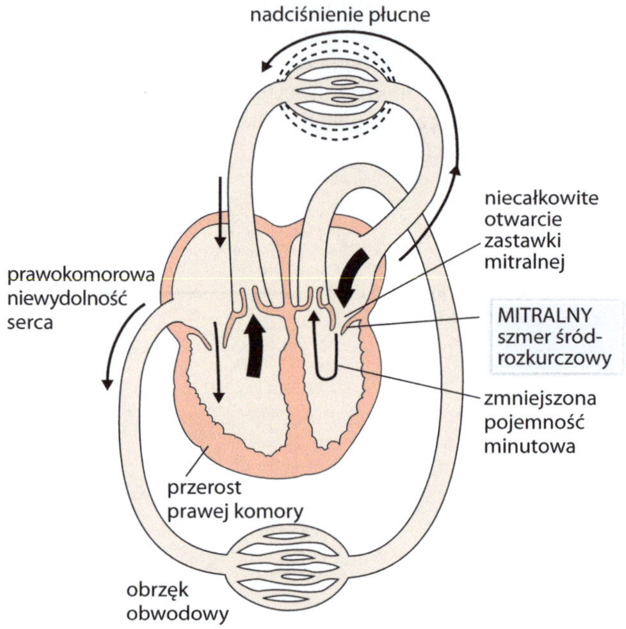

Ryc. 4-53. Zwężenie lewego ujścia żylnego. Zwężenie ujścia mitralnego prowadzi do wstecznego wzrostu ciśnienia w lewym przedsionku, krążeniu płucnym i prawym sercu. Pojawia się niewydolność serca z powodu zmniejszenia pojemności minutowej serca; występuje również śródrozkurczowy szmer.

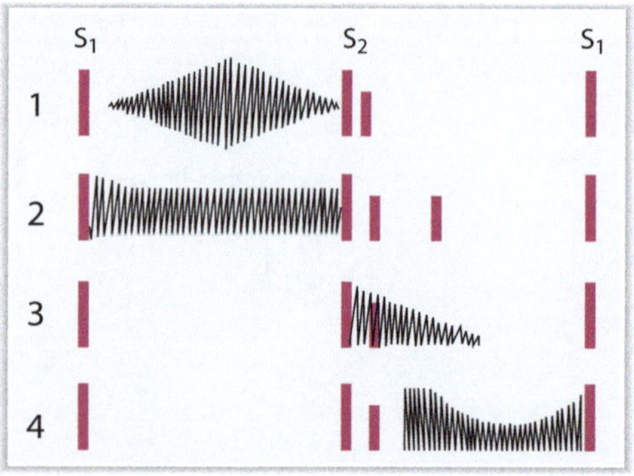

Ryc. 4-54. Szmery sercowe. 1. Stenoza aortalna. 2. Niedomykalność mitralna. 3. Niedomykalność aortalna. 4. Stenoza mitralna. S_1 – pierwszy ton serca, S_2 – drugi ton serca.

Lewy przedsionek poszerza się i ulega przerostowi, a wsteczne ciśnienie w żyłach płucnych powoduje żylne i **tętnicze nadciśnienie płucne**. Ostatecznie prawa komora przerasta i rozwijają się objawy kliniczne niewydolności prawego serca (**serce płucne**).

Patologiczne zmiany rozwijające się na zastawkach mogą być rozpoznane za pomocą echokardiografii, pokazującej pogrubienie zastawek, zwężenie ujścia i zmniejszenie rozkurczowego napełniania komory. Powiększenie lewego przedsionka i prawej komory, zastój płucny i obrzęk można zobaczyć na radiogramie. Zapis EKG, ciśnienie płucne i gradient ciśnienia zarejestrowane podczas cewnikowania serca są również nieprawidłowe i odzwierciedlają takie same zmiany patologiczne.

Kliniczne cechy zwężenia lewego ujścia żylnego mogą być z łatwością zrozumiane na podstawie leżącej u ich podłoża patologii:

- **Szmer rozkurczowy**. Wynika z turbulentnego przepływu przez patologicznie zmienione zastawki podczas rozkurczu serca.
- **Trzask otwarcia**. Jest on powiązany z nieprawidłowym otwarciem patologicznie zmienionej zastawki mitralnej.
- **Migotanie przedsionków**. Jest to powikłanie powiększenia i przerostu lewego przedsionka.
- **Zmęczenie.** Jest skutkiem hipoksji wywołanej przez zmniejszoną pojemność minutową serca.
- **Duszność**. Wynika z zastoju płucnego, prowadzącego do obrzęku płuc. Często występuje z kaszlem i znacznie się nasila przy położeniu się w łóżku.
- **Obrzęk nóg**, **powiększenie wątroby i śledziony**. Te objawy są konsekwencją serca płucnego (tj. niewydolności prawokomorowej).
- **Obwodowe objawy zawału albo krwotoku w mózgu, w kończynach dolnych lub w nerkach**. Objawy są związane z tętniczym zakrzepem z zatorami pochodzącymi z wegetacji, które tworzą się na nieprawidłowych zastawkach. Wegetacje te mogą ulec zakażeniu i są częstą przyczyną septycznego zawału lub posocznicy.

Niedomykalność mitralna jest wynikiem niepełnego zamknięcia zastawki mitralnej podczas skurczu serca.

Mitralne zarzucanie wynika z **zastawkowej niedomykalności** (niewydolności) – niezdolności zastawki mitralnej do całkowitego zamknięcia się podczas skurczu serca. Może ona być ostra lub przewlekła. W 40% przewlekłych przypadków jest konsekwencją reumatycznego zapalenia wsierdzia; w przypadku którego często jest powiązana ze zwężeniem lewego ujścia żylnego. W pozostałych 60% przypadków jest spowodowana przez zwyrodnienie zastawek z wrodzonymi defektami, wypadające zastawki, uszkodzenie zastawek przez zapalenie wsierdzia lub zmiany dotyczące mięśnia sercowego, które prowadzą do poszerzenia pierścienia zastawki mitralnej. Ostatnia grupa obejmuje pacjentów, którzy przebyli MI, zapalenie mięśnia sercowego lub kardiomiopatię rozstrzeniową. Ostra niedomykalność mitralna występuje najczęściej z powodu pęknięcia mięśnia brodawkowego w MI lub z powodu zerwania struny ścięgnistej w zakaźnym zapaleniu wsierdzia.

Niedomykalność mitralna charakteryzuje się falą zwrotną krwi podczas skurczu serca z lewej komory do lewego przedsionka (ryc. 4-55). Ponowny napływ krwi podczas skurczu serca powoduje **szmer pansystoliczny** z maksimum głośności przy koniuszku serca; szmer ten często promieniuje do dołu pachowego. Pierwszy ton serca jest cichy.

Lewa komora pompuje mniej efektywnie, stąd u pacjenta pojawiają się objawy zmniejszonej pojemności minutowej (**niewydolności serca z małym rzutem**). W tym samym czasie krew napływa zwrotnie, powodując poszerzenie lewego przedsionka, żył płucnych i nadciśnienie tętnicze. Ostatecznie rozwija się serce płucne i występują objawy niewydolności prawokomorowej, takie jak obrzęki nóg, powiększenie wątroby i śledziony (**niewydolność serca z wstecznym zastojem**). Obciążenia nakładające się na lewą komorę powodują przerost komory. Ponieważ pojemność minutowa jest zmniejszona, napełnianie tętnic wieńcowych jest niewystarczające, a to ostatecznie prowadzi do niewydolności serca.

Kliniczne cechy niedomykalności mitralnej są różne; wiele objawów jest podobnych do zwężenia lewego ujścia żylnego. W wielu przypadkach przewlekłego reumatycznego zapalenia serca występują objawy zarówno zwężenia, jak i współistniejącej niedomykalności. Zmiany spotykane w niedomykalności zastawki mitralnej to szmer pansystoliczny i przerost

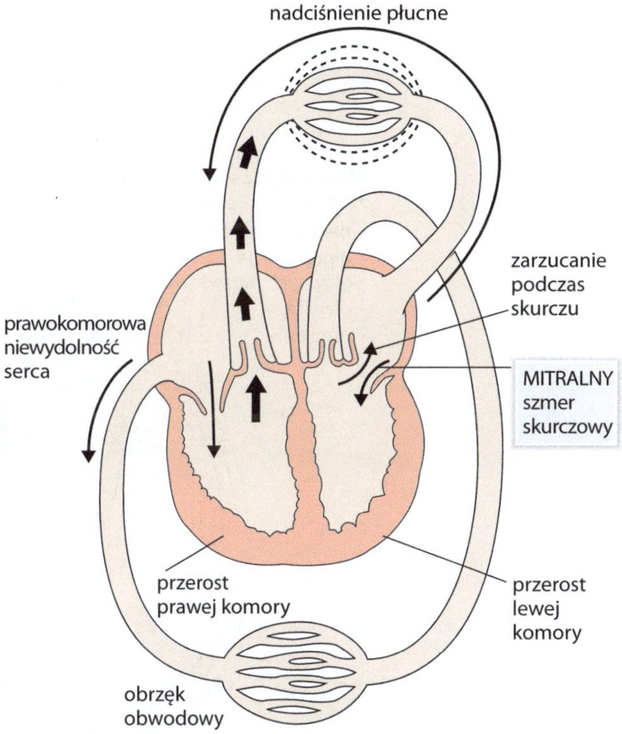

Ryc. 4-55. Niedomykalność mitralna. Niecałkowite zamknięcie zastawki mitralnej podczas skurczu serca prowadzi do odpływu krwi do lewego przedsionka. Rozwijają się nadciśnienie płucne i niewydolność prawej komory. Obecny jest szmer skurczowy.

lewej komory. Ostateczne rozpoznanie najlepiej jest ustalone przez echokardiografię, badanie doplerowskie i cewnikowanie serca.

Zwężenie aorty zakłóca odpływ krwi z lewej komory podczas skurczu serca.

Zwężenie aorty charakteryzuje się zwężaniem ujścia odpływu krwi z lewej komory. Zastawki są zdeformowane i często zwapniałe, dlatego nie mogą się całkowicie otwierać. U młodych osób przyczynami zwężenia są wrodzone anomalie zastawek. U osób w wieku średnim zwężenie jest powiązane z wapnieniem wrodzonych zastawek dwudzielnych albo jest skutkiem reumatycznego zapalenia serca, które często łącznie obejmuje zastawkę mitralną. U osób starszych zwężenie aorty jest związane z takimi samymi przyczynami jak u osób dorosłych, ale najczęściej jest objawem idiopatycznego wapnienia zastawek aorty.

Zwężenie aorty charakteryzuje się **szmerem pansystolicznym** poprzedzonym przez klik wyrzutu i akcentowanym pierwszym tonem serca (ryc. 4-56). Zapis EKG wykazuje cechy przerostu lewej komory. Echokardiografia może wykrywać wapnienie na płatkach zastawek, a badanie doplerowskie wykazuje istniejący gradient ciśnień przez zwężony otwór zastawki aortalnej.

Obciążenie nałożone na lewą komorę może powodować obydwa rodzaje niewydolności serca: zarówno z **zastojem wstecznym,** jak i z **niską pojemnością minutową.** Niewystarczające napełnianie tętnic wieńcowych, które odchodzą z zatoki Valsalvy za zwapniałymi płatkami zastawki, może powodować objawy **dławicy.** U pacjentów często dochodzi również do **omdlenia wysiłkowego** i nagłej śmierci. Poszerzenie światła aorty za zwężeniem może powodować poszerzanie się pierścienia aortalnego, wskutek czego niedomykalność aortalna może nakładać się na zwężenie.

Niedomykalność aortalna wynika z niekompletnego zamknięcia zastawki aorty podczas rozkurczu serca.

Niedomykalność aortalna może być konsekwencją defektów zastawkowych różnego pochodzenia, takich jak wrodzone zastawki dwudzielne, albo skutkiem reumatycznego lub infekcyjnego zapalenia wsierdzia. Niedomykalność może również rozwijać się z powodu poszerzenia pierścienia aortalnego spowodowanego przez miażdżycę lub kiłowy tętniak aorty. W połączeniu z tętniakiem może wystąpić również w zespole Marfana.

Niedomykalność aortalna charakteryzuje się **szmerem rozkurczowym *decrescendo*** i **skurczowym szmerem wyrzutowym**, najlepiej słyszalnym po prawej stronie mostka, kiedy pacjent pochyla się do przodu i nabiera powietrza (ryc. 4-57). Rozkurczowy szmer odzwierciedla zwrotny napływ krwi przez nie w pełni zamkniętą zastawkę aortalną. Szmer skurczowy jest związany z podwyższeniem objętości wyrzutowej

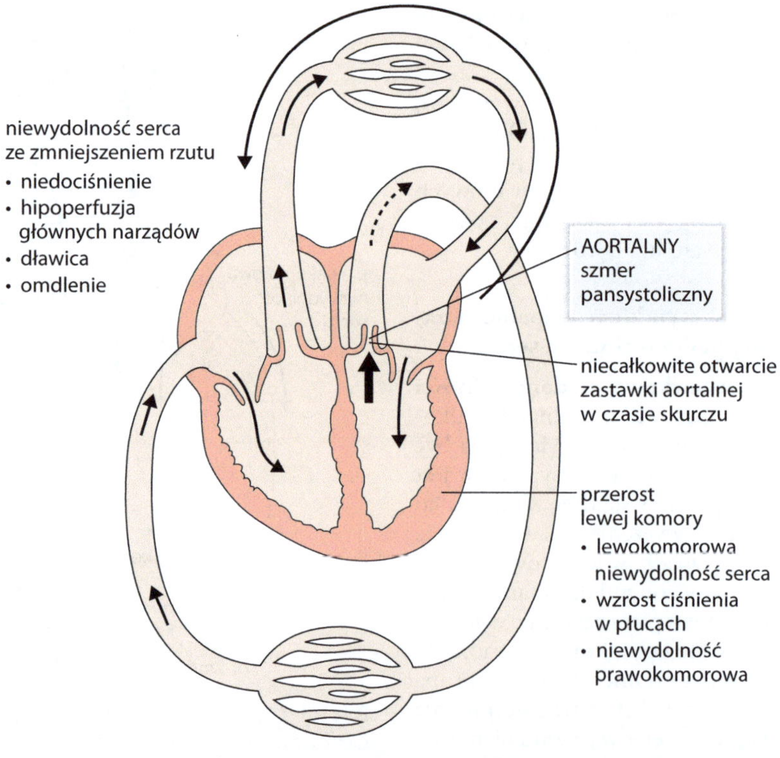

Ryc. 4-56. Stenoza aortalna. Zwężenie zastawki aorty stanowi obciążenie dla lewej komory, prowadzące do przerostu. Niedociśnienie, z powodu małego rzutu, pojawia się wraz z przerostem lewej komory, prowadząc ostatecznie do lewokomorowej niewydolności serca, wstecznego wzrostu ciśnienia w płucach i prawokomorowej niewydolności serca.

i obciążeniem dodatkową pracą lewej komory, co powoduje w konsekwencji jej przerost.

Hiperdynamiczna czynność serca klinicznie objawia się jako uderzenie koniuszkowe hiperdynamiczne i powoduje u pacjenta uczucie bicia serca lub kołatania. Tętno ma dużą amplitudę i zwykle obserwuje się spadek „napięcia tętna" z powodu napływu zwrotnego krwi do komory. **Tętnienia** mogą być widoczne pod paznokciami i w szczególnych przypadkach nawet cała głowa może drżeć w rytm tętna. U chorego może pojawić się również **dławica** z powodu niewystarczającego napełniania tętnic wieńcowych.

Uwaga

> Ruchy głowy zgodne z rytmem serca są znane również jako objaw de Musseta, nazwane tak po sławnym XIX-wiecznym poecie francuskim Alfredzie de Musset (1810–1857), który miał poszerzenie łuku aorty z powodu trzeciego stadium kiły.

Zwężenie i niedomykalność zastawki trójdzielnej objawia się podwyższonym centralnym ciśnieniem żylnym.

Zwężenie zastawki trójdzielnej jest rzadkie. Jeśli jednak stwierdza się je, to jest zazwyczaj składową kompleksowego reumatycznego zapalenia wsierdzia i jest powiązane z częstszymi zmianami dotykającymi zastawkę aortalną i mitralną. Stenozy trójdzielne prowadzą do wzrostu ciśnienia żylnego w żyle głównej i przewlekłego zastoju biernego w wątrobie, narządach jamy brzusznej i kończynach dolnych. Żylne ciśnienie szyjne ukazuje podwyższoną falę *a* i zmniejszone opadanie fali *y*, odzwierciedlające przeszkodę w komorowym napełnianiu.

Niedomykalność zastawki trójdzielnej zazwyczaj jest spowodowana przez poszerzenie prawej komory, ale również może być konsekwencją choroby reumatycznej serca, bakteryjnego zapalenia wsierdzia u osób przyjmujących leki dożylnie albo w zespole rakowiaka. Objawia się żylną falą zwrotną do prawego przedsionka i podniesionym centralnym ciśnieniem żylnym. Żylne tętno szyjne wykazuje duże fale *c* i *v* przemieszczające prawidłowo opadającą falę *x*.

KARDIOMIOPATIA

Kardiomiopatie dzieli się na rozstrzeniowe, przerostowe lub restrykcyjne.

Kardiomiopatie stanowią niejednorodną grupę chorób serca, spowodowaną przez patologiczne zmiany w mięśniu serca. Dzieli się je na trzy grupy na podstawie patologii prowadzącej do rozwoju choroby (ryc. 4-58):

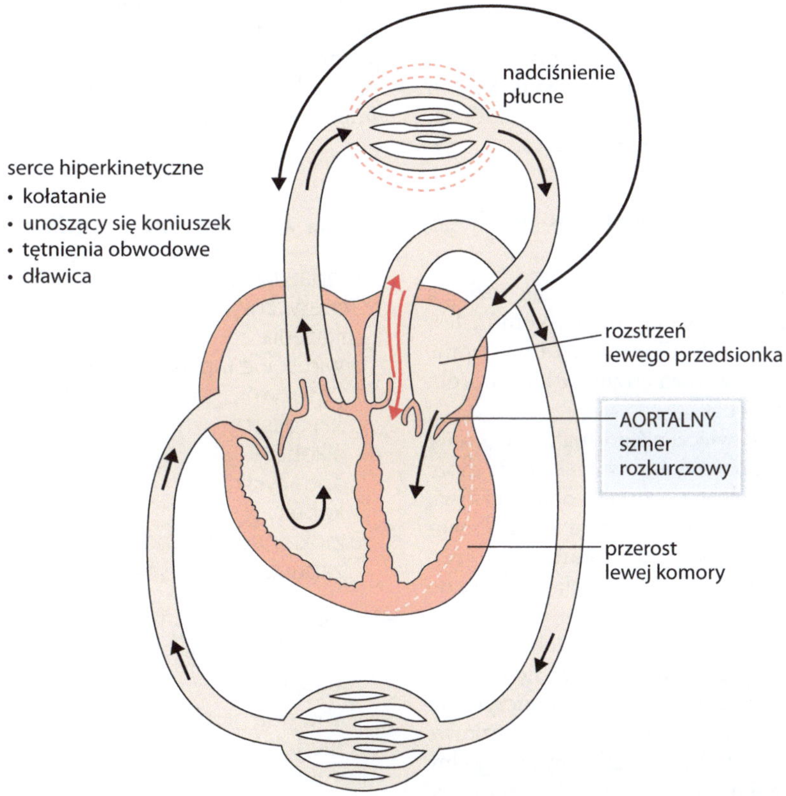

Ryc. 4-57. Niedomykalność aortalna. Niekompletne zamknięcie zastawki aorty podczas rozkurczu prowadzi do odpływu krwi i przerostu lewej komory. Obecny jest szmer rozkurczowy z towarzyszącym szmerem skurczowym z powodu wzrostu przepływu krwi przez lewą komorę.

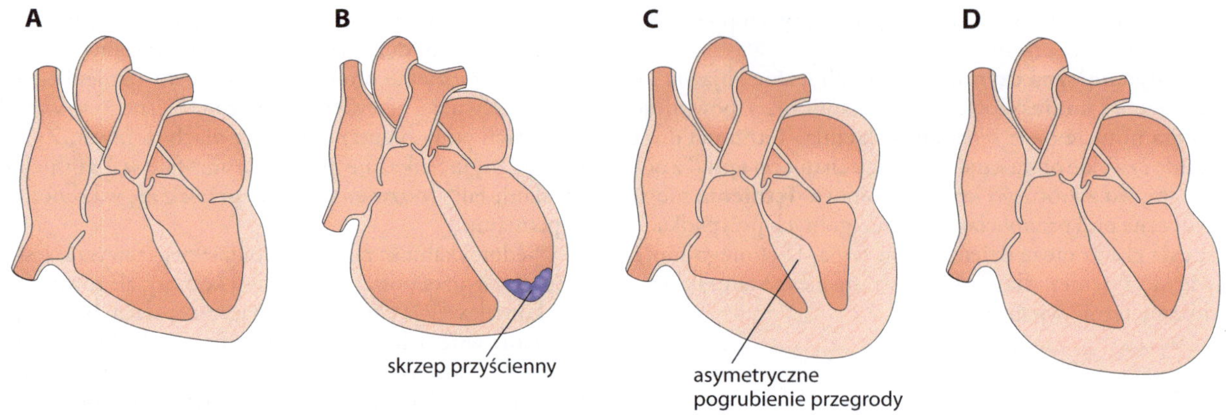

Ryc. 4-58. Kardiomiopatie. **A.** Prawidłowe serce. **B.** Kardiomiopatia rozstrzeniowa. **C.** Kardiomiopatia przerostowa. **D.** Kardiomiopatia restrykcyjna. (Opracowano na podstawie: V.V.C. Roberts, V.J. Ferrans: Pathologic anatomy of the cardiomiopathies. Hum Pathol 1975; 6:28–342).

- Rozstrzeniowa, charakteryzuje się poszerzeniem obydwu komór i niezdolnością do skurczu serca.
- Przerostowa, charakteryzuje się przerostem komór i niezdolnością do rozszerzenia się podczas rozkurczu serca.
- Restrykcyjna, charakteryzuje się nieprawidłową sztywnością miokardium, utrudniającą rozkurcz serca, ale zachowuje zdolność do skurczu.

W praktyce klinicznej rozpoznanie ustala się przez wykluczenie choroby wieńcowej, zastawkowej, nadciśnieniowej lub wrodzonej. Kardiomiopatie są chorobami śmiertelnymi, których skuteczną terapię stanowi tylko transplantacja serca.

Kardiomiopatia rozstrzeniowa charakteryzuje się niewydolnością skurczową.

Kardiomiopatia rozstrzeniowa charakteryzuje się rozległą dylatacją komór, powodując osłabienie funkcji komór. Jest klasyfikowana jako pierwotna lub idiopatyczna i występuje wtórnie do różnych czynników zewnętrznych lub chorób, które uszkadzają serce (tab. 4-11).

Serce jest poszerzone i waży więcej niż normalnie. Komory są jednak nieproporcjonalnie poszerzone, więc serce nie może się kurczyć z siłą wystarczającą do wyrzutu całej objętości krwi, która napłynęła do komór podczas rozkurczu serca. Lewokomorowa frakcja wyrzutowa jest zredukowana, zazwyczaj poniżej 45% (prawidłowa 50–65%), a stosunek objętości do masy jest podwyższony.

Pacjenci prezentują objawy zastoinowej niewydolności serca. W rozszerzonych komorach przyściennie tworzą się skrzepy, stąd zjawiska zatorowe są częste, szczególnie w kończynach, a także w obszarach zaopatrywanych przez tętnice krezkowe i mózgowe (ryc. 4-59). Obraz echokardiograficzny jest zgodny z nieprawidłową czynnością skurczową. Zapis EKG jest prawie zawsze nieprawidłowy i pokazuje poszerzone zespoły QRS, arytmie i zaburzenia przewodzenia. Często występuje nagła śmierć z powodu zaburzeń elektrofizjologicznych.

Kardiomiopatia przerostowa charakteryzuje się niewydolnością rozkurczową.

Kardiomiopatia przerostowa charakteryzuje się wzrostem całkowitej masy sercowej bez odpowiedniego wzrostu wielkości jam serca. Jest ona w większości przypadków powiązana z mutacjami genów, kodujących m.in. białka sercowe, takie jak łańcuch ciężki β-miozyny, troponiny i α-tropomiozyny. Serce jest powiększone, ale komory nie są poszerzone. W niektórych przypadkach przegroda komorowa jest asymetrycznie przerośnięta, powodując aortalne podzastawkowe zwężenie ujścia.

Tabela 4-11. Przyczyny kardiomiopatii rozstrzeniowej

Idiopatyczne
Genetyczne
Zakażenia
wirusowe (np. wirus Coxsackie A i B)
pasożytnicze (np. Trypanosoma cruzi)
Leki i toksyny
alkohol
antracykliny
kobalt
Endokrynne/metaboliczne
zaburzenia tarczycy (nadczynność lub niedoczynność tarczycy)
okołoporodowa lub poporodowa kardiomiopatia
hemochromatoza
Żywieniowe
choroba głodowa
niedobór tiaminy (beri-beri)
Immunologiczne
sarkoidoza
sklerodermia
zapalenie wielomięśniowe

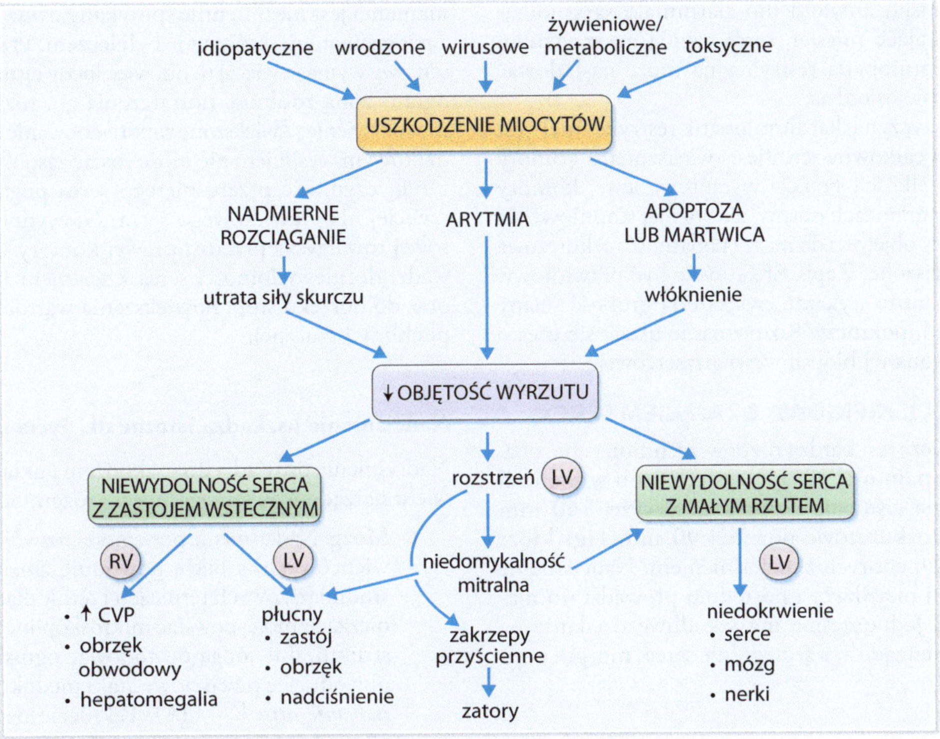

Ryc. 4-59. Kardiomiopatia rozstrzeniowa. Uszkodzenie miocytów osłabia ścianę serca, powodując rozstrzeń i niewydolność skurczową. CVP – centralne ciśnienie żylne; LV – lewa komora; RV – prawa komora.

Czynność serca jest hiperkinetyczna, objętość wyrzutowa i frakcja wyrzutowa lewej komory znajdują się w górnej granicy normy lub są podwyższone (65–90%). Masa komory jest przeszkodą w prawidłowym napełnianiu serca w czasie rozkurczu, z tego powodu ciśnienie końcoworozkurczowe wewnątrz komory jest podwyższone (ryc. 4-60). Stosunek objętości do masy jest zmniejszony, a podatność rozkurczowa jest znacznie zredukowana. Wpuklająca się przegroda może utrudniać odpływ krwi z lewej komory. Próby, które zmniejszają objętość lewej komory, takie jak zmiana pozycji ciała, próba Valsalvy lub podanie nitrogliceryny, mogą redukować wyrzut komorowy i prowadzić do zasłabnięcia. Echokardiogram przedstawia typowe pogrubienie przegrody międzykomorowej i innych części ściany komory. Zapis EKG wykazuje podwyższony woltaż zespołu QRS, zgodny z przerostem komorowym. Objawy kliniczne są różne, obejmują duszność po wysiłku, omdlenia, kołatania serca i dławicę. Często występuje nagła śmierć i wywiad rodzinny w jej kierunku. Do zwolnienia tętna i wydłużenia rozkurczu serca używane są β-blokery i inhibitory kanałów wapniowych, dzięki czemu poprawia się rozkurczowe napełnianie komór.

Kardiomiopatia restrykcyjna charakteryzuje się powoli rozwijającą się niewydolnością rozkurczową, łączącą się w zaawansowanym stopniu z niewydolnością skurczową.

Kardiomiopatia restrykcyjna obejmuje kilka chorób, które zmniejszają podatność komór, upośledzając rozkurczowe napełnianie. Utrata podatności wynika z nacieczenia mięśnia sercowego przez niekurczliwe, nieelastyczne substancje, takie

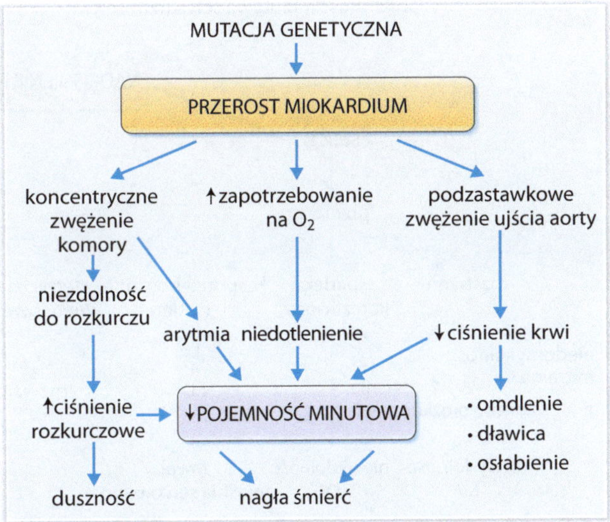

Ryc. 4-60. Wrodzona kardiomiopatia przerostowa. Serce z przerostem miokardium nie może się rozkurczyć i prowadzi to do niewydolności rozkurczowej. Podzastawkowe zwężenie aorty przez przegrodę przyczynia się do niewydolności serca z małym rzutem.

jak tkanka włóknista, amyloid lub ziarniniaki sarkoidozy. Substancje naciekające mięsień serca czynią go sztywnym i klinicznie kardiomiopatia restrykcyjna może naśladować zaciskające zapalenie osierdzia.

Najczęstszą przyczyną kardiomiopatii restrykcyjnej jest amyloidoza. Masa całkowita serca jest zwiększona, a komory są prawidłowej wielkości. Frakcja wyrzutowa lewej komory jest początkowo w granicach normy, ale później stopniowo się zmniejsza. Stosunek objętości do masy i podatność rozkurczowa są znacznie zmniejszone. Zapis EKG może być prawidłowy. Echokardiografia może wykazać zwiększoną grubość ściany komory i miejsca hipokinezy. Rozpoznanie ustala się często na podstawie wykonanej biopsji wewnątrzsercowej.

CHOROBA NADCIŚNIENIOWA Z ZAJĘCIEM SERCA

Nadciśnienie tętnicze jest bardzo rozpowszechnioną chorobą. Szacuje się, że co najmniej 50% dorosłych osób w Stanach Zjednoczonych ma ciśnienie skurczowe powyżej 140 mm Hg, a ciśnienie rozkurczowe powyżej 90 mm Hg, które kwalifikują ich jako chorych z nadciśnieniem. Nadciśnienie przyspiesza rozwój miażdżycy i pośrednio prowadzi do niewydolności serca. Jednocześnie ma szkodliwe działanie na funkcję ważnych narządów, a szczególnie serca, mózgu, oczu i nerek (ryc. 4-61).

Nadciśnienie tętnicze jest najczęstszą przyczyną przerostu serca.

Nadciśnienie zwiększa obciążenie następcze, zmuszając serce do większej pracy. Przerost lewej komory jest częstym powikłaniem i jest niezmiennie spotykany u wszystkich pacjentów z nadciśnieniem, którzy nie byli leczeni. Przerośnięty mięsień sercowy wymaga więcej tlenu, więc kiedy tętnice wieńcowe mają ograniczoną zdolność dostarczenia go, rozwija się względne niedokrwienie. Zwiększone zapotrzebowanie spowodowane dodatkowym wysiłkiem nie może zostać zaspokojone i w związku z tym czynność przerośniętego serca pogarsza się znacznie szybciej niż prawidłowego serca. Niewydolności lewokomorowej towarzyszy przerost prawej komory. Serce płucne prowadzi do niewydolności serca z zastojem (*backward failure*) oraz do obrzęku stóp, powiększenia wątroby i śledziony oraz puchliny brzusznej.

Nadciśnienie uszkadza istotne dla życia narządy.

Nadciśnienie prowadzi do uszkodzenia układu naczyniowego wielu narządów, w szczególności mózgu, oczu i nerek.

- **Mózg.** Nadciśnienie przyspiesza rozwój miażdżycy naczyń wieńcowych, a także powoduje zmiany w mniejszych śródmiąższowych tętnicach i tętniczkach mózgu. Na tętniczkach mogą powstać mikroskopijne tętniaki, a zmiany strukturalne mogą powodować ogniska niedokrwienia powodujące przejściowe ataki niedokrwienne (*transient ischemic attack* – TIA). Pęknięcie naczyń mózgowych prowadzi do powstania krwotoków mózgowych, które najczęściej są umiejscowione w zwojach podstawy – w rejonie torebki wewnętrznej, moście lub móżdżku.
- **Oko.** Nadciśnienie prowadzi do uszkodzenia małych tętnic i tętniczek siatkówki, powodując typowe nadciśnie-

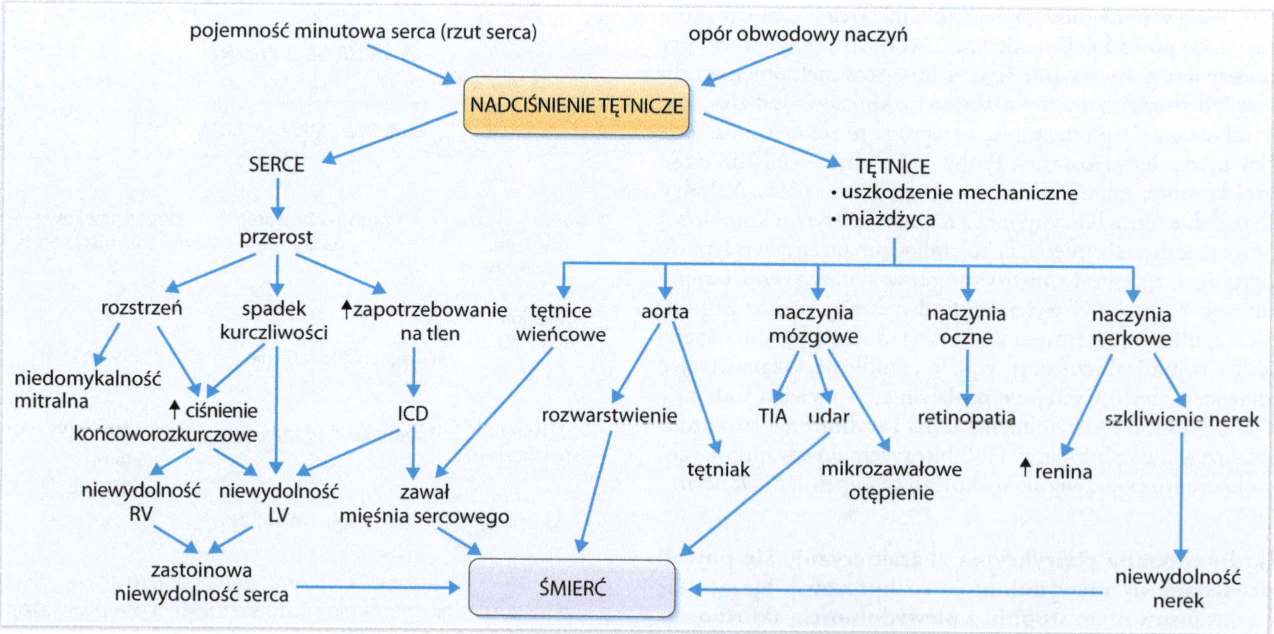

Ryc. 4-61. Nadciśnienie tętnicze. Nadciśnienie tętnicze powoduje przerost serca i uszkadza naczynia w większości narządów. ICD – niedokrwienna choroba wieńcowa; LV – lewa komora; RV – prawa komora; TIA – przemijający atak niedokrwienny.

niowe zmiany, widoczne w oftalmoskopowym badaniu dna oka. Częste są pęknięcia i krwotoki.

- **Nerka**. Nadciśnienie może uszkadzać tętnice nerkowe i tętniczki i powodować niedokrwienie nerek. Niedokrwienie nerek prowadzi do uwolnienia reniny, która nasila nadciśnienie przez aktywację układu angiotensyna-aldosteron. Retencja sodu prowadzi do przeciążenia objętościowego układu sercowo-naczyniowego i w konsekwencji przyczyniania się do nadciśnienia tętniczego.

PRZYPADKI KLINICZNE

Przypadek 1. NAGŁY BÓL W KLATCE PIERSIOWEJ U PIĘĆDZIESIĘCIOPIĘCIOLETNIEGO MĘŻCZYZNY Z CUKRZYCĄ

Wywiad. Pięćdziesięciopięcioletni mężczyzna został przywieziony na ostry dyżur przez karetkę pogotowia. Obudził się o 6.00 rano z uczuciem ściskającego bólu w klatce piersiowej[1]. Wcześniej miał napady bólu w okolicy przedsercowej, najczęściej podczas spacerów w czasie chłodnej pogody lub gdy biegał z psem. Ostatnio ból pojawił się także podczas spoczynku, ale nie był tak silny jak teraz[2]. Leczy się z powodu cukrzycy i nadciśnienia tętniczego[3].
Pacjent otrzymał aspirynę i został przeniesiony o godzinie 8.00 na kardiologiczny oddział intensywnej opieki medycznej[4].

Badanie przedmiotowe: Chory jest otyły, ze skróconym oddechem, spocony i w ostrym stanie ciężkim. Jego tętno wynosi 90, a ciśnienie tętnicze krwi – 100/60 mm Hg[5].

Badania laboratoryjne i objawy. W czasie przyjęcia stężenia w surowicy mioglobiny, troponiny I i T oraz kinazy kreatynowej MB były w normie[6]. EKG wykazało tachykardię zatokową, bez innych zaburzeń[7].

Dalszy przebieg. Chory miał wykonaną angiografię wieńcową i założono mu stent[8]. Leczono go przez kilka dni na kardiologicznym oddziale intensywnej opieki medycznej, po czym w pełni powrócił do zdrowia.

Pytania i zagadnienia do dyskusji:

1. Jakie są patogeneza i możliwe przyczyny nagłego bólu w klatce piersiowej?
2. Jakie jest znaczenie bólu przedsercowego, który występuje podczas wysiłku, w przeciwieństwie do bólu, który występuje w spoczynku?
3. Czy istnienie cukrzycy i nadciśnienia tętniczego jest istotne dla zrozumienia obecnej choroby tego pacjenta?
4. Dlaczego pacjent otrzymał aspirynę?
5. Dlaczego pacjent ma częstoskurcz i niedociśnienie?
6. Czy jest możliwe, że ten pacjent ma zawał serca, mimo że badania laboratoryjne nie potwierdzają tego rozpoznania? Kiedy można oczekiwać w surowicy wzrostu stężenia mioglobiny, troponin i CK-MB?
7. Czy EKG jest zawsze nieprawidłowy u pacjenta z ostrym zawałem serca?
8. Jakie były zmiany w angiografii?

Przypadek 2. UDAR U CZTERDZIESTOPIĘCIOLETNIEJ KOBIETY, KTÓRA JAKO NASTOLATKA MIAŁA GORĄCZKĘ REUMATYCZNĄ

Wywiad. Czterdziestopięcioletnia kobieta doznała udaru i została hospitalizowana[1]. Jako nastolatka chorowała na gorączkę reumatyczną. W ciągu ostatniego roku czuła się coraz bardziej zmęczona i miała trudności z oddychaniem, gdy wspinała się po schodach[2].

Badanie przedmiotowe. Chora nieprzytomna z ciężkim oddechem. Rzężenia były słyszalne nad obydwoma polami płucnymi, a radiogram wykazał linie B Kerleya w dolnych polach płucnych, rozciągające się obwodowo w stosunku do powierzchni opłucnej. Radiogram wykazał powiększony prawy przedsionek. Osłuchiwanie serca ujawniło głośny pierwszy ton serca, trzask otwarcia, najlepiej słyszalny nad koniuszkiem serca, i rozkurczowy furkot[4].

Badania laboratoryjne i objawy. Odczyn opadania krwinek czerwonych był podwyższony i występowała umiarkowana leukocytoza. Posiew krwi ujawnił zakażenie *Streptococcus viridans*[5].

Dalszy przebieg. Chora otrzymała antybiotyki, jednak zmarła z powodu rozwinięcia się ropnia mózgu[6].

Pytania i zagadnienia do dyskusji:

1. Jakie są możliwe przyczyny udaru?
2. Dlaczego u osoby z przebytą gorączką reumatyczną pojawiły się zmęczenie i trudności z oddychaniem?
3. Jakie jest możliwe wyjaśnienie ciężkiego oddechu powiązanego z rzężeniami i widocznymi w RTG klatki piersiowej liniami B Kerleya?
4. Zinterpretuj i wyjaśnij patogenezę stwierdzonych zmian osłuchowych. Która zastawka jest uszkodzona? Czy choroba ta objawia się zwężeniem czy niedomykalnością zastawki?
5. Jakie znaczenie ma wynik dodatni posiewu z krwi u cho-

rej z objawami przewlekłej choroby reumatycznej serca i udaru?
6. Wyjaśnij patogenezę ropnia mózgu u tej pacjentki.

Przypadek 3. OMDLENIE I NIEWYDOLNOŚĆ SERCA U DWUDZIESTOLETNIEGO MĘŻCZYZNY

Wywiad. Dwudziestoletni student zemdlał podczas gry w tenisa i został przewieziony na oddział ratunkowy[1]. Nie miał on wcześniej żadnych objawów choroby serca, ale jego ojciec zmarł nagle w wieku 33 lat[2]. Pacjent odzyskał nagle przytomność, ale mimo wszystko został poddany kompleksowemu badaniu.

Badanie przedmiotowe. Wstępne badanie radiologiczne wykazało tylko nieznacznie powiększenie serca. Echokardiografia wykazała pogrubienie ściany komory z uwypukleniem przegrody do lewej komory w okolicy okołoaortalnej. Komorowa frakcja wyrzutowa wynosiła 70%[3].

Badania laboratoryjne. Wszystkie oznaczenia laboratoryjne były w normie. Dalsze badania genetyczne ujawniły mutacje genu ciężkich łańcuchów β-mioglobiny[4].

Dalszy przebieg. Pacjent otrzymał β-blokery i został pouczony o konieczności wizyt u kardiologa w regularnych odstępach czasu[5].

Pytania i zagadnienia do dyskusji:
1. Zdefiniuj omdlenie i przedstaw przyczyny.
2. Wywiad rodzinny w kierunku nagłej śmierci może być ważny dla zrozumienia omdlenia u młodego człowieka. Wyjaśnij, dlaczego.
3. Objaśniaj zamiany echokardiograficzne.
4. Jakie jest rozpoznanie? Czy jest to zaburzenie skurczowe czy rozkurczowe? W jaki sposób jest ono dziedziczone?
5. Jakie jest uzasadnienie podawania β-blokerów?

Przypadek 4. DUSZNOŚĆ U MĘŻCZYZNY Z DŁUGOLETNIM NADCIŚNIENIEM TĘTNICZYM

Wywiad. Sześćdziesięcioletni mężczyzna z nadciśnieniem tętniczym uskarża się na brak tchu i krwioplucie[1].

Badanie przedmiotowe. Pacjent miał osłuchowo obustronnie rzężenia nad polami płucnymi i *tachypnoë*. Jego ciśnienie krwi wynosiło 200/120 mm Hg[2]. Poza tym chory miał ciastowate obrzęki nóg i powiększoną wątrobę i śledzionę[3].

Badania laboratoryjne. Żadne z badań laboratoryjnych nie wskazywało na nerkowe, endokrynne czy neurologiczne pochodzenie nadciśnienia tętniczego[4].

Dalszy przebieg. Chory dobrze odpowiedział na leczenie inhibitorem enzymu konwertującego angiotensynę (*angiotensin-converting enzyme* – ACE) i leki moczopędne.

Pytania i zagadnienia do dyskusji:
1. Dlaczego chory ma duszność i krwioplucie?
2. Czy jego nadciśnienie tętnicze jest łagodne, umiarkowane czy ciężkie?
3. Czy stwierdzone objawy wskazują na prawokomorową czy lewokomorową niewydolność serca?
4. Co jest najprawdopodobniej przyczyną nadciśnienia u tego pacjenta?
5. Jakie jest uzasadnienie zastosowanego leczenia?

Rozdział 5

CHOROBY PŁUC

Wstęp

Płuca są częścią układu oddechowego. Odgrywają kluczową rolę w wymianie gazowej – pobieraniu tlenu (O_2) i usuwaniu dwutlenku węgla (CO_2). Choroby płuc są główną przyczyną zachorowań i śmiertelności u człowieka, co potwierdzają liczne dane epidemiologiczne i kliniczne:

- Zakażenia układu oddechowego, zazwyczaj obejmujące górne drogi oddechowe, są odpowiedzialne za większość tzw. przeziębień, występujących u dzieci i dorosłych w dowolnym wieku.
- Prawidłowe funkcjonowanie układu oddechowego jest niezbędne dla podtrzymania życia, dlatego niewydolność oddechowa jest jedną z głównych przyczyn śmierci u ludzi.
- Płuca kontaktują się ze środowiskiem zewnętrznym, dlatego są podatne na szkodliwe wpływy zewnętrzne. Do płuc z powietrzem dostają się żywe patogeny, takie jak bakterie, wirusy i grzyby. Ponadto inhalowane cząsteczki organiczne, nieorganiczne oraz dymy mogą również uszkadzać płuca.
- Płuca są głównym narządem „wstrząsowym" u człowieka, dlatego zmiany patologiczne w płucach obserwuje się w prawie wszystkich postaciach wstrząsu oraz w stanach terminalnych poprzedzających śmierć.
- Zmiany w płucach obserwuje się często w niewydolności serca oraz w licznych zaburzeniach metabolicznych i krążeniowych, obejmujących inne ważne życiowo narządy, takie jak mózg, wątroba i nerki. Obrzęk płuc i zespół ostrej niewydolności oddechowej (*acute respiratory distress syndrome* – ARDS) często występują w przebiegu niewydolności wielonarządowej.
- Płuca są narażone na szereg karcynogenów egzogennych i są pierwszym celem karcynogenów pochodzących z dymu tytoniowego. Rak płuca jest ciągle jedną z głównych przyczyn śmierci z powodu nowotworów zarówno u kobiet, jak i u mężczyzn.

Choroby płuc można podzielić ze względu na ich etiologię. Względne znaczenie kliniczne różnych chorób płuc przedstawiono na ryc. 5-1.

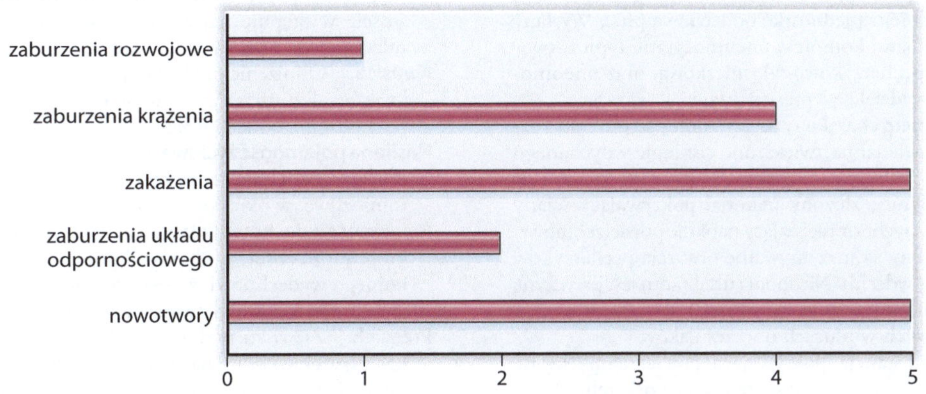

Ryc. 5-1. Względne znaczenie kliniczne różnych chorób płuc.

SŁOWA KLUCZOWE

Anatomia i fizjologia

Dyfuzja. Ruch cząsteczek wbrew gradientowi, z obszarów o wysokim stężeniu do obszarów o niskim stężeniu, do momentu osiągnięcia równowagi.

Elastyczność. Zdolność materiału do powrotu do normalnego kształtu, z kształtu wymuszonego działaniem siły. Elastyczność płuc określa się mierząc zmiany ciśnienia w drogach oddechowych w odpowiedzi na zmiany objętości inhalowanego powietrza.

Gardło. Fragment układu oddechowego oraz przewodu pokarmowego, łączący nos z krtanią oraz jamę ustną z przełykiem.

Krtań. Fragment układu oddechowego pomiędzy gardłem i tchawicą, odpowiedzialny także za powstawanie głosu.

Oddychanie. Proces obejmujący oddychanie zewnętrzne i wewnętrzne. Oddychanie zewnętrzne obejmuje procesy wdechu i wydechu powietrza z dróg oddechowych oraz wymianę gazową pomiędzy powietrzem inhalowanym i krwią w płucach. Wdech dostarcza tlenu, zaś wydech usuwa dwutlenek węgla z organizmu. Oddychanie wewnętrzne obejmuje zjawiska komórkowe, umożliwiające przechodzenie tlenu z erytrocytów poprzez ścianę naczyń do tkanek oraz wewnątrzkomórkowe wykorzystanie tlenu.

Opłucna. Zewnętrzna błona pokrywająca płuca, zbudowana z tkanki łącznej i pokrywającego ją międzybłonka. Opłucna płucna pokrywająca płuco przechodzi w opłucną ścienną, która wyściela klatkę piersiową. Jama opłucnej to przestrzeń pomiędzy opłucną płucną i opłucną ścienną. Zazwyczaj zawiera kilka mililitrów płynu surowiczego zwilżającego powierzchnię opłucnej, co umożliwia swobodne ruchy płuc w jamie opłucnej podczas oddychania.

Oskrzele. Rurkowata część dróg oddechowych wewnątrz płuc, uformowana drzewkowato, od której odchodzą stopniowo coraz mniejsze przewody, zaczynająca się od tchawicy (koniec proksymalny), a kończąca się małymi oskrzelikami oraz pęcherzykami (koniec dystalny). Oskrzela są pokryte nabłonkiem oddechowym, w którym znajdują się komórki rzęskowe oraz pozbawione rzęsek komórki cylindryczne, komórki wydzielające śluz oraz komórki neuroendokrynne. W ścianie oskrzeli znajdują się chrząstka oraz komórki mięśni gładkich.

Oskrzeliki. Drobne oskrzela nie zawierające chrząstki. Stanowią część dróg oddechowych od oskrzeli do przewodów pęcherzykowych. Ich odcinki dalsze (dystalne) są nazywane oskrzelikami końcowymi lub oddechowymi.

Pęcherzyk (gronko). Mały, woreczkowaty fragment płuca, stanowiący najmniejszą jednostkę oddechową płuc. Wysłany jest dwoma rodzajami komórek: pneumocytami typu I, tworzącymi barierę pęcherzykowo-włośniczkową, oraz pneumocytami typu II, wydzielającymi surfaktant.

Podatność. Parametr charakteryzujący zdolność płuc do rozprężania w odpowiedzi na zwiększone ciśnienie wdychanego powietrza.

Surfaktant. Półpłynny, złożony materiał pokrywający ściany pęcherzyków płucnych, zmniejszający napięcie powierzchniowe. Jest odpowiedzialny za utrzymywanie otwarcia pęcherzyków płucnych podczas wdechu. Niedobór surfaktantu jest przyczyną zespołu zaburzeń oddychania u noworodków oraz tworzenia się błon hialinowych w płucach u wcześniaków.

Śluz. Żelowata substancja pokrywająca powierzchnię błony śluzowej dróg oddechowych nosa, tchawicy i oskrzeli.

Tchawica. Rurowaty narząd łączący gardło z oskrzelami.

Wentylacja. Ruch powietrza do płuc i z płuc.

Wentylacja/perfuzja stosunek ($\dot{V}/\dot{Q}$). Stosunek całkowitej wentylacji pęcherzykowej do całkowitego płucnego przepływu krwi, wyrażany w litrach na minutę; w warunkach prawidłowych wynosi 0,8.

Objawy kliniczne, wyniki badań laboratoryjnych oraz procedury medyczne

Alergia. Podstawowy termin określający wiele różnych postaci nadwrażliwości na substancje pochodzenia zewnętrznego, mogące wywoływać odpowiedź immunologiczną. Substancje takie nazywa się alergenami lub immunogenami.

Anoksja. Stan, w którym tkanki są pozbawione tlenu - jeśli jest częściowa, to mówi się o hipoksji.

Cheyne-Stokesa oddychanie. Nietypowe oddychanie, w którym okresy bezdechu występują na przemian z okresami pogłębionego oddychania. Zazwyczaj bezdech trwa 10–30 sekund, a następnie występuje okres gwałtownych i pogłębiających się oddechów, po czym obserwuje się znowu spowolnienie oddechów, aż do bezdechu.

Czynnościowa pojemność zalegająca (*functional residual capacity*). Objętość powietrza pozostająca w płucach na końcu normalnego wydechu. Można ja wyliczyć, sumując zapasową objętość wydechową oraz objętość zalegającą.

Duszność („brak tchu"). Odczuwanie wysiłku oddechowego.

Hiperinflacja. Zwiększenie płucnych przestrzeni powietrznych, występujące wskutek uwięzienia powietrza w drogach oddechowych (astma oskrzelowa) lub z powodu utraty ściany pęcherzyków (rozedma).

Hiperpnoë. Pogłębienie oddechów bez zwiększenia ich częstości.

Hiperwentylacja. Zwiększona wymiana gazowa w pęcherzykach płucnych, prowadząca do nadmiernego usuwania dwutlenku węgla oraz hipokapnii.

Intubacja. Wprowadzenie rurki do dróg oddechowych, zazwyczaj przez nos lub krtań; zapewnia lub poprawia przepływ powietrza do płuc oraz podawanie anestetyków wziewnych.

Kaszel. Zjawisko gwałtownego, nasilonego usuwania powietrza z dróg oddechowych. Może powstawać na drodze odruchowej lub być wywołany świadomie.

Kussmaula oddychanie. Nietypowa postać oddychania, przebiegająca z pogłębieniem oddechów i zwiększeniem ich częstości. Występuje najczęściej w kwasicy, zwłaszcza kwasicy mleczanowej u chorych na cukrzycę.

Kwasica. Obniżenie pH krwi, spowodowane nagromadzeniem kwasów albo utratą zasad w płynach ustrojowych. Może być pochodzenia oddechowego lub metabolicznego.

Nasilona pojemność życiowa (*forced vital capacity*). Maksymalna objętość gazu, jaki może być usunięty z płuc najszybciej, jak to możliwe, w określonym czasie.

Pojemność wdechowa (*inspiratory capacity*). Objętość powietrza, które może zostać dodatkowo pobrane po zakończeniu spokojnego wydechu. Może być wyliczona poprzez dodanie objętości oddechowej do zapasowej objętości wdechowej.

Przeciek. Zjawisko, podczas którego strumień krwi lub powietrza przepływa nie swoim naturalnym przebiegiem, lecz poszerzoną inną – już istniejącą, nowo powstałą lub patologiczną drogą.

Rzężenia („trzeszczenia"). Nieprawidłowe dźwięki podczas osłuchiwania klatki piersiowej, wysłuchiwane podczas wdechu. Spowodowane są przez gromadzący się w świetle pęcherzyków płyn lub wysięk.

Tachypnoë. Zwiększenie częstości oddychania.

Wykrztuszanie. Zjawisko prowadzące do usuwania śluzu lub treści tchawiczo-oskrzelowej podczas kaszlu i odpluwania.

Zasadowica. Wzrost pH krwi, spowodowany nagromadzeniem zasad albo utratą kwasów w płynach ustrojowych. Może być pochodzenia oddechowego lub metabolicznego.

Choroby płuc

Alergiczne zapalenie pęcherzyków płucnych. Grupa chorób płuc rozwijających się w następstwie reakcji immunologicznej spowodowanej przez alergeny organiczne dostające się do pęcherzyków płucnych. Często występowanie tych chorób jest związane z miejscem pracy, np. płuco farmera, choroba hodowców gołębi, płuco osób narażonych na działanie klimatyzacji.

Astma. Choroba zapalna charakteryzująca się odwracalną obturacją dróg oddechowych wskutek skurczu oskrzeli i nadmiernego wytwarzania śluzu.

Choroby restrykcyjne płuc. Grupa chorób o różnej etiologii, charakteryzująca się zmniejszeniem końcowych przestrzeni powietrznych płuc i niemożnością płuc do odpowiedniego rozprężania podczas wdechu. Choroby restrykcyjne płuc można odróżnić od obturacyjnych, wykonując badania czynnościowe. Choroby te obejmują wiele typów przewlekłych zapaleń śródmiąższowych o nieznanej przyczynie, pylic wywołanych cząstkami nieorganicznymi, alergicznego zapalenia pęcherzyków płucnych, polekowych oraz popromiennych zmian w płucach, a także choroby o podłożu prawdopodobnie immunologicznym, np. sarkoidozę.

Kartagenera zespół. Wrodzone zaburzenie ruchomości rzęsek, objawiające się nawracającymi zakażeniami dróg oddechowych (zapalenie zatok, rozstrzenie oskrzeli), odwróceniem trzewi oraz niepłodnością u mężczyzn (upośledzenie ruchomości plemników).

Międzybłoniak. Guz złośliwy wywodzący się z opłucnej, często związany z narażeniem na azbest.

Nadciśnienie płucne. Wzrost ciśnienia w krążeniu płucnym, zwykle osiągający 25% wartości ciśnienia systemowego. Może być pierwotne o nieznanej etiologii lub wtórnie powstawać w następstwie niewydolności lewokomorowej, przewlekłych chorób płuc lub zatoru płucnego.

Niedodma. Stan, w którym płuca lub ich fragmenty są pozbawione powietrza, a pęcherzyki płucne są zapadnięte.

Odma opłucnowa. Nagromadzenie powietrza w jamie opłucnej.

Przewlekła obturacyjna choroba płuc (*chronic obstructive pulmonary disease* – COPD). Przewlekła choroba płuc spowodowana przez przewlekle zapalenie oskrzeli lub rozedmę albo obie postaci naraz. Najczęściej rozwija się w następstwie palenia papierosów. Klinicznie stwierdza się postępującą duszność oraz objawy obturacji w drogach oddechowych, prowadzące do niewydolności oddechowej.

Płyn opłucnowy. Nagromadzenie płynu w jamie opłucnej. Może on mieć charakter przesięku, jak w przebiegu przewlekłej niewydolności serca i obrzęków uogólnionych, lub wysięku, np. przy infekcyjnym zapaleniu opłucnej. Często może także występować w przebiegu nowotworów (nowotworowy wysięk opłucnowy).

Pylice. Grupa przewlekłych chorób płuc spowodowana wdychaniem organicznych i nieorganicznych cząstek, oparów chemicznych i dymów. W praktyce pojęcie to obejmuje pylicę górników kopalń węgla, azbestozę, krzemicę oraz płuco farmera, pylicę bawełnianą (byssinosis), bagasozę, a także inne choroby zawodowe spowodowane wdychaniem dymów i oparów.

Rak płuca. Grupa guzów złośliwych wywodzących się z oskrzela, oskrzelików końcowych lub opłucnej. Rak płuca najczęściej jest spowodowany paleniem papierosów. Ze względu na budowę mikroskopową można wyróżnić typy raka płaskonabłonkowego, gruczołowego i olbrzymiokomórkowego lub drobnokomórkowego nisko zróżnicowanego. Klinicznie guzy dzieli się na dwa typy: drobnokomórkowy i niedrobnokomórkowy, obejmujące wszystkie powyższe postacie mikroskopowe.

Ropniak. Nagromadzenie ropy w jamie opłucnej.

Rozedma. Przewlekły stan, w którym obserwuje się zniszczenie przegród międzypęcherzykowych oraz poszerzenie dystalnych przestrzeni powietrznych. Wyróżnia się kilka postaci patologicznych, np. rozedmę pęcherzykową, rozedmę środkową zrazika. Klinicznie przebiega jako przewlekła obturacyjna choroba płuc. Może powstawać w następstwie wrodzonego niedoboru α_1-antytrypsyny.

Rozstrzenie oskrzelowe. Przewlekła choroba płuc, w której dochodzi do nieodwracalnego poszerzenia oskrzeli i oskrzelików spowodowanego przez proces zapalny, zwężenie dróg oddechowych, włóknienie lub inne procesy chorobowe prowadzące do uszkodzenia miąższu płuca w okolicy oskrzeli.

Sarkoidoza. Choroba układowa o nieznanej przyczynie, w której przebiegu tworzą się nieserowaciejące ziarniniaki w płucach, węzłach chłonnych klatki piersiowej i innych narządach.

Zapalenie opłucnej. Zapalenie błony opłucnej. Może towarzyszyć zapaleniu płuc lub powstawać wskutek zakażenia.

Zapalenie oskrzeli. Choroba zapalna oskrzeli, która może przebiegać ostro lub przewlekle. Może być spowodowana przez zakażenia wirusowe lub bakteryjne, a także wskutek przewlekłego działania czynników drażniących, np. u palaczy. Objawy kliniczne obejmują kaszel oraz wykrztuszanie śluzu i śluzowo-ropnej wydzieliny.

Zapalenie płuc. Proces zapalny obejmujący płuca. Może być ostre lub przewlekłe i obejmować zarówno pęcherzyki (zapalenie pęcherzyków płucnych), jak i przegrody międzypęcherzykowe (zapalenie śródmiąższowe). Zapalenie płuc może być ograniczone (zapalenie płacikowe lub odoskrzelowe) lub uogólnione (zapalenie płatowe).

Zespół ostrej niewydolności oddechowej (*acute respiratory distress syndrome* – ARDS). „Płuco wstrząsowe" – zespół objawów klinicznych spowodowany przez liczne egzogenne i endogenne czynniki uszkadzające, prowadzące do rozległego uszkodzenia bariery pęcherzykowo–włośniczkowej (*diffuse alveolar damage* – DAD). Najczęściej występuje w przebiegu wstrząsu, zakażeń krwiopochodnych lub z dróg oddechowych, wskutek uszkodzenia płuc przez czynniki chemiczne lub fizyczne albo w przebiegu ogólnoustrojowych zaburzeń metabolicznych.

Zwykłe śródmiąższowe zapalenie płuc (*usual interstitial pneumonia* – UIP). Idiopatyczne włóknienie płuc – przewlekła choroba restrykcyjna płuc, w której przebiegu dochodzi do nierównomiernego niszczenia tkanki śródmiąższowej płuc oraz przewlekłego zapalenia pęcherzyków płucnych i ograniczonych ognisk włóknienia miąższu płuca (obraz „plastra miodu"). W większości przypadków nie jest znana przyczyna choroby i nie ma skutecznego leczenia.

Prawidłowa budowa i funkcja

ANATOMIA I HISTOLOGIA

Układ oddechowy podzielono umownie na dwie części: górną część układu oddechowego, obejmującą nos, gardło i krtań, oraz dolną część układu oddechowego, którą tworzy drzewo tchawiczo-oskrzelowe oraz płuca (ryc. 5-2). W niniejszym rozdziale omówiono funkcje i choroby dolnej części układu oddechowego.

Drogi oddechowe są pokryte specjalnymi komórkami nabłonka oraz wyposażone w szereg dodatkowych struktur pomocniczych.

Podstawową funkcją układu oddechowego jest oddychanie zewnętrzne. Układ oddechowy ma za zadanie zapewnić dostarczanie powietrza do płuc i jego usuwanie, a także wymianę gazową między powietrzem i krwią, dlatego różne odcinki układu oddechowego muszą być pokryte specjalnymi komórkami nabłonkowymi umożliwiającymi realizację powyższych zadań.

Błona śluzowa nosa, tchawicy i oskrzeli. Nos, tchawica i oskrzela są pokryte nabłonkiem pseudowielowarstwowym, zawierającym komórki wydzielające śluz oraz komórki rzęskowe. Komórki śluzowe wytwarzają śluz, który nawilża drogi oddechowe, a także stanowi mechaniczną barierę ochronną dla obcych cząstek i bakterii. Błona podśluzowa również zawiera większe gruczoły śluzowe, które są odpowiedzialne za wytwarzanie śluzu i płynu pokrywającego drogi oddechowe. Ponadto w nabłonku znajdują się rozrzucone liczne komórki neuroendokrynne, ale ich funkcja nie jest obecnie do końca wyjaśniona. W błonie podśluzowej obecne są także rozrzucone komórki macierzyste, które w warunkach prawidłowych lub w niektórych stanach patologicznych mogą się różnicować w komórki błony śluzowej.

Przestrzeniom powietrznym nosa, tchawicy i oskrzeli drożność zapewnia znajdująca się w ich ścianie chrząstka. Podobną rolę odgrywają struktury kostne nosa. W drzewie tchawiczo-oskrzelowym znajdują się komórki mięśni gładkich, które odpowiadają za skurcz lub rozkurcz dróg oddechowych i tym samym regulują przepływ i rozmieszczenie powietrza w płucach.

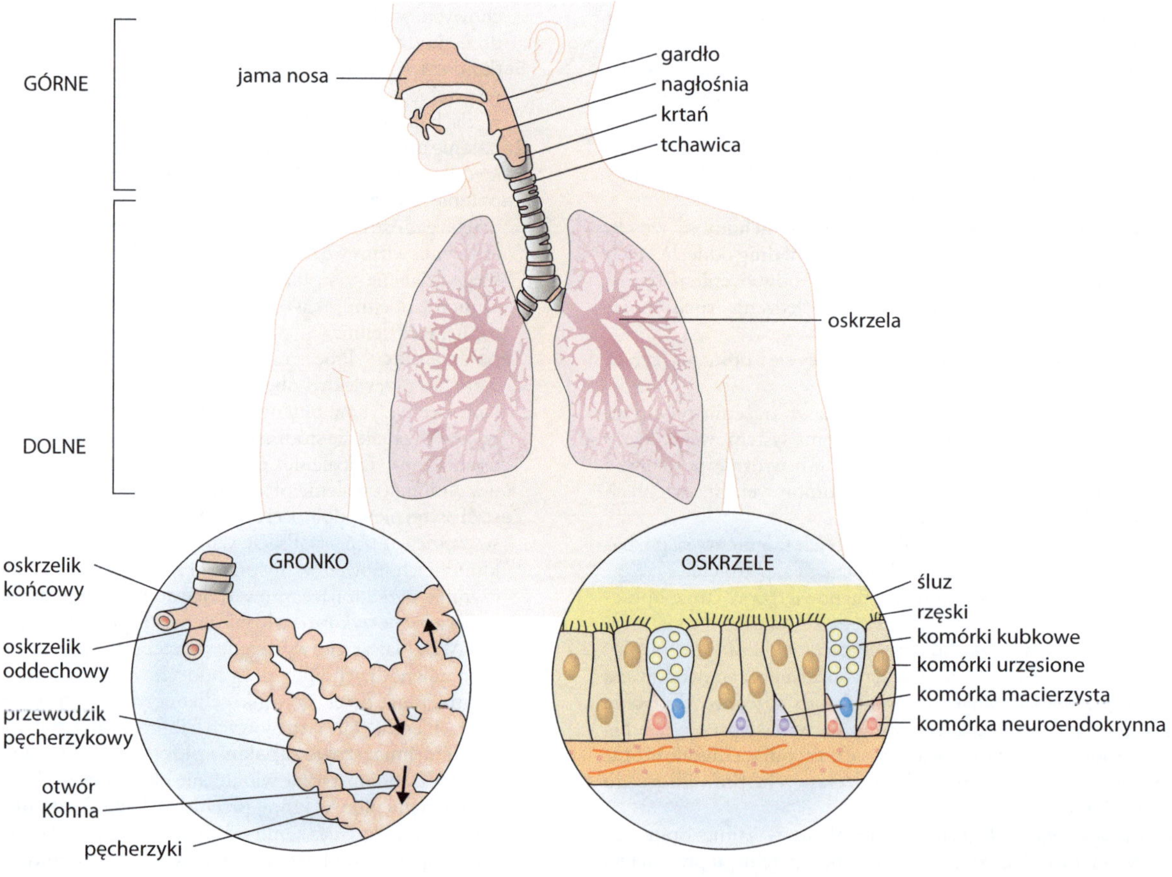

Ryc. 5-2. Prawidłowy układ oddechowy. W układzie oddechowym wyróżnia się górne oraz dolne drogi oddechowe; można także podzielić go na strefę przewodzącą (do której zaliczamy nos, gardło, krtań, oskrzela i oskrzeliki) oraz strefę oddechową (drobne oskrzeliki, przewodziki pęcherzykowe oraz pęcherzyki płucne). Te ostatnie struktury tworzą gronka płucne – najmniejszą jednostkę funkcjonalną płuc.

Przekrój dróg oddechowych maleje stopniowo, a gdy dochodzi do podziału na kolejne gałęzie, ich średnica się zmniejsza. Zmienia się także ich budowa. W miarę zmniejszania się wielkości oskrzeli zawierają one coraz mniej chrząstki i w końcu przechodzą w oskrzeliki, które są chrząstki pozbawione. Wreszcie najmniejsze drogi oddechowe, nazywane oskrzelikami końcowymi, przechodzą w oskrzeliki oddechowe, łączące się z woreczkami oddechowymi i pęcherzykami płucnymi.

Pęcherzyki płucne. Stanowią końcową część układu oddechowego, są wysłane pneumocytami typu I oraz typu II. Pneumocyty typu II wytwarzają surfaktant – substancję powierzchniowo czynną, która zapewnia pęcherzykom drożność. Pneumocyty typu I pozostają w bezpośrednim kontakcie z kapilarami płucnymi, tworząc wraz z nimi *jednostki pęcherzykowo-włośniczkowe*, podstawowe jednostki czynnościowe płuc.

Płuca znajdują się w klatce piersiowej, która chroni je przed urazami zewnętrznymi, ale także bierze udział w rytmicznym zwiększaniu i zmniejszaniu ich wielkości.

Klatka piersiowa jest zbudowana z kości oraz mięśni poprzecznie prążkowanych (ryc. 5-3). Pełni ona dwie podstawowe funkcje:

- **Ochrona.** Mostek, żebra i kręgosłup, obojczyki i łopatki chronią płuca przed urazami zewnętrznymi, zapewniając im mechaniczną tarczę. Dodatkową ochronę zapewniają mięśnie klatki piersiowej oraz grzbietu.

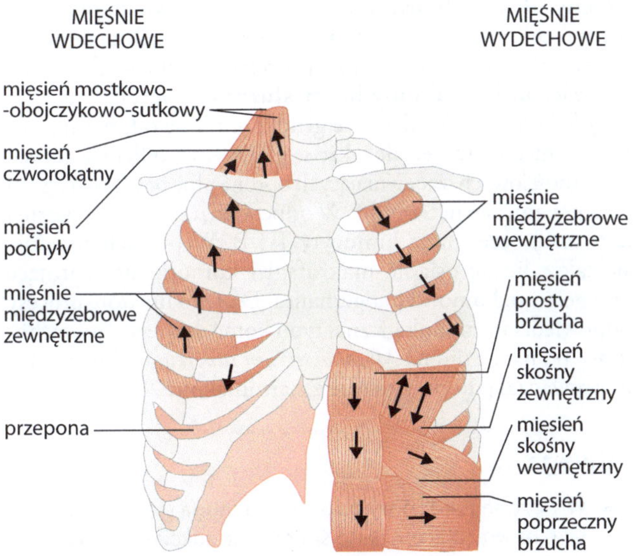

Ryc. 5-3. Ściana klatki piersiowej i mięśnie oddechowe. Płuca leżą wewnątrz klatki piersiowej, zbudowanej z części kostnej (żebra, mostek, łopatki, obojczyki i kręgosłup) oraz części mięśniowej, którą tworzą mięśnie wdechowe klatki piersiowej, szyi, karku, brzucha oraz przepona.

- **Oddychanie.** Za ruchy oddechowe klatki piersiowej odpowiedzialne są mięśnie poprzecznie prążkowane przedniej i tylnej powierzchni klatki piersiowej, niektóre mięśnie szyi i przedniej ściany brzucha oraz przepona. Mięśnie te można podzielić na dwie grupy: (1) **mięśnie wdechowe**, takie jak mięsień mostkowo-obojczykowo-sutkowy i przepona, oraz (2) **mięśnie wydechowe**: mięśnie międzyżebrowe i mięśnie przedniej ściany brzucha.

Do płuc dopływa krew żylna, która ulega utlenowaniu w płucach i dostaje się do krążenia tętniczego.

Płuca otrzymują krew żylną z prawego serca, do którego doprowadzają ją z obwodu żyła główna górna oraz żyła główna dolna. Krew płynie do płuc tętnicami płucnymi, które następnie dzielą się na coraz mniejsze tętnice. W końcu krew dociera do naczyń włosowatych, znajdujących się w przegrodach międzypęcherzykowych, gdzie znajduje się właściwa bariera pęcherzykowo-włośniczkowa (ryc. 5-4). Krwinki czerwone z krwi żylnej uwalniają CO_2, który następnie przechodzi do światła pęcherzyków i jest usuwany na zewnątrz. Tlen z powietrza wewnątrz pęcherzyków przechodzi przez błonę pęcherzykową, która jest utworzona przez pneumocyty typu I. Stamtąd przedostaje się przez ścianę naczyń, dostaje się do krwi i wiąże z hemoglobiną w erytrocytach. Krew utlenowana opuszcza pęcherzyki i dostaje się do żyłek płucnych, łączących się następnie w żyły płucne, i płynie do lewego serca i dalej do krążenia tętniczego.

Ochronę przed patogenami wziewnymi, alergenami i szkodliwymi cząstkami zapewnia płucom wiele układów komórkowych.

Powietrze wpływające przez nos i gardło zawiera wiele potencjalnie szkodliwych czynników, takich jak wirusy, bakterie oraz różne cząstki organiczne i nieorganiczne. Najważniejsze mechanizmy obronne płuc przedstawiono poniżej (ryc. 5-5):

Oczyszczanie śluzowo-rzęskowe. Śluz wytwarzany przez komórki kubkowe w błonie śluzowej nosa, tchawicy i oskrzeli pokrywa całą powierzchnię dróg oddechowych. W oskrzelach także znajdują się gruczoły śluzowe. Śluz przez nie wydzielany zawiera glikozaminoglikany, glikoproteiny oraz złożone węglowodany. Śluz może wiązać żywe patogeny oraz inne cząstki. Znajdują się w nim także substancje bakteriobójcze – properdyna i immunoglobulina A. Są tam także makrofagi, mogące fagocytować i zabijać bakterie. Bakterie oraz inne cząstki stałe są usuwane z drzewa tchawiczo-oskrzelowego poprzez ruch rzęsek komórek walcowatych nabłonka. Ten system oczyszczania rzęskowego w normalnych warunkach pozwala na usunięcie większości cząstek o wielkości 2–10 μm, ale cząstki mniejsze niż 2 μm mogą dotrzeć do pęcherzyków. Cząsteczki takie są zazwyczaj fagocytowane przez makrofagi pęcherzykowe i następnie wykrztuszane lub dostają się do przestrzeni śródmiąższowej i są ostatecznie transportowane z chłonką do okolicznych węzłów chłonnych.

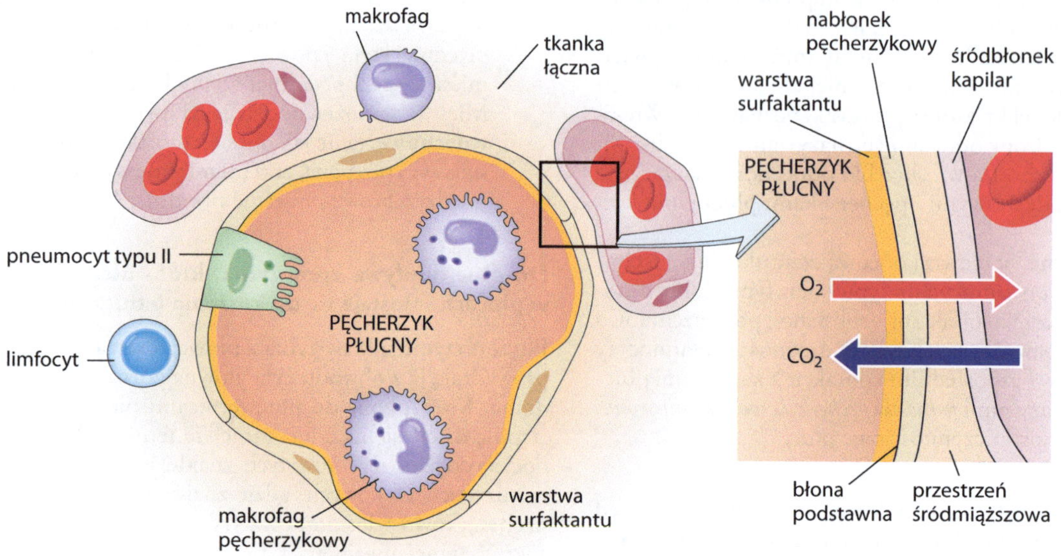

Ryc. 5-4. Pęcherzyk płucny oraz bariera pęcherzykowo-włośniczkowa. Pęcherzyk płucny wyścielają pneumocyty typu I i II leżące na błonie podstawnej, która oddziela go od przestrzeni śródmiąższowej, obejmującej obszar wokół kapilar płucnych. W przestrzeni śródmiąższowej znajdują się nieliczne fibroblasty oraz rozsiane limfocyty i makrofagi. Makrofagi mogą być także prawidłowo obecne wewnątrz pęcherzyków i wtedy nazywane są makrofagami pęcherzykowymi.

Uwaga

- Zespół Kartagenera jest wrodzonym zaburzeniem ruchu rzęskowego, charakteryzującym się występowaniem nawracających zakażeń dróg oddechowych wskutek zaburzeń oczyszczania śluzowo-rzęskowego.
- Mukowiscydoza charakteryzuje się wytwarzaniem bardzo gęstego, lepkiego śluzu, który bardzo trudno jest odkrztusić z dróg oddechowych. Gromadzenie się śluzu w oskrzelach powoduje zwiększoną skłonność do nawracających infekcji układu oddechowego oraz do tworzenia się rozstrzeni oskrzelowych.

Drenaż limfatyczny. Obcy materiał pochłonięty przez makrofagi pęcherzykowe dostaje się do układu chłonnego. Chociaż same pęcherzyki płucne nie zawierają naczyń chłonnych, kanały limfatyczne można już znaleźć w okolicy przewodów pęcherzykowych. Płuca mają bardzo wydajny system drenażu limfatycznego, który rozciąga się od przewodów pęcherzykowych, przez przegrody międzypłacikowe, do tkanki łącznej otaczającej naczynia krwionośne i oskrzela. Chłonka z obydwu płuc, z wyjątkiem płata górnego lewego, jest odprowadzana do prawego przewodu limfatycznego; chłonka z lewego górnego płata płynie do przewodu piersiowego.

Płucny układ odpornościowy. Wzdłuż wewnątrzpłucnych naczyń chłonnych oraz w błonie śluzowej oskrzeli znajdują się drobne skupienia pozbawionej torebki tkanki limfatycznej, tworzące **układ chłonny błony śluzowej** (*mucosa-associated lymphoid tissue* – MALT). Te grudki chłonne odgrywają rolę bariery mechanicznej, ale także są głównym źródłem komórek odpornościowych, zapewniających obronę płuc przed bakteriami i alergenami zewnętrznymi. W odpowiedzi immunologicznej zazwyczaj uczestniczą limfocyty T i B. W płucach znajdują się także liczne osiadłe makrofagi i komórki prezentujące antygen, np. komórki Langerhansa. Dlatego niektóre procesy odpowiedzi immunologicznej typu komórkowego, np. zachodzące po narażeniu na *Mycobacterium tuberculosis* lub grzyby, doprowadzają do powstawania ziarniniaków.

Uwaga

- Wrodzone niedobory odporności mogą się objawiać jako nawracające, często śmiertelne zakażenia układu oddechowego.
- Częste infekcje układu oddechowego obserwuje się w zespole nabytego upośledzenia odporności (AIDS). Jednym z zakażeń oportunistycznych występujących u osób chorych na AIDS jest płucna infekcja *Pneumocystis jiroveci*.

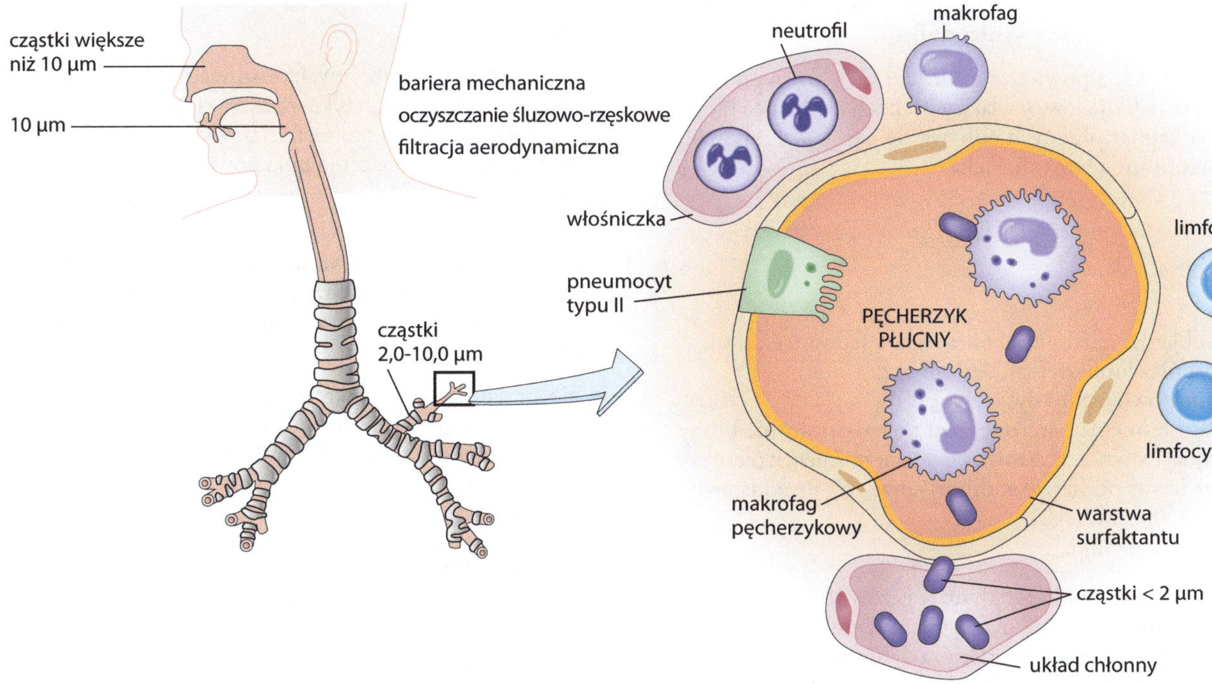

Ryc. 5-5. Mechanizmy obronne płuc. Drogi oddechowe bronią organizm przed obcymi cząsteczkami i bakteriami. Do mechanizmów obronnych zalicza się barierę mechaniczną, śluz oraz oczyszczanie śluzowo-rzęskowe wspomagane przez ruchy rzęsek w górnych drogach oddechowych, tchawicy i oskrzelach. Komórki fagocytujące (makrofagi) uczestniczą także w powyższych mechanizmach obronnych, wydzielając cytokiny. Ponadto w układzie chłonnym błon śluzowych oskrzeli MALT obecne są limfocyty T i B. Dodatkową ochronę pęcherzyków stanowi warstwa surfaktantu. Komórki układu białokrwinkowego mogą przedostawać się do tkanki płucnej z włośniczek pęcherzykowych i wzmacniać mechanizmy obronne płuc.

FIZJOLOGIA

Wentylacja to proces, podczas którego powietrze dostaje się do płuc i jest z nich usuwane.

Tlen z powietrza wdychanego do płuc w pęcherzykach płucnych dostaje się do krwi i zostaje związany z hemoglobiną w erytrocytach. W tym samym czasie dwutlenek węgla jest uwalniany z krwi żylnej i usuwany przez płuca. Całkowita wentylacja (V_E) wyraża objętość powietrza, które dostaje się do płuc i jest z nich usuwane w ciągu minuty, w zależności od częstości oddechów na minutę (f) oraz objętości oddechowej V_T:

$$V_E = f \times V_T.$$

U dorosłych prawidłowo V_T wynosi około 500 ml/min, a u dzieci – 3–5 ml/kg/min.

Powietrze dostające się do płuc podlega podstawowym prawom fizyki opisanym przez Boyle'a i Daltona. Zgodnie z prawem Boyle'a w stałej temperaturze ciśnienie i objętość gazu są w stosunku do siebie odwrotnie proporcjonalne. Według prawa Daltona ciśnienie parcjalne wywierane przez gaz w mieszaninie gazów jest równe ciśnieniu, jakie wywierałby ten gaz, gdyby zajmował całą objętość naczynia. Dlatego suma ciśnień parcjalnych gazów – gdzie we wdychanym powietrzu tlen stanowi 21%, a azot 79% – musi wynosić 100%. Stąd zwiększenie prężności tlenu można uzyskać, podnosząc ciśnienie powyżej normalnych wartości, w jakich powietrze dostaje się do płuc (760 mm Hg na poziomie morza), albo przez zwiększenie stężenia tlenu. Powyższe zasady wykorzystano w sztucznej, mechanicznej wentylacji płuc. Przebywanie zaś na dużych wysokościach, gdzie całkowite wartości ciśnienia atmosferycznego są niższe, może prowadzić do hipoksji.

Ciśnienie parcjalne gazów jest kluczowym czynnikiem determinującym oddychanie zewnętrzne i wewnętrzne.

Oddychanie zewnętrzne odbywa się w płucach. Podczas tego procesu O_2 z powietrza wdychanego jest transportowany do krwi, a CO_2 dyfunduje z krwi do powietrza w pęcherzykach. *Oddychanie wewnętrzne* obejmuje procesy komórkowe, które pozwalają na przechodzenie O_2 z erytrocytów przez ścianę naczynia do tkanek i na dalsze wykorzystanie go przez tkanki. Obydwa procesy oddychania zależą od ciśnień parcjalnych O_2 i CO_2 (ryc. 5-6). Należy zwrócić uwagę (ryc. 5-6), że zużycie O_2 doprowadza do dużych zmian w ciśnieniu parcjalnym O_2, które spada ze 100 mm Hg we krwi tętniczej do 40 mm Hg we krwi żylnej. Zmiany ciśnienia parcjalnego CO_2 są znacznie mniejsze: z 40 mm Hg we krwi tętniczej do 46 mm Hg we krwi żylnej.

Transport gazów przez barierę pęcherzykowo-włośniczkową odbywa się na zasadzie zwykłej dyfuzji.

Przechodzenie O_2 z powietrza do krwi i CO_2 z krwi do powietrza przez nabłonek wyścielający pęcherzyki płucne i błonę podstawną kapilar płucnych odbywa się na zasadzie dyfuzji. Proces ten opisuje równanie Ficka:

$$V_{gas} = \frac{A \times D\,(P_1 - P_2)}{T},$$

gdzie:
V_{gas} – objętość gazu przechodzącego w jednostce czasu,
D – współczynnik dyfuzji danego gazu,
A – pole powierzchni dyfuzyjnej,
$P_1 - P_2$ – ciśnienie parcjalne gazu po każdej stronie błony dyfuzyjnej (w płucach są to dwa gradienty ciśnienia: pierwszy – przez ścianę pęcherzyka, drugi – przez błonę podstawną naczynia włosowatego),
T – grubość tkanki.

Z prawa Ficka wynika, że dyfuzja gazów jest wprost proporcjonalna do powierzchni dyfuzyjnej i odwrotnie proporcjonalna do grubości tkanki, przez którą dyfunduje. W praktyce zdolność dyfuzyjną oznacza się po podaniu CO; gazu, który jest dobrze rozpuszczalny we krwi i po inhalacji może był łatwo oznaczany zarówno w pęcherzykach płucnych, jak i we krwi.

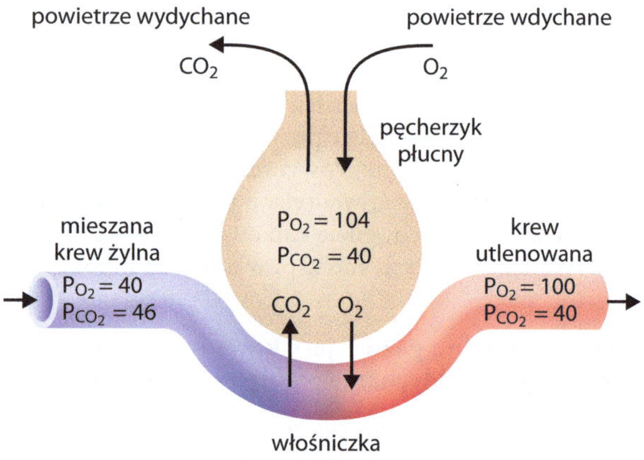

Ryc. 5-6. Oddychanie zewnętrzne i wewnętrzne. Płuca odgrywają główną rolę w wymianie gazowej pomiędzy powietrzem a krwią (oddychanie zewnętrzne). Tlen (O_2) jest transportowany na obwód, gdzie w tkankach zachodzą procesy oddychania wewnętrznego. Ciśnienie parcjalne tlenu zmienia się od 160 mm Hg w powietrzu wdychanym do 100 mm Hg w końcowych przestrzeniach powietrznych (pęcherzyki płucne). Ponadto powietrze jest nawilżane, co obniża ciśnienie tlenu ze 160 do 150 mm Hg. Dwutlenek węgla (CO_2) powstający w tkankach jest transportowany przez krew i usuwany w płucach. P_{O_2} – ciśnienie parcjalne tlenu; P_{CO_2} – ciśnienie parcjalne dwutlenku węgla.

Uwaga

- W chorobach restrykcyjnych obserwuje się zmniejszenie dyfuzji O_2 z pęcherzyków płucnych do krwi.
- W rozedmie płuc na skutek uszkodzenia pęcherzyków dochodzi do zmniejszenia pola powierzchni pęcherzyków.

Ciśnienie parcjalne tlenu w suchym powietrzu wdychanym jest wyższe niż w nawilżonym powietrzu w tchawicy i pęcherzykach płucnych oraz w utlenowanej krwi opuszczającej płuca.

Jeśli się przyjmie, że powietrze zawiera 21% tlenu, to na poziomie morza ciśnienie parcjalne w suchym wdychanym powietrzu wyniesie 160 mm Hg (760 × 0,21 = 160). Powietrze to jest nawilżane podczas przechodzenia przez nos i tchawicę, co obniża ciśnienie parcjalne tlenu do 150 mm Hg (ryc. 5-7). Gdy powietrze dociera do pęcherzyków płucnych, ciśnienie tlenu spada do 100 mm Hg. Częściowo spowodowane jest to tym, że tlen dyfunduje szybko do krwi oraz jest mieszany z CO_2 dyfundującym z krwi żylnej do pęcherzyków płucnych.

Teoretycznie ciśnienie parcjalne tlenu powinno być w pęcherzykach płucnych takie samo jak w tętniczych naczyniach płuc. Jednak ciśnienie parcjalne tlenu w naczyniach prowadzących krew tętniczą jest niższe niż ciśnienie w pęcherzykach. Spowodowane jest to domieszką krwi żylnej pochodzącej z uchodzących do żył płucnych żył oskrzelowych oraz niewielkiej ilości krwi żylnej, nieutlenowanej, która omija pęcherzyki płucne jako tzw. **fizjologiczny przeciek prawo-lewy**. Około 2% krwi omija pęcherzyki płucne. Obniżenie V̇/Q̇ obserwuje się w wielu chorobach płuc.

Uwaga

- Przyczyną dużego przecieku prawo-lewego są najczęściej wrodzone wady serca, nie przyczyny płucne.
- Obniżenie V̇/Q̇ towarzyszy najczęściej stanom obturacyjnym dróg oddechowych (np. choroby obturacyjne płuc) oraz chorobom, w których dochodzi do utrudnienia przepływu krwi przez płuca (np. zatorowość płucna).

Oddychanie jest procesem mimowolnym, który pozostaje pod kontrolą ośrodka oddechowego w pniu mózgu.

Oddychanie jest ważną funkcją życiową, ściśle kontrolowaną przez ośrodkowy układ nerwowy, który otrzymuje sygnały z obwodu i wysyła bodźce eferentne na obwód (ryc. 5-8). Kluczowymi strukturami i ośrodkami anatomicznymi uczestniczącymi w kontroli oddychania są:

- ośrodki oddechowe w rdzeniu przedłużonym i moście,
- kora mózgowa,
- chemoreceptory centralne i obwodowe,
- mechanoreceptory w płucach, mięśniach i stawach,
- mięśnie wdechowe i wydechowe.

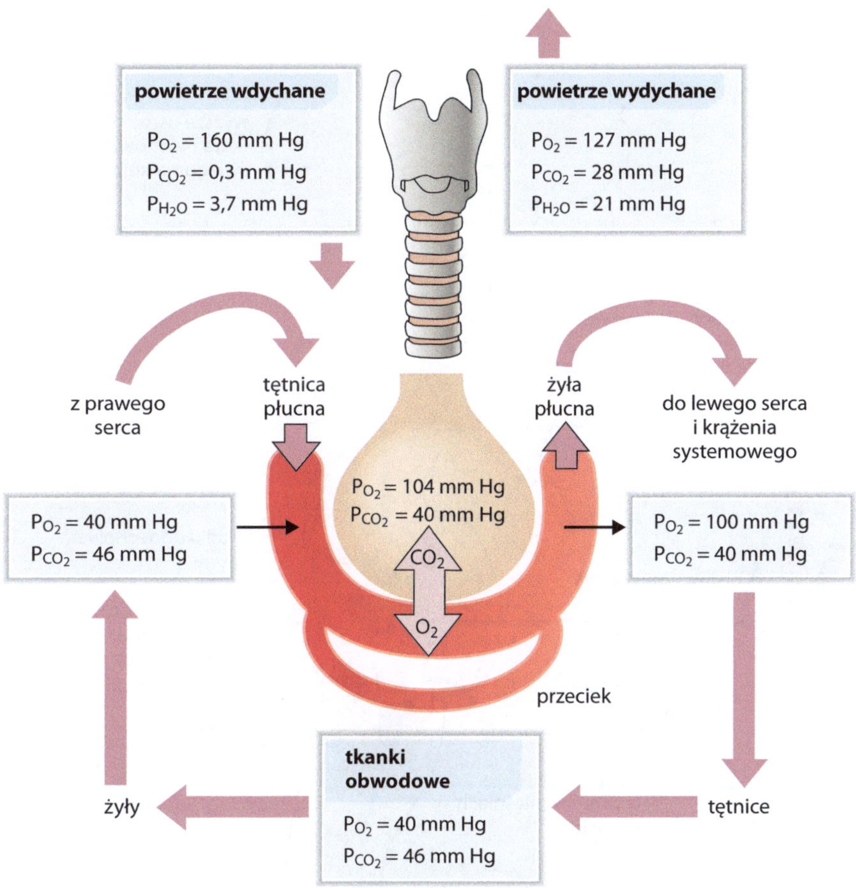

Ryc. 5-7. Bariera pęcherzykowo-włośniczkowa. CO_2 pochodzący z krwi żylnej jest wydychany, a O_2 z powietrza wdychanego dostaje się do krwi, która opuszcza obszar pęcherzyków jako utlenowana krew tętnicza. P_{CO_2} – ciśnienie parcjalne dwutlenku węgla; P_{H_2O} – ciśnienie parcjalne pary wodnej; P_{O_2} – ciśnienie parcjalne tlenu.

Ośrodki oddechowe. Proces oddychania jest kontrolowany przez trzy ośrodki w pniu mózgu: rdzeniowy ośrodek oddechowy, ośrodek apneustyczny oraz ośrodek pneumotaktyczny. Automatyzm ruchów oddechowych pozostaje pod kontrolą **ośrodka wdechowego** w grzbietowej części rdzenia przedłużonego, który otrzymuje sygnały pobudzające z receptorów obwodowych, głównie za pośrednictwem nerwu językowo-gardłowego oraz nerwu błędnego. Sygnały eferentne do przepony są wysyłane przez nerw przeponowy. **Ośrodek wydechowy**, położony w części brzusznej rdzenia przedłużonego, jest nieczynny, ponieważ wydech w warunkach normalnych odbywa się biernie. Może on jednak zostać aktywowany np. podczas wysiłku fizycznego. Ośrodek wdechowy może także być pobudzany przez bodźce pochodzące z **ośrodka apneustycznego**, położonego w dolnej części mostu. Ośrodek ten może przedłużać fazę wdechową („łapanie tchu") przez wydłużenie czasu skurczu przepony. **Ośrodek pneumotaktyczny**, położony w górnej części mostu, hamuje oddychanie przez zmniejszenie objętości oddechowej, nie wpływając jednak na częstość oddychania.

Kora mózgowa. Oddychanie może być kontrolowane w pewnych granicach dowolnie poprzez korę mózgową. Stosunkowo łatwo jest wywołać hiperwentylację, ale kiedy ciśnienie parcjalne dwutlenku węgla (Pa_{CO_2}) spadnie poniżej poziomu krytycznego, następuje utrata świadomości i przywrócenie automatyzmu oddychania. Hipowentylację również można wywołać dowolnie, ale nie trwa ona długo, ponieważ obniżenie ciśnienia parcjalnego tlenu Pa_{O_2} oraz wzrost Pa_{CO_2} są silnymi bodźcami prowadzącymi do przywrócenia oddychania.

Chemoreceptory. Wyróżnia się chemoreceptory centralne i obwodowe.

- Chemoreceptory centralne znajdujące się w pniu mózgu działają bezpośrednio na ośrodek wdechowy. Reagują one na zmiany pH płynu mózgowo-rdzeniowego; zakwaszenie powoduje wzrost częstości oddychania, podczas gdy wzrost pH zwalnia ruchy oddechowe.
- Chemoreceptory kłębków szyjnych i aortalnych reagują na zmiany Pa_{CO_2}, Pa_{O_2} oraz pH, wysyłając sygnały do ośrodka wdechowego. Obniżenie Pa_{O_2}, wzrost Pa_{CO_2} oraz spadek pH powodują zwiększenie częstości oddychania.

Uwaga

> W kwasicy metabolicznej pobudzenie chemoreceptorów prowadzi do przyspieszenia oddychania.

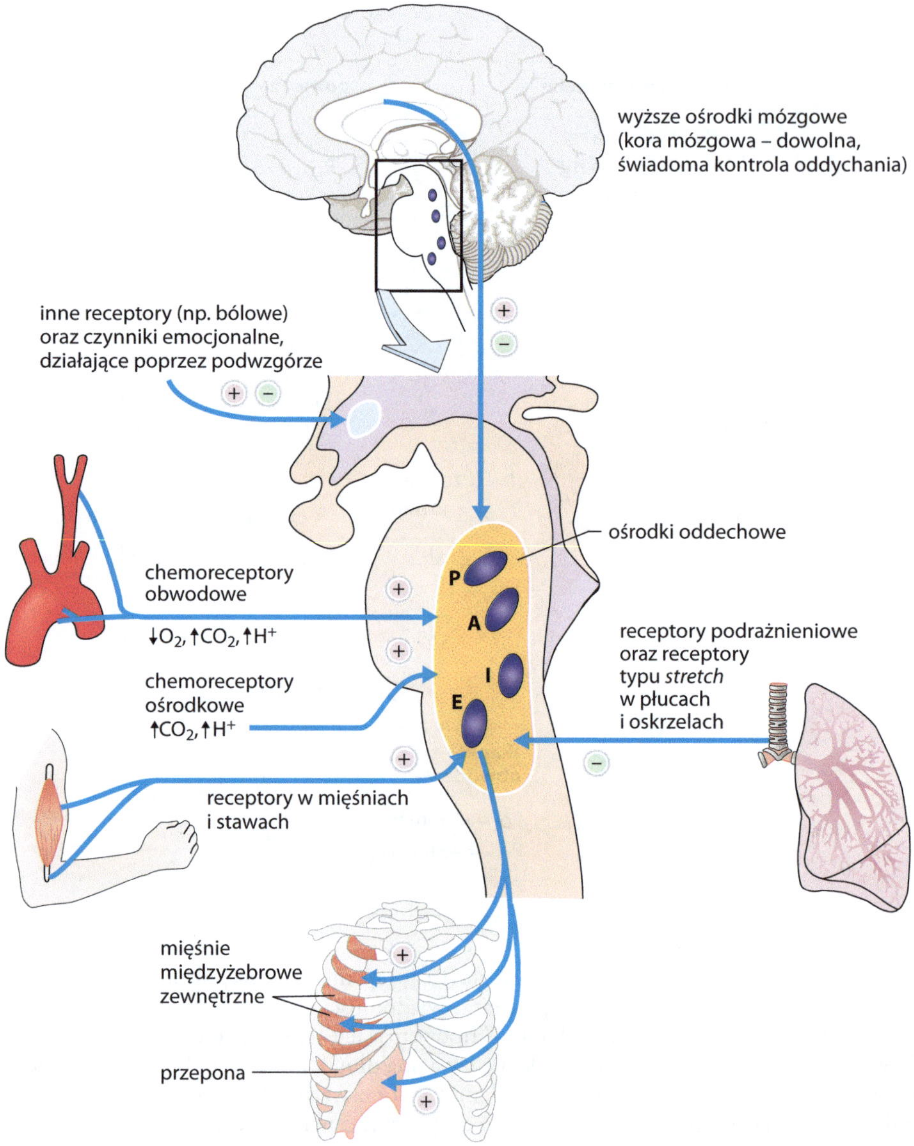

Ryc. 5-8. Nerwowe mechanizmy kontrolne oddychania. Oddychanie podlega kontroli ośrodków w rdzeniu przedłużonym, w których znajdują się obszary wrażliwe na bodźce chemiczne oraz otrzymujące impulsy z obwodowego układu nerwowego. Na procesy oddychania mają wpływ także ośrodki w korze mózgu. Pobudzenia eferentne z ośrodków oddechowych docierają do mięśni oddechowych, przede wszystkim do mięśni międzyżebrowych oraz przepony. **A** – ośrodek apneustyczny; **B** – ośrodek wydechowy; **C** – ośrodek wdechowy; **D** – ośrodek pneumotaktyczny.

Mechanoreceptory. Pobudzenie receptorów reagujących na rozciąganie – typu *stretch,* znajdujących się w **mięśniach gładkich** oskrzeli, aktywuje odruch Heringa-Breuera, prowadząc do zwolnienia oddychania przez wydłużenie czasu wydechu. Receptory *stretch* znajdujące się **mięśniach szkieletowych i stawach** mogą zwiększać częstość oddychania.

Receptory podrażnieniowe (typu *irritant*), znajdujące się w błonie śluzowej oskrzeli, reagują na bodźce chemiczne oraz cząstki, prowadząc do zwężenia oskrzeli, a także do zwiększenia częstości oddechów. Receptory podrażnieniowe odgrywają istotną rolę w inicjowaniu kaszlu, który oprócz tego może powstawać w następstwie pobudzenia mechanoreceptorów. Oprócz tego receptory typu *irritant* zapoczątkowują kichanie. Receptory podrażnieniowe są połączone z włóknami nerwowymi typu C, odpowiedzialnymi także za przewodzenie bólu.

Objętości powierza dostającego się i opuszczającego płuca podczas wdechu i wydechu można w ustalonych warunkach obiektywnie zmierzyć.

Normalny oddech stanowi cykl czterech faz: przerwa, wdech, faza odpoczynku oraz wydech. Mierząc objętość gazu dostającego się do płuc podczas wdechu oraz opuszczającego płuca podczas wydechu, można określić istotne parametry pojemności oddechowych, co przedstawiono na ryc. 5-9. Umownie te **statyczne objętości płuc** określa się następująco:

- Objętość oddechowa (*tidal volume* – V_T) – objętość powietrza dostającego się i opuszczającego płuca podczas każdego spokojnego oddechu. U dorosłych wynosi ona około 500 ml.
- Czynnościowa pojemność zalegająca (*functional residual capacity* – FRC) – objętość powietrza pozostająca w płu-

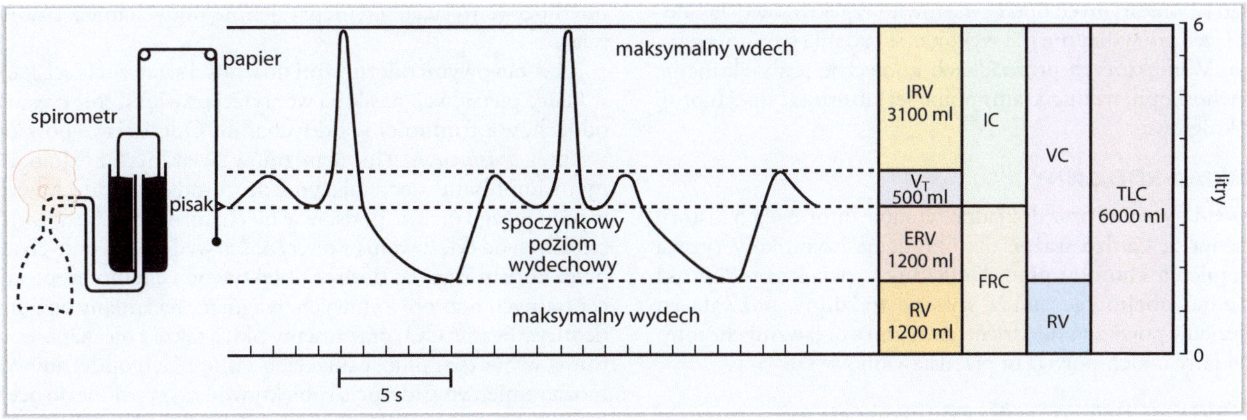

Ryc. 5-9. Objętości oddechowe. Płuca mają dużą rezerwę oddechową, która może być wykorzystywana w razie potrzeby. Zdolność płuc do zwiększenia wymiany gazowej mierzy się i określa jako całkowitą pojemność płuc (TLC). Do badanych objętości płucnych zalicza się pojemność życiową (VC), objętość zalegającą (RV), pojemność wdechową (IC), czynnościową pojemność zapasową (FRC), zapasową objętość wdechową (IRV), objętość oddechową (V_T) oraz zapasową objętość wydechową (ERV).

cach pod koniec spokojnego wydechu. FRC nie można zmierzyć podczas rutynowej spirometrii, ale można ja oznaczyć metodą dylucji helu, wypłukiwania azotu lub pletyzmografii całego ciała.

- Wydechowa objętość zapasowa (*expiratory reserve volume* – ERV) – ilość powietrza, która może zostać usunięta z płuc podczas nasilonego wydechu.
- Objętość zalegająca (*residual volume* – RV) – ilość powietrza pozostającego w płucach po nasilonym wydechu. RV oblicza się, odejmując ERV od FRC (RV = FRC – ERV). U młodych dorosłych wynosi ona około 20% całkowitej pojemności płuc. Zwiększa się z wiekiem o 1% rocznie i u starszych ludzi może stanowić ponad 60% całkowitej pojemności płuc.
- Zapasowa objętość wdechowa (*inspiratory reserve volume* – IRV) – ilość powietrza, która może zostać wciągnięta do płuc po zakończeniu spokojnego wdechu (dodatkowo do V_T).
- Pojemność wdechowa (*inspiratory capacity* – IC) – ilość powietrza, która może zostać pobrana do płuc dodatkowo do objętości stanowiących FRC (IC = V_T + IRV).
- Pojemność życiowa (*vital capacity* – VC) – ilość powietrza usuwanego z płuc podczas nasilonego wydechu.
- Całkowita pojemność płuc (*total lung capacity* – TLC) – całkowita ilość powietrza w płucach i drzewie oskrzelowym po maksymalnym wdechu.
- Nasilona pojemność życiowa (*forced vital capacity* – FVC) – ilość powietrza, która może być usunięta z płuc tak szybko, jak to tylko możliwe. Prawidłowo wartości FVC nie różnią się od VC, jednak FVC może być zmniejszona u osób z rozedmą płuc.
- Nasilona objętość wydechowa pierwszosekundowa (*forced expiratory volume* – FEV_1) – ilość powietrza, która może zostać usunięta z płuc w ciągu pierwszej sekundy nasilonego wydechu po uprzednim maksymalnym wdechu. U zdrowych młodych dorosłych wynosi 80% nasilonej pojemności życiowej (FEV_1/FVC = 0,8), ale z wiekiem FEV_1 zmniejsza się do 65–70%. FEV_1/FVC zależy od wysiłku użytego do wydechu, więc zwiększenie wysiłku wydechowego może zmieniać tę wartość. W chorobach obturacyjnych FEV_1 jest zmniejszone (FEV_1/FVC < 70%). W chorobach restrykcyjnych zmniejszone są zarówno FEV_1, jak i FVC (FEV_1/FVC > 70%).
- Przepływ wydechowy $FEF_{25–75\%}$ (*forced expiratory flow rate* – FEF) - wartość przepływu powietrza w środkowej części (25–75%) FVC. Określa się go także jako MEF (*maximal midexpiratory flow rate*), uważany za najbardziej czuły wskaźnik w rozpoznawaniu wczesnych postaci obturacji. Odzwierciedla bowiem stan drobnych oskrzeli, a ponadto jest niezależny od wysiłku oddechowego.

Uwage

> Pojemność życiowa (VC), pojemność wdechowa (IC) i zapasowa objętość wydechowa mogą być oznaczone w badaniu spirometrycznym, określenie zaś wartości czynnościowej pojemności zalegającej (FRC) oraz całkowitej pojemności płuc (TLC) wymaga zastosowania specjalnych technik.

Badania kliniczne i laboratoryjne w chorobach płuc

Badanie pacjentów, u których podejrzewa się chorobę płuc, obejmuje dokładny wywiad i szczegółowe badanie przedmiotowe, ze szczególnym zwróceniem uwagi na objawy, które mogą wskazywać na chorobę układu oddechowego. Ponadto trzeba uwzględnić wyniki badania radiologicznego klatki piersiowej, badań laboratoryjnych oraz ocenę równowagi kwasowo-zasadowej. Czasami wskazane jest wykonanie badania spirometrycznego. W niektórych przypadkach konieczne jest wykonanie bronchoskopii, nakłucia jamy opłucnej lub aspiracyjnej biopsji cienkoigłowej.

WYWIAD RODZINNY

Wywiad rodzinny oraz dokładne zebranie informacji o historii pacjenta są bardzo ważne dla określenia czynników ryzyka wystąpienia choroby płuc. Dokładny wywiad uzyskany od pacjenta, obejmujący także wywiad rodzinny, pozwala na znalezienie powiązań między narażeniami a objawami choroby. Przykłady takich powiązań przedstawiono w tab. 5-1.

OBJAWY PODMIOTOWE I PRZEDMIOTOWE CHORÓB PŁUC

Najważniejszymi objawami podmiotowymi i przedmiotowymi chorób płuc są:

- duszność,
- kaszel,
- krwioplucie,
- ból w klatce piersiowej,
- zaburzony tor oddechowy,
- nieprawidłowe szmery oddechowe,
- hipoksja, sinica i kwasica oddechowa.

Duszność to odczuwanie braku tchu nieadekwatne do wykonywanego wysiłku.

Duszność, często także określana jako zadyszka, jest subiektywnym odczuciem trudności w oddychaniu. Pacjenci opisują ją jako utrudnione oddychanie lub po prostu „brak tchu". Jak wyraził się jeden ze znanych lekarzy chorób płuc, „Duszność to nie przyspieszenie oddychania, nie pogłębienie oddechów, nie hiperwentylacja, ale nieprzyjemne oddychanie z trudnością".

Podstawowymi odczuciami duszności są: uczucie ściskania w klatce piersiowej, nasilona wentylacja, zwiększenie częstości oddechów i trudności w oddychaniu. Odczucia te powstają wskutek *obiektywnych* mechanizmów związanych z fizjologicznymi impulsami docierającymi do ośrodków oddechowych w pniu mózgu oraz na podstawie mechanizmów *subiektywnych*, zależnych od odczuwania skuteczności/wydajności oddychania przez korę mózgową. Bodźce obiektywne z chemoreceptorów centralnych oraz obwodowych, reagujące na zmiany poziomu tlenu, zawartość CO_2 oraz zmiany pH, a także z mechanoreceptorów w miąższu płuc, oskrzelach i mięśniach oddechowych, można zmierzyć. Odczucia subiektywne zaś są trudne do oceny ilościowej, a także są one różne u różnych ludzi.

Jak wspomniano w rozdziale 4, duszność może być pochodzenia sercowego lub pozasercowego, ostra lub przewlekła. Najważniejsze przyczyny duszności przedstawiono w tab. 5-2.

Pacjenci potrafią zazwyczaj określić duszność jako łagodną, umiarkowaną lub ciężką oraz czy jest ona związana z wysiłkiem, czy występuje w spoczynku. Często udaje się także określić przyczynę wywołującą duszność.

Pacjenci potrafią także podać dokładnie czas wystąpienia duszności oraz jej trwania. Obserwacje te stanowią cenną wskazówkę diagnostyczną (tab. 5-3).

Kaszel jest odruchem, który może być wyzwalany przez wiele różnych bodźców.

Kaszel jest odruchowym mechanizmem obronnym, który może zostać uruchomiony pod wpływem bodźców chemicznych, mechanicznych lub dobrowolnie i świadomie. Bodźce drażniące, takie jak substancje chemiczne oraz ciała obce dostające się do krtani lub dolnych dróg oddechowych, powodują pobudzenie

Tabela 5-1. Czynniki ryzyka chorób płuc

GRUPA CZYNNIKÓW RYZYKA	CZYNNIK I CHOROBA PRZEZ NIEGO WYWOŁANA
Czynniki wrodzone	niedobór AAT: rozedma mukowiscydoza: rozstrzenie oskrzeli/zapalenie płuc
Czynniki środowiskowe i narażenia zawodowe	palenie: POChP, rak płuca pyły nieorganiczne: pylice alergeny egzogenne: alergiczne zapalenie pęcherzyków płucnych
Zakażenia	zakażenia wirusowe i bakteryjne: zapalenia górnych dróg oddechowych i płuc gruźlica zakażenia towarzyszące AIDS
Zabiegi medyczne	sepsa i wstrząs: ARDS niewydolność serca: obrzęk płuc uszkodzenie płuc wywołane przez leki
Leki/toksyny	uszkodzenie płuc wywołane przez leki: wiele substancji może wywoływać uszkodzenie płuc
Zewnątrzpochodne czynniki mechaniczne	uszkodzenie klatki piersiowej: odma uszkodzenie mózgu: uszkodzenie ośrodków oddechowych

AAT – α_1-antytrypsyna; POChP – przewlekła obturacyjna choroba płuc; ARDS – zespół ostrej niewydolności oddechowej; AIDS – zespół nabytego niedoboru odporności.

Tabela 5-2. Przyczyny duszności

TYP DUSZNOŚCI	PATOMECHANIZM	POSTAĆ KLINICZNA
Płucny	zwężenie dróg oddechowych	krztusiec astma przewlekłe zapalenie oskrzeli
	wypełnienie pęcherzyków	obrzęk płuc zapalenie płuc
	choroby śródmiąższowe	wirusowe zapalenie płuc przewlekłe zapalenie pęcherzyków
	zwężenie tętnic płucnych	zatorowość płucna pierwotne nadciśnienie płucne
	choroby opłucnej	odma płyn w jamie opłucnej
Sercowy	niewydolność lewokomorowa	zawał serca
	choroby osierdzia	tamponada serca
	choroby wsierdzia	przewlekłe zapalenie wsierdzia
Inny	zaburzenia liczby erytrocytów, hemoglobiny i transportu O_2	krwotoki niedokrwistość zatrucie CO
	hipoperfuzja płuc	niewydolność wielonarządowa (wstrząs)
	psychogenne	panika, strach
	choroby nerwowo-mięśniowe	miopatie/dystrofie mięśniowe
	zniekształcenie klatki piersiowej	kifoskolioza

Tabela 5-3. Podział duszności w zależności od czasu wystąpienia

Natychmiastowa (minuty)
Uduszenie
Zatkanie dróg oddechowych (np. ciało obce)
Zatorowość płucna
Odma

Ostra (godziny)
Kardiogenny obrzęk płuc
ARDS, wstrząs
Zapalenie płuc
Astma

Podostra (dni)
Płyn w jamie opłucnej
Choroby płuc (np. rak płuca, sarkoidoza)

Przewlekła (miesiące/lata)
POChP
Choroby serca
Niedokrwistość, zaburzenia metaboliczne i układowe

Przerywana (okresowa/nawracająca)
Astma
Choroby serca
Otyłość znacznego stopnia

POChP – przewlekła obturacyjna choroba płuc; ARDS – zespół ostrej niewydolności oddechowej.
Źródło: D.A. Warell, T.M. Cox, J.D. Firth (red.): Oxford Textbook of Medicine, wyd. 4, Oxford University Press, Oxford 2003.

mechanoreceptorów i nocyceptorów. Receptory te są połączone z włóknami nerwowymi typu C, przewodzącymi także bodźce bólowe do rdzenia przedłużonego za pośrednictwem nerwu błędnego. W rdzeniu przedłużonym impulsy te wyzwalają reakcję eferentną, przebiegającą w trzech fazach:

- głęboki wdech, prowadzący do zwiększenia ilości powietrza w klatce piersiowej,
- zamknięcie głośni wraz ze zwiększeniem wysiłku wydechowego, prowadzące do zwiększenia ciśnienia wewnątrz klatki piersiowej,
- otwarcie głośni, podczas gdy kurczące się mięśnie wydechowe usuwają pod wysokim ciśnieniem powietrze do nosogardzieli i na zewnątrz.

Uwaga

> Nasilony kaszel może spowodować zawroty głowy oraz omdlenie, ponieważ zwiększone ciśnienie wewnątrz klatki piersiowej może doprowadzić do zamknięcia żył głównych i do spadku powrotu krwi żylnej do prawego serca.

Kaszel można podzielić klinicznie na **ostry**, trwający kilka dni, tydzień lub dwa, oraz **przewlekły**, jeśli trwa więcej niż 3 tygodnie. Może mu towarzyszyć krwawienie lub wydzielina (*kaszel produktywny*). Niektóre bodźce powodujące kaszel mogą wywoływać skurcz oskrzeli i wówczas kaszlowi towarzyszą świsty (np. w astmie oskrzelowej). Kaszel może być jedynym objawem choroby, ale często stanowi jeden z wielu objawów w zespołach chorobowych, jak np. w astmie oskrzelowej lub odoskrzelowym zapaleniu płuc. Najważniejsze przyczyny kaszlu przedstawiono w tab. 5-4.

Uwaga

> Kaszel można zahamować, podając środki wyłączające receptory w drogach oddechowych (np. benzonatat, pochodne fenolu) lub przez podniesienie progu czuciowego w ośrodku kaszlu w rdzeniu przedłużonym (np. dekstrometorfan).

Krwioplucie może być łagodne, przebiegać pod postacią podbarwionej krwią wydzieliny, lub być masywne – zagrażające życiu.

Jako krwioplucie określa się wykrztuszanie krwi z dróg oddechowych. Najczęściej pochodzi ono z naczyń tętniczych oskrzeli, ale może także mieć inne źródła. Trzeba pamiętać, że tętnice oskrzelowe stanowią fragment krążenia systemowego i że krew w tych naczyniach płynie pod ciśnieniem znacznie wyższym niż ciśnienie w żyłach i tętnicach płucnych, należących do układu niskociśnieniowego. Dlatego w razie uszkodzenia tych tętnic krwawienie przebiega pod ciśnieniem znacznie wyższym niż z rozerwanych żył i tętnic płucnych. Jeśli jednak ciśnienie w krążeniu płucnym wzrasta, jak to jest np. w nadciśnieniu płucnym, krwawienie może pochodzić z tych naczyń. Guzy nowotworowe mogą powodować krwawienie poprzez wrastanie i uszkadzanie ściany naczyń. W chorobach autoimmunizacyjnych, takich jak ziarniniak Wegenera lub zespół Goodpasture'a, może dochodzić do uszkodzenia naczyń, prowadzącego do pękania różnych naczyń – od kapilar do dużych żył i tętnic. Najważniejsze przyczyny krwioplucia zebrano w tab. 5-5.

Krwioplucie może mieć postać łagodną lub ciężką; jeśli ilość krwi wykrztuszanej z płuc wynosi 100–500 ml/24 godz., zwykle określa się je jako *masywne*. Większość chorych, u których pojawiło się krwioplucie jest jednak bardzo przestraszona i nie potrafi dokładnie określić ilości odkrztuszonej krwi.

Tabela 5-4. Przyczyny kaszlu

Zakażenia
Zapalenie zatok
Zapalenie tchawicy i oskrzeli
Zapalenie płuc
Środowiskowe czynniki drażniące
Palenie
Pyły i zanieczyszczenie powietrza
Pyłki
Drażnienie mechaniczne
Guzy oskrzeli
GERD i aspiracja treści do oskrzeli
Obrzęk płuc (np. w zawale serca)
Przewlekłe stany zapalne
POChP
Gruźlica
Sarkoidoza
Leki
Inhibitory ACE

ACE – enzym konwertujący angiotensynę; POChP – przewlekła obturacyjna choroba płuc; GERD – choroba refluksowa żołądka.

Uwaga

> Krwioplucie należy różnicować z krwawymi wymiotami pochodzenia żołądkowo-jelitowego. Krew wykrztuszana z płuc jest pochodzenia tętniczego, dlatego jest czerwona oraz zasadowa, podczas gdy w krwawych wymiotach krew jest ciemnoczerwona i ma odczyn kwaśny wskutek zawartości treści żołądkowej.

Ból pochodzenia płucnego stanowi tylko 5% spośród wszystkich przypadków bólu w klatce piersiowej.

U większości pacjentów zgłaszających się z bólem w klatce piersiowej stwierdza się albo zaburzenia żołądkowo–przełykowe (np. chorobę refluksową przełyku), albo chorobę serca (zawał serca lub dusznicę bolesną). Choroby płuc są odpowiedzialne za ból w nielicznych przypadkach: 2% stanowią bóle występujące w zapaleniu płuc lub opłucnej, 2% – bóle towarzyszące zatorowości płucnej, a 1% – bóle z innych przyczyn, włączając w to raka płuca.

Ból pochodzenia płucnego można podzielić na trzewny i opłucnowy.

- **Ból trzewny** jest zwykle tępy, głęboko położony i źle zlokalizowany. Tego typu bóle obserwuje się u chorych na zapalenie płuc, w raku płuca lub zatorowości płucnej.
- **Ból opłucnowy** może mieć różne nasilenie, nasila się podczas ruchów klatki piersiowej, a szczyt osiąga podczas wdechu lub kaszlu. Ból opłucnowy jest objawem zapalenia opłucnej lub zapalenia płuc, gdy proces zapalny obejmuje opłucną. Nagle występujący ból opłucnowy z towarzyszącą silną dusznością występuje w odmie opłucnowej.

Prawidłowy, automatyczny tor oddychania może się zmieniać w różnych stanach.

Prawidłowy proces oddychania (***eupnoë***) jest kontrolowany przez rdzeniowe ośrodki oddechowe, które generują rytm oddechowy wynoszący prawidłowo 12–17 oddechów na minutę. Ten podstawowy rytm może być zmieniony świadomie pod wpływem impulsów z kory mózgowej, ale także w odpowiedzi na różne bodźce docierające z obwodu i zmieniające metabolizm podstawowy. W związku z tym wyróżnia się kilka klinicznie istotnych torów zmienionego oddychania; najważniejsze z nich przedstawiono na ryc. 5-10 i krótko omówiono poniżej.

Hiperpnoë. W tej postaci zwiększonego wysiłku oddechowego obserwujemy zwiększenie częstości oddechów (***tachypnoë***) oraz

Tabela 5-5. Źródła i przyczyny krwioplucia

MIEJSCE	USZKODZENIE/PRZYCZYNA	CHOROBY
Oskrzela	guzy nowotworowe	rak oskrzela
	zapalenie	POChP
		rozstrzenie oskrzeli
Miąższ płuca	zakażenia	zapalenie płuc
		ropień
		gruźlica
	choroby immunizacyjne	ziarniniakowatość Wegenera
		zespół Goodpasture'a
	urazy	pęknięcia lub rany postrzałowe
Naczynia płucne	zatory płucne	zatorowość płucna
	nadciśnienie płucne	zwężenie/niedomykalność zastawki mitralnej
		niewydolność lewokomorowa
		pierwotne nadciśnienie płucne
Wieloogniskowe	zaburzenia krzepnięcia	skazy krwotoczne
		białaczki
	wstrząs/DIC	ARDS

ARDS – zespół ostrej niewydolności oddechowej; POChP – przewlekła obturacyjna choroba płuc; DIC – rozsiane wykrzepianie wewnątrznaczyniowe.

zwiększenie objętości oddechowej. Głębsze niż zwykle wdechy, występujące okresowo u zdrowych osób, to **westchnienia**, maksymalne westchnięcie określa się mianem **ziewnięcia**.

Oddychanie typu *hiperpnoë* występuje fizjologicznie podczas wysiłku, może być wywołane dowolnie, ale może także pojawiać się w przebiegu wielu chorób. Typy *hiperpnoë* istotne z punktu widzenia klinicznego to:

- **Hiperwentylacja**. Na skutek nasilonego oddychania i wydychania CO_2 ten typ oddychania charakteryzuje się niskim Pa_{CO_2}. Występuje on w okresie ciąży, w napadach strachu oraz u pacjentów z marskością wątroby i kwasicą metaboliczną.
- **Oddychanie Kussmaula,** przebiegające pod postacią głębokich i szybkich oddechów. Jest jednym z objawów towarzyszących kwasicy metabolicznej i występuje najczęściej w ketonowej śpiączce cukrzycowej.

Bezdech (*apnoë*). Pojęcie to opisuje zatrzymanie oddychania, które może być dobrowolne lub nie. Człowiek potrafi wstrzymać oddech, ale dobrowolne wstrzymanie oddychania może trwać tylko przez krótki czas, a potem oddech jest podejmowany automatycznie. Oddychanie powraca, gdy dochodzi do nagromadzenia CO_2 we krwi i Pa_{CO_2} osiąga wartość 50 mm Hg. Przy tej wartości bodźce stymulujące przełamują dowolne wstrzymywanie oddychania. Jeśli oddychanie nie zostanie podjęte, dochodzi do zatrzymania oddychania.

Bezdech może się pojawiać w wielu stanach patologicznych lub czasem trudnych do wytłumaczenia sytuacjach:

- **Wyłączenie lub uszkodzenie ośrodków oddechowych**. Obrzęk mózgu lub uszkodzenie ośrodków oddechowych podczas urazu lub udaru może wyłączyć funkcje ośrodków oddechowych i doprowadzić do bezdechu.
- **Obturacyjny bezdech senny**. Ten dość częsty zespół charakteryzuje się występowaniem przejściowych przerw w oddychaniu występujących podczas snu. Najczęściej występuje u starszych mężczyzn. Dokładna patogeneza nie jest poznana, ale wśród czynników ryzyka wymieniane są alkohol i otyłość. W zespole tym dochodzi do obniżenia napięcia mięśni gardła podczas fazy REM snu i chrapania. Rozwijająca się wskutek bezdechu hipoksja budzi zazwyczaj chorego, doprowadzając do zaburzeń snu. Osoby takie są ciągle zmęczone. Obturacyjny bezdech senny może występować także u osób skrajnie otyłych. Mówimy wtedy o **zespole Pickwicka**, nawiązując do powieści Karola Dickensa *Klub Pickwicka*. Autor opisał w niej młodego, bardzo otyłego człowieka, u którego występowały okresowe napady bezdechu.
- **Bezdech senny pochodzenia centralnego (nieobturacyjny)**. W chorobie tej zaburzony jest ośrodkowy mechanizm powstawania impulsów oddechowych. Stan ten może być następstwem zaburzeń metabolicznych lub hipowentylacji pęcherzykowej. W takich warunkach Pa_{O_2} we krwi spada poniżej krytycznego poziomu niezbędnego do podtrzymywania oddychania. Ponieważ Pa_{O_2} u tych chorych jest zazwyczaj niższe podczas czuwania i nie wzrasta, gdy zasypiają (jak to się dzieje u osób zdrowych), bezdechy pojawiają się podczas snu. Bezdech pochodzenia centralnego jest uważany za przyczynę zespołu nagłej śmierci noworodków (*sudden infant death syndrome* – SIDS). U dotkniętych tym zaburzeniem dzieci dochodzi do zatrzymania oddychania na 30–60 sekund, co prowadzi do spadku Pa_{O_2}. U dzieci takich najprawdopodobniej obniżona jest wrażliwość chemoreceptorów na zmiany ciśnienia tlenu we krwi i mogą one umrzeć, ponieważ nie powstają obwodowe impulsy

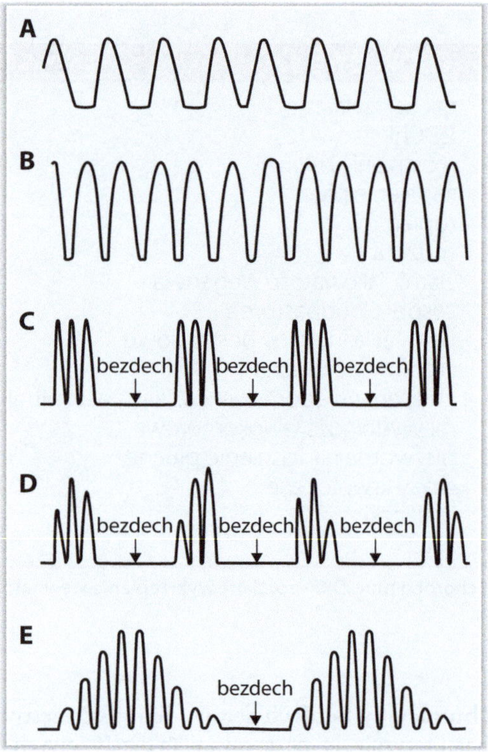

Ryc. 5-10. Zaburzenia toru oddychania. **A.** *Eupnoë*. Normalne, rytmiczne oddychanie. **B.** Oddychanie Kussmaula. Szybkie oddechy o dużej amplitudzie. **C.** Oddychanie klasterowe. Okresy normalnych oddechów są przerywane przez bezdechy. Amplituda oddechów może być taka sama lub się różnić. Jeśli amplituda jest stała, to takie oddychanie nazywa się oddychaniem Biota. **D.** Oddychanie występujące w ataksji. Amplituda poszczególnych oddechów oraz częstość różnią się znacznie, natomiast okresy bezdechów pojawiają się regularnie. **E.** Oddychanie Cheyne'a-Stokesa charakteryzuje się okresami oddychania o wzrastającej i zmniejszającej się amplitudzie, pomiędzy którymi pojawiają się okresy bezdechu.

odpowiedzialne za wzbudzenie automatyzmu ośrodka oddechowego.

- ***Gasping*** (chwytanie powietrza, ciężkie dyszenie) – postać bezdechu przerywana przez nawrót oddechów wykonywanych z trudnością, zazwyczaj obserwowana u pacjentów w agonii. Wdech jest krótki, po nim następuje przedłużony wydech i długie okresy bezdechu.

Uwaga

> Bezdech (*apnoë*) lub przerwanie oddychania należy odróżniać od *apneusis*. *Apneusis* jest formą oddychania, w której po przedłużonym głębokim wdechu następuje króki i płytki wydech. Oddychanie typu apneustycznego jest regulowane przez ośrodek apneustyczny, znajdujący się w rdzeniu przedłużonym, pobudzanym, gdy objętość płuc zwiększa się powyżej pewnej objętości krytycznej.

Oddychanie okresowe. Gdy dochodzi do zaburzeń rytmu oddechowego, oddychanie staje się nieregularne. Występuje ono zwykle u osób z uszkodzeniami rdzenia przedłużonego i mostu. Obserwuje się wtedy kilka typów oddychania:

- **Oddychania klasterowe.** W tym torze oddychania po seriach ruchów oddechowych o różnej amplitudzie (klasterów) następują okresy wydłużonego bezdechu.
- **Oddech Biota.** W tym podtypie oddychania klasterowego amplituda oddechów się nie różni, ale pozostaje stała w każdym okresie (klasterze).
- **Oddychanie występujące w ataksji** (*ataxic breathing*). W tym zaburzeniu oddechowym amplituda poszczególnych oddechów różni się bardzo znacznie, a po oddechach następują nieregularnie bezdechy.
- **Oddychanie Cheyne'a-Stokesa.** Ten tor oddychania charakteryzuje się występowaniem okresów oddychania ze zwiększaniem się i zmniejszaniem objętości oddechowej, a następnie dalszym zmniejszaniem się objętości oddechowej aż do wystąpienia bezdechu. Oddychanie Cheyne'a-Stokesa występuje w różnych stanach przebiegających z hipoksją, takich jak choroby serca i płuc, ale także u chorych z urazami mózgu. Należy zaznaczyć, że ten tor oddychania może także wystąpić u osób zdrowych.

Szmery oddechowe zmieniają się w przebiegu wielu chorób i mają istotne znaczenie diagnostyczne.

Przepływ powietrza przez oskrzela i płuca prowadzi do powstania szmerów, które mogą być wysłuchiwane podczas badania przedmiotowego stetoskopem. To samo dotyczy głosu, który powstaje w krtani, ale jest przenoszony poprzez drogi oddechowe.

Prawidłowo wypełnione powietrzem płuca przewodzą dźwięki zarówno o wysokim tonie, jak i niskotonowe do ściany klatki piersiowej (ryc. 5-11). Zazwyczaj dźwięki wysokotonowe są tłumione, dlatego są słabo słyszane podczas normalnie wysłuchiwanego **szmeru pęcherzykowego**. Podczas zapalenia płuc, kiedy pęcherzyki płucne i miąższ płuca stają się bardziej zwarte, niskotonowe dźwięki są filtrowane, a tony wysokie powstające w oskrzelach stają się lepiej słyszalne dzięki odfiltrowaniu szumów tła. Określa się to mianem **szmeru oskrzelowego**. To samo zjawisko dotyczy rezonansu głosowego podczas mowy. Płyn zaś w jamie opłucnowej tworzy między płucami i ścianą klatki piersiowej barierę, która nie pozwala na przewodzenie dźwięków oskrzelowych. Podobne zjawisko obserwuje się przy zgrubieniu i zwłóknieniu opłucnej oraz odmie opłucnowej; nie wysłuchuje się szmerów oddechowych, a rezonans głosowy jest obniżony.

Do dodatkowych oddechowych zjawisk osłuchowych zalicza się trzeszczenia, świsty oraz szmer tarcia opłucnowego.

Dodatkowe zjawiska osłuchowe świadczą o procesie patologicznym w płucach, więc nie wysłuchuje się ich nad prawidłowymi płucami. Dźwięki dochodzące z płuc określane są jako trzeszczenia i świsty, pochodzące zaś z opłucnej nazywa się szmerami tarcia opłucnowego.

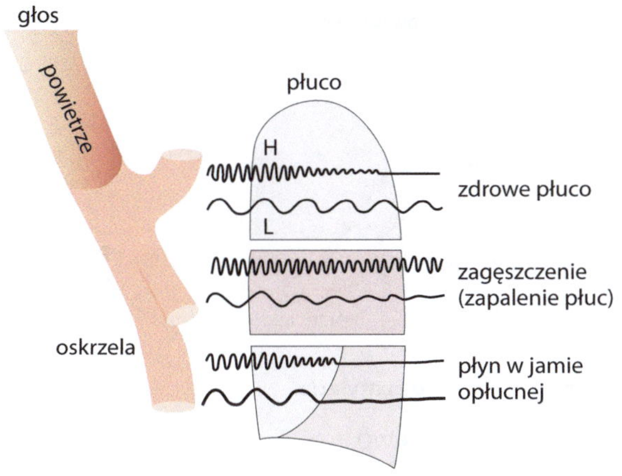

Ryc. 5-11. Przewodzenie dźwięku w płucach. Przepływ powietrza przez drogi oddechowe powoduje powstanie wysokotonowych (H) i niskotonowych (L) dźwięków, które są następnie przenoszone przez ścianę klatki piersiowej i mogą być słyszane przez stetoskop. Wzrost spoistości płuc w zapaleniu płuc osłabia tony niskie, ale nie zmienia głośności tonów wysokich, które są nawet lepiej słyszalne. Płyn w jamie opłucnej nie pozwala na przedostanie się dźwięku do ściany klatki piersiowej. (Opracowano na podstawie: R.A.L. Brewis: Lecture Notes on Respiratory disease. Blackwell Scientific, Oxford 1985, s.52; wykorzystano za zgodą).

Trzeszczenia. Poprzednio określane jako „rzężenia" lub „krepitacje". Są to szmery niemuzyczne, wybuchowe, nieciągłe oraz słyszalne w szerokim zakresie częstotliwości. Powstają w wyniku otwierania się średnich i małych oskrzeli w pozbawionych powietrza obszarach płuc.

Wyróżnia się trzeszczenia pojawiające się we wczesnej fazie wdechu, w późnej fazie wdechu lub słyszalne podczas całego wdechu (ryc. 5-12):

- **Trzeszczenia we wczesnej fazie wdechu.** Te dźwięki o niskiej częstotliwości często występujące z trzeszczeniami w późnej fazie wydechu są charakterystyczne dla chorób obturacyjnych płuc oraz w ciężkiej zastoinowej niewydolności serca.
- **Trzeszczenia w późnej fazie wdechu.** Ten rodzaj dźwięku, charakterystyczny dla „sztywnego płuca", można wysłuchać w przewlekłych chorobach śródmiąższowych lub włóknieniu płuc, ale także mogą one towarzyszyć niedodmie oraz niewydolności serca.
- **Trzeszczenia podczas całego wdechu.** Zwykle są obecne u pacjentów z jednoczesną chorobą serca i płuc.

Świsty. Są to zjawiska osłuchowe o charakterze muzycznym wysłuchiwane poprzez stetoskop lub przez usta. Świsty powstają podczas przepływu powietrza przez zwężone średnie i duże oskrzela (ryc. 5-13). Dynamiczny przepływ powietrza wywołuje drganie ściany oskrzeli i powstawanie muzycznego dźwięku podobnego do wydawanego przez flet. Dźwięk ten można określić jako wysokotonowy lub niskotonowy świst. Świsty są charakterystyczne dla astmy oskrzelowej.

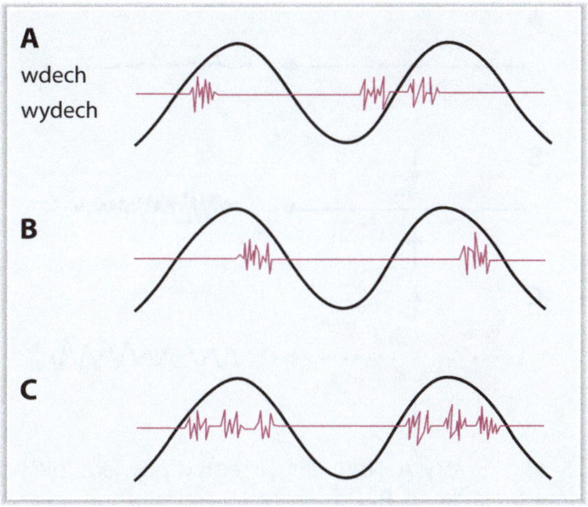

Ryc. 5-12. Trzeszczenia. **A.** Wczesne trzeszczenia wdechowe, często występujące z późnymi trzeszczeniami wydechowymi. **B.** Późne trzeszczenia wdechowe. **C.** Trzeszczenia słyszane podczas całego wdechu. (Opracowano na podstawie: F.L. Glauser: Signs and Symptoms in Pulmonary Medicine, Lippincott Williams and Wilkins, Philadelphia 1983).

Hipoksemia jest skutkiem nieodpowiedniego utlenowania krwi w płucach.

Mała zawartość tlenu we krwi (hipoksemia) często spowodowana jest chorobą płuc. Może być następstwem poniższych zaburzeń:

- **Zmniejszenie stężenia tlenu w powietrzu.** Tak dzieje się najczęściej na dużych wysokościach.
- **Zwężenie dróg oddechowych.** Zazwyczaj dochodzi do tego podczas powieszenia lub uduszenia, po aspiracji ciała obcego do dróg oddechowych oraz przy utonięciu.
- **Hipowentylacja pęcherzykowa.** Występuje na skutek obniżenia wysiłku oddechowego spowodowanego osłabieniem mięśni oddechowych, np. w męczliwości mięśni lub dystrofiach mięśniowych, lub może być spowodowana przez kifoskoliozę.
- **Upośledzenie dyfuzji gazów do krwi przez barierę pęcherzykowo-włośniczkową.** Dyfuzja gazów w płucach z powietrza do krwi może zostać zaburzona przez obrzęk, nacieki płucne albo pogrubienie ściany pęcherzyków występujące w różnych chorobach śródmiąższowych płuc.
- **Zaburzenie stosunku wentylacji do przepływu.** Może do niego dochodzić na skutek zamknięcia końcowych dróg oddechowych w przewlekłej obturacyjnej chorobie płuc, zmniejszenia się powierzchni pęcherzyków w rozedmie lub nieodpowiedniej perfuzji fragmentów płuca w zatorowości płucnej (ryc. 5-14).

Sinica. Sinicą nazywamy niebieskawe zabarwienie skóry i błon śluzowych, powstałe wskutek pojawienia się we krwi kapilarnej hemoglobiny odtlenowanej lub zredukowanej. Klinicznie można ją zaobserwować, gdy stężenie hemoglobiny zredukowanej przekroczy 5 g/dl.

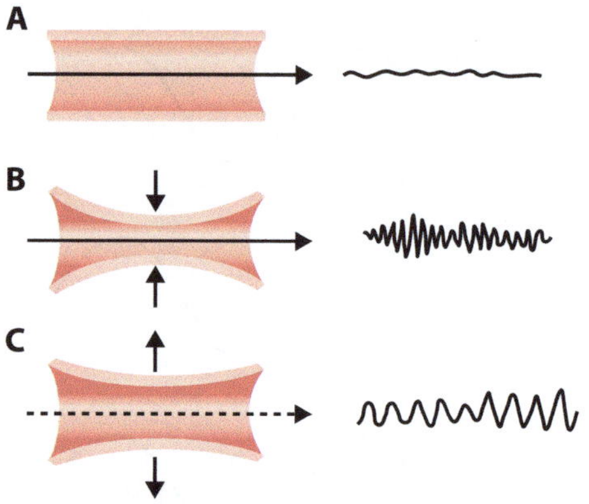

Ryc. 5-13. Świsty. **A.** Normalny przepływ powierza nie powoduje powstania drgań. **B.** Gdy oskrzele jest zwężone, aby zachować ten sam przepływ, powietrze płynie z większą szybkością, powodując powstanie dźwięków o wysokiej częstości. **C.** Rozszerzenie światła powoduje zwolnienie przepływu, prowadząc do pojawienia się niskotonowych dźwięków.

Kwasica oddechowa. Hipowentylacja prowadzi do zmniejszenia usuwania CO_2 z krwi i w końcu doprowadza do rozwoju kwasicy oddechowej. Patogenezę oraz następstwa kwasicy oddechowej omówiono w rozdziale 2.

ZABIEGI I BADANIA DIAGNOSTYCZNE

Najważniejsze zabiegi i badania diagnostyczne wykorzystywane w rozpoznawaniu chorób płuc to:

- opukiwanie i osłuchiwanie,
- badania radiologiczne,
- spirometria i badania czynnościowe płuc,
- badania laboratoryjne.

Opukiwanie i osłuchiwanie klatki piersiowej dostarcza podstawowych informacji o stanie płuc.

Osłuchiwanie jest najważniejszym elementem badania przedmiotowego, pozwalającym na wykrycie szeregu zaburzeń płucnych: od obrzęku płuc do zapalenia płuc i płynu w jamie opłucnowej. Opukiwanie jest szczególnie przydatne podczas badania obecności płynu w jamie opłucnowej, kiedy słychać tępy, stłumiony wypuk.

Zdjęcie radiologiczne klatki piersiowej pozwala na lokalizację zmian w płucach oraz na ustalenie wstępnego rozpoznania i jest pomocne w diagnostyce różnicowej.

Zdjęcie radiologiczne klatki piersiowej w projekcji przedniotylnej lub bocznej jest najważniejszym badaniem pozwalającym na określenie charakteru zmian w płucach. Zmiany w płucach określa się jako **zacienienia, nacieki, guzki** lub **masy**. Utrata miąższu płucnego w rozedmie jest określana jako **przejaśnienie**. Ponadto można dzięki temu badaniu rozpoznać obecność **płynu w jamie opłucnej** oraz obecność mas/guzów w płucach.

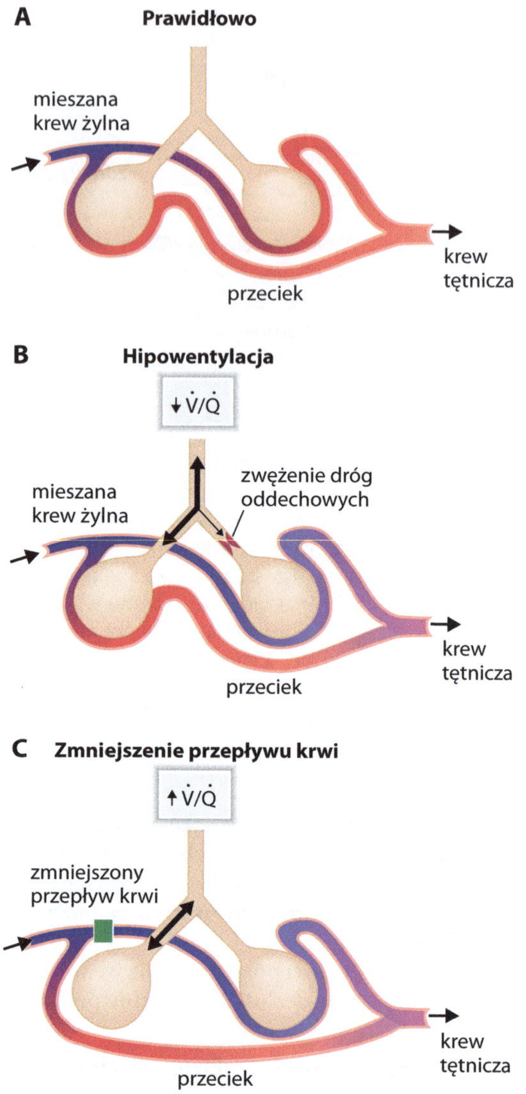

Ryc. 5-14. Zaburzenia stosunku $\dot{V}/\dot{Q}$. **A.** Prawidłowo tlen dostający się do pęcherzyka płucnego dyfunduje przez barierę pęcherzykowo-włośniczkową do krwi, dzięki czemu krew żylna staje się krwią utlenowaną. **B.** Zwężenie dróg oddechowych powoduje zmniejszony dopływ tlenu i część krwi przepływającej przez taki fragment płuca nie zostaje utlenowana. **C.** Zamknięcie gałęzi tętnicy płucnej prowadzi do zmniejszenia przepływu w części płuca, powodując zmniejszenie utlenowania krwi żylnej.

Najważniejsze zmiany w płucach:

- obrzęk płuc,
- niedodma,
- rozedma,
- rozstrzenie oskrzeli,
- zapalenie płatowe lub płacikowe płuc (*bronchopneumonia*),
- śródmiąższowe zapalenie płuc,

- włóknienie płuc i przewlekłe śródmiąższowe zapalenie płuc,
- zapalenie opłucnej i płyn w jamie opłucnowej,
- gruźlica i choroby grzybicze,
- guzy.

Rutynowe badania radiologiczne mogą zostać poszerzone o badanie tomograficzne i inne techniki radiologiczne, a także znakowanie radioizotopowe.

Spirometria i badania czynnościowe dostarczają informacji o stanie funkcjonalnym płuc.

Podczas badania spirometrycznego można zmierzyć większość objętości płuc. Pacjent wykonuje wdech i po nim nasilony wydech. Typowe parametry oznaczane w spirometrii:

- FEV_1 – natężona objętość wydechowa gazu usuwanego podczas pierwszej sekundy nasilonego wydechu,
- FVC – natężona pojemność życiowa, całkowita objętość powietrza wydychanego,
- MMF (*maximal midexpiratory flow rate*) – współczynnik określający przepływ powierza w zakresie 75–25% FVC.

Pomiary powyższych parametrów pozwalają stwierdzić, czy mieszczą się one w zakresie normy odpowiedniej do wieku, czy też wskazują na chorobę obturacyjną lub restrykcyjną (ryc. 5-15). W astmie oskrzelowej, charakteryzującej się odwracalnym zwężeniem dróg oddechowych, pomiary spirometryczne można wykonać po podaniu leku w celu oceny stopnia poprawy funkcji płuc i zmniejszenia obturacji. Najważniejsze choroby obturacyjne i restrykcyjne wymieniono w tab. 5-6.

Mierząc przepływy powietrza w drogach oddechowych oraz objętości płuc w fazie wdechu i wydechu, można wykreślić krzywą przepływ–objętość (ryc. 5-15). W chorobach obturacyjnych płuc krzywa przepływ–objętość pokazuje zmniejszony przepływ, ponadto cała krzywa jest przesunięta w lewo. W chorobach restrykcyjnych płuc spowodowanych zmianami w samym miąższu płuca (choroby śródmiąższowe płuc) pojemność życiowa jest zmniejszona, ale przepływy pozostają w normie. W chorobach restrykcyjnych „pozapłucnych", takich jak np. płyn w jamie opłucnowej lub włóknienie, zarówno wartości objętości, jak i przepływy są obniżone.

Badanie spirometryczne nie pozwala jednak na pomiar objętości zalegającej (RV) oraz czynnościowej pojemności zalegającej (FRC). Dlatego do pomiaru całkowitej pojemności płuc (TLC) konieczne jest zastosowanie jednej z metod opisanych poniżej:

Zdolność dyfuzyjna gazów. Zdolność dyfuzyjną gazów w płucach można badać, mierząc pojemność dyfuzyjną płuc dla tlenku węgla (*diffusing capacity for carbon monoxide* – D_{LCO}). Pacjent wykonuje jeden wdech mieszaniną gazów o znanej zawartości CO, a następnie wydech. Ponieważ CO dyfunduje do krwi bez żadnych ograniczeń, pomiar CO w wydychanym powietrzu odpowiada ilości CO dostającej się do krwi. Nieprawidłowy wynik badania stwierdza się w wielu chorobach upośledzających wymianę gazową przez barierę pęcherzykowo-włośniczkową. Najważniejsze choroby, w których obserwuje się **zmniejszenie D_{LCO}**, to: zapalenie płuc, śródmiąższowe włóknienie płuc, rozedma oraz zastoinowa niewydolność serca, (ryc. 5-16). Choroby naczyniowe płuc oraz zatorowość płucna także mogą prowadzić do zmniejszenia dyfuzji CO.

Ponieważ CO wiąże się z hemoglobiną, D_{LCO} może być zwiększone w przypadkach wynaczynienia erytrocytów do pęcherzyków płucnych. Najczęściej występuje to w przebiegu ARDS, krwawień śródpęcherzykowych, takich jak ziarniniak Wegenera i zespół Goodpasture'a, oraz w zastoinowej niewydolności krążenia.

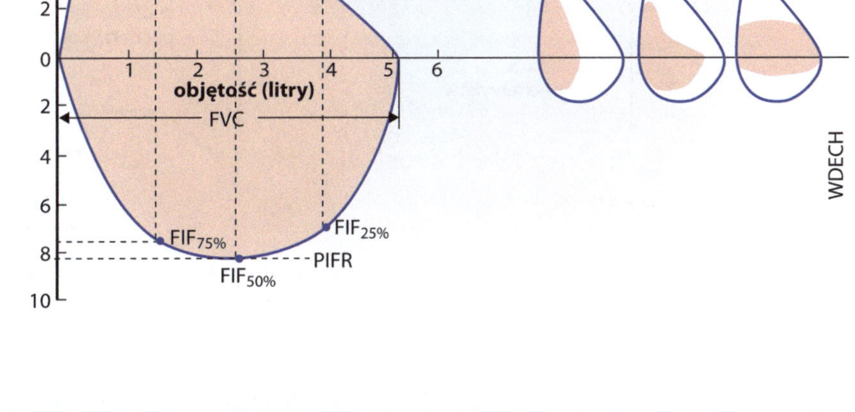

Ryc. 5-15. Wskaźniki przepływów wydechowych. Przepływ zaznaczono na osi OY, objętość na osi OX. **A.** Krzywa prawidłowa. **B.** Choroby restrykcyjne płuc. **C.** Zwężenie drobnych oskrzeli. **D.** Obturacja dużych oskrzeli. FEF – natężony przepływ wydechowy; FIF – natężony przepływ wdechowy; FVC – natężona pojemność życiowa, odpowiadająca całkowitej pojemności płuc; PEFR – wskaźnik natężonego przepływu wydechowego; PIFR – wskaźnik natężonego przepływu wdechowego.

Tabela 5-6. Choroby obturacyjne i restrykcyjne płuc

OBTURACYJNE	RESTRYKCYJNE	MIESZANE LUB INNE
Astma POChP Ostre obturacyjne zapalenie oskrzeli Mukowiscydoza Uszkodzenie górnych dróg oddechowych (np. guzy)	Śródmiąższowe włóknienie płuc Choroby autoimmunizacyjne płuc Alergiczne zapalenie pęcherzyków płucnych Idiopatyczne choroby płuc (UIP, DIP, LIP) Choroby opłucnej Choroby klatki piersiowej Zaburzenia nerwowo-mięśniowe	Zastoinowa niewydolność serca Pylice płuc Rak

POChP – przewlekła obturacyjna choroba płuc; DIP – złuszczające śródmiąższowe zapalenie płuc; LIP – limfocytowe śródmiąższowe zapalenie płuc; UIP – zwyczajne śródmiąższowe zapalenie płuc.

Uwaga

> Ponieważ CO bardzo łatwo wiąże się z hemoglobiną w erytrocytach, wyniki testu dyfuzji CO muszą uwzględniać wartości stężenia hemoglobiny we krwi. Często w niedokrwistości obserwuje się obniżenie D_{LCO}.

Krzywa podatności. Podatność płuc zależy od elastyczności tkanki płucnej. Można ją określić, sporządzając wykres zmian objętości płuc podczas wdechu i wydechu oraz jednoczesny pomiar ciśnienia transpulmonalnego – różnicy między ciśnieniem w pęcherzykach płucnych i jamie opłucnowej (ryc. 5-17). W warunkach prawidłowych pod koniec wydechu, odpowiadającego FRC, siły sprężyste płuc „ciągnące" płuca w kierunku wnęk płucnych są równoważone przez siły sprężystości klatki piersiowej, rozciągające je w kierunku przeciwnym. W momencie maksymalnego wdechu, kiedy objętość płuc osiąga TLC, płuca są poddane działaniu maksymalnych sił sprężystości. Ściany klatki piersiowej wartość maksymalnej sprężystości osiągają w chwili maksymalnego wydechu, co odpowiada objętości zalegającej. Krzywa podatności wykreślana podczas pełnego cyklu oddechowego zależy od stosunku krzywej przepływ–objętość do zakresu objętości oddechowej. Krzywa podatności płuc jest przesunięta w lewo w rozedmie płuc, ponieważ siły sprężyste płuc są mniejsze. W chorobach restrykcyjnych płuca są sztywniejsze, TLC się zmniejsza i krzywa podatności zostaje przesunięta w prawo i w dół. Parametry oddechowe powyższe przedstawiono w tab. 5-7.

Zawartość gazów we krwi tętniczej oraz pH świadczą o stanie czynnościowym płuc.

Trzy podstawowe funkcje płuc (zdolność do pobierania tlenu, usuwania dwutlenku węgla oraz regulacji pH krwi) można monitorować, mierząc ciśnienie parcjalne tlenu Pa_{O_2} oraz dwutlenku węgla Pa_{CO_2}, a także pH we krwi tętniczej.

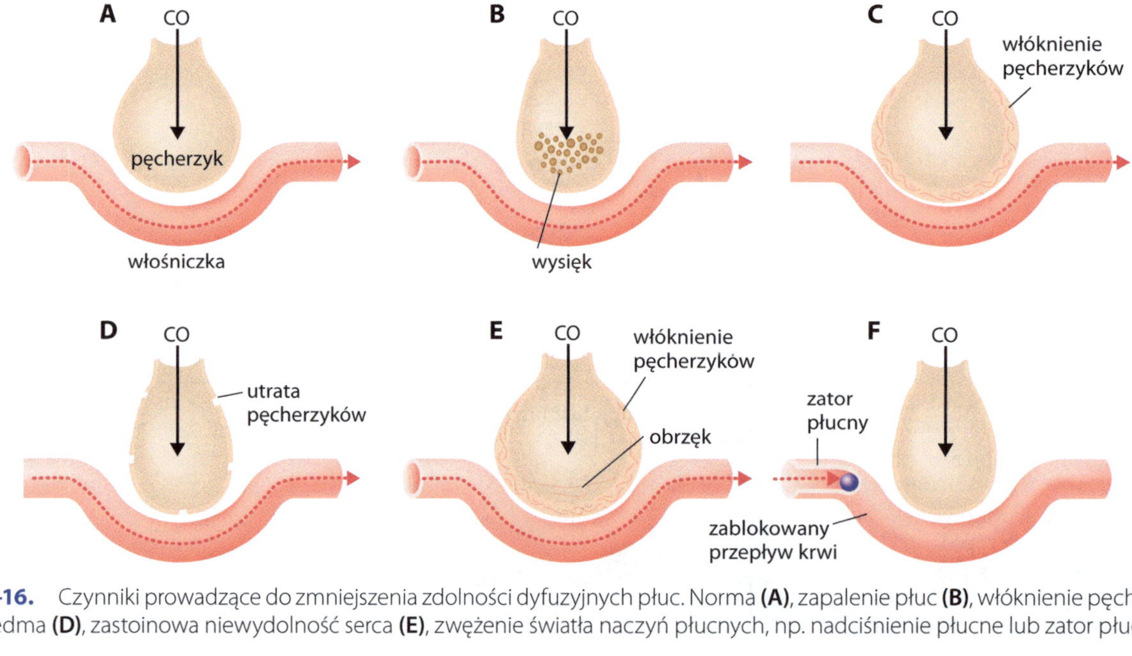

Ryc. 5-16. Czynniki prowadzące do zmniejszenia zdolności dyfuzyjnych płuc. Norma **(A)**, zapalenie płuc **(B)**, włóknienie pęcherzyków **(C)**, rozedma **(D)**, zastoinowa niewydolność serca **(E)**, zwężenie światła naczyń płucnych, np. nadciśnienie płucne lub zator płucny **(F)**.

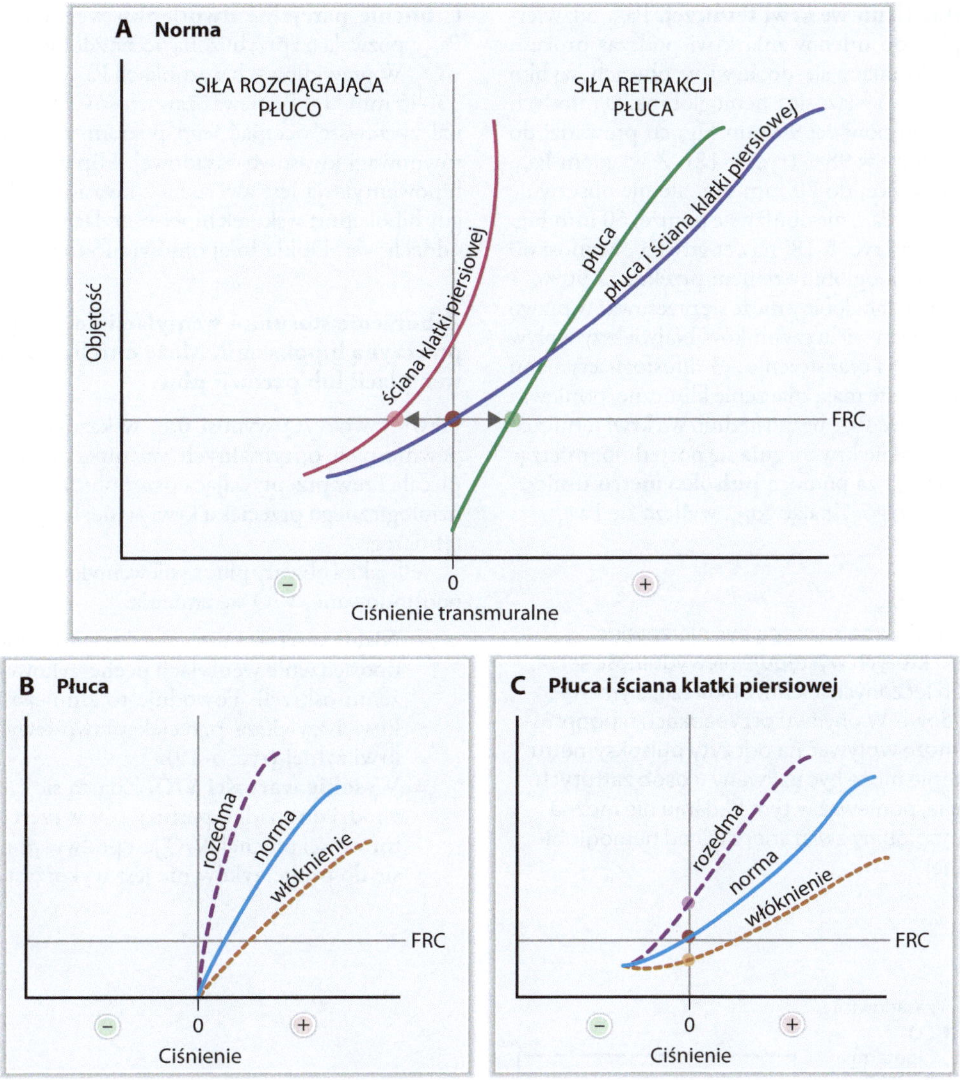

Ryc. 5-17. Podatność płuc. **A.** Prawidłową podatność płuc obrazuje krzywa zmian ciśnienia i objętości, powstająca z połączenia wykresów zmian ciśnienia dotyczących ścian klatki piersiowej oraz płuc. **B.** Wykres ciśnień płucnych pokazuje, że do retrakcji płuc niezbędna jest większa siła. Utrata elastyczności powoduje zwiększenie podatności płuc. Zmniejsza się ona w przypadkach włóknienia miąższu płuc (śródmiąższowe lub restrykcyjne choroby płuc). **C.** Punkt równowagi, odpowiadający czynnościowej pojemności zalegającej (FRC), jest zwiększony w rozedmie, a obniża się we włóknieniu płuc. (Źródło: L.S. Constanzo: Physiology. Saunders, Philadelphia 1998; wykorzystano za zgodą).

Tabela 5-7. Parametry spirometryczne w restrykcyjnych i obturacyjnych chorobach płuc

	PARAMETR				
CHOROBY PŁUC	TLC	RV	C	FEV_1/FVC	PODATNOŚĆ
Obturacyjne	↑ lub N	↑	↑	↓	↑
Restrykcyjne miąższowe	↓	↓	↓	N lub ↑	↓
Restrykcyjne pozapłucne	↓	↓	↓	N, ↓ lub ↑	N lub ↓

↑ – wzrost; ↓ – spadek; C – podatność; FEV_1 – natężona objętość pierwszosekundowa; FVC – nasilona pojemność życiowa; N – norma; RV – objętość zalegająca; TLC – całkowita pojemność płuc.

Ciśnienie parcjalne tlenu we krwi tętniczej. Pa_{O_2} odzwierciedla zdolność płuc do utlenowania krwi podczas procesu oddychania. Tlen dostający się do krwi w płucach szybko wchodzi do erytrocytów i wiąże się z hemoglobiną. U młodych dorosłych Pa_{O_2} wynosi powyżej 90 mm Hg, co prowadzi do wysycenia hemoglobiny w 98% (ryc. 5-18). Z wiekiem Pa_{O_2} zmniejsza się mniej więcej do 70 mm Hg, ale nie obserwuje się hipoksemii, dopóki Pa_{O_2} nie obniży się poniżej 60 mm Hg. Jak można zauważyć na ryc. 5-18, nawet gdy Pa_{O_2} wynosi 60 mm Hg, wysycenie hemoglobiny tlenem przekracza 90%.

Krzywa dysocjacji hemoglobiny może się przesuwać w prawo lub w lewo pod wpływem wielu czynników. Największy wpływ wywiera temperatura, pH oraz stężenie 2,3-difosfoglicerynianu (2,3-DPG). Informacje te mają znaczenie kliniczne, ponieważ trudno jest monitorować Pa_{O_2} bezpośrednio we krwi tętniczej. Zamiast tego utlenowanie krwi ocenia się pośrednio, mierząc saturację tlenową (Sa_{O_2}) za pomocą **pulsoksymetru** umieszczonego na palcu chorego. Znając Sa_{O_2}, wylicza się Pa_{O_2}.

Uwaga

> Wskazania pulsoksymetru mogą być nierzetelne u pacjentów, u których występuje niewydolność serca, a także u osób leczonych lekami obkurczającymi naczynia obwodowe. W obydwu przypadkach hipoperfuzja kończyn może wpływać na odczyty pulsoksymetru.

> Pulsoksymetr nie może być używany u osób zatrutych tlenkiem węgla, ponieważ w tym badaniu nie można odróżnić hemoglobiny związanej z CO od hemoglobiny utlenowanej.

Ciśnienie parcjalne dwutlenku węgla we krwi tętniczej. Pa_{CO_2} pozwala na przybliżoną ocenę zdolności płuc do usuwania CO_2. W prawidłowych warunkach Pa_{CO_2} mieści się w granicach 35–45 mm Hg. Ponieważ zawartość CO_2 wpływa na pH krwi, należy zawsze oceniać jego poziom w kontekście wyników równowagi kwasowo-zasadowej. Hiperkapnia spowodowana hipowentylacją jest związana z kwasicą oddechową, podczas gdy hipokapnia wskutek hiperwentylacji przebiega z zasadowicą oddechową. Dokładniej omówiono to w rozdziale 2.

Zaburzenie stosunku wentylacji do przepływu jest częstą przyczyną hipoksemii. Może ono być skutkiem zaburzeń wentylacji lub perfuzji płuc.

Prawidłowo $\dot{V}/\dot{Q}$ wynosi 0,8, wskazując, że nawet przy zapewnionych optymalnych warunkach utlenowana zostaje niecała krew przepływająca przez płuca. Wynika to z istnienia fizjologicznego przecieku krwi żylnej bezpośrednio do układu tętniczego.

Jeśli jakieś obszary płuc są niewentylowane lub nieadekwatnie perfundowane, $\dot{V}/\dot{Q}$ się zmienia:

- **Niskie wartości $\dot{V}/\dot{Q}$.** Zwykle spowodowane jest to przez upośledzenie wentylacji pęcherzykowej ($\dot{V}$), np. w zwężeniu oskrzeli. Powoduje to zmniejszone utlenowanie krwi i zwiększa przeciek prawo-lewy nieutlenowanej krwi żylnej (ryc. 5-19).
- **Wysokie wartości $\dot{V}/\dot{Q}$.** Zdarza się tak wtedy, gdy dochodzi do spadku perfuzji ($\dot{Q}$) w części płuca, np. w zatorowości płucnej. $\dot{V}/\dot{Q}$ jest podwyższone i tlen dostający się do pęcherzyków nie jest wykorzystywany.

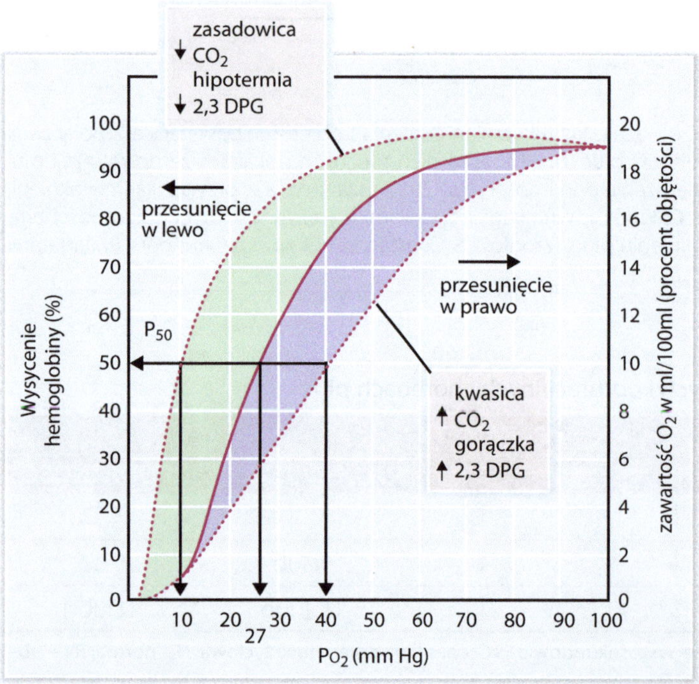

Ryc. 5-18. Krzywa wysycenia hemoglobiny. Hemoglobina jest wysycona w przeszło 90%, nawet gdy Pa_{O_2} wynosi 60 mm Hg, ale gdy ciśnienie tlenu spadnie poniżej 60 mm Hg, wysycenie zmniejsza się gwałtownie. Krzywa saturacji hemoglobiny przesuwa się w prawo pod wpływem wzrostu temperatury, kwasicy oraz wysokiego stężenia 2,3-DPG (2,3-difosfoglicerynianu), co wskazuje na zmniejszone powinowactwo do tlenu. Spadek temperatury, zasadowica oraz niskie stężenia 2,3-DPG zwiększają powinowactwo hemoglobiny do tlenu i przesuwają krzywą saturacji w stronę lewą. P_{50} – punkt wysycenia hemoglobiny tlenem w 50%.

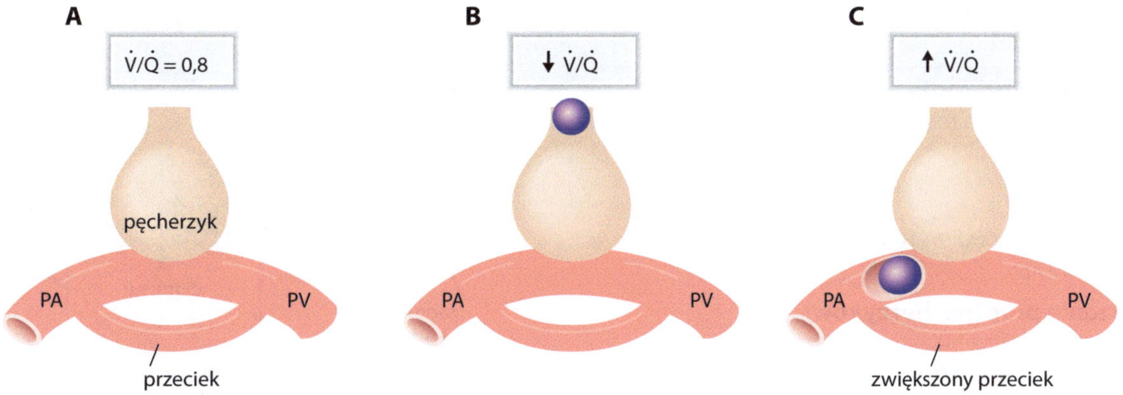

Ryc. 5-19. Zaburzony wskaźnik wentylacji i przepływu. Prawidłowy **(A)** i zmniejszony **(B)** $\dot{V}/\dot{Q}$ spowodowany niewystarczającą wentylacją pęcherzyków oraz zwiększony $\dot{V}/\dot{Q}$ **(C)**, spowodowany zmniejszonym przepływem krwi przez pęcherzyki wskutek mniejszego napływu krwi żylnej w zatorowości płucnej. PA – tętnica płucna; PV – żyła płucna.

Powiązania kliniczno-patologiczne

ZESPÓŁ OSTREJ NIEWYDOLNOŚCI ODDECHOWEJ (ARDS)

Zespół ostrej niewydolności oddechowej, nazywany także zespołem niewydolności oddechowej u dorosłych, jest postacią hipoksemicznej niewydolności oddechowej spowodowanej uszkodzeniem bariery pęcherzykowo-włośniczkowej. Uszkodzenie może rozpoczynać się zarówno od strony naczyniowej, jak i od strony światła pęcherzyka płucnego (ryc. 5-20). Obraz patologiczny obejmuje zmiany charakterystyczne dla rozlanego uszkodzenia pęcherzyków płucnych (DAD), obrzęk płuc, krwawienie oraz tworzenie błon hialinowych. Zazwyczaj podanie tlenu nie poprawia stanu klinicznego chorych z ARDS, a zespół cechuje wysoka śmiertelność. Najczęstsze przyczyny prowadzące do wystąpienia ARDS przedstawia tab. 5-8.

Neutrofile odgrywają decydującą rolę w patogenezie ARDS.

Neutrofile (granulocyty obojętnochłonne) odgrywają kluczową rolę w patogenezie uszkodzenia płuc w przebiegu ARDS (ryc. 5-21). We wczesnych postaciach zapalenia płuc neutrofile przechodzą do pęcherzyków w odpowiedzi na chemiczne pa-

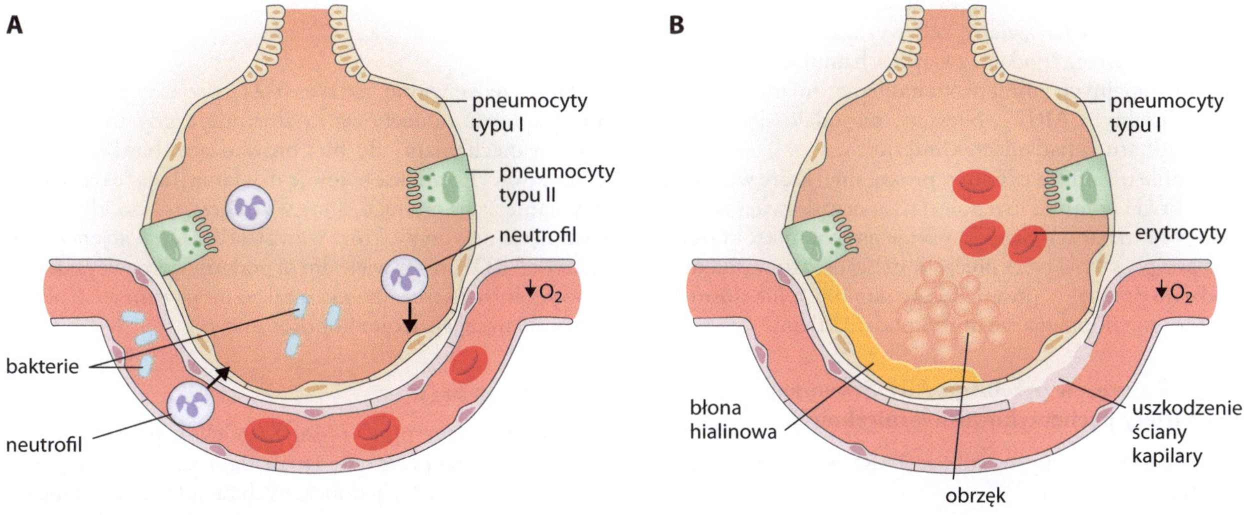

Ryc. 5-20. Zespół ostrej niewydolności oddechowej (ARDS). **A.** Uszkodzenie bariery pęcherzykowo-włośniczkowej może zaczynać się od strony komórek śródbłonka lub od strony pęcherzyka. Neutrofile znajdujące się wewnątrz pęcherzyków (np. w zapaleniu płuc) lub w kapilarach płucnych (np. w sepsie) odgrywają główną rolę w patogenezie uszkodzenia bariery pęcherzykowo-włośniczkowej. **B.** Uszkodzenie to prowadzi do zwiększenia przepuszczalności błony pęcherzykowo-włośniczkowej oraz tworzenia się wysięku, a następnie do powstania krwawienia do pęcherzyków i odkładania się włóknika (błony hialinowe). Uszkodzenie struktur pęcherzykowo-włośniczkowych prowadzi do hipoksji.

Tabela 5-8. Przyczyny zespołu ostrej niewydolności oddechowej (ARDS)

Uszkodzenie śródbłonka
Niewydolność wielonarządowa (wstrząs)
DIC
Sepsa
Uraz
Anafilaksja, reakcje nadwrażliwości
Zapalenie trzustki
Uszkodzenie płuc (pęcherzyków)
Wirusowe zapalenie płuc
Aspiracja treści żołądkowej
Podtopienie
Oparzenia lub inhalacja dymu
Toksyczne opary
Złożone uszkodzenia bariery pęcherzykowo-włośniczkowej
Duże zabiegi operacyjne w znieczuleniu ogólnym
Przedawkowanie narkotyków
Niewydolność serca
Zaburzenia metaboliczne (mocznica)
Reakcje poprzetoczeniowe

DIC – rozsiane wykrzepianie wewnątrznaczyniowe.

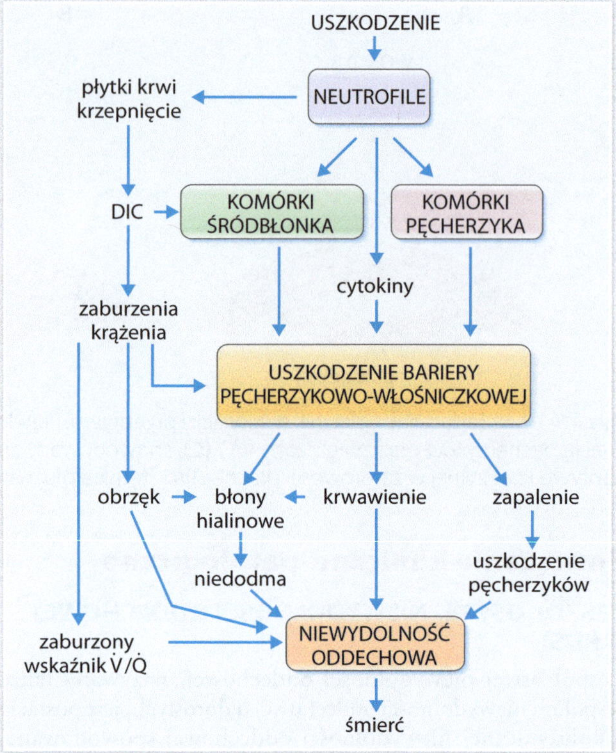

Ryc. 5-21. Patogeneza niewydolności oddechowej w zespole ostrej niewydolności oddechowej (ARDS). Granulocyty obojętnochłonne (neutrofile) odgrywają dominującą rolę w patogenezie uszkodzenia komórek śródbłonka naczyń włosowatych i pęcherzyków płucnych. Rozsiane wykrzepianie wewnątrznaczyniowe (DIC) nasila zmiany w układzie krążenia i powoduje zaburzenia wskaźnika wentylacji i perfuzji (V̇/Q̇).

togeny inhalowane z powietrzem. W posocznicy oraz innych postaciach wstrząsu granulocyty obojętnochłonne gromadzą się w kapilarach płucnych w ciągu kilku godzin od wystąpienia choroby. Zarówno neutrofile wewnątrz pęcherzyków, jak i te w świetle naczyń płucnych mogą uszkadzać barierę pęcherzykowo-włośniczkową, ponieważ ziarnistości neutrofilów zawierają enzymy lityczne oraz cytokiny. W eksperymentach przeprowadzonych na zwierzętach wykazano, że usunięcie neutrofilów z krwi oraz podanie związków hamujących działanie cytokin prozapalnych zmniejszało nasilenie zmian w modelu eksperymentalnym ARDS. Niestety, nie udało się uzyskać takiego rezultatu w badaniach klinicznych.

Neutrofile uwalniają cytokiny prozapalne, które wpływają na płytki krwi i czynniki krzepnięcia, zapoczątkowując krzepnięcie wewnątrznaczyniowe. Zwężenie naczyń mikrokrążenia zaburza przepływ krwi przez płuca. W części obszarów płucnych dochodzi do przecieku, prowadzącego do zaburzenia stosunku V̇/Q̇, który nie poprawia się mimo podania tlenu.

Objawy kliniczne w przebiegu ARDS wynikają z uszkodzenia bariery pęcherzykowo-włośniczkowej.

Niezależnie od przyczyny wywołującej ARDS objawy kliniczne są podobne i obejmują:

- ciężką duszność,
- hipoksję oporną na leczenie tlenem,
- nacieki w płucach widoczne w badaniu radiologicznym,
- podwyższone ciśnienie zaklinowania w tętnicy płucnej (>18 mm Hg).

Jak przedstawiono na ryc. 5-21, przyczyny powodujące niewydolność oddechową są złożone, a gdy uruchomione zostaną mechanizmy do niej prowadzące, bardzo trudno je zahamować. Leczenie obejmuje działania mające na celu podtrzymanie życia chorego, a także zmierzające do identyfikacji i usunięcia przyczyny, która wywołała ARDS. Pacjenci, którzy przeżyli ARDS, przez wiele dni są podatni na rozwój zakażenia, niewydolności serca i nerek, a także mogą umrzeć z powodu nie poddającej się leczeniu posocznicy.

ZAPALENIE PŁUC

Pojęcie „zapalenie płuc" opisuje nacieki zapalne w płucach, nie wskazując na przyczynę zapalenia. Każdego roku ponad 4 mln ludzi w Stanach Zjednoczonych zapada na zapalenie płuc, które jest także istotną przyczyną zgonów u osób starszych i przewlekle chorych. Zapalenie płuc może być klasyfikowane według różnych kryteriów:

- **Etiologia.** Najczęstszą przyczyną zapalenia płuc są bakterie z grupy *Streptococcus, Staphylococcus* i *Klebsiella* oraz wirusy grypy, paragrypy, adenowirusy i pikornawirusy.

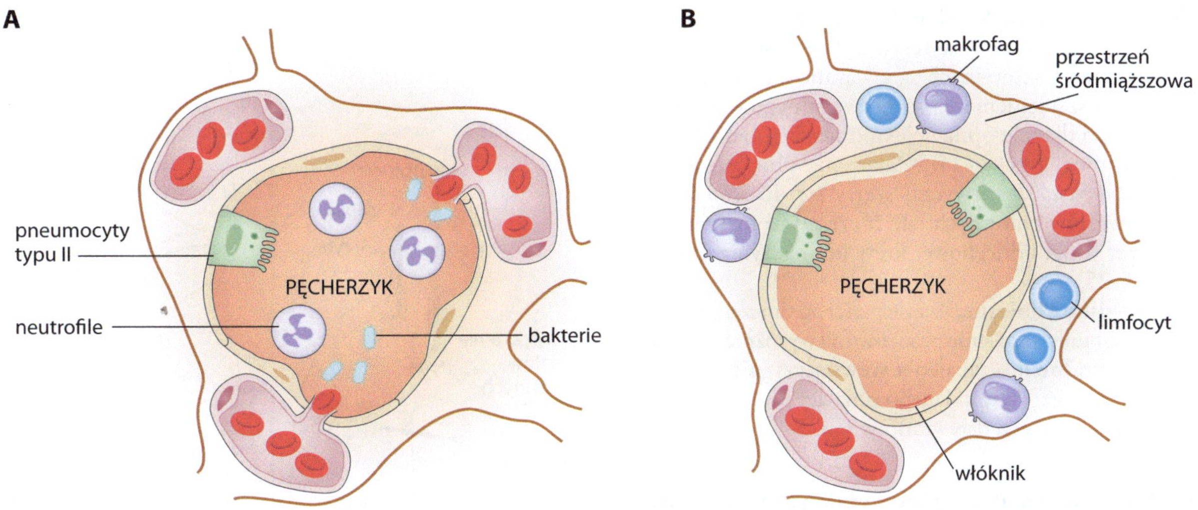

Ryc. 5-22. Obraz mikroskopowy zapalenia płuc. **A.** W zapaleniu pęcherzyków obserwuje się nacieki granulocytów obojętnochłonnych wewnątrz pęcherzyków. **B.** W zapaleniu śródmiąższowym płuc nacieki limfocytów znajdują się w przegrodach międzypęcherzykowych.

Ważnym czynnikiem etiologicznym jest też *Mycoplasma pneumoniae*. *Mycobacterium tuberculosis* pozostaje najczęstszą przyczyną przewlekłych zapaleń płuc. Grzyby, szczególnie *Pneumocystis jiroveci*, są częstą przyczyną zapaleń płuc u osób z niedoborami odpornościowymi, jak to jest np. w AIDS.

- **Czas trwania.** Zapalenie płuc może przebiegać ostro lub przewlekle. U chorych na mukowiscydozę zapalenie ma charakter nawracający.
- **Obraz patologiczny.** Klasyfikacja patologiczna zapaleń płuc została oparta na obrazie zmian mikroskopowych oraz zakresie struktur anatomicznych objętych procesem chorobowym. W zapaleniu **pęcherzyków płucnych,** zazwyczaj w przebiegu zakażenia bakteryjnego, wysięk zapalny jest umiejscowiony wewnątrz pęcherzyków (ryc. 5-22). W zapaleniu **śródmiąższowym**, charakterystycznym dla zakażeń wirusowych i *Mycoplasma pneumoniae*, nacieki są zlokalizowane głównie w tkance śródmiąższowej płuc. Zapalenie pęcherzykowe może być płatowe lub płacikowe (*bronchopneumonia*). Zmiany w przebiegu śródmiąższowego zapalenia płuc są zazwyczaj rozsiane i umiejscowione obustronnie (ryc. 5-23).

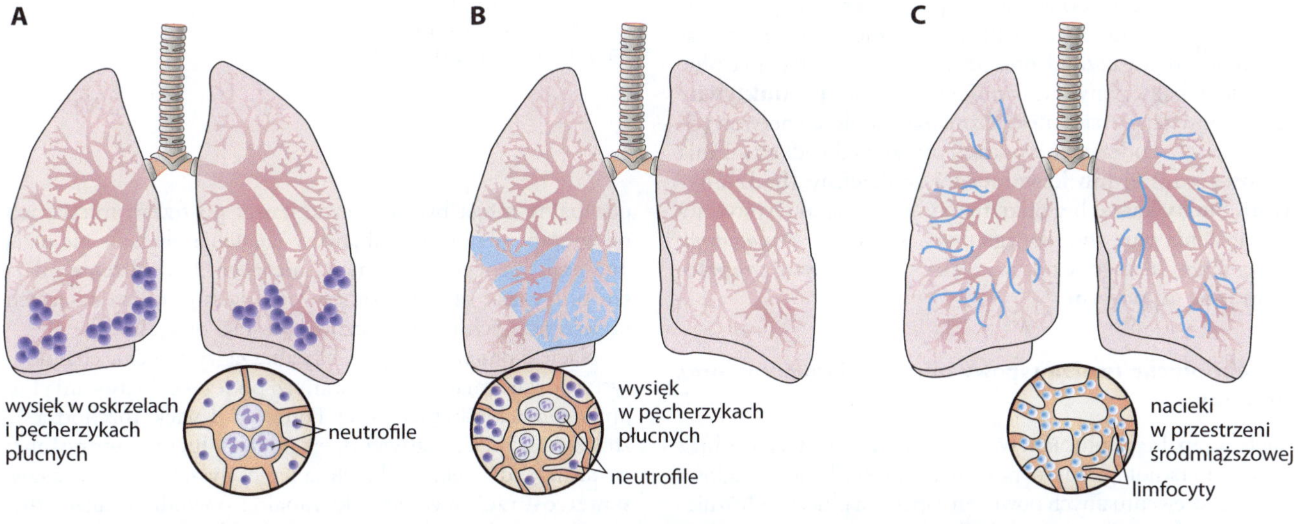

Ryc. 5-23. Anatomiczne umiejscowienie zmian w różnych postaciach zapalenia płuc. **A.** W odoskrzelowym zapaleniu płuc ogniskowe nacieki umiejscawiają się w płacikach położonych obok oskrzeli (zapalenie „płacikowe"). **B.** Płatowe zapalenie płuc obejmuje całe płaty lub większe obszary płuc. **C.** Zapalenie śródmiąższowe zazwyczaj rozwija się w obydwu płucach, a na zdjęciu radiologicznym widoczne są siateczkowe zmiany, odpowiadające pogrubiałym przegrodom.

- Najczęstszym **powikłaniem** śródmiąższowego zapalenia płuc jest nadkażenie bakteryjne. Najczęstsze powikłania zakażeń bakteryjnych są związane z uszkodzeniem płuc oraz szerzeniem się procesu zapalnego w kierunku sąsiednich tkanek: opłucnej, śródpiersia lub drogą krwi (posocznica) (ryc. 5-24). Zakażenie płuc *Mycobacterium tuberculosis* zazwyczaj szerzy się do śródpiersiowych węzłów chłonnych, ale może także rozsiewać się poprzez drogi oddechowe, krew lub naczynia chłonne (ryc. 5-25).
- **Środowisko kliniczne.** W zależności od otoczenia, w którym wystąpiło zapalenie płuc, można wyróżnić zapalenia **pozaszpitalne** lub zapalenia **wewnątrzszpitalne** płuc. Najważniejsze czynniki usposabiające do wystąpienia zapalenia płuc przedstawiono w tab. 5-9.

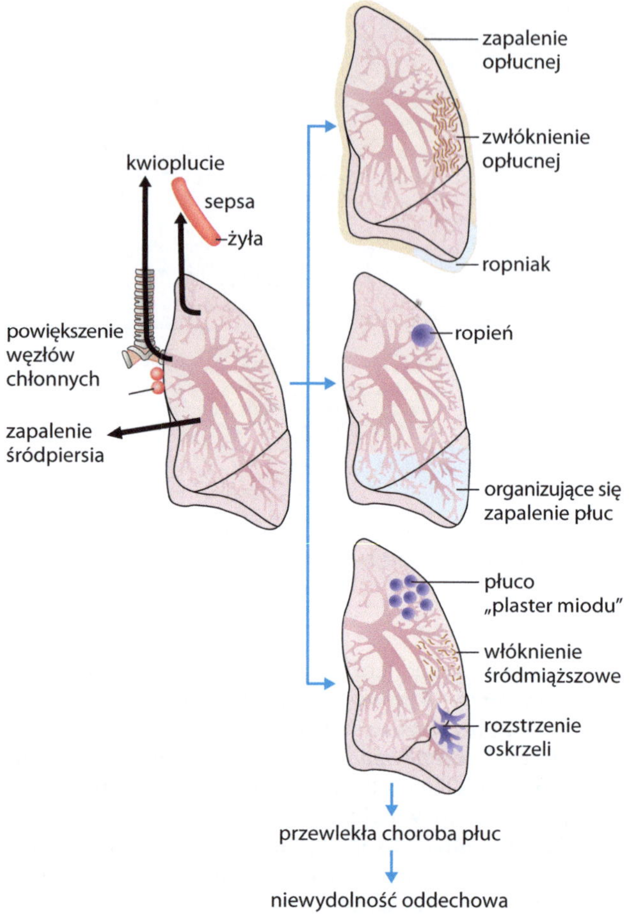

Ryc. 5-24. Powikłania bateryjnego zapalenia płuc. Proces zapalny może uszkodzić część płuca (ropień, rozstrzenie oskrzeli) lub przejść w zapalenie przewlekłe. Zniszczenie miąższu płuc może powodować krwioplucie (najczęściej w gruźlicy). Zapalenie może także szerzyć się do opłucnej i śródpiersia albo drogą naczyń prowadzić do posocznicy.

Objawy kliniczne zapalenia płuc wynikają z toczącego się procesu zapalnego oraz uszkodzenia płuc.

W znacznej większości przypadków zapalenie płuc rozwija się na skutek zakażenia, dlatego towarzyszą mu gorączka, leukocytoza, złe samopoczucie oraz osłabienie. Z powodu obecności nacieków w płucach utlenowanie krwi jest nieodpowiednie i nieutlenowana krew żylna przecieka do krążenia systemowego (zmniejszenie stosunku wentylacji do przepływu). Zakażenie i upośledzenie funkcji płuc powodują duszność, przyspieszenie oddechu, tachykardię oraz sinicę. W **ciężkim zapaleniu płuc**, które rozpoznaje się u chorych z ciężkimi zaburzeniami oddychania (przyspieszenie oddychania powyżej 30 oddechów na minutę i Pa_{O_2} poniżej 60 mm Hg przy frakcji oddechowej $FiO_2 > 0,3$), mogą się pojawić objawy zapaści krążeniowej i niewydolności nerek.

Duszność jest głównym objawem zapalenia płuc. Za jej wystąpienie odpowiedzialne są nacieki w płucach oraz przeciek krwi żylnej obniżający stosunek $\dot{V}/\dot{Q}$. Zwiększenie metabolizmu ustrojowego spowodowane przez zakażenie powoduje wzrost zapotrzebowania na tlen, które nie może zostać zaspokojone przez uszkodzone płuca. Podczas zapalenia płuc o podłożu bakteryjnym duszności towarzyszy **produktywny kaszel**, powstający na skutek drażnienia zakończeń nerwowych w oskrzelach. Podrażnienie oskrzeli prowadzi do odkrztuszania **śluzowo–ropnej lub krwotocznej wydzieliny (bądź obydwu). Suchy kaszel** bez odkrztuszania jest charakterystyczny dla zapalenia płuc wywołanego przez wirusy lub *Mycoplasma pneumoniae*, dlatego te postacie zakażenia nazywa się **zapaleniem płuc atypowym**.

Nacieki płucne tworzą typowy obraz radiologiczny oraz kliniczny.

Nacieki zapalne w płucach, tworzące charakterystyczny obraz w badaniu radiologicznym, pozwalają na określenie rozległości zmian oraz ewentualnych powikłań zapalenia płuc, w odróżnieniu od zapalenia płatowego lub płacikowego, które powodują zazwyczaj wzmożenie gęstości miąższu płuc. W zapaleniu śródmiąższowym obserwuje się charakterystyczne zmiany siateczkowe. W kontrolnych badaniach radiologicznych zmiany pozapalne mogą być widoczne nawet po trzech miesiącach od wystąpienia ostrych objawów zapalenia płuc, ale nie mają one praktycznego znaczenia klinicznego. Uszkodzenie miąższu płuca, np. obserwowane w ropniach płuc, na zdjęciach radiologicznych jest widoczne w postaci przejaśnień.

Nacieki płucne są odpowiedzialne za wystąpienie charakterystycznych zmian obserwowanych podczas osłuchiwania lub opukiwania klatki piersiowej. Ponieważ dźwięki rozchodzą się znacznie szybciej i łatwiej przez miąższ płucny o wzmożonej strukturze, dźwięki z oskrzeli są lepiej słyszalne, tworząc tzw. **szmer oskrzelowy**. Nacieki zapalne powodują także stłumienie wypuku podczas opukiwania klatki piersiowej. Płyn wysiękowy w jamie opłucnowej z kolei powoduje stłumienie szmerów oddechowych. Przejście procesu zapalnego na opłucną powoduje pojawienie się **bólu opłucnowego** (tab. 5-10).

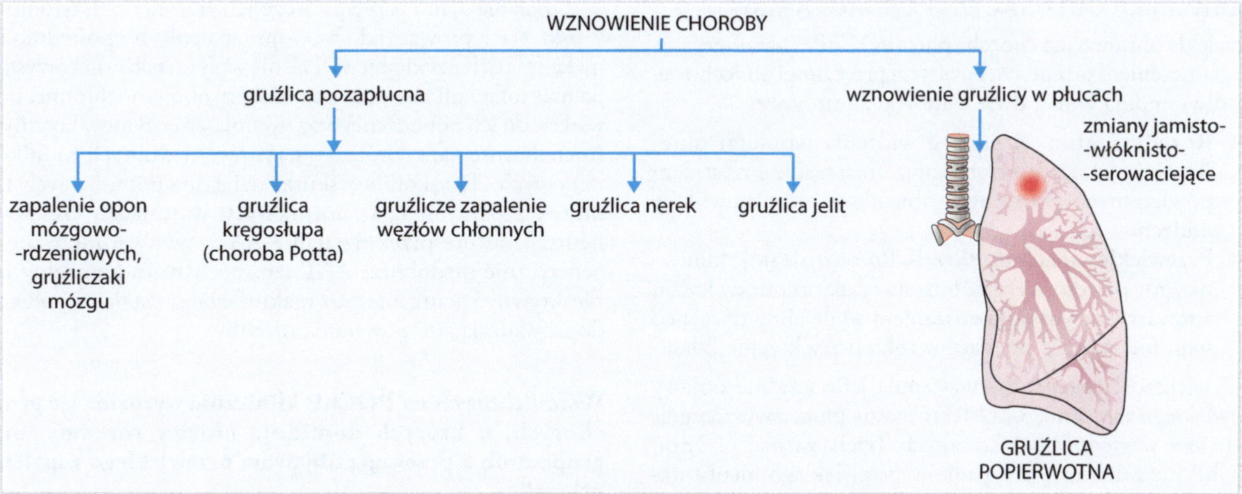

Ryc. 5-25. Gruźlica płuc. Zakażenie może się szerzyć przez układ chłonny, naczynia krwionośne oraz przez drogi oddechowe. Z dróg oddechowych *Mycobacterium tuberculosis* może zostać połknięte do przewodu pokarmowego i spowodować gruźlicę jelit.

Tabela 5-9. Czynniki sprzyjające rozwojowi zapalenia płuc

Choroby układu oddechowego
POChP
astma
rozstrzenie oskrzeli
Czynniki środowiskowe, zawodowe i socjalne
palenie
choroby płuc u górników kopalń węgla
przewlekły alkoholizm
Zaburzony odruch kaszlowy
przedawkowanie leków
udar
choroby nerwowo-mięśniowe
Choroby układowe
spadek odporności (np. AIDS)
choroby metaboliczne (np. cukrzyca, marskość wątroby, mocznica)
sepsa
Choroby serca
zastoinowa niewydolność krążenia
przewlekle zapalenie wsierdzia
Procedury diagnostyczne i lecznicze
intubacja i biopsja oskrzeli
mechaniczna wentylacja
używanie nawilżaczy

AIDS – zespół nabytego upośledzenia odporności;
POChP – przewlekła obturacyjna choroba płuc

Tabela 5-10. Zmiany kliniczne i patologiczne w zapaleniu płuc

PROCES PATOLOGICZNY	NASTĘPSTWA
Zakażenie	gorączka, poty, zwiększenie tempa przemiany materii
	leukocytoza, wzrost stężenia białka C-reaktywnego we krwi
	złe samopoczucie, osłabienie, uczucie zmęczenia
Nacieki w płucach	duszność, *tachypnoë*
	hipoksja, obniżenie wskaźnika $\dot{V}/\dot{Q}$
	sinica
	zmiany radiologiczne
	zmiany w opukiwaniu i osłuchiwaniu
Podrażnienie oskrzeli	kaszel
	śluzowo-ropna lub rdzawa wydzielina
Płyn w jamie opłucnej	ból opłucnowy
	obraz płynu w badaniu radiologicznym
Zapaść krążeniowo-oddechowa*	spadek ciśnienia (< 90/60 mm Hg)
	oliguria (< 20 ml/godz.)

* Występuje w ciężkim zapaleniu płuc.
$\dot{V}/\dot{Q}$ – wentylacja/perfuzja.
Opracowano na podstawie: S.A. Price, L.M. Wilson: Pathophysiology. Clinical Concepts of Disease Processes, wyd. 6, Mosby, St. Louis 2003.

PRZEWLEKŁA OBTURACYJNA CHOROBA PŁUC

Przewlekła obturacyjna choroba płuc (POChP) charakteryzuje się ograniczeniem przepływu powietrza przez drogi oddechowe. Współwystępują w niej dwie jednostki chorobowe:

- **Rozedma płuc.** Z punktu widzenia patologii określa się ją jako poszerzenie oraz zniszczenie przestrzeni powietrznych położonych obwodowo od oskrzelików oddechowych.
- **Przewlekłe zapalenie oskrzeli.** Rozpoznaje się je klinicznie, gdy przedłużające się lub nawracające epizody kaszlu z towarzyszącym odkrztuszaniem wydzieliny trwają co najmniej przez 3 miesiące w roku przez kolejne 2 lata.

U większości pacjentów występują jednocześnie objawy przewlekłego zapalenia oskrzeli i rozedmy płuc, a wyszczególniono je ze względów dydaktycznych. Trzeba zaznaczyć, że do POChP nie zalicza się przypadków przewlekłego nieobturacyjnego zapalenia oskrzeli.

Palenie papierosów jest główną przyczyną przewlekłej obturacyjnej choroby płuc.

Palenie papierosów jest najczęstszą przyczyną POChP – około 90% pacjentów chorych na przewlekłą obturacyjną chorobę płuc jest palaczami papierosów. Do innych rzadszych przyczyn POChP zalicza się zatrucie środowiska oraz zanieczyszczenia występujące w miejscu pracy. Do rozwoju rozedmy płuc mogą prowadzić defekty genetyczne, takie jak dziedziczony autosomalnie recesywnie niedobór α_1-antytrypsyny (AAT). Dlatego u palaczy, u których występuje predyspozycja genetyczna, rozedma płuc rozwija się znacznie szybciej niż u osób w takim samym wieku, które nie mają tego defektu.

Działanie dymu papierosowego jest złożone; dym tytoniowy w oskrzelach prowadzi do rozwoju zapalenia, bezpośrednio zaś uszkadza pęcherzyki płucne. Palenie wpływa także niekorzystnie na makrofagi płucne oraz granulocyty obojętnochłonne, prowadząc do ich pobudzenia oraz uwalniania enzymów litycznych (metaloproteinaza, proteazy serynowe) i wolnych rodników tlenowych. Te szkodliwe skutki działania pobudzonych komórek zapalnych są w normalnych warunkach częściowo neutralizowane przez działanie AAT. W uwarunkowanym genetycznie niedoborze AAT ten mechanizm kontrolny jest nieaktywny i neutrofile oraz makrofagi niszczą tkankę płucną, doprowadzając do powstania rozedmy.

Wśród chorych na POChP klinicznie wyróżnia się grupę chorych, u których dominują objawy rozedmy, oraz grupę osób z przewagą objawów przewlekłego zapalenia oskrzeli.

Pacjentów, u których przeważają objawy związane z przewlekłym zapaleniem oskrzeli, określa się potocznie nazwą „niebieski nadymacz" (*blue bloater*), a pacjentów z dominującym obrazem rozedmy – „różowy dmuchacz" (*pink puffer*) (ryc. 5-26). W obydwu postaciach choroby wartość FEV_1 oraz czynnościowa pojemność zalegająca (FRC) są obniżone, a objętość zalegająca (RV) się zwiększa. Zaburzenie stosunku $\dot{V}/\dot{Q}$ jest umiarkowane w grupie chorych na rozedmę, natomiast znaczne u pacjentów cierpiących z powodu przewlekłego zapalenia oskrzeli.

Objawy kliniczne **rozedmy** pojawiają się zazwyczaj u starszych osób (po 60. roku życia) i obejmują **utratę masy ciała, postępującą duszność wysiłkową, łagodną hipoksję** oraz **hipokapnię**. Duszność wysiłkowa nasila się stopniowo, a duszność spoczynkowa występuje dopiero w późnej fazie choroby. Do

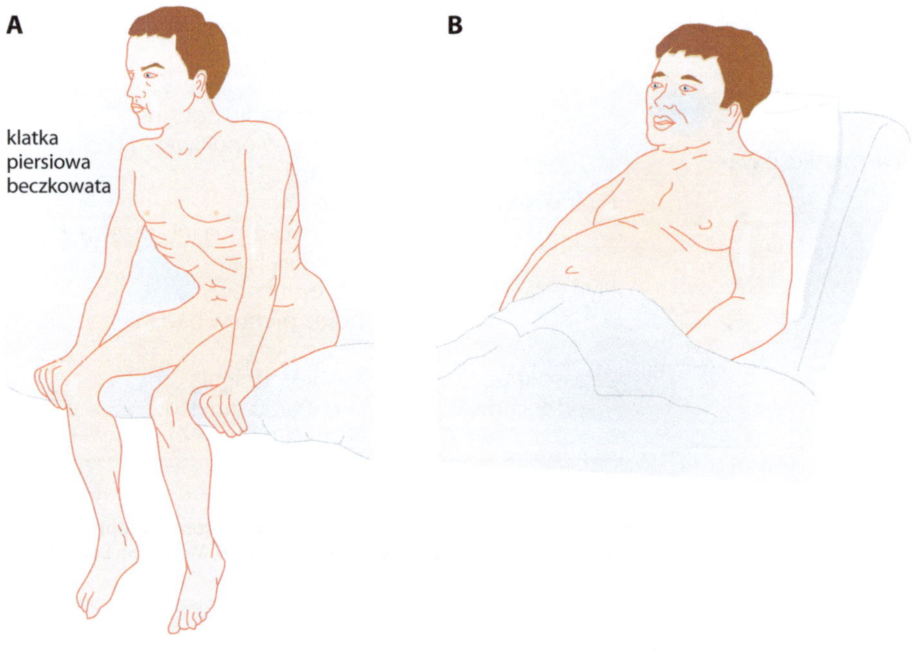

Ryc. 5-26. Przewlekła obturacyjna choroba płuc (POChP). **A.** Pacjenci, u których dominuje rozedma płuc, to szczupli „różowi dmuchacze". **B.** Chorzy na przewlekle zapalenie oskrzeli to tzw. niebiescy nadymacze (Źródło: I. Damjanov: Pathology for Health Professions, wyd. 3, Saunders, St. Louis 2005).

zaostrzenia duszności prowadzą zakażenia wirusowe, choroby serca lub zanieczyszczenie powietrza. Wymiar przednio-tylny klatki piersiowej jest zwiększony (**klatka piersiowa beczkowata**), a podczas wdechu dochodzi do zapadania się żeber do wewnątrz z jednoczesnym zmniejszeniem kąta podżebrowego (*objaw Hoovera*). Usta chorego są zazwyczaj zamknięte, co zwiększa ciśnienie w drogach oddechowych podczas wydechu. Pacjenci często pochylają się ku przodowi, opierając ręce na kolanach lub stole, co pozwala na uruchomienie dodatkowych mięśni oddechowych.

Objawy **przewlekłego zapalenia oskrzeli** pojawiają się u osób młodszych niż w przypadku rozedmy. Szczególnie charakterystyczny jest **kaszel, któremu towarzyszy odkrztuszanie żółtozielonej, ropnej wydzieliny.** Może pojawić się krwioplucie lub podbarwienie wydzieliny krwią. Występujące wskutek upośledzenia funkcji oddechowych zaburzenie stosunku $\dot{V}/\dot{Q}$ prowadzi do rozwoju **hipoksji, hiperkapnii** oraz **sinicy**. Kompensacyjna policytemia jest odpowiedzialna za sinawe zabarwienie twarzy u chorych. Nadciśnienie płucne prowadzi do rozwoju serca płucnego, poszerzenia żył szyjnych oraz wystąpienia obrzęków stóp. W badaniu spirometrycznym obserwuje się zmniejszenie wszystkich objętości płuc. Chorzy potrzebują więcej czasu na usunięcie powierza z dróg oddechowych, dlatego FEV_1 wynosi poniżej 50% pojemności życiowej płuc (ryc. 5-27). Poprawę FEV_1, przynajmniej przez jakiś czas, przynosi stosowanie leków rozszerzających oskrzela. Porównanie objawów klinicznych rozedmy oraz przewlekłego zapalenia oskrzeli przedstawiono w tab. 5-11.

ASTMA OSKRZELOWA

Astma oskrzelowa jest przewlekłą chorobą dróg oddechowych charakteryzującą się nadwrażliwością oskrzeli, prowadzącą do odwracalnych napadów skurczu oskrzeli. Napady skurczu oskrzeli trwają od kilku minut do kilku godzin i mogą ustępować samoistnie lub po leczeniu lekami rozszerzającymi oskrzela.

Astma oskrzelowa występuje w dwóch postaciach: alergicznej (atopowej) oraz niealergicznej (nieatopowej).

Patogeneza astmy jest złożona. Choroba w przeszło 50% przypadków rozpoczyna się w dzieciństwie, a jej wystąpienie często wiąże się z ekspozycją na alergeny egzogenne. Z nieznanych powodów częściej stwierdza się ją u chłopców. U dzieci chorych stwierdza się w wywiadzie rodzinnym przypadki zapalenia atopowego skóry, kataru siennego lub astmy oskrzelowej; u osób tych występuje także zwiększona zdolność do wytwarzania immunoglobulin IgE w odpowiedzi na różne alergeny zewnętrzne. Tę postać choroby, w której istnieje predyspozycja genetyczna i która jest związana z reakcją nadwrażliwości typu I (IgE), określa się jako **zewnątrzpochodną, alergiczną** lub **atopową**. Postać astmy rozwijającą się u dorosłych, w której zazwyczaj nie udaje się wykazać narażenia na swoiste antygeny, określa się jako **wewnątrzpochodną.**

W obydwu postaciach astmy proces zapalny w oskrzelach prowadzi do powstania licznych zjawisk patologicznych i patofizjologicznych (ryc. 5-28), do których m.in. zalicza się:

- skurcz oskrzeli,
- rozszerzenie naczyń, przekrwienie oraz obrzęk,
- zwiększone wytwarzanie śluzu,
- przewlekły proces zapalny.

Powyższe zjawiska prowadzą do zwężenia oskrzeli, które okresowo jest dodatkowo pogłębiane na skutek skurczu mięśni gładkich znajdujących się w ścianie oskrzela.

Zapalenie w astmie alergicznej jest reakcją łańcuchową, w której uczestniczy wiele rodzajów komórek oraz liczne mediatory.

W astmie alergicznej złożony proces zapalny zostaje zapoczątkowany przez inhalację alergenu. Początkowa reakcja jest typowa dla reakcji nadwrażliwości typu I (atopowej),

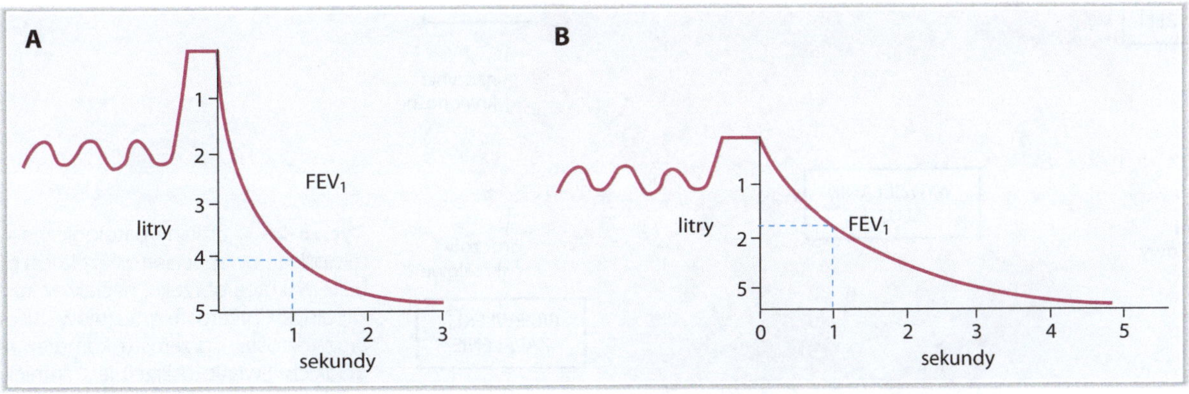

Ryc. 5-27. Badanie spirometryczne w chorobach obturacyjnych płuc. Stan prawidłowy **(A)**. **B.** W rozedmie stwierdza się zmniejszoną zdolność do usuwania powietrza z płuc, a nasilona objętość wydechowa pierwszosekundowa (FEV_1) zmniejsza się poniżej 50%.

Tabela 5-11. Przewlekła obturacyjna choroba płuc

CECHA	ROZEDMA	PRZEWLEKŁE ZAPALENIE OSKRZELI
Wiek	> 60. roku życia	45–60 lat
Typ	„różowy dmuchacz"	„niebieski nadymacz"
Budowa ciała	szczupła	otyła
Klatka piersiowa	beczkowata	N
Palenie papierosów	++	++
Predyspozycja genetyczna	+	–/+
Duszność	++ (wysiłkowa, postępująca)	+ (rzadka)
Kaszel	suchy	produktywny
Plwocina	śluzowa, skąpa	śluzowo-ropna, obfita
Oddychanie	hiperwentylacja	wolne, płytkie
Objętości płuc	FEV_1 ↓ RV ↑ TLC ↑	FEV_1 ↓ (poprawa po lekach rozszerzających) RV ↑ TLC ↓
Pa_{O_2}	N, potem ↓	↓ (< 60 mm Hg)
Pa_{CO_2}	N lub ↓ (35–40 mm Hg)	↑ (50–60 mm Hg)
$\dot{V}/\dot{Q}$	umiarkowane zaburzenie	znaczne zaburzenie
Zdjęcie radiologiczne	przejaśnienie miąższu	wzmożenie rysunku oskrzeli
Hematokryt	N	↑ (50–55%)
Sinica	nie	++
Serce płucne	nie	++ → obrzęki obwodowe
Zapalenie płuc	nie	częste powikłanie

FEV_1 – natężona objętość pierwszosekundowa; N – norma; Pa_{O_2} – ciśnienie parcjalne O_2; Pa_{CO_2} – ciśnienie parcjalne CO_2; RV – objętość zalegająca; TLC – całkowita pojemność płuc; $\dot{V}/\dot{Q}$ – stosunek wentylacji do perfuzji.

a następnie wzmacnia się i przechodzi w proces samoistnie się podtrzymujący. W reakcjach tych uczestniczy wiele komórek zapalnych, z których najistotniejsze są:

- makrofagi,
- limfocyty T-pomocnicze,
- limfocyty B i komórki plazmatyczne,
- eozynofile,
- bazofile.

Alergeny są fagocytowane przez makrofagi, które zachowują się jak komórki prezentujące antygen (*antigen presenting cells* – APC) (ryc. 5-29). Przetworzone antygeny są przekazywane limfocytom T, aktywując ich różnicowanie w kierunku komórek

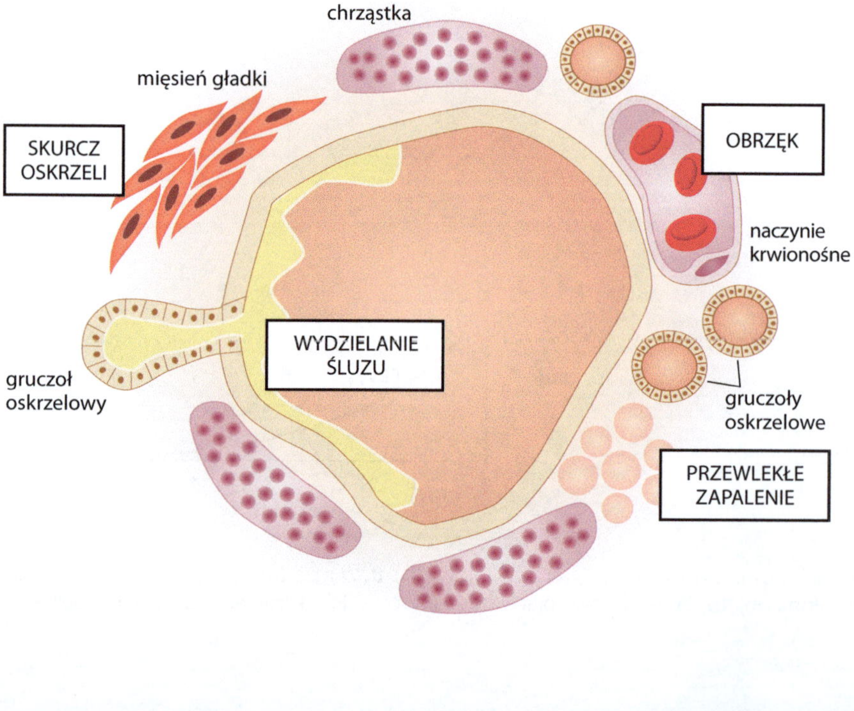

Ryc. 5-28. Zmiany patologiczne w astmie oskrzelowej. Ściana oskrzela jest pogrubiała wskutek obrzęku, nacieków komórek zapalnych, przerostu gruczołów śluzowych oraz rozrostu i przerostu komórek mięśni gładkich. Światło oskrzeli jest zmniejszone na skutek pogrubienia ściany, ale także zawiera czopy złożone ze śluzu oraz komórek zapalnych.

T pomocniczych. Powstają głównie komórki T_H2, niezbędne do interakcji z limfocytami B, kosztem komórek T_H1, pełniących funkcje regulacyjne oraz zdolnych do wydzielania interferonu γ. Komórki T_H2 wydzielają cytokiny pobudzające (interleukiny IL-3, IL-4 oraz IL-5), które działają na komórki B i komórki plazmatyczne wydzielające IgE oraz na eozynofile. Przeciwciała IgE wytworzone przez komórki plazmatyczne wiążą się na powierzchni bazofilów, doprowadzając do uwalniania histaminy oraz wolno działających substancji anafilaktycznych – leukotrienów. Te wytwarzane przez komórki tuczne mediatory działają na komórki mięśni gładkich oraz naczynia krwionośne, prowadząc do ich skurczu i rozszerzenia naczyń, zwiększenia przepuszczalności naczyń oraz obrzęku. Eozynofile także uwalniają cytokiny prozapalne, enzymy i czynniki chemotaktyczne, które są odpowiedzialne za stałą rekrutację komórek zapalnych do oskrzeli.

Mediatory uwalniane podczas powyższej zapalnej reakcji łańcuchowej odgrywają kluczową rolę w patogenezie zwężenia oskrzeli, rozszerzenia naczyń i obrzęku, zwiększonego wytwarzania śluzu oraz podtrzymywaniu przewlekłego procesu zapalnego.

Napady astmy są wyzwalane przez różne czynniki.

Oskrzela objęte procesem zapalnym stają się nadwrażliwe na liczne czynniki stymulujące. W astmie alergicznej te czynniki mogą być takie same jak te, które zapoczątkowały proces zapalny, ale często, szczególnie w astmie wewnątrzpochodnej, czynniki wyzwalające napad astmy są niezależne od czynników, które wywołały chorobę. Najważniejsze czynniki wywołujące wystąpienie napadu astmy:

- **Alergeny.** Mogą występować okresowo (np. pyłki) lub przez cały rok (np. roztocza, kurz domowy).
- **Zanieczyszczenia powietrza.** Napady astmatyczne występują znacznie częściej w zanieczyszczonym środowisku. Napady takie wywoływane są często przez ozon, dwutlenek azotu lub dwutlenek siarki.
- **Zanieczyszczenie środowiska w miejscu przebywania.** Do czynników tych zalicza się pyły, chemikalia, plastiki, enzymy używane w miejscu pracy lub w otoczeniu domowym.
- **Zakażenia.** Napady astmy często mogą być spowodowane zakażeniami wirusowymi.
- **Leki.** Niektóre leki, takie jak aspiryna lub antagonisty receptorów β-adrenergicznych, mogą wywoływać skurcz oskrzeli i napad astmy.
- **Wysiłek fizyczny.** Napady astmy powstające podczas wysiłku fizycznego występują głównie podczas chłodnej pogody.
- **Czynniki psychogenne.** Emocje lub stany pobudzenia mogą powodować skurcz oskrzeli, odgrywają też prawdopodobnie istotną rolę w napadach astmy wywołanej przez inne czynniki.

Kliniczne objawy astmy odzwierciedlają nasilenie zmian zapalnych i stopień zwężenia oskrzeli.

Astma oskrzelowa jest przewlekłą chorobą charakteryzującą się napadowymi skurczami i zwężeniem światła oskrzeli. Do najważniejszych objawów klinicznych astmy zalicza się:

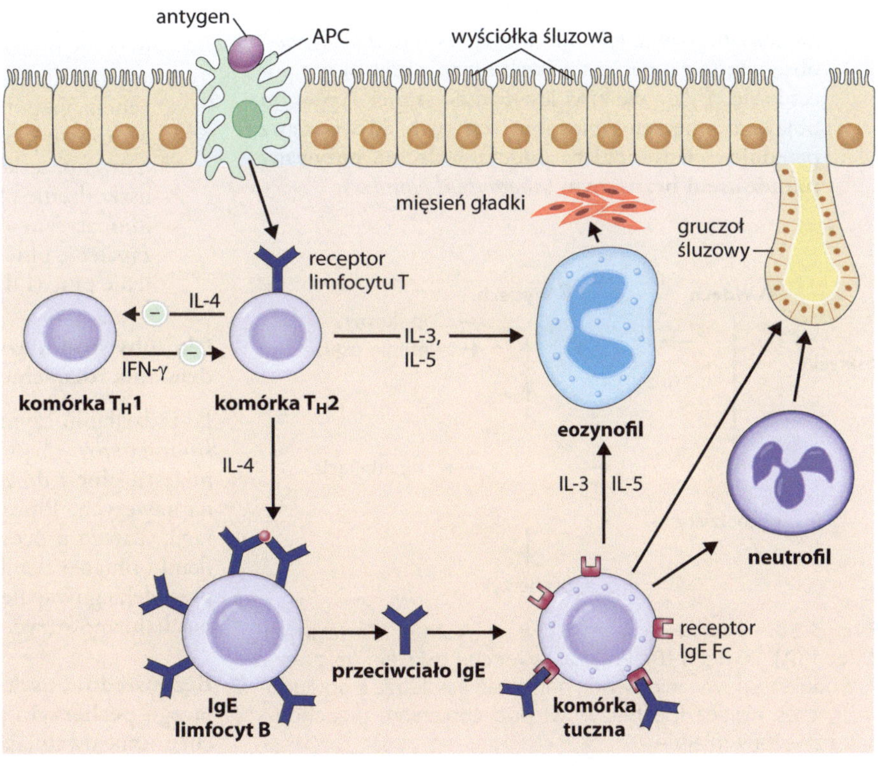

Ryc. 5-29. Komórkowe podłoże astmy oskrzelowej. Antygen przygotowany przez komórkę prezentującą antygen (APC) przekazywany jest limfocytom pomocniczym (T_H2). T_H2 wpływa na limfocyty T_H1, limfocyty B oraz eozynofile. Immunoglobuliny E (IgE) uwalniane przez limfocyty B, które przekształcają się w komórki plazmatyczne (nie pokazane na rycinie), wiążą się z komórkami tucznymi, pobudzając je do uwalniania histaminy oraz syntezy leukotrienów, które działają na gruczoły śluzowe, mięśnie gładkie oraz inne struktury ściany oskrzeli. Fc – fragment Fc przeciwciała. IL – interleukina.

- **Kaszel.** Ma on zwykle charakter epizodyczny i jest związany ze stanem zapalnym oskrzeli. Może mieć postać suchą lub może mu towarzyszyć wykrztuszanie lepkiego śluzu.
- **Zaburzenia toru oddechowego**. U większości chorych obserwuje się przyspieszenie oddechu oraz przedłużony wydech. Spowodowane jest to częściowym ograniczeniem drożności oskrzeli przez czopy śluzowe i skurcz mięśniówki oskrzeli. Te zaburzenia oddychania w przebiegu astmy często doprowadzają do **hiperinflacji** płuc.
- **Świsty.** Najczęściej te dźwięki o wysokiej częstotliwości są słyszane podczas wydechu (ryc. 5-30). Są one związane ze zwężeniem oskrzeli na skutek skurczu komórek mięśni gładkich, pogrubieniem ściany oskrzela przez obrzęk i przewlekły proces zapalny, a także nadmiernym wydzielaniem śluzu przez gruczoły oskrzelowe i komórki kubkowe.
- **Duszność.** Uczucie braku tchu z towarzyszącym uczuciem ciasnoty lub ściskania klatki piersiowej jest częstym objawem podawanym przez pacjentów. Jest najczęściej skutkiem skurczu oskrzeli lub postępującego zatykania oskrzeli przez śluz.
- **Napady astmatyczne.** Są to ciężkie napady duszności z towarzyszącymi głośnymi świstami, spowodowane przez gwałtowny skurcz przerośniętych komórek mięśni gładkich w ścianie oskrzeli. Zwykle towarzyszy im *tachypnoë*. Nasilony skurcz oskrzeli oraz zatkanie oskrzeli przez śluz mogą prowadzić do **stanu astmatycznego**, który może doprowadzić nawet do zgonu. Hipowentylacja spowodowana zwężeniem światła oskrzeli może powodować hipoksję i hiperkapnię.
- **Wyczerpanie oddechowe.** Podczas przedłużonych napadów astmy chorzy są zmuszeni do wykonywania zwiększonego wysiłku oddechowego. Oprócz *tachypnoë*, obserwuje się u pacjentów wyczerpanie oraz obfite pocenie się, a Pa_{O_2} we krwi jest podwyższone. Typowym objawem zmęczenia przepony jest ruch do wewnątrz przedniej ściany brzucha podczas wdechu, nazywany **paradoksem brzusznym** (*abdominal paradox*).

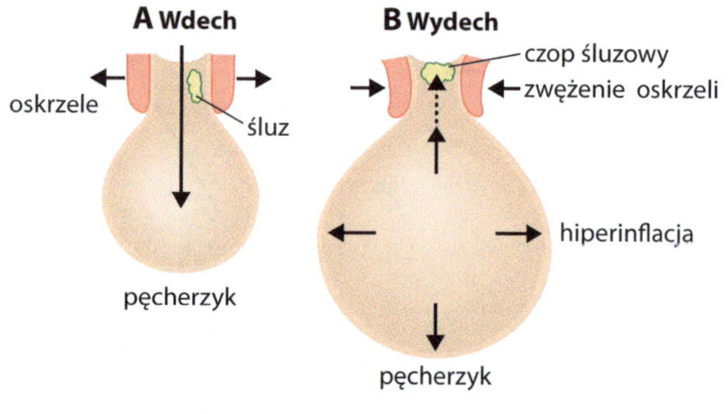

Ryc. 5-30. Powstawanie świstów w astmie oskrzelowej. Wdech **(A)**. Wydech **(B)**. Podczas wydechu oskrzele się zwęża. Powoduje to powstanie świstu, ponieważ powietrze z obwodowych części płuca (pęcherzyków) pod ciśnieniem przechodzi przez zwężone miejsce.

W badaniach czynnościowych płuc u chorych na astmę podczas napadów występują zmiany o charakterze obturacyjnym, ale są one odwracalne po podaniu leków rozszerzających oskrzela.

U wielu chorych na astmę w badaniu spirometrycznym nie stwierdza się żadnych odchyleń od normy. Podczas napadów astmatycznych wartości FEV_1, FEV_1/FVC oraz przepływ szczytowy są obniżone. Powyższe zmiany można odwrócić, podając leki rozszerzające oskrzela. Wartości szczytowego przepływu poniżej 100 l/min oraz FEV_1 poniżej 1 l świadczą o ciężkiej obturacji.

Obturacja oskrzeli treścią śluzową prowadzi do hiperinflacji płuc, charakteryzującej się podwyższeniem wartości TLC, RV oraz wzrostem podatności. Z powodu zwiększenia objętości płuc zmniejsza się D_{LCO}. Często występuje hipoksja, spowodowana zaburzeniem stosunku $\dot{V}/\dot{Q}$. Pa_{CO_2} jest zazwyczaj niskie (poniżej 36 mm Hg). Do hiperkapnii dochodzi tylko podczas ciężkiej obturacji, najczęściej w stanie astmatycznym.

CHOROBY RESTRYKCYJNE PŁUC

Choroby płuc prowadzące do niewydolności oddechowej typu restrykcyjnego obejmują dwie duże grupy zaburzeń: ostre i przewlekłe śródmiąższowe choroby płuc. **Ostre choroby restrykcyjne płuc** przebiegają jako rozlane uszkodzenie pęcherzyków płucnych (DAD) i klinicznie są określane mianem ARDS. **Przewlekłe choroby restrykcyjne płuc** obejmują grupę heterogennych zaburzeń, do których zalicza się:

- choroby spowodowane przez pyły nieorganiczne (pylice płuc): krzemica, azbestoza, beryloza,
- alergiczne zapalenie pęcherzyków płucnych spowodowane działaniem alergenów egzogennych, takich jak pyły organiczne,
- autoimmunizacyjne choroby płuc: ziarniniakowatość Wegenera, zespół Churga-Straussa, zespół Goodpasture'a,
- choroby o prawdopodobnym podłożu immunologicznym, np. sarkoidoza,
- uszkodzenie płuc spowodowane działaniem leków,
- idiopatyczne choroby płuc: zwyczajne śródmiąższowe zapalenie płuc (UIP), złuszczające śródmiąższowe zapalenie płuc (DIP), idiopatyczne włóknienie płuc.

Choroby śródmiąższowe płuc mogą się rozwijać wskutek działania różnych czynników uszkadzających płuca.

Po zadziałaniu czynnika uszkadzającego w wielu chorobach śródmiąższowych płuc dochodzi do zniszczenia prawidłowego miąższu płuc i do zapoczątkowania przewlekłych procesów naprawczych. Płuca mają niewielkie zdolności do regeneracji, dlatego procesy naprawcze prowadzą do zastępowania tkanki płucnej tkanką łączną lub ziarniniakami i ogniskami przewlekłego zapalenia. Uczestniczy w tym wiele różnych mechanizmów (ryc. 5-31).

Bezpośrednie uszkodzenie komórek nabłonka wyściełającego pęcherzyki płucne. Toksyczne opary, różne związki chemiczne uwalniające wolne rodniki tlenowe, ozon, a nawet

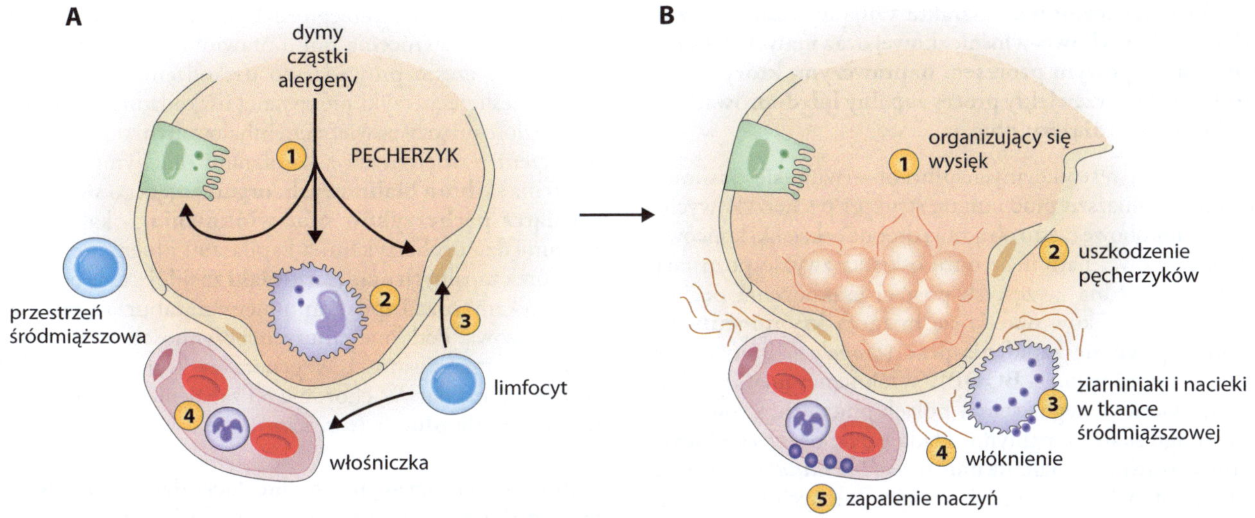

Ryc. 5-31. Patogeneza śródmiąższowego uszkodzenia płuc prowadzącego do powstania choroby restrykcyjnej. **A.** Uszkodzenie może być skutkiem bezpośredniego uszkodzenia pęcherzyków płucnych (1) przez dymy, cząstki drażniące lub alergeny, pobudzające makrofagi do uwalniania cytokin i czynników wzrostowych (2) lub aktywacji limfocytów zapoczątkowujących odpowiedź układu odpornościowego (3). Uszkodzenie może także być spowodowane przez czynniki endogenne, takie jak przeciwciała, neutrofile lub limfocyty dostające się do płuc drogą naczyń (4). **B.** Reakcja na uszkodzenie może prowadzić do powstania organizującego się zapalenia płuc (1), uszkodzenia płuc (2), tworzenia ziarniniaków (3), włóknienia (4) lub uszkodzenia naczyń typu martwiczego lub ziarniniakowatego zapalenia naczyń.

czysty tlen mogą uszkadzać komórki nabłonka oddechowego. Do czynników odpowiedzialnych za uszkadzanie pęcherzyków zalicza się gorące opary i dymy, środki owadobójcze oraz związki chemiczne, takie jak amoniak, dwutlenek siarki oraz tlenek azotu. Oprócz tego uszkodzenie pęcherzyków może być następstwem **zakażenia wirusowego i bakteryjnego**.

Aktywacja makrofagów. Makrofagi pęcherzykowe mogą być pobudzone pod wpływem antygenów organicznych oraz egzogennych substancji nieorganicznych inhalowanych do pęcherzyków. Najlepiej widać to na przykładzie cząstek krzemionki, fagocytowanych przez makrofagi. Pyły krzemionki są pochłaniane przez makrofagi, które zapoczątkowują procesy przewlekłego zapalenia oraz włóknienia. Powstają włókniejące guzki, typowe dla **krzemicy**. W sarkoidozie, chorobie o nieznanej przyczynie, powstają guzkowe nacieki złożone z makrofagów oraz limfocytów T, tworzące ziarniniaki nieserowaciejące.

Mechanizmy odpornościowe. Antygeny dostające się do płuc wywołują odpowiedź układu odpornościowego, w której przebiegu dochodzi do wytwarzania przeciwciał cytotoksycznych (typ II reakcji nadwrażliwości) lub tworzenia ziarniniaków (typ IV reakcji nadwrażliwości). W wielu przypadkach chorobowych obserwuje się występowanie odpowiedzi jednego lub obydwu typów – komórkowego lub humoralnego, ale nie udaje się zidentyfikować czynnika, który tę reakcję rozpoczął. Zaburzenia w układzie odpornościowym są odpowiedzialne za część przypadków chorób płuc, spowodowanych **niepożądanym działaniem leków,** a także odgrywają kluczową rolę w reakcji **nadwrażliwości na antygeny organiczne** (np. płuco farmera, pylica bawełniana, bagasoza i inne).

Uszkodzenie naczyń. Uszkodzenie naczyń płucnych o podłożu immunologicznym, a zwłaszcza uszkodzenie naczyń włosowatych tworzących barierę pęcherzykowo-włośniczkową, może prowadzić do uszkodzenia miąższu płuc. Do chorób restrykcyjnych płuc spowodowanych powyższymi zaburzeniami zalicza się ziarniniakowatość Wegenera, w której przebiegu obserwuje się ziarniniaki w tętniczkach i kapilarach płucnych, zespół Goodpasture'a, charakteryzujący się uszkodzeniem ściany pęcherzyków na skutek zaburzeń immunologicznych i krwawieniem śródpęcherzykowym, oraz zespół Churga-Straussa, w którym obserwuje się zapalenie naczyń i astmę oskrzelową z towarzysząca eozynofilią we krwi. W przebiegu układowych chorób o podłożu immunizacyjnym, takich jak toczeń trzewny, zapalenie skórno-mięśniowe czy twardzina układowa, również często obserwuje się zmiany w płucach.

Uwaga

> Kryptogenne włókniejące zapalenie pęcherzyków płucnych, określane także jako idiopatyczne włóknienie płuc, jest najczęstszą postacią wśród chorób śródmiąższowych płuc. Ponieważ nie jest znany czynnik etiologiczny, rozpoznanie można ustalić po wykluczeniu innych przyczyn.

Choroby restrykcyjne płuc charakteryzują się uszkodzeniem bariery pęcherzykowo-włośniczkowej oraz małych oskrzelików z następowym procesem naprawczym, który może przechodzić w przewlekły proces zapalny lub doprowadzać do włóknienia miąższu płuc.

W chorobach restrykcyjnych płuc obserwuje się nasilone uszkodzenie miąższu płuc i utratę struktur pęcherzykowych. Zmiany chorobowe często obejmują drobne oskrzeliki końcowe oraz oddechowe, natomiast duże oskrzela zwykle pozostają prawidłowe. Jedną z częstych postaci uszkodzenia pęcherzyków i oskrzelików określa się mianem **kryptogennego organizującego się zapalenia płuc** (*bronchiolitis obliterans organizing pneumonia* – **BOOP**). Włóknienie miąższu płuc umiejscowione nieregularnie w polach płucnych, z towarzyszącymi ogniskami zapalnymi składa się na obraz **zwykłego śródmiąższowego zapalenia płuc** (*usual interstitial pneumonia* – **UIP**). Gdy włóknieniu pęcherzyków płucnych towarzyszą złuszczanie pneumocytów oraz nacieki makrofagów, obraz patologiczny określa się jako **złuszczające śródmiąższowe zapalenie płuc** (*desquamative interstitial pneumonitis* – **DIP**). W badaniu radiologicznym ogniskowe zmiany włókniejące z torbielowatymi przejaśnieniami w miąższu płuc określa się jako **płuco o charakterze „plastra miodu"**.

Przewlekłe restrykcyjne choroby płuc często rozpoczynają się jako zapalenie płuc, po którym nie dochodzi do całkowitego wyzdrowienia, lub jako rozlane uszkodzenie pęcherzyków płucnych (DAD) w przebiegu ARDS, w którym nie dochodzi do pełnego przywrócenia stanu prawidłowego. Ostre uszkodzenie płuc często prowadzi do uszkodzenia pęcherzyków. A nawet jeśli pęcherzyki nie zostaną uszkodzone, to zwiększa się odległość między powietrzem inhalowanym do końcowych przestrzeni powietrznych a kapilarami płucnymi na skutek tworzenia się **błon hialinowych**, **organizującego się wysięku wewnątrz pęcherzyków** oraz **włóknienia**, lokalizującego się pomiędzy pęcherzykami a kapilarami płucnymi. Nacieki z komórek zapalnych oraz **ziarniniaki** znajdujące się pomiędzy pęcherzykami oraz kapilarami płucnymi zaburzają także wymianę gazową. Podobne zaburzenia czynnościowe obserwuje się w ziarniniakowatości Wegenera, w której dochodzi do zniszczenia kapilar. W chorobie tej zapalenie obejmuje także **duże naczynia płucne** (*vasculitis*).

W chorobach restrykcyjnych płuc dochodzi do zmniejszenia pojemności oddechowej oraz wszystkich objętości płuc.

Utrata jednostek pęcherzykowo-kapilarnych płuc powoduje zmniejszenie powierzchni oddechowej i wymiana gazowa w płucach zostaje znacznie upośledzona. **Całkowita pojemność płuc, pojemność życiowa oraz czynnościowa pojemność zalegająca** proporcjonalnie się obniżają (ryc. 5-32). **Przepływ wydechowy** pozostaje niezmieniony lub nawet się zwiększa, ponieważ drogi oddechowe pozostają otwarte wskutek sztywności włókniejącej tkanki płucnej. Ponieważ podczas wdechu

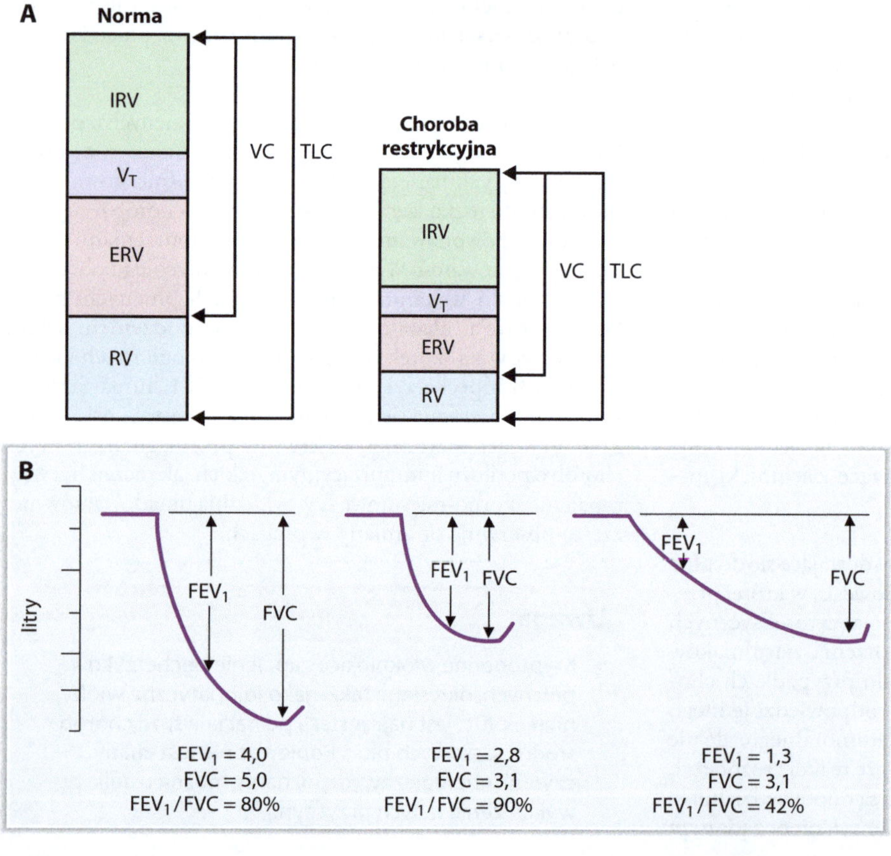

Ryc. 5-32. Objętości płucne w chorobie restrykcyjnej płuc. **A.** Wszystkie objętości płuc są proporcjonalnie zmniejszone. **B.** Zmniejszone są obydwa parametry: FEV_1 oraz FVC. Dla porównania pokazano krzywą prawidłową oraz wykres typowy dla zaburzeń obturacyjnych. ERV – zapasowa objętość wydechowa; IRV – zapasowa objętość wdechowa; RV – objętość zapasowa; TLC – całkowita pojemność płuc; VC – pojemność życiowa, VT – objętość oddechowa.

płuca trudniej się rozciągają i wzrastają ich siły elastyczności, w przebiegu włóknienia płuc dochodzi do spadku **podatności płuc**. Nawet podczas wytężonego oddychania, kiedy dochodzi do wzrostu ciśnienia transpulmonalnego i próby pełniejszego rozciągnięcia płuc podczas każdego wdechu, objętość płuc znacząco się nie zwiększa.

W miarę postępującego włóknienia płuc dochodzi do stopniowego zmniejszania się dyfuzji tlenu do krwi. Zaznacza się zmiana między **ciśnieniem tlenu** w powietrzu inhalowanym oraz we krwi, co pokazuje zwiększona różnica ciśnienia pęcherzykowo-kapilarnego ($P_{(A-a)O_2}$). **Pojemność dyfuzyjna** jest nieprawidłowa i obserwuje się obniżoną wartość D_{LCO}. **Hipoksemia** występuje najpierw podczas wysiłku, ale z czasem się nasila i pojawia się także w spoczynku. Najprawdopodobniej jest ona skutkiem zaburzenia stosunku $\dot{V}/\dot{Q}$ oraz obniżonej dyfuzji tlenu w zwłókniałych pęcherzykach. Nie występuje **hiperkapnia**; wartości P_{CO_2} są w normie. Hiperkapnia pojawia się dopiero w stanach krańcowej niewydolności oddechowej.

Objawy przewlekłych restrykcyjnych chorób płuc wynikają z utraty tkanki miąższowej płuc oraz hipoksji.

Objawy przewlekłych restrykcyjnych chorób płuc mogą pojawiać się powoli po zapaleniu płuc lub ARDS, ale często są podstępne i nie występują nagle. W większości przypadków rozpoznanie jest oparte na badaniach klinicznych oraz dalszych procedurach diagnostycznych, takich jak spirometria czy biopsja płuca. Najważniejsze objawy kliniczne są następujące:

- **Duszność**. Początkowo występuje tylko podczas wysiłku, ale z czasem pojawia się także w spoczynku. Oddech staje się szybki oraz płytki, a pacjent nie stara się oddychać z wysiłkiem, bowiem nieproporcjonalnie duży wysiłek oddechowy nie poprawia odczuwania duszności. Duszność może powodować strach chorego i często wymaga on stałej tlenoterapii.
- **Kaszel.** Często w przebiegu choroby obserwuje się słaby, nieproduktywny kaszel.
- **Zjawiska osłuchowe**. Najczęściej wysłuchuje się drobne trzeszczenia.
- **Badanie radiologiczne klatki piersiowej.** Zmiany są charakterystyczne i odzwierciedlają toczący się proces patologiczny. Obserwuje się włóknienie, zmiany guzkowate a w zaawansowanych postaciach obraz „plastra miodu". Często współistnieją cechy dodatkowego zakażenia. W niektórych chorobach, np. w ziarniniakowatości Wegenera obraz jest charakterystyczny, a ponadto może być potwierdzony przez biopsję płuca.
- **Sinica i palce pałeczkowate.** Obserwuje się je u przeszło 60% chorych.
- **Serce płucne.** Objawy niewydolności prawej komory serca pojawiają się w zaawansowanej fazie włóknienia płuc.

ZATOROWOŚĆ PŁUCNA

Zatory płucne są zakrzepami żylnymi, które najczęściej powstają w żyłach kończyn dolnych i dostają się do płuc. Każdego roku w Stanach Zjednoczonych zator płucny rozpoznaje się u przeszło 700 000 osób, z czego 20–25% stanowią przypadki śmiertelne. Czynniki usposabiające do wystąpienia zatorowości płuc wyszczególniono w tab. 5-12.

Uwaga

> Ponad 90% przyczyn zatorowości płuc zawiera mnemotechniczny termin **SITCOM**: ***s**urgery* – zabiegi operacyjne; ***i**mmobilization* – unieruchomienie; ***t**rauma* – urazy; ***c**ongenital thrombophilia* – zakrzepica wrodzona; ***o**bstetrical conditions* – przyczyny położnicze; ***m**alignant tumors* – nowotwory.

Objawy zatorowości płucnej zależą od wielkości zatoru.

Zatory płucne można podzielić na masywne, średniej wielkości i małe (ryc. 5-33).

- **Zatory masywne**. Zatory takie zamykają główne tętnice płucne (zator „jeździec") lub ich gałęzie, doprowadzając do ciężkich zaburzeń krążenia. Najczęściej pojawiają się nagły, ostry ból, zaburzenia oddychania, duszność oraz hiperwentylacja. Blok przepływu krwi przez płuca doprowadza do nagłego spadku ciśnienia tętniczego, często prowadzącego do omdlenia i utraty świadomości, a nawet zgonu.
- **Zator średniej wielkości.** Mniejsze zatory umiejscawiają się w gałęziach płatowych lub segmentowych tętnicy płucnej. W części przypadków mogą one przebiegać bezobjawowo (cichy zator), a w części mogą prowadzić do zawału płuca. W takich przypadkach pojawiają się ból opłucnowy, kaszel oraz krwioplucie, a także objawy uszkodzenia płuc (gorączka, leukocytoza). U pacjentów mogą także pojawić się uczucie strachu oraz duszność, o nasileniu zależnym od rozległości zatoru.

Tabela 5-12. Czynniki sprzyjające zatorowości płucnej

- Unieruchomienie lub przewlekły reżim łóżkowy (np. choroby przewlekłe)
- Zabiegi operacyjne (1% wszystkich dużych zabiegów)
- Urazy ze złamaniami (zwłaszcza kończyn dolnych i miednicy)
- Guzy złośliwe (szczególnie trzustki, żołądka i jelit, rak sutka)
- Przewlekła niewydolność serca z towarzyszącym zastojem żylnym
- Poród (zwłaszcza u chorych na rzucawkę i w zatorach płynem owodniowym)
- Leki (np. nadużywanie narkotyków dożylnie, leki antykoncepcyjne)
- Trombofilie wrodzone (np. czynnik Leydena V, niedobór białka C oraz S)
- Choroby żył (np. zakrzepica żylna, żylaki)

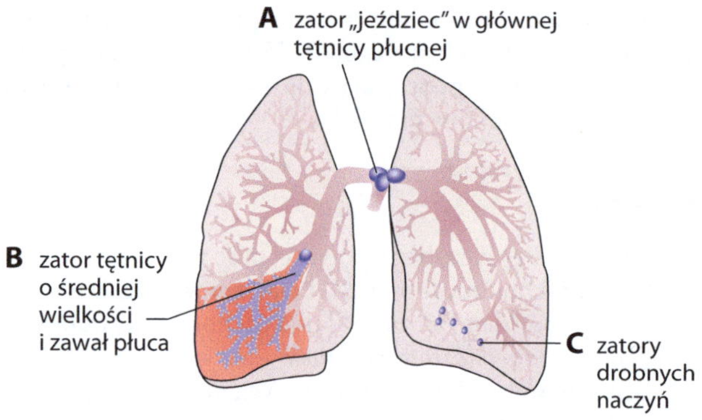

Ryc. 5-33. Zatorowość płucna. **A.** Masywny zator zamyka tętnicę płucną lub jedną z jej gałęzi i może prowadzić do zgonu. **B.** Zator średniej wielkości może spowodować zawał płuca. **C.** Nawracające małe zatory mogą spowodować nadciśnienie płucne wskutek zamykania drobnych naczyń.

- **Małe zatory**. Kilka małych zatorów w małych tętnicach i tętniczkach płuc zazwyczaj nie powoduje wystąpienia objawów. Jeśli jednak takie zatory pojawiają się falami oraz nawracają, mogą prowadzić do zwężenia światła łożyska płucnego i w konsekwencji do rozwoju nadciśnienia płucnego. Duszność u tych chorych wynika ze spadku przepływu płucnego. Pomimo dobrej wentylacji płuc dochodzi do zaburzenia stosunku $\dot{V}/\dot{Q}$, ponieważ krew nie może dopłynąć do bariery pęcherzykowo-włośniczkowej. Nadciśnienie płucne prowadzi to rozwoju serca płucnego oraz spowalnia powrót żylny do serca.

Zatory płucne powodują złożone zmiany nie tylko w naczyniach, ale także w innych częściach płuc.

Za skutki zatoru płucnego są odpowiedzialne w większości zjawiska mechaniczne, dlatego zwężenie naczyń płucnych prowadzi do zaburzeń hemodynamicznych. Trzeba jednak zaznaczyć, że zatory płucne mogą wpływać także pośrednio lub bezpośrednio na zakończenia nerwowe, uruchamiając liczne odruchy adaptacyjne. Ponadto w procesach zapoczątkowanych przez zator płucny uczestniczą substancje czynne biologicznie uwalniane przez płytki krwi, także z zakrzepu oraz z komórek śródbłonka w zamkniętych naczyniach płucnych. Procesy te doprowadzają do poniżej opisanych zaburzeń:

- **Wzrost ciśnienia w tętnicach płucnych.** Mechaniczne zwężenie światła tętnicy płucnej powoduje w niej wzrost ciśnienia. W odpowiedzi na zwężenie prawa komora serca kurczy się silniej, ale jeśli niewystarczająco, dochodzi do rozwoju ostrego serca płucnego.
- **Skurcz tętnicy płucnej i jej gałęzi.** Tętnica płucna ma światło większe niż żyły kończyn dolnych, w których uformował się zakrzep. Zator często jednak ulega odwróceniu i zwiększa swoją średnicę. Ale nawet stosunkowo małe zatory mogą prowadzić do dużego zwężenia naczyń płucnych, co spowodowane jest odruchowym skurczem naczyń płucnych. Częściowo jest to skutkiem drażnienia mechanicznego zakończeń nerwowych, a częściowo jest wywołane przez mediatory kurczące naczynia uwalniane z płytek tworzących zakrzep. Obkurczanie się mniejszych gałęzi krążenia płucnego jest odpowiedzialne za wystąpienie duszności, powodując zaburzenia $\dot{V}/\dot{Q}$.
- **Hiperwentylacja pęcherzykowa.** Hiperwentylacja, będąca typowym objawem zatorowości płucnej, jest skutkiem pobudzenia receptorów podrażnieniowych oraz pobudzenia ośrodkowego systemu nerwowego przez hipoksję. Towarzyszą jej najczęściej duszność oraz lęk, co wskazuje na udział w jej powstaniu ośrodków oddechowych.
- **Zwężenie oskrzeli.** Zmniejszenie perfuzji płuc powoduje odruchowy skurcz mięśni gładkich oskrzeli w odpowiedzi na zmniejszony przepływ krwi przez kapilary płucne. Odpowiedzialne za to są mediatory uwalniane przez płytki krwi, hipoksja oraz kwasica.
- **Kaszel.** Odruch kaszlowy jest wywołany pobudzeniem receptorów podrażnieniowych w płucach. Ponadto może on być spowodowany przez obrzęk oraz krwawienie śródpęcherzykowe, które występują w miejscu zawału płuca. Wtedy kaszlowi towarzyszy krwioplucie.
- **Omdlenie.** Utrata świadomości jest następstwem hipoksji i może wynikać z zamknięcia naczyń płucnych, odruchowego skurczu naczyń, zmian w perfuzji płuc oraz zaburzenia stosunku $\dot{V}/\dot{Q}$. Masywny zator zamykający ponad 60% światła łożyska płucnego może być śmiertelny.

Rozpoznanie zatorowości płucnej nie jest oczywiste, dlatego wiele przypadków pozostaje nie rozpoznanych.

Żaden z licznych objawów zatorowości płucnej występujących u chorych nie jest patognomoniczny dla tej choroby. Rozpoznanie zazwyczaj jest „całościowe" i możliwe dopiero po wykluczeniu przyczyn powodujących takie same objawy. Ważne jest, aby w rozpoznaniu różnicowym uwzględniać możliwość wystąpienia zatorowości płucnej, zwłaszcza jeśli istnieją czynniki jej ryzyka.

Duszność i *tachypnoë* obserwowane u pacjentów po urazach lub zabiegach operacyjnych mogą wskazywać na zatorowość płucną. Ból opłucnowy, krwioplucie oraz gorączka mogą nie zawsze wystąpić u starszych pacjentów. Ponadto łatwo można przeoczyć objawy zatorowości płucnej u młodych osób, dotychczas zdrowych, u których nie występują klasyczne objawy zatoru lub zawału płuc. W rozpoznaniu pomocne są badania dodatkowe. Najbardziej swoiste są nieinwazyjne lub inwazyjne techniki obrazowania – **ultrasonografia żył**, **badanie perfuzji płuc** oraz **angiografia płuc**. Powyższe metody są czasochłonne oraz drogie, a ich wyniki są często uzyskiwane zbyt późno, aby pozwalały zastosować skuteczne leczenie.

Wynik oznaczenia D-dimerów w surowicy krwi jest dobrym wskaźnikiem krzepnięcia wewnątrznaczyniowego i jest dodatni u wszystkich chorych z zatorem płucnym. Niestety, badanie to nie pozwala na odróżnienie zatoru płucnego od żylnej zakrzepicy obwodowej, którą stwierdza się u większości pacjentów.

Uwaga

> Prawidłowy obraz radiologiczny płuc u osoby skarżącej się na duszność, która pojawiła się nagle, wskazuje na możliwość wystąpienia zatoru płucnego.

RAK PŁUCA

Rak płuca jest główną przyczyną zgonu z powodu chorób nowotworowych w Stanach Zjednoczonych i Europie. Choroba częściej występuje u mężczyzn, chociaż liczba przypadków u kobiet systematycznie znacznie wzrasta. U obu płci rozwój nowotworu jest ściśle powiązany z paleniem tytoniu. Inne czynniki ryzyka, takie jak narażenie na radon, azbest oraz substancje promieniotwórcze są znacznie mniej istotne niż palenie papierosów.

Ponad 90% nowotworów wywodzi się z nabłonka oskrzeli, dlatego określa się je jako odoskrzelowe. W związku z tym większość nowotworów umiejscawia się w okolicy wnęki płuc. Guzy obwodowe, takie jak rak gruczołowy pochodzący z oskrzelików oraz międzybłoniak wywodzący się z opłucnej, występują znacznie rzadziej.

Mikroskopowo wyróżnia się dwie postacie nowotworu: rak drobnokomórkowy oraz rak niedrobnokomórkowy. W tej ostatniej grupie opisuje się liczne typy mikroskopowe, takie jak rak płaskonabłonkowy, gruczołowy oraz olbrzymiokomórkowy, czasem mogące występować w postaci mieszanej.

Rak płuca szczegółowo omówiono w rozdziale 3. W tym rozdziale został przedstawiony jako jedna z chorób płuc, którą należy brać pod uwagę w rozpoznaniu różnicowym duszności, krwioplucia, rozstrzeni oskrzelowych, bólu w klatce piersiowej oraz płynu w jamie opłucnowej.

CHOROBY OPŁUCNEJ

Jama opłucnowa jest z jednej strony ograniczona przez opłucną ścienną, a z drugiej strony przez opłucną płucną pokrywającą płuco. Zawiera ona tylko kilka mililitrów płynu surowiczego (mniej więcej po 10 ml po każdej stronie), który nawilża powierzchnie, pozwalając opłucnej płucnej i opłucnej ściennej na ścisły kontakt ze sobą, a jednocześnie na swobodne ruchy. Płyn w jamie opłucnowej odgrywa także pewną rolę w utrzymywaniu ujemnego ciśnienia w jamie opłucnej. Na końcu głębokiego wdechu osiąga ono wartości od −25 do −35 cm H_2O. Na końcu wydechu mieści się ono w granicach od −2 do −5 cm H_2O (ryc. 5-34). Chociaż ciśnienie kapilarne błony wytwarzanej przez płyn opłucnowy jest względnie niskie w porównaniu z siłami rozciągania płuca przez ścianę klatki piersiowej oraz siłami elastycznymi miąższu płuc prowadzącymi do obkurczania się płuca w kierunku wnęki, obecność płynu w jamie opłucnowej jest niezbędna do zachowania płuc w stanie rozprężonym.

Płyn w jamie opłucnej gromadzi się, gdy więcej płynu tam się dostaje, niż jest go z niej usuwane.

W warunkach prawidłowych niewielka ilość płynu w przestrzeni opłucnowej jest ciągle wymieniana przez płyn dostający się tam z naczyń włosowatych krążenia systemowego. W tym samym czasie płyn jest także drenowany przez układ chłonny płuc oraz łożysko żylne. Płyn opłucnowy tworzy się, gdy do przestrzeni opłucnowej dostaje się więcej płynu, niż jest go z niej drenowane. Poniżej wymieniono najważniejsze mechanizmy patogenetyczne:

- **Wzrost ciśnienia w żyłach płucnych.** Zazwyczaj występuje on podczas niewydolności lewokomorowej. Zastoinowa niewydolność serca jest najczęstszą przyczyną gromadzenia się płynu w opłucnej.
- **Zaburzenie drenażu limfatycznego**. Utrudnienie odpływu chłonki przez ziarniniaki lub komórki nowotworowe może prowadzić do gromadzenia się płynu w jamie opłucnowej.
- **Zwiększenie przepuszczalności opłucnej.** Wysięki opłucnowe spowodowane tym mechanizmem najczęś-

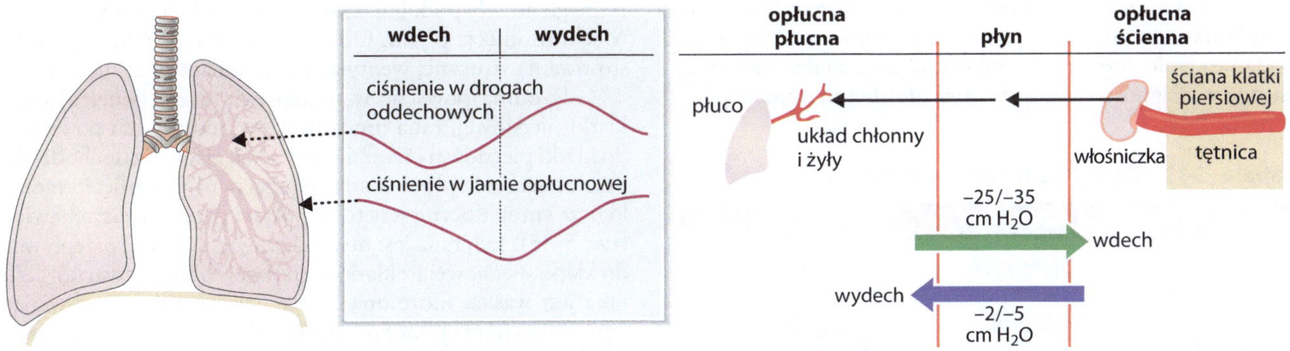

Ryc. 5-34. Jama opłucnej. Płyn powstaje wskutek ultrafiltracji z naczyń włosowatych po stronie tętniczej, głównie w opłucnej ściennej. Następnie płyn ulega resorbcji do płucnego układu chłonnego oraz do żył płucnych. Błona utworzona przez płyn utrzymuje opłucną ścienną oraz opłucną płucną w ścisłym kontakcie, przyczyniając się do wytwarzania ujemnego ciśnienia w przestrzeni opłucnowej. Ujemne ciśnienie w przestrzeni opłucnowej powstaje wskutek różnicy między siłami rozciągającymi klatkę piersiową podczas wdechu oraz siłami elastyczności płuc, dążącymi do retrakcji płuca w kierunku wnęki. Podczas wdechu ujemne ciśnienie wynosi od –25 do –35 cm H_2O, ale potem spada i wynosi od –2 do –5 cm H_2O na końcu wydechu.

ciej stanowią powikłanie zapalenia płuc, gdy proces zapalenia obejmuje opłucną. W gruźlicy płuc wysięk częściowo wynika z zapalenia, a po części z zatkania dróg odpływu chłonki.

- **Zmniejszenie ciśnienia wewnątrz jamy opłucnej.** Płyn w jamie opłucnej obserwuje się po zapadnięciu się płuca, spowodowanym przez odmę lub niedodmę.
- **Zmniejszenie ciśnienia onkotycznego osocza.** Hipoalbuminemia wskutek przewlekłych chorób wątroby lub zespół nerczycowy przebiegają z uogólnionymi obrzękami (*anasarca*), którym często towarzyszy płyn w jamie opłucnej.
- **Złożone zaburzenia spowodowane przez guzy złośliwe opłucnej.** Nowotwory złośliwe uszkadzają mechanicznie powierzchnię opłucnej oraz powodują jej podrażnienie, prowadząc do przesiąkania płynu z nowo powstających naczyń. Odpowiedzi układu odpornościowego organizmu na nowotwór towarzyszy wzrost przepuszczalności opłucnej oraz gromadzenie się płynu w jamie opłucnej. Komórki nowotworowe powodują zamykanie naczyń chłonnych, co uniemożliwia odpowiedni drenaż płynu z jamy opłucnej.

Płyn w jamie opłucnej może mieć charakter przesiękowy lub wysiękowy. **Przesięk** powstaje w wyniku zaburzonego gradientu hydrostatycznego, podczas gdy **wysięk** jest oznaką zwiększonej przepuszczalności błony opłucnej, spowodowanej przez zapalenie lub proces nowotworowy. Właściwości wysięku i przesięku porównano w tab. 5-13.

Rodzaj oraz przyczynę powstania płynu w jamie opłucnej pomagają ustalić badania dodatkowe. Nagromadzenie treści ropnej, określane jako **ropniak** opłucnej, powstaje w wyniku zakażenia bakteryjnego. Płyn zawierający erytrocyty towarzyszy urazom, nowotworom lub zatorowości płucnej. W płynie pojawiającym się w przebiegu zakażeń bakteryjnych stwierdza się liczne neutrofile, w treści zaś pochodzącej od chorych na gruźlicę przeważają limfocyty i makrofagi. Podobny obraz wysięku limfocytowego oraz makrofagowego występuje w chorobach o podłożu immunizacyjnym, takich jak reumatoidalne zapalenie stawów oraz toczeń trzewny układowy. Z tego powodu szczegółowe badanie cytologiczne płynu jest wykonywane rutynowo. Badanie cytologiczne płynu opłucnowego jest także niezwykle istotne w diagnostyce nowotworów złośliwych opłucnej.

Tabela 5-13. Wysięk i przesięk opłucnowy

CECHA	PRZESIĘK	WYSIĘK
Wygląd	przejrzysty	mętny
Ciężar właściwy	< 1,012	> 1,020
Białko	< 3 g/dl	> 3 g/dl
Białko PF/S	< 0,5	> 0,5
LDH	< 200 j./l	> 200 j./l
LDH PF/S	< 0,5	> 0,5
Leukocyty	< 1000 w µl	> 1000 w µl

LDH – dehydrogenaza mleczanowa; PF/S – stosunek ilości w płynie opłucnowym do zawartości w surowicy.

Uwaga

> *Chylothorax* to nagromadzenie się chłonki w jamie opłucnej, spowodowane rozerwaniem przewodu piersiowego w przebiegu urazu lub jego zatkaniem przez komórki guza nowotworowego.

> Badanie radiologiczne klatki piersiowej uwidacznia płyn występujący jednostronnie, gdy jest go więcej niż 250 ml. Taka ilość płynu, zajmująca przestrzeń przeznaczoną dla płuca, powoduje jego uciśnięcie. Prowadzi to do zmniejszenia objętości płuc oraz do zaburzeń wentylacji. Jednostronnie umiejscowiony płyn w jamie opłucnej powoduje przesunięcie śródpiersia w stronę przeciwną.

Odma to nagromadzenie się powietrza w jamie opłucnej.

W prawidłowych warunkach w jamie opłucnowej nie stwierdza się obecności powietrza. Obecność powietrza w jamie opłucnowej jest stanem patologicznym, określanym jako **odma**. Powietrze może dostać się do jamy opłucnowej w wyniku poniższych zaburzeń:

- **Samoistne pęknięcie miąższu płuca.** Występuje ono u młodych mężczyzn i jest skutkiem pęknięcia pojedynczego pęcherza powietrznego, najprawdopodobniej o charakterze wrodzonym, położonego pod opłucną. Pęknięcie takie może także się zdarzyć w przebiegu rozedmy płuc, gruźlicy, zawału płuca lub włóknienia śródmiąższowego.
- **Uraz.** Rana penetrująca klatki piersiowej zadana ostrym narzędziem lub postrzałowa umożliwia wniknięcie powietrza do jamy klatki piersiowej.

Przyczyny jatrogenne. Wszystkie zabiegi chirurgiczne wymagające otwarcia klatki piersiowej powodują wystąpienie odmy. Po zabiegu operacyjnym powietrze jest odsysane i objawy odmy ustępują. Powietrze może dostać się do jamy opłucnej także podczas biopsji igłowej transtorakalnej, zakładania wkłucia centralnego do żyły podobojczykowej lub nakłucia jamy opłucnej w celu usunięcia płynu. Odma może także być następstwem stosowania sztucznej wentylacji pod dodatnim ciśnieniem.

Gdy odma powstaje w następstwie urazu penetrującego klatki piersiowej, rana umożliwia swobodny ruch powietrza do klatki piersiowej i na skutek wzrostu ciśnienia dochodzi do przemieszczenia płuca w stronę przeciwną. Na zdjęciu radiologicznym widoczne jest to w postaci przesunięcia tchawicy (ryc. 5-35). Jeśli rana jest otwarta, powietrze może przepływać do klatki piersiowej i z klatki piersiowej (**odma otwarta**). Jeśli rana jest wąska, może ona działać jak wentyl, umożliwiając wpływ powietrza podczas wdechu, ale nie pozwalając na jego wypływ podczas wydechu. Odma taka, zwana **zastawkową**, prowadzi do powstania bardzo wysokiego ciśnienia wewnątrz klatki piersiowej, które musi zostać obniżone w celu zapobieżenia dalszym poważnym powikłaniom. Odma spowodowana pęknięciem miąższu płuca bez uszkodzenia ścian klatki piersiowej nazywana jest **zamkniętą**.

Przedostanie się powietrza do jamy opłucnej powoduje ból oraz zapadnięcie się płuca, prowadzące do powstania duszności. W badaniu radiologicznym klatki piersiowej widoczne jest przejaśnienie w miejscu klatki piersiowej wypełnionej powietrzem. Ciśnienie wewnątrz klatki piersiowej powoduje przesunięcie tchawicy oraz śródpiersia w stronę przeciwną. Ucisk żył głównych powoduje zmniejszony powrót krwi żylnej do prawego serca. Ponieważ funkcjonowanie zarówno serca, jak i płuc są upośledzone, należy jak najszybciej dążyć do dekompresji odmy opłucnowej.

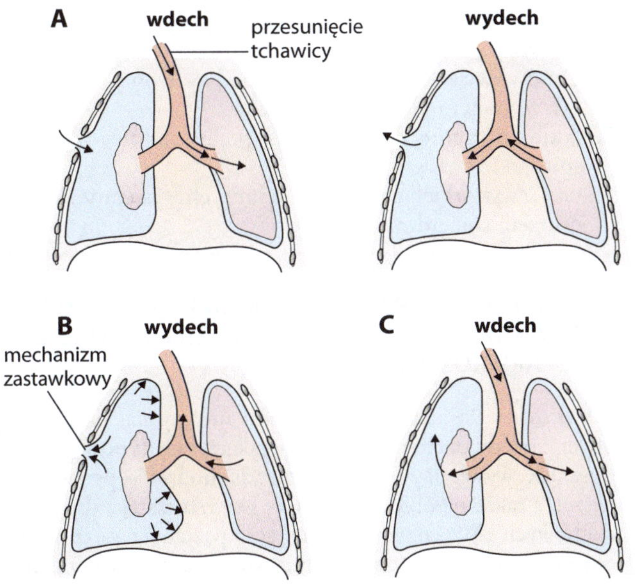

Ryc. 5-35. Odma płucna. **A.** Odma otwarta – powietrze wchodzi i wychodzi z jamy opłucnowej w zależności od ciśnienia zewnętrznego. **B.** Odma prężna – powietrze dostaje się do jamy opłucnowej podczas wdechu i nie może zostać usunięte podczas wydechu. W wyniku tego wzrasta ciśnienie w jamie opłucnowej, stopniowo prowadząc do zamykania żył głównych oraz przesunięcia śródpiersia w stronę przeciwną. **C.** Odma zamknięta – brak uszkodzenia ściany klatki piersiowej. Powietrze dostaje się do jamy opłucnowej podczas wdechu przez uszkodzoną opłucną płucną.

PRZYPADKI KLINICZNE

Przypadek 1. ŚWISTY I DUSZNOŚĆ U PIĘCIOLETNIEGO CHŁOPCA

Wywiad. Pięcioletni chłopiec został przywieziony na oddział ratunkowy o godzinie 22. Chłopiec w ciągu dnia nie doznał żadnych wypadków i urazów, normalnie położył się spać o godzinie 21.30. Niedługo potem obudził się i przyszedł do pokoju dziennego ze słyszalnymi podczas oddechu świstami[1] oraz kaszlem. Oddychał bardzo szybko i odczuwał duszność[2]. Przestraszeni rodzice przywieźli go do szpitala.

Wywiad rodzinny i środowiskowy. Ojciec chłopca od lat cierpi na katar sienny. U chłopca od wczesnej młodości występuje wyprysk[3].

Badanie przedmiotowe. U chłopca występowały objawy duszności oraz wyczerpania. Oddychał szybko i bez przerwy kaszlał, jednak nie wykrztuszał żadnej treści. W badaniu osłuchiwaniem stwierdzono rzężenia, trzeszczenia oraz świsty podczas przedłużonej fazy wydechu[4]. W badaniu radiologicznym klatki piersiowej nie stwierdzono odchyleń od normy. Jedynym odchyleniem w badaniu poza wymienionymi objawami była tachykardia. Chłopcu podano wziewnie lek β_2-agonistyczny, po którym nastąpiła poprawa stanu klinicznego[5].

Przebieg kliniczny. W ciągu następnych miesięcy u chłopca wystąpiły kilkakrotnie podobne napady kaszlu oraz duszności. Chłopiec został przyjęty do centrum medycznego w celu dalszej diagnostyki.

Wyniki badań dodatkowych. Stwierdzono eozynofilię we krwi obwodowej oraz podwyższone stężenie immunoglobuliny IgE[6].

Badania czynnościowe płuc. Podczas jednego z napadów wykonano badanie spirometryczne. U chłopca stwierdzono zaburzenia typu obturacyjnego, które poprawiały się po podaniu β_2-agonistów rozszerzających oskrzela[7].

U chłopca przeprowadzono również alergiczne testy skórne, które wykazały nadwrażliwość na kurz domowy.

Przebieg i wyniki leczenia. U chłopca zastosowano leczenie i z czasem napady choroby stały się znacznie rzadsze.

Pytania i zagadnienia do dyskusji:

1. Jakie mogą być przyczyny kaszlu pojawiającego się nagle, z towarzyszącymi świstami, występującego u dzieci?

2. Jak określa się szybkie oddychanie oraz brak tchu? Wyjaśnij patogenezę powyższych zaburzeń.
3. Jakie znaczenie mają informacje o występowaniu kataru siennego u ojca i wyprysku u dziecka? Czy te choroby mają podłoże dziedziczne?
4. Jaka jest patogeneza powstawania rzężeń i trzeszczeń i dlaczego faza wydechowa była przedłużona?
5. W jaki sposób podanie β_2-agonisty doprowadziło do poprawy stanu chorego?
6. Omów związek eozynofilii oraz podwyższonego stężenia IgE ze stanem klinicznym dziecka.
7. Jakie znaczenie mają dane uzyskane podczas badania spirometrycznego?
8. Czy u wszystkich pacjentów, u których występuje skurcz oskrzeli, stwierdza się alergię?

Przypadek 2. PRZEWLEKŁY KASZEL Z TOWARZYSZĄCYM WYKRZTUSZANIEM WYDZIELINY U PALACZA PAPIEROSÓW

Wywiad: Pięćdziesięciopięcioletni mężczyzna, palący od 30 lat 2 paczki papierosów dziennie, skarżył się na postępującą duszność, występującą głównie podczas chodzenia, przewlekły kaszel, a także na obfitą wydzielinę wykrztuszaną z dróg oddechowych[1]. W ciągu ostatnich 3 lat u pacjenta występowały okresy kaszlu z towarzyszącym mu wykrztuszaniem wydzieliny, trwające od 2 do 3 miesięcy. Czasami występowała gorączka i wtedy plwocina chorego miała zabarwienie żółtozielone lub zawierała niewielką domieszkę krwi[2].

Badanie przedmiotowe. Twarz pacjenta była ciemnoczerwona. Chory oddychał z trudnością, używając dodatkowych mięśni oddechowych. Osłuchowo stwierdzono trzeszczenia, świsty podczas wydechu oraz rzężenia[3]. Części dalsze palców obydwu rąk były pogrubiałe. Widoczne były poszerzone żyły szyjne oraz obrzęki na stopach[4].

Badanie radiologiczne klatki piersiowej uwidoczniło smugowate zacienienia oraz powiększenie prawego serca. Nie stwierdzono obecności guzków ani mas nowotworowych[5].

Wyniki badań dodatkowych. Badanie gazometryczne krwi tętniczej wykazało hipoksemię oraz wzrost Pa_{CO_2} i niewielką kwasicę[6].

Badania czynnościowe płuc. Stosunek FEV_1/FVC oraz nasilony przepływ wydechowy $FEF_{25-75\%}$ były obniżone. FEV_1 u chorego wynosiło 0,6 l. Podanie leków rozszerzających oskrzela nie zmieniło wartości spirometrycznych[7].

Przebieg i wyniki leczenia. Pacjentowi podano antybiotyki, co poprawiło jego stan kliniczny. Utrzymywała się jednak niewielka duszność, dlatego zalecono stałą tlenoterapię.

Pytania i zagadnienia do dyskusji:

1. Jakie są możliwe przyczyny przewlekłego kaszlu z towarzyszącym mu wykrztuszaniem wydzieliny u palacza papierów?
2. Jakie znaczenie ma czas trwania kaszlu oraz kolor wydzieliny? Jakie rozpoznanie jest najbardziej prawdopodobne u tego chorego?
3. Przedstaw patogenezę powstawania powyższych objawów osłuchowych.
4. O czym mogą świadczyć obrzęki stóp oraz poszerzone żyły szyjne? Czy objawy te są związane z występowaniem palców pałeczkowatych?
5. Dokonaj analizy zmian radiologicznych w kontekście innych objawów. Dlaczego istotna jest informacja, że nie stwierdzono obecności guzków ani mas nowotworowych?
6. Jakie są konsekwencje odchyleń stwierdzonych w badaniu gazometrycznym?
7. Czy choroba pacjenta ma charakter obturacyjny czy raczej restrykcyjny?

Przypadek 3. GORĄCZKA, KASZEL Z ODKRZTUSZANIEM ORAZ DUSZNOŚĆ U PRZEWLEKŁEGO ALKOHOLIKA

Wywiad. Pięćdziesięcioletni alkoholik z cechami wyniszczenia został hospitalizowany z powodu gorączki oraz wyczerpania. W chwili przyjęcia pacjent miał gorączkę oraz obficie cię pocił; skarżył się na duszność oraz ból w klatce piersiowej nasilający się podczas każdego wdechu. U chorego występował ciągły kaszel, któremu towarzyszyło wykrztuszanie dużej ilości żółtordzawej plwociny.

Badanie przedmiotowe. Temperatura ciała wynosiła 39,2°C, częstość oddechów 30/min, tętno 120/min, a ciśnienie tętnicze 110/70 mm Hg. Pacjent miał obrzmiałą twarz, wargi były czerwonawosine. Stwierdzono stłumienie wypuku w dolnych polach płucnych po obu stronach. W badaniu osłuchiwaniem słyszany był szmer oskrzelowy po obu stronach w dolnych partiach płuc. W środkowym prawym polu płucnym słyszalny był odgłos tarcia opłucnowego. Zdjęcie radiologiczne klatki piersiowej ujawniło obustronne zacienienia dolnych części płuc oraz obecność płynu w prawej jamie opłucnej.

Wyniki badań dodatkowych. W badaniu krwi stwierdzono leukocytozę z przesunięciem obrazu neutrofilów w lewo oraz podwyższony OB. W badaniu gazometrycznym Pa_{O_2} wynosiło 80 mm Hg, Pa_{CO_2} 30 mm Hg, a HCO_3^- 23 mEq/l.

Badania bakteriologiczne. W plwocinie stwierdzono obecność *Streptococcus pneumoniae.*

Przebieg i wyniki leczenia. Pacjentowi podano antybiotyki i uzyskano całkowite wyleczenie.

Pytania i zagadnienia do dyskusji:

1. Jakie są przyczyny bólu w klatce piersiowej?
2. Jakie znaczenie ma rdzawożółty kolor plwociny u pacjenta, który ma duszność i gorączkę?
3. Przedstaw związek odchyleń w badaniu przedmiotowym z wynikami innych badań.

4. Jaka jest patogeneza powstawania płynu w jamie opłucnowej? Który z objawów jest związany z jego wystąpieniem?
5. Jakie znaczenie ma stwierdzenie leukocytozy oraz przesunięcia obrazu neutrofilów w lewo? O czym świadczy podwyższony OB?
6. Przeprowadź analizę wyników badania gazometrycznego. Czy u pacjenta stwierdza się kwasicę czy zasadowicę? Jaką rolę w patogenezie obserwowanych zmian odgrywa hiperwentylacja?
7. Czy to jest zapalenie pęcherzykowe czy śródmiąższowe? Czy wewnątrzszpitalne czy pozaszpitalne?

Przypadek 4. POWOLI POSTĘPUJĄCA DUSZNOŚĆ U CZTERDZIESTOPIĘCIOLETNIEGO MĘŻCZYZNY

Wywiad. Czterdziestopięcioletni informatyk zauważył duszność występującą podczas wysiłku. Nigdy nie palił papierosów, a w pracy ani w domu nie miał kontaktu z żadnymi substancjami mogącymi uszkadzać układ oddechowy. W badaniu kardiologicznym również nie stwierdzono odchyleń.

Badanie przedmiotowe. Nad obydwoma płucami słyszalne były trzeszczenia podczas wdechu. W badaniu radiologicznym klatki piersiowej stwierdzono obustronne zmętnienie siateczkowate w polach płucnych oraz nieliczne ogniska zmian o typie „plastra miodu". W badaniu tomograficznym o wysokiej rozdzielczości stwierdzono cechy charakterystyczne dla śródmiąższowej choroby płuc.

Wyniki badań dodatkowych. Pa_{O_2} 55 mm Hg, Pa_{CO_2} 55 mm Hg, HCO_3^- 30 mEq/L, pH 7,45.

Badania czynnościowe płuc. TLC 75% wartości należnej, FEV_1 2,2 l, FVC 2,65 l, FEV_1/FVC 75%. Zdolność dyfuzyjna dla tlenku węgla D_{LCO} wynosiła 40% wartości oczekiwanej.

Badanie histopatologiczne. W wycinku uzyskanym podczas otwartej biopsji płuca stwierdzono cechy zapalenia śródmiąższowego o typie UIP.

Przebieg i wyniki leczenia. Stan chorego stopniowo się pogarszał i konieczny był przeszczep płuc.

Pytania i zagadnienia do dyskusji:

1. Jakie są najczęstsze przyczyny postępującej duszności? Określa się je łatwym do zapamiętania terminem **HEART**: ***h****eart failure* – niewydolność serca; ***e****xogenuos lung disease* – choroby płuc spowodowane czynnikami zewnętrznymi: POChP u palaczy, **a**stma, pylice płuc, alergiczne zapalenie pęcherzyków płucnych; ***r****estrictive lung diseases* – restrykcyjne choroby płuc o podłożu immunizacyjnym lub nieznanej przyczynie – UIP, DIP; ***t****hromboemboli* – zator płucny.
2. Jakie czynniki mogą wywoływać przewlekłe choroby płuc?
3. Wyjaśnij uzyskany wynik względnie prawidłowej wartości TLC przy jednocześnie obniżonych wartościach FEV_1/FVC oraz niskim D_{LCO}. Czy takie wyniki wskazują na typ obturacyjny, czy raczej restrykcyjny uszkodzenia płuc?
4. Jakie jest rokowanie w tej chorobie?

Rozdział 6

KREW, SZPIK KOSTNY I UKŁAD CHŁONNY

Wstęp

Szpik kostny i układ chłonny dostarczają komórki do krążącej krwi, dlatego też te trzy elementy są tradycyjnie włączane do hematologii. Badanie krwi i krwiotworzenia oraz narządów limfatycznych stanowi istotny aspekt medycyny wewnętrznej oraz wielu specjalności chirurgicznych, co ilustrują następujące fakty:

- Niektóre choroby krwi, takie jak niedokrwistość czy zakrzepica, występują niezwykle często i niemal codziennie są rozpoznawane przez lekarzy różnych specjalności, w tym przez lekarzy pierwszego kontaktu i specjalistów medycyny ogólnej.
- Nieprawidłowości krwi są wykrywane w badaniach laboratoryjnych nie tylko u osób z chorobami hematologicznymi, ale również w chorobach dotyczących innych układów czy narządów. Na przykład zaburzenia hematologiczne, takie jak podwyższona liczba krwinek białych (*white blood cells* – WBC) są spotykane w przebiegu wielu zakażeń. W takich przypadkach zaburzenia hematologiczne są bardziej objawem innych chorób niż chorobą samą w sobie.
- Badania hematologiczne są wykonywane rutynowo u osób zarówno zdrowych, jak i chorych, a przede wszystkim u osób hospitalizowanych i przygotowywanych do zabiegów chirurgicznych.
- Ważnymi przyczynami zachorowalności i śmiertelności są guzy złośliwe, wywodzące się ze szpiku kostnego i narządów limfatycznych. Każdego roku w Stanach Zjednoczonych jest rozpoznawanych około 65 000 nowych przypadków chłoniaka i 25 000 przypadków białaczki.
- Częstość występowania białaczki nieziarniczej wzrasta wraz z wiekiem z 2,4 przypadków na 100 000 osób w grupie od 20. do 24. roku życia do przeszło 100 przypadków na 100 000 osób powyżej 75. roku życia.

Znaczenie kliniczne różnych chorób obejmujących krew, szpik kostny i narządy limfatyczne przedstawiono na ryc. 6-1.

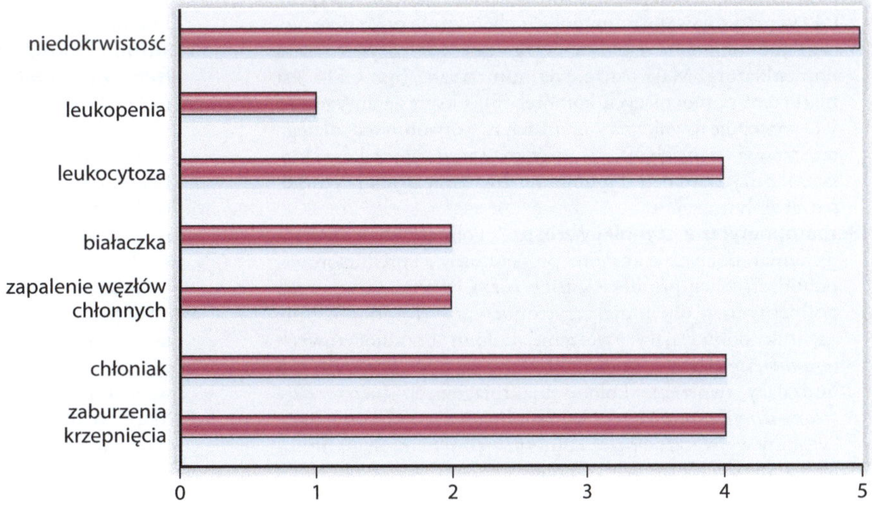

Ryc. 6-1. Znaczenie kliniczne chorób hematologicznych.

SŁOWA KLUCZOWE

Anatomia i fizjologia

Bazofil (leukocyt zasadochłonny). Jednojądrzasta biała krwinka zawierająca liczne zasadochłonne ziarnistości (barwiące się na kolor niebieski w metodzie Giemsy). Podobnie jak komórki tuczne, z którymi są spokrewnione, bazofile uczestniczą w odczynach zapalnych i atopowych reakcjach nadwrażliwości.

Czynniki krzepnięcia. Grupa białek osocza biorących udział w procesie krzepnięcia i tworzeniu skrzepu. Czynniki krzepnięcia zostały ponumerowane od 1 do 13, chociaż większość z nich ma również nazwy. Do czynników krzepnięcia zalicza się również wapń, znany jako czynnik krzepnięcia IV. Białkowe czynniki krzepnięcia są syntetyzowane głównie w wątrobie. Aktywacja czynników II, VII, IX i X występuje tylko w obecności kokarboksylazy zależnej od witaminy K.

Eozynofil (leukocyt kwasochłonny). Jądrzasta komórka, której dojrzała postać ma dwupłatowe jądro oraz liczne ziarnistości kwasochłonne. Eozynofile uczestniczą w obronie organizmu przed zakażeniami i odgrywają istotną rolę w reakcjach alergicznych i odpowiedzi organizmu na pasożyty.

Erytrocyt (krwinka czerwona, *red blood cell* – RBC). Bezjądrzasta komórka krwi, zawierająca hemoglobinę. RBC są najliczniejszymi komórkami krwi, nadającymi jej czerwony kolor. Podstawową funkcją erytrocytów jest transport tlenu.

Erytropoetyna. Czynnik wzrostu/różnicowania wytwarzany głównie przez nerki, pobudzający wzrost i różnicowanie prekursorów erytrocytów i erytroidalnych komórek progenitorowych.

Fibrynoliza. Proces fizjologiczny prowadzący do rozpuszczenia składnika fibrynowego skrzepu. Przebiega on głównie za pośrednictwem fibryny – zymogenu powstającego z białka osoczowego plazminogenu pod wpływem działania tkankowego aktywatora plazminogenu (*tissue plazminogen activator* – TPA). Degradacja fibryny przez plazminę prowadzi do powstania produktów degradacji fibryny (*fibrin degradation products* – FDP), których obecność można wykazać w osoczu krwi oraz w moczu.

Grupowe antygeny różnicowe (*cluster of differentiation* – CD). Występujące na powierzchni komórek cząstki o zróżnicowanej ekspresji w czasie rozwoju i różnicowania różnych podtypów białych krwinek i ich prekursorów w szpiku kostnym. Antygeny CD są rozpoznawane immunohistochemicznie przez przeciwciała monoklonalne i nazywane zgodnie z międzynarodową nomenklaturą. Mają oznaczenia numeryczne (np. CD4 jest markerem pomocniczych komórek T). Ekspresja antygenów CD występuje również na komórkach nowotworowych, dlatego też stanowi ważny element w rozpoznawaniu chłoniaków i białaczek z użyciem metod immunohistochemicznych i cytometrii przepływowej.

Hematopoetyczne czynniki wzrostu. Polipeptydy działające na hematopoetyczne komórki progenitorowe i prekursorowe, pobudzające ich proliferację i/lub różnicowanie. Grupa tych polipeptydów obejmuje: erytropoetynę, trombopoetynę, czynnik pobudzający tworzenie kolonii granulocytowych (*granulocyte colony-stimulating factor* – G-CSF), czynnik pobudzający tworzenie kolonii makrofagowych (*macrophage colony-stimulating factor* – M-CSF), interleukinę-3 i pokrewne cytokiny wytwarzane przez komórki zrębu, makrofagi, limfocyty T oraz wiele innych komórek.

Hemoglobina. Główne białko erytrocytów, umożliwiające przenoszenie tlenu. Biochemicznie jest ono heterodimerycznym tetramerem, zbudowanym z czterech polipeptydowych łańcuchów globiny i czterech cząstek hemu połączonych z żelazem. Na podstawie budowy globiny wyróżniono kilka postaci hemoglobiny. Krwinki czerwone osób dorosłych zawierają najwięcej hemoglobiny A, zbudowanej z dwóch łańcuchów globiny α i dwóch łańcuchów globiny β ($\alpha_2\beta_2$).

Kaskada krzepnięcia. Proces fizjologiczny prowadzący do wytworzenia skrzepu. Może być zapoczątkowany na drodze wewnątrzpochodnej i zewnątrzpochodnej, tworzących wspólną drogę końcową.

Komórka plazmatyczna. Ostatecznie zróżnicowana komórka powstająca z limfocytów B, wytwarzająca immunoglobuliny, występująca w tkankach w przebiegu przewlekłego procesu zapalnego.

Krwinki białe (*white blood cells* – WBC). Jądrzaste komórki krwi, do których należą neutrofile, eozynofile, bazofile, monocyty i limfocyty. Krwinki białe są widoczne jako płowożółta warstwa w przestrzeni pomiędzy odwirowanymi krwinkami czerwonymi i osoczem.

Limfocyt. Jednojądrzasta biała krwinka z okrągłym jądrem i niewielką ilością cytoplazmy. Limfocyty dzielą się na dwie główne grupy: limfocyty T oraz limfocyty B. Limfocyty powstają z komórek prekursorowych umiejscowionych w szpiku kostnym, węzłach chłonnych, śledzionie, grasicy i w tkance chłonnej błon śluzowych. Limfocyty uczestniczą w reakcjach zapalnych, ponadto są podstawowymi komórkami reakcji immunologicznych.

Megakariocyty. Wielojądrzaste komórki szpiku kostnego, odgrywające rolę komórek prekursorowych dla płytek krwi powstających w wyniku fragmentacji ich cytoplazmy.

Mieloblast. Jednojądrzasta, uboga w ziarnistości komórka prekursorowa dla neutrofili, mająca stosunkowo duże jądro.

Monocyt. Jednojądrzasta komórka zawierająca niewielką ilość ziarnistości cytoplazmatycznych, niewidocznych w mikroskopie świetlnym. Monocyty uczestniczą w reakcjach zapalnych oraz mogą się różnicować w kierunku makrofagów tkankowych.

Multipotencjalne komórki macierzyste szpiku kostnego. Są to komórki, które mogą się różnicować w kierunku komórek progenitorowych, dając początek liniom mieloidalnym i limfoidalnym.

Neutrofil (granulocyt obojętnochłonny, *polymorphonuclear leukocyte* – PMN). Mająca zdolność ruchu biała krwinka (*white blood cell* – WBC), powstająca z komórek prekursorowych szpiku kostnego. Dojrzały neutrofil ma płatowe jądro oraz liczne ziarnistości, które nie chłoną barwników kwaśnych (jak eozynofile), ani zasadowych (jak bazofile). Neutrofile są najliczniejszymi białymi krwinkami, chociaż tylko 10% neutrofili znajduje się we krwi. Neutrofile mogą migrować przez ściany naczyń krwionośnych w odpowiedzi na bodźce chemotaktyczne i uczestniczyć w ostrych reakcjach zapalnych.

Normoblast. Występująca w szpiku kostnym prekursorowa komórka krwinki czerwonej, charakteryzująca się niebieskawą cytoplazmą, zawierającą niewielką ilość hemoglobiny i okrągłe, względnie duże jądro.

Płytka krwi (trombocyt). Mała (2–4 µm), bezjądrzasta komórka, powstająca w wyniku fragmentacji cytoplazmy megakariocytów szpiku kostnego. Zawiera wiele biologicznie czynnych substancji oraz uczestniczy w procesie krzepnięcia krwi i zapaleniu.

Prekursorowe komórki erytrocytów. Jądrzaste prekursory dojrzałych krwinek czerwonych, wywodzące się z erytroidalnych komórek progenitorowych szpiku kostnego występujących w koloniach erytroblastycznych (*erythroid burst-forming unit* – BFU-E). Ponieważ komórki te różnicują się etapowo, prekursory erytrocytów mogą być rozpoznawane w badaniu cytologicznym szpiku kostnego jako pronormoblasty, normoblasty oraz retikulocyty.

Prekursorowe komórki neutrofili. Jądrzaste komórki prekursorowe dojrzałych neutrofili, wywodzące się z pluripotencjalnych komórek macierzystych, które dają początek mieloidalnym komórkom macierzystym. Komórki te, mające zdolność do wielokierunkowego różnicowania się, są również źródłem prekursorów dla monocytów, eozynofili, bazofili, płytek krwi i erytrocytów. W linii komórkowej dającej początek neutrofilom, prekursorowe komórki neutrofili różnicują się kolejno do mieloblastów, promielocytów, metamielocytów i neutrofili z jądrem pałeczkowatym, poprzedzających ich dojrzałe postacie.

Przeciwciało. Immunoglobulina wytwarzana przez komórki plazmatyczne w odpowiedzi na immunizację swoistym antygenem.

Skrzep. Półsztywna masa utworzona z sieci spolimeryzowanego fibrynogenu (tj. fibryny) oraz innych białek układu krzepnięcia, aktywowanych na drodze wewnątrzpochodnej lub zewnątrzpochodnej. W warunkach *in vivo* uformowany skrzep zawiera również oplecione włóknami fibryny komórki krwi.

Szpik kostny. Środkowa część kości, zbudowana z kości beleczkowej, komórek tłuszczowych oraz komórek hematopoetycznych i podścieliska. Szpik kostny hematopoetyczny zajmuje rdzenną część większości kości u noworodków i dzieci, u dorosłych zaś jest przeważnie ograniczony do kości płaskich i kości krótkich, takich jak mostek, kość biodrowa oraz kręgi.

Wyniki badań klinicznych i laboratoryjnych

Agranulocytoza (granulocytopenia). Zmniejszona liczba granulocytów (neutrofili, eozynofili i bazofili) we krwi obwodowej. Najczęściej jest ona spowodowana zmniejszonym wytwarzaniem komórek krwi w szpiku kostnym i stanowi typową cechę niedokrwistości aplastycznej.

Biopsja szpiku kostnego. Pobranie próbki tkanki szpikowej z użyciem igły. Pobrana tkanka może być przygotowana do oceny histologicznej lub z zaaspirowanych komórek można wykonać rozmaz, a następnie zabarwić go w celu dokonania oceny mikroskopowej (rozmaz szpiku kostnego).

Czas częściowej tromboplastyny po aktywacji (*activated partial thromboplastin time* – aPTT). Badanie laboratoryjne oparte na pomiarze czasu potrzebnego na powstanie skrzepu w warunkach *in vitro*, umożliwiających ocenę aktywacji wewnątrzpochodnej i wspólnej drogi krzepnięcia.

Czas krwawienia. Badanie kliniczne określające czas krwawienia po ukłuciu igłą. Jest badaniem ogólnym określającym integralność ściany naczyń krwionośnych i czynność płytek.

Czas protrombinowy. Test kliniczny wykorzystywany do określenia tempa tworzenia fibryny w optymalnych warunkach *in vivo*, służący do oceny funkcji czynników II, V, VII i X. Test ten jest wykorzystywany do oceny zewnątrzpochodnej i wspólnej drogi krzepnięcia. Wyniki badań są standaryzowane według wartości testów zewnętrznych, takich jak międzynarodowy współczynnik znormalizowany (*international normalized ratio* – INR).

Eozynofilia. Wzrost liczby eozynofili we krwi lub tkankach. Jest ona często wywoływana alergenami lub zakażeniem pasożytniczym.

Hematokryt. Pomiar objętości krwinek czerwonych wykonywany przez oddzielenie, podczas wirowania krwi w kalibrowanej probówce, krwinek czerwonych od osocza.

Hemoliza. Liza krwinek czerwonych występująca w warunkach *in vivo* w krążeniu bądź tkankach lub w warunkach in vitro w probówce. Występuje w różnych typach niedokrwistości hemolitycznych oraz może być spowodowana starzeniem się RBC lub krwotokiem. W warunkach *in vitro* może być wywołana toksynami, przeciwciałami lub działaniem roztworu hipotonicznego.

Koagulopatia. Zaburzenia krzepnięcia charakteryzujące się zwiększoną krzepliwością krwi (nadkrzepliwość lub trombofilia) lub skłonnością do krwawień związaną z nieprawidłowym wytwarzaniem skrzepu. Koagulopatie mogą być nabyte (np. niedobór witaminy C i K) lub wrodzone (np. hemofilia).

Leukocytoza. Wzrost liczby krwinek białych we krwi krążącej. Najczęściej jest reakcją na zakażenia lub inne choroby, ale również może być cechą białaczki.

Leukopenia. Obniżona liczba krwinek białych (WBC), spowodowana najczęściej niewydolnością lub supresją szpiku kostnego przez szkodliwe czynniki, takie jak toksyny i wirusy.

Limfadenopatia. Powiększenie węzłów chłonnych o nieznanej przyczynie. Najczęściej jest to hiperplazja węzłów chłonnych, występująca w odpowiedzi na zakażenia bądź spowodowana procesem nowotworowym obejmującym węzły chłonne (np. białaczka lub przerzuty nowotworowe).

Limfocytoza. Wzrost liczby limfocytów we krwi obwodowej. Może być wynikiem reakcji organizmu na zakażenia lub bodźce immunologiczne, a także może być objawem białaczki limfocytowej.

Limfopenia. Zmniejszona liczba limfocytów we krwi obwodowej. Zazwyczaj jest spowodowana zakażeniami wirusowymi, takimi jak w AIDS.

Monoklonalna gammopatia. Wzrost stężenia immunoglobulin γ, występujący w elektroforezie osocza jako spiczasty („monoklonalny") pik. Jest typową cechą szpiczaka mnogiego – choroby nowotworowej charakteryzującej się monoklonalną proliferacją złośliwych komórek plazmatycznych, wydzielających tę samą immunoglobulinę. Monoklonalna gammopatia jest również obecna w monoklonalnej gammopatii o nieokreślonym znaczeniu (*monoclonal gammopathy of unknown significance* – MNGUS), która może rozwinąć się w kierunku szpiczaka mnogiego.

Niedokrwistość. W badaniach laboratoryjnych nazwa ta jest używana do określenia zmniejszonej masy krwinek czerwonych. Niedokrwistość charakteryzuje się zmniejszoną objętością krwinek czerwonych (niski hematokryt), zmniejszoną liczbą krwinek czerwonych lub zmniejszoną zawartością hemoglobiny.

Produkty degradacji fibryny (*fibrin degradation products* – FDP – lub produkty rozpadu fibryny). Fragmenty fibryny powstające w wyniku działania enzymów fibrynolitycznych, takich jak plazmina. Ponieważ FDP są względnie małe, są wydalane z moczem, w którym mogą być wykrywane w przebiegu DIC.

Rozmaz krwi obwodowej. Preparat mikroskopowy przygotowywany przez rozmazanie kropli krwi obwodowej na szkiełku podstawowym i zabarwienie jej barwnikiem metachromatycznym, takim jak barwnik Giemsy. Jest on wykorzystywany do mikroskopowej oceny morfologii RBC i WBC.

Rozsiane wykrzepianie wewnątrznaczyniowe (*disseminated intravascular coagulation* – **DIC**; *consumption coagulopathy or defibrination syndrome*). Choroba charakteryzująca się rozprzestrzeniającą się zakrzepicą w krążeniu obwodowym. Towarzyszy jej powstawanie mikrozakrzepów w tętniczkach, naczyniach włosowatych i żyłkach (mikroangiopatia), niedokrwistość hemolityczna i tendencja do trudnych do opanowania krwawień, z powodu zużycia czynników krzepnięcia. DIC może być wywoływany przez wiele chorób, a często stanowi cechę wstrząsu.

Trombocytopenia. Zmniejszona liczba płytek we krwi obwodowej. Może być spowodowana niewydolnością szpiku kostnego, niszczeniem płytek w śledzionie lub w przebiegu koagulopatii takiej jak DIC.

Trombocytoza. Wzrost liczby płytek krwi we krwi obwodowej, częsta cecha chorób mielodysplastycznych i białaczek.

Zakrzepica. Powstawanie skrzepów w naczyniu krwionośnym lub w sercu. Zakrzepica powstaje w wyniku zwiększonej krzepliwości krwi, uszkodzenia naczyń krwionośnych lub zaburzeń krążenia.

Hematopatologia

Białaczka. Grupa klonalnych chorób nowotworowych – obejmująca komórki macierzyste i prekursorowe komórki mieloidalne i limfoidalne – w których przebiegu krew obwodowa zawiera zwiększoną liczbę nowotworowych leukocytów. Białaczki są klasyfikowane jako mieloidalne i limfocytowe oraz jako ostre i przewlekłe. Każda z tych grup obejmuje kilka różnych kliniczno-patologicznych postaci, które mogą być rozróżnione na podstawie unikatowych cech cytogenetycznych, immunocytochemicznych i molekularnych.

Chłoniak. Nowotwór obejmujący układ chłonny. Do grupy tej należy chłoniak Hodgkina i chłoniaki nieziarnicze (*non-Hodgkin's lymphoma*), które z kolei mogą być podzielone na kilka kliniczno-patologicznych podtypów. Każdy z tych podtypów ma unikatowe cechy histopatogiczne, immunocytochemiczne, cytogenetyczne i molekularne, które należy mieć na uwadze przy wyborze odpowiedniej chemioterapii.

Choroby mieloproliferacyjne. Grupa chorób nowotworowych hematopoetycznych komórek macierzystych szpiku kostnego, charakteryzująca się klonalną ekspansją szpiku kostnego lub nieefektywną hematopoezą i pojawieniem się komórek nowotworowych oraz ich komórek potomnych we krwi obwodowej. Grupa ta obejmuje kliniczno-patologiczne postacie chorób takich, jak: przewlekła białaczka szpikowa, czerwienica prawdziwa, samoistna trombocytoza, mielofibroza.

Hemofilia. Wrodzona choroba krwotoczna, charakteryzująca się niedoborem czynnika VIII (hemofilia A) lub czynnika IX (hemofilia B). Klinicznie charakteryzuje się ona niekontrolowanymi krwawieniami w następstwie urazu bądź zabiegu chirurgicznego.

Niedokrwistość. Grupa chorób charakteryzujących się zmniejszeniem liczby krążących RBC lub zawartości hemoglobiny we krwi. Patogenetycznie może być sklasyfikowana jako niedokrwistość z powodu nieprawidłowego wytwarzania RBC w szpiku kostnym lub jako niedokrwistość spowodowana zwiększoną utratą krwi i hemolizą.

Plamica. Jest objawem występującym w grupie chorób krwotocznych, charakteryzujących się licznymi krwawieniami w powłokach ciała i narządach wewnętrznych. Spowodowana jest chorobami dotyczącymi małych naczyń krwionośnych, płytek krwi lub całego układu krzepnięcia. Plamica obejmuje skazy naczyniowe, płytkowe, trombocytopenię i plamicę idiopatyczną. Etiologia może być sklasyfikowana jako genetyczna, immunologiczna, polekowa, wirusowa lub idiopatyczna.

Skłonność do krwawień. Grupa wrodzonych lub nabytych chorób charakteryzująca się niekontrolowanymi, nawracającymi krwawieniami, zazwyczaj co najmniej z dwóch miejsc.

Szpiczak mnogi. Nowotwór złośliwy wywodzący się z nowotworowej proliferacji komórek plazmatycznych, charakteryzujących się monoklonalną gammopatią.

Zespół mielodysplastyczny. Grupa klonalnych chorób hematologicznych dotycząca dojrzewania erytroidalnych, mieloidalnych i megakariocytarnych prekursorów, powodująca wystąpienie we krwi obwodowej cytopenii obejmującej trzy linie komórkowe (pancytopenia). Zespół ten może być wrodzony (genetyczny), pierwotny (idiopatyczny) lub wtórny (spowodowany lekami). Grupa ta obejmuje kilka rodzajów niedokrwistości opornych na leczenie (np. z pierścieniowatymi syderoblastami lub z nadmiarem blastów) i przewlekłą białaczkę mielomonocytową.

Prawidłowa hematopoeza

Krew składa się z osocza i zawieszonych w nim komórek. Krwinki czerwone (RBC) i większość krwinek białych (WBC) powstają w szpiku kostnym. Ponadto część limfocytów jest dostarczana do krwi przez układ chłonny, obejmujący węzły chłonne, grasicę, śledzionę i tkankę limfatyczną błon śluzowych (*mucosa associated lymphoid tissue* – MALT).

U osób dorosłych większość komórek krwi powstaje w szpiku kostnym.

W okresie prenatalnym pierwsze oznaki embrionalnej hematopoezy występują w pęcherzyku żółtkowym 4 tygodnie po zapłodnieniu. W drugim trymestrze ciąży głównymi miejscami płodowej hematopoezy stają się wątroba i śledziona. Następnie hematopoeza jest stopniowo przejmowana przez szpik kostny, powstający wewnątrz rozwijającego się szkieletu. U osób dorosłych hematopoetyczny szpik kostny jest ograniczony do **szkieletu osiowego,** obejmującego mostek, żebra, kręgi i kości miednicy (ryc. 6-2).

Hematopoetyczny szpik kostny obejmuje **komórki hematopoetyczne i podścielisko szpiku kostnego**, które tworzy mikrośrodowisko niezbędne do wzrostu i różnicowania komórek hematopoetycznych (ryc. 6-3). Większość naczyń szpiku kostnego tworzy zatoki. **Naczynia zatokowe** mają w ścianach fenestracje, dlatego też wytwarzane w szpiku komórki z łatwością przechodzą do krążenia. Szpik kostny ma cienkie beleczki kostne, odgrywające rolę zabezpieczenia i stanowiące podporę mechaniczną. Ponadto w szpiku występują komórki tłuszczowe. Z wiekiem ilość elementów hematopoetycznych szpiku się zmniejsza, a zwiększa się ilość komórek tłuszczowych, które

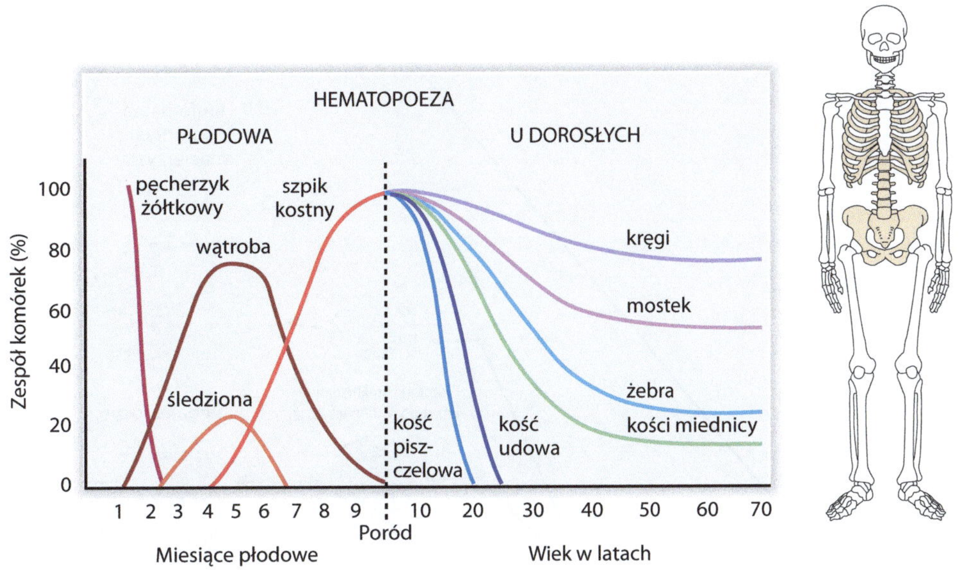

Ryc. 6-2. Narządy krwiotwórcze i limfopoetyczne.

do 70% zastępują elementy hematopoetyczne szpiku kostnego w okresie starzenia się.

Komórki krwi rozwijają się z pluripotencjalnych hematopoetycznych komórek macierzystych pod wpływem czynników wzrostu i różnicowania.

Tworzenie komórek krwi jest precyzyjnie regulowanym procesem przebiegającym w kilku kolejnych etapach, obejmujących zarówno namnażanie, jak i różnicowanie komórek. Ostatecznie powstaje kilka **linii komórkowych** dających początek dojrzałym RBC, płytkom krwi i odrębnym typom WBC: neutrofilom, eozynofilom, bazofilom, monocytom i limfocytom (ryc. 6-4).

Wszystkie linie hematopoetyczne wywodzą się ze wspólnej komórki – **pluripotencjalnej hematopoetycznej komórki macierzystej.** Pomimo iż komórki te stanowią mniej niż 1% wszystkich komórek hematopoetycznych szpiku kostnego, dojrzały szpik kostny zawiera od 25 do 500 mln pluripotencjalnych komórek macierzystych. Niektóre z komórek macierzystych przechodzą do krwi krążącej, z której mogą być pobierane do przeszczepu szpiku kostnego. Pluripotencjalne hematopoetyczne komórki macierzyste przypominają małe limfocyty, mogą być zatem zidentyfikowane wyłącznie immunocytologicznie lub za pomocą cytometrii przepływowej z użyciem przeciwciał wiążących się z ich błonowym markerem – CD34.

Podobnie jak wszystkie komórki macierzyste, totipotentne hematopoetyczne komórki macierzyste mają zdolność samood-

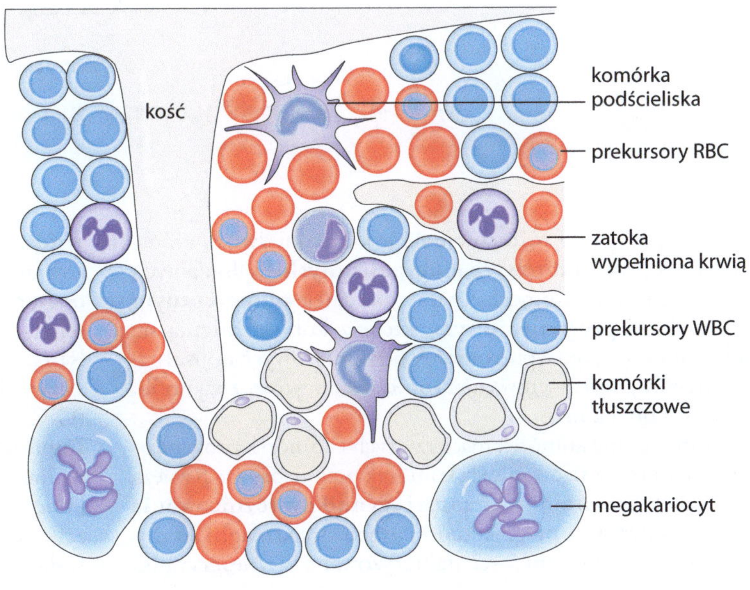

Ryc. 6-3. Szpik kostny. Komórki hematopoetyczne znajdują się pomiędzy beleczkami kostnymi. Komórki poszczególnych linii wykazują tendencję do tworzenia grup, z najbardziej wyraźnymi gniazdami mieloidalnymi i erytroidalnymi. Megakariocyty występują na obwodzie ze względu na ich duży rozmiar i wielopłatowe jądro. Naczynia krwionośne szpiku mają budowę zatok, których ściany mają fenestracje. RBC – krwinki czerwone; WBC – krwinki białe.

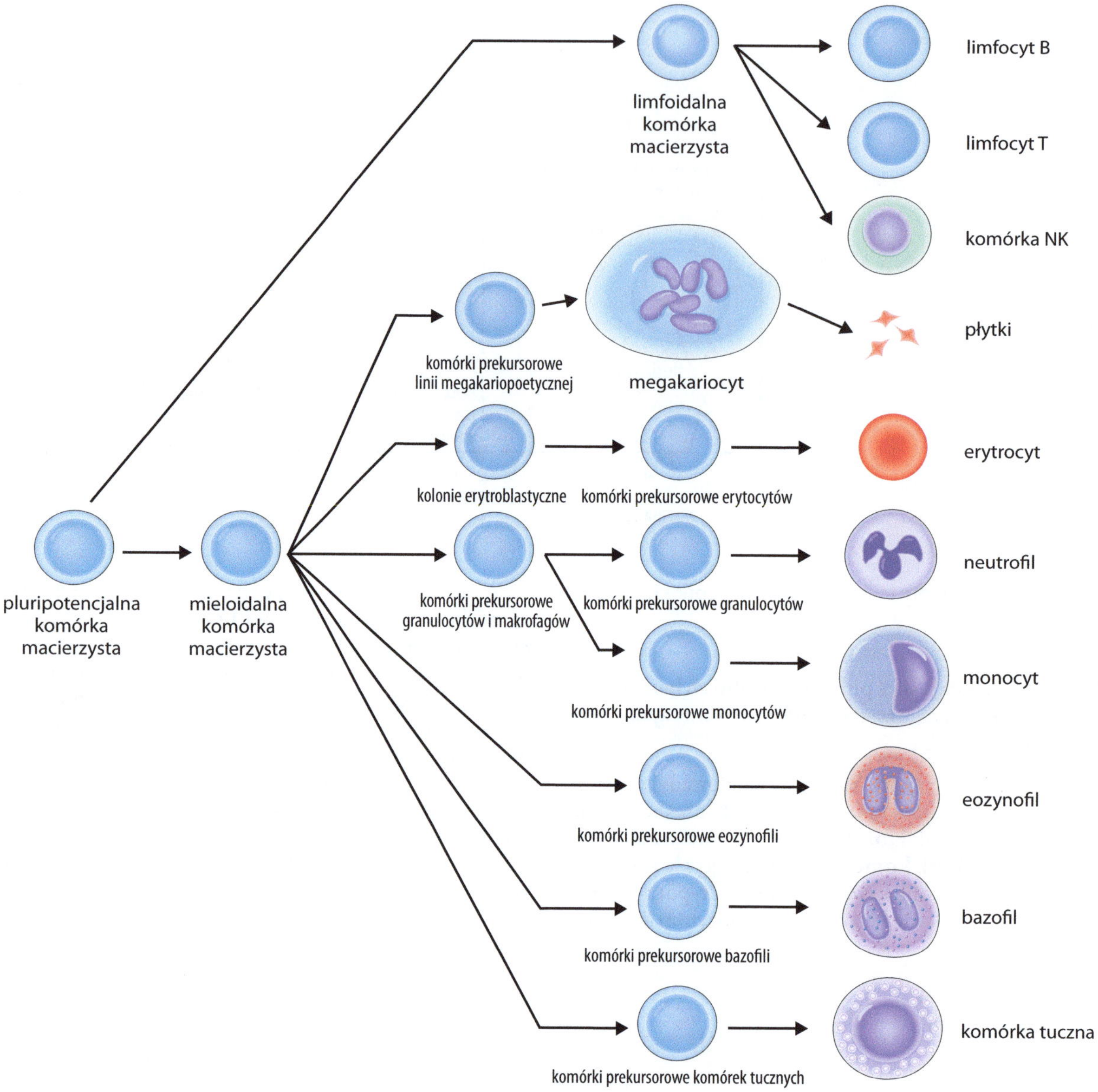

Ryc. 6-4. Hematopoetyczne linie komórkowe. NK – naturalny zabójca.

nowy, ale mogą też różnicować się w kierunku dwóch typów **komórek progenitorowych multipotentnych:** limfoidalnych i mieloidalnych. Komórki te dają początek **unipotentnym komórkom progenitorowym**, które z kolei różnicują się w kierunku jednego typu **komórek prekursorowych** dojrzałych limfocytów, erytrocytów, neutrofili, monocytów, eozynofili, bazofili i płytek krwi.

Namnażanie komórek macierzystych i komórek progenitorowych oraz różnicowanie się komórek prekursorowych zależą od działania **czynników wzrostu** i **czynników różnicowania się** wytwarzanych przez komórki zrębu, makrofagi i limfocyty T. Wyizolowano i scharakteryzowano liczne czynniki wzrostu i różnicowania. Wiele z tych czynników zsyntetyzowano z użyciem metody rekombinacji DNA. Obecnie są one stosowane w praktyce klinicznej w celu pobudzania i/lub regulacji hematopoezy. **Erytropoetyna** działa na prekursory RBC, **trombopoetyna** pobudza wytwarzanie płytek krwi, a **czynnik pobudzający tworzenie kolonii granulocytowych** (G-CSF) stymuluje różnicowanie się prekursorów neutrofili. **Interleukina 3** zachowuje się jako nieswoisty czynnik działający na linie mieloidalaną i limfoidalną. Należy zwrócić uwagę, iż końcowe stadia dojrzewania i różnicowania się limfocytów są zależne od antygenów i mogą być znacznie nasilone w czasie reakcji immunologicznej.

Różnicowaniu komórek prekursorowych towarzyszy pojawianie się i zanikanie swoistych cząstek na powierzchni komórek. Powierzchniowe cząstki komórkowe, znane jako **grupowe antygeny różnicowe (CD)**, są szczególnie przydatne w monitorowaniu dojrzewania i różnicowania komórek mieloidalnych i limfoidalnych. Na przykład CD34 jest markerem komórek macierzystych, CD4 jest markerem limfocytów T pomocniczych, a CD8 jest markerem limfocytów cytotoksycznych, podczas gdy CD20 jest markerem komórek B. Do chwili obecnej zidentyfikowano ponad 200 markerów CD, z których wiele jest wykorzystywanych w celach diagnostycznych w klinicznej hematopatologii i immunologii.

Prawidłowa hematopoeza wymaga odpowiedniego zaopatrzenia w energię, substancje odżywcze i witaminy.

Tworzenie i dojrzewanie macierzystych komórek hematopoetycznych jest ściśle kontrolowane przez czynniki wzrostu i różnicowania. Proces ten jest również szczególnie uzależniony od prawidłowego zaopatrzenia w energię, substancje odżywcze i witaminy. Najważniejsze wśród nich są:

- **Białka.** Białka są podstawowymi składnikami pożywienia, dlatego też dieta z niedoborem białka wpływa niekorzystnie na hematopoezę. Ma to szczególne znaczenie u osób z nietypowymi nawykami dietetycznymi, cierpiącymi na zaburzenia odżywiania lub cierpiących na zespoły zaburzonego wchłaniania jelitowego. Zwiększone zapotrzebowanie na białko w czasie ciąży i okresie rozwojowym może wpływać na hematopoezę, szczególnie jeżeli występuje wspólnie z innymi zaburzeniami odżywiania, takimi jak brak żelaza lub witamin.
- **Żelazo.** Prawidłowa dieta zawiera odpowiednią ilość żelaza, stanowiącego podstawę do tworzenia hemoglobiny (Hb). Brak żelaza może spowodować nieprawidłowa podaż oraz nieprawidłowe wchłanianie w zespołach zaburzonego wchłaniania jelitowego lub zwiększona utrata krwinek czerwonych (np. w czasie menstruacji).
- **Witamina B_{12}.** Kompleks tej witaminy obejmuje kilka kobalamin, które występują w mięsie i produktach zwierzęcych. Witamina B_{12} wiąże się z czynnikiem wewnętrznym, wydzielanym przez komórki okładzinowe żołądka, co warunkuje jej wchłanianie w jelicie cienkim. Niedobory żywieniowe lub nieprawidłowe wchłanianie mogą niekorzystnie wpływać na syntezę DNA w czasie wzrostu i różnicowania się komórek w przebiegu hematopoezy. Witamina B_{12} jest kluczowym czynnikiem w tworzeniu tetrahydrofolianu, odgrywającego rolę podstawowego koenzymu w syntezie DNA (ryc. 6-5). Niedobór witaminy B_{12} jest przyczyną niedokrwistości megaloblastycznej.
- **Kwas foliowy.** Występujący w zielonych warzywach liściastych kwas foliowy wspólnie z kobalaminą jest niezbędny do prawidłowej syntezy DNA. Niedobór kwasu foliowego może wynikać z niewystarczającej podaży i/lub wchłaniania lub zużycia (np. u chorych leczonych antagonistami kwasu foliowego), co klinicznie objawia się niedokrwistością megaloblastyczną.

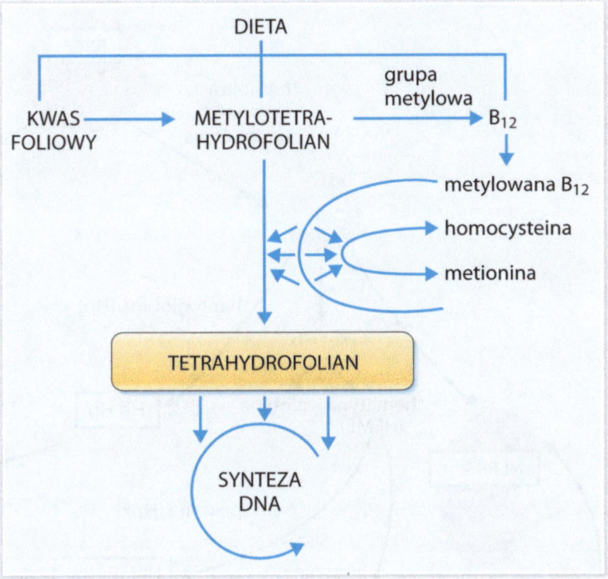

Ryc. 6-5. Rola witaminy B_{12} i kwasu foliowego w syntezie DNA. Witamina B_{12} jest niezbędna do tworzenia tetrahydrofolianu (THF) z kwasu foliowego. THF w postaci metylowanej działa jako koenzym w syntezie DNA.

Czas życia prawidłowych komórek krwi jest zróżnicowany.

Komórki krwi dzielą się na trzy grupy: RBC (erytrocyty), WBC (leukocyty) i płytki krwi lub trombocyty. RBC i płytki nie mają jąder, a WBC są komórkami jądrzastymi. Na podstawie kształtu jąder WBC zostały podzielone na komórki z jądrami płatowymi (neutrofile, bazofile i eozynofile) i na komórki z jądrami nie podzielonymi na płaty lub komórki jednojądrzaste (monocyty i limfocyty).

Prawidłowy czas życia komórek krwi jest zróżnicowany. Proces tworzenia i dojrzewania komórek krwi w szpiku kostnym różni się, a czas pozostawania w szpiku dojrzałych komórek jest zależny od linii komórkowej. Podobnie różni się okres półtrwania komórek we krwi krążącej. Należy zwrócić uwagę, iż dojrzałe RBC pozostają we krwi krążącej przez całe swoje życie, podczas gdy WBC mogą przechodzić do tkanek i na zawsze w nich pozostawać.

Krwinki czerwone. Erytrocyty żyją w krążeniu najdłużej – średnio 120 dni. Dlatego też RBC mogą być przechowywane kilka dni, a nawet tydzień lub dwa do czasu transfuzji. Stare oraz uszkodzone RBC w większości ulegają lizie przez makrofagi śledziony, ale niewielka ich ilość ulega hemolizie w naczyniach krwionośnych. Dlatego też rozróżnia się hemolizę zewnątrznaczyniową i wewnątrznaczyniową

- **Hemoliza zewnątrznaczyniowa.** Liza RBC przez makrofagi śledziony powoduje uwolnienie **bilirubiny**, która po związaniu z albuminami („bilirubina niesprzężona") zostaje przetransportowana do wątroby w celu jej dalszego przekształcenia, a następnie wydalenia (ryc. 6-6). W wą-

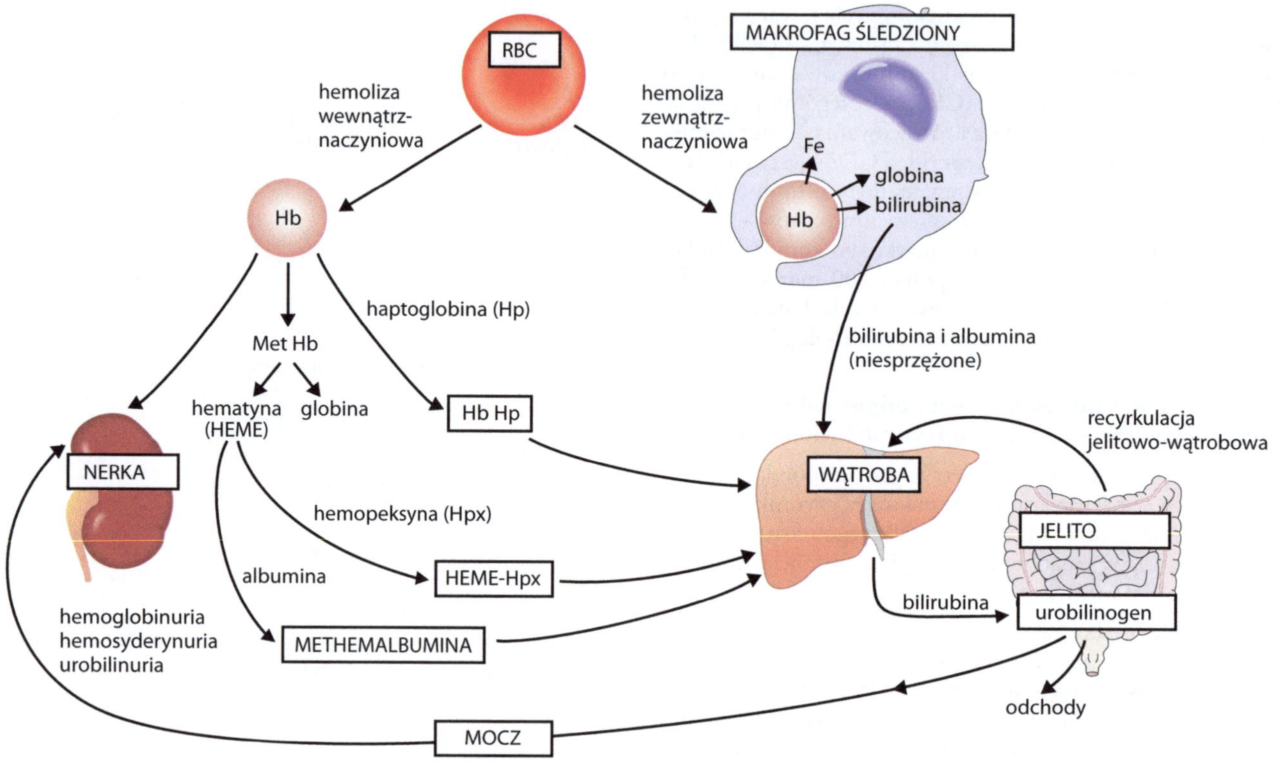

Ryc. 6-6. Liza starzejących się krwinek czerwonych (RBC). Hemoliza zewnątrznaczyniowa ma miejsce w śledzionie, co powoduje tworzenie bilirubiny, która jest przetwarzana w wątrobie. Hemoliza wewnątrznaczyniowa prowadzi do powstawania produktów degradacji hemoglobiny, które wiążą się ze swoistymi białkami osocza transportującymi je do wątroby. Niezwiązane dimery hemoglobiny są wydalane z moczem, powodując hemoglobinurię i hemosyderynurię. Obie formy hemolizy są związane ze wzrostem wydalania z moczem urobilinogenu. Met Hb – methemoglobina.

trobie następuje sprzęganie bilirubiny, co powoduje, iż staje się ona rozpuszczalna w wodzie i jest wydzielana do jelita. Większa część jelitowej bilirubiny ulega ponownemu użyciu, a pozostała ilość bilirubiny jest wydalana z moczem jako **urobilinogen.**

- **Hemoliza wewnątrznaczyniowa.** W warunkach prawidłowych hemoliza wewnątrznaczyniowa dotyczy jedynie niewielkiego odsetka RBC, natomiast w warunkach nieprawidłowych może dotyczyć znacznie większej ilości. Rozpadające się RBC uwalniają wolną Hb, głównie w postaci dimerów Hb, które wiążą się z białkiem osocza o nazwie **haptoglobina.** Białko to odgrywa rolę nośnika wolnych dimerów Hb, transportującego je do wątroby. Część Hb jest utleniana do methemoglobiny, rozkładanej do globiny i utlenionego hemu (**hematyny**). Hematyna wiąże się z **hemopeksyną**, która transportuje ją do wątroby. Po wysyceniu hemopeksyny nadmiar utlenionego hemu może być wiązany również do albuminy i tworzyć **methemalbuminę**, która jest także wychwytywana przez wątrobę. Dimery hemoglobiny, które nie związały się z białkami osocza, są wydalane z moczem. Dlatego też wewnątrznaczyniowej hemolizie towarzyszą **hemoglobinuria, hemosyderynuria i urobilinuria.**

Uwalniane podczas zewnątrznaczyniowej i wewnątrznaczyniowej hemolizy żelazo jest ponownie wykorzystywane do syntezy Hb. Podobnie jest wykorzystywana globina.

Granulocyty. Prekursorowe komórki krwinek białych tworzą dwa przedziały w szpiku kostnym: przedział komórek proliferujących oraz przedział komórek dojrzewających i magazynowanych. W pierwszym przedziale komórki przebywają krócej niż jeden dzień. W przedziale dojrzewania-magazynowania szpiku kostnego dojrzewające neutrofile pozostają przez 7–10 dni, eozynofile pozostają w nim 2,5 dnia, a bazofile jedynie 12 godzin.

Neutrofile przechodzą do krwi z przedziału dojrzewania-magazynowania, który zawiera stałą rezerwę wystarczającą na 4–8 dni. Okres półtrwania granulocytów obojętnochłonnych w krążeniu wynosi od 6 do 12 dni. Neutrofile przechodzą do krwi w postaci komórek z jądrem płatowym lub w kształcie pałeczki. W układzie krążenia tworzą one dwie odrębne pule: niewielką pulę zapasową i pulę komórek krążących. Neutrofile mogą przechodzić do tkanek; żyją w nich średnio od 2 do 3 dni (ryc. 6-7).

Około 6% wszystkich krążących WBC stanowią komórki z jądrem nie podzielonym na segmenty (w kształcie pałeczki), jądro pozostałych zaś podlega segmentacji. Z czasem przybywa

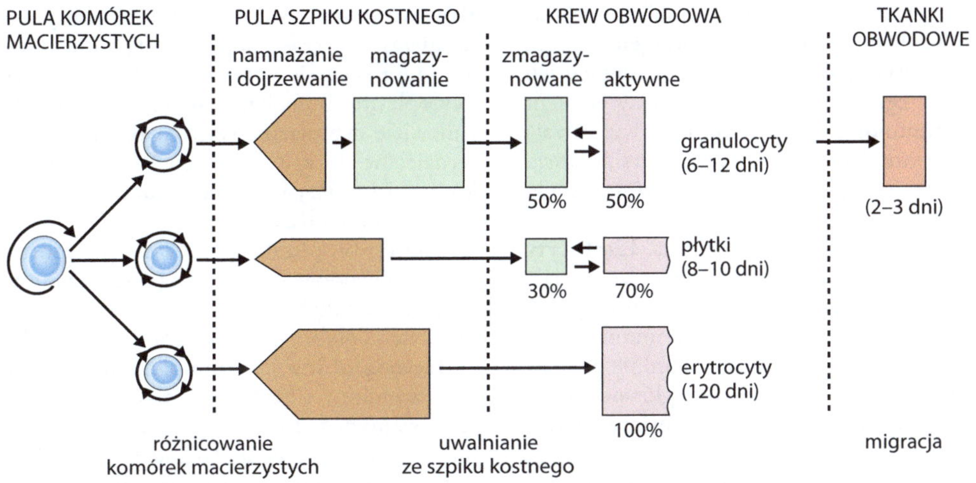

Ryc. 6-7. Czas życia neutrofili, płytek i krwinek czerwonych oraz ich prekursorów w szpiku kostnym. Jak przedstawiono na wykresie, wszystkie te komórki powstają z komórek macierzystych, ale ich czas życia w szpiku i poza nim się różni. W szpiku kostnym neutrofile znajdują się w kompartmencie namnażania i dojrzewania oraz w kompartmencie magazynowania. Płytki i erytrocyty są uwalniane wkrótce po utworzeniu i nie są magazynowane. Wszystkie krwinki czerwone znajdują się w układzie krążenia i nie podlegają magazynowaniu. W warunkach prawidłowych neutrofile (i inne leukocyty) migrują do tkanek.

segmentów, zatem jądra najstarszych komórek mają pięć płatów. Segmentacja jąder jest wykorzystywana do oceny średniego wieku neutrofili w **skali Arnetha** – krzywej opartej na ocenie liczby płatów jądrowych (ryc. 6-8). Przesunięcie skali w lewo wskazuje, iż mniej jest komórek z jądrami płatowymi, co oznacza, iż przeważają PMN młode, podczas gdy przesunięcie skali w prawo wskazuje na przewagę komórek starych.

Płytki. Okres półtrwania płytek we krwi krążącej wynosi od 8 do 10 dni. Po opuszczeniu szpiku płytki wędrują do śledziony, w której pozostają około 2 dni. Dwie trzecie płytek przenika do krążenia, podczas gdy jedna trzecia pozostaje w śledzionie, tworząc aktywną pulę rezerwową. Starzejące się płytki są fagocytowane przez komórki fagocytujące śledziony i wątroby, ale mogą być również zużyte w miejscach niewielkich uszkodzeń śródbłonka, gdzie aktywują wewnątrznaczyniowy proces krzepnięcia.

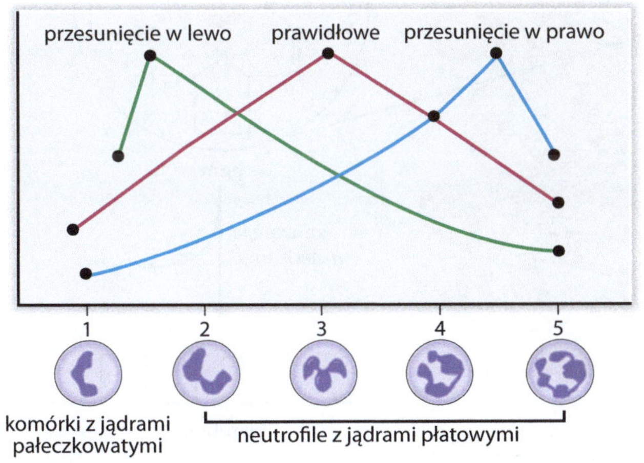

Ryc. 6-8. Skala Arnetha. Krew zawiera młode neutrofile (komórki z jądrem pałeczkowym) i neutrofile stare (z jądrami podzielonymi na pięć płatów), ale najwięcej neutrofili ma jądra trójpłatowe. Przesunięcie skali w lewo wskazuje na przewagę we krwi krążącej neutrofili młodych, a przesunięcie w prawo – na przewagę neutrofili starych.

Limfocyty. Są to komórki długo żyjące – czas ich życia może być mierzony w miesiącach lub latach.

Prawidłowe funkcje komórek krwi

Komórki krwi pełnią wiele funkcji. Każdy rodzaj komórek pełni wysoce wyspecjalizowaną podstawową funkcję:

- **Krwinki czerwone** – transport tlenu. Krwinki czerwone odgrywają również podstawową rolę w transporcie dwutlenku węgla, przenosząc go z tkanek do płuc, gdzie jest wydalany. Ponadto wiążą one inne gazy oraz związki chemiczne, działając jako część układu buforowego krwi.
- **Granulocyty** – obrona przeciw patogenom powodującym zakażenia. **Neutrofile, eozynofile** i **bazofile** stanowią podstawową linię obrony przeciwbakteryjnej, a eozynofile wykazują działanie przeciw pasożytom. Wszystkie WBC wydzielają cytokiny i inne biologicznie czynne substancje, odgrywające istotną rolę w odpowiedzi zapalnej, oraz mogą uczestniczyć w metabolicznej odpowiedzi na zakażenia.
- **Monocyty** – obrona przeciw patogenom i małym cząstkom. Monocyty są prekursorami niektórych **makrofagów** tkankowych, z którymi wspólnie tworzą ogólnoustrojowy

układ fagocytujący. Tkankowe odpowiedniki monocytów działają jako **komórki prezentujące antygen,** biorące udział w wychwytywaniu antygenów i prezentacji ich limfocytom, dlatego też stanowią one ważny element odpowiedzi immunologicznej. Makrofagi wytwarzają **cytokiny** i wiele innych biologicznie czynnych substancji. Ponadto uczestniczą w procesach naprawczych tkanek, takich jak gojenie ran czy gojenie złamań.

- **Limfocyty** – odpowiedź immunologiczna. **Limfocyty B** różnicują się w kierunku wydzielających przeciwciała **komórek plazmatycznych**, podczas gdy **limfocyty T** uczestniczą w komórkowej odpowiedzi immunologicznej. Limfocyty uczestniczą również w obronie przeciw zakażeniom wirusowym. Stanowią one główne źródło **cytokin**, regulujących wiele czynności organizmu w stanie zdrowia i choroby.
- **Płytki** – krzepnięcie. Płytki krwi stanowią podstawowy składnik skrzepu krwi. Ponadto wydzielają mediatory procesu zapalnego oraz uczestniczą w wielu rodzajach odpowiedzi zapalnych i w niektórych reakcjach immunologicznych.

Podstawową funkcją krwinek czerwonych jest transport tlenu.

Erytrocyty lub **krwinki czerwone (RBC)** są wysoce wyspecjalizowanymi komórkami bezjądrzastymi. W przeciwieństwie do RBC we krwi obwodowej, ich prekursory w szpiku kostnym są jądrzaste. W czasie dojrzewania prekursorów erytroidalnych ich jądra stają się coraz mniejsze i ostatecznie są usuwane z cytoplazmy. Bezjądrzaste RBC mające nadal resztkowy RNA i niewiele cytoplazmatycznych organelli mogą być również wydzielane do krwi krążącej. W warunkach prawidłowych komórki te, nazywane **retikulocytami,** stanowią mniej niż 1% wszystkich RBC.

Podstawową funkcją RBC jest transport tlenu z płuc do tkanek obwodowych, ale mogą one również wiązać inne gazy i odgrywać rolę buforu. Działania te są realizowane głównie przez hemoglobinę, stanowiącą 98% ich całkowitej wagi.

Hemoglobina jest kompleksem białkowym zbudowanym z globiny i hemu (ryc. 6-9). Globina jest tetramerem zbudowanym z dwóch łańcuchów α i dwóch łańcuchów β lub odpowiadających im łańcuchów γ i δ. Występującą w największej ilości postacią Hb jest Hb A, zbudowana z dwóch łańcuchów α i dwóch łańcuchów β ($\alpha_2\beta_2$). W czasie życia płodowego przeważającą postacią Hb jest hemoglobina płodowa (HB F), zawierająca dwa łańcuchy α i dwa łańcuchy γ ($\alpha_2\gamma_2$). Jej stężenie obniża się gwałtownie po urodzeniu i w wieku 6 miesięcy stanowi ona zaledwie 1% całkowitej Hb. Krew osoby dorosłej zawiera również Hb A_2, zbudowaną z dwóch łańcuchów α i dwóch łańcuchów δ ($\alpha_2\delta_2$), stanowiącą mniej niż 3,5% całkowitej Hb. Stężenie Hb we krwi u kobiet jest niższe niż u mężczyzn oraz niższe u osób dorosłych w porównaniu z noworodkami (tab. 6-1).

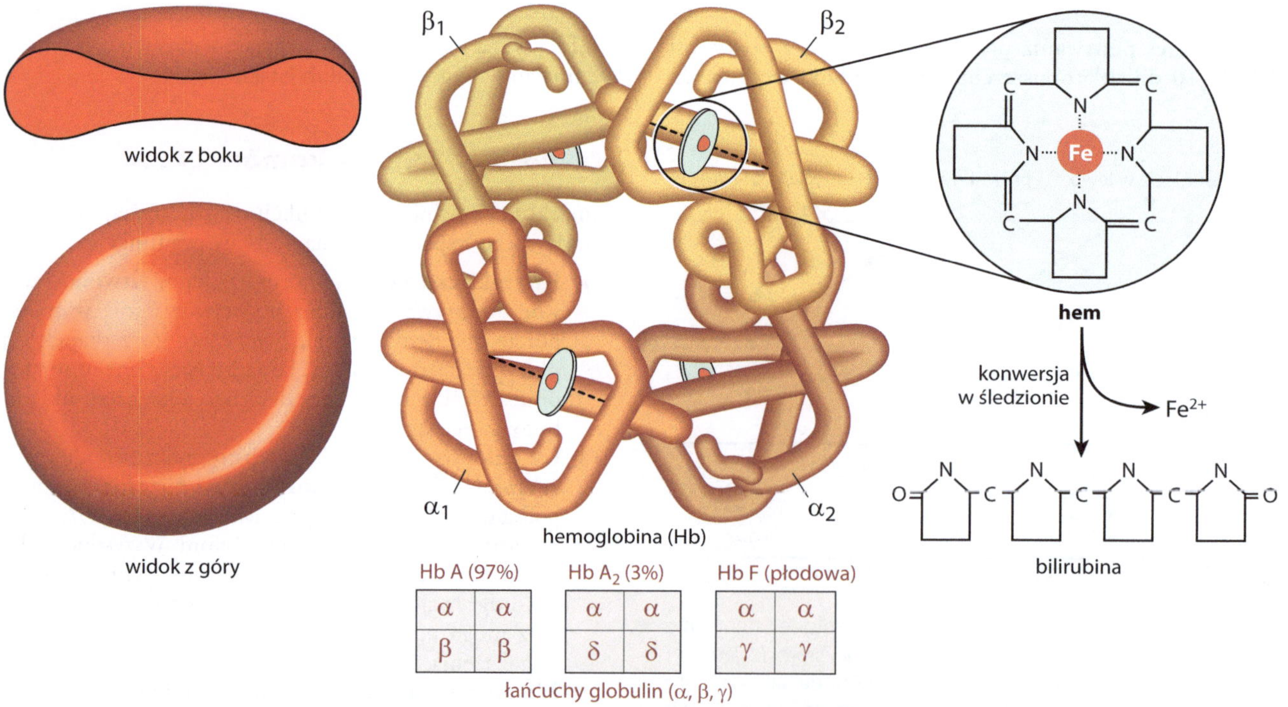

Ryc. 6-9. Struktura hemoglobiny. (Źródło: I. Damjanow: Pathology for Health Professions, wyd. 3, Elsevier, Philadelphia 2005; wykorzystano za zgodą).

Tabela 6-1. Prawidłowe wartości hemoglobiny (Hb) we krwi

Dorośli Mężczyźni 14,0–18,0 g/dl (140–180 g/l) Kobiety 12,0–15,0 g/dl (120–150 g/l)	Hb A ($\alpha_2\beta_2$) > 95% Hb A_2 ($\alpha_2\delta_2$) < 3,5% Hb F ($\alpha_2\gamma_2$) 1–2%
Noworodki 16,5–21,5 g/dl (165–215 g/dl)	Hb F ($\alpha_2\gamma_2$) 60–90% Hb A ($\alpha_2\beta_2$) 10–40%

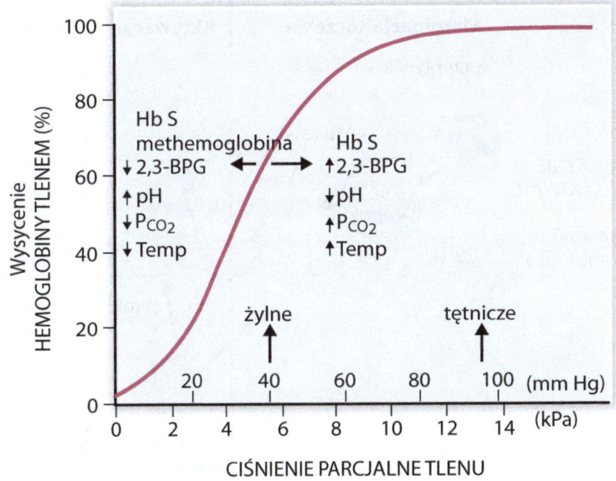

Ryc. 6-10. Krzywa dysocjacji tlenu. Zasadowica krwi, obniżenie temperatury ciała, niskie ciśnienie parcjalne CO_2 (P_{CO_2}) oraz niskie stężenie bądź zmniejszona dostępność 2,3-bisfosfoglicerynianu (2,3-BPG) powodują przesunięcie krzywej w lewo, podczas gdy kwasica, wysoka temperatura ciała i wysokie stężenie 2,3-BPG powodują przesunięcie krzywej w prawo. Hemoglobina płodowa (Hb F) mająca wyższe powinowactwo do tlenu niż hemoglobina dorosłych, powoduje przesunięcie krzywej w lewo. Natomiast Hb S występująca w niedokrwistości sierpowatokrwinkowej przesuwa krzywą w prawo. Hb S – hemoglobina sierpowatokrwinkowa; Temp – temperatura ciała.

Powinowactwo hemoglobiny do tlenu zmienia się w zależności od różnych czynników.

Hemoglobina ma wysokie powinowactwo do tlenu, ale również wiąże dwutlenek węgla i tlenek węgla. Powinowactwo Hb do tlenu zależy od pH krwi, temperatury i stężenia 2,3-bisfosfoglicerynianu (2,3-BPG) oraz od obecności wariantu hemoglobiny mającego wyższe powinowactwo do tlenu. Powinowactwo do tlenu może być określone przez pomiar ciśnienia tlenu niezbędnego do osiągnięcia 50% wysycenia Hb (P_{50}) (ryc. 6-10). U zdrowej osoby przy pH 7,35 wysycenie to może być osiągnięte przy P_{O_2} wynoszącym 27 mm Hg. Krzywa wysycenia tlenem może być przesunięta w lewo, co oznacza, iż P_{50} może być uzyskane przy niższym ciśnieniu parcjalnym przez zmianę następujących czynników:

- wzrost pH krwi do wartości zasadowych,
- obniżenie P_{CO_2},
- obniżenie temperatury,
- obniżenie stężenia 2,3-BPG,
- wzrost stężenia wariantu hemoglobiny mającego wyższe powinowactwo do tlenu, takiego jak Hb F, lub obniżenie ilości Hb o niskim powinowactwie, takiej jak Hb S w niedokrwistości sierpowatokrwinkowej.

Warianty oraz nieprawidłowe hemoglobiny wpływają na wiązanie tlenu w następujący sposób:

- **Hemoglobina płodowa (Hb F).** Wiąże się słabo z 2,3-BPG, dlatego też przesuwa krzywą wiązania w lewo. We krwi płodu lub noworodka P_{50} może być osiągnięte przy Po_2 od 19 do 21 mm Hg. Zjawisko to jest korzystne przed porodem, ponieważ umożliwia „podkradanie" tlenu od matki. Skoro jednak uwalnianie tlenu jest również wolniejsze, w życiu postnatalnym przetrwanie Hb F jest zjawiskiem niekorzystnym.
- **Hemoglobina S (Hb S).** W niedokrwistości sierpowatokrwinkowej RBC zawierają Hb S mającą wysokie powinowactwo do tlenu, przesuwając krzywą wiązania w prawo.
- **Methemoglobina.** W miejscu żelaza dwuwartościowego (F^{2+}) obecnego w prawidłowej Hb methemoglobina ma żelazo trójwartościowe (F^{3+}). Prawidłowa krew zawiera mniej niż 1% Hb w tej postaci, która powstaje w wyniku spontanicznej oksydacji Hb. Methemoglobina ma zwiększone powinowactwo do tlenu, dlatego też nie może uwalniać go w tkankach tak skutecznie jak prawidłowa Hb. Wzrost ilości methemoglobiny, spowodowany lekami i toksynami, może powodować sinicę, szczególnie u dzieci, u których zdolność redukcji methemoglobiny nie została w pełni rozwinięta. Prowadzi to do przesunięcia w lewo krzywej dysocjacji tlenu.
- **Karboksyhemoglobina.** Tlenek węgla (CO) w niewielkich ilościach powstaje również w zdrowym organizmie. Wiąże się z Hb, tworząc karboksyhemoglobinę, która u zdrowych osób stanowi od 0,2 do 0,8% całkowitej Hb we krwi. U palaczy jej ilość może wzrastać od 4 do 15%. Ponieważ Hb ma powinowactwo do CO około 200 razy większe niż do tlenu, w czasie zatrucia CO powstaje duża ilość karboksyhemoglobiny, do czego dochodzi podczas prób samobójczych przy wdychaniu spalin samochodowych czy gazu używanego w kuchenkach gazowych. Śmierć następuje w wyniku zahamowania utleniania Hb, co ostatecznie prowadzi do śmiertelnego niedotlenienia organizmu.

Granulocyty uczestniczą w obronie przeciw zakażeniom.

Granulocyty odpowiadają na zakażenie przechodzeniem do krwi krążącej, a następnie wędrówką w kierunku miejsca zakażenia (ryc. 6-11). W miejscu zakażenia granulocyty przemieszczają się w kierunku ściany naczynia, następnie przylegają do komórek śródbłonka naczyń włosowatych i małego kalibru naczyń żylnych, gdzie podlegają aktywacji. Oprócz zmian

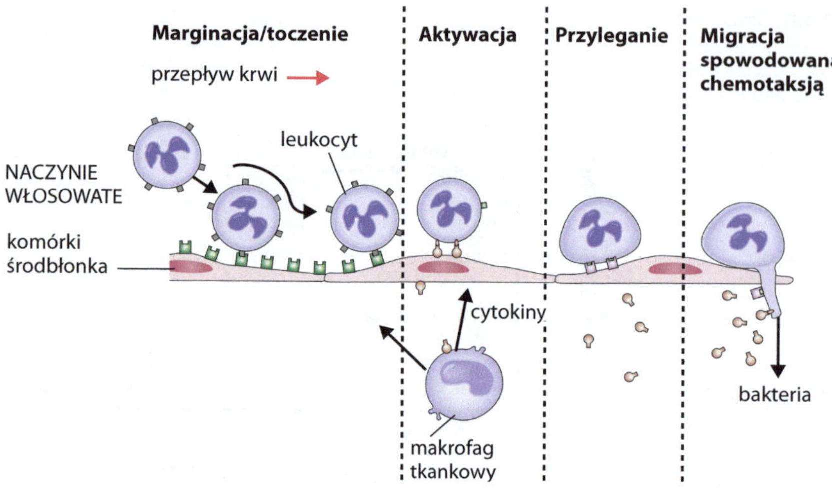

Ryc. 6-11. Odpowiedź neutrofili na infekcje. Neutrofile ulegają marginacji (przemieszczają się do ściany naczynia), następnie przylegają do komórek śródbłonka, gdzie ulegają aktywacji. W odpowiedzi na czynniki chemotaktyczne neutrofile wędrują w kierunku bakterii znajdujących się w tkance. Cytokiny i inne biologicznie czynne substancje wytwarzane w miejscu zapalenia oddziałują na szpik kostny, powodując uwalnianie neutrofili do układu krążenia (neutrofilia), oraz nasilają wytwarzanie neutrofili w szpiku kostnym.

powierzchni komórki i jej ruchliwości pobudzone granulocyty wydzielają biologicznie czynne substancje, które oddziałują na inne komórki, szczególnie na komórki śródbłonka, makrofagi i limfocyty. Wspólnie z pobudzonymi neutrofilami komórki te uwalniają cytokiny i czynniki wzrostu, takie jak interleukiny, czynnik martwicy guza (*tumor necroting factor* – TNF), czynnik aktywujący płytki (*patelets activating factor* – PAF) i wiele innych. Substancje te oddziałują na szpik kostny, pobudzając go do uwalniania nowych neutrofili do układu krążenia, oraz wpływają na proliferację komórek macierzystych i komórek prekursorowych granulocytów. Prowadzi to do neutrofilii – wzrostu liczby neutrofili we krwi krążącej.

Neutrofile fagocytują i zabijają bakterie.

Neutrofile (znane również jako leukocyty wielopłatowe – *polymorphonuclear leukocytes* – PMN) stanowią pierwszą linię obrony przeciw zakażeniom bakteryjnym. PMN są skuteczne w walce z bakteriami ze względu na następujące właściwości:

- **Nasilona ruchliwość.** PMN mają zdolność ruchu pełzakowatego, umożliwiającego opuszczenie naczyń krwionośnych i znacznie szybsze od innych komórek dotarcie do miejsca zakażenia.
- **Wrażliwość na bodźce chemotaktyczne.** PMN odpowiadają na czynniki chemotaktyczne wytwarzane przez bakterie i komórki uszkodzonych tkanek.
- **Właściwości fagocytarne.** PMN, tworząc wakuole fagocytarne, mogą pochłaniać bakterie i inne cząstki znajdujące się w miejscu zakażenia. Pochłanianie bakterii jest nasilane przez opsoniny, takie jak składnik układu dopełniacza C3a i immunoglobulina G.
- **Właściwości bakteriobójcze.** PMN mogą niszczyć sfagocytowane bakterie za pomocą zależnych od tlenu i niezależnych od tlenu mechanizmów enzymatycznych (ryc. 6-12).

Utrata komórek fagocytujących, występująca w agranulocytozie spowodowanej lekami cytostatycznymi i licznymi

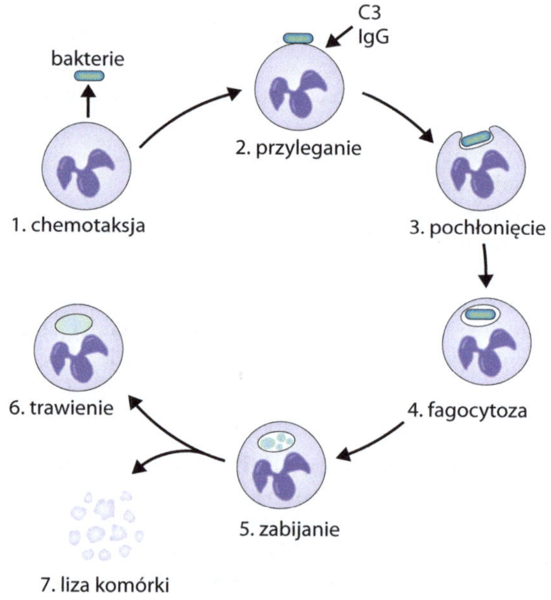

Ryc. 6-12. Etapy procesu fagocytozy bakterii. (1) Bakterie działają chemotaktycznie, przyciągając neutrofile. (2) Przyleganie bakterii do powierzchni leukocytów jest nasilane przez opsoniny takie jak składniki układu dopełniacza (C3) czy IgG. (3) Bakterie są otaczane pseudopodiami utworzonymi przez wypustki cytoplazmatyczne neutrofila. (4) Fagocytoza bakterii obejmuje utworzenie fagosomu z wakuoli fagocytarnej i lisosomów. (5) Sfagocytowane bakterie są zabijane przez mechanizmy zależne od tlenu i niezależne od tlenu. (6) Uśmiercone bakterie zostają strawione. (7) W czasie interakcji z bakteriami leukocyt może zostać uśmiercony, uwalniając zawartość cytoplazmy do przestrzeni pozakomórkowej. Wysięk składający się z martwych i ginących leukocytów oraz strawionych składników tkanki jest nazywany ropą.

chorobami zaburzającymi podstawowe funkcje neutrofili, powoduje wzrost wrażliwości na zakażenia bakteryjne. Choroby te mogą być wrodzone bądź nabyte. Najważniejsze przykłady braku funkcji neutrofili wymieniono w tab. 6-2.

Zaburzenie funkcji neutrofili może być spowodowane przez leki i alkohol oraz stanowi typowy objaw wielu chorób metabolicznych, takich jak cukrzyca lub końcowe stadium choroby nerek. Zaburzenie funkcji neutrofili powodują również choroby autoimmunologiczne i zakażenie wirusem HIV.

Eozynofile odgrywają główną rolę w obronie organizmu przeciw pasożytom.

Eozynofile uczestniczą również w obronie organizmu przeciw bakteriom. Ponieważ eozynofile są mniej liczne i migrują znacznie wolniej niż neutrofile, ich udział w walce z bakteriami jest mniej istotny niż PMN. Kiedy zakażenie się przedłuża, rola eozynofili staje się bardziej znacząca. Eozynofile odgrywają główną rolę w odpowiedzi na pasożyty. Eozynofilia występuje u pacjentów cierpiących na alergie, choroby autoimmunologiczne i choroby skóry oraz jest obecna w odpowiedzi na niektóre procesy nowotworowe, takie jak choroba Hodgkina.

Limfocyty uczestniczą w odpowiedzi immunologicznej.

Podobnie jak inne WBC i RBC, limfocyty pochodzą ze wspólnej hematopoetycznej komórki macierzystej, która daje początek zaprogramowanym rozwojowo komórkom macierzystym zasiedlającym szpik kostny i obwodowe tkanki limfatyczne. Ze wspólnego prekursora limfoidalnego rozwijają się trzy linie komórkowe: limfocyty T, limfocyty B i naturalni zabójcy (*natural killer* – NK). We krwi krążącej około 70–80% stanowią limfocyty B, od 10 do 15% limfocyty T i od 10 do 15% komórki NK.

Różnicowanie limfocytów następuje stopniowo i charakteryzuje się pojawianiem się i zanikaniem na ich powierzchni cząstek znanych jako grupowe antygeny różnicowe (*clusters of differentiation* – CD).

- **Limfocyty T** dojrzewają podczas przechodzenia przez grasicę w życiu płodowym i w okresie dzieciństwa. W grasicy limfocyty T różnicują się w kierunku limfocytów T pomocniczych $CD4^+$ i limfocytów T cytotoksycznych $CD8^+$. Limfocyty T uczestniczą głównie w komórkowych reakcjach immunologicznych oraz regulują działanie limfocytów B.
- **Limfocyty B** również podlegają stopniowemu różnicowaniu i ostatecznie dają początek komórkom plazmatycznym wytwarzającym przeciwciała. Podobnie jak limfocyty T, limfocyty B współdziałają z komórkami prezentującymi antygen, takimi jak makrofagi, komórki Langerhansa czy komórki dendrytyczne, oraz pomiędzy sobą.
- **Komórki NK** różnicują się z limfocytów T i B, tak iż nie mają pamięci immunologicznej, dlatego też działają bez wcześniejszej aktywacji przeciw komórkom nowotworowym i komórkom zakażonym wirusem.

Tabela 6-2. Choroby wrodzone zaburzające funkcje leukocytów

USZKODZONY MECHANIZM	CHOROBA
Wadliwe przyleganie	upośledzenie przylegania leukocytów I i II
Osłabiona ruchliwość	zespół leniwych leukocytów
Osłabiona fagocytoza	zespół Chediaka-Higashiego
Osłabione zabijanie bakterii	przewlekła choroba ziarniniakowa
	obniżenie aktywności mieloperoksydazy

Płytki krwi uczestniczą w procesie krzepnięcia krwi.

Płytki krwi powstają w wyniku fragmentacji cytoplazmy megakariocytów szpiku kostnego. Proces ten jest regulowany głównie przez trombopoetynę – cytokinę wytwarzaną w wątrobie. Uwalniane ze szpiku kostnego płytki są transportowane do śledziony, będącej ich głównym magazynem. Ze śledziony płytki okresowo przechodzą do krwi krążącej, która dostarcza je do miejsc uszkodzenia śródbłonka.

Płytki krwi są małymi otoczonymi błoną cząstkami mierzącymi od 2 do 4 µm. Nie mają jąder i są słabo widoczne w mikroskopie świetlnym. Cytoplazma płytek zawiera kilka komponentów, które są niezbędne do ich działania (ryc. 6-13). Płytki krwi mają następujące organelle:

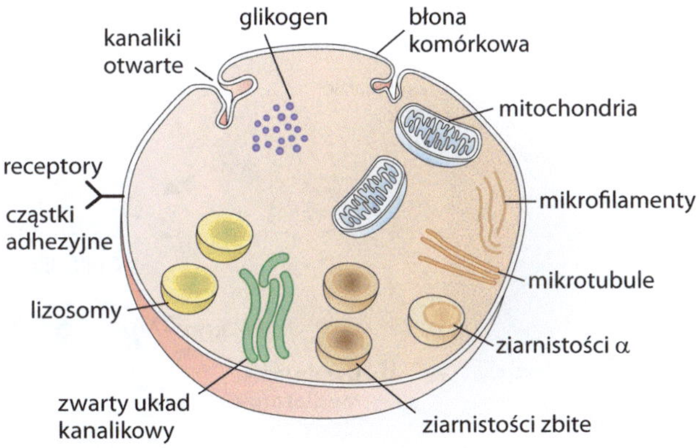

Ryc. 6-13. Ultrastruktura płytki. Zewnętrzna powierzchnia błony komórkowej jest pokryta receptorami i cząstkami adhezyjnymi (niewidocznymi w mikroskopie elektronowym). Błona komórkowa tworzy wgłębienia, tworzące kanaliki. Włókna cytoszkieletu (mikrotubule i mikrofilamenty) odgrywają istotną rolę w zmianie kształtu płytek i wydzielaniu substancji występujących w różnych typach ziarnistości (ziarnistościach α, ziarnistościach zbitych, zwartym układzie kanalikowym, lizosomach). Występujący w postaci skupisk glikogen jest ważnym źródłem energii, wytwarzanej głównie w mitochondriach.

- **Mitochondria.** Organelle te wytwarzają energię, która jest wykorzystywana do podtrzymania wszystkich podstawowych funkcji życiowych płytek. Źródłem energii jest zmagazynowany w cytoplazmie płytek **glikogen**.
- **Ziarnistości.** Płytki krwi zawierają kilka rodzajów ziarnistości. Najliczniejsze są **ziarnistości** α, zawierające szereg białek prozapalnych i prozakrzepowych oraz przeciwzakrzepowych. Ziarnistości α m.in. zawierają: czynnik von Willebranda, fibrynogen, czynnik V, pochodzący z płytek czynnik wzrostu (*platelet-derived growth factor* – PDGF), transformujący czynnik wzrostowy β (*transforming growth factor* β – TGF) i przeciwzakrzepowe białko S. **Ziarnistości elektronowo gęste** zawierają wysokoenergetyczne związki, takie jak adenozynodwufosforan (ADP) i czynniki naczynioruchowe, takie jak serotonina. Organellami ważnymi dla funkcji litycznych płytek są **lizosomy**.
- **Cytoszkielet.** Głównymi elementami cytoszkieletu są mikrotubule, zbudowane z tubuliny, i mikrofilamenty, zbudowane z aktyny i miozyny. Cytoszkielet odgrywa istotną rolę w utrzymaniu kształtu płytek, ich kurczliwości i w przemieszczaniu się w cytoplazmie pozostałych organelli oraz w wydzielaniu substancji znajdujących się w ziarnistościach.
- **Błona komórkowa.** Kompleks błonowy odgrywa ważną rolę w utrzymaniu integralności i kształtu płytek. Wpukla się ona w kierunku cytoplazmy w postaci kanalików otwartych, zawiera szereg **receptorów** powierzchniowych i **cząstek adhezyjnych**. Glikoproteiny błonowe są niezbędne do przylegania (adhezji) płytek do powierzchni oraz zapoczątkowania procesu krzepnięcia. Na przykład cząstka adhezyjna GP **IIb-IIIa** wiąże się z fibrynogenem, a **GP Ib** wiąże się z czynnikiem von Willebranda i kolagenem. Receptory powierzchniowe trombocytów wiążą się z aktywatorami płytek, takimi jak ADP czy tromboksan (TXA_2).

Krążące płytki szybko przylegają do uszkodzonych komórek śródbłonka i wypełniają ubytek śródbłonka w uszkodzonym bądź zniszczonym naczyniu krwionośnym. Wytworzony w takich warunkach hemostatyczny skrzep płytkowy jest cechą charakterystyczną pierwotnej hemostazy (ryc. 6-14). Prowadzi to do aktywacji kaskady krzepnięcia i wytworzenia skrzepu fibrynowego, znanego jako **hemostaza wtórna** (ryc. 6-15).

Zaburzenia hemostazy pierwotnej objawiają się krwawieniem z naczyń włosowatych i naczyń żylnych małego kalibru. Klinicznie na skórze występują podbiegnięcia krwawe i wybroczyny, pojawiają się krwawienia z błon śluzowych jamy ustnej (krwawienie z dziąseł), nosa oraz jelit. Krwawienie jest zazwyczaj wynikiem uszkodzenia naczyń lub nieprawidłowości płytek, takich jak trombocytopenia. Czas krwawienia wydłuża się.

Zaburzenia hemostazy wtórnej są związane z krwawieniem z małych tętnic i tętniczek i zazwyczaj są spowodowane urazem, zabiegami chirurgicznymi bądź usunięciem zęba. Krwawienia te mogą powodować powstawanie rozległych krwiaków wewnątrzmięśniowych pozaotrzewnowych. Krwawienie jest zazwyczaj związane z wrodzonym brakiem czynników krzepnięcia, występującym w hemofilii, lub nabytymi nieprawidłowościami układu krzepnięcia, występującymi w przewlekłym uszkodzeniu wątroby. Wydłuża się czas protrombinowy (PT) i czas częściowej tromboplastyny po aktywacji (aPPT).

Typowe cechy zaburzeń pierwotnej i wtórnej hemostazy porównano w tab. 6-3.

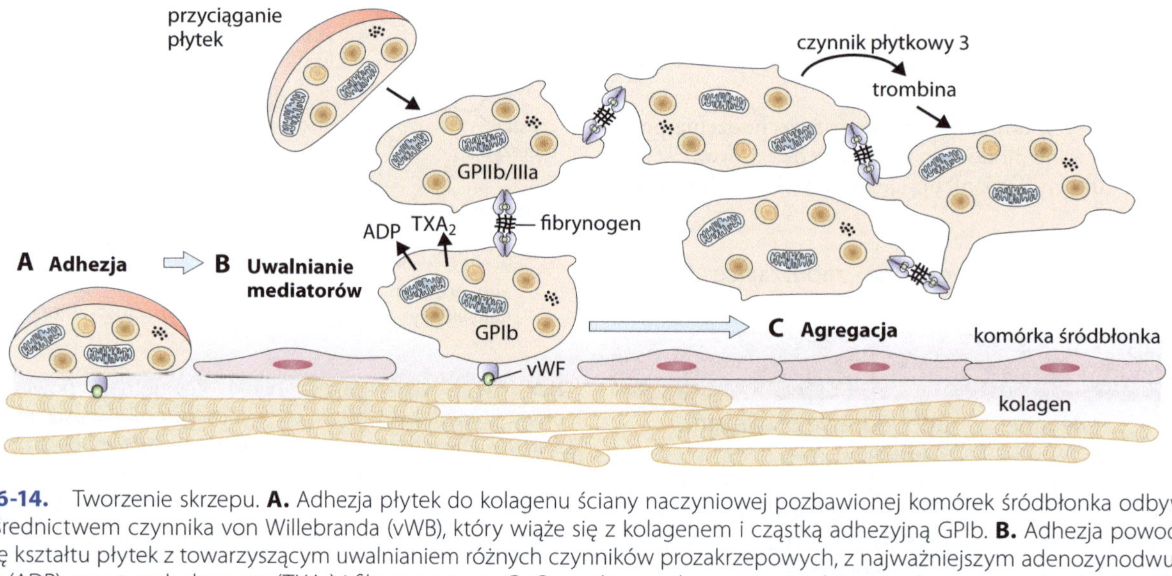

Ryc. 6-14. Tworzenie skrzepu. **A.** Adhezja płytek do kolagenu ściany naczyniowej pozbawionej komórek śródbłonka odbywa się za pośrednictwem czynnika von Willebranda (vWB), który wiąże się z kolagenem i cząstką adhezyjną GPIb. **B.** Adhezja powodująca zmianę kształtu płytek z towarzyszącym uwalnianiem różnych czynników prozakrzepowych, z najważniejszym adenozynodwufosforanem (ADP) oraz tromboksanem (TXA_2) i fibrynogenem. **C.** Czynniki prozakrzepowe uwalniane z aktywowanych płytek mobilizują kolejne płytki do miejsca uszkodzenia śródbłonka i również nasilają ich agregację, prowadząc do powstania pierwotnego skrzepu hemostatycznego.

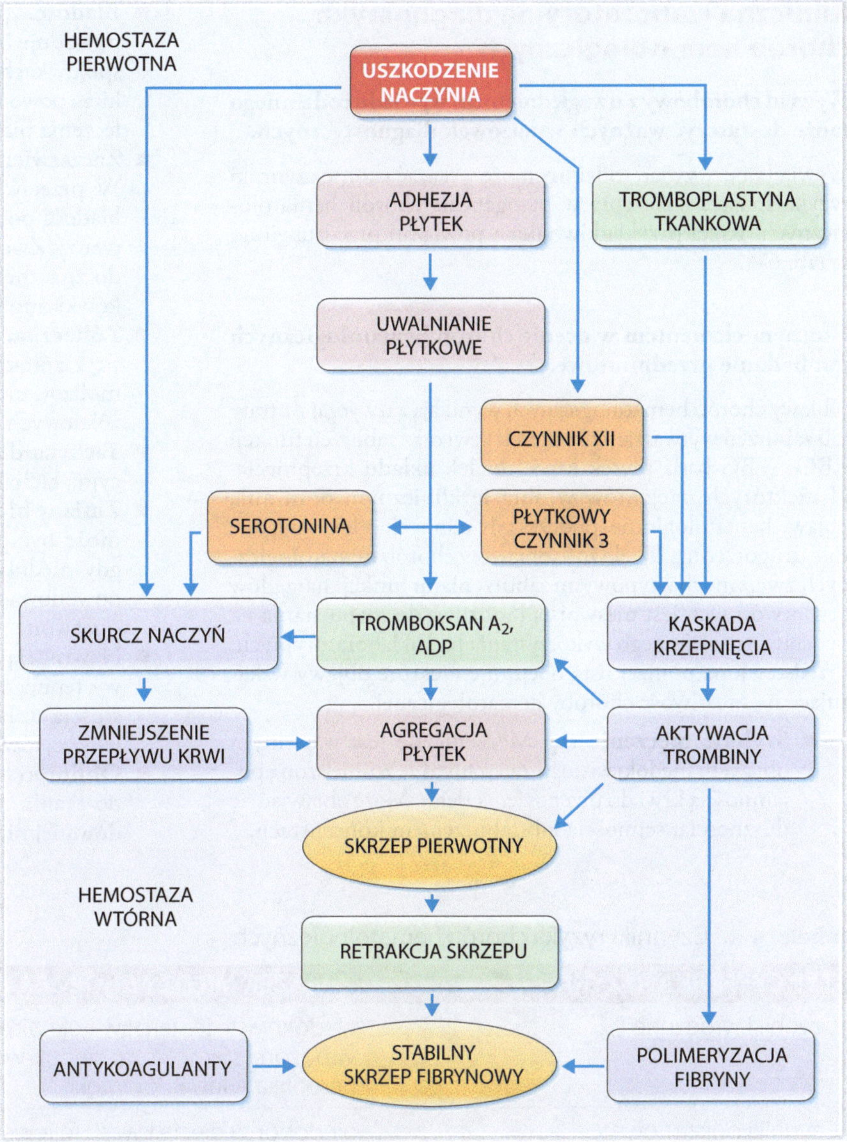

Ryc. 6-15. Hemostaza pierwotna i wtórna. Jak przedstawiono na ryc. 6-14, uszkodzenie naczynia prowadzi do adhezji płytek, następnie do wydzielania czynników prozakrzepowych i agregacji płytek. Proces prowadzący do utworzenia pierwotnego skrzepu określany jest jako hemostaza pierwotna. Uwalniane z płytek substancje powodują również skurcz naczyń (zmniejszający przepływ krwi w uszkodzonym naczyniu) i pobudzają kaskadę krzepnięcia oraz tworzenie trombiny. Trombina wpływa na płytki, nasilając ich agregację, powoduje stabilizację skrzepu pierwotnego oraz jego retrakcję. Trombina nasila również polimeryzację fibryny, zatem uczestniczy w tworzeniu stabilnego skrzepu fibrynowego. Proces ten jest określany jako hemostaza wtórna. Skrzep fibrynowy jest substratem różnych antykoagulantów i białek fibrynolitycznych, z których najważniejsza jest plazmina. ADP – adenozynodwufosforan.

Tabela 6-3. Zaburzenia hemostazy pierwotnej i wtórnej

PARAMETR	HEMOSTAZA PIERWOTNA	HEMOSTAZA WTÓRNA
Przyczyna	ściana naczynia, płytki	czynniki krzepnięcia
Źródło krwawienia	kapilary, żyłki	tętnice i tętniczki
Rodzaj krwawienia	spontaniczne	uraz/związane z zabiegami chirurgicznymi
Miejsce krwawienia	skóra, śluzówki	krwiaki wewnątrzmięśniowe, krwiaki wewnątrzstawowe, rany chirurgiczne
Testy przesiewowe	liczba płytek czas krwawienia	czas protrombinowy czas częściowej tromboplastyny po aktywacji

Kliniczna i laboratoryjna diagnostyka chorób hematologicznych

Wywiad chorobowy z uwzględnieniem wywiadu rodzinnego może dostarczyć ważnych wskazówek diagnostycznych.

Wywiad oraz wywiad rodzinny może wskazać istotne czynniki ryzyka mające znaczenie w patogenezie chorób hematologicznych. Kilka przykładów takich powiązań przedstawiono w tab. 6-4.

Istotnym elementem w ocenie chorób hematologicznych jest badanie przedmiotowe.

Objawy chorób hematologicznych wynikają zazwyczaj z utraty lub zaburzeń wytwarzania komórek krwi oraz zaburzeń funkcji RBC, WBC bądź płytek krwi i białek układu krzepnięcia. U niektórych pacjentów w obrazie klinicznym dominują objawy hematologiczne, podczas gdy u innych odgrywają one rolę drugorzędną. Większość objawów chorób hematologicznych związanych z typowymi zaburzeniami funkcji narządów krwiotwórczych jest nieswoista i możliwa do rozpoznania na podstawie umiejętnego wykorzystania badań laboratoryjnych. Przedstawiona poniżej lista obejmuje niektóre objawy wskazujące na możliwość choroby hematologicznej.

- **Szybkie męczenie się.** Męczenie się jest wspólnym objawem niedokrwistości związanym ze zmniejszoną pojemnością krwi do przenoszenia tlenu. Może objawiać się dusznością, sennością lub zaburzeniem koncentracji.
- **Bladość.** Zmniejszone stężenia Hb w niedokrwistości powoduje bladość śluzówek, najwyraźniej widoczną na spojówkach oraz błonie śluzowej jamy ustnej. Czynnikiem powodującym bladość powłok przed rozpoczęciem leczenia białaczki jest również nadmiar WBC.
- **Zaczerwienienie twarzy (sinicze zabarwienie twarzy).** W przeciwieństwie do niedokrwistości powodującej bladość policytemia jest związana z zaczerwienieniem twarzy. Zwolniony przepływ zagęszczonej krwi prowadzi do znacznego rozszerzenia naczyń krwionośnych siatkówki; może być ono widoczne w oftalmoskopie.
- **Żółtaczka.** Niedokrwistość hemolityczna często wiąże się z żółtaczką. Nadmiar bilirubiny uwalniany z hemolizowanych RBC usposania do tworzenia kamieni żółciowych.
- **Tachykardia.** Niedokrwistość jest związana z kompensacyjną tachykardią i pojawieniem się szmerów w sercu.
- **Zmiany błony śluzowej jamy ustnej.** Niedobór żelaza może być przyczyną zapalenia kącików ust, podczas gdy niedobór witaminy B_{12} i kwasu foliowego może powodować typowe dla zapalenia języka jego fioletowo-czerwone zabarwienie.
- **Nawracające infekcje.** Zakażenia skóry i nosogardzieli występują częściej u pacjentów z białaczką, niedokrwistością aplastyczną lub czynnościowymi chorobami leukocytów.
- **Obfite krwawienia.** Krwawienia z dziąseł, nosa lub do tkanki skórnej są oznaką trombocytopenii spowodowanej niewydolnością szpiku kostnego, występująca

Tabela 6-4. Czynniki ryzyka chorób hematologicznych

TYP CZYNNIKA RYZYKA	ZWIĄZEK MIĘDZY CHOROBĄ A CZYNNIKIEM RYZYKA
Czynniki wrodzone	niedokrwistość sierpowatokrwinkowa: niedokrwistość hemolityczna wrodzona sferocytoza: niedokrwistość hemolityczna hemofilia A lub B: krwotoki
Czynniki pokarmowe	niedobór w diecie kwasu foliowego lub witaminy B_{12}: niedokrwistość megaloblastyczna
Krwawienia z przewodu pokarmowego	niedobór żelaza: niedokrwistość mikrocytowa
Marskość	skłonność do krwawień: wydłużony PT lub trombocytopenia
Zakażenia	malaria (zimica): niedokrwistość hemolityczna niedokrwistość w chorobach przewlekłych
Procedury medyczne i chirurgiczne	resekcja żołądka: niedokrwistość megaloblastyczna leczenie nowotworów antagonistami kwasu foliowego: niedokrwistość megaloblastyczna radioterapia nowotworów: leukopenia
Leki	uszkodzenie szpiku: niedokrwistość aplastyczna leki działające jako hapteny: niedokrwistość hemolityczna
Zewnętrzne czynniki mechaniczne	wstrząs związany z urazem: DIC masywny krwotok urazowy: niedokrwistość pokrwotoczna

DIC – rozsiane wykrzepianie wewnątrznaczyniowe; PT – czas protrombinowy.

w niedokrwistości oraz w różnych postaciach białaczek. W przebiegu hemofilii występują krwawienia pourazowe, krwawienia dostawowe bądź przedłużone krwawienie po zabiegach chirurgicznych.

- **Limfadenopatia.** Powiększenie węzła chłonnego może być pierwszym objawem chłoniaka, ale może być również związane z zakażeniami i chorobami autoimmunologicznymi. Klinicznie rozróżnia się limfadenopatię miejscową i uogólnioną (tab. 6-5).
- **Powiększenie śledziony (splenomegalia).** Powiększenie śledziony może być objawem nasilonej hemolizy w niektórych rodzajach niedokrwistości, takich jak wrodzona sferocytoza. Ponadto powiększenie śledziony występuje w wielu postaciach białaczek i chłoniaku. Inne przyczyny splenomegalii wymieniono w tab. 6-6.

Uwaga

> Do zapamiętania przyczyn splenomegalii przydatny jest skrótowiec **SPLENIC:** ***s**plenitis* – zapalenie śledziony (zapalenie, szczególnie sepsa); ***p**ortal hypertension* – nadciśnienie wrotne; ***l**eukemia/lymphoma* – białaczka, chłoniak; ***e**rytrhrocyte disorders causing hemolysis* – choroby erytrocytów powodujące hemolizę; ***n**eonatal disorders due to inborn genetic errors* – choroby noworodków spowodowane wrodzonymi defektami genetycznymi; ***i**mmune disorders* – choroby immunologiczne; ***c**ardiac failure* – niewydolność serca.

W celu prawidłowego rozpoznania chorób hematologicznych niezbędne jest wykonanie badań laboratoryjnych.

Badania laboratoryjne wykorzystywane w diagnostyce chorób hematologicznych wahają się od rutynowych testów, takich jak morfologia krwi, do badań specjalistycznych, służących do oceny funkcji WBC bądź płytek, cytogenetycznej analizy szpiku kostnego oraz do analizy molekularnej określonych genów, których mutacje występują w niektórych chorobach krwi. Badania te są niezbędne dla prawidłowej diagnostyki wszystkich chorób hematologicznych.

Tabela 6-5. Przyczyny limfadenopatii

RODZAJ CHOROBY	PRZYKŁADY
Zakażenia ostre	angina, wirusowe zapalenie gardła, kiła, choroba kociego pazura
Zakażenia przewlekłe	gruźlica, histoplazmoza, przewlekłe zapalenie skóry
Choroby autoimmunologiczne/nieznanego pochodzenia	SLE, sarkoidoza, rumień guzowaty
Chłoniaki	chłoniak nieziarniczy, chłoniak Hodgkina
Nowotwory	przerzuty nowotworowe

SLE – toczeń trzewny układowy.

W rozdziale tym przedstawiono jedynie najczęściej wykonywane testy, wykorzystywane do oceny funkcji RBC, WBC i chorób układu krzepnięcia. Najważniejsze wartości hematologiczne wykorzystywane w ogólnej praktyce klinicznej przedstawiono w tab. 6-7–6-9.

Do diagnostyki chorób RBC są wykorzystywane wskaźniki i parametry dotyczące krwinek czerwonych (RBC), ich wytwarzania bądź uszkodzenia.

Wskaźniki dotyczące krwinek czerwonych są obliczane automatycznie przez liczniki komórek określające liczbę RBC w danej objętości krwi, ich średnią wielkość i zawartość Hb. Obniżenie stężenia Hb i zmniejszenie liczby RBC jest określane jako **niedokrwistość,** natomiast wzrost liczby RBC – jako **policytemia** (erytrocytoza). W celu otrzymania dodatkowych danych dotyczących zmian morfologii RBC wykorzystuje się rozmazy krwi obwodowej.

Na podstawie średniej objętości krwinki (MCV) niedokrwistość może być sklasyfikowana jako:

- mikrocytowa,
- normocytowa,
- makrocytowa.

Różnice w wielkości RBC i występowanie kilku populacji komórek są najlepiej wykrywane przez obliczanie współczynnika zmienności objętości erytrocytów (RDW, *distribution width* – RBC), będącego miarą **anizocytozy** RBC (ryc. 6-16).

Na podstawie średniej masy hemoglobiny w krwince (MCH) i średniej objętości krwinki (MCV) niedokrwistość może być następnie sklasyfikowana jako **hipochromiczna, normochromiczna** lub **hiperchromiczna.** Na przykład niedokrwistość z niedoboru żelaza jest zazwyczaj niedokrwistością mikrocytową (obniżenie wartości MCV), hipochromiczną (obniżenie wartości MCH i MCHC) z wyraźną anizocytozą (wysoki

Tabela 6-6. Przyczyny splenomegalii

RODZAJ CHOROBY/ MECHANIZM	PRZYKŁADY
Niedokrwistość hemolityczna	sferocytoza, talasemia, CML, CLL, białaczka włochatokomórkowa
Białaczka/chłoniak	chłoniak z komórek B, chłoniak z komórek T, chłoniak Hodgkina
Zakażenia	sepsa, zapalenie wsierdzia, malaria
Choroby immunologiczne	reumatoidalne zapalenie stawów, SLE, sarkoidoza
Choroby spichrzeniowe	choroba Gauchera, choroba Niemanna-Picka
Nadciśnienie wrotne	marskość wątroby, niewydolność serca

CLL – przewlekła białaczka limfocytowa; CML – przewlekła białaczka szpikowa; SLE – toczeń trzewny układowy.

Tabela 6-7. Wskaźniki prawidłowych krwinek czerwonych u dorosłych

Hemoglobina	mężczyźni: 14,0–17,5 g/dl kobiety: 12,3–15,3 g/dl
Hematokryt	mężczyźni: 41,5–50,4% kobiety: 35,9–44,6%
Liczba krwinek czerwonych (RBC)	mężczyźni: 4,5–6,5 × 10^6/µl kobiety: 4,1–5,1 × 10^6/µl
Średnia hemoglobina cząsteczkowa	27–33 pg/komórka
Średnie stężenie hemoglobiny cząsteczkowej	33–35%
Średnia objętość cząsteczkowa	80–96 µm^3 (fl)
Współczynnik zmienności objętości erytrocytów	11,5–14,5%
Odsetek retikulocytów	0,5–2,5% wszystkich RBC
Żelazo	mężczyźni: 65–175 µg/dl kobiety: 50–170 µg/dl
Ferrytyna	mężczyźni: 20–250 ng/ml kobiety: 10–120 ng/ml

Tabela 6-8. Leukogram prawidłowych krwinek białych u osób dorosłych

Liczba krwinek białych	4,5–11 × 10^3/µl
Liczb poszczególnych rodzajów krwinek białych	
neutrofile	45–75%
pałeczkowate	0–5%
eozynofile	0–8%
bazofile	0–3%
monocyty	4–11%
limfocyty	16–46%

Tabela 6-9. Parametry prawidłowych płytek krwi i czynników krzepnięcia

Liczba płytek	150–450 × 10^3/µl (150–450 × 10^9/ml)
Czas krwawienia	2–9,5 min
Czas protrombinowy	11–13 s*
Czas częściowej tromboplastyny po aktywacji	22–35 s*
Czas trombinowy	17–25 s*
Fibrynogen	200–400 mg/dl
Produkty degradacji fibryny w surowicy	< 10 µg/ml
Osoczowe D-dimery fibryny	< 200 ng/ml

* Czas tych testów różni się w poszczególnych laboratoriach i zależy od użytego aktywatora i stężenia trombiny.

RDW). Badanie rozmazu krwi obwodowej może wykazać **poikilocytozę** (tj. znaczne różnice kształtu RBC). Jeżeli szpik kostny prawidłowo odpowiada na utratę krwi, to wzrasta liczba **retikulocytów**, niedojrzałych RBC, rozpoznawanych w rozmazach jako **polichromatyczne makrocyty**. Cytoplazma retikulocytów, większych w porównaniu z prawidłowymi RBC, zawiera rybosomy, nadające im niebieskawą barwę.

Do podstawowych prostych testów wykorzystywanych podczas rutynowej diagnostyki WBC należy ocena całkowitej liczby krwinek białych oraz ich poszczególnych rodzajów.

Liczenie krwinek białych jest badaniem rutynowym, stanowiącym część badania morfologicznego krwi, wykonywanym z użyciem automatycznego urządzenia laboratoryjnego. Wykonany jednocześnie leukogram pozwala określić, jaki odsetek wśród WBC stanowią neutrofile, eozynofile, bazofile, monocyty i limfocyty. Wzrost liczby WBC jest określany jako leukocytoza, a zmniejszenie liczby WBC – jako leukopenia. Ponieważ neutrofile stanowią ponad dwie trzecie wszystkich WBC, leukocytoza jest najczęściej spowodowana neutrofilią. Neutropenia (tj. zmniejszona liczba neutrofili) jest również nazywana agranulocytozą. *Limfocytoza* i *limfopenia* określają odpowiednio wzrost i zmniejszenie liczby limfocytów. *Eozynofilia, bazofilia* i *monocytoza* określają odpowiednio wzrost liczby eozynofili, bazofili i monocytów.

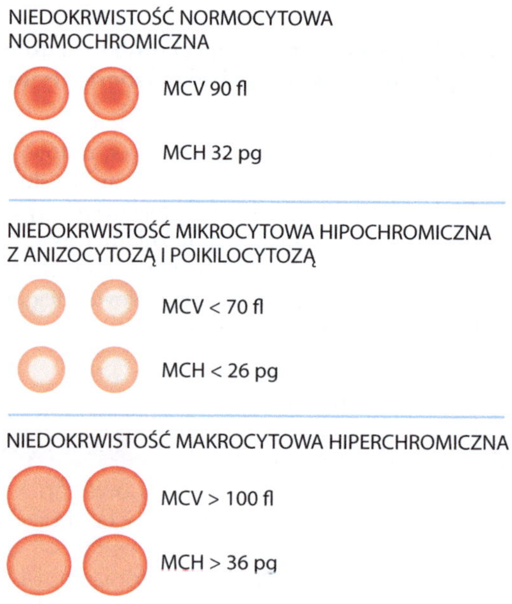

Ryc. 6-16. Morfologiczna klasyfikacja niedokrwistości. Niedokrwistość normocytowa normochromiczna różni się od niedokrwistości mikrocytowej (małe krwinki czerwone) i niedokrwistości makrocytowej (duże krwinki czerwone). W niedokrwistości mikrocytowej występuje anizocytoza (różnice w wielkości komórek) i poikilocytoza (różnice w kształcie komórek). MCH – średnia zawartość hemoglobiny w krwince; MCV – średnia objętość krwinki.

Neutrofilia (leukocytoza), określana jako wzrost liczby WBC ponad 12 × 10^9/l, jest jedną z najczęstszych nieprawidłowości hematologicznych. Leukocytoza może być objawem zakażenia, ale może być również spowodowana wieloma innymi nieinfekcyjnymi rodzajami zapalenia oraz odpowiedzią na uszkodzenie tkanek i martwicę. Wzrost liczby neutrofili może być spowodowany kilkoma mechanizmami, takimi jak:

- wzrost wytwarzania neutrofili w szpiku kostnym,
- przyspieszony proces dojrzewania,
- zwiększone uwalnianie neutrofili ze szpiku kostnego,
- redystrybucja neutrofili w układzie krążenia („demarginalizacja"),
- skrócone przetrzymywanie w śledzionie.

Najważniejsze przyczyny neutrofili wymieniono w tab. 6-10.

Należy zwrócić uwagę, iż neutrofilia występuje nie tylko w ostrych, ale również w przewlekłych zakażeniach ropnych. Miejscowe ropne zakażenie związane z uszkodzeniem tkanek jest określane jako **ropień.** Przebieg ropnia może być ostry lub przewlekły.

Neutropenia (agranulocytoza) jest to zmniejszenie liczby neutrofili poniżej 2,5 × 10^9/l. Najczęściej spowodowana jest obniżoną granulocytopoezą i uszkodzeniem szpiku kostnego, ale czasami może się wiązać z nasileniem odnowy WBC w powiększonej śledzionie lub z immunologicznym niszczeniem WBC przez przeciwciała, występującym w toczniu trzewnym układowym. Najważniejsze przyczyny neutropenii przedstawiono w tab. 6-11.

Tabela 6-10. Przyczyny neutrofilii (leukocytozy)

SCHORZENIA	PRZYKŁADY
Ostre zakażenia bakteryjne	ostre zapalenie wyrostka robaczkowego, zapalenie płuc
Przewlekłe zakażenia bakteryjne	przewlekłe ropne zapalenie kości
Choroby autoimmunologiczne	zapalenie skórno-mięśniowe, SLE, zapalenie naczyń
Uszkodzenie tkanki//martwica	zawał serca, uraz
Choroby metaboliczne	mocznica, dna, kwasica
Zmniejszone magazynowanie WBC	usunięcie śledziony
Leczenie	steroidy, leczenie czynnikami wzrostu (G-CSF)
Choroby mieloproliferacyjne	czerwienica prawdziwa, mielofibroza, przewlekła białaczka szpikowa
Nowotwory	chłoniak, czerniak, martwica każdego guza nowotworowego

G-CSF – czynnik stymulujący tworzenie kolonii granulocytarnych; SLE – toczeń trzewny układowy; WBC – krwinki białe.

Eozynofilia oznacza wzrost liczby eozynofili powyżej 0,4 × 10^9/l. Najczęściej jest związana z alergią lub zakażeniem pasożytniczym, ale w wielu przypadkach przyczyna eozynofilii pozostaje nie wyjaśniona (tab. 6-12). Umiarkowana eozynofilia nie jest groźna, natomiast eozynofilia przekraczająca 5000/µl może spowodować zwłóknienie wsierdzia i niewydolność serca. Ciężka eozynofilia w idiopatycznym zespole hipereozynofilii lub białaczka eozynofilowa może stać się przyczyną niewydolności wielonarządowej.

Tabela 6-11. Przyczyny neutropenii

MECHANIZM	PRZYKŁADY
Polekowe uszkodzenie szpiku	antybiotyki, chlorpromazyna, antymitotyczne leki przeciwnowotworowe
Zakażenie	HIV, zakażenie parwowirusem
Choroby autoimmunologiczne	SLE, zespół Felty'ego
Idiopatyczna niewydolność szpiku	białaczka aplastyczna
Przerywana cyklicznie granulocytopoeza	idiopatyczna cykliczna neutropenia
Nacieki w szpiku kostnym	białaczka, mielofibroza

HIV – ludzki wirus niedoboru odporności, SLE – toczeń trzewny układowy.

Tabela 6-12. Przyczyny eozynofilii

Infekcje pasożytnicze
zakażenia pierwotniakowe (tj. amebioza, toksoplazmoza)
zakażenia odzwierzęce (tj. robaczyce jelitowe bądź zakażenia tasiemcem)
inne zakażenia grzybicze, bądź bakteryjne (tj. aspergiloza, szkarlatyna)
Choroby alergiczne
dychawica oskrzelowa
katar sienny
wyprysk
Choroby autoimmunologiczne
pęcherzyca zwykła
zespół Churga-Straussa
Choroby nowotworowe
chłoniak Hodgkina
chłoniak nieziarniczy
choroby mieloproliferacyjne
białaczka eozynofilowa
płaskonabłonkowy rak płuca, jamy ustnej itp.
Nasilona eozynofilia nieznanego pochodzenia
zespół nasilonej eozynofilii
zespół Loefflera

Uwaga

> Do zapamiętania przyczyn eozynofilii przydatny jest skrótowiec **PARASITE**: ***p**arasitic infection* – zakażenia pasożytnicze; ***a**llergy* – alergia; ***r**x (drug reaction)* – reakcja na leki; ***a**utoimmune disorders* - choroby autoimmunologiczne; ***s**kin diseases* – choroby skóry; ***i**nfections (nonparasitic)* – zakażenia niepasożytnicze; ***t**umors* – guzy; ***e**osinophilic syndromes of unknown origin* – zepoły eozynofilii nieznanego pochodzenia.

Limfocytoza jest to wzrost liczby limfocytów we krwi krążącej powyżej 5000/μl. Występuje w różnego rodzaju zakażeniach, które mogą mieć przebieg ostry lub przewlekły, ale może być również wynikiem tyreotoksykozy i innych uwarunkowań, a nawet palenia tytoniu. Limfocytoza występuje również w przewlekłej białaczce limfatycznej (tab. 6-13).

Limfocytopenia oznacza zmniejszenie liczby limfocytów poniżej 1000/μl. Najczęściej jest spowodowana lekami oraz niewydolnością szpiku kostnego po radioterapii bądź chemioterapii. Obniżoną liczbę limfocytów obserwuje się również u pacjentów po przeszczepie szpiku. Zmniejszenie ogólnej liczby limfocytów oraz zahamowanie ich prawidłowej funkcji, prowadzące do immunosupresji, mogą powodować glikokortykosteroidy. Limfocytopenię mogą również wywołać zakażenia wirusami takimi jak HIV, wirus cytomegalii (CMV) lub wirus półpaśca. Inne przyczyny limfocytopenii przedstawiono w tab. 6-14.

W przybliżeniu 65% wszystkich limfocytów we krwi obwodowej należy do limfocytów $CD4^+$ T pomocniczych. Zgodnie z tym większość pacjentów z limfocytopenią ma obniżoną liczbę tych limfocytów. Objawy niedoboru immunologicznego pojawiają się, kiedy liczba limfocytów T obniża się poniżej dolnej granicy wartości prawidłowych, wynoszącej 300 komórek/μl.

Tabela 6-13. Przyczyny limfocytozy

Zakażenia ostre
zakażenia wirusowe: różyczka, świnka, mononukleoza
zakażenia bakteryjne: krztusiec, zakażenia paciorkowcem β
Zakażenia przewlekłe
zakażenia wirusowe: przewlekłe wirusowe zapalenie wątroby
zakażenia bakteryjne: gruźlica, kiła, bruceloza
zakażenia pierwotniakowe: amebioza, toksoplazmoza
Przyczyny niezakaźne:
nadczynność tarczycy
palenie papierosów
immunizacja
reakcje na leki
Nowotwory
przewlekła białaczka limfocytowa

Uwaga

> Krew dorosłych zawiera od 1000 do 5000 limfocytów/μl, ale u dzieci poniżej 2. roku życia limfocytów jest więcej, a ich liczba waha się od 3000 do 9500/μl. Zgodnie z tymi wartościami limfocytopenia u noworodków i dzieci jest określana jako liczba limfocytów poniżej 3000/μl, a u sześciolatków dolna granica wynosi 1500/μl.

W diagnostyce chorób krwotocznych istotne jest określenie liczby płytek krwi oraz parametrów układu krzepnięcia.

Choroby krwotoczne są klasyfikowane jako choroby związane z naczyniami krwionośnymi, płytkami krwi lub osoczowymi czynnikami krzepnięcia. Do oceny wymienionych elementów układu krzepnięcia zostały wprowadzone następujące testy:

Liczba płytek. Prawidłowa krew zawiera od 150 000 do 400 000 płytek/μl. Zmniejszenie liczby płytek poniżej 100 000/μl jest określane jako **trombocytopenia**, chociaż hemostaza może być utrzymana nawet przy 50 000/μl. Przy liczbie płytek od 10 000 do 20 000/μl pojawiają się skazy krwotoczne. Przyczyny trombocytopenii wymieniono w tab. 6-15.

Uwaga

> Najczęstszą postacią trombocytopenii uczuleniowej zależnej od leków jest trombocytopenia spowodowana heparyną. Występuje ona mniej więcej u 5% pacjentów otrzymujących heparynę wołową i u 1% otrzymujących heparynę wieprzową.

Tabela 6-14. Przyczyny limfocytopenii

Związane z leczeniem
naświetlanie
leki cytotoksyczne
glikokortykosteroidy
przeszczep szpiku
Zakażenia
HIV (ludzki wirus niedoboru odporności)
wirus cytomegalii
półpasiec
Choroby autoimmunologiczne
SLE
nużliwość mięśni
Niedobory żywieniowe i choroby metaboliczne
alkoholizm
przewlekła niewydolność nerek
Wrodzone niedobory immunologiczne
zespół ataksja-teleangiektazja
zespół Wiscotta-Aldricha
ciężki złożony niedobór immunologiczny

SLE – toczeń trzewny układowy.

Tabela 6-15. Przyczyny trombocytopenii

- Zmniejszone wytwarzanie
  - niedokrwistość aplastyczna
  - radioterapia i chemioterapia przeciwnowotworowa
  - białaczka i zespół mielodysplastyczny
  - mielofibroza
  - niedobór witaminy B_{12} i kwasu foliowego
  - zakażenie HIV
- Z rozcieńczenia krwi
  - masywny krwotok
  - masywne przetaczanie krwi
- Z rozmieszczenia krwi
  - splenomegalia
- Uszkodzenie układu immunologicznego
  - leki: heparyna, chinidyna
  - idiopatyczna czerwienica trombocytopeniczna
  - toczeń trzewny układowy
- Zniszczenie płytek
  - rozsiane wykrzepianie wewnątrznaczyniowe
  - idiopatyczna czerwienica trombocytopeniczna
  - rzucawka porodowa – zespół HELLP
  - koagulopatia związana z guzami złośliwymi

HELLP – hemoliza, podwyższone enzymy wątrobowe, niska liczba płytek; HIV – ludzki wirus niedoboru odporności.

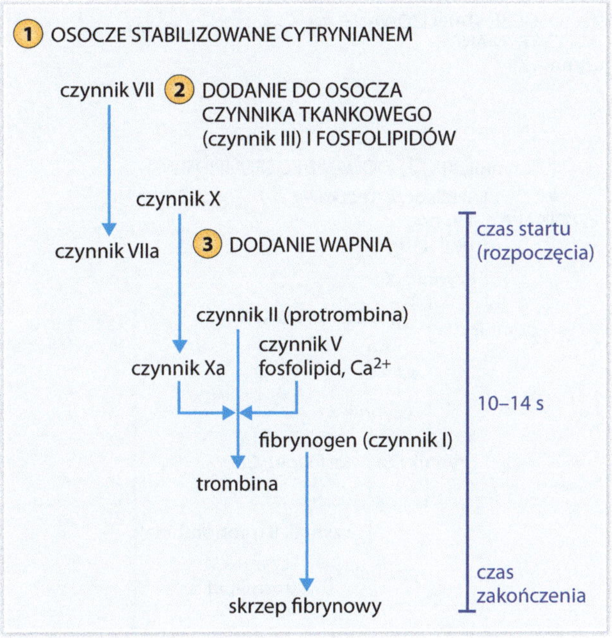

Ryc. 6-17. Czas protrombinowy. (1) Wykorzystywane jest osocze stabilizowane cytrynianem. (2) Dodawana jest dostępna w sprzedaży mieszanina fosfolipidów i czynnika tkankowego. (3) Następnie dodawany jest wapń i włączany stoper w celu określenia czasu do wytworzenia skrzepu.

Czas krwawienia (*bleeding time* – BT). Badanie jest wykonywane przez niewielkie nacięcie skóry i pomiar czasu do zatrzymania krwawienia. W warunkach prawidłowych czas ten powinien wynosić od 4 do 6 minut. Czas krwawienia wydłużają trombocytopenia oraz strukturalne/czynnościowe choroby płytek. BT jest zazwyczaj wydłużony przy liczbie płytek krwi poniżej 100 000/µl.

Uwaga

> Czas krwawienia jest wydłużony w chorobie von Willebranda, najczęściej występującej wrodzonej chorobie krwotocznej. Ponadto w chorobie tej wydłuża się czas częściowej tromboplastyny po aktywacji (aPTT), a PT pozostaje niezmieniony.

Czas protrombinowy (*prothrombin time* – PT). Badanie to służy do oceny wydolności czynników zewnątrzpochodnych i wspólnych etapów krzepnięcia. Test ten jest wykonywany przez dodanie komercyjnie dostępnej mieszaniny fosfolipidów i czynnika tkankowego (czynnika III) oraz wapnia do stabilizowanego cytrynianem osocza (ryc. 6-17). Wydłużenie czasu protrombinowego może być spowodowane niedoborem fibrynogenu (czynnika I), protrombiny (czynnika II) oraz czynników V, VII i X. Obecność inhibitorów tych czynników może również wydłużać czas krzepnięcia. Prawidłowy PT wynosi od 10 do 14 sekund, ale waha się w zależności od laboratorium wykonującego badanie, dlatego też wynik badania powinien być standaryzowany i podawany jako **INR** (*international normalized ratio*).

Uwaga

> Czas protrombinowy jest wykorzystywany jako test kliniczny do monitorowania leczenia przeciwzakrzepowego, do oceny czynności wątroby oraz jako badanie przesiewowe do oceny niedoborów czynników krzepnięcia.

Czas częściowej tromboplastyny po aktywacji (*activated partial thromboplastin time* – aPTT). Badanie to służy do oceny kompleksowego działania czynników krzepnięcia szlaków wewnątrzpochodnego i wspólnego (ryc. 6-18). Test ten jest wykonywany przez dodanie kaolinu do stabilizowanego cytrynianem osocza, co powoduje aktywację czynnika Hagemana (XII). Po aktywacji wewnątrzpochodnego układu krzepnięcia dodawane są fosfolipidy oraz wapń i od tego momentu mierzony jest czas do wytworzenia skrzepu fibrynowego. Prawidłowy czas tego procesu wynosi od 25 do 38 sekund. aPTT może być wydłużony z powodu niedoboru czynników I, II, V, VIII, IX, X, XI i XII.

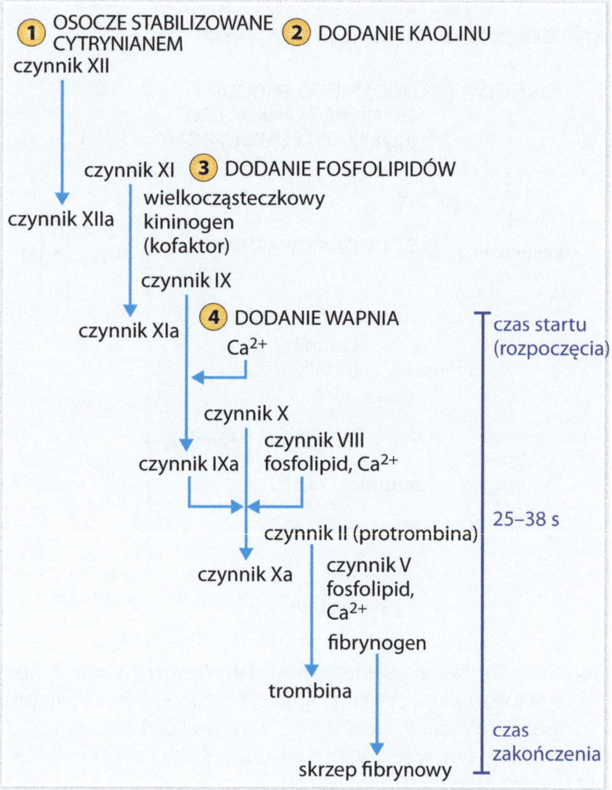

Ryc. 6-18. Czas częściowej tromboplastyny po aktywacji.

Uwaga

> Czas częściowej tromboplastyny po aktywacji jest testem z wyboru do monitorowania leczenia heparyną oraz jest wykorzystywany jako badanie przesiewowe do wykrywania hemofilii i niedoborów innych czynników krzepnięcia oraz ich inhibitorów.

Czas trombinowy. Badanie to jest wykonywane przez dodanie do osocza trombiny, co bezpośrednio powoduje utworzenie skrzepu fibrynowego. W warunkach prawidłowych utworzenie skrzepu trwa od 14 do 16 sekund. Czas protrombinowy wydłuża się w obecności heparyny bądź z powodu jakościowego lub ilościowego niedoboru fibrynogenu.

Test mieszany. Nieprawidłowy PT i aPTT może być spowodowany niedoborem czynników krzepnięcia bądź obecnością inhibitorów tych czynników. W celu wykluczenia drugiej możliwości osocze pacjentów jest mieszane z osoczem prawidłowym dla wyrównania niedoborów. Jeżeli wynik testu jest nadal nieprawidłowy, to wskazuje, iż osocze pacjenta zawiera inhibitor. Inhibitor może być skierowany przeciw określonemu czynnikowi krzepnięcia (np. przeciw czynnikowi VIII u pacjentów z hemofilią po licznych transfuzjach) lub może być nieswoisty, taki jak antykoagulant tocznia w SLE.

Fibrynogen i produkty degradacji fibryny (*fibrin degradation products* – FDP). Aktywacja kaskady krzepnięcia powoduje dwa skutki: tworzenie skrzepu fibrynowego oraz aktywację plazminowego szlaku fibrynolitycznego (ryc. 6-19). Pomiędzy tymi dwoma procesami zachodzi stałe współdziałanie. Pod wpływem trombiny z fibrynogenu powstają monomery fibryny, które polimeryzują, tworząc sieć stabilizowaną przez czynnik XIIIa. Ponadto trombina nasila tworzenie czynnika XIIIa z czynnika XIII. W tym samym czasie plazmina degraduje fibrynogen do produktów degradacji fibrynogenu (*fibrin degradation products* – FDP) X, Y, D i E. FDP mogą wiązać się z rozpuszczalnymi monomerami fibryny, ułatwiając im tworzenie podatnego na rozpuszczenie, niestabilnego skrzepu. Wiązanie FDP z płytkami krwi powoduje blokowanie ich funkcji. Plazmina powoduje powstawanie tych samych FDP z nierozpuszczalnej fibryny w skrzepie. Jednocześnie plazmina uczestniczy w głównej fibrynolizie, prowadząc do tworzenia D-dimerów fibryny.

W przeciwieństwie do dużego ciężaru cząsteczkowego fibrynogenu i fibryny, małe FDP i D-dimery fibryny są wydalane z moczem. Prawidłowa krew zawiera mniej niż 10 µg/ml FDP, ale w stanach nadkrzepliwości i rozsianego wykrzepiania wewnątrznaczyniowego (*disseminated intravascular coagulation* – DIC) stężenie FDP może wzrastać ponaddziesięciokrotnie. Najwyższe stężenie FDP występuje u pacjentów, u których wewnątrznaczyniowe wykrzepianie jest związane w niewydolnością nerek, hamującą wydalanie FDP.

Uwaga

> Stężenie FDP w osoczu wzrasta w wielu stanach nadkrzepliwości, ale najbardziej w DIC, w zakrzepicy żył głębokich, zatorze płuc i stanie przedrzucawkowym.

> Liczba D-dimerów fibryny wzrasta w przebiegu DIC, pozostaje zaś niezmieniona u pacjentów z zakrzepicą żył głębokich i z zatorem płuc. U pacjentów z zatorem płuc stężenie osoczowych D-dimerów fibryny wzrasta podczas leczenia trombolitycznego.

Specjalistyczne testy krzepnięcia. W niektórych przypadkach należy wykonać, oprócz wymienionych wcześniej testów rutynowych, specjalistyczne badania układu krzepnięcia. Przedmiotem tych badań są:

- **Czynnik von Willebranda (vWF).** Test ten, oparty na metodzie immunologicznej, jest wykorzystywany do pomiaru stężenia vWF we krwi.
- **Skład multimetrów czynnika von Willebranda.** Test ten jest używany do oceny podtypów choroby von Willebranda.
- **Agregacja płytek.** W teście tym jest oceniana zdolność płytek do odpowiedzi na prawidłowe bodźce. Ocena agregacji płytek jest wykorzystywana do wykrywania wrodzonych i nabytych chorób płytek.
- **Stabilnośc skrzepu.** Test ten jest wykorzystywany do wykrywania nadmiernej aktywności fibrynolitycznej.
- **Przeciwzakrzepowe białka S i C.** Stężenie tych przeciwzakrzepowych białek jest zmniejszone w niektórych postaciach wrodzonej trombofilii.

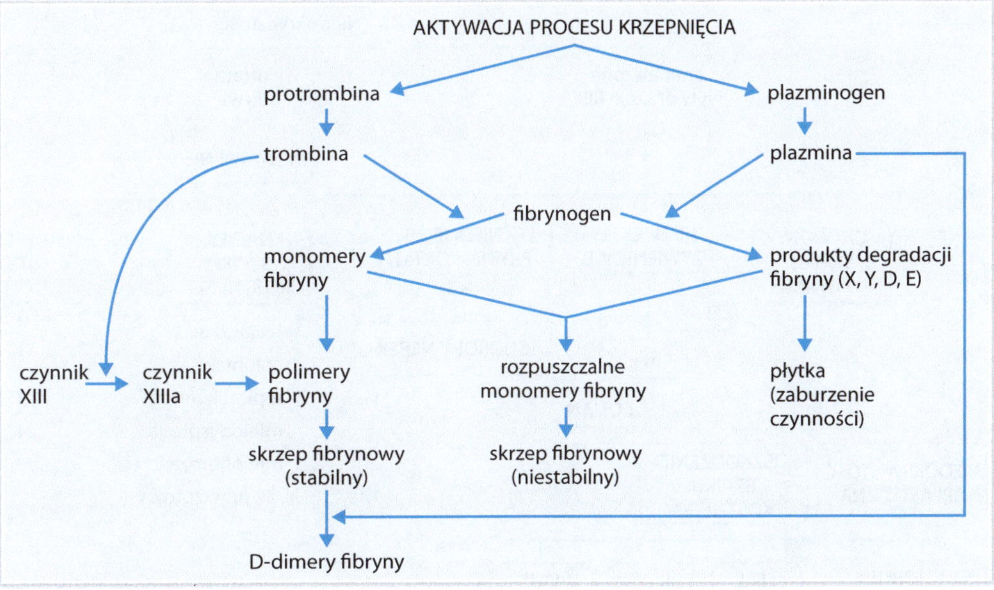

Ryc. 6-19. Powiązanie procesu krzepnięcia i fibrynolizy.

- **Stężenie fibryny i innych czynników krzepnięcia.** Pozwala na określenie ilości każdego czynnika krzepnięcia we krwi.
- **Aktywność plazminy.** Badania genetyczne swoistych mutacji mających udział w nieprawidłowościach niektórych czynników krzepnięcia (np. V czynnika krzepnięcia Leidena).

Powiązania kliniczno-patologiczne

NIEDOKRWISTOŚĆ

Niedokrwistość obejmuje grupę chorób charakteryzujących się obniżeniem stężenia Hb lub zmniejszenie objętości RBC. Patogenetycznie może być ona wynikiem niewystarczającego bądź nieprawidłowego wytwarzania RBC, nadmiernej utraty RBC lub ich niszczenia (ryc. 6-20).

Niedokrwistość nie jest chorobą odosobnioną; w większości przypadków jest objawem lub konsekwencją innych chorób, a nie jednostką chorobową samą w sobie. W praktyce klinicznej pierwszym krokiem w wyjaśnianiu etiologii i patogenezy niedokrwistości jest laboratoryjna ocena stężenia Hb i liczby RBC. Na podstawie tych badań można sklasyfikować niedokrwistość jako mikrocytową, normocytową lub makrocytową (tab. 6-16). Następnie wyniki te należy odnieść do retikulocytozy w celu szybkiej oceny wytwarzania RBC w szpiku kostnym i zdolności szpiku kostnego do kompensacji utraty RBC.

Najczęstszą przyczyną niedokrwistości mikrocytowej jest niedobór żelaza.

Niedokrwistość z niedoboru żelaza rozwija się w wyniku opróżnienia ustrojowych magazynów żelaza poniżej poziomu fizjologicznego, niezbędnego do syntezy Hb. Może ona rozwinąć się z powodu niewystarczającej podaży, zwiększonego zapotrzebowania bądź nadmiernej, przewlekłej utraty krwi (tab. 6-17). W krajach zachodnich najczęstszą przyczyną niedokrwistości z niedoboru żelaza u kobiet są obfite krwawienia miesięczne, a u mężczyzn najczęstszą przyczyną niedokrwistości z niedoboru żelaza są przewlekłe krwawienia z przewodu pokarmowego.

W warunkach prawidłowych organizm człowieka zawiera około 4000 mg żelaza, z czego 65% znajduje się w Hb RBC (ryc. 6-21). Pozostałe żelazo jest zmagazynowanie głównie w makrofagach, szpiku kostnym, śledzionie i wątrobie oraz w mniejszych ilościach w zewnątrzkomórkowej tkance łącznej szpiku kostnego. W przybliżeniu 15% żelaza znajduje się w mioglobinie mięśniowej i komórkowych enzymach oddechowych innych tkanek. Poniżej 1% żelaza znajduje się w osoczu w postaci ferrytyny lub w połączeniu z transferyną – transportowym białkiem osocza przenoszącym żelazo w układzie krążenia. Wydalanie żelaza z moczem, żółcią, kałem i przez złuszczanie komórek naskórka jest w przybliżeniu równoważne ilości żelaza wchłanianego.

Żelazo osocza. Stanowi miarę żelaza związanego z transferyną. Jego stężenie w osoczu w warunkach prawidłowych wynosi od 50 do 150 µg/dl. Dodatkowa ilość żelaza znajduje się w postaci **ferrytyny** osocza w stężeniu od 30 do 300 ng/ml. Stężenie ferrytyny we krwi jest precyzyjnie regulowane i stanowi bardzo czuły wskaźnik całkowitego żelaza zmagazynowanego. Zmniejszenie ilości ferrytyny w osoczu (< 12 ng/ml) jest rzeczywistym objawem niedoboru żelaza, ponieważ jest ona skorelowana z niskim stężeniem całkowitego żelaza w surowicy i **wysyceniem zredukowanej transferyny**. Wymienione wskaźniki biochemiczne korelują ze zmniejszoną ilością Hb w RBC i zmniejszoną ilością **hemosyderyny** w makrofagach szpiku kostnego.

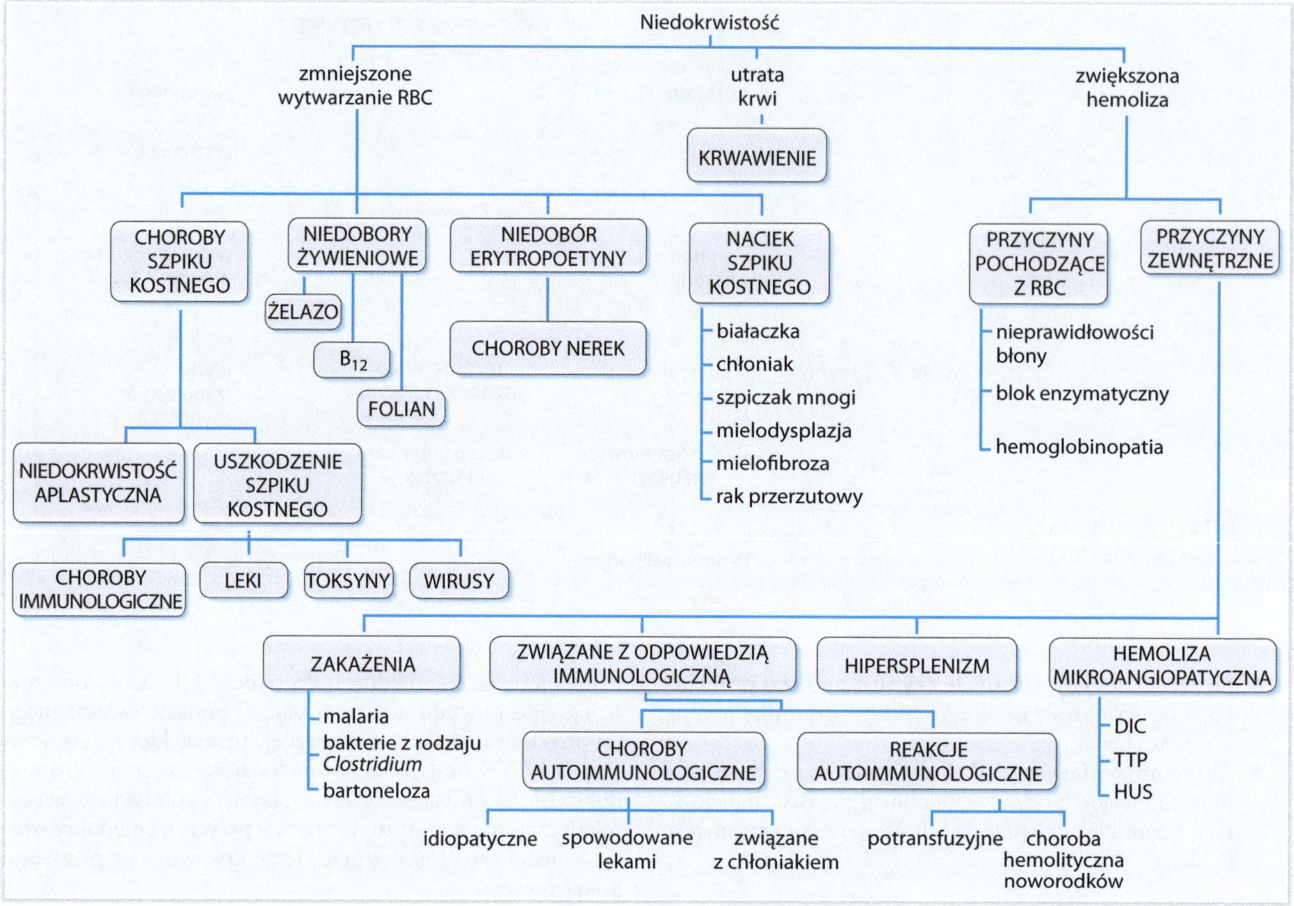

Ryc. 6-20. Patologiczna klasyfikacja niedokrwistości. Niedokrwistość może wynikać z nieprawidłowej lub niewystarczającej hematopoezy bądź nadmiernej utraty lub niszczenia erytrocytów. DIC – zespół wykrzepiania wewnątrznaczyniowego; HUS – mocznicowy zespół hemolityczny; TTP – zakrzepowa plamica trombocytopeniczna.

Typowe zmiany biochemiczne w niedokrwistości z niedoboru żelaza wymieniono w tab. 6-18. Wyniki tych badań są przydatne w odróżnaniu niedokrwistości z niedoboru żelaza od talasemii – innej częstej postaci niedokrwistości mikrocytowej.

Talasemia jest spowodowana mutacją genu globiny, która wpływa niekorzystnie na syntezę Hb. Ilość zmagazynowanego żelaza jest prawidłowa, a nawet większa niż w warunkach prawidłowych, ponieważ organizm zawiera więcej żelaza, niż może go wykorzystać do syntezy Hb.

W rozpoznaniu różnicowym powinna być brana pod uwagę **niedokrwistość w chorobie przewlekłej,** która może być normocytowa lub mikrocytowa. Niedokrwistość ta jest najczęściej spowodowana przez cytokiny wytwarzane w przewlekłych zakażeniach oraz w odpowiedzi na proces nowotworowy. Szpik kostny staje się niewrażliwy na erytropoetynę, a długość życia RBC zostaje skrócona. Zaburzenie utylizacji powoduje magazynowanie żelaza w makrofagach. Duże zapasy żelaza znajdują odzwierciedlenie w zwiększeniu ilości ferrytyny w surowicy krwi. Wysycenie transferyny pozostaje prawidłowe, a nawet wzrasta, ale całkowita ilość żelaza w surowicy krwi się obniża. Wszystkie te dane wskazują, że w organizmie znajduje się wystarczająca ilość żelaza, ale nie może ona być prawidłowo wykorzystana do syntezy Hb.

Uwaga

> Niskie stężenie ferrytyny w surowicy krwi jest najbardziej wiarygodną oznaką niedoboru żelaza. Jednakże prawidłowe jej stężenie nie wyklucza niedoboru żelaza. Ferrytyna jest czynnikiem ostrej fazy, dlatego jej wartość może być podwyższona nawet w obecności niedoboru żelaza u pacjentów z zakażeniami, guzami lub ostrą chorobą wątroby.

W rozmazie krwi obwodowej pacjentów z niedokrwistością z niedoboru żelaza RBC są blade (**hipochromiczne**) oraz różnią się wielkością (**anizocytoza**) i kształtem (**poikilocytoza**). Nie stwierdza się obecności polichromatycznych retikulocytów,

Tabela 6-16. Klasyfikacja niedokrwistości w zależności od rozmiarów krwinek czerwonych i hematopoetycznej wydolności szpiku kostnego

LICZBA RETIKULOCYTÓW	MIKROCYTOWA	NORMOCYTOWA	MAKROCYTOWA
< 2	niedobór żelaza talasemia	choroby przewlekłe niedokrwistość aplastyczna mielofibroza przewlekła choroba nerek	niedobór witaminy B_{12} niedobór kwasu foliowego choroba wątroby
> 2	—	niedokrwistość hemolityczna	masywna utrata krwi

Tabela 6-17. Przyczyny niedoboru żelaza

NIEWYSTARCZAJĄCA PODAŻ ŻELAZA	ZWIĘKSZONE ZAPOTRZEBOWANIE NA ŻELAZO	MASOWA UTRATA KRWI
Niedobór w diecie (rzadki) Resekcja żołądka Zespół upośledzonego wchłaniania	okres rozwojowy ciąża	krwawienia miesięczne krwawienia przewlekłe guzy

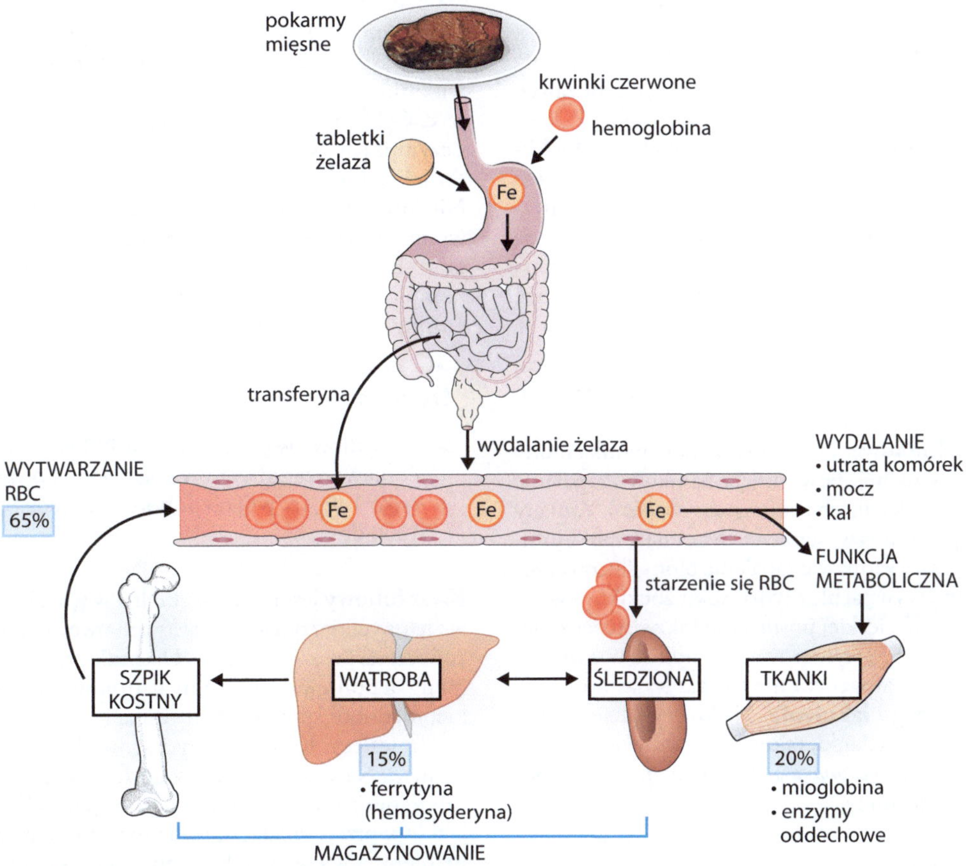

Ryc. 6-21. Rozkład żelaza w organizmie. Zaledwie niewielka ilość spożywanego żelaza (Fe) ulega wchłonięciu. We krwi żelazo jest transportowane jako ferrytyna lub związane z transferyną i w większości wykorzystywane do wytwarzania krwinek czerwonych w szpiku kostnym. Najwięcej żelaza znajduje się w erytrocytach. Żelazo jest magazynowane w makrofagach śledziony, wątroby i szpiku kostnego. Żelazo znajduje się prawie we wszystkich komórkach jako składowa enzymów oksydacyjnych. Prawidłowa utrata mieści się w granicach wchłanianej ilości żelaza. Utrata żelaza jest spowodowana wydalaniem z moczem, żółcią, kałem i w wyniku złuszczania komórek naskórka i błon śluzowych. RBC – krwinki czerwone.

Tabela 6-18. Wyniki laboratoryjne niedokrwistościach mikrocytowych

PARAMETR	RODZAJ NIEDOKRWISTOŚCI		
	NIEDOBÓR ŻELAZA	CHOROBA PRZEWLEKŁA	TALASEMIA
MCV	↓ do ↓↓↓	→ lub ↓	↓↓ do ↓↓↓
Liczba RBC	↓ do ↓↓↓	↓ lub ↓↓	↓
Hemoglobina	↓ do ↓↓↓	↓	↓ do ↓↓↓
Żelazo w osoczu	↓ do ↓↓	↓	→ lub ↑
Ferrytyna w osoczu	↓ do ↓↓	↑	→ lub ↑
Wysycenie transferyny	↓ do ↓↓	→ lub ↑	→
Żelazo w szpiku kostnym	↓ do ↓↓	↓ do ↑↑	→ lub ↑
Elektroforeza hemoglobiny			nieprawidłowa

↓ – nieznacznie obniżony; ↓↓ – średnio obniżony; ↓↓↓ – znacznie obniżony; → – prawidłowy; ↑ do ↑↑ – nieznacznie podwyższony do średnio podwyższonego; MCV – średnia objętość krwinki; RBC – krwinki czerwone.

ale często wzrasta liczba płytek krwi. Biopsja szpiku kostnego wykazuje wzrost liczby prekursorów erytroidalnych, które w cytoplazmie zawierają niewielkie ilości Hb. Barwienie błękitem pruskim wykazuje zmniejszenie ilości hemosyderyny w makrofagach szpiku kostnego.

Objawy kliniczne. Niedokrwistość z niedoboru żelaza ma te same cechy kliniczne, które wystepują w innych rodzajach niedokrwistości, wskazujące na zmniejszoną zdolność krwi do przenoszenia tlenu z płuc do tkanek. Niektóre cechy kliniczne wydają się związane wyłącznie z niedoborem żelaza i są prawdopodobnie spowodowane brakiem żelaza wewnątrzkomórkowego w niektórych tkankach. Niektóre objawy są trudne do wyjaśnienia. Zmiany kliniczne zależą od nasilenia niedokrwistości, ale pacjenci skarżą się głównie na wymienione poniżej objawy:

- **Hipoksemia**. Obejmuje zmęczenie, kołatania serca, duszność, bezdech po wysiłku, a w ciężkich przypadkach nawet niewydolność serca.
- **Zmiany nabłonkowe.** Obejmują zanik nabłonka błony śluzowej jamy ustnej, powodujące zanikowe zapalenie języka i zajady w kącikach ust (*angular cheilitis*). Zmiany w przełyku powodują wystąpienie dysfagii (zespół Plummera-Vinsona), a zanikowe zapalenie błony śluzowej żołądka jest przyczyną achlorhydrii soku żołądkowego.
- **Koilonychia.** W ciężkiej postaci niedokrwistości z niedoboru żelaza mogą występować paznokcie w kształcie łyżeczki, ale ich patogeneza nie została wyjaśniona.
- **Zespół opacznego łaknienia**. Niektórzy pacjenci wykazują dziwne zachcianki, takie jak gwałtowne jedzenie lodu, farby, ziemi (*geophagia*). Mechanizm zespołu pozostaje nie wyjaśniony.

Makrocytarną niedokrwistość megaloblastyczną powoduje niedobór witaminy B_{12} i kwasu foliowego.

Witamina B_{12} i kwas foliowy są niezbędne do syntezy DNA. Niedobór tych składników w pokarmach zakłóca dojrzewanie prekursorów komórek hemopoetycznych, powodując niedokrwistość, leukopenię i trombocytopenię.

Witamina B_{12}. Jest to rozpuszczalna w wodzie witamina występująca w wielu tkankach zwierzęcych, obecna w typowej amerykańskiej diecie w ilości większej niż niezbędna do pokrycia dziennego zapotrzebowania, wynoszącego 1 μg dziennie. Niedobór tej witaminy w diecie występuje rzadko, z wyjątkiem diety ściśle wegetariańskiej i diety Fad. Najczęściej niedobór witaminy B_{12} powstaje w wyniku zaburzenia jej wchłaniania (ryc. 6-22). Dostarczona z pokarmem witamina B_{12} wiąże się z czynnikiem wewnętrznym (IF), a następnie jest przenoszona do jelita końcowego, w którym następuje jej wchłanianie. Niedobór witaminy B_{12} może być spowodowany brakiem IF, występującym w zanikowym zapaleniu błony śluzowej żołądka, oraz chorobami jelita cienkiego, zaburzającymi wchłanianie kompleksu witamina B_{12}-IF. Inne przyczyny niedoboru witaminy B_{12} wymieniono w tab. 6-19.

Uwaga

> Prawidłowa wątroba zawiera 1000 μg witaminy B_{12}. Ponieważ zapotrzebowanie dzienne organizmu wynosi tylko 1 μg, rozwój niedoboru witaminy B_{12} wymaga 1000 dni.

Kwas foliowy jest to rozpuszczalna w wodzie witamina obecna w zielonych jarzynach liściastych i owocach; może ona zostać zniszczona przez gotowanie. Dziennie zapotrzebowanie wynosi 50 μg, a ponieważ magazyny ustrojowe są względnie niewielkie, niedobór spowodowany dietą może się rozwinąć w ciągu 2–4 miesięcy. Kwas foliowy jest wchłaniany w dwunastnicy i jelicie. Na wchłanianie kwasu foliowego wpływają zespoły zaburzonego wchłaniania i choroby jelita cienkiego. Niektóre leki (np. przeciwpadaczkowe) mogą interferować z jego wchłanianiem, a wiele innych z jego wykorzystaniem. Zwiększone zapotrzebowanie na kwas foliowy występuje w czasie ciąży i laktacji oraz w okresie dzieciństwa. Inne przyczyny niedoboru kwasu foliowego wymieniono w tab. 6-19.

Badania laboratoryjne. Ingerencja w syntezę DNA powoduje tworzenie **megaloblastów** – komórek znacznie większych niż

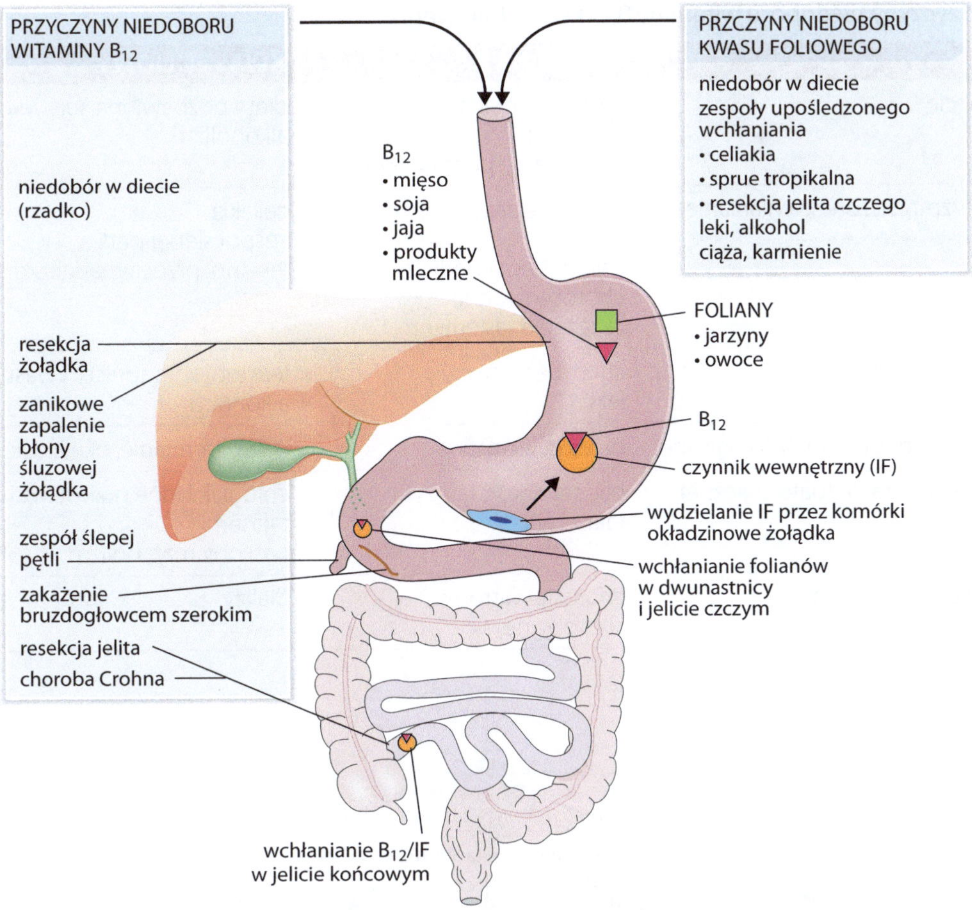

Ryc. 6-22. Niedobór witaminy B_{12} i kwasu foliowego. Wchłanianie witaminy B_{12} wymaga obecności czynnika wewnętrznego (IF), który wiąże się z B_{12}, a następnie przenosi ją do jelita końcowego, gdzie oba elementy są wychwytywane przez komórki nabłonka jelitowego. Niedobór witaminy B_{12} najczęściej jest spowodowany przez choroby zaburzające jej wchłanianie. Niedobór kwasu foliowego jest najczęściej związany z brakiem w diecie, ale może być również spowodowany zaburzeniami wchłaniania jelitowego. Na wchłanianie kwasu foliowego wpływa również wiele leków.

prawidłowe erytroblasty (ryc. 6-23). W przeciwieństwie do prawidłowych erytroblastów, których jądra postępująco się zmniejszają, megaloblasty zachowują duże jądra, a ich cytoplazma pozostaje wypełniona RNA. Komórki te ostatecznie dojrzewają do megaowalocytów. Nieefektywna erytropoeza powoduje wzrost hemolizy wewnątrzszpikowej i w konsekwencji hiperbilirubinemię i hiperurykemię. Liczba retikulocytów we krwi się zmniejsza, co wskazuje na zaburzenie hematopoezy. Nieprawidłowe neutrofile często mają zwiększoną liczbę segmentów, a tworzenie płytek z nieprawidłowych megakariocytów prowadzi do trombocytopenii.

Wyniki badań laboratoryjnych dotyczących niedoboru witaminy B_{12} i niedoboru kwasu foliowego są trudne do odróżnienia. Niedobór witaminy B_{12} i kwasu foliowego powinien być podejrzewany u wszystkich pacjentów z niedokrwistością megaloblastyczną. W celu potwierdzenia rozpoznania należy ocenić stężenie witaminy B_{12} i kwasu foliowego w surowicy krwi, chociaż dostępne obecnie testy nie zawsze dają wiarygodne wyniki. Dlatego też należy wykorzystać dane kliniczne w celu stwierdzenia najbardziej prawdopodobnej przyczyny niedokrwistości megaloblastycznej. U pacjentów z niedoborem witaminy B_{12} często wykrywane są przeciwciała przeciw IF i komórkom okładzinowym. Niedobór kwasu foliowego powinien być podejrzewany u pacjentów nieprawidłowo się odżywiających oraz leczonych z powodu choroby nowotworowej. Objawy niedoborów mogą być usunięte przez leczenie witaminą B_{12} bądź kwasem foliowym.

Objawy kliniczne. Większość objawów niedoboru witaminy B_{12} i kwasu foliowego jest nieswoista i podobna do występujących w innych postaciach niedokrwistości. W niedoborze witaminy B_{12}, określanym również jako **niedokrwistość złośliwa**, mniej więcej u 40% pacjentów występują objawy neurologiczne wskazujące na demielinizację słupa tylnego i bocznego rdzenia kręgowego. Objawy te obejmują zaburzenia motoryki, zaburzenia czucia i drżenia mięśniowe. Choroba może prowadzić

Tabela 6-19. Przyczyny niedoboru witaminy B_{12} i kwasu foliowego

MECHANIZM	WITAMINA B_{12}	KWAS FOLIOWY
Niedobór w diecie	dieta wegetariańska dieta Fad odżywianie pozajelitowe	dieta pozbawiona surowych produktów alkoholizm
Nieprawidłowe/zmniejszone wchłanianie	zanikowe zapalenie żołądka celiakia zespół ślepej pętli choroba Crohna zakażenie tasiemcem	celiakia zespół ślepej pętli leki (np. przeciwpadaczkowe)
Zaburzenia w wykorzystaniu	choroba wątroby leki	leki (np. antagonisty kwasu foliowego) alkoholizm
Zwiększone zapotrzebowanie (fizjologiczne)	okres dzieciństwa	ciąża, karmienie, okres dzieciństwa
Zwiększone wykorzystanie (patologiczne)	nadczynność tarczycy talasemia	chłoniak i inne nowotwory złośliwe talasemia nasilony matabolizm
Zwiększone wydalanie/utrata	choroby wątroby choroby nerek	dializy

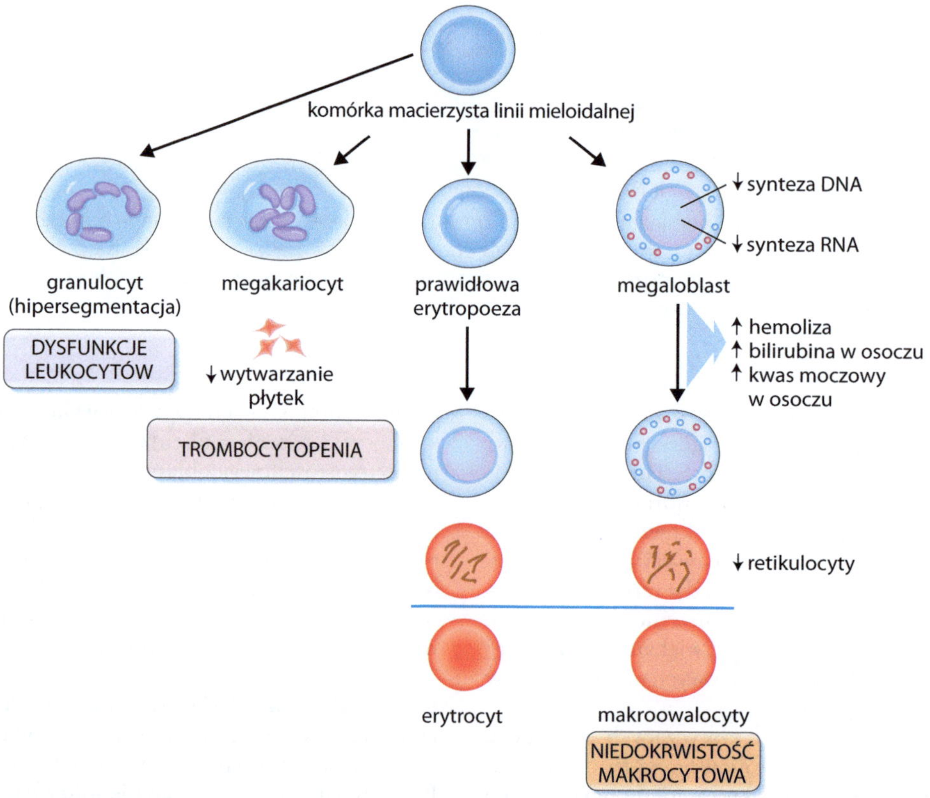

Ryc. 6-23. Niedokrwistość megaloblastyczna z niedoboru witaminy B_{12} wpływa na dojrzewanie mieloidalnych komórek macierzystych i ich pochodnych, powodując hipersegementację neutrofili, trombocytopenię i niedokrwistość makrocytową. Nieprawidłowe dojrzewanie prekursorów prowadzi do nasilenia hemolizy, hiperbilirubinemii i hiperurykemii. Liczba retilkulocytów we krwi jest niska. Podobne zmiany powoduje niedobór kwasu foliowego.

do porażenia spastycznego. W ciężkich przypadkach mogą się pojawić zmiany osobowości, a nawet psychoza.

Uwaga

> Należy zapamietać, iż kluczowe aspekty niedokrwistości złośliwej (***p**ernicious anemia*) zaczynają się na literę **p:** ***p**arietal cells* – komórki okładzinowe żołądka (wytwarzające IF oraz niszczone przez przeciwciała); ***p**osterior columns* – tylne słupy rdzenia kręgowego; ***p**roprioception* – zaburzenia czucia; ***p**araparesis* – **p**arapareza; ***p**sychosis* – **p**sychoza.

Niedokrwistość aplastyczna jest to termin używany do określenia niewydolności szpiku kostnego obejmującej trzy mieloidalne linie komórkowe.

Niedokrwistość aplastyczna jest synonimem niewydolności szpiku kostnego, charakteryzującej się niedokrwistością, leukopenią i trombocytopenią. Może być spowodowana uszkodzeniem hematopoetycznych komórek macierzystych lub uszkodzeniem mikrośrodowiska szpiku kostnego. Klinicznie jest klasyfikowana jako idiopatyczna, jeżeli przyczyna jest nieznana lub wtórna (tab. 6-20). Przyczyny wtórnego uszkodzenia szpiku kostnego obejmują stosowanie leków cytostatycznych, radioterapię, nadwrażliwość na nieznane antygeny i infekcje wirusowe. Genetycznie uwarunkowane postacie niedokrwistości aplastycznej (np. niedokrwistość Fanconiego) występują rzadko.

Klinicznie niedokrwistość aplastyczna ma podstępny początek i objawia się ogólnym osłabieniem związanym z niedokrwistością, nawracającymi zakażeniami związanymi z leukopenią lub krwawieniami spowodowanymi trombocytopenią. We krwi obwodowej występuje pancytopenia. RBC są normocytowe i normochromiczne, a liczba retikulocytów jest niska. Typowy wynik biopsji szpiku kostnego wykazuje opróżnienie szpiku z komórek prekursorowych krwi, które zostają zastąpione tkanką tłuszczową lub włóknistą.

Tabela 6-20. Etiologiczna klasyfikacja niedokrwistości aplastycznej

Pierwotna (idiopatyczna) (> 80%)
genetycznie uwarunkowana (np. niedokrwistość Fanconiego)
Wtórna
leki (leki cytotoksyczne, chloramfenikol, indometacyna)
radioterapia
toksyczne związki chemiczne (np. benzen, insektycydy)
zakażenia wirusowe (np. zapalenie wirusowe wątroby C)
wirus Epsteina-Barr, HIV, parwowirus B19
choroby immunologiczne (np. reakcja przeszczep przeciwko gospodarzowi, niedokrwistość związana z grasicą)
mielofibroza

HIV – ludzki wirus niedoboru odporności.

Niedokrwistość hemolityczna obejmuje grupę chorób charakteryzujących się uszkodzeniem RBC.

Choroby wywołujące niedokrwistość hemolityczną mogą być sklasyfikowane według kilku następujących kryteriów:

- **Czas trwania hemolizy**. Hemoliza może być ostra, co zdarza się podczas przetoczenia niezgodnej grupy krwi, lub przewlekła, występująca w niedokrwistości sierpowatokrwinkowej. W malarii ostre ataki hemolizy nawracają w regularnych odstępach czasu przez wiele lat.
- **Umiejscowienie.** W zależności od miejsca wystąpienia hemoliza może być sklasyfikowana jako wewnątrznaczyniowa i zewnątrznaczyniowa. W warunkach prawidłowych 90% starych lub uszkodzonych RBC ulega lizie zewnątrznaczyniowej; podobnie – hemoliza zewnątrznaczyniowa jest nasilona bardziej niż wewnątrznaczyniowa.
- **Przyczyna uszkodzenia**. Przyczyny hemolizy mogą być klasyfikowane jako wewnątrzpochodne, kiedy hemoliza jest spowodowana zmianami strukturalnymi RBC, lub mogą być zewnątrzpochodne w stosunku do RBC.
- **Przyczyny wrodzone**. Czynniki prowadzace do hemolizy mogą być wrodzone, jak w niedokrwistości sierpowatokrwinkowej, lub nabyte, jak w niedokrwistości immunohemolitycznej.

Niedokrwistość hemolityczna jest spowodowana głównie przez przewlekłą hemolizę zewnatrznaczyniową. Występowanie różnych postaci niedokrwistości hemolitycznej w zależności od położenia geograficznego jest związane z uwarunkowaniami genetycznymi populacji zamieszkujących te regiony. Na przykład niedokrwistość sierpowatokrwinkowa występuje wśród ludności pochodzenia afrykańskiego, w Europie zaś najczęściej występującą postacią niedokrwistości jest wrodzona niedokrwistość hemolityczna. Występująca endemicznie w Afryce malaria jest ważną przyczyną niedokrwistości hemolitycznej w tej części świata.

Badania kliniczne i laboratoryjne. Niedokrwistości hemolityczne poza wieloma cechami klinicznymi wspólnymi z innymi rodzajami niedokrwistości mają kilka cech swoistych. Cechy te mogą być związane z następującymi mechanizmami patofizjologicznymi:

- **Hipoksja.** Zmniejszona wydolność krwi do dostarczania tlenu powoduje zmęczenie, duszność, kołatania serca, a w ciężkich przypadkach nawet niewydolność serca. Przedłużająca się hipoksja w ciężkich niedokrwistościach hemolitycznych, takich jak niedokrwistość sierpowatokrwinkowa, może niekorzystnie wpływać na rozwój mózgu u dzieci oraz powodować bezwład, a nawet upośledzać rozwój umysłowy.
- **Ostra hemoliza.** Liza RBC jest związana z uwalnianiem z ich cytoplazmy enzymów i białek. Czułym wskaźnikiem hemolizy jest wzrost poziomu **dehydrogenazy mleczanowej** (LDH) w surowicy krwi. Wolna Hb w osoczu powoduje czerwoną barwę osocza (hemoglobinemia). Następnie wolna Hb wiąże się z **haptoglobiną** i jest przenoszona do makrofagów śledziony i wątroby, gdzie jest

rozkładana do bilirubiny i wydzielana do układu krążenia, powodując **hiperbilirubinemię** i żółtaczkę (ryc. 6-24). Uwolniony z Hb hem jest utleniany do hematyny oraz wiąże się z albuminą, tworząc **methemalbuminę**, która powoduje brązową barwę osocza. Wiązanie wolnej Hb z haptoglobiną zmniejsza stężenie haptoglobiny we krwi na dwa dni, a nawet na dłużej. Usunięcie haptoglobiny z krążącej krwi powoduje, iż wolna Hb jest filtrowana w kłębuszkach nerkowych i pojawia się w moczu (**hemoglobinuria**). Komórki kanalików nerkowych wychwytują z przesączu pierwotnego niewielką ilość Hb, którą przetwarzają do hemosyderyny. Złuszczanie tych komórek kanalikowych powoduje **hemosyderynurię.**

- **Hemoliza przewlekła.** Uwalnianie bilirubiny z hemolizowanych RBC powoduje wystąpienie **żółtaczki**. Bilirubina, wiążąc się z albuminą, nie ulega sprzęganiu, dlatego nie pojawia się w moczu. Przewlekła hiperbilirubinemia usposabia do tworzenia barwnikowych **kamieni żółciowych.** W surowicy krwi utrzymuje się podwyższony poziom dehydrogenazy mleczanowej.
- **Splenomegalia.** Śledziona jest głównym miejscem usuwania uszkodzonych RBC i zazwyczaj jest powiększona w większości postaci niedokrwistości hemolitycznych. W niedokrwistości sierpowatokrwinkowej epizody sierpowacenia wykazują tendencję do zamykania naczyń krwionośnych śledziony, powodując jej zawały, które ostatecznie powodują zmniejszenie śledziony („autosplenektomia").
- **Skrócenie czasu przeżycia RBC.** Dynamiczne badania kliniczne wykorzystujące znakowanie RBC radioaktywnym chromem (^{51}Cr) wykazały istotne skrócenie okresu półtrwania RBC oraz preferencyjny rozdział krwinek do śledziony i wątroby.
- **Nasilenie erytropoezy.** W celu kompensacji utraty RBC szpik kostny zwiększa wydajność erytropoetyczną. Odzwierciedla się ona zwiększeniem liczby retikulocytów we krwi obwodowej, zazwyczaj w przedziale od 3 do 5%. Wskaźnik mieloidalno-erytroidalny (M:E), który prawidłowo wynosi 1:4, może wzrastać do 1:1.
- **Ekspansja hematopoezy** może zastępować szpik kostny tłuszczowy. Wzrost kości pobudzany przez nadmierną hematopoezę może wytwarzać widoczne deformacje kości krótkich, szczególnie u dzieci („twarz hemolityczna" z powodu poszerzenia kości policzkowych i szczęki oraz charakterystyczny obraz radiologiczny kości krzyżowej u dzieci z talasemią).
- **Hematopoeza pozaszpikowa.** Może być rozpoznana histologicznie w śledzionie lub wątrobie, a czasami może tworzyć guzki poza szpikiem kostnym.

Badania etiologiczne. Przyczyny niedokrwistości hemolitycznej mogą być określone na podstawie specjalistycznych badań laboratoryjnych wymienionych w tab. 6-21.

Wiele postaci niedokrwistości hemolitycznej jest związanych ze zmienioną morfologią RBC. Najważniejsze nieprawidłowości morfologiczne przedstawiono na ryc. 6-25 oraz wymieniono w tab. 6-22.

CHOROBY MIELOPROLIFERACYJNE

Choroby mieloproliferacyjne (*Myeloproliferative disorders* – MPD) powstają w wyniku klonalnej proliferacji komórek macierzystych szpiku, które mogą różnicować się w linie granulocytarną, erytrocytarną lub trombocytarną bądź powodować zwłóknienie szpiku (ryc. 6-26). Klinicznie MPD mogą występować jako:

- czerwienica prawdziwa (*polycythemia vera* – PV), charakteryzująca się erytrocytozą,
- przewlekła białaczka szpikowa (*chronic myelogenous leukemia* – CML), charakteryzująca się granulocytozą,
- samoistna trombocytemia (*essential thrombocythemia* – ET), charakteryzująca się wzrostem liczby płytek,
- pierwotne zwłóknienie szpiku (*primary myelofibrosis* – MF),

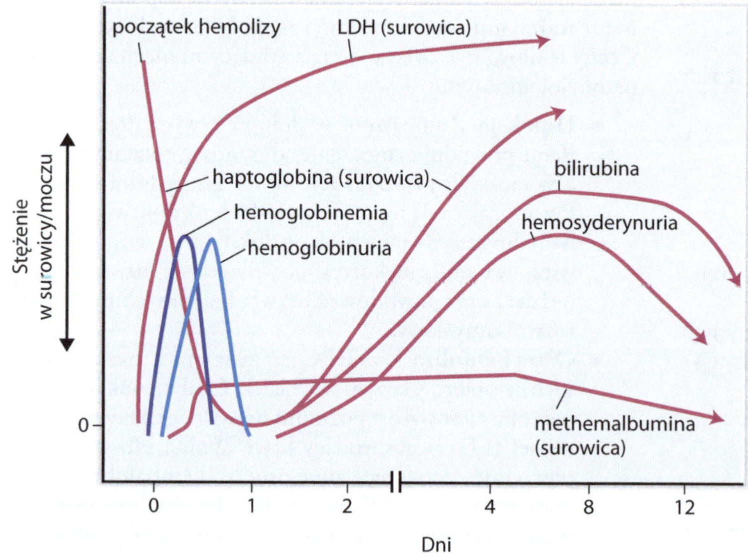

Ryc. 6-24. Ostra hemoliza. Hemoliza jest związana z uwalnianiem dehydrogenazy mleczanowej do surowicy, usuwaniem haptoglobiny i pojawieniem się w osoczu hemoglobiny. Usunięcie haptoglobiny powoduje hemoglobinurię. Stężenie methemalbuminy w osoczu wzrasta. Wzrost stężenia bilirubiny we krwi powoduje żółtaczkę. Ponieważ bilirubina jest niesprzężona, nie pojawia się bilirubinuria. Hemoglobina przetwarzana w nerkach do hemosyderyny jest również wydalana z moczem, zazwyczaj z niewielkim opóźnieniem po hemoglobinurii.

Tabela 6-21. Testy specjalistyczne wykorzystywane do oceny niedokrwistości hemolitycznych

TEST	CHOROBA
Elektroforeza hemoglobiny	niedokrwistość sierpowatokrwinkowa talasemia
Wrażliwość RBC na zmiany osmotyczne	sferocytoza wrodzona
Testy enzymatyczne	niedobór G6PD
Testy genetyczne	hemoglobinopatie
Testy immunologiczne (tj. test Coombsa)	autoimmunologiczna niedokrwistość hemolityczna

G6PD – dehydrogenaza glukozo-6 fosforanu; RBC – krwinki czerwone.

Tabela 6-22. Morfologia krwinek czerwonych w niedokrwistościach hemolitycznych

MORFOLOGIA RBC	CHOROBY
Sferocyty	wrodzona sferocytoza autoimmunologiczna niedokrwistość hemolityczna
Komórki sierpowate	niedokrwistość sierpowatokrwinkowa
Komórki tarczowate	talasemia, obecność hemoglobiny C lub S
Eliptocyty	wrodzona eliptocytoza
Akantocyty	marskość, abetalipoproteinemia
RBC podzielone na fragmenty, akantocyty, schistocyty	DIC, TTP, HUS

DIC – rozsiane wykrzepianie wewnątrznaczyniowe; HUS – mocznicowy zespół hemolityczny; RBC – krwinki czerwone; TTP – zakrzepowa plamica małopłytkowa.

charakteryzujące się granulocytozą, wzrostem liczby płytek oraz zastąpieniem szpiku kostnego tkanką włóknistą.

W zespołach mieloproliferacyjnych często występuje przekształcenie jednej choroby w drugą, a ostatecznie wszystkie te choroby mogą się przekształcać w ostrą białaczkę szpikową (*acute mielogenous leukemia* – AML). Ponadto choroby te mogą się przekształcić w kierunku mielofibrozy. Częstość tej przemiany waha się od 80% w CML, do 15% w PV, 10% w MF i zaledwie 1–2% w ET.

Czerwienica prawdziwa charakteryzuje się wzrostem masy RBC.

Czerwienica prawdziwa jest chorobą mieloproliferacyjną, w której głównym zaburzeniem jest erytrocytoza. Choroba ta występuje względnie rzadko, z częstością na 2 do 3 milionów, i atakuje osoby w starszym wieku, ze szczytem zachorowań pomiędzy 50. i 60. rokiem życia. Czerwienica charakteryzuje się następującymi cechami:

- **Wzrost liczby RBC.** Erytrocytoza typowo przekracza 6 × 10^6/μl u mężczyzn i 5,7 × 10^6/μl u kobiet.
- **Wysokie wartości hematokrytu.** Hematokryt jest zazwyczaj wysoki u przeszło 54% kobiet i u 59% mężczyzn.
- **Wysokie wartości Hb.** Wartości Hb są zazwyczaj powyżej 17,5 g/dl u mężczyzn i 15,5 g/dl u kobiet.
- **Wzrost ogólnej masy RBC.** Znakowanie radioaktywnym chromem RBC wykazuje wzrost masy RBC do przeszło 36 ml/kg u mężczyzn i ponad 32 ml/kg u kobiet (prawidłowe wartości wynoszą 25–31 ml/kg dla mężczyzn i 23–28 ml/kg u kobiet).
- **Wzrost liczby WBC.** U przeszło 60% pacjentów wykrywana jest leukocytoza. Zazwyczaj WBC są dobrze zróżnicowane i podobnie jak prawidłowe leukocyty wykazują ekspresję neutrofilowej fosfatazy zasadowej (*neutrophil alkaline phosphatase* – NAP). W leukogramie występuje wzrost liczby bazofili.
- **Wzrost liczby płytek.** Liczba trombocytów we krwi obwodowej wynosi zazwyczaj od 400 000 do 800 000 płytek/ml.

Nowotworowe komórki macierzyste tworzą w szpiku kostnym kolonie erytroidalne, które do nieprawidłowej proliferacji nie wymagają stymulacji erytropoetyną. W przeciwieństwie do czerwienicy wtórnej, w której stężenie erytropoetyny we krwi znacząco wzrasta, w czerwienicy pierwotnej erytropoetyna w surowicy jest niewykrywalna. Stężenie witaminy B_{12} i zdolność jej wiązania są często podwyższone. W bogatokomórkowym szpiku kostnym występuje nadmierny rozplem komórek wykazujących hiperplazję nie tylko erytroidalną, ale również granulocytarną i megakariocytarną. Szpik nie zawiera wypełnionych hemosyderyną makrofagów, ponieważ żelazo jest wykorzystywane do syntezy Hb.

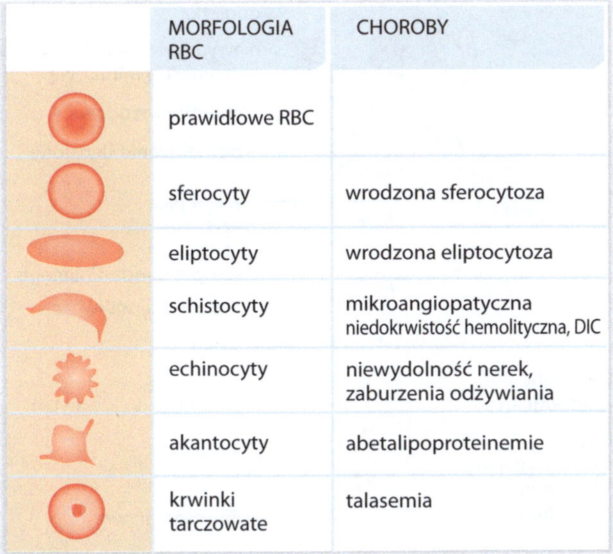

Ryc. 6-25. Nieprawidłowości krwi obwodowej w niektórych niedokrwistościach hemolitycznych. DIC – rozsiane wykrzepianie wewnątrznaczyniowe, RBC – krwinki czerwone.

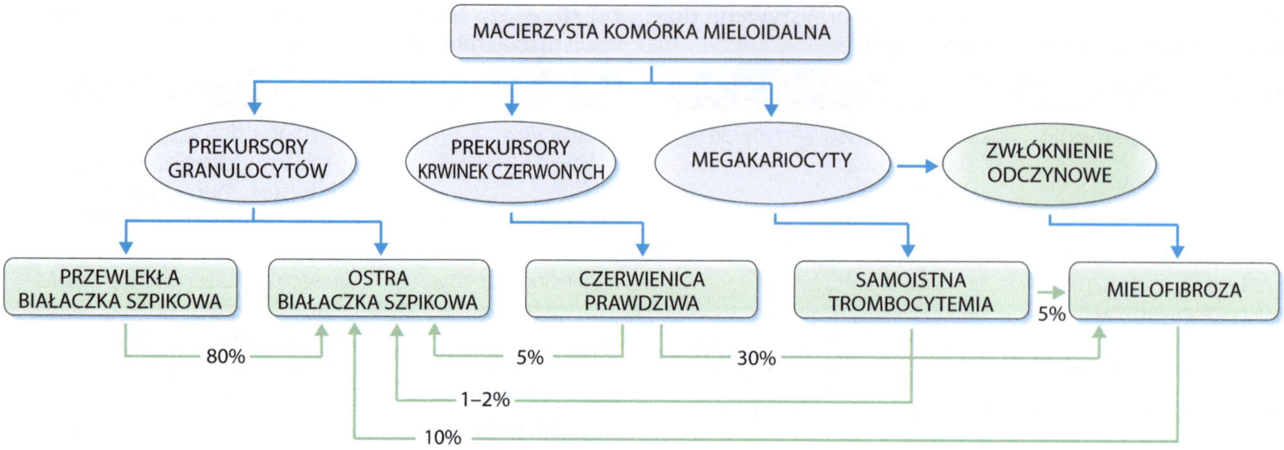

Ryc. 6-26. Choroby mieloproliferacyjne.

Objawy kliniczne. Objawy kliniczne PV mogą być związane z następującymi pierwotnymi zmianami patologicznymi występującymi w tej chorobie (ryc. 6-27):

- **Wzrost objętości RBC.** Wzrost liczby RBC przyczynia się do siniczego zabarwienia twarzy. Często występują bóle głowy z powodu wzrostu objętości krwi, powodującej wzrost ciśnienia wewnątrzczaszkowego i duszność z powodu obrzęku płuc. W długo trwającej chorobie obserwowana jest niewydolność serca z wysoką frakcją wyrzutową.
- **Zwiększona gęstość krwi.** Zwolniony przepływ krwi przez naczynia siatkówki powoduje zaburzenia widzenia. Pojawiają się również objawy neurologiczne, takie jak parestezje i przejściowe ataki niedokrwienia mózgu.
- **Zakrzepica.** Zakrzepy występują z powodu zwolnionego przepływu i zwiększonej lepkości krwi oraz wzrostu liczby płytek. Zakrzepica jest obserwowana u 30–60% wszystkich pacjentów i jest głównym powodem śmierci w tej grupie. Zakrzepy mogą tworzyć się wszędzie, włączając duże żyły brzuszne, klatkę piersiową czy mózgowie. Należy zwrócić uwagę, iż PCV jest najczęstszą przyczyną zakrzepicy żyły wątrobowej i zespołu Budda-Chiariego.
- **Skłonność do krwawień.** Krwawienia są obserwowane u jednej trzeciej wszystkich pacjentów. Przyczyny skłonności do krwawień są złożone, obejmują m.in. niedokrwienne uszkodzenie ściany naczyń krwionośnych powodujące zakrzepy, tworzenie słabego skrzepu z powodu nadmiaru RBC, rozszerzenie naczyń krwionośnych z powodu zwiększonej objętości krwi oraz zaburzenia funkcji płytek.
- **Splenomegalia.** U przeszło 75% pacjentów gromadzenie RBC, WBC i płytek w śledzionie powoduje splenomegalię.
- **Hiperurykemia.** Kwas moczowy jest tworzony przez nadmiernie aktywny szpik kostny. Gromadzenie się soli kwasu moczowego w stawach może powodować ataki dny moczanowej.
- **Nadmiar histaminy.** Jest obserwowany u 90% pacjentów. Histamina jest uwalniana z płytek i bazofili krążących we krwi. Nadmiar histaminy jest najbardziej prawdopodobnym wytłumaczeniem często występującego świądu skóry i wrzodu trawiennego. Świąd skóry pacjenci odczuwają zazwyczaj podczas kąpieli. Wrzód trawienny występuje u pacjentów z PV pięciokrotnie częściej niż w odpowiadającej im wiekowo grupie kontrolnej.
- **Przyspieszenie metabolizmu.** Pacjenci skarżą się na nadmierną potliwość, uczucie gorąca oraz na zmniejszenie masy ciała.

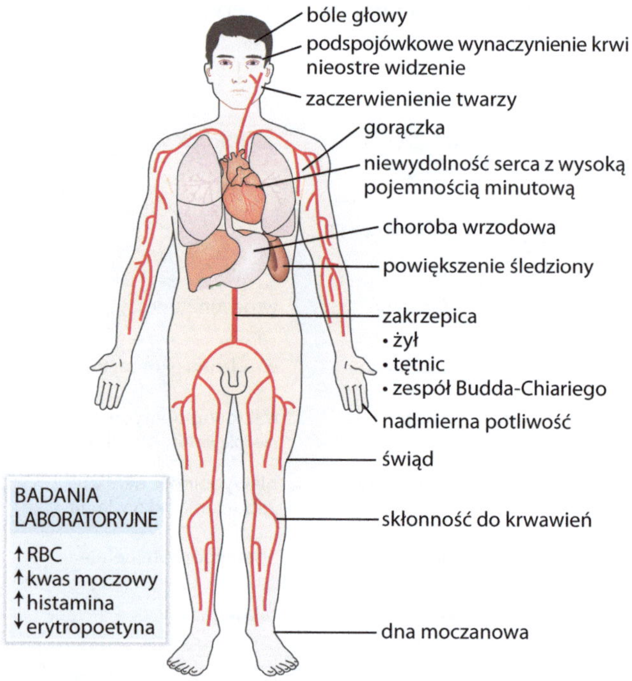

Ryc. 6-27. Kliniczne cechy czerwienicy prawdziwej. RBC – krwinki czerwone.

Czerwienicę prawdziwą należy odróżnić od **czerwienicy wtórnej**, zazwyczaj rozwijającej się z powodu hipoksemii bądź nadmiernej stymulacji szpiku kostnego erytropoetyną, oraz od **czerwienicy rzekomej (erytrocytozy)**, która jest spowodowana utratą osocza i zagęszczeniem krwi w czasie odwodnienia. Najważniejsze przyczyny czerwienicy wymieniono w tab. 6-23.

W przeciwieństwie do czerwienicy wtórnej, charakteryzującej się zmniejszonym wysyceniem krwi tlenem oraz zwiększonym stężeniem erytropoetyny we krwi, w PV wysycenie krwi tlenem jest wysokie (92%), a erytropoetyna jest niewykrywalna. Cechy ułatwiające diagnostykę różnicową PV i czerwienicy wtórnej wymieniono w tab. 6-24. Głównymi cechami odróżniającymi czerwienicę prawdziwą od czerwienicy względnej jest masa krwinek czerwonych i objętość osocza. W czerwienicy względnej masa krwinek czerwonych jest prawidłowa, ale objętość osocza jest zmniejszona, w przeciwieństwie do PV, w której objętość RBC jest zwiększona, a objętość osocza prawidłowa.

Tabela 6-23. Klasyfikacja czerwienicy

- Czerwienica prawdziwa (choroba mieloproliferacyjna)
- Czerwienica wtórna
  - Hipoksja
    - duża wysokość (nad poziomem morza)
    - przewlekła choroba płuc
    - przeciek z prawego serca do lewego we wrodzonych wadach serca
  - Hemoglobinopatie wpływające na wiązanie tlenu
    - wrodzona (tj. niedobór 2,3-dwufosfoglicerynianu)
    - karboksyhemoglobina u palaczy
  - Nadmierne wytwarzanie erytropoetyny
    - guzy nerek
    - niedokrwienie nerki (np. torbiele, zwężenie tętnicy nerkowej)
    - przeszczep nerki
    - rak wątrobowokomórkowy
    - *hemangioblastoma* móżdżku (zespół von Hippla-Lindaua)
    - nadmiar androgenów (tj. egzogenny lub z guza wywodzącego się z komórek Leydiga/komórek kory nadnerczy)
- Czerwienica względna
  - odwodnienie
  - czerwienica stresowa

Przewlekła białaczka szpikowa charakteryzuje się proliferacją w szpiku kostnym prekursorów granulocytów.

Przewlekła białaczka szpikowa (*chronic myelogenous leukemia* – CML) jest rodzajem przewlekłego procesu mieloproliferacyjnego (MPD) charakteryzującego się klonalną proliferacją prekursorów granulocytów, które nadal są zdolne do różnicowania się w kierunku granulocytów. Białaczka ta dotyczy głównie osób dorosłych – stanowi u nich około 15% wszystkich białaczek.

CLM jest pierwszym nowotworem wywodzącym się ze szpiku kostnego, w którym zidentyfikowano aberrację chromosomową – chromosom Filadelfia (*Philadelphia* – Ph). Powstaje on w wyniku translokacji części chromosomów 9–22. W procesie tym protoonkogen c- *abl* zostaje przeniesiony do chromosomu 22 w pobliże genu *bcr*, co powoduje powstanie nieprawidłowego produktu fuzji *bcr-abl*, przypuszczalnie odgrywającego rolę w patogenezie tej choroby (ryc. 6-28).

Przewlekła białaczka szpikowa ma zazwyczaj podstępny początek i często jest wykrywana przypadkowo u osób starszych, u których występują objawy takie, jak: uczucie zmęczenia, zmniejszenie masy ciała, poty nocne i stany podgorączkowe. Inne objawy obejmują dyskomfort z powodu powiększonej śledziony i skłonność do krwawień (ryc. 6-29). Choroba charakteryzuje się następującymi wynikami badań laboratoryjnych:

Tabela 6-24. Klasyfikacja niedokrwistości w zależności od rozmiarów krwinek czerwonych i hematopoetycznej wydolności szpiku kostnego

WYNIKI	CZERWIENICA PRAWDZIWA*	CZERWIENICA WTÓRNA
Stwierdzane przyczyny hipoksji (np. choroby serca, płuc)	–	+
Splenomegalia	+ (> 75%)	–
Hepatomegalia	+ (35%)	–
Wysycenie O_2 krwi tętniczej	> 92%	< 75%
Leukocytoza	+ (> 70%)	–
Trombocytoza	+ (50%)	–
Erytropoetyna (w surowicy)	–	+
Witamina B_{12} (w surowicy)	> 950 pg/ml	< 900 pg/ml
Nieprawidłowości cytogenetyczne szpiku kostnego	+	–

* Średnia przeżycia pacjentów z czerwienicą prawdziwą wynosi 16 lat. Mielofibroza rozwija się w przybliżeniu u 30%, a ostra białaczka szpikowa mniej więcej u około 5% wszystkich pacjentów.
Znak plus wskazuje zmiany obecne u niektórych pacjentów, procent pacjentów podano w nawiasach.

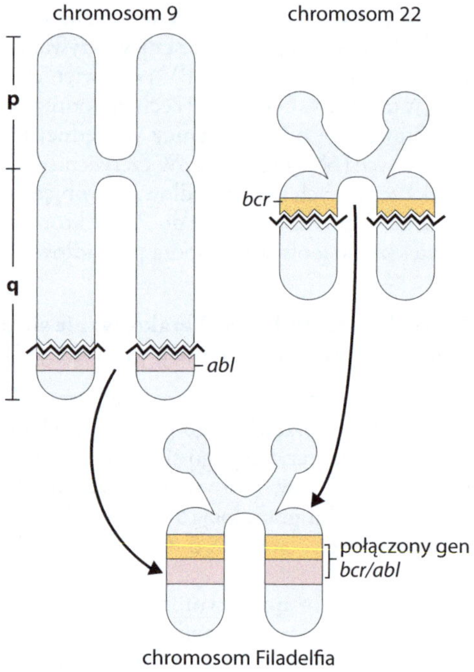

Ryc. 6-28. Chromosom Filadelfia. Skrócony chromosom 22 (22q–) jest utworzony przez wzajemną translokację części długiego ramienia chromosomu 9 do chromosomu 22 i odwrotnie. Translokacja powoduje zestawienie genów *bcr* i *abl*, które wspólnie tworzą gen hybrydowy, mający silną aktywność kinazy tyrozynowej, odgrywający istotną rolę w transformacji złośliwej komórek w przewlekłej białaczce szpikowej.

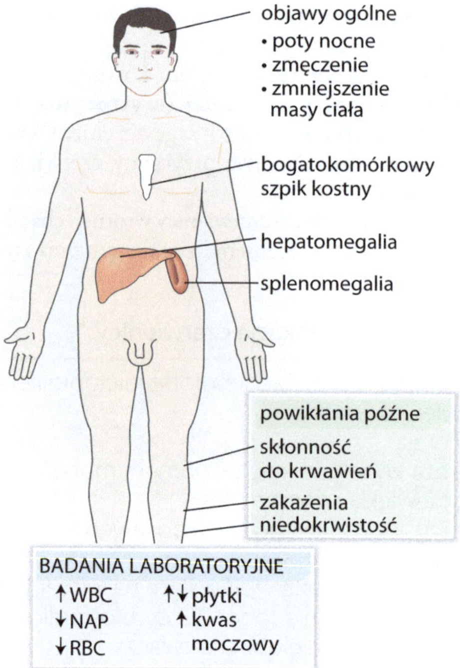

Ryc. 6-29. Cechy kliniczne przewlekłej białaczki szpikowej. NAP – fosfataza zasadowa neutrofili; RBC – krwinki czerwone, WBC – krwinki białe.

- **Podwyższona liczba WBC.** Leukocytoza przekracza 50 × 10^9/l, a zazwyczaj waha się w przedziale od 50 do 300 × 10^9/l. W rozmazie występują wszystkie postacie komórek granulocytarnych od mieloblastów do dojrzałych neutrofili. Zazwyczaj podwyższona jest również liczba bazofili i eozynofili.
- **Zmniejszenie ekspresji fosfatazy zasadowej neutrofili** (*neutrophil alkaline phosphatase* – **NAP**). Ekspresja tego enzymu nie występuje w błonie komórek nowotworowych, dlatego też u chorych z CLM stwierdza się brak reakcji histochemicznej na ten enzym w rozmazach WBC. Badanie to pozwala na odróżnienie CML od odczynu białaczkowego i czerwienicy prawdziwej, w których przebiegu ekspresja NAP wzrasta.
- **Zmniejszenie liczby RBC.** Niedokrwistość jest zazwyczaj umiarkowana, ale w późniejszych stadiach choroby może się nasilić.
- **Zmienna liczba płytek krwi.** Liczba płytek może być prawidłowa, znacznie podwyższona lub obniżona.
- **Hiperurykemia.** Hiperurykemia (wzrost stężenia kwasu moczowego) powstaje z powodu nasilonego rozpadu nowotworowych WBC.
- **Splenomegalia.** Splenomegalia (powiększenie śledziony) powoduje ból lub uczucie ciężaru w jamie brzusznej i może być związana z powiększeniem wątroby.
- **Rozrost komórek szpiku kostnego.** Szpik kostny jest bogatokomórkowy, a większość stanowią komórki prekursorowe granulocytów. Stosunek M:E jest podwyższony i może wzrastać do 20:1.

Choroba przebiega zazwyczaj w trzech fazach: faza przewlekła stabilna, trwająca od 1 do 5 lat, faza przyspieszenia przebiegu lub transformacyjna, charakteryzująca się pojawieniem się komórek blastycznych oraz zmniejszeniem liczby RBC i płytek, i przełom blastyczny (*blast crisis*), w czasie którego liczba blastów w szpiku kostnym przekracza 30%. Przełom blastyczny, występujący u przeszło 80% pacjentów z CML jest równoznaczny z transformacją w kierunku ostrej białaczki szpikowej (*acute myeloblastic leukemia* – AML). Typowe zmiany kliniczne obejmują objawy postępującej niedokrwistości, wzrost częstości zakażeń bakteryjnych i progresywnie nasilającą się tendencję do krwawień.

BIAŁACZKA OSTRA

Ostra białaczka jest klonalną proliferacją komórek macierzystych szpiku kostnego, które przechodzą do krwiobiegu i są łatwo rozpoznawane w obwodowych rozmazach krwi. W zależności od komórek, których dotyczy – macierzystych czy prekursorowych – może być sklasyfikowana jako AML lub ostra białaczka limfoblastyczna (*acute lymphoblastic leukemia* – ALL). Choroba ta może się rozwijać w następujący sposób:

- **Przebieg ostry bez objawów poprzedzających.** Obie choroby AML i ALL mogą rozwijać się jako pierwszy objaw klonalnej proliferacji stransformowanych komórek macierzystych.

- **Przez transformację blastyczną występującej wcześniej choroby mieloproliferacyjnej.** Białaczka, która zwykle występuje jako typ AML jest poprzedzona w tych przypadkach przez białaczkę typu CML, pierwotne zwłóknienie szpiku, czerwienicę prawdziwą, samoistną trombocytemię.
- **Przez transformację blastyczną poprzedzającego białaczkę zespołu mieloblastycznego.** Zespoły mieloblastyczne są chorobami klonalnymi szpiku kostnego, charakteryzującymi się nieprawidłową hematopoezą i cytopenią obejmującą linie: erytroidalną, mieloidalną i megakariocytarną. Białaczka rozwijająca się w zespole mielodysplastycznym należy do rodzaju AML. Jest poprzedzona przez nawracającą niedokrwistość, z obecnością lub bez obecności syderoblastów oraz z nadmiarem blastów.
- **Przez transformację blastyczną występującego wcześniej chłoniaka lub białaczki limfocytowej.** W kierunku białaczki mogą przekształcać się niektóre chłoniaki.
- **Jako powikłanie leczenia.** Zarówno AML, jak i ALL mogą się rozwinąć jako późne powikłania leczenia innej choroby nowotworowej.

Klasyfikacja AML jest oparta na badaniach cytogenetycznych, analizie morfologicznej stopnia dysplazji i określenia, czy choroba jest związana z leczeniem (tab. 6-25). Białaczki, w których nie występują nawracające zmiany chromosomowe i wielolinijna dysplazja oraz nie są związane z terapią, zostały sklasyfikowane zgodnie z systemem znanym jako uzupełniona klasyfikacja francusko-amerykańsko-brytyjska (*revised FAB – french-american-british).* Zgodnie z tym systemem AML może być podzielona na 8 głównych grup, oznaczonych jako FAB M0 do FAB M7. Niektóre z tych grup mają podgrupy określone na podstawie morfologicznej, cytogenetycznej oraz klinicznej odpowiedzi na leczenie (tj. „wysokiego ryzyka", „pośredniego ryzyka" i „niskiego ryzyka"). Wydaje się, że jednym z najważniejszych wskaźników diagnostycznych jest wynik leczenia zaburzeń kariotypu. Na podstawie cech morfologicznych ALL podzielono na trzy grupy, które mogą być następnie podzielone na podstawie ich cech molekularnych.

Objawy kliniczne. Objawy AML są spowodowane niekontrolowaną proliferacją nowotworowych komórek mieloidalnych w szpiku kostnym. Zgodnie z wytycznymi Światowej Organizacji Zdrowia kryterium rozpoznania AML jest oparte na ocenie liczby blastów, które w chorobie tej stanowią ponad 20% wszystkich komórek szpiku kostnego. Komórki nowotworowe niszczą prawidłowe komórki prekursorowe RBC, WBC i płytki krwi w szpiki kostnym, powodując następujące zaburzenia:

- **Niedokrwistość.** Obniżenie liczby RBC powoduje szybkie męczenie się, duszność, osłabienie oraz senność. Pojawia się bladość skóry i błon śluzowych.
- **Leukopenia.** Zmniejszenie liczby WBC związane jest z obniżeniem odporności na zakażenia bakteryjne. Ponadto częstym objawem jest gorączka.

Tabela 6-25. Klasyfikacja WHO ostrej białaczki mieloblastycznej (AML)

1. AML z nawracającymi przemieszczeniami chromosomalnymi
2. AML z wielolinijną dysplazją
3. AML związana z lekami
4. francusko-amerykańsko-brytyjska (FAB) klasyfikacja ostrych białaczek, NOS
   - M0 – niezróżnicowana
   - M1 – słabo zróżnicowana (> 90% blastów)
   - M2 – zróżnicowana (30–90% blastów)
   - M3 – promielocytowa, ziarnista
   - M4 – mielomonocytowa
   - M5a – monocytowa ze zróżnicowaniem
   - M5b – monocytowa bez zróżnicowania
   - M6 – erytroidalna
   - M7 – megakarioblastyczna

NOS – nie określona inaczej; WHO (*World Health Organization*) – Światowa Organizacja Zdrowia.

- **Trombocytopenia.** Zmniejszenie liczby płytek wiąże się ze skłonnością do sińców oraz krwawień z różnych miejsc, takich jak dziąsła i skóra, oraz do nasilenia krwawień miesięcznych.

ALL można podzielić na dwie podgrupy kliniczne: z rokowaniem pomyślnym i z rokowaniem niepomyślnym (tab. 6-26). W przebiegu choroby często dochodzi do zajęcia ośrodkowego układu nerwowego. Wyleczeniu podlega ponad 70% dzieci chorych na ALL i jedynie 40% osób dorosłych.

PRZEWLEKŁA BIAŁACZKA LIMFOCYTOWA

Przewlekła białaczka limfocytowa (*chronic lymphocytic leukemia* – CLL) jest spowodowana klonalną proliferacją dobrze zróżnicowanych limfocytów B. Postać białaczki, w której klonalna proliferacja komórek limfoidalnych jest ograniczona do węzłów chłonnych, określana jest jako chłoniak z małych limfocytów (*small lymphocytic lymphoma* – SLL). Obie postacie – CLL i SLL – mogą obejmować szpik kostny oraz inne tkanki zawierające w warunkach prawidłowych tkankę limfatyczną, takie jak tkanka limfatyczna błon śluzowych przewodu pokarmowego i dróg oddechowych.

CLL jest chorobą wieku podeszłego (średni wiek rozpoznania choroby wynosi 70 lat), występującą dwukrotnie częściej u mężczyzn niż u kobiet. Jest najczęściej występującą postacią białaczki w Stanach Zjednoczonych. U wielu pacjentów choroba przebiega bezobjawowo lub z objawami niecharakterystycznymi, dlatego też rozpoznanie jej wymaga specjalistycznych badań hematologicznych. Zazwyczaj choroba ma przebieg przewlekły, wynoszący 10, a nawet więcej lat. Progresja w kierunku bardziej agresywnej postaci białaczki pojawia się w końcowych stadiach choroby i stanowi w przybliżeniu 5% wszystkich przypadków (zespół Richtera).

Tabela 6-26. Wyniki badań klinicznych i laboratoryjnych warunkujące rokowanie w ostrej białaczce limfoblastycznej

CECHY	ROKOWANIE DOBRE	ROKOWANIE ZŁE
Wiek	dzieci (2–9 r.ż.)	dorośli
Płeć	żeńska	męska
Liczba krwinek białych	niska (< 10 × 10^9/l)	wysoka (> 50 × 10^9/l)
Chromosomy	hiperploidia	-
Translokacje	t(12;21) (p12;q22) t(4;11) (q21;23)	t(9;22) (q34;q11)
Nacieki poza jamą szpikową	tak	nie
Indukcja remisji	4. tydzień	> 4. tydzień
Zniknięcie blastów z krwi obwodowej	1. tydzień	> 1. tydzień
Zniknięcie blastów ze szpiku kostnego	1–3 miesiące	> 3 miesiące

Objawy kliniczne CLL wynikają z nadmiernej proliferacji czynnościowo nieprawidłowych, nowotworowych limfocytów.

Większość objawów klinicznych może być związana ze wzrostem liczby nowotworowych limfocytów. Komórki naciekające szpik kostny mogą hamować prawidłową hematopoezę i wypierać prekursory prawidłowych komórek krwi. Z powodu wzrostu kompartmentu komórek nowotworowych występuje zazwyczaj przyspieszenie metabolizmu i osłabienie. W badaniu cytologicznym limfocyty CLL mogą wyglądać jak prawidłowe, ale w rzeczywistości w badaniach cytogenetycznych i molekularnych okazują się komórkami nieprawidłowymi. Zmienić się mogą również inne funkcje tych limfocytów; np. zmniejszenie w porównaniu z prawidłowymi komórkami wytwarzania immunoglobulin powoduje, iż typowym objawem jest hipogammaglobulinemia. Nieprawidłowa aktywacja genów immunoglobulin może sporadycznie spowodować wytwarzanie immunoglobulin monoklonalnych. Zaburzenie wytwarzania przeciwciał może prowadzić do wytwarzania autoprzeciwciał i szeregu chorób autoimmunologicznych (ryc. 6-30).

U wielu pacjentów choroba może mieć podstępny początek i charaktetyzować się nietypowymi objawami, takimi jak: poty nocne, stany podgorączkowe, zmniejszenie masy ciała i zmęczenie. Najważniejsze objawy kliniczne i wyniki badań laboratoryjnych są następujące (ryc. 6-31):

- **Limfocytoza.** Może być różnie nasilona, ale w większości przypadków jest wyższa niż 5 × 10^9/l.
- **Klonalna proliferacja limfocytów.** Może być wykazana za pomocą cytometrii przepływowej lub fluorescencyjnej hybrydyzacji *in situ* (*fluorescent in situ hybridization* – FISH). Cytometria przepływowa wykazuje na powierzchni limfocytów ekspresję lekkich łańcuchów immunoglobuliny G kappa lub lambda oraz niektórych antygenów nie występujących na prawidłowych komórkach B (np. CD5, marker komórek T z nieprawidłową ekspresją na komórkach CLL).
- **Aberracje chromosomowe.** Komórki CLL z łatwością dzielą się w hodowli tkankowej, dlatego też mutacje chromosomowe mogą być z łatwością wykrywane. Typowe nieprawidłowości cytogenetyczne można wykazać za pomocą metody FISH zamiast analizy jąder interfazowych. Znaczna liczba anomalii cytogenetycznych związana jest z niepomyślnym rokowaniem.
- **Obniżenie stężenia immunoglobulin w osoczu.** Może stanowić odosobnioną zmianę biochemiczną lub wiązać się z immunosupresją. U niektórych pacjentów występuje monoklonalny pik nieprawidłowej immunoglobuliny (nazywanej białkiem M).
- **Niedokrwistość i trombocytopenia.** Mniej więcej u 15% pacjentów stwierdza się obecność przeciwciał skierowanych przeciw RBC i płytkom krwi. Autoprzeciwciała są wytwarzane przez prawidłowe limfocyty i stanowią oznakę rozregulowania układu immunologicznego, związanego z klonalną proliferacją stransformowanych limfocytów wydzielających nieprawidłowe immunoglobuliny. Głównymi objawami związanymi z niedokrwistością, występującymi w przedłużającej się chorobie, są krwawienia oraz osłabienie.
- **Limfadenopatia i splenomegalia.** Powiększenie węzłów chłonnych występuje u 50–60% wszystkich pacjentów z CLL. Nowotworowe limfocyty naciekają miejsca typowe dla występowania komórek B w węzłach chłonnych i śledzionie. W klasycznej postaci SLL, która objawia się rozsianym chłoniakiem z małych limfocytów, prawidłowa architektura węzłów chłonnych ulega zatarciu.
- **Objawy hipermetabolizmu.** Obejmują gorączkę, poty nocne, zmniejszenie masy ciała oraz zmęczenie.
- **Podwyższone stężenie w osoczu LDH, kwasu moczowego i β_2-mikroglobuliny.** Wyniki tych badań laboratoryjnych wskazują na wzrost masy komórkowej i nasilenie lizy nieprawidłowych limfocytów.

Rokowanie zależy głównie od stadium choroby i właściwości biologicznych komórek guza. Najlepsze rokowanie jest w 0 stadium CLL, podczas gdy najgorsze w stadium IV (tab. 6-27).

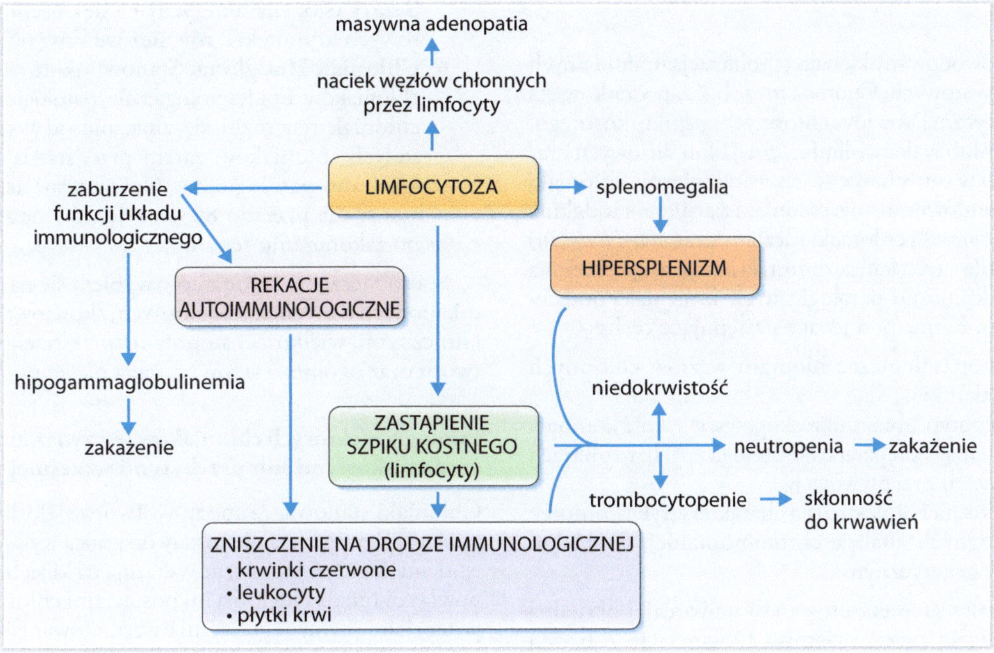

Ryc. 6-30. Patogeneza objawów klinicznych przewlekłej białaczki limfatycznej.

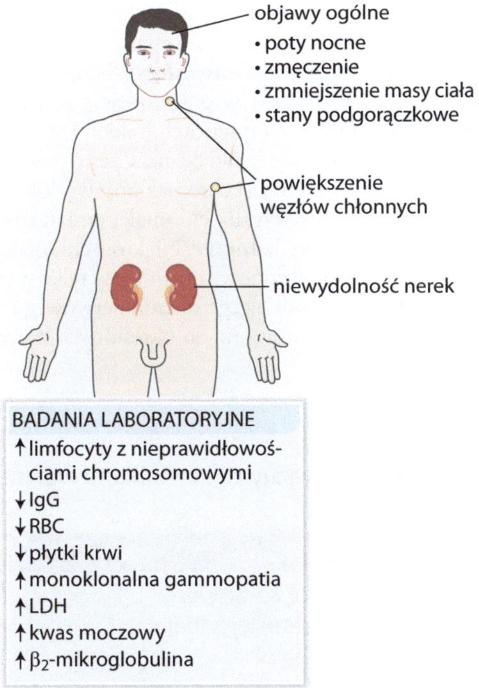

Ryc. 6-31. Objawy kliniczne przewlekłej białaczki limfatycznej. IgG – immunoglobulina G; LDH – dehydrogenaza mleczanowa; RBC – krwinki czerwone.

Uwaga

> Niepomyślne rokowanie może być przewidywane na podstawie następujących wyników: liczba limfocytów we krwi przekraczająca 300×10^9/l, rozsiana limfadenopatia, krótki okres podwojenia liczby limfocytów, więcej niż jedna nieprawidłowość cytogenetyczna, duży ciężar guza (wysokie stężenie w surowicy LDH, β_2–mikroglobuliny i moczanów).

Tabela 6-27. Stadia przewlekłej białaczki limfocytowej

STADIUM	CECHY
Stadium 0	obwodowa limfocytoza i udział BM
Stadium 1	stadium 0 + powiększenie węzłów chłonnych
Stadium 2	stadium 0 lub 1 + powiększenie śledziony lub wątroby
Stadium 3	stadium 1 lub 2 + niska hemoglobina (< 11 g/dl)
Stadium 4	stadium 1, 2 lub 3 + obniżona liczba płytek (< 100×10^9/l)

BM (*bone marrow*) – szpik kostny.
Opracowano na podstawie K.R. Rai, B.L. Peterson, F.R. Appelbaum i wsp.: Fludarabine compared with chlorambucil as primary therapy for chronic lymphocytic leukemia. New Engl J Med 2000; 343:1750–1757.

CHŁONIAK

Chłoniak jest spowodowany klonalną proliferacją limfoidalnych komórek nowotworowych. Choroba może być zapoczątkowana w tkance limfatycznej węzłów chłonnych, szpiku kostnego, śledziony, grasicy lub w tkance limfatycznej błon śluzowych oraz znacznie rzadziej w innych miejscach. Patologicznie chłoniaki dzielą się na dwie główne grupy: chłoniaki ziarnicze, Hodgkina (*Hodgkin's lymphomas*) i chłoniaki nieziarnicze (*non-Hodgkin's lymphomas*). Każda z tych kategorii została następnie podzielona na kilka postaci kliniczno-patologicznych, które dalej podzielono na podtypy, biorąc pod uwagę następujące cechy:

- ocenę histopatologiczną bioptatu węzłów chłonnych lub innej tkanki,
- immunofenotyp, obraz mikroskopowy, wielkość komórek guza, ocenianą w preparatach histologicznych, rozmazach lub cytometrii przepływowej,
- cytogenetyczną i molekularną charakterystykę komórek guza poddanych analizie chromosomalnej, FISH lub badaniom genetycznym.

Zgodnie z najszerzej akceptowaną i najbardziej aktualną klasyfikacją przyjętą przez Światową Organizację Zdrowia chłoniaki zostały podzielone na cztery grupy:

- **Nowotwory z niedojrzałych komórek B i T.** Grupa ta obejmuje głównie przypadki ALL/chłoniaków (zob. Białaczka ostra).
- **Nowotwory z dojrzałych komórek B.** Jest to największa grupa chłoniaków. Najbardziej rozpowszechnione w tej grupie są: nisko zróżnicowany chłoniak grudkowy (20%) i wysoko zróżnicowany rozlany chłoniak z dużych komórek B (30–40%). Chłoniak z małych limfocytów, chłoniak z komórek płaszcza i chłoniak z obwodowych komórek B stanowią w przybliżeniu 20% wszystkich chłoniaków nieziarniczych. Grupa ta obejmuje również chłoniak Burkitta. Jest on względnie rzadki w Stanach Zjednoczonych, ale występuje endemicznie w Afryce.
- **Nowotwory z dojrzałych komórek T lub NK.** Połowę tych nowotworów stanowi heterogenna grupa nowotworów - chłoniaki z obwodowych komórek T. Chłoniakami z komórek T mającymi powinowactwo do skóry są **ziarniniak grzybiasty (*mycosis fungoides*) i zespół Sezary'ego,** charakteryzujący się obecnością nowotworowych komórek T również we krwi obwodowej.
- **Chłoniak Hodgkina.** Stanowi około 30% wszystkich chłoniaków. Epidemiologicznie, patologicznie i klinicznie chłoniak ten różni się znacznie od wszystkich pozostałych chłoniaków, zatem przedstawia osobną postać kliniczno-patologiczną. Nowoczesne leczenie stwarza szansę dla przeszło 80% pacjentów na normalne życie po zakończeniu terapii.

Sposób leczenia chłoniaków wybiera się na podstawie wymienionych danych patologicznych, skorelowanych z danymi klinicznymi, wielkości i stopnia rozprzestrzeniania się nowotworu oraz ogólnego stanu zdrowia pacjenta.

Etiologia niektórych chłoniaków jest związana z czynnikami środowiskowymi lub przebytymi wcześniej chorobami.

Chłoniaki stanowią grupę nowotworów złośliwych, których etiologia i patogeneza nie zostały do końca wyjaśnione. Badania epidemiologiczne i kliniczne wskazują na kilka bardzo istotnych powiązań między niektórymi postaciami chłoniaka a kilkoma potencjalnie karcynogennymi uwarunkowaniami środowiskowymi i przebytymi wcześniej chorobami (tab. 6-28).

Chłoniaki rozwijają się głównie w węzłach chłonnych, ale mogą również rozwijać się pozawęzłowo.

Większość chłoniaków zaczyna się powiększeniem węzłów chłonnych w kilku głównych umiejscowieniach anatomicznych (ryc. 6-32).

W przeciwieństwie do pierwotnych chłoniaków węzłowych, niektóre chłoniaki rozwijają się poza węzłami chłonnymi – dlatego są określane jako **chłoniaki pozawęzłowe**. Najczęściej chłoniaki pozawęzłowe są znajdowane w przewodzie pokarmowym, ale mogą się pojawić w innych miejscach, takich jak: skóra, płuca, ośrodkowy układ nerwowy i gałki oczne. Często pierwszym zdiagnozowanym chłoniakiem jest chłoniak pozawęzłowy, a dopiero później obecność typowych dla chłoniaka zmian stwierdza się w węzłach chłonnych lub śledzionie. Niektóre chłoniaki, takie jak chłoniak wątrobowo-śledzionowy obejmujący tylko wątrobę i śledzionę lub chłoniak ośrodkowego układu nerwowego u chorych na AIDS mogą być ograniczone do określonych narządów.

Tabela 6-28. Związek między niektórymi postaciami chłoniaka a potencjalnie ważnymi czynnikami wewnętrznymi i zewnętrznymi

RODZAJ CHŁONIAKA	WARUNKI WSPÓŁISTNIEJĄCE
CLL komórek T	zakażenie wirusem HTLV-1 (Japonia, Wyspy Karaibskie)
Chłoniak Burkitta	zakażenie wirusem Epsteina-Barr (Afryka poniżej Sahary)
Chłoniak z dużych komórek B o.u.n.	zakażenie HIV
Chłoniak wieku wczesnego	wrodzone niedobory immunologiczne
Chłoniak MALT	zapalenie błony śluzowej żołądka wywołane *Helicobacter pylori*

CLL – przewlekła białaczka limfocytarna; o.u.n. – ośrodkowy układ nerwowy; HIV – ludzki wirus niedoboru odporności; HTLV-1 (*human T-cell lymphoma virus*) – wirus ludzkiej białaczki z komórek T; MALT – *mucosa-associated lymphoid tissue* (tkanka limfatyczna błon śluzowych).

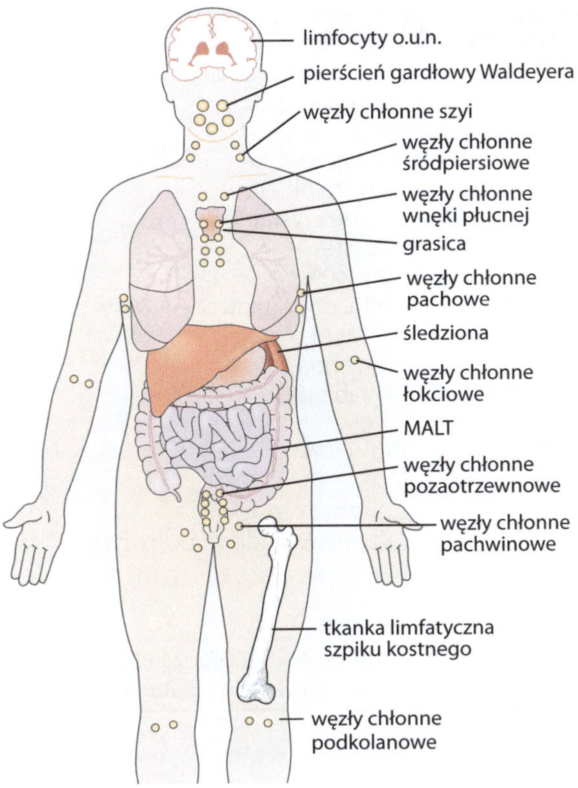

Ryc. 6-32. Węzły chłonne głównych regionów anatomicznych. Oprócz węzłów chłonnych tkanka limfatyczna zajmuje część grasicy, śledziony i szpiku kostnego. Komórki limfatyczne są znajdowane w o.u.n, krwi obwodowej i tkance limfatycznej błon śluzowych, MALT (*mucosa-associated lymphoid tissue*) przewodu pokarmowego i dróg oddechowych.

Chłoniak najczęściej objawia się powiększeniem węzłów chłonnych.

Powiększenie węzłów chłonnych (często nazywane **limfadenopatią**, tj. chorobą węzłów chłonnych) jest najczęściej występującym objawem chłoniaka. Jednakże powiększenie węzłów chłonnych nie zawsze jest objawem chłoniaka, a limfadenopatia może być spowodowana przez inne choroby (tab. 6-29). Należy zwrócić uwagę, iż powiększenie węzłów chłonnych może być miejscowe lub rozlane, bezbolesne bądź bolesne. Przy rozpoznawaniu chłoniaka powinny być brane pod uwagę wszystkie wymienione powyżej cechy.

Zajęcie procesem chorobowym tkanki limfatycznej w chłoniaku Hodgkina różni się od chłoniaka nieziarniczego (tab. 6-30). W chłoniaku nieziarniczym limfadenopatii może towarzyszyć udział tkanki limfatycznej pozawęzłowej, rzadko występujący w chłoniaku Hodgkina. Inne cechy i objawy różnicujące obie jednostki przedstawiono w tab. 6-30.

Kliniczne objawy chłoniaka są różne w poszczególnych przypadkach, można jednakże wyróżnić kilka typów.

Chłoniaki złośliwe stanowią grupę chorób, której podtypy się różnią. W zależności od typu chłoniaka, jego rozległości, stopnia zaawansowania choroby, obecności bądź braku udziału tkanki limfatycznej pozawęzłowej, występowania objawów miejscowych lub układowych rozpoznaje się kilka postaci choroby. Podstawowe typy obrazu klinicznego przedstawiają się następująco:

- **Limfadenopatia.** Bezbolesne powiększenie węzłów chłonnych może być jedyną oznaką choroby. Obraz ten jest typowy w dobrze zróżnicowanej postaci SLL bądź w chłoniaku grudkowym.
- **Objawy ogólne**. U niektórych pacjentów powiększeniu węzłów chłonnych mogą towarzyszyć: gorączka, poty nocne, utrata apetytu i obniżenie masy ciała. Objawy te są związane z przyspieszonym metabolizmem. Nie-

Tabela 6-29. Przyczyny limfadenopatii

PRZYCZYNY	PRZYKŁADY
Zakażenia miejscowe	
wirusowe	różyczka, wirusowe zapalenie gardła
bakteryjne	angina, zapalenie ucha środkowego, kiła
mykobakteryjne	gruźlica płuc
grzybicze	postać płucna histoplazmozy
Zakażenia systemowe	mononukleoza zakaźna, zakażenia wirusem HIV, toksoplazmoza, bakteryjne zapalenie wsierdzia
Autoimmunologiczne i o nieznanej przyczynie	sarkoidoza, SLE, RZS, choroba Kikuchi i Fujimoto
Reakcja na leki	nadwrażliwość na hydantoinę
Nowotwory	
chłoniak/białaczka	chłoniak Hodgkina, chłoniaki nieziarnicze, CLL, ALL
przerzuty nowotworowe	węzły chłonne pachowe w przypadku nowotworów gruczołów piersiowych

ALL – ostra białaczka limfoblastyczna; CLL – przewlekła białaczka limfatyczna; HIV – wirus zespołu nabytego braku odporności; RZS – reumatoidalne zapalenie stawów; SLE – toczeń trzewny układowy.

Tabela 6-30. Porównanie chłoniaka Hodgkina i chłoniaków nieziarniczych

CECHY	CHŁONIAK HODGKINA	CHŁONIAKI NIEZIARNICZE
Początek choroby	powiększenie miejscowych LN	Powiększenie miejscowych bądź licznych LN
Umiejscowienie pierwotne	LN szyi	każdy LN
Rozprzestrzenianie	sąsiadujące grupy LN	przypadkowe
Gardło/krezkowe LN	rzadko	często objęte
Umiejscowienie pozawęzłowe	rzadko	może wystąpić
Zajęcie szpiku kostnego	rzadko, z wyjątkiem IV stadium	częste
Faza białaczkowa	nie	20–40%
Niedokrwistość	nie lub w późniejszym okresie	30% początkowo ⟶ 90% w późniejszym okresie
Odporność komórek T	przeważnie osłabiona	zmienna
Odporność komórek B	osłabiona w zaawansowanych stadiach	osłabiona w 30–50%
Objawy układowe (gorączka, poty nocne, zmniejszenie masy ciała)	tak (25%)	tak (70%)
Świąd	tak (25%)	niezbyt często
Objawy niedrożności narządów (np. żyły głównej, przewodu żółciowego)	rzadko	częste w stadiach późnych
Częstość nawrotów po leczeniu	20%	> 50%
Częstość wyleczenia	80%	zmienna (10–60%); zależy od typu chłoniaka, wieku, stadium II itp.

LN (*lymph node*) – węzeł chłonny.

kiedy objawy te mogą poprzedzać powiększenie węzłów chłonnych. Częstym objawem w chorobie Hodgkina jest świąd, którego patogeneza nie została wyjaśniona.

- **Zaburzenia immunologiczne**. Chłoniakowi często towarzyszą zaburzenia immunologiczne dotyczące funkcji limfocytów T lub B. Nieprawidłowości te są różnorodne i mogą obejmować utratę **późnej nadwrażliwości, hipogammaglobulinemię** bądź **wytwarzanie przeciwciał monoklonalnych**. Zaburzenia immunologiczne mogą powodować wytwarzanie autoprzeciwciał, prowadzących do niedokrwistości hemolitycznej. Przeciwciała przeciw immunoglobulinom mogą powodować odkładanie powstałych kompleksów immunologicznych w naczyniach krwionośnych, odczuwanych zwłaszcza w zimnie (**krioglobulinemia**). Główną przyczyną **nawracających zakażeń** występujących u wielu pacjentów z chłoniakiem jest osłabiona odpowiedź immunologiczna.
- **Rozwijająca się szybko limfadenopatia z udziałem miejsc pozawęzłowych**. W bardzo agresywnych chłoniakach rozprzestrzeniające się pozawęzłowo zmiany tworzą masy nowotworowe. Masy nowotworowe mogą spowodować niedrożność niektórych narządów (np. moczowodu) lub ucisk żyły głównej. Pozawęzłowe zajęcie żołądka i jelit, powodujące tworzenie mas nowotworowych, sprawia, że stają się one niemożliwe do odróżnienia od innych guzów.
- **Masy pozawęzłowe.** Niektóre typy chłoniaka charakteryzują się pierwotnym umiejscowieniem pozawęzłowym. Chłoniakiem z komórek T objawiającym się uszkodzeniem skóry wahającym się od erytrodermii do rozsianej guzowatości skóry jest **ziarniniak grzybiasty**. Chłoniak z komórek T jamy nosowej, określany poprzednio jako śmiertelny ziarniniak pośrodkowy, prowadzi do miejscowego zniszczenia przegrody nosa. Dobrze znany z pozawęzłowej lokalizacji, obejmującej szczękę lub inne narządy wewnętrzne, jest również **chłoniak Burkitta**.

SZPICZAK MNOGI I CHOROBY POKREWNE

Szpiczak mnogi (*multiple myeloma* – MM) jest klonalnym rozrostem komórek plazmatycznych lub ich prekursorów zaprogramowanych do różnicowania się w kierunku komórek plazmatycznych. Szpiczak mnogi najczęściej obejmuje tkankę kostną, w której tworzy liczne ogniska proliferacji komórek plazmatycznych, ale może również występować poza szpikiem kostnym oraz w postaci izolowanej. Może rozwijać się jako zmiana pierwotna lub może go poprzedzać zmiana łagodna, znana jako monoklonalna **gammopatia o nieokreślonym znaczeniu** (*monoclonal gammopathy of unknown significance* – **MGUS**).

Szpiczak monogi jest chorobą wieku późnego; średni wiek wystąpienia choroby wynosi 70 lat. Stanowi on 15% wszystkich nowotworów układu chłonnego i z nieznanych przyczyn występuje częściej wśród ludności rasy czarnej niż białej. Szpiczak monogi jest niewrażliwy na konwencjonalną chemioterapię, ale czas przeżycia większości pacjentów wynosi od 4 do 6 lat od rozpoznania choroby.

Objawy kliniczne szpiczaka mnogiego wynikają z niekontrolowanej proliferacji nowotworowych komórek plazmatycznych.

Szpiczak mnogi jest rozpoznawany na podstawie objawów klinicznych i badań laboratoryjnych, które są bezpośrednio lub pośrednio związane z osteolizą spowodowaną nowotworowymi komórkami plazmatycznymi (ryc. 6-33). Oto najważniejsze objawy kliniczne i wyniki badań laboratoryjnych:

- **Liza kości.** Uszkodzenia kości w postaci ogniskowych przejaśnień są łatwe do rozpoznania na zdjęciach radiologicznych. Uszkodzenia kości mogą powodować bóle. Bóle pleców i szkieletu piersiowego występują mniej więcej u 70% pacjentów. Uszkodzenia te mogą prowadzić do złamań patologicznych i hiperkalcemii. Brak wzrostu aktywności fosfatazy zasadowej wskazuje, iż osteoliza nie jest spowodowana aktywacją osteoklastów.
- **Monoklonalne γ-globuliny w surowicy.** Wszystkie nowotworowe komórki plazmatyczne są komórkami potomnymi jednej komórki, która uległa transformacji nowotworowej, dlatego też wytwarzają tą samą γ-globulinę. Objawia się to pojedynczym pikiem w elektroforezie. Najczęściej immunoglobuliny należą do IgG (70%), rzadziej do IgA (20%), podczas gdy inne γ-globuliny występują sporadycznie. Monoklonalna gammopatia uczestniczy we wzroście stężenia γ-globulin w surowicy krwi (**hipergammaglobulinemia**). Ponadto powoduje ona **nadmierną lepkość krwi,** głównie z powodu tworzenia rulonów RBC i wzrostu ich „lepkości". Monoklonalny pik IgM (**makroglobulinemia**) powoduje kliniczne objawy wzrostu lepkości krwi. Jest to cecha chłoniaka limfoplazmocytowego, znanego jako **choroba Waldenströma.**
- **Paraproteiny w moczu.** Wytwarzany przez komórki szpiczaka i uwalniany do osocza nadmiar lekkich i ciężkich łańcuchów immunoglobulin prowadzi do ich wydalania z moczem (białko Bence'a-Jonesa).
- **Tworzenie amyloidu.** Odkładanie lekkich łańcuchów w tkankach może prowadzić do ich transformacji w kierunku włókien amyloidu. Amyloidoza niszczy nerki, ale może również uszkadzać wątrobę, nadnercza i przewód pokarmowy.
- **Niewydolność nerek.** Niewydolność nerek jest najczęstszą przyczyną zgonu pacjentów z MM. Może być ona związana z toksycznym uszkodzeniem kanalików nerkowych przez paraproteiny i hiperkalcemię. Hiperkalcemia powoduje tworzenie kamieni moczowych. Ponadto nerki są również uszkadzane przez złogi amyloidu.
- **Obniżona odporność na zakażenia.** Proliferacja nowotworowych komórek plazmatycznych prowadzi do hamowania prawidłowych komórek plazmatycznych, a przez to do osłabienia odpowiedzi immunologicznej na zakażenia.
- **Niedokrwistość.** Niedokrwistość, często związana z leukopenią i trombocytopenią, jest spowodowana supresją szpiku kostnego. Zmniejszona liczba RBC, w powiązaniu z zaburzeniami stosunku albuminy do globiny, przyspiesza opadanie RBC, co powoduje, iż wskaźnik sedymentacji erytrocytów (*erythrocyte sedimentation rate* – ESR) może być znacznie podwyższony.

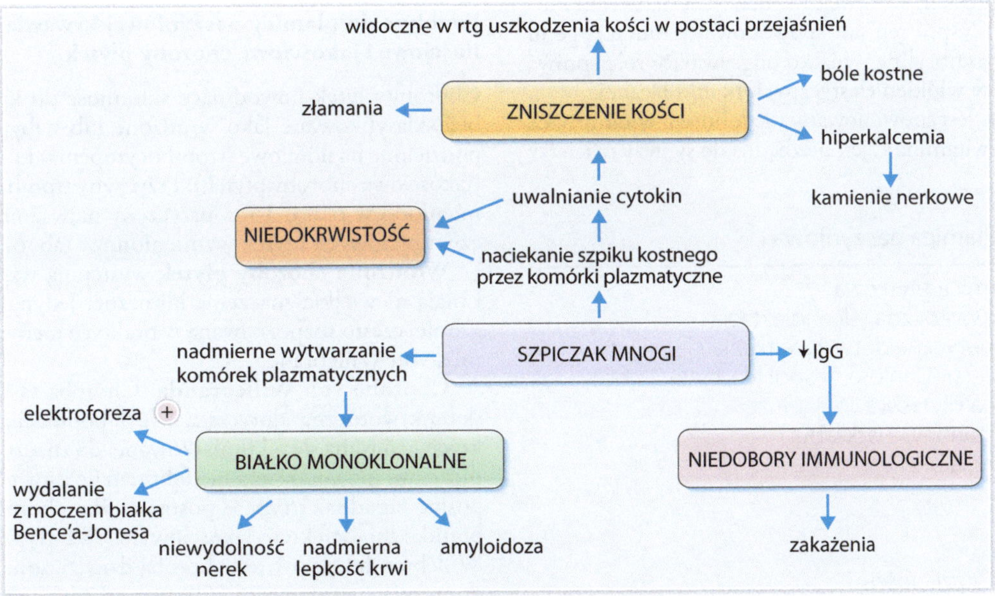

Ryc. 6-33. Cechy kliniczne szpiczaka mnogiego. Większość objawów klinicznych jest związana z klonalną proliferacją nowotworowych komórek plazmatycznych i wydzielaniem przez nie immunoglobulin i cytokin.

ZABURZENIA HEMOSTAZY

Choroby pierwotnej hemostazy obejmują kilka postaci plamicy naczyniowej.

Jak wspomniano w opisie prawidłowego procesu krzepnięcia (zob. s. 208), we wstępnej ocenie pacjentów ze skłonnością do krwawień wykorzystywane są rutynowo trzy testy przesiewowe: czas krwawienia (BT), PT i aPTT.

U pacjentów z wydłużonym BT należy rozważyć zaburzenia hemostazy związane z naczyniami krwionośnymi lub płytkami.

Nieprawidłowości ściany naczyniowej. Nieprawidłowości naczyniowe z tendencją do krwawień powodują powstawanie wybroczyn i krwawień z błon śluzowych. Zazwyczaj są one spowodowane osłabieniem ściany naczyniowej i są klasyfikowane jako wrodzone lub nabyte (tab. 6-31).

Ukryte przyczyny najczęściej występujących wybroczyn naczyniowych można podsumować następująco:

- **Wrodzona teleangiektazja krwotoczna.** Znana również jako choroba Rendu-Oslera-Webera, jest chorobą autosomalną dominującą, charakteryzującą się występowaniem punktowych rozszerzeń małych naczyń żylnych skóry i błon śluzowych. Jest ona związana z mutacją genu na chromosomie 9q, kodującego białko adhezji komórkowej – endoglinę.
- **Zespół Ehlersa-Danlosa.** Obejmuje kilka chorób charakteryzujących się zwiększoną elastycznością i kruchością skóry, stawów i naczyń. Najczęściej występującą postacią tej choroby jest postać autosomalna dominująca, związana z mutacją genu kodującego kolagen typu V.
- **Zespół Marfana.** Autosomalna dominująca choroba charakteryzująca się wiotkością stawów, tętniakami aorty, podwichnięciem soczewek i kruchością naczyń krwionośnych. Zespół ten jest spowodowany mutacją genu kodującego fibrylinę – białko odgrywające rolę spoiwa filamentów włókien elastycznych tkanki łącznej.
- **Szkorbut.** Jest spowodowany niedoborem witaminy C. Ponieważ witamina C jest niezbędna do syntezy macierzy zewnatrzkomórkowej naczyń krwionośnych, brak tej witaminy powoduje kruchość naczyń krwionośnych i rozległe krwawienia z dziąseł, błon śluzowych jamy ustnej, spojówek i skóry.
- **Plamica starcza.** Przyczyna tej bardzo popularnej postaci plamicy, związanej ze wzrostem kruchości naczyń krwionośnych w okresie starzenia się, jest nieznana.
- **Plamica immunologiczna.** Zapalenie naczyń z nadwrażliwości (w patologii często nazywane *leukocytoclastic vasculitis*) dotyczy naczyń małego kalibru skóry i tkanki śluzowej. Jest ono związane z „plamicą palpacyjną" (*pulpable purpura*), ponieważ złogi immunologiczne powodują zapalenie i pęknięcia naczyń z krwawieniami do tkanek ściany naczyniowej, które podczas obmacywania wyczuwane są jako małe guzki. Podobne uszkodzenie naczyń może być spowodowane przez **reakcję nadwrażliwości** na leki i stanowi stałą cechę choroby z nadwrażliwości z udziałem IgA, nazywanej plamicą **Henocha-Schönleina**. W **bakteryjnym zapaleniu wsierdzia** i **sepsie** plamica może być związana z odkładaniem kompleksów immunologicznych w małych naczyniach żylnych skóry, a także z bezpośrednim działaniem toksyn na komórki śródbłonka.

Tabela 6-31. Plamica naczyniowa

Wrodzona plamica płytkowa
wrodzona krwotoczna teleangiektazja
mutacje genetyczne dotyczące tkanki łącznej (tj. zespół Ehlersa-Danlosa, zespół Marfana)
Nabyta plamica płytkowa
niedobór witaminy C (szkorbut)
plamica starcza
sepsa
leki
amyloidoza
Plamica z nadwrażliwości
plamica Henocha-Schönleina
Idiopatyczna

Uwaga

> Najczęstszą postacią plamicy naczyniowej jest plamica prosta. Ponieważ przyczyna skłonności do powstawania podbiegnięć krwawych nie została poznana, jest ona również nazywana plamicą idiopatyczną. Choroba ta częściej występuje u kobiet, ale nie jest groźna i nie wymaga leczenia.

Podobne do plamicy naczyniowej krwawienia powodują ilościowe i jakościowe choroby płytek.

Choroby płytek powodujące skłonność do krwawień mogą być sklasyfikowane jako wrodzone lub nabyte, a następnie podzielone na ilościowe (trombocytopenia) lub czynnościowe (jakościowe choroby płytek). Przyczyny trombocytopenii wymieniono w tab. 6-15, a przyczyny najważniejszych chorób czynnościowych płytek wymieniono w tab. 6-32.

Wrodzone choroby płytek występują względnie rzadko i mają niewielkie znaczenie kliniczne. Jedyną chorobą w tej grupie, często rozpoznawaną w praktyce medycznej, jest choroba von Willebranda.

Choroba von Willebranda. Choroba ta jest najczęstszą skazą krwotoczną, dotyczącą 1–2% populacji. Skłonność do krwawień waha się od umiarkowanej do znacznej. Choroba ta może być spowodowana niedoborem ilościowym vWF (typ 1, postać łagodna, i typ 3, postać ciężka choroby von Willebranda) lub defektem jakościowym vWF (typ 2 choroby von Willebranda). Typ 1 jest chorobą dziedziczoną autosomalnie dominująco, stanowiącą 70% wszystkich przypadków. Typ 2, dziedziczony w ten sam sposób, stanowi około 20% wszystkich przypadków.

Tabela 6-32. Choroby czynnościowe płytek

Choroby wrodzone
Defekty błony (np. trombastenia Glanzmana, zespół Bernarda-Souliera)
Choroby dotyczące magazynów komórkowych (np. brak ziarnistości zbitych, „zespół szarych płytek")
Genetycznie uwarunkowany niedobór białek osoczowych (np. zespół von Willebranda, afibrynogenemia)
Choroby nabyte
Wywołane lekami (np. aspiryna i inne NSAID)
Mocznica
Choroby serca z sinicą
Choroby mieloproliferacyjne i białaczka
Dysproteinemia (np. monoklonalna gammopatia w szpiczaku mnogim lub krioglobulinemia w wirusowym zapaleniu wątroby i chłoniaku)
Zespoły wykrzepiania wewnątrznaczyniowego (np. DIC, ITP)
Zabiegi kardiochirurgiczne

DIC – zespół rozsianego wykrzepiania wewnątrznaczyniowego; ITP (*idiopathic thrombocytopenic purpura*) – idiopatyczna plamica małopłytkowa; NSAID (*nonsteroidal anti-inflammatory drugs*) – niesteroidowe leki przeciwzapalne.

Czynnik von Willebranda (*von Willebrandt factor* – vWF) jest białkiem zbudowanym z multimetrów, wytwarzanym przez komórki śródbłonka i megakariocyty. Białko to jest magazynowane w ziarnistościach Weibela-Palade'a komórek śródbłonka i w ziarnistosciach α płytek krwi. Ponieważ vWF jest niezbędny do prawidłowej funkcji płytek i odgrywa rolę VIII czynnika krzepnięcia, choroba charakteryzuje się objawami krwotocznymi podobnymi do występujących w trombocytopenii czy hemofilii A. Najczęściej występującymi objawami są przedłużone krwawienia po urazach i zabiegach chirurgicznych oraz w czasie krwawienia miesięcznego, jak również samoistne krwawienia z błon śluzowych jamy ustnej i nosa.

Wyniki badań laboratoryjnych typowe dla choroby von Willebranda są następujące:

- czas krwawienia – wydłużony,
- MCHC i liczba płytek – prawidłowa,
- czas częściowej tromboplastyny po aktywacji – wydłużony,
- czynnik VIII i vWF - zmniejszenie ilości,
- agregacja płytek (z rystocetyną) – nieprawidłowa,
- analiza DNA w kierunku mutacji vWF – dodatnia w typie 2 i 3 (gen dla typu 1 do tej pory nie został zidentyfikowany).

Należy zwrócić uwagę, iż bezobjawowe zdrowe osoby z grupą krwi 0 mogą mieć znacznie obniżone stężenia vWF we krwi.

Uwaga

> Desmopresyna (analog wazopresyny) pobudza wydzielanie vWF z komórek śródbłonka, dlatego też jest stosowana w leczeniu typu 1 choroby von Willebranda, natomiast nie stosuje się jej w typie 2 choroby. W leczeniu krwawień może być również wykorzystywane hamowanie fibrynolizy za pomocą kwasu ε-aminokapronowego.

Do chorób często występujących należą **nabyte zaburzenia funkcji płytek**. Najczęstszymi przyczynami zaburzenia funkcji płytek jest przyjmowanie aspiryny i NSAID. Zaburzenie funkcji płytek może być również spowodowane stosowaniem krążenia pozaustrojowego podczas operacji kardiochirurgicznych, dlatego też u chorych krwawiących po zabiegach operacyjnych stosowane jest przetaczanie masy płytkowej, mimo iż liczba płytek znajduje się w granicach normy. Przyczyny nieprawidłowości płytek w mocznicy, chorobach mieloproliferacyjnych i MM są złożone i nie do końca wyjaśnione.

W zespole rozsianego wykrzepiania wewnątrznaczyniowego (DIC) wykrzepianie wewnątrznaczyniowe może spowodować zużycie płytek krwi.

Jest to powikłanie wstrząsu i posocznicy, stanowiące pierwowzór „koagulopatii z zużycia". Przedostające się do krwiobiegu czynniki krzepnięcia powodują powstawanie mikrozakrzepów w krążeniu obwodowym. W konsekwencji nasilonego wykrzepiania w małych naczyniach krwionośnych płytki krwi i czynniki krzepnięcia ulegają zużyciu, co powoduje wystąpienie krwawienia. Aktywacja plazminy prowadzi do fibrynolizy, powodującej powstawanie produktów rozpadu fibryny, które wpływają niekorzystnie na funkcję płytek, a przez to powodują nasilenie tendencji do krwawień. Typowe wyniki badań laboratoryjnych są następujące:

- liczba płytek – zmniejszona,
- MCH – zmniejszone,
- aPTT – wydłużony,
- stężenie fibrynogenu – obniżone,
- produkty degradacji fibryny – wzrost,
- dimer-D – obecny.

Zakrzepowa plamica małopłytkowa (*thrombotic thrombocytopenic purpura* – **TTP**). Jest to zespół kliniczny związany z niekontrolowanym krzepnięciem krwi w małych naczyniach krwionośnych. Jest on związany z nadmiernym tworzeniem prozakrzepowych multimetrów vWF, znanych w laboratoriach klinicznych jako wielkocząsteczkowe multimetry czynnika von Willebranda (*unusually large vWF* – ULvWF). Można je wykryć we wczesnych stadiach TTP, ale nie są wykazywane, jeżeli choroba trwa kilka dni.

Zakrzepowa plamica małopłytkowa może być związana z infekcją wirusową, która często na kilka dni poprzedza wystąpienie choroby. W większości przypadków rzeczywista przyczyna nie zostaje określona. Nie wiadomo również, dlaczego TTP występuje częściej u kobiet niż u mężczyzn. W niektórych przypadkach może być wynikiem genetycznie uwarunkowanego niedoboru enzymu degradującego multimetr vWF, ADAMTS13 (znanego również jako vWF metaloproteinaza) lub obecnością inhibitorów tego enzymu.

Leżący u podłoża choroby niedobór enzymu umożliwia tworzenie ULvWF multimetrów, które promują agregację płytek i tworzenie zakrzepów płytkowych w małych naczyniach krwionośnych (**mikroangiopatia zakrzepowa**). Mikrozakrzepy powodują niedotlenienie i uszkodzenie tkanek odpowiadające za większość objawów klinicznych. Przepływ RBC przez częściowo zamknięte naczynia krwionośne prowadzi do **mikroangiopatycznej niedokrwistości hemolitycznej.** Rozmazy krwi zawierają zdeformowane RBC (tj. schistocyty, akantocyty itp.). Typowe zmiany kliniczne obejmują:

- trombocytopenię,
- krwawienia,
- cechy hemolizy:
  - niedokrwistość mikroangiopatyczną (zdeformowane RBC, schistocyty itp.),
  - zmniejszenie liczby RBC, zmniejszenie hematokrytu i Hb,
  - wzrost stężenia w osoczu bilirubiny, żółtaczkę,
  - wzrost stężenia w osoczu LDH,
  - retikulocytozę,
- gorączkę,
- objawy niedotlenienia tkanek:
  - o.u.n. – objawy neurologiczne,
  - uszkodzenie nerek – białkomocz, krwiomocz,
  - serce – zaburzenia kurczliwości mięśnia sercowego.

Zespół podobny do TTP może się rozwinąć u dzieci w następstwie zakażenia *Escherichia coli* O157. Ponieważ w zespole tym dominują znaczna hemoliza i niewydolność nerek, jest on określany jako hemolityczny zespół mocznicowy (*hemolytic uremic syndrome* – HUS), chociaż zmiany patologiczne są takie same jak w TTP i w podobnych jednostkach wymienionych w tab. 6-33.

U większości pacjentów początek TTP jest nagły, a przyczyna choroby jest nieznana. Związana z chorobą śmiertelność jest wysoka, ale przetoczenie osocza pozwala na uratowanie 85% chorych.

Hemofilia jest spowodowana niedoborem czynnika VIII lub czynnika IX.

Wszystkie czynniki krzepnięcia w liczbie 13 uczestniczące w kaskadzie krzepnięcia, z wyjątkiem czynnika IV (wapnia), są białkami. Podobnie jak wszystkie inne białka, czynniki te są kodowane przed odpowiednie geny, które mogą ulec mutacji bądź zostać odziedziczone w nieprawidłowej postaci. Mutacje te zazwyczaj są związane z wrodzonymi koagulopatiami.

Najczęściej występującą wrodzoną skłonnością do krwawień jest hemofilia A. Jest ona spowodowana mutacją genu czynnika VIII, który jest zlokalizowany na chromosomie X. Hemofilia B jest spowodowana mutacją genu czynnika IX.

Tabela 6-33. Przyczyny zakrzepowej plamicy trombocytopenicznej

TTP (idiopatyczna, związna z zakażeniem wirusowym i rodzinna)
HUS spowodowany zapaleniem jelit
Escherichia coli O157.
Shigella dysenteriae
Zatrucie ciążowe
stan przedrzucawkowy
HELLP
TTP związana z lekami (np. leki cytotoksyczne)
Przeszczep szpiku kostnego
TTP związana z nowotworami złośliwymi

HELLP – hemoliza, podwyższone enzymy wątrobowe, niska liczba płytek; HUS – hemolityczny zespół mocznicowy; TTP – zakrzepowa plamica małopłytkowa.

Hemofilia A. Stanowiąca 80% wszystkich hemofilii, hemofilia A jest spowodowana zmianami w genie czynnika VIII, zlokalizowanym na chromosomie X, dlatego też jest dziedziczona jako cecha genetyczna sprzężona z chromosomem X. W przybliżeniu u 30% pacjentów wywiad rodzinny jest ujemny, co wskazuje, iż mutacja powodująca chorobę jest mutacją nową.

Zaburzenia genetyczne w obrębie tego genu obejmują mutacje punktowe, delecje lub inwersje. Ostatnia zmiana powoduje w przybliżeniu 50% wszystkich ciężkich przypadków hemofilii u osób, u których prawidłowa aktywność czynnika VIII jest niższa niż 1%. Pacjenci cierpiący na hemofilię A krwawią w wyniku najmniejszych uszkodzeń, zabiegów chirurgicznych czy ekstrakcji zębów. Typowym powikłaniem są pourazowe wylewy dostawowe, które po kilku epizodach krwotocznych mogą doprowadzić do wyniszczenia organizmu. Jeżeli aktywność czynnika VIII wynosi 5% aktywności prawidłowej, tendencja do krwawień jest średnio nasilona. U pacjentów tych nie występują krwawienia pourazowe, natomiast mogą oni nadmiernie krwawić podczas zabiegów chirurgicznych. Pacjenci, u których aktywność czynnika VIII wynosi od 10 do 30% prawidłowej aktywności, cierpią na łagodną postać hemofilii, objawiającą się przedłużonym krwawieniem po zabiegach chirurgicznych.

Hemofilia B. Występuje rzadziej niż hemofilia A, dlatego też nie jest wyróżniana klinicznie. Pacjenci cierpiący na tę postać hemofilii wytwarzają nieprawidłową ilość czynnika IX lub syntetyzują jego nieaktywną czynnościowo formę.

Wyniki badań laboratoryjnych w hemofilii są następujące:

- liczba płytek – prawidłowa,
- czas krwawienia – prawidłowy,
- MCH – prawidłowe,
- aPTT – wydłużony,
- aktywność czynnika VIII-C – obniżona w hemofilii B (< 30% prawidłowej),
- aktywność czynnika IX-C – obniżona w hemofilii B,
- badania genetyczne – dodatnie dla nieprawidłowego genu czynnika VIII lub IX.

CHOROBY ZAKRZEPOWE

Skłonność do zakrzepicy (**trombofilii**) może być wrodzona lub nabyta. W większości przypadków zakrzepy tworzą się w wyniku działania więcej niż jednego czynnika. Na przykład miażdżyca predysponuje do tworzenia zakrzepów tętniczych, przewlekły zastój żylny w niewydolności serca usposabia do zakrzepicy żył głębokich kończyn dolnych, czerwienica prawdziwa – do zakrzepów w żyle wrotnej, a do zakrzepicy dużych żył predysponują guzy złośliwe.

Wrodzone predyspozycje do zakrzepicy są zazwyczaj konsekwencją obniżonego stężenia prawidłowych czynników krzepnięcia lub opornością na ich działanie.

Wrodzone predyspozycje do zakrzepicy są wykrywane u 25–50% osób z nawracającymi zakrzepami, powinny zatem być szczególnie rozważane u pacjentów, u których zakrzepica wystąpiła w młodym wieku, lub u osób z wywiadem rodzinnym w kierunku zakrzepicy.

W warunkach prawidłowych tworzenie skrzepu jest równoważone przez działanie czynników przeciwzakrzepowych (antykoagulantów). Najważniejszymi w tej grupie białkami osocza są:

- **Antytrombina III.** Najważniejszym i najsilniejszym antykoagulantem jest osoczowy inhibitor proteaz – antytrombina III. Hamuje ona kaskadę krzepnięcia przez działanie na wszystkie czynniki krzepnięcia mające aktywność proteazy serynowej (tj. trombinę i aktywne postacie czynników IX, X i XI).
- **Białko C.** W wyniku aktywacji przez trombinę i trombomodulinę białko C staje się proteazą serynową, która przerywa kaskadę krzepnięcia przez działanie na czynniki Va i VIIIa. Białko to uczestniczy również w procesie fibrynolizy przez zapobieganie degradacji aktywatora plazminogenu. W warunkach prawidłowych białko C pozostaje pod kontrolą inhibitora białka C.
- **Białko S.** Jest kofaktorem białka C. Należy zwrócić uwagę, iż białko S w reakcji ostrej fazy wiąże się z białkiem wiążącym (*binding protein* – BP) składnik dopełniacza C4. Ponieważ jedynie wolne białko S jest dostępne jako antykoagulant, nadmierne wiązanie tego białka do C4-BP może powodować czynnościowy niedobór białka S i tendencję do zakrzepicy w czasie zapalenia.
- **α_2-makroglobulina.** Jest silnym inhibitorem kilku enzymów, w tym czynników krzepnięcia.

Powstały zakrzep jest rozpuszczany w wyniku działania białek fibrynolitycznych. Najważniejszym z nich jest plazmina, powstająca z plazminogenu w wyniku działania tkankowego aktywatora plazminogenu (t-PA). Egzogenne aktywatory plazminogenu, takie jak syntetyczny t-PA i streptokinaza są wykorzystywane w celach terapeutycznych.

Oto najczęstsze przyczyny wrodzonej trombofilii:

- **Czynnik V Leidena.** Choroba jest wykrywana u 5% populacji. Jest związana z mutacją genu kodującego czynnik V. Zmieniony czynnik V jest odporny na działanie czynnika C – białka, które w warunkach prawidłowych zapobiega nadmiernemu tworzeniu zakrzepów.
- **Niedobór antytrombiny III.** Występuje jako cecha autosomalna dominująca z częstością 1:2000. U pacjentów dotkniętych tą chorobą zakrzepy pojawiają się już w młodym wieku, zazwyczaj w żyłach kończyn dolnych, kończyn górnych i jamy brzusznej. W ciężkich postaciach niedoboru pacjenci wykazują oporność na heparynę – lek, którego skuteczność zależy od obecności antytrombiny III.
- **Niedobór białka C.** Występuje jako cecha autosomalna dominująca pojawiająca się u jednej na 300 osób. Epizody zakrzepicy żylnej zaczynają się wcześnie i mogą występować nawet w okresie noworodkowym, jako piorunująca sinica noworodków.
- **Niedobór białka S.** Choroba dotyczy niedoboru białka S, ale występuje znacznie rzadziej niż poprzednia.

Nabyte choroby zakrzepowe są związane z triadą Virchowa: zaburzeniami przepływu krwi, nieprawidłowościami naczyń lub zwiększoną krzepliwością krwi.

Żyjący w XIX wieku patolog Rudolf Virchow założył, iż zakrzepy występują w wyniku zaburzeń przepływu krwi, nieprawidłowości ściany naczyniowej lub zwiększonej krzepliwości krwi. Zasady te są nadal obowiązujące i ważne w ocenie ryzyka zakrzepicy. Najważniejsze czynniki ryzyka zakrzepów żylnych, tętniczych i wewnątrzsercowych wymieniono w tab. 6-34.

Tabela 6-34. Najczęstsze nabyte czynniki ryzyka zakrzepicy

ZABURZENIA PRZEPŁYWU KRWI	PATOLOGIA NACZYŃ	ZABURZENIA KRZEPNIĘCIA
Zastój żylny	Żylaki	Guzy złośliwe
Niewydolność serca	Tętniaki	Urazy i oparzenia
Migotanie przedsionków	Miażdżyca	Antykoagulant toczniowy
		Doustne leki antykoncepcyjne

PRZYPADKI KLINICZNE

Przypadek 1 TRZYDZIESTOCZTEROLETNIA MATKA CZWORGA DZIECI SKARŻĄCA SIĘ NA SZYBKIE MĘCZENIE SIĘ

Wywiad. Trzydziestoczteroletnia kobieta z czwórką dzieci, nie pracująca zawodowo, odczuwa ciągłe zmęczenie. Od czasu do czasu odczuwa duszność i ma uczucie szybkiego nierównego bicia serca[1]. Poza tym czuje się zdrowa.

Badanie przedmiotowe. Poza bladością nie stwierdzono odchyleń od normy.

Wyniki badań laboratoryjnych:
Hb – 9 g/dl,
hematokryt – 30%,
liczba RBC – 4,0 × 10^{12}/l,
MCV – 75 fl,
MCH - 22 pg,
stężenie MCH – 30% [2],
liczbaWBC i płytek krwi – prawidłowa[3].

W rozmazie krwi obwodowej stwierdzono blade RBC, różniące się kształtem i wielkością. Liczne RBC miały kształt ołówka[4]. Zmiany te korelowały z RDW wynoszącym 16% (prawidłowe wartości 11,5–14,5%)[5].

Dodatkowe badanie hematologiczne wykazało odsetek retikulocytów 1%[6]. Stężenie żelaza i ferrytyny w surowicy oraz wysycenie transferyny były obniżone w niewielkim stopniu[7].

Badanie kontrolne. Po zastosowaniu prawidłowego leczenia pacjentki parametry krwi się poprawiły[8].

Pytania i zagadnienia do dyskusji:
1. Czy zmęczenie, duszność i kołatanie serca stanowią wartość diagnostyczną w określonej chorobie hematologicznej? Jakie choroby powinny być włączone do diagnostyki różnicowej?
2. Zinterpretuj zmiany hematologiczne.
3. Jakie jest znaczenie tych zmian? W jakiej chorobie zmiany te nie występują?
4. Podaj prawidłowe określenia wymienionych zmian mikroskopowych. Jakie choroby mogą powodować takie zmiany?
5. Co oznacza RDW? Jak jest mierzony?
6. Jakie jest znaczenie oceny liczby retikulocytów?
7. Przedyskutuj możliwe przyczyny wzrostu bądź obniżenia stężenia żelaza we krwi. Jaka jest główna przyczyna zmniejszenia się zawartości żelaza u tej pacjentki?
8. Jakie powinno być prawidłowe leczenie tego przypadku?

Przypadek 2. CZTERDZIESTOOŚMIOLETNI MĘŻCZYZNA SKARŻYŁ SIĘ NA POTY NOCNE I GORĄCZKĘ

Wywiad. Czterdziestoośmioletni mężczyzna skarżył się na napady stanów podgorączkowych oraz potów nocnych[1]. Ponadto zauważył utratę około 8 kg masy ciała w ciągu kilku ostatnich miesięcy[2].

Badanie przedmiotowe. Pacjent miał wygląd prawidłowo odżywionego i zewnętrznie nie objawiał oznak choroby. Nie ma gorączki, a jego tętno jest prawidłowe. W czasie obmacywania stwierdzono niewielką wrażliwość na dotyk w okolicy mostka. Ponadto stwierdzono powiększenie śledziony i wątroby bez powiększenia węzłów chłonnych[3].

Wyniki badań laboratoryjnych
Hb – 14 g/dl,
hematokryt – 36%,
liczba RBC – 4,2 × 10^{12}/l,
WBC – 45 × 10^9/l,
płytki – 850 × 10^9/l.

W leukogramie stwierdzono 1% promielocytów, 7% metamielocytów, 30% leukocytów z jądrem pałeczkowatym, 30% leukocytów z jądrami segmentowymi (płatowymi), 15% limfocytów, 5% ezozynofili, 4% bazofili i 19% monocytów[4].

Procedury diagnostyczne. Wykonano biopsję szpiku kostnego, która wykazała znaczny rozplem komórek z przewagą prekursorów WBC. Blasty stanowiły 22% wszystkich komórek[5]. Badanie cytogenetyczne wykazało wzajemną translokację części długiego ramienia chromosomu 9 i 22[6].

Badanie kontrolne. Po leczeniu uzyskano całkowitą remisję choroby. Po roku pacjent został ponownie przyjęty do szpitala ze skargami na sińce i krwawienie z dziąseł[7]. Ponadto pacjent czuł się zmęczony i wyczerpany. Miał gorączkę i duszność. Badanie radiologiczne wykazało zapalenie płuc[8].

Pytania i zagadnienia do dyskusji:
1. Jaka jest patogeneza stanów podgorączkowych i potów nocnych nieznanego pochodzenia?
2. Jaka jest patogeneza mimowolnej utraty masy ciała?
3. Jakie jest znaczenie hepatosplenomegalii u tego pacjenta?
4. Zinterpretuj wyniki badań laboratoryjnych.
5. Jakie jest znaczenie diagnostyczne nadmiaru komórek w szpiku kostnym i obecności komórek blastycznych?

6. Wyjaśnij zdarzenia molekularne występujące w translokacji chromosomalnej. Czy mają one znaczenie patogenetyczne w wystąpieniu określonej choroby, czy ten rodzaj translokacji występuje w innych chorobach krwi?
7. Wyjaśnij patogenezę skłonności do krwawień.
8. Wyjaśnij patogenezę zaplenia płuc u tego chorego.

Przypadek 3. SZEŚĆDZIESIĘCIOLETNI MĘŻCZYZNA SKARŻĄCY SIĘ NA BÓLE PLECÓW, ZMĘCZENIE I ZMNIEJSZENIE MASY CIAŁA

Wywiad. Sześćdziesięcioletni mężczyzna skarży się na narastające bóle pleców[1]. Czuje się zmęczony i przygnębiony, często występuje duszność[2]. Ponadto pacjent zgłasza oddawanie większej ilości moczu oraz częste zaparcia.

Badanie przedmiotowe. W badaniu przedmiotowym nie stwierdzono odchyleń od stanu prawidłowego. W badaniu radiologicznym stwierdzono punktowe uszkodzenia kości miednicy[3].

Wyniki badań laboratoryjnych:
łagodna niedokrwistość normochromiczna,
RBC – tworzą rulony w rozmazach krwi obwodowej,
WBC i liczba płytek– prawidłowe,
wapń w osoczu – podwyższony,
albumina, fosfataza zasadowa – prawidłowe[4].

Procedury diagnostyczne. Badanie elektroforetyczne surowicy wykazało monoklonalny pik w obszarze globin, który w dalszej ocenie okazał się IgG. Elektroforeza białek moczu wykazała obecność lekkiego łańcucha immunoglobulin[6].

Badanie kontrolne. Pacjent nie odpowiedział na chemioterapię i radioterapię. Zmarł po 2 latach z powodu niewydolności nerek[7].

Pytania i zagadnienia do dyskusji:
1. Czy ból pleców jest swoistym objawem którejkolwiek choroby hematologicznej?
2. Jakie jest znaczenie tych względnie nietypowych objawów?
3. Wyjaśnij patogenezę wymienionych objawów radiologicznych.
4. Wyjaśnij znaczenie wyników badań laboratoryjnych. Czy hiperkalcemia może być związana z którymkolwiek objawem klinicznym lub radiologicznym? Jakie są powikłania hiperkalcemii?
5. Czy pik monoklonalnej IgG ma znaczenie diagnostyczne dla określonej choroby hematologicznej? Jakie choroby powinny być brane pod uwagę podczas rozpoznania różnicowego?
6. W jakiej chorobie pojawią się w moczu lekkie łańcuchy immunoglobuliny? Czy u pacjenta występuje ryzyko rozwoju amyloidozy? W jaki sposób jest diagnozowana amyloidoza?
7. Dlaczego u tego pacjenta rozwinęła się niewydolność nerek?

Przypadek 4. CZTERDZIESOLETNIA KOBIETA Z BIEGUNKĄ, ZASŁABNIĘCIAMI I SINICĄ

Wywiad. U czterdziestoletniej kobiety poprzednio zdrowej, nie korzystającej z porad lekarskich, rozwinęła się nasilona biegunka, z atakami wymiotów i gorączką. Pacjentka wiązała wystąpienie objawów ze „zwykłym przeziębieniem", które przebyła 3 dni przed wystąpieniem biegunki. Ponadto chora skarżyła się na silny ból głowy i niewyraźne widzenie. Po zasłabnięciu chora z zaburzeniami świadomości została przewieziona do szpitala[1].

Badanie przedmiotowe. Pacjentka z zaburzeniami świadomości była mocno spocona. Na twarzy, klatce piersiowej i kończynach stwierdzono liczne wybroczyny[2]. Temperatura ciała wynosiła 38,5°C, ciśnienie tętnicze krwi 110/60 mm Hg, częstość tętna 110/min, a częstość oddechów 30/min.

Wyniki badań laboratoryjnych. Stwierdzono obniżoną liczbę RBC i zmniejszone stężenie Hb, przy parametrach RBC sugerujących łagodną niedokrwistość mikrocytową. Ponadto stwierdzono leukocytozę i obniżoną liczbę płytek krwi (50×10^9/l)[3]. W rozmazie krwi obwodowej stwierdzono fragmentację RBC, obecność mikrosferocytów, schistocytów, akantocytów oraz RBC wykazujących polichromazję[4]. Liczba retikulocytów wynosiła 3%, a ponadto sporadycznie występowały jądrzaste RBC.[5] W osoczu stwierdzono zwiększoną ilość bilirubiny[6]. Specjalistyczne badanie w celu wykrycia multimerów czynnika von Willebranda (ULvWF) dało wynik ujemny[7].

W moczu wykazano RBC i obecność białka 3+, jednakże ilość wydalanego moczu była tylko nieznacznie zmniejszona i nie stwierdzono oligurii ani anurii. Kreatynina i BUN w surowicy krwi były nieznacznie podwyższone[8].

Badanie kontrolne. Pacjentka została poddana plazmaferezie i przetoczeniu osocza z użyciem świeżego osocza mrożonego[9]. Poprawa nastąpiła w ciągu kilku godzin.

Pytania i zagadnienia do dyskusji:
1. Jakie rozpoznanie sugerują wymienione objawy? Jakie choroby należy uwzględnić w rozpoznaniu różnicowym?
2. Dlaczego pacjentka wykazywała skłonność do krwawień? Czy w tym przypadku zdiagnozowanie przyczyny sinicy jest wystarczające?
3. Podaj definicję trombocytopenii. Jaka jest patogeneza trombocytopenii? Dlaczego jest ona związana ze skłonnością do krwawień?
4. Podaj interpretację wymienionych zmian hematologicznych. Jaka jest patogeneza fragmentacji i deformacji RBC?
5. Jaka jest patogeneza retikulocytozy. Czy jest ona związana z polichromazją widoczną w rozmazie krwi obwodowej?

6. Czy hiperbilirubinemia jest związana ze zwiększonym stężeniem bilirubiny bezpośredniej czy pośredniej? Czy bilirubina ta powoduje żółtaczkę? Czy pojawia się ona w moczu?
7. Dlaczego należy sprawdzić obecność multimerów czynnika von Willebranda (ULvWF)? Czy negatywny wynik ma znaczenie diagnostyczne?
8. Czy wyniki wskazują na uszkodzenie lub niewydolność nerek?
9. Co to jest plazmafereza? W jaki sposób procedura ta usunęła u pacjentki objawy neurologiczne, nerkowe i hematologiczne?

Rozdział 7

UKŁAD POKARMOWY

Wstęp

Układ pokarmowy (UP) jest jednym z układów istotnych dla życia i źródłem wielu chorób człowieka. Kliniczne znaczenie chorób układu pokarmowego w Stanach Zjednoczonych odzwierciedla następująca statystyka z witryny internetowej Narodowego Instytutu Zdrowia:

- Całkowita zachorowalność na choroby UP jest nieznana, ale ocenia się, że corocznie choruje około 70 mln ludzi.
- Choroby żołądkowo-jelitowe są przyczyną 50 mln wizyt u lekarzy rocznie.
- Około 10 mln ludzi jest hospitalizowanych z powodu chorób UP rocznie, co stanowi 15% wszystkich hospitalizacji.
- Około 200 000 ludzi umiera rocznie z powodu chorób UP, przeważnie jego nowotworów.

Choroby żołądkowo-jelitowe należą do najpowszechniejszych chorób występujących u człowieka. Oto kilka przykładów. Corocznie w Stanach Zjednoczonych rejestruje się blisko 100 mln przypadków biegunek. Około 30–50 mln Amerykanów ma nietolerancję laktozy. Około 10 mln osób dorosłych choruje z powodu żylaków odbytu (hemoroidów), a 4,5 mln cierpi na zaparcia. Ocenia się, że 3–7% wszystkich Amerykanów ma refluks żołądkowo-przełykowy. Około 3,5 mln wizyt u lekarzy jest koniecznych dla rozpoznania, leczenia i dalszej kontroli zespołu jelita drażliwego. Choroby żołądkowo-jelitowe mogą mieć wiele przyczyn. Ich względne kliniczne znaczenie w różnych chorobach UP przedstawiono graficznie na ryc. 7-1.

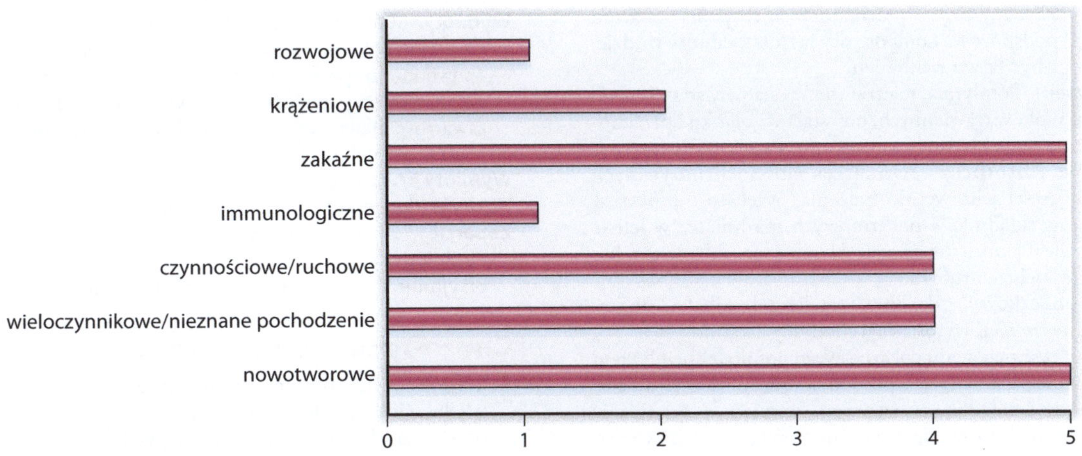

Ryc. 7-1. Względne znaczenie kliniczne różnych czynników etiologicznych w chorobach układu pokarmowego.

SŁOWA KLUCZOWE

Anatomia i fizjologia

Dwunastnica. Część jelita cienkiego łącząca żołądek z jelitem czczym.

Enteropeptydaza. Enterokinaza. Enzym w rąbku szczoteczkowym enterocytów w jelicie cienkim. Aktywuje trypsynogen.

Jelito cienkie. Najdłuższa część przewodu pokarmowego, łącząca żołądek z jelitem grubym. Obejmuje dwunastnicę, jelito czcze i jelito kręte.

Jelito grube (*colon*). Odcinek niższej części przewodu pokarmowego, łączący jelito kręte i odbyt. Składa się z kilku części: kątnicy, okrężnicy wstępującej, okrężnicy poprzecznej, okrężnicy zstępującej, esicy i prostnicy.

Komórki enteroendokrynne. Komórki neuroendokrynne znajdują się w jelitach cienkim i grubym. Wydzielają one różne hormony polipeptydowe (np. cholecystokininę, gastrynę) i mają zdolność wiązania związków srebra, stąd nazwa „srebrochłonne" („argentofilne"). Zawierają związane z błoną komórkową cytoplazmatyczne ziarnistości, widoczne w mikroskopie elektronowym. W preparatach mikroskopowych są najlepiej widoczne w barwieniu immunohistochemicznym z użyciem przeciwciał dla chromograniny albo synaptofizyny (barwiących wszystkie komórki neuroendokrynne) lub przeciwciał dla określonych hormonów polipeptydowych. Komórki te mogą dać początek guzom, znanym jako rakowiaki albo raki z komórek neuroendokrynnych.

Odbyt (*anus*). Końcowa część przewodu pokarmowego, zawierająca w części błonę śluzową podobną do śluzówki jelita grubego, nabłonek walcowaty i częściowo pokryta nabłonkiem płaskim.

Przełyk. Narząd przechodzący przez klatkę piersiową, wyścielony śluzówką zbudowaną z nabłonka płaskiego; łączący gardło z żołądkiem.

Przyjmowanie pokarmu (*ingestion*). Proces, który zaczyna się od spożycia pokarmu, obejmujący żucie (przeżuwanie), zwilżanie przez ślinę i połykanie.

Tkanka limfatyczna śluzówki (*mucosa-associated lymphoid tissue* – MALT). Tkanka limfatyczna jest zorganizowana w kępki (Peyera), znajdujące się wewnątrz błony śluzowej przewodu pokarmowego i układu oddechowego. Tkanka limfatyczna jest widoczna mikroskopowo i makroskopowo, szczególnie w jelicie cienkim.

Trawienie. Złożony proces prowadzący do rozpadu pokarmu stałego na podstawowe komponenty rozpuszczalne w wodzie, które mogą być łatwo wchłonięte.

Treść (*chyme*). Półpłynna mieszanina częściowo strawionego pokarmu i soków trawiennych, powstała w żołądku i przechodząca do jelita cienkiego.

Wchłanianie. Absorpcja. Asymilacja substancji odżywczych i płynu z treści jelitowej do krążenia. Większość procesów wchłaniania składników pokarmowych ma miejsce w jelicie cienkim, ale niektóre substancje odżywcze są wchłaniane także w żołądku i jelicie grubym.

Wyrostek robaczkowy. Podobny kształtem do robaka, robaczkowaty (*wormlike*), wyrostek wychodzący z kątnicy.

Żołądek. Część przewodu pokarmowego pomiędzy przełykiem a dwunastnicą. Zaczyna się wpustem, a kończy odźwiernikiem. Główna część żołądka jest nazywana trzonem. Górna część żołądka jest nazywana dnem, a dolna częścią przedodźwiernikową (*antrum*). Żołądek bierze udział w trawieniu przez wydzielanie kwasu solnego, pepsyny i szeregu hormonów żołądkowo-jelitowych, takich jak gastryna.

Definicje procedur klinicznych i laboratoryjnych

Achlorhydria. Bezsoczność. Wydzielnicza niewydolność żołądka, który jest niezdolny do wytwarzania kwasu solnego.

Anoreksja. Jadłowstręt. Utrata apetytu albo odmowa spożywania pokarmu.

Biegunka. Wzrost częstotliwości oddawania stolca lub jego objętości. W krajach zachodnich oznacza to zazwyczaj, że dzienna waga stolca przekracza 300 g i zawiera więcej wody. Uważa się, że stolec jest odlewem jelita grubego, zachowującym jego kształt.

Endoskopia. Badanie wnętrza organów jamistych z użyciem giętkiego albo sztywnego endoskopu. Zależnie od badanego narządu, procedury endoskopowe noszą nazwy ezofagoskopii, rektoskopii, kolonoskopii - wziernikowanie jelita grubego.

Hematochezja. Krwiste stolce.

Laparoskopia. Procedura wizualizacji narządów wewnętrznych z użyciem endoskopu - instrumentu wprowadzonego do jamy otrzewnej przez ścianę brzucha.

Mdłości. Nudności. Nieprzyjemne subiektywne uczucie w gardle albo nadbrzuszu, zazwyczaj poprzedzające wymioty.

Niedrożność jelit (*ileus*). Niezdolność jelita do obwodowego transportu zawartości z powodu zaburzeń perystaltyki jelit (niedrożność adynamiczna lub porażenna).

Niestrawność. Dyspepsja. Termin używany do określenia zespołu różnorodnych objawów z nadbrzusza, dotyczących górnego przewodu pokarmowego i żołądka. Te objawy obejmują: ból w jamie brzusznej, wzdęcia, nudności albo poczucie dyskomfortu po jedzeniu.

Nietrzymanie stolca. Mimowolne wypróżnianie się osób dorosłych albo dzieci starszych (w wieku powyżej 4 lat).

Ruminacja. Przeżuwanie. Jest to proces ponownego żucia już połkniętego pokarmu bez mdłości i wymiotów.

Smoliste stolce (*melena*). Oddawanie czarnych stolców, zwykle z powodu krwawienia w górnym odcinku przewodu pokarmowego. Czarny kolor stolca wynika z interakcji kwasu solnego z krwią w żołądku albo jelicie cienkim.

Utrudnienie połykania. Dysfagia. Subiektywne wrażenie trudności w połykaniu pokarmu albo płynów. Utrudnienie może być spowodowane przez anatomiczną przeszkodę w przełyku lub zaburzenia motoryki przełykowej.

Wymioty. Gwałtowne wydalenie zawartości górnego odcinka przewodu pokarmowego. Zwykle jest poprzedzone mdłościami. Spowodowane przez mimowolne skurcze mięśni brzucha i klatki piersiowej przy rozluźnieniu zwieraczy przełykowych. Jeśli zawartość nie jest wydalona, proces jest nazywany odruchem wymiotnym albo suchymi wymiotami.

Wymioty krwawe (*hematemesis*). Wymioty zawierające krew.

Wzdęcie (*flatulence*). Nadmierne oddawanie gazów przez odbyt.

Zaparcie. Zredukowana częstość wypróżniania, spowodowana zwolnionym pasażem zawartości jelit. Dla celów praktycznych przyjmuje się, że oznacza mniej niż trzy defekacje na tydzień.

Choroby układu pokarmowego

Achalazja. Niezdolność do rozluźnienia dolnego zwieracza przełyku lub jego skurcz, który może spowodować utrudnienie połykania (dysfagię) i poszerzenie przełyku.

Angiodysplazja. Nabyta anomalia naczyniowa starszych osób, najczęściej umiejscowiona w jelicie grubym. Przyczyna utajonego krwawienia jelitowego.

Atrezja. Wrodzony brak światła narządu jamistego (np. atrezja przełykowa lub jelitowa) albo ujścia (np. atrezja odbytu).

Celiakia. Znana również jako choroba trzewna albo choroba glutenowa jelit. Autoimmunologiczna choroba jelit, charakteryzująca się zaburzeniami wchłaniania, powiązana z nietolerancją pewnych składników zbóż (glutenina, gliadyna).

Choroba Leśniowskiego i Crohna. Zapalna choroba jelita nieznanego pochodzenia. Obejmuje ścianę jelita i zwykle zajmuje końcowy odcinek jelita krętego.

Dziedziczny rak jelita grubego nie związany z polipowatością (*hereditary nonpolyposis colorectal cancer* – HNPCC). Dziedziczony autosomalnie dominująco zespół chorobowy występowania raków gruczołowych jelita grubego. Zależny od mutacji genowej i genetycznej niestabilności mikrosatelitów.

Hemoroidy. Poszerzenie żył wewnętrznego albo zewnętrznego splotu hemoroidalnego, często z obecnością zakrzepów.

Niedobór laktazy. Niedostatek laktazy jelitowej w błonie śluzowej; objawia się biegunką spowodowaną przyjmowaniem mleka albo jego przetworów.

Niedokrwienne choroby jelita. Zmiany jelitowe, które zależą od ostrego albo przewlekłego niedokrwienia, zazwyczaj spowodowane procesem miażdżycowym, zwężającym światło tętnic jelitowych albo procesem zakrzepowym i zatorowym. Objawiają się pod postacią niewielkich zaburzeń czynnościowych (np. ból, kolka, biegunka lub zaparcie), obecnością krwi w stolcu albo katastrofalną rozległą martwicą jelit.

Niedrożność. Zaburzenia transportu treści jelitowej w przewodzie pokarmowym, polegające na braku przechodzenia zawartości jelita z powodu bariery mechanicznej. Spowodowana przez guzy, zastój kału (zaparcie), ciała obce albo zrosty jelitowe, uwięźnięcie przepukliny i wgłobienie.

Nowotwory podścieliskowe przewodu pokarmowego (*gastrointestinal stromal tumors* – GIST). Łagodne albo złośliwe guzy z niezróżnicowanych komórek podścieliska Występują w przewodzie pokarmowym od przełyku do odbytu, a także w krezce i pozajelitowych okolicach jamy brzusznej.

Nowotwory przewodu pokarmowego. Guzy powstające w przewodzie pokarmowym, w tym łagodne guzy (gruczolaki cewkowe i kosmkowe); raki gruczołowe przełyku, żołądka i jelit; płaskonabłonkowe nowotwory złośliwe przełyku; rakowiaki i nowotwory złośliwe neuroendokrynne; chłoniaki i różne łagodne i złośliwe guzy podścieliska.

Nowotwór złośliwy jelita grubego i prostnicy. Rak gruczołowy (*adenocarcinoma*), powstający w różnych odcinkach jelita grubego.

Nowotwór złośliwy przełyku. Rak gruczołowy albo rak płaskokomórkowy, najczęściej umiejscowiony w jednej trzeciej dolnej przełyku.

Nowotwór złośliwy żołądka. Rak gruczołowy, powstający w różnych częściach żołądka.

Odma brzuszna (*pneumoperitoneum*). Nagromadzenie powietrza wewnątrz jamy brzusznej, zazwyczaj z powodu przedziurawienia żołądka albo jelit.

Przełyk Barretta. Choroba przełyku polegająca na metaplazji jelitowej normalnego nabłonka płaskiego.

Przepuklina. Wysunięcie się (protruzja) zawartości brzucha (np. pętli jelitowej) na zewnątrz jamy brzusznej. Obejmuje przepukliny pachwinowe, przeponowe i pępkowe, lecz także kilka innych mniej częstych postaci.

Rakowiak. Niskiego stopnia złośliwości guz z komórek neuroendokrynnych. Może występować w każdej części przewodu pokarmowego, oskrzelach, ale najczęściej jest umiejscowiony w jelicie cienkim.

Refluks żołądkowo-przełykowy, choroba refleksowa (*gastroesophageal reflux disease* – GERD). Zespół objawów klinicznych powiązanych ze zwrotnym napływem kwaśnej treści żołądkowej do przełyku z powodu zaburzeń funkcji dolnego zwieracza przełyku, przepukliny przeponowej albo wzrostu ciśnienia śródbrzusznego, zwiększającego ciśnienie w żołądku.

Rodzinna polipowatość jelita grubego. Zespół autosomalny dominujący, którego charakterystyczną cechą jest występowanie wielorakich polipów, niezmiennie prowadzących do rozwoju raka okrężnicy.

Wrzodziejące zapalenie jelit. Zapalna choroba jelita nieznanego pochodzenia, obejmująca jelito grube, w postaci zlewających się owrzodzeń śluzówki.

Wrzód. Uszkodzenie błony śluzowej, spowodowane przez niedokrwienie, infekcję lub złożone mechanizmy nerwowo-hormonalne we wrzodach trawiennych żołądka i dwunastnicy.

Wrzód trawienny. Wieloczynnikowa choroba zapalna, często spowodowana zakażeniem *Helicobacter pylori*, powodująca krwawienia z błony śluzowej dwunastnicy i żołądka.

Zapalenie jelit (*enteritis*). Zapalenie jelita cienkiego, które może obejmować całe jelito cienkie albo jedynie jakąś jego część (np. zapalenie dwunastnicy, zapalenie jelita krętego). Występuje często wraz z zapaleniem okrężnicy oraz zapaleniem jelita cienkiego i okrężnicy, stąd nazwa *enterocolitis*. Typowym objawem ostrego zapalenia jest biegunka, a jeśli występuje przewlekle – wiąże się z zaburzeniami wchłaniania. Etiologia może być zakaźna, autoimmunologiczna (np. celiakia) albo idiopatyczna (np. choroba Crohna).

Zapalenie okrężnicy. Zapalenie jelita grubego. Może być ostre albo przewlekłe, rozlane lub odcinkowe; spowodowane przez infekcję albo toksyny, ale może być także idiopatyczne, jak we wrzodziejącym zapaleniu jelit i chorobie Crohna.

Zapalenie otrzewnej. Zapalenie otrzewnej jamy brzusznej, które może być spowodowane przez zakażenie i substancje chemiczne (sterylne zapalenie otrzewnej).

Zapalenie żołądka. Zapalenie błony śluzowej żołądka. Dzieli się je na ostre lub przewlekłe, zanikowe albo przerostowe, nadżerkowe lub nieerozyjne; spowodowane przez infekcje (np. *Helicobacter pylori*), substancje chemiczne i leki (np. alkohol i leki niesteroidowe przeciwzapalne) albo mechanizmy autoimmunologiczne.

Zespolenie. Anastomoza. Połączenie chirurgiczne między dwoma narządami jamistymi, umożliwiające przechodzenie treści pokarmowej.

Zespół jelita drażliwego. Zaburzenia czynnościowe nieznanego pochodzenia, z charakterystycznymi powracającymi atakami bólu w jamie brzusznej, wzdęciami i biegunką, naprzemiennie z zaparciem.

Zespół poposiłkowy (*dumping syndrome*). Zespół spowodowany przez szybki pasaż treści z żołądka do jelita cienkiego, najczęściej spotykany u chorych po częściowej resekcji żołądka z zespoleniem żołądkowo-jelitowym. Klinicznie charakteryzuje się zawrotami głowy, poceniem się, nudnościami, częstoskurczem i następowo biegunką.

Zespół złego wchłaniania. Malabsorpcja. Żołądkowo-jelitowy zespół charakteryzujący się zaburzeniami wchłaniania substancji odżywczych i płynów z jelit. Może być spowodowany przez choroby jelit, trzustki, dróg żółciowych albo żołądka.

Zwężenie odźwiernika. Zwężenie odźwiernikowej części żołądka z powodu rozrostu lub przerostu zwieracza odźwiernika. Najczęściej spotykany u niemowląt płci męskiej.

Żylaki (*varices*). Nadmiernie poszerzone żyły, zazwyczaj znajdujące się w przełyku, żołądku albo splocie żylnym prostnicy i odbytu.

Prawidłowa struktura i funkcja

ANATOMIA I HISTOLOGIA

Układ pokarmowy obejmuje głównie narządy jamiste rozciągające się od ust do odbytu. Obszar układu pokarmowego to także narządy gruczołowe, takie jak: gruczoły ślinowe, wątroba i trzustka, związane czynnościowo z jego zasadniczą częścią (ryc. 7-2). W rozdziale tym omówiono tylko zasadniczą część układu pokarmowego; wątroba i trzustka zostaną opisane w następnym rozdziale.

Układ pokarmowy można dla praktycznych celów podzielić na dwie części: górną i dolną.

Odcinek górny obejmuje jamę ustną, gardło, przełyk, żołądek i dwunastnicę. Narządy te biorą udział w przyjmowaniu i początkowym etapie trawienia pokarmu. Jama ustna i gardło mogą być zbadane fizykalnie. Przełyk, żołądek i dwunastnica mogą być uwidocznione za pomocą endoskopii, z użyciem fiberoskopowej gastroskopii. Jama ustna i gardło znajdują się w obszarach głowy i szyi, przełyk zaś przechodzi z szyi przez klatkę piersiową do okolicy przepony. Żołądek i dwunastnica znajdują się w jamie brzusznej.

Dolny obszar układu pokarmowego obejmuje jelito cienkie (jelito czcze i jelito kręte), wyrostek robaczkowy, jelito grube i odbyt. W jelicie cienkim odbywają się ostatnie stadia trawienia i wchłanianie substancji odżywczych do krążenia. Odbyt może być zbadany podczas rutynowego badania medycznego. Do wizualizacji jelita grubego używane są rektoskopia i wziernikowanie. Podczas wziernikowania jelita grubego można także uwidocznić końcową część jelita krętego, ale reszta jelita cienkiego nie jest dostępna.

Ściana przewodu pokarmowego składa się z kilku wyraźnych histologicznie warstw ułożonych w podobny sposób od gardła do odbytu.

Struktura trzewi jest stereotypowa i składa się z czterech głównych warstw: błony śluzowej, błony podśluzowej, warstwy mięśniowej właściwej i błony surowiczej (ryc. 7-3).

- **Błona śluzowa.** Błona śluzowa składa się z **nabłonkowej wyściółki** i tkanki łącznej, tworzącej blaszkę właściwą śluzówki. Jama ustna i przełyk są pokryte nabłonkiem płaskim, stanowiącym zabezpieczenie przed szorstkimi cząstkami pokarmu. W żołądku i jelitach błona śluzowa składa się z komórek gruczołowych wydzielniczych albo absorpcyjnych, które są istotne dla trawienia i wchłaniania pokarmu. Blaszka właściwa (*lamina propria*) jest zbudowana z tkanki łącznej, naczyń i rozrzuconych **komórek tkanki limfatycznej** (*mucosa-associated lymphatic tissue* – **MALT**).
- **Podśluzówka** (*submucosa*). Zbudowana jest z luźnej tkanki łącznej, zawierającej liczne naczynia krwionośne i chłonne, komórki MALT i **podśluzówkowe sploty nerwowe (Meissnera).** Podśluzówka stanowi ważną drogę dla krwi i chłonki, które wchodzą lub opuszczają błonę śluzową.
- **Warstwa mięśniowa** (*muscularis propria*). Warstwa mięśniowa przełyku, jelita cienkiego i grubego składa się z wewnętrznej warstwy okrężnej i zewnętrznej podłużnej warstwy mięśniówki gładkiej. Żołądek ma dodatkową, ukośną, środkową warstwę mięśni gładkich. **Splot śródmięśniowy** (*myenteric plexus,* Auerbacha) znajduje się pomiędzy warstwami mięśniówki jelita.

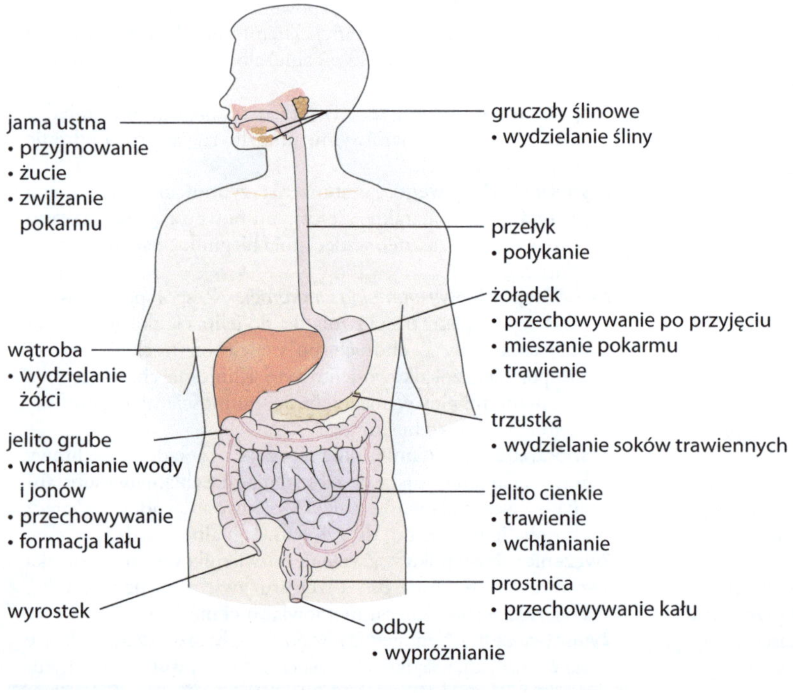

Ryc. 7-2. Główne składowe przewodu pokarmowego.

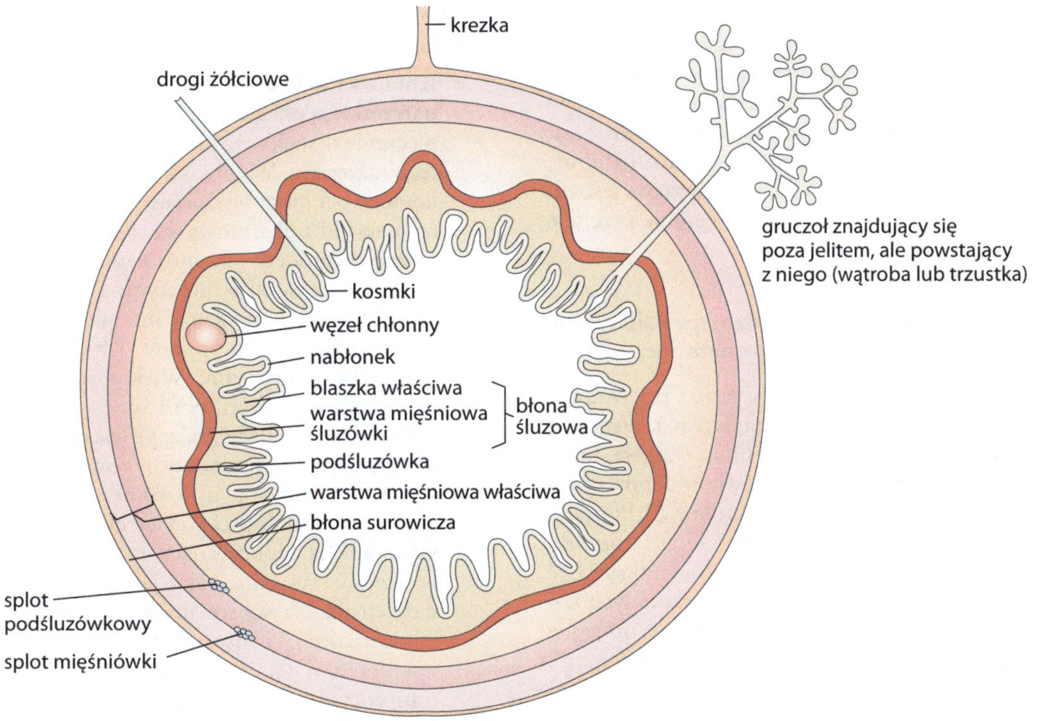

Ryc. 7-3. Przekrój poprzeczny jelitowej części przewodu pokarmowego. Związany strukturalnie z wątrobą i trzustką, ukazanymi schematycznie.

- **Błona surowicza.** Zewnętrzna powierzchnia żołądka i jelit jest pokryta warstwą nabłonka surowiczego, leżącego na luźnej tkance łącznej, która oddziela ją od warstwy mięśniowej. Przełyk nie ma błony surowiczej, jest okryty tkanką łączną zwaną **przydanką.** Obecność błony surowiczej w jamie brzusznej ułatwia płynny ruch jelit, ponieważ podczas ruchów robaczkowych umożliwia ich ślizganie się.

Przewód pokarmowy jest podzielony na kilka czynnościowych podjednostek przez gładkomięśniowe zwieracze, odpowiedzialne za pasaż zawartości z jednego do drugiego obszaru.

Zwieracze są pogrubioną warstwą mięśniówki okrężnej położonej w ważnych miejscach przewodu pokarmowego. Zwieracze rozdzielają poszczególne części, tym samym regulując jednokierunkowy przepływ treści i zapobiegając jej zwrotnemu transportowi. Najważniejsze zwieracze:

- **Zwieracz górny przełyku.** Umiejscowiony w górnym odcinku przełyku i składający się z mięśniówki poprzecznie prążkowanej. Jego napięcie zależy od impulsów z pozazwojowych włókien nerwowych nerwu błędnego. Zwieracz ten uczestniczy w odruchu połykowym i zapobiega zwrotnemu transportowi połkniętego pokarmu z przełyku do gardła.
- **Zwieracz dolny przełyku.** Umiejscowiony przy połączeniu przełyku z żołądkiem; jego rozluźnienie podczas połykania pozwala na przechodzenie pokarmu z przełyku do żołądka. Zapobiega również refluksowi, zarzucaniu żołądkowo-przełykowemu. Znajduje się pod kontrolą unerwienia wewnętrznego, na które ma wpływ nerw błędny.
- **Zwieracz odźwiernika.** Znajduje się na końcu części przedodźwiernikowej żołądka. Reprezentuje pogrubioną środkową warstwę żołądkowej mięśniówki właściwej. Rozluźnienie tego zwieracza pozwala na przejście treści żołądka z żołądka do dwunastnicy.
- **Zwieracz biodrowo-kątniczy (*zastawka*).** Jelito cienkie nie ma własnych zwieraczy a pierwszym zwieraczem, który zawartość jelita napotyka po opuszczeniu żołądka, jest zastawka krętniczo-kątnicza. Reguluje ona przepływ treści z jelita cienkiego do jelita grubego. Jej rozluźnienie zachodzi po rozciągnięciu jelita krętego przez treść pokarmową, a skurcz zachodzi przy rozciąganiu kątnicy.

Uwaga

> Jelito cienkie, najdłuższa część przewodu pokarmowego, nie ma zwieraczy.

> Jelito grube także nie ma zwieraczy. Podzielone jest przez mięśnie gładkie na zespoły workowatych segmentów, zwanych haustrami.

- **Wewnętrzne i zewnętrzne zwieracze odbytu.** Funkcja tych zwieraczy polega na zapobieganiu mimowolnemu oddawaniu kału – podczas wypróżnienia rozluźniają się, pozwalając na oddanie stolca. Zwieracz zewnętrzny składa się z mięśniówki szkieletowej, a jego skurcz jest pod kontrolą świadomości. Kiedy zostaje rozluźniony, następuje wypróżnienie. Zwieracz wewnętrzny jest zależny od odruchu oddawania stolca, reguluje przejście kału do kanału odbytniczego.

Śluzówka żołądka i jelit zawiera bardzo specjalistyczne komórki, ułożone w swoiste struktury anatomiczne.

Jama ustna i przełyk z jednej strony i odbyt kończący przewód pokarmowy z drugiej są wyścielone przez nabłonek płaski. Wszystkie inne części przewodu pokarmowego mają błonę śluzową, która zawiera, z niewielkimi modyfikacjami, pięć wkomponowanych w otoczenie typów komórek: (1) komórki ochronne, (2) komórki absorpcyjne, (3) komórki zewnątrzwydzielnicze, (4) komórki wewnątrzwydzielnicze i (5) komórki macierzyste, mogące być prekursorami wszystkich innych bardziej zróżnicowanych komórek. Oczywiście niektóre komórki wykonują więcej niż jedną czynność i mogą należeć do kliku wymienionych kategorii. Tych pięć typów komórek umiejscowionych w jelicie cienkim pokazano schematycznie na ryc. 7-4.

Uwaga

> Wymienione cechy histologiczne różnych części przewodu pokarmowego są wystarczająco charakterystyczne, aby pozwolić patologowi na rozpoznanie pochodzenia okazanej tkanki.

Główne cechy komórek nabłonkowych przewodu pokarmowego:

- **Komórki ochronne.** Jama ustna i przełyk są pokryte **nabłonkiem płaskim**, którego główną funkcją jest zabezpieczenie tkanek przed niepożądanymi skutkami przyjętego materiału. W żołądku i jelicie główne nabłonkowe komórki ochronne wydzielają śluz. Nie można zapomnieć, że przewód pokarmowy zawiera komórki immunologiczne, limfocyty i komórki plazmatyczne (związana ze śluzówką tkanka limfatyczna – **MALT**). Komórki nienabłonkowe wykazują interakcję z nabłonkowymi i przyczyniają się do poprawy ich funkcji obronnej.
- **Komórki absorpcyjne.** Większość wchłaniania zachodzi w jelicie cienkim, ponieważ w tej części przewodu pokarmowego przeważają **powierzchniowe komórki absorpcyjne (enterocyty)**. Powierzchnia komórek w świetle jelita ma **mikrokosmki**, które zwiększają absorpcyjne zdolności powierzchni błony komórkowej. **Glikokaliks**, pokrywający mikrokosmki, jest bogaty w enzymy trawienne, takie jak disacharydazy i dipeptydazy, co ułatwia wchłanianie węglowodanów. Jelito grube zawiera komórki absorpcyjne, których główną funkcją jest bierne wchłanianie zwrotne wody, będące skutkiem transportu czynnego sodu ze światła jelita.
- **Komórki zewnątrzwydzielnicze, egzokrynne.** Znajdują się we wszystkich częściach przewodu pokarmowego poniżej przełyku.
  - W **żołądku** do pierwotnych komórek zewnątrzwydzielniczych należą komórki okładzinowe i komórki główne. Komórki okładzinowe żołądka wydzielają **kwas solny**, główny składnik żołądkowego soku trawiennego i **czynnik wewnętrzny**, który jest niezbędny do

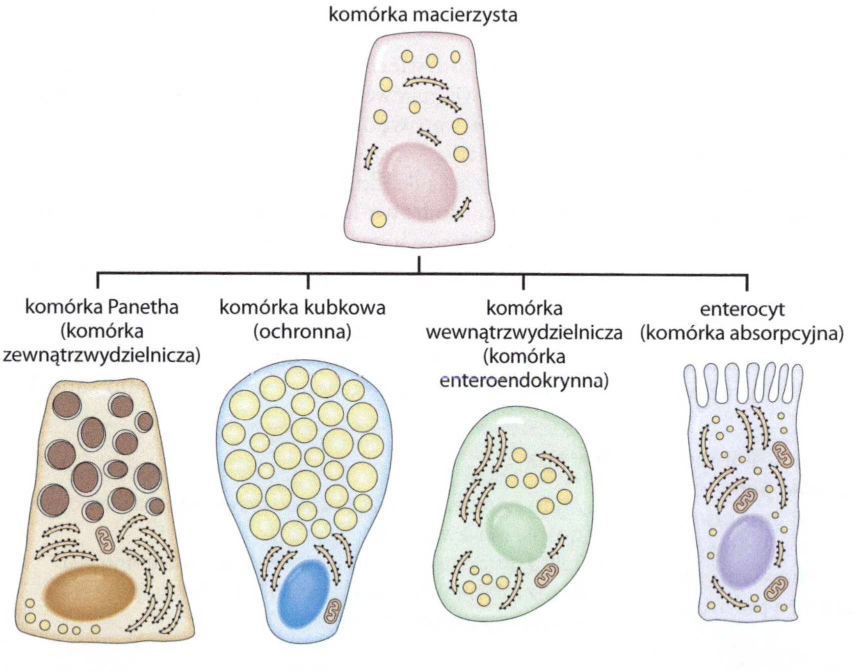

Ryc. 7-4. Komórki błony śluzowej jelita cienkiego. Na rysunku pokazano pięć typów komórek obecnych w jelicie cienkim. Inne części jelita i żołądka zawierają innego rodzaju komórki, ale wszystkie można zakwalifikować do poszczególnych grup: ochronnych, zewnątrzwydzielniczych, wewnątrzwydzielniczych, absorpcyjnych lub macierzystych.

wchłaniania witaminy B_{12} w jelicie krętym. **Komórki główne** żołądka, znajdujące się tylko w gruczołach dna i trzonu żołądka, wydzielają **pepsynę, lipazę** i kilka innych enzymów ważnych dla początkowego trawienia pokarmu. W szyjce gruczołów żołądkowych znajdują się **komórki wydzielające śluz**, który zawiera glikoproteiny i glikozaminoglikany pokrywające powierzchnię śluzówki. Śluz jest elementem **bariery śluzówkowej żołądka**, która zabezpiecza błonę śluzową przed autolizą przez kwas solny i enzymami trawiennymi wydzielanymi przez inne komórki żołądka.

- W **jelicie cienkim** znajdują się komórki wydzielnicze, takie jak **komórki Panetha** i wydzielające śluz komórki kubkowe oraz enterocyty (powierzchniowe komórki absorpcyjne), które mogą także spełniać inne funkcje. Czynność **komórek Panetha** nie została do końca wyjaśniona. Śluz wytworzony przez komórki śluzowe ma działanie ochronne i ułatwia transport. Śluz zawiera również substancje bakteriobójcze, takie jak immunoglobulina A, wytworzona przez komórki plazmatyczne znajdujące się w jelitowej błonie śluzowej. W odróżnieniu od enterocytów pokrywających powierzchnię kosmków biorących udział we wchłanianiu enterocyty znajdujące się w kryptach jelitowych uczestniczą w egzocytozie płynów i substancji mineralnych. Komórki wydzielają około 3 l płynu dziennie do światła jelit. Egzocytoza obejmuje kilka mechanizmów, a w szczególności: **transport aktywny, dyfuzję prostą i ułatwioną.**
- **Jelito grube** zawiera liczne komórki kubkowe, których główną funkcją jest wytwarzanie śluzu. Śluz chroni śluzówkę jelit i ułatwia transport zestalonego kału.

- **Komórki wewnątrzwydzielnicze.** Komórki te są częścią rozproszonego w przewodzie pokarmowym układu enteroendokrynnego. Podobne komórki znajdują się w drogach oddechowych i w komórkach wysp trzustkowych. Komórki enteroendokrynne wydzielają **aminy biogenne**, takie jak histamina i serotonina, i hormony polipeptydowe, które można podzielić na (1) prawdziwe hormony, (2) hormony parakrynne i (3) hormony neurokrynne (tab. 7-1).
  - **Prawdziwe hormony** są uwalniane do układu krążenia, a ich działanie dotyczy odległych narządów docelowych. Na przykład dwunastnica wydziela cholecystokininę (CCK) i sekretynę; dostają się one do krwi i działają na receptory znajdujące się w trzustce i drogach żółciowych.
  - **Hormony o działaniu parakrynnym** działają na sąsiednie komórki, znajdujące się blisko tych, które je wytworzyły. Na przykład somatostatyna jest hormonem wytwarzanym przez wiele komórek enteroendokrynnych i działa przez hamowanie funkcji przyległych komórek.
  - **Hormony neurokrynne** działają na komórki mięśni gładkich i komórki zewnątrzwydzielnicze przez naśladowanie działania unerwienia współczulnego i przywspółczulnego. Na przykład wazoaktywny polipeptyd jelitowy (VIP) pobudza egzocytozę komórek jelita i rozluźnia okrężną warstwę mięśniówki gładkiej. Enkefaliny mają odwrotne działanie. Większość hormonów neurokrynnych w rzeczywistości jest syntetyzowana przez komórki nerwowe w ścianie jelita.

Tabela 7-1. Hormony polipeptydowe przewodu pokarmowego

HORMON	GŁÓWNE ŹRÓDŁO	KOMÓRKA ALBO NARZĄDY DOCELOWE	DZIAŁANIE
Cholecystokinina	dwunastnica i jelito czcze	trzustka pęcherzyk żółciowy	wydzielanie pęcherzykowe enzymów ↑ skurcz ↑
Sekretyna	dwunastnica i jelito czcze	trzustka żołądek	wydzielanie wody i HCO_3^- ↑
Gastryna	komórki G w *antrum* żołądka	komórki okładzinowe żołądka	wydzielanie H^+ ↑
Hormon uwalniający gastrynę	zakończenia nerwu błędnego	komórki G *antrum*	uwalnianie gastryny ↑
Motylina	jelito cienkie	zwieracz przełyku, żołądek i dwunastnica	skurcz mięśni gładkich ↑
Somatostatyna	komórki D żołądka, dwunastnicy, trzustki	żołądek jelito cienkie	uwalnianie gastryny ↓ wydzielanie ↓ rozkurcz mięśni gładkich ↑
Wazoaktywny peptyd jelitowy	komórki nerwowe przewodu pokarmowego	jelito cienkie trzustka	relaksacja mięśni gładkich ↑ egzocytoza w jelicie cienkim ↑ wydzielanie trzustkowe ↑

Unerwienie przewodu pokarmowego zawiera składowe wewnętrzne i zewnętrzne podlegające wzajemnej interakcji i współdziałaniu z komórkami neuroendokrynnymi.

Unerwienie wewnętrzne obejmuje niezależny, autonomiczny układ nerwowy zwojów i splotów podśluzówkowych i śródmięśniowych oraz tzw. śródmiąższowe komórki Cajala, które zachowują się jak wewnętrzne komórki rozrusznikowe. Sploty przewodu pokarmowego zawierają neurony czuciowe i motoryczne. Komórki czuciowe reagują na miejscowe bodźce, takie jak rozciąganie jelit przez pokarm, przekazując impulsy do komórek motorycznych albo jelitowych komórek neuroendokrynnych, które regulują zarówno skurcz, jak i rozkurcz komórek mięśni gładkich.

Unerwienie zewnętrzne obejmuje składowe współczulne i przywspółczulne. Nerwy współczulne uwalniają katecholaminy, które hamują skurcze komórek mięśni gładkich. Nerwy przywspółczulne są cholinergiczne i pobudzają skurcz mięśni gładkich.

Unerwienie współczulne bierze swój początek z czterech zwojów nerwowych: trzewnego, krezkowego górnego i dolnego oraz podbrzusznego. Adrenergiczne bodźce z tych zwojów nerwowych działają na komórki nerwowe splotów mięśniowych i podśluzówkowych albo bezpośrednio na komórki mięśni gładkich i wewnątrzwydzielnicze oraz zewnątrzwydzielnicze komórki błony śluzowej (ryc. 7-5).

Unerwienie przywspółczulne pochodzi z nerwu błędnego, który unerwia górną część przewodu pokarmowego, i z nerwów miednicznych, które unerwiają jelito grube i odbyt. Układ przywspółczulny ma długie włókna przedzwojowe, które dochodzą do zwojów nerwowych ścian przewodu pokarmowego. Jelitowe neurony wewnętrzne przetwarzają zewnętrzne bodźce i przenoszą je do komórek mięśni gładkich, a także do innych komórek efektorowych, takich jak komórki neuroendokrynne i zewnątrzwydzielnicze śluzówki. Należy pamiętać, że **nerw błędny** zawiera 75% włókien czuciowych, a jedynie 25% odprowadzających. Jest to główna droga bólu i innych bodźców czuciowych, które dochodzą do ośrodkowego układu nerwowego z mechanoreceptorów i chemoreceptorów przewodu pokarmowego. Stanowi to ważny element tzw. **odruchów wagowagalnych**, odpowiedzialnych za ważne objawy klinicznie, takie jak mdłości, wymioty czy niedrożność porażenna.

FIZJOLOGIA

Układ pokarmowy wykonuje dwie główne czynności: dostarcza substancji odżywczych do organizmu i eliminuje nie strawione części pokarmu i końcowe produkty przemiany materii. Te dwie główne funkcje można osiągnąć przez koordynację kilku podstawowych fizjologicznych procesów. Są to:

- **Motoryka.** Perystaltyka. Muskulatura UP składa się w przeważającej mierze z mięśni gładkich, stąd większość jego ruchów jest mimowolna. Motoryka podlega kontroli autonomicznego układu nerwowego i wewnętrznemu unerwieniu splotów; skoordynowana jest za pomocą odruchów podlegających ośrodkom rdzenia i mostu.
- **Wydzielanie.** Różne obszary UP spełniają różne funkcje, zatem wydzielina żołądka musi się różnić od wydzieliny jelita cienkiego. Należy pamiętać, że gruczoły ślinowe, wątroba i trzustka wydzielają pokaźne ilości soków trawiennych, które są niezbędne do prawidłowego trawienia.
- **Transport jelitowy płynów i elektrolitów.** Do UP dostaje się dziennie ogromna objętość płynów, przeważnie podlegających resorpcji. Pozostaje jedynie 200 g produktów trawienia, usuwanych przez wypróżnienie.
- **Trawienie.** Rozpad pokarmu do podstawowych substancji odżywczych jest warunkiem wstępnym ich wchłaniania.

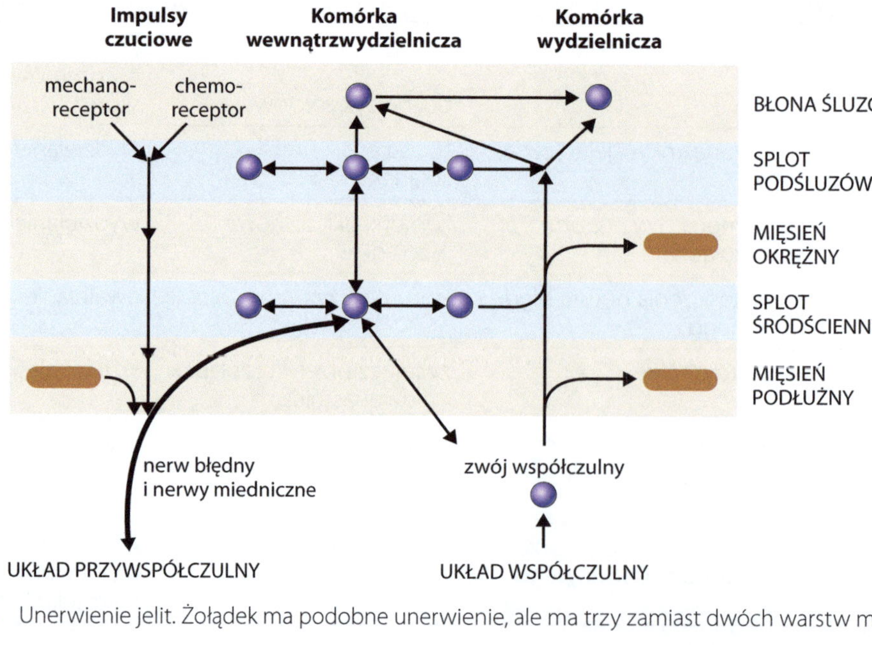

Ryc. 7-5. Unerwienie jelit. Żołądek ma podobne unerwienie, ale ma trzy zamiast dwóch warstw mięśniowych.

- **Wchłanianie.** To ostatni etap, w którym następuje przyswajanie płynów, minerałów, witamin, leków i innych substancji egzogennych.
- **Wypróżnienie.** Eliminacja nie strawionych substancji odżywczych i końcowych produktów przemiany materii przez odbyt.

Przetwarzanie pokarmu zaczyna się od żucia i połykania.

Motoryka górnego odcinka PP uczestniczy w przetwarzaniu i trawieniu jedzenia. Proces ten dzieli się na kilka etapów:

- **Przyjmowanie.** Spożycie pokarmu stałego następuje w większości przypadków przez wprowadzenie go do jamy ustnej i żucie, a płynów – przez połknięcie.
- **Żucie (przeżuwanie).** Rozdrobnienie pokarmu stałego do niewielkich kęsów jest znakomicie skoordynowanym procesem ruchów szczęk, znanym jako żucie. Proces ten jest częściowo oparty na ruchach dowolnych, a po części odruchowych (**odruch żucia**), koordynowanych przez ośrodki pnia mózgu. Wymaga skoordynowanej akcji mięśni, takich jak mięśnie żwacze, skroniowe i skrzydłowe przyśrodkowe.
- **Połykanie.** Pokarm, który został rozdrobniony do niewielkich kęsów, ulega połknięciu. Połykanie odbywa się w trzech etapach: początkowa faza dowolna (ustna) poprzedza dwie fazy mimowolne (gardłową i przełykową) (ryc. 7-6).
  - **Faza ustna.** Podczas żucia język tworzy bolus (kęs) i spycha go do części ustnej gardła.
  - **Faza gardłowa.** Wejście pokarmu do części ustnej gardła uruchamia ośrodek połykania w rdzeniu przedłużonym i dolnej części mostu, który jest odpowiedzialny za przesuwanie kęsów pokarmu do przełyku. Jednocześnie odruch ten prowadzi do zamknięcia głośni i strun głosowych, tak że pokarm nie może się dostać do układu oddechowego.
  - **Faza przełykowa.** Wejście pokarmu do przełyku aktywuje odruchy perystaltyczne przełyku. Występują dwa rodzaje perystaltyki przełyku: pierwotna i wtórna. **Perystaltykę pierwotną** zapoczątkowuje połykanie, pozostające pod kontrolą nerwu błędnego i rdzeniowego ośrodka połykania. Wprowadzenie pokarmu do przełyku powoduje skurcz zwieracza, który zapobiega jego zwrotnemu przechodzeniu do gardła (ryc. 7-7). Perystaltyka pierwotna jest wolna, ale kiedy osoba je w wyprostowanej pozycji, pokarm przechodzi szybciej z powodu siły ciężkości. Należy pamiętać, że nerw błędny kontroluje zarówno mięśnie poprzecznie prążkowane w górnej części przełyku, jak i mięśnie gładkie. Wagotomia znosi perystaltykę pierwotną przełyku. **Perystaltyka wtórna** – wprowadzenie pokarmu do przełyku – aktywuje mechanoreceptory rozciągowe. Zależy to od unerwienia śródściennego, a wagotomia nie znosi tego rodzaju perystaltyki. Motoryka przełyku tego typu powoduje rozkurcz dolnego zwieracza przełyku; zwieracz pozostaje rozluźniony do czasu, gdy pokarm nie przejdzie do żołądka. Ponowny skurcz zwieracza następuje po przejściu pokarmu, co zabezpiecza przed refluksem treści.

W żołądku pokarm ulega zmianom struktury do półpłynnej treści (*chyme*), która przechodzi do dwunastnicy.

Żołądkowa obróbka pokarmu wymaga kilku procesów, które polegają na właściwej perystaltyce warstw mięśniowych i funkcjonowaniu komórek śluzówkowych. Wyróżniamy kilka wyraźnych etapów tego procesu:

- **Wypełnianie.** Połykanie pokarmu zapoczątkowuje odruch wagowagalny, który prowadzi do rozluźnienia dolnego przełyku w bliższej części żołądka. Proces ten jest zwany **rozluźnieniem przyjęcia**. Wprowadzenie pokarmu do żołądka powoduje czynne poszerzenie dna, zwane **akomodacją żołądka**. Uważa się, że to poszerzenie dna zależy od unerwienia wewnętrznego i jest modulowane przez nerw błędny (ryc. 7-8).
- **Mieszanie.** Skurcze żołądkowe są zapoczątkowane przez rozrusznik, umiejscowiony na krzywiźnie większej i skła-

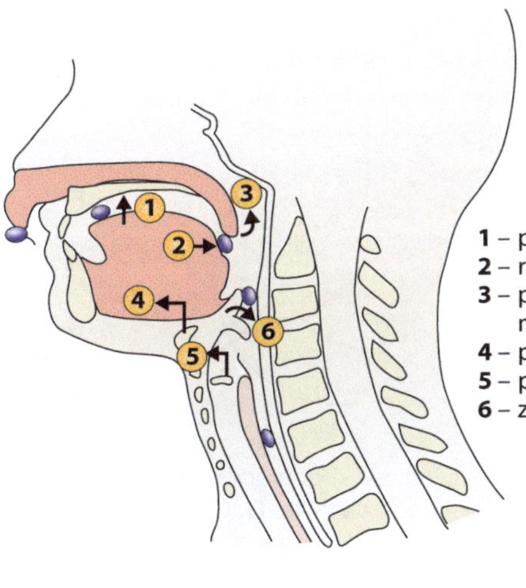

Ryc. 7-6. Odruch połykania. Związany jest z sekwencyjnymi skurczami i rozluźnieniem mięśniówki jamy ustnej i gardła. Ciąg tych zdarzeń opisano liczbowo od 1 do 6.

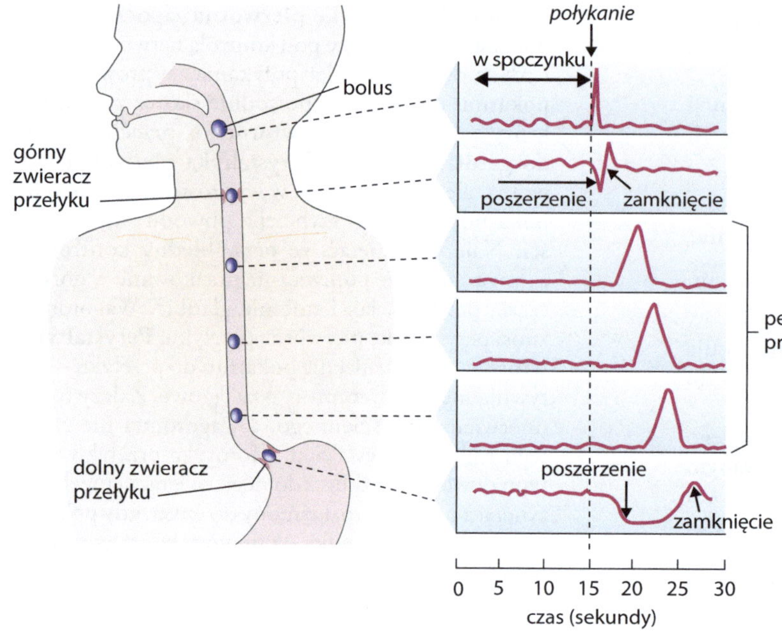

Ryc. 7-7. Przełykowy etap połykania. Zaczyna się od otwarcia górnego zwieracza przełyku, następnie uruchamia się perystaltyka mięśni przełykowych i otwarcie dolnego zwieracza przełykowego. Po przejściu pokarmu dolny zwieracz przełykowy zamyka się, zapobiegając zwrotnemu zarzucaniu soku żołądkowego. Manometryczną rejestrację zmian sekwencyjnych napięcia przełyku pokazano graficznie.

dający się ze śródmiąższowych komórek Cajala. Pod wpływem kwasu solnego pokarm zostaje podzielony na niewielkie kęsy i zamienia się w mieszaninę gruboziarnistej treści. Papka pokarmowa zostaje przesunięta do *antrum*, gdzie jest dalej obrabiana mechanicznie. Pokarm, napotykając zamknięty zwieracz odźwiernika, zapoczątkowuje skurcze *antrum*, które przesuwają pokarm do bliższego żołądka. Cały ten proces dystalnego **przesuwania pokarmu, jego obróbki** – mielenia – i **zwrotnego transportu** powtarza się kilkakrotnie, rozdrabniając pokarm stały do coraz mniejszych cząstek aż do powstania półpłynnej treści, nazywanej **papką** (*chyme*). **Dalsze przejście pokarmu** prowadzi do opróżniania żołądkowego. Można je podzielić na kilka etapów.

- **Opróżnianie żołądkowe.** Podczas mieszania pokarmu zwieracz odźwiernika jest zamknięty tak mocno, jak to jest możliwe. Niemniej małe ilości treści żołądka przechodzą do dwunastnicy. Wejście kwaśnej treści żołądka, szczególnie jeśli zawiera ona tłuszcze i białka, aktywuje **odruch jelitowo-żołądkowy**, który zwalnia opróżnianie

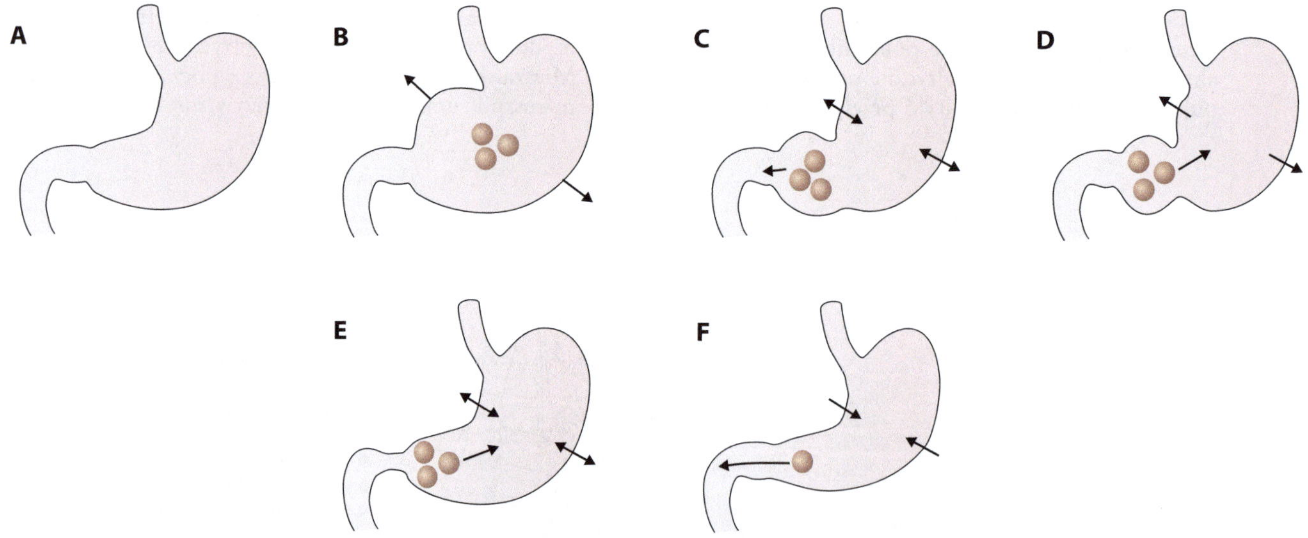

Ryc. 7-8. Trawienie żołądkowe. Wyróżnia się kilka etapów: **A.** Okres międzytrawienny. **B.** Wejście pokarmu powodującego rozciąganie. **C.** Przechodzenie treści do kanału odźwiernika. **D.** Obróbka mechaniczna (*grinding*). **E.** Przepływ wsteczny treści, retropulsja. **F.** Przechodzenie do dwunastnicy.

żołądkowe. Celem fizjologicznym tego odruchu jest zapobieganie przedwczesnemu opróżnianiu żołądka i zbyt szybkiemu wypełnianiu dwunastnicy. W miarę postępów trawienia coraz więcej treści pokarmowej gromadzi się w części przedodźwiernikowej żołądka, powodując jego rozciąganie. Rozluźnienie zwieracza odźwiernika pozwala na przepływ treści do dwunastnicy. Trzeba zauważyć, że opróżnianie żołądkowe podlega również kontroli hormonalnej. Gastryna zwiększa skurcze zwieracza odźwiernika, tym samym zmniejszając opróżnianie żołądkowe. Cholecystokinina i sekretyna, uwolnione z dwunastnicy wypełnionej kwaśną treścią żołądka, również zwalniają opróżnianie żołądkowe.

Obróbka pokarmu w żołądku zależy głównie od działania kwasu solnego.

Kwas solny i pepsyna są głównymi składnikami soku żołądkowego. **Kwas solny** (HCl) działa przez oddzielanie oraz rozkład komórek i macierzy zewnątrzkomórkowej tkanek zwierząt i roślin. Jest również niezbędny do zakwaszania zawartości, co stwarza optymalne warunki do działania **pepsyny**. Działanie pepsyny jest odpowiedzialne za strawienie 10% białka w żołądku.

Białka nie są jedynym składnikiem pokarmu trawionym w żołądku. **Lipaza** żołądkowa rozkłada krótkołańcuchowe kwasy tłuszczowe, ale w zasadzie większość lipidów nie ulega strawieniu w żołądku. Węglowodany są rozkładane w żołądku przez amylazę ślinową do momentu inaktywacji przez kwas. Większość składników pokarmu jest jedynie częściowo trawiona w żołądku i bardzo niewiele ulega absorpcji. Wchłanianie wymaga obecności małych cząsteczek rozpuszczalnych w wodzie; przechodzą one swobodnie z wodą do krwi.

Uwaga

> Alkohol jest rozpuszczalny w wodzie. Ponieważ woda łatwo przekracza barierę śluzówkową żołądka, alkohol zostaje szybko wchłonięty w żołądku.

Wydzielanie soku żołądkowego znajduje się pod kontrolą nerwową i hormonalną.

Wydzielanie soku żołądkowego zachodzi w trzech etapach:

- **Faza głowowa.** Odpowiedzialna mniej więcej za 30% całkowitej odpowiedzi wydzielniczej żołądka. Faza głowowa obejmuje odruch z ośrodkowego układu nerwowego (o.u.n.), który może być zapoczątkowany przez myślenie o pokarmie, jego widok, zapach albo smak. Bodźce są przenoszone przez nerw błędny. Acetylocholina (ACh), uwolniona z zakończeń nerwowych nerwu błędnego, działa bezpośrednio na komórki okładzinowe żołądka, zwiększając wydzielanie HCl (ryc. 7-9). Acetylocholina, uwolniona z zakończeń nerwu błędnego, pobudza rów-

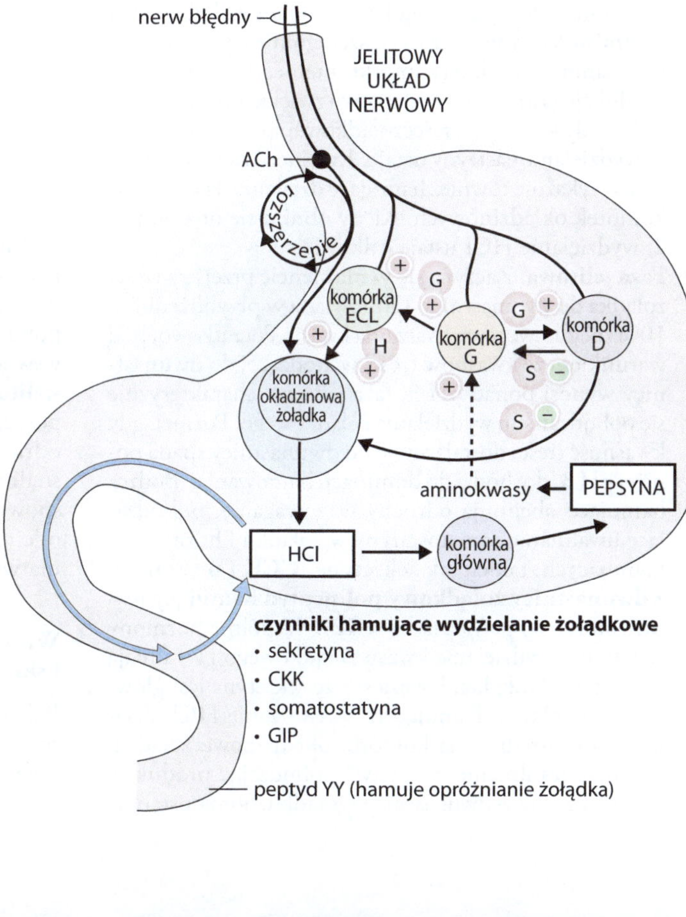

Ryc. 7-9. Wydzielanie żołądkowe pozostaje pod wpływem nerwu błędnego, który bezpośrednio lub pośrednio pobudza komórki okładzinowe żołądka do wydzielania HCl. Rozciąganie żołądka przez pokarm zapoczątkowuje odruchy wagowagalne, które ponadto zwiększają uwalnianie acetylocholiny (ACh) z zakończeń nerwu błędnego przywspółczulnego autonomicznego unerwienia żołądka. Nerw błędny pobudza również komórki enterochromatofilne (ECL) wydzielające histaminę (H), komórki G wydzielające gastrynę (G) i komórki D wydzielające somatostatynę (S). Gastryna pobudza komórki okładzinowe żołądka. Somatostatyna hamuje wydzielanie gastryny i wydzielanie HCl z komórek okładzinowych żołądka. HCl pobudza komórki główne żołądka do wydzielania pepsyny. Obecność pokarmu w dwunastnicy prowadzi do uwolnienia czynników hamujących wydzielanie żołądkowe, takich jak sekretyna, cholecystokinina (CCK), somatostatyna, i peptydu hamującego gastrynę (*gastric inhibiting polypeptide* – GIP). Obecność treści w jelicie krętym prowadzi do uwolnienia peptydu YY, który hamuje opróżnianie żołądkowe.

nież komórki enteroendokrynne, pośrednio pobudzając, a w mniejszym stopniu hamując bodźce wydzielnicze. Pośrednie działanie na komórki okładzinowe żołądka obejmuje wpływ ACh na następujące komórki:

- **Komórki enterochromatofilne** (ECL). Komórki te pobudzone przez ACh uwalniają histaminę. **Histamina** jest najsilniejszym czynnikiem pobudzającym wydzielanie; działa przez wiązanie się z receptorami histaminowymi 2 (H_2) na powierzchni komórek okładzinowych żołądka.
- **Komórki G.** Acetylocholina pobudza również uwalnianie gastryny z komórek G. **Gastryna,** wiążąc się ze swoistymi receptorami komórek okładzinowych żołądka, pobudza je do wydzielania HCl. Gastryna działa również na ECL, pobudzając je do wytwarzania histaminy. Przewlekłe pobudzanie ECL przez gastrynę (np. zespół Zollingera-Elllisona) może nawet spowodować rozrost komórek ECL.
- **Komórki D.** Acetylocholina działa na komórki D, wydzielające somatostatynę. **Somatostatyna** działa na komórki okładzinowe żołądka, hamując wytwarzanie HCl. Hamuje również uwalnianie gastryny z komórek G.

- **Faza żołądkowa.** Zapoczątkowują ją bodźce mechaniczne zainicjowane przez obecność pokarmu w żołądku. W tej fazie aktywność wydzielnicza żołądka jest największa. **Rozciąganie** żołądka aktywuje **odruchy wagowagalne**, powodując uwalnianie ACh, podobnie jak w fazie głowowej. Kwaśne pH treści pobudza uwalnianie pepsyny z komórek głównych żołądka. Pepsyna rozkłada białka do **aminokwasów**, z których szczególnie tryptofan i fenyloalanina pobudzają komórki enteroendokrynne G do produkcji gastryny, co dodatkowo zwiększa wytwarzanie HCl. Gdy kwaśność treści żołądkowej spada poniżej pH 3, wydzielanie gastryny ustaje. Kwaśność zawartości żołądka wykazuje również hamujące działanie na czynność komórek okładzinowych. Kiedy obniża się ona do pH 2, wydzielanie HCI ustaje całkowicie.
- **Faza jelitowa.** Zaczyna się w momencie przejścia treści żołądka do dwunastnicy. Odpowiada w przybliżeniu za 10% żołądkowego wytwarzania kwasu. Początkowo, pod warunkiem że kwaśność treści wchodzącej do dwunastnicy wynosi ponad pH 3, faza jelitowa charakteryzuje się pobudzaniem wydzielania żołądkowego. Później, gdy kwaśność treści dostającej się do dwunastnicy spada poniżej pH 3, dochodzi do dominacji hamowania. Bodźce hamujące obejmują odruchy wagowagalne, pobudzające uwalnianie somatostatyny w żołądku i hormonów hamujących, takich jak **sekretyna, CCK i uwalniany z dwunastnicy żołądkowy polipeptyd hamujący** (*gastric inhibitory polypeptide* – **GIP**). Wspólnie hormony te hamują wydzielanie kwasu żołądkowego i zwalniają opróżnianie żołądka. Uważa się, że sekretyna jest głównym czynnikiem hamującym wytwarzanie HCl, działając bezpośrednio na komórki okładzinowe żołądka, hamując uwalnianie gastryny i pobudzając produkcję somatostatyny w dwunastnicy i żołądku. Somatostatyna uwolniona z żołądkowych komórek D jest najsilniejszym czynnikiem parakrynnym hamującym komórki okładzinowe żołądka. Rozciąganie jelita krętego przez treść pokarmową prowadzi do uwolnienia peptydu YY, który zwalnia opróżnianie żołądka.

Śródjelitowe trawienie treści pokarmowej w jelicie cienkim wymaga dodatkowo jej mieszania z sokami trawiennymi.

Treść pokarmowa wchodząca do jelita cienkiego ma charakter półpłynny. W świetle jelita musi być strawiona tak, aby wszystkie jej substancje odżywcze miały postać małych rozpuszczalnych w wodzie składników, które mogą być wchłonięte przez komórki absorpcyjne. W tym celu treść pokarmowa zostaje wymieszana z sokiem trzustkowym i żółcią i jest dalej transportowana przez jelita. Dochodzi do tego wskutek dwóch zasadniczych typów skurczów jelita: ruchów segmentowych i ruchów robaczkowych.

- **Ruchy segmentowe** jelita polegają na miejscowym, wahadłowym transporcie treści i wynikają z okresowych 5-sekundowych skurczów krótkich (2–3 cm) segmentów jelita, które następowo ulegają rozluźnieniu. Ruchy segmentowe są odpowiedzialne za mieszanie pokarmu. Podczas skurczu treść przechodzi do tyłu albo do przodu, a w czasie rozkurczu przepływa ponownie do okolic, które uległy rozluźnieniu (ryc. 7-10).
- Perystaltyka – **ruch robaczkowy** – wiąże się z okresowymi, postępowymi, następującymi po kolei sekwencyjnymi skurczami warstwy okrężnej mięśniówki, która powoduje przesunięcie zawartości jelitowej. W odróżnieniu od ruchów segmentowych, które występują z częstością 8–12 na minutę, ruchy perystaltyczne są wolniejsze, co zwalnia szybkość przechodzenia treści w jelicie cienkim, wydłużając czas konieczny do właściwego trawienia i wchłaniania substancji odżywczych.

Motoryka jelitowa jest autonomiczna i pozostaje pod kontrolą wewnętrznego unerwienia jelitowego. Niemniej pobudzenie zewnętrzne przywspółczulne ją zwiększa, podczas gdy pobudzenie współczulne ma działanie hamujące. Unerwienie wewnętrzne odgrywa ważną rolę również w odruchach **jelitowo-jelitowych** – rozciąganie jednego segmentu jelita prowadzi do poszerzenia pozostałego jelita cienkiego. Inny odruch, zwany odruchem **żołądkowo-biodrowym,** również zachodzi za pośrednictwem tych nerwów. Zwiększona motoryka żołądkowa, spowodowana przez pokarm, pobudza skurcze końcowego odcinka jelita krętego i otwiera zwieracz biodrowo-kątniczy, ułatwiając przejście treści do jelita grubego.

Większa część wchłaniania substancji odżywczych, wody i składników mineralnych następuje w jelicie cienkim.

Pokarm znajdujący się w jelicie cienkim jest jedynie częściowo strawiony i musi być dalej przetworzony. Teraz pokrótce zostanie przeanalizowany los głównych składników pokarmu w jelicie cienkim (ryc. 7-11).

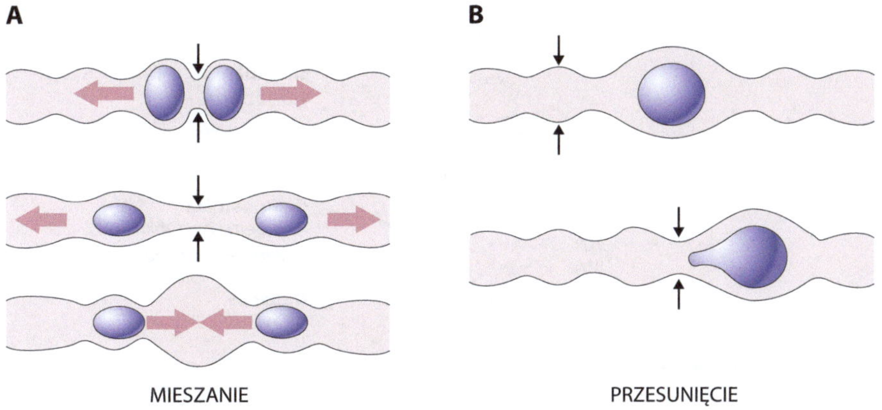

Ryc. 7-10. Motoryka jelitowa. Składa się z dwóch form skurczów: ruchów segmentowych i ruchów robaczkowych. **A.** Ruchy segmentowe prowadzą do mieszania pokarmu. **B.** Ruch robaczkowy, perystaltyczny powoduje przesuwanie, transport treści.

Węglowodany. Pokarmowe monosacharydy – glukoza, galaktoza i fruktoza – zostają bezpośrednio wchłonięte. Węglowodany złożone muszą zostać najpierw rozłożone do monosacharydów.

Trawienie takich złożonych węglowodanów jak skrobia zaczyna się w jamie ustnej przez działanie ślinowej **α-amylazy**. Większość trawienia węglowodanów następuje w dwunastnicy pod wpływem soku trzustkowego. Sok trzustkowy zawiera duże ilości α-amylazy, która trawi cząsteczki skrobi znajdujące się w dwunastnicy. Podczas trawienia skrobi **w świetle jelita** jest ona hydrolizowana do maltozy i kilku maltozooligocukrów.

Wytworzone oligosacharydy reagują z **ektoenzymami** znajdującymi się na rąbku szczoteczkowym enterocytów w jelicie cienkim. Ektoenzymy obejmują **laktazę, sacharazę** i szereg innych enzymów zdolnych do trawienia oligosacharydów. Ektoenzymy, działając na oligosacharydy, wytwarzają glukozę, galaktozę albo fruktozę, które po związaniu przez białka transportowe przechodzą do cytoplazmy komórki. Glukoza, galaktoza i fruktoza opuszczają cytoplazmę enterocytów transportem ułatwionym w części boczno-podstawnej komórek. Z przestrzeni śródmiąższowej przechodzą one do układu chłonnego i krwi.

Większość węglowodanów jest wchłaniana w dwunastnicy i górnym odcinku jelita czczego. Około 6–10% skrobi, która nie została strawiona, przechodzi do jelita grubego, gdzie służy jako źródło energii dla bakterii jelitowych.

Białka. Trawienie białek zaczyna się w żołądku, gdzie działanie HCl niszczy komórki. Środowisko kwaśne pozwala pepsynie hydrolizować białka do mniejszych polipeptydów i aminokwasów. Pepsyny żołądkowe trawią około 15% wszystkich białek pokarmu do peptydów i aminokwasów, a pozostałe są trawione w jelicie cienkim.

Pokarm dostający się do dwunastnicy jest wystawiony na działanie **proteolitycznych enzymów z trzustki: trypsyny, chymotrypsyny, karboksypeptydaz A i B** i **elastazy.** Enzymy te przechodzą do jelita z trzustki w postaci proenzymów (w nieczynnej postaci). W jelicie aktywują je **enteropeptydazy,** znajdujące się w laminarnej części rąbka szczoteczkowego enterocytów. Około 50% całości białka pokarmowego jest trawione i wchłaniane w dwunastnicy.

Dodatkowe trawienie białkowe następuje **na rąbku szczoteczkowym enterocytów**, który zawiera szereg peptydaz. Peptydazy te działają na dłuższe peptydy, które składają się z czterech albo większej liczby aminokwasów.

Małe peptydy, powstające w wyniku działania enzymów proteolitycznych, są wychwytywane i transportowane do enterocytów przez swoiste mechanizmy transportowe. Większość dwupeptydów i trójpeptydów, stanowiących większość białkopochodnych substancji odżywczych, jest przez czynny transport przenoszona do cytoplazmy enterocytów jelita czczego. W cytoplazmie enterocytów peptydy są rozkładane do pojedynczych aminokwasów. **Zasadowe i obojętne aminokwasy** opuszczają komórki w ich boczno-podstawnej części przez zależne i niezależne od transportu sodu swoiste mechanizmy transportowe. **Aminokwasy kwaśne** są zużywane przez enterocyty.

Aminokwasy powstałe w wyniku trawienia w świetle jelita podlegają wchłanianiu przez swoiste mechanizmy transportowe. Niektóre aminokwasy wchodzą do komórek na zasadzie dyfuzji w ich częściach boczno-podstawnych. W odróżnieniu od oligopeptydów, które zostają wchłonięte w jelicie czczym, aminokwasy przeważnie są wchłaniane w jelicie krętym. U zdrowych osób całe białko pokarmowe zostaje strawione i wchłonięte w jelicie cienkim. Mała ilość białka znajdująca się w kale nie pochodzi z pokarmu, lecz jest skutkiem działania bakterii okrężnicy.

Tłuszcze. Tłuszcze są wchłaniane w jelitach przez bierną dyfuzję. Przed dyfuzją tłuszcze muszą być rozłożone i rozpuszczalne w wodzie. Chociaż sok żołądka zawiera lipazę, większa część trawienia tłuszczów zachodzi w dwunastnicy. **Kwasy żółciowe** i lecytyna emulgują tłuszcze do małych cząsteczek. Służą one jako substrat dla działania **lipaz trzustkowych**, które rozkładają tłuszcze do kwasów tłuszczowych i glicerolu.

Monoglicerydy i cholesterol, powstałe w wyniku trawienia tłuszczów, wiążą kwasy żółciowe, formując micele, zawierające

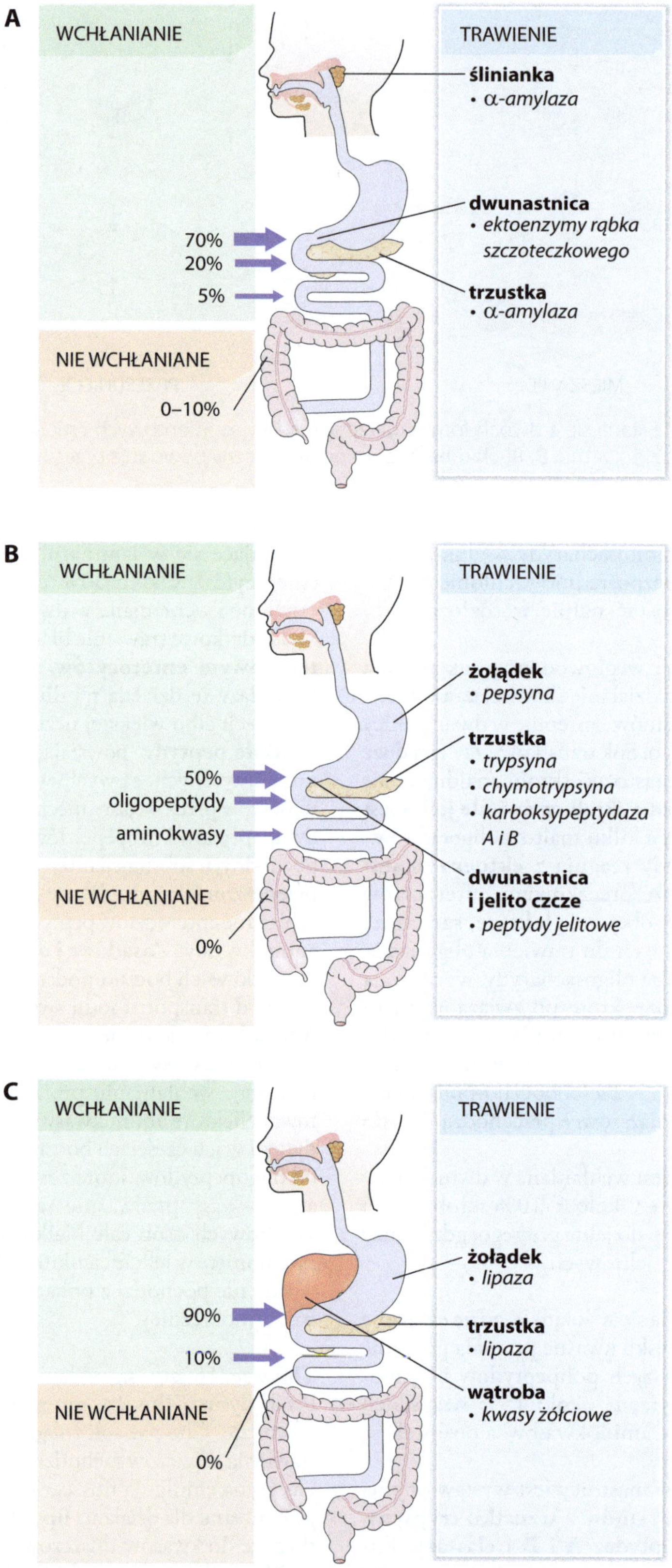

Ryc. 7–11. Wchłanianie substancji odżywczych. **A.** Wchłanianie węglowodanów. **B.** Wchłanianie białek. **C.** Wchłanianie lipidów.

około 20–30 cząsteczek lipidów i soli kwasów żółciowych (ryc. 7-12). **Micele**, wędrując wzdłuż rąbka szczoteczkowego, uwalniają lipidy w zetknięciu się z błoną komórkową. Lipidy są internalizowane, a następnie przetworzone i pakowane do **chylomikronów**, wydalanych w procesie egzocytozy. Chylomikrony łączą się i wchodzą do małych naczyń chłonnych i dalej do krążenia limfatycznego. Większość lipidów zostaje wchłonięta w dwunastnicy, pozostała część w środkowej części jelita cienkiego. U zdrowej osoby wszystkie lipidy zostają wchłonięte w jelicie.

Sole i woda. Prawidłowo PP zawiera około 7 l z płynu, który jest uzupełniany przez dzienne spożycie 2 l wody w napojach i jedzeniu. Większość, bo około 9 l płynu, zostaje wchłonięta i kał zawiera tylko 100 ml wody. Większa część wody z przewodu pokarmowego wchłania się w jelicie cienkim, około 8,5 l dziennie, a pozostałe 400 ml w jelicie grubym.

Woda wchłania się w całym jelicie cienkim z wyjątkiem dwunastnicy, która otrzymuje więcej wody, niż wchłania. Wchłanianie wody jest następstwem transportu sodu, który jest aktywnie wchłaniany i przechodzi przez cytoplazmę komórki do przestrzeni międzykomórkowych. **Absorpcję sodu** zwiększają glukoza i obojętne aminokwasy, które przechodzą rąbek szczoteczkowy na takich samych nośnikach jak Na^+. Na^+/K^+ ATP-aza w boczno-podstawnej części błony wydala sód, jaki wchodzi ze światła UP zgodnie z gradientem stężeń.

Potas jest wchłaniany biernie razem z wodą w jelicie cienkim. W jelicie grubym K^+ może być też wchłaniany lub wydzielany. Zazwyczaj przeważa wydzielanie.

Wodorowęglany (HCO_3^-) są wydzielane w dużych ilościach do dwunastnicy wraz z sokiem trzustkowym. Większość z nich zostaje wchłonięta, zanim treść pokarmowa dojdzie do końca jelita czczego. Chlorki są również wchłaniane w jelicie czczym, ale niecałkowicie. W jelicie krętym jon chlorkowy (Cl^-) wchłania się za wydzielany jon wodorowęglanowy (HCO_3^-). To samo dzieje się w jelicie grubym.

Wapń (Ca^{2+}) jest wchłaniany aktywnie we wszystkich częściach jelit. Jelitowe wchłanianie jonów Ca^{2+} zależy od rozpusz-

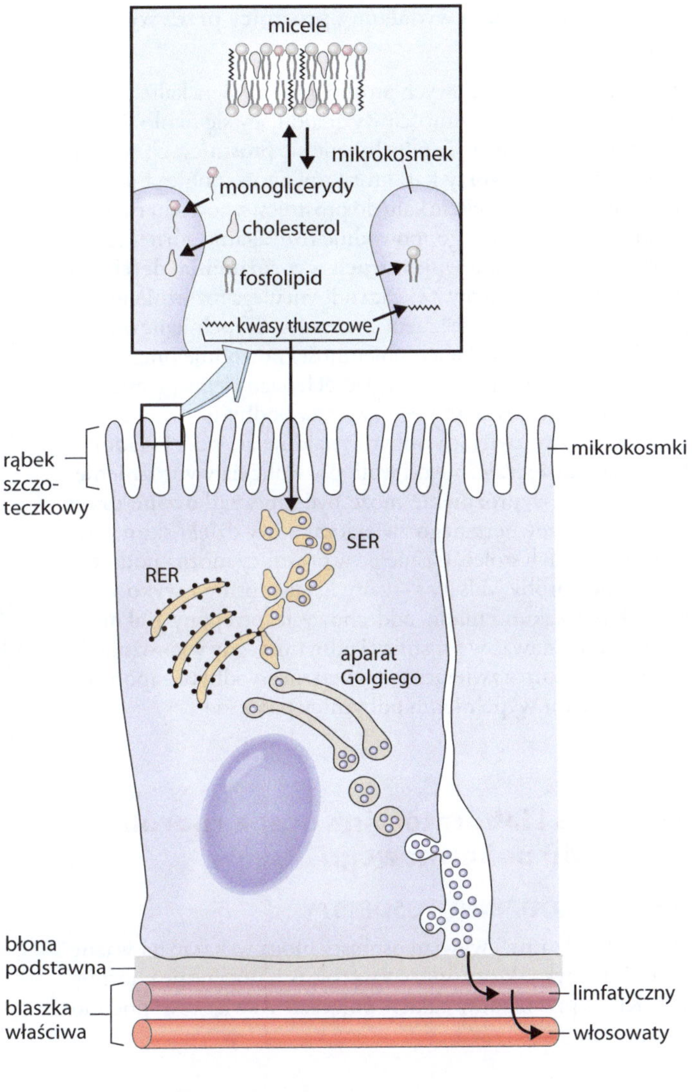

Ryc. 7-12. Wchłanianie lipidów do enterocytów. Micele rozpadają się do monoglicerydów, kwasów tłuszczowych, fosfolipidów i cholesterolu, każdy z tych produktów rozpadu wchodzi do cytoplazmy przez błonę komórkową rąbka szczoteczkowego. Lipidy w gładkiej siateczce śródplazmatycznej (*smooth endoplasmic reticulum* – SER) zostają połączone z apoproteinami zsyntetyzowanymi w szorstkiej siateczce śródplazmatycznej (*rough endoplasmic reticulum* – RER). Składniki te są gromadzone w chylomikronach powstających w aparacie Golgiego, z którego przechodzą poza komórkę. Chylomikrony wchodzą do dróg limfatycznych i są przenoszone z limfą (Opracowano na podstawie: M.H. Sleisinger, J.S. Fordtran [red.]: Gastrointestinal Diseases, wyd. 5, Saunders, Philadelphia 1993).

czalności soli wapniowych – kwaśność treści żołądkowej czyni wiele z nierozpuszczalnych soli wapniowych rozpuszczalnymi. W jelitach wychwyt Ca^{2+} zależy od witaminy D i hormonów przytarczyc, które promują wchłanianie Ca^{2+}.

W jelicie grubym zawartość jelitowa przybiera postać kału.

Większa część płynów zostaje usunięta z treści pokarmowej, gdy osiąga ona zastawkę krętniczo-kątniczą. Podczas przejścia przez jelito grube wchłania się dodatkowo 400 ml wody, a jego zawartość zostaje zestalona, formując stolec.

Transport treści jelitowej zależy od motoryki jelita grubego, które wykazuje skurcze mięśni gładkich tworzących haustra. Haustracja jest wspomagana przez ruchy robaczkowe, które są znacznie wolniejsze, oraz okresowe ruchy masowe, które występują trzy do czterech razy na dzień i transportują duże ilości materiału kałowego do prostnicy.

Końcowe produkty przemiany materii i resztki nie strawionego pokarmu są wydalane z prostnicy przez wypróżnienie.

W warunkach prawidłowych prostnica nie zawiera kału, ponieważ słaby zwieracz czynnościowy znajdujący się około 20 cm od odbytu uniemożliwia napełnianie się prostnicy, co więcej, prostnica z esicą tworzy kąt, który również zapobiega jej wypełnieniu kałem. Przejście kału do prostnicy, z powodu ruchów masowych jelita grubego, powoduje rozciąganie górnej części prostnicy i zapoczątkowuje **odruch wypróżnienia, defekacji** (ryc. 7-13). Wewnętrzny zwieracz odbytu ulega rozluźnieniu, co pozwala na wypełnienie kałem *anorectum*. Wypełnienie odbytnicy i prostnicy w 25% ich pojemności powoduje pragnienie oddania stolca. Skurcze mięśni gładkich ściany jelita przesuwają kał w kierunku zewnętrznego zwieracza odbytu.

Zewnętrzny zwieracz odbytu znajduje się pod świadomą kontrolą i może, zależnie od woli, pozwolić na wypróżnienie. Dobrowolne wypróżnienie może być zapoczątkowane przez rozluźnienie zewnętrznego zwieracza, który dzięki skurczowi prostnicy wydali stolec. Ciśnienie w prostnicy można podnieść za pomocą próby Valsalvy – zamykając głośnię i wykonując wydech przez skurcz mięśni oddechowych i przepony. Kał może również pozostawać w prostnicy i odbytnicy, gdy wypróżnienie nie nastąpi; skurcz zwieracza wewnętrznego odbytu zapobiega nadmiernemu wypełnieniu odbytnicy przez kał.

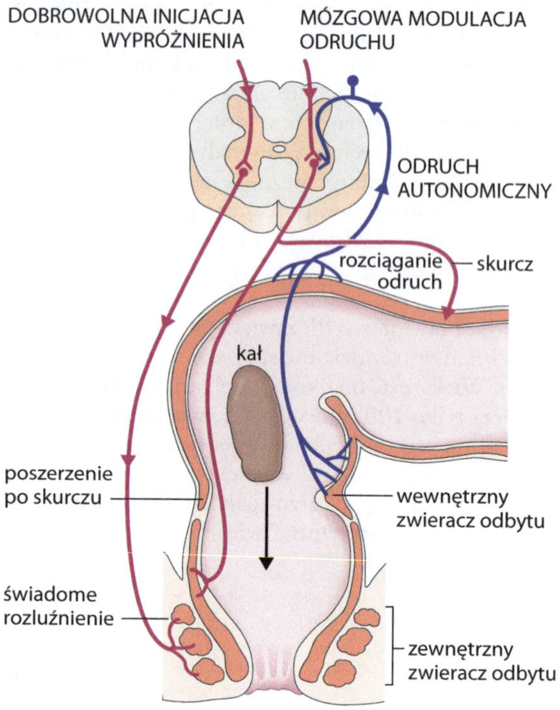

Ryc. 7-13. Odruch defekacji, wypróżnienia. Odruch rozpoczyna wejście kału do prostnicy. Rozciąganie prostnicy pobudza nerwy czuciowe, które przekazują impulsy do rdzenia kręgowego i uruchamiają nerwowe komórki motoryczne, początkowo powodując poszerzenie prostnicy, a następnie rozluźnienie wewnętrznego zwieracza odbytu. Wypełnienie prostnicy powoduje skurcz mięśniówki i parcie na stolec. Do wypróżnienia dochodzi, gdy zewnętrzny zwieracz ulegnie świadomemu rozluźnieniu. Jeśli zwieracz nie ulegnie relaksacji, kał pozostaje w prostnicy, a skurcz wewnętrznego zwieracza odbytu zapobiega jej dalszemu wypełnieniu.

Kliniczna i laboratoryjna ocena chorób przewodu pokarmowego

WYWIAD RODZINNY I OSOBISTY

Wywiad rodzinny i wywiad osobisty mogą wskazać na ważne czynniki ryzyka, które odgrywają rolę w patogenezie choroby UP. Kilka przykładów takich połączeń i związków podano w tab. 7-2.

BADANIE PRZEDMIOTOWE

Objawy chorób przewodu pokarmowego zależą od rodzaju choroby i umiejscowienia uszkodzeń, które mogą obejmować cały obszar UP: od jamy ustnej do odbytu, i mogą dotyczyć obszarów głowy i szyi, klatki piersiowej lub jamy brzusznej. Najważniejsze są następujące objawy:

- ból,
- utrudnienie połykania, dysfagia,
- niestrawność,
- mdłości i wymioty,
- jadłowstręt psychiczny i spadek masy ciała,
- zaparcie,
- biegunka,
- krwawienie z przewodu pokarmowego,
- niedrożność jelit.

Tabela 7-2. Czynniki ryzyka wystąpienia chorób UP

RODZAJ CZYNNIKÓW RYZYKA	CHOROBA – CZYNNIK RYZYKA, ZWIĄZKI
Czynniki dziedziczne	zapalna choroba jelita rodzinna polipowatość gruczolakowata HNPCC (hereditary non-polyposis colorectal cancer)
Czynniki społeczne/związane z dietą, z odżywianiem	alkoholizm i zapalenie żołądka i jelit GERD i otyłość
Inne choroby UP albo choroby układowe	wrzód trawienny, przepuklina i zapalenie otrzewnej
Podróże do krajów podzwrotnikowych	amebowe zapalenie okrężnicy robaczyce
Procedury medyczne i chirurgiczne	zespół poposiłkowy i resekcja żołądka zespół krótkiego jelita i zaburzenia wchłaniania radioterapia z powodu raka lub zwężenia
Leki	antybiotyki o szerokim zakresie działania i rzekomobłoniaste zapalenie okrężnicy
Czynniki mechaniczne zewnętrzne	uraz brzucha i zapalenie otrzewnej

GERD – refluks żołądkowo-przełykowy; GI – żołądkowo-jelitowy; HNPCC – dziedziczny rak jelita grubego nie związany z polipowatością.

Ból jest częstym objawem chorób układu pokarmowego.

Choroby UP mogą przebiegać z bólem, który może być ostry albo przewlekły, niewielki albo nasilony. Percepcja bólu u poszczególnych pacjentów jest różna, podobnie jak jego opisy podawane przez pacjentów. Ogólnie – ból w chorobach UP może być umiejscowiony w klatce piersiowej, okolicy pleców lub brzucha.

Ból w klatce piersiowej. Ten rodzaj bólu, pochodzący z UP, jest zazwyczaj powiązany z chorobami przełyku. Może występować w następujących postaciach:

- **Zgaga.** Zamostkowy ból o charakterze piekącym, promieniujący do okolicy szyi albo nadbrzusza. Zaczyna się po posiłku albo po przyjęciu pozycji leżącej, nasila go wysiłek, który podnosi ciśnienie śródbrzuszne, takie jak parcie przy wypróżnieniu albo pochylaniu się. Jest spowodowany przez zwrotny napływ kwasu do przełyku w GERD; w tych przypadkach ulgę przynoszą środki zobojętniające kwas.
- **Odynofagia.** Ta postać bólu w klatce piersiowej podczas połykania (bolesne połykanie) jest związana z chorobami przełyku. Jest opisywany jako pieczenie, uczucie zamostkowego napięcia lub ostry ból, który występuje przy połykaniu pokarmów stałych lub płynów. Częstym powodem odynofagii są tzw. wrzody tabletkowe przełyku – płytkie ubytki śluzówkowe wywołane przez różne rodzaje leków, np. niesteroidowe leki przeciwzapalne i antybiotyki. Odynofagia objawia się jako ściskający ból w klatce piersiowej po przyjęciu zimnych lub gorących płynów, które wywołują trudności w połykaniu. Jest objawem zaburzeń motorycznych przełyku.
- **Ostry ból w klatce piersiowej.** Ostry ból występujący nagle, również znany jako „niesercowy ból w klatce piersiowej", jest często mylony z chorobą niedokrwienną serca. Rozpoznanie ułatwia jego współistnienie z chorobą refluksową (GERD) lub utrudnieniem połykania, ale najpierw należy wykluczyć inne choroby lub przeprowadzić złożone badania przełyku, aby określić prawdziwą przyczynę bólu.

Ból w jamie brzusznej. Niewielki ból w jamie brzusznej albo dyskomfort są częste, ale silne bóle w jamie brzusznej są objawem chorób UP. Należy pamiętać, że nie wszystkie przypadki bólu w jamie brzusznej są spowodowane przez choroby UP. W niektórych przypadkach ból w jamie brzusznej jest skutkiem chorób innych narządów albo może być objawem układowych chorób metabolicznych i neurologicznych. Najważniejsze przyczyny bólu w jamie brzusznej pochodzące z UP opisano w tab. 7-3.

Wywiad i badanie fizykalne dostarczają dobrych wskazówek do dalszych badań i interwencji chirurgicznej; może ona być wykonana we wszystkich przypadkach z tzw. brzuchem chirurgicznym. Jak zwykle lekarz praktyk musi pytać o początek, czas, lokalizację i promieniowanie bólu i prosić pacjenta o wskazanie miejsca o największej bolesności. Zazwyczaj pomocne są badania laboratoryjne i radiologiczne.

Utrudnienie połykania – dysfagia – jest objawem niedrożności przełyku albo zaburzeń perystaltyki przełykowej.

Utrudnienie połykania (dysfagia) to trudności w połykaniu, które mogą być powiązane z zaburzeniami czynnościowymi albo zamykającymi zmianami patologicznymi w przełyku i części ustnej gardła (ryc. 7-14).

Zaburzenia czynnościowe powodujące utrudnienie połykania można podzielić na dwie grupy:

- **Przedprzełykowe** utrudnienie połykania. Przyczyna utrudnienia połykania znajduje się poza częścią ustną gardła i przełyku. Trudności w przełykaniu mogą wynikać z różnych chorób neurologicznych (np. choroba

Tabela 7-3. Częste przyczyny bólu w jamie brzusznej związane z chorobami UP

NARZĄD	PATOLOGICZNA PRZYCZYNA
Przełyk	przedziurawienie (perforacja) spontaniczne z powodu wymiotów powiązanych z procedurami diagnostycznymi lub leczniczymi
Żołądek	wrzód trawienny
	ostre zapalenie żołądka i jelit
	rak żołądka
Dwunastnica	wrzód trawienny
Jelito cienkie	zapalenie jelit
	niedrożność mechaniczna lub porażenna
Wyrostek robaczkowy	ostre zapalenie wyrostka robaczkowego
Jelito grube	niedrożność, skręcenie
	zaparcie kałowe
	perforacja
	zapalna choroba jelita
	zespół drażliwego jelita grubego
	rak
	zapalenie uchyłka

Parkinsona) albo chorób układowych mięśniowych lub z autoagresji (np. zapalenie skórno-mięśniowe, miastenia albo twardzina układowa).

- **Zaburzenia perystaltyki przełykowej.** Najczęściej występują zaburzenia w postaci skurczów przełyku, które mogą być zlokalizowane albo obejmować całą długość przełyku. Rzadziej przyczyną utrudnienia połykania jest achalazja przełyku, spowodowana przez skurcz zwieracza dolnego przełyku i poszerzenie jego bliższej części.

Obstrukcyjne zmiany patologiczne mogą być wewnętrzne albo pochodzić z zewnątrz.

- **Przeszkody wewnętrzne** przełyku mogą być spowodowane przez przełykowe pierścienie i błony, przewlekłe zapalenie w chorobie refluksowej (GERD) albo przepukliny rozworu przełykowego i raki przełyku.
- **Przeszkody zewnętrzne.** Mogą nimi być guzy śródpiersia lub płuc albo zwłóknienie okołoprzełykowe.

Dysfagia obstrukcyjna objawia się zazwyczaj trudnościami w połykaniu pokarmu stałego, podczas gdy zaburzenia motoryki dotyczą zarówno pokarmów stałych, jak i płynów. Ezofagoskopia jest niezawodnym sposobem ustalenia rozpoznania, ale w niektórych przypadkach dodatkowo muszą być przeprowadzone pomiary manometryczne – badanie manometryczne przełyku.

Niestrawność (dyspepsja) jest zespołem nieswoistych objawów z górnego odcinka UP.

Dyspepsja, synonim niestrawności, używany do opisania grupy objawów zależnych od spożycia pokarmu. Obejmują one wzdęcie, uczucie pełności, zgagę, dyskomfort lub ból w nadbrzuszu i umiarkowane mdłości. W niektórych przypadkach jest to oznaka patologicznych zmian, takich jak wrzód trawienny, zapalenie przełyku, GERD, przepuklina rozworu przełykowego, zapalenie żołądka i jelit albo zapalenie dwunastnicy. W innych przypadkach prawdziwa przyczyna dolegliwości nie zostaje nigdy ustalona, a pacjent dowiaduje się, że choruje na chorobę czynnościową lub **niewrzodową niestrawność**. Pacjenci z zaburzeniami czynnościowymi zarówno górnego (niestrawność), jak i dolnego odcinka przewodu pokarmowego (jelito nadwrażliwe, IBS) potrzebują właściwego leczenia zaburzeń czucia trzewnego. Niestrawność zależna od zapalenia żołądka spowodowanego zakażeniem *H. pylori* albo wrzodem trawiennym i innymi chorobami musi być leczona przyczynowo.

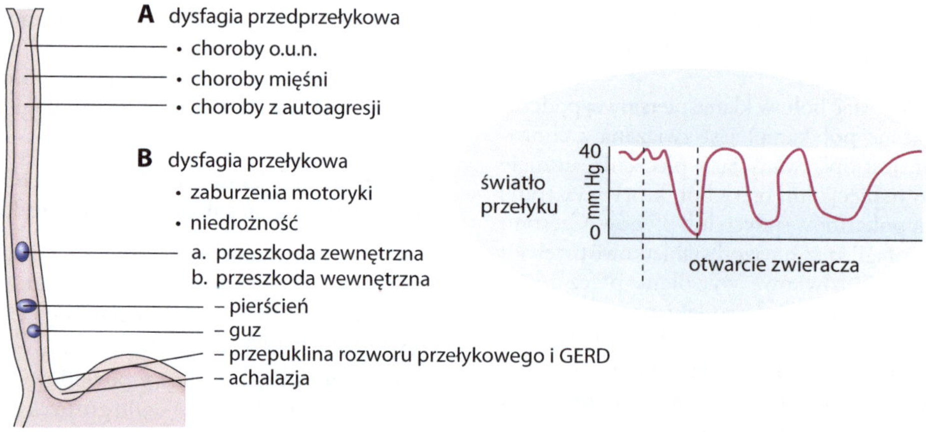

Ryc. 7-14. Utrudnienie połykania (dysfagia). Trudności w połykaniu można podzielić na przedprzełykowe i przełykowe. Przełykowe utrudnienie połykania może być związane z zaburzeniami czynnościowymi perystaltyki albo przeszkodami zewnętrznymi i wewnętrznymi. Czynnościowe zaburzenia perystaltyki powodują utratę prawidłowych ruchów robaczkowych przełyku. Ruchy te przedstawiono graficznie z prawej strony ilustracji. O.u.n. – ośrodkowy układ nerwowy; GERD – refluks żołądkowo-przełykowy.

Mdłości i wymioty są częstymi objawami chorób UP, ale mogą też być inne ich powody.

Mdłości (ich nazwa grecka – *nausea* – oznacza chorobę morską) jest to nieprzyjemne uczucie, poprzedzające wymioty. Wymioty polegają na wydaleniu zawartości żołądka. Wynikają ze skoordynowanego skurczu mięśni brzucha i klatki piersiowej oraz żołądka; następuje także rozluźnienie górnego zwieracza przełyku. Ośrodek wymiotny znajduje się w rdzeniu przedłużonym (ryc. 7-15). Odruch wymiotny można wywołać szeregiem bodźców, takich jak drażnienie gardła. Silnymi bodźcami, które mogą zapoczątkowywać wymioty, są poszerzenie i drażnienie żołądka i dwunastnicy. Niedrożności przewodu pokarmowego zwykle towarzyszą wymioty. Innym częstym powodem jest drażnienie otrzewnej. Należy pamiętać, że mdłości i wymioty są częstymi objawami chorób o.u.n. i występują jako skutek działania leków u pacjentów leczonych z powodu nowotworu. Najważniejsze przyczyny mdłości i wymiotów podano w tab. 7-4.

Jadłowstręt psychiczny jest to utrata apetytu, która może prowadzić do obniżenia masy ciała.

W warunkach prawidłowych masa ciała odzwierciedla równowagę między przyjmowaniem a wydatkowaniem kalorii. Pobór pokarmu jest świadomy, ale pozostaje pod wpływem apetytu, a przy braku apetytu wydatki kaloryczne przewyższają pobór energii i masa ciała się obniża.

Apetyt i przyjmowanie pokarmu są regulowane przez ośrodki mózgowe znane jako ośrodek sytości i ośrodek głodu. Pobudzenie ośrodka sytości zmniejsza apetyt, a pobudzanie ośrodka głodu powoduje żarłoczność. W warunkach prawidłowych działanie obu tych ośrodków zależy od obecności licznych neuroprzekaźników, które można podzielić na dwie kategorie: substancje **anoreksygenne**, które osłabiają apetyt, i substancje **oreksygenne**, pobudzające przyjmowanie pokarmu. Najważniejszymi substancjami anoreksygennymi są: czynnik uwalniający kortykotropinę, polipeptyd glukagonopodobny I i hormon pobudzający α-melanocyty.

Wielu pacjentów z chorobami nowotworowymi UP, a także z nowotworami innych narządów, ma objawy jadłowstrętu psychicznego i chudnie. Patomechanizm jadłowstrętu psychicznego w chorobach nowotworowych nie jest w pełni zrozumiały, ale wydaje się, że bodźce obwodowe działają pośrednio przez endogenne czynniki anoreksygenne albo bezpośrednio przez ośrodki pokarmowe o.u.n. Substancje uwalniane przez nowotwory mogą działać na komórki tłuszczowe, które wytwarzają leptynę – silny czynnik uwalniający substancje anoreksygenne w podwzgórzu.

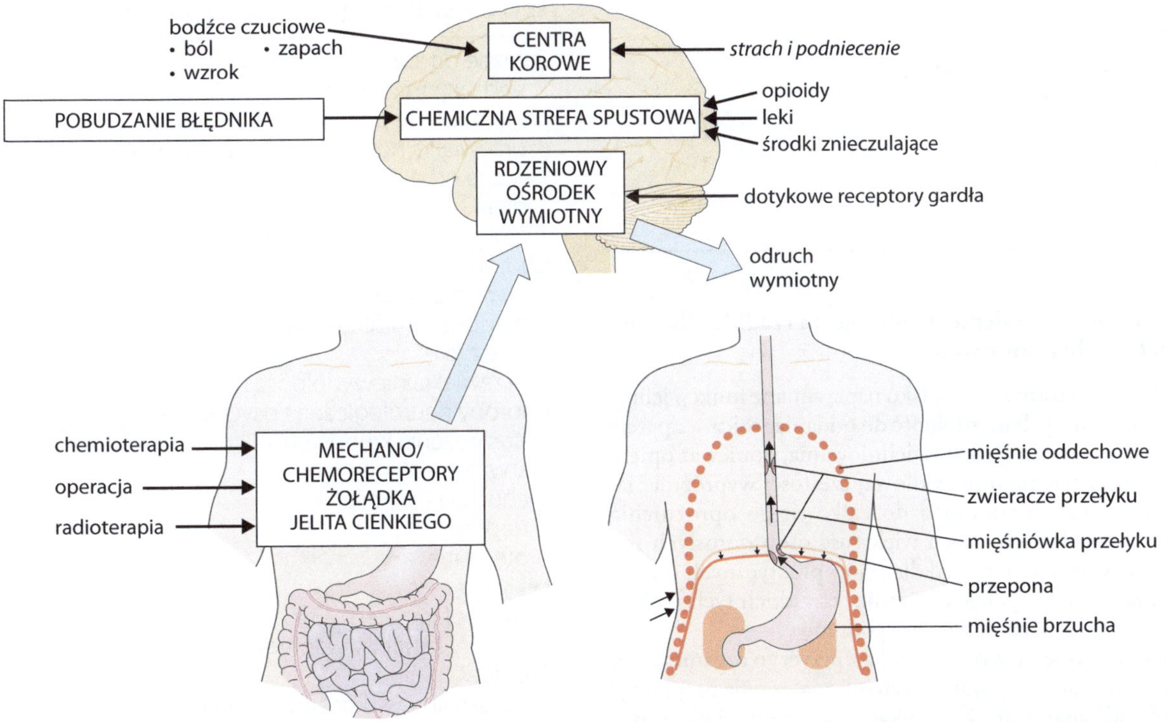

Ryc. 7-15. Odruch wymiotny. Liczne bodźce, jak wskazano na rysunku, mogą wywoływać ten odruch. Główne anatomiczne/funkcjonalne elementy odruchu wymiotnego opisano w ramkach. Impulsy nerwowe odprowadzające, pochodzące z ośrodka wymiotnego, dochodzą do przełyku i mięśniówki efektora (mięśnie oddechowe, przepony i mięśnie brzucha). Skurcz tych mięśni, połączony z rozluźnieniem zwieraczy przełykowych, prowadzi do wydalenia zawartości żołądkowej.

Tabela 7-4. Przyczyny ostrych mdłości i wymiotów

Zapalenia przewodu pokarmowego
Ostre chemiczne zapalenie żołądka i jelit (np. alkoholizm)
Zatrucie pokarmowe (toksyny bakteryjne)
Wirusowe zapalenie żołądka i jelit (*gastroenteritis*)

Niedrożność przewodu pokarmowego
Zwężenie odźwiernika
Niedrożność jelit z powodu guzów, wgłobienia, skrętu
Niedrożność porażenna

Podrażnienie otrzewnej
Zapalenie otrzewnej, umiejscowione (np. zapalenie wyrostka robaczkowego, zapalenie pęcherzyka żółciowego)
Zapalenie otrzewnej, rozlane z powodu zakażenia albo pęknięcia trzewi
Zapalenie otrzewnej, chemiczne (np. ostre zapalenie trzustki)
Zawał krezki

Choroby ośrodkowego układu nerwowego i ucha wewnętrznego
Choroba lokomocyjna i choroba Ménière'a
Migreny
Zapalenie opon mózgowych i zapalenie mózgu
Guzy o.u.n.

Choroby i zmiany układowe i metaboliczne
Ciąża
Zawał serca
Kwasica ketonowa w cukrzycy
Niewydolność nerek

Leki
Chemioterapia nowotworów
Psychofarmaceutyki
Digoksyna

„Zaparcie" jest określeniem opisującym rzadkie albo niekompletne oddawanie stolca.

Pacjenci opisują ostre zaparcie jako nagłą zmianę funkcji jelitowych, powodujących niezdolność do oddania stolca. Zaparcie przewlekłe jest trudniejsze do zdefiniowania, ponieważ opiera się na opinii pacjenta o prawidłowej częstości wypróżnienia, konsystencji kału i zdolności do całkowitego opróżnienia jelita. W krajach zachodnich większość osób dorosłych ma 3–12 stolców na tydzień, stąd dla celów praktycznych można przyjąć, że termin zaparcie obejmuje wszystkich tych, którzy mają mniej niż 3 wypróżnienia tygodniowo.

Ostre zaparcie zazwyczaj wynika z przyczyn organicznych i powinno być diagnozowane do chwili znalezienia przyczyny. Na przykład zaparcie może wynikać z niedrożności okrężnicy z powodu nowotworu złośliwego, blokującego światło jelita, zapalenia uchyłków, wywołującego zwłóknienie ścian jelita, zwężającego średnicę, albo niedrożności porażennej wywołanej zapaleniem otrzewnej.

Przewlekłe zaparcie może mieć takie same przyczyny jak zaparcie ostre (tab. 7-5). Może rozwijać się również u przewlekle chorych, w przewlekłych zaburzeniach metabolicznych, takich jak niedoczynność tarczycy, lub u pacjentów, którzy jedzą bardzo mało. Obłożnie chorzy, pozbawieni możliwości poruszania się, często mają zaparcia. Zaparcie również mogą spowodować zaburzenia neurologiczne, takie jak uraz rdzenia kręgowego i niektóre leki, np. leki przeciwdepresyjne i leki używane w leczeniu choroby Parkinsona. Jednakże w większości przypadków przyczyna przewlekłego zaparcia pozostaje nieznana; ten rodzaj choroby nazywany jest zaparciem idiopatycznym, „niedowładem okrężnicy" albo „zaburzeniami czynności dna miednicy". Zmieniając skład diety przez zwiększenie ilości spożywanego włóknika lub stosując środki przeczyszczające, można pomóc pacjentom, ale rozważny lekarz praktyk zawsze wyklucza przed podjęciem tych sposobów leczenia przewlekłego zaparcia obecność przyczyn obstrukcyjnych, takich jak przewlekłe zapalenie uchyłków.

Ostra biegunka zazwyczaj jest spowodowana przez zakażenie.

Biegunka jest opisywana jako zwiększenie częstotliwości oddawania stolca, z towarzyszącym zwiększeniem jego objętości i zmniejszeniem konsystencji. W krajach zachodnich oznacza to kilka wypróżnień dziennie i zwiększenie ilości stolca ponad

Tabela 7-5. Przyczyny zaparcia przewlekłego

Zależne od sposobu życia
- siedzący tryb życia
- niemożność poruszania się i brak ćwiczeń
- przewlekła hospitalizacja/hospicjum/domy opieki

Zależne od diety
- dieta niskowłóknikowa
- zmniejszone przyjmowanie pokarmu

Choroby przewlekłe
- wyniszczające choroby przewlekłe
- niedoczynność tarczycy
- cukrzyca
- przewlekła niewydolność nerek

Choroby neurologiczne i psychiczne
- uraz rdzenia kręgowego
- stwardnienie rozsiane
- choroba Parkinsona
- depresja
- otępienie

Leki
- psychofarmaceutyki
- blokery kanałów wapniowych
- opiaty

Obstrukcyjne uszkodzenia jelita grubego
- zapalenie uchyłka
- nowotwór złośliwy
- niedokrwienna choroba jelit
- idiopatyczne

prawidłowe 300 g/dzień. Konsystencja stolca jest mniejsza i zawiera on więcej wody.

Biegunka, która trwa mniej niż 3–4 tygodnie, jest nazywana ostrą; jeśli trwa dłużej niż miesiąc, jest nazywana przewlekłą.

Biegunka ostra zazwyczaj jest spowodowana przez infekcję, ale czasami jest skutkiem podawania leków, ostrego niedokrwienia jelit lub promieniowania. Dla praktycznych celów dzielimy ostrą biegunkę na dwie grupy: niezapalną i zapalną.

- **Ostra biegunka niezapalna** występuje bez gorączki lub innych objawów zapalenia, a kał nie zawiera krwinek białych. Najczęściej jest spowodowana przez infekcję wirusową (wirusy Norwalk i rotawirusy), zatrucie pokarmowe przez enterotoksyny gronkowca złocistego *Staphylococcus aureus, Bacillus cereus,* infekcję jelitowo-toksyczną *Escherichia coli.* W niektórych częściach świata częstymi przyczynami biegunek są *Vibrio cholerae i Giardia intestinalis.*
- **Biegunka zapalna** charakteryzuje się gorączką, leukocytozą i obecnością krwinek białych lub krwi w kale („czerwonka"). Najczęściej jest spowodowana przez cytotoksyczne szczepy *E. coli* lub *Clostridium difficile,* który zwykle powoduje rzekomobłoniaste zapalenie okrężnicy. Bakterie, które mogą atakować błonę śluzową przewodu pokarmowego, takie jak *Shigella sp., Salmonella sp., Yersinia enterocolitica* i pierwotniaki, takie jak *Entamoeba histolitica,* mogą również być przyczynami biegunek. Bakteryjne rzeżączkowe zapalenie odbytu, wywołane przez zakażenie *Neisseria gonorrhoeae* podczas stosunków genitoanalnych, również może się objawiać biegunką zapalną.

Uwaga

> Choroba Crohna (CD) i wrzodziejące zapalenie jelit (UC) są chorobami przewlekłymi. Rozpoczynają się one jako ostra biegunka i zawsze powinny być włączone w rozpoznanie różnicowe zakaźnych, ostrych biegunek zapalnych.

Patogenetyczne mechanizmy biegunki przewlekłej mogą być wielorakie.

Biegunka przewlekła może się rozwijać ze zmian w jelicie cienkim lub grubym. Biegunka pojawia się, jeśli jelita zawierają więcej płynu, niż może być zaabsorbowane, albo jeśli absorpcyjna pojemność jelit jest zmniejszona z powodu choroby jelitowej lub szybkiego tranzytu treści (ryc. 7-16). Z patogenetycznego punktu widzenia można podzielić biegunki przewlekłe na pięć głównych grup: (1) biegunka osmotyczna, (2) biegunka z powodu zespołów złego wchłaniania, (3) biegunka wydzielnicza, (4) biegunka zapalna i (5) biegunka motoryczna (tab. 7-6).

Krew pochodząca z przewodu pokarmowego może być obecna w wymiotach, może pojawiać się w stolcu albo może pozostać nie wykryta (krwawienie utajone).

Objawy krwotoku z przewodu pokarmowego zależą od jego umiejscowienia, początku (np. ostre lub przewlekłe), czasu trwania i ilości utraconej krwi. Masywny krwotok z górnego odcinka przewodu pokarmowego objawia się **krwistymi wymiotami** (*hematemesis*). Krwawienie z prostnicy jest zwane **hematochezją.** W 75% z przypadków jest pochodzenia okrężniczego.

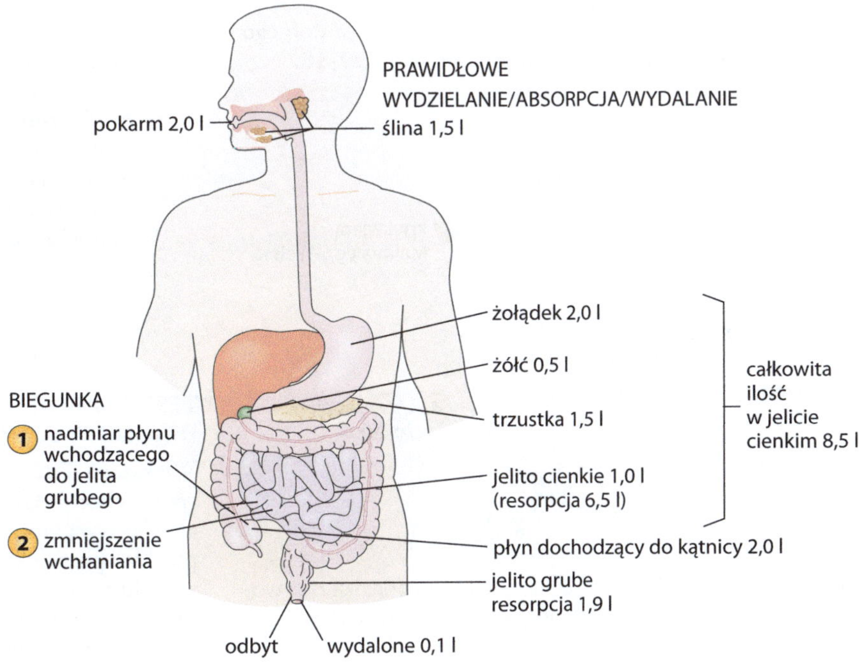

Ryc. 7-16. Prawidłowe przyjmowanie, wchłanianie, wydzielanie i wydalanie wody w porównaniu z jej metabolizmem w biegunce.

Tabela 7-6. Patogeneza biegunki przewlekłej

Biegunka osmotyczna
Nietolerancja laktozy
Nadużycie środków przeczyszczających
Zespoły złego wchłaniania
Choroby jelita cienkiego (choroba trzewna, choroba Whipple'a itp.)
Przewlekłe zapalenie trzustki
Kolonizacja bakteryjna jelit
Biegunka wydzielnicza
Zależna od leków
Guzy polipeptydowe przewodu pokarmowego
Zaburzenia wchłaniania soli żółciowych w chorobach jelita biodrowego
Biegunka zapalna
Zapalna choroba jelita
Popromienne zapalenie jelit
Zaburzenia motoryki
Zespół jelita drażliwego (*irritable bowel syndrome* – IBS)
Nadczynność tarczycy
Stany po przecięciu nerwu błędnego, po wagotomii

Krwawienie z górnego odcinka UP, podczas którego krew zamienia się pod wpływem HCl w czarną kwaśną hematynę, powoduje typowy czarny, smolisty kolor stolca, zwany **melena**. Do jego powstania konieczne jest około 50–100 ml krwi. Przewlekła utrata niewielkiej ilości krwi z powodu wrzodu trawiennego, raka lub angiodysplazji jelit często pozostaje ukryta, a jedynym jej objawem jest **niedoborowa niedokrwistość niedobarwliwa mikrocytowa**. Najczęstsze przyczyny krwawienia z górnego odcinka przewodu pokarmowego pokazano na ryc. 7-17. Najczęstsze przyczyny krwawienia z dolnego odcinka przewodu pokarmowego opisano na ryc. 7-18.

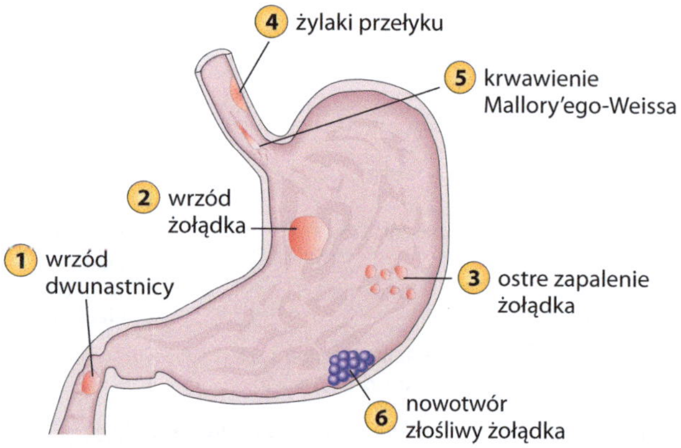

Ryc. 7-17. Przyczyny krwawienia z górnego odcinka przewodu pokarmowego (ponumerowane w zależności od częstotliwości występowania).

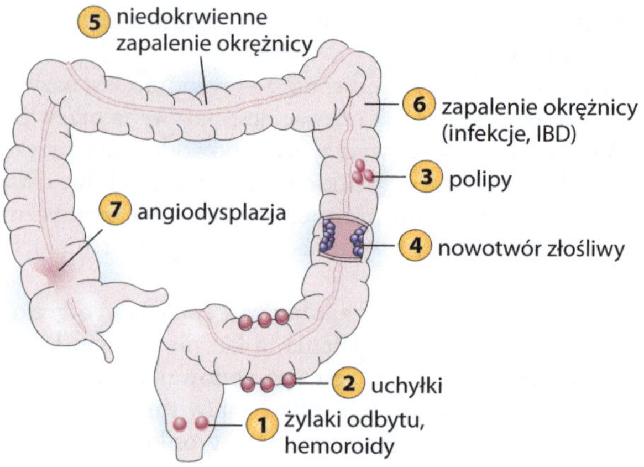

Ryc. 7-18. Przyczyny krwawienia z dolnego odcinka przewodu pokarmowego (hematochezja) ponumerowane w zależności od częstotliwości występowania. IBD (*inflammatory bowel disease*) – zapalna choroba jelit.

Niedrożność jelit (brak transportu treści jelitowej) może być adynamiczna (porażenna) albo obstrukcyjna.

Brak obwodowego transportu zawartości jelitowej może być spowodowany zaburzeniami motoryki albo przeszkodą mechaniczną.

- **Niedrożność jelit adynamiczna („porażenna")** jest najczęściej stwierdzana w okresie pooperacyjnym i wiąże się z pociąganiem jelit podczas zabiegu chirurgicznego. Jest ona z natury przejściowa – w większości przypadków jelita odzyskują normalną perystaltykę w ciągu 2–3 dni. Za pomocą osłuchiwania można ustalić brak motoryki: podczas okresu niedrożności jelita nie poruszają się i nie słychać żadnych dźwięków nad powłokami brzucha. Inne ważne przyczyny to zapalenie otrzewnej i niedokrwienie jelit.
- **Niedrożność obstrukcyjna** jelit może być spowodowana przez różnorakie czynniki zewnętrzne i wewnętrzne, które utrudniają tranzyt treści. Czynniki wewnętrzne obejmują guzy, ciała obce, twardy kał, CD i rotację jelita wokół własnej krezki (skręt kiszek) albo wgłobienie jednej pętli jelitowej w drugą. Zewnętrzne czynniki obejmują ucisk albo zaciśnięcie pętli jelita przez szyję worka przepuklinowego, przewlekłe zapalenie otrzewnej, pozapalne lub pozabiegowe zrosty tkanki łącznej oraz przerzuty nowotworowe.

TESTY LABORATORYJNE I SPECJALNE PROCEDURY DIAGNOSTYCZNE

Większość testów laboratoryjnych używanych w rozpoznawaniu chorób UP w rzeczywistości nie jest swoista dla UP, ale wykrywa wpływ chorób UP na inne organy ustroju. Na przykład przewlekła ukryta utrata krwi z powodu krwawiącego wrzodu trawiennego powoduje niedokrwistość z niedoboru żelaza. Zaburzenie wchłaniania witaminy B_{12}, spowodowane zanikowym zapaleniem żołądka i brakiem czynnika wewnętrznego, powoduje niedokrwistość megaloblastyczną, a niedobór witaminy D, związany z biegunką tłuszczową, powoduje osteomalację.

Wiele badań UP poprzednio stosowanych nie jest wykonywanych obecnie. Na przykład nie wykonuje się analizy soku żołądkowego. Pewne próby czynnościowe są wykonywane w celach badawczych, poznawczych tylko w kilku wyspecjalizowanych ośrodkach. W rozdziale omówionych zostanie kilka testów, które są bezpośrednio istotne dla rozpoznania chorób UP.

Wykonywanie prób na krew utajoną w stolcu jest używane do przesiewowego badania raka okrężnicy u pacjentów bez objawów.

Test opiera się na wykorzystaniu impregnowanego gwajakolem paska (np. „test *haemocult*"). Wykrywa on obecność krwi w stolcu, jeśli jej ilość przekracza 20 ml/dzień i nie daje reakcji dodatnich przy obecności małych ilości krwi, zwykle występujących w kale (< 2 ml/dzień). Jego czułość w wykrywaniu raka okrężnicy i odbytu wynosi jedynie 20–30%; mimo to jest powszechnie używany, ponieważ żadne inne lepsze testy nie są obecnie dostępne.

Biegunka tłuszczowa (*steatorrhea*) może zostać potwierdzona przez obecność tłuszczu w stolcu.

Wykonuje się rozmaz materiału na szkiełku podstawowym i barwi barwnikiem wiążącym tłuszcze, takim jak sudan III. Ilość tłuszczu może być również oznaczona biochemicznie.

Mikroskopowe badanie stolca pomaga w zróżnicowaniu biegunki zapalnej i niezapalnej.

W prawidłowym stolcu nie stwierdza się neutrofilów, a stwierdzenie komórek zapalnych w stolcu pacjenta z biegunką jest znamienne. Test ten jest dodatni w zapaleniu okrężnicy spowodowanym przez bakterie inwazyjne, w zapalnych chorobach jelita i w rzekomobłoniastym zapaleniu okrężnicy.

Mikroskopowe badanie płynu otrzewnowego może być przydatne w diagnostyce zapalenia otrzewnej lub puchliny brzusznej (wodobrzusza).

Mikroskopowe badanie płynu otrzewnowego może wykazać obecność krwinek białych w bakteryjnym zapaleniu otrzewnej albo komórek nowotworowych, które rozsiane w otrzewnej, spowodowały nowotworową puchlinę brzuszną.

Biopsja UP jest wiarygodnym i powszechnie używanym testem do rozpoznawania wielu chorób.

Większość odcinków przewodu pokarmowego jest łatwo dostępna do endoskopowego pobrania materiału biopsyjnego. Jedyny wyjątek stanowi jelito cienkie. Biopsja dwunastnicy i jelita krętego jest także możliwa, a uzyskany materiał pozwala na ocenę większości chorób tego odcinka jelita.

Endoskopia i metody radiologiczne są powszechnie używane do diagnostyki przewodu pokarmowego.

Endoskopia górnego odcinka UP jest powszechnie używana do oceny chorób przełyku, żołądka i dwunastnicy. Endoskopia niemal w całości zastąpiła badania radiologiczne oparte na wykorzystaniu kontrastowych związków baru. Podobnie endoskopia dolnego odcinka UP, używana do oceny jelita grubego i jelita krętego, jest obecnie powszechnie używana do diagnostyki tej części UP. Doodbytniczy wlew środka cieniującego jest wciąż używany do diagnostyki chorób jelita cienkiego, a jest szczególne użyteczny w wykrywaniu przetok jelitowo-jelitowych. Komputerowe obrazowanie tomograficzne jest powszechnie używane klinicznie i stało się jedną z najprzydatniejszych metod diagnostycznych w gastroenterologii.

Korelacje kliniczno-patologiczne

CHOROBA REFLUKSOWA, REFLUKS ŻOŁĄDKOWO--PRZEŁYKOWY

Choroba dotykająca miliony ludzi na całym świecie, choroba refluksowa, żołądkowo-przełykowa (GERD), jest spowodowana przez zwrotny napływ treści żołądkowej do przełyku.

Refluks żołądkowo-przełykowy jest wieloczynnikową chorobą wynikającą z działania soku żołądkowego na błonę śluzową przełyku.

Dokładna patogeneza GERD nie jest w pełni zrozumiała, ale uważa się, że etiopatogeneza ma charakter wieloczynnikowy. Wśród wielu z nich pięć odgrywa szczególnie ważną rolę (ryc. 7-19):

- zaburzenia napięcia i relaksacji dolnego zwieracza przełyku (LES),
- skład chemiczny treści żołądkowej,
- integralność bariery śluzówkowej przełyku,
- czynniki mechaniczne, jak wzrost ciśnienia śródbrzusznego lub współistniejąca przepuklina rozworu przełykowego,
- obecność czynników drażniących w pokarmie (np.pieprz, ostre sosy), alkohol, palenie.

W warunkach prawidłowych LES służy jako bariera zapobiegająca zwrotnemu napływowi zawartości żołądkowej do przełyku. Tylko niewielka ilość treści dostaje się do przełyku. U chorych z GERD spoczynkowe napięcie LES jest niższe, a okresy relaksacji trwają dłużej. Otwarcie i zamknięcie zwieracza nie są skoordynowane ze skurczami przełyku i żołądka. Pewne substancje pokarmowe mogą nasilać rozluźnienie, a ich nadużywanie (np. etanol) nasila zaburzenia czynności LES.

Skład soku żołądkowego również odgrywa rolę w patogenezie GERD. Podobnie jak w innych chorobach górnego odcinka UP, istotna jest równowaga między niepożądanymi działaniami kwasu solnego i pepsyny a zdolnością śluzówki do przeciwstawiania się ich skutkom, stąd duże znaczenie integralności błony śluzowej przełyku i jej oporności na tra-

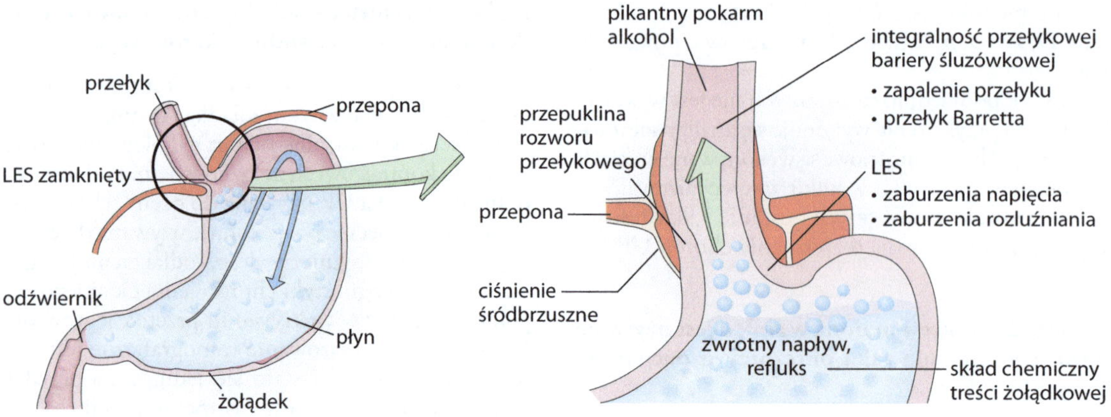

Ryc. 7-19. Przyczyny refluksu żołądkowo-przełykowego. Choroba jest wieloczynnikowa i w związku z tym w wielu przypadkach istotnych przyczyn jest więcej niż jedna. LES – dolny zwieracz przełyku.

wienie. Pewne rodzaje pokarmu lub leki mogą zmniejszać tę oporność lub odwrotnie – mogą zwiększać trawienną skuteczność treści żołądkowej. Podobnie działanie zwiększonego ciśnienia śródbrzusznego, spowodowane przez otyłość lub ciążę, wśród innych czynników może nasilać refluks. Pozycja leżąca, szczególnie po obfitym posiłku, również ułatwia refluks. Obecność przepukliny rozworu przełykowego stwierdza się u znacznej liczby pacjentów z GERD; prawdopodobnie ma ona znaczenie patogenetyczne.

Zmiany histopatologiczne przełyku w chorobie refluksowej mogą zmieniać się od średnich do ciężkich.

Zmiany histopatologiczne śluzówki w objawowej chorobie refluksowej mogą być niewielkie, ale można także stwierdzić istotne zmiany, charakterystyczne dla przewlekłego zapalenia przełyku. Przewlekłe zapalenie śluzówki prowadzi do metaplazji nabłonka płaskiego do walcowatego, typowego dla jelita; określa się to mianem przełyku Barretta. Śluzówka przełyku Barretta może stać się atypową i ostatecznie dać początek rakowi gruczołowemu. Zwłóknienie spowodowane przez przewlekłe zapalenie może prowadzić do zwężenia przełyku.

Zgaga jest głównym objawem refluksu żołądkowo-przełykowego.

Zasadniczym objawem GERD jest zgaga (*pyrosis*), która okresowo jest związana z przechodzeniem żołądkowej zawartości do przełyku, a niekiedy do jamy ustnej. Objaw ten jest często następstwem obfitych posiłków i przyjęcia pozycji leżącej. Rzadziej treść żołądkowa dostaje się do krtani, powodując chrypkę, czy do płuc, powodując kaszel i astmopodobne ataki duszności albo zapalenie płuc. W niektórych przypadkach występuje przewlekłe krwawienie, czego skutkiem są smoliste stolce lub niedokrwistość z niedoboru żelaza.

Podstawą rozpoznania są dane kliniczne potwierdzone przez endoskopię i biopsję przełyku. Badania manometryczne perystaltyki przełykowej i LES są wskazane u chorych, którzy są oporni na standardowe leczenie, lub u tych, u których stwierdza się obecność poważnych powikłań, takich jak długoodcinkowy przełyk Barretta i zwężenia przełyku.

CHOROBA WRZODOWA

Wrzód trawienny jest głębokim ubytkiem błony śluzowej w wyniku działania kwasu solnego i pepsyny soku żołądkowego. W odróżnieniu od powierzchownych nadżerek błony śluzowej wrzody docierają do warstwy mięśniowej śluzówki lub głębiej do warstwy mięśniowej właściwej ściany żołądka. Częstość występowania wrzodów trawiennych jest duża; oszacowano, że więcej niż 10% wszystkich obywateli USA miało wrzód trawienny podczas swojego życia. Wrzody są najczęściej umiejscowione w dwunastnicy, rzadziej w żołądku, a najrzadziej w innych miejscach, takich jak przełyk albo jelito czcze. Większość wrzodów trawiennych jest pojedyncza, ale mogą występować także owrzodzenia mnogie.

Wrzody trawienne powstają, gdy uszkadzające działanie soku żołądkowego przewyższy mechanizmy obronne śluzówki żołądka.

Prawidłowa błona śluzowa żołądka jest oporna na skutki działania soków trawiennych, zawierających kwas solny i pepsynę. Utrzymanie bariery śluzówkowej zależy od prawidłowego przepływu krwi, wydzielania ochronnego śluzu i wodorowęglanów, które pokrywają powierzchnię błony śluzowej. Wrzody trawienne powstają wtedy, kiedy trawienna skuteczność soku żołądkowego wzrośnie, lub częściej, gdy śluzówkowe systemy zostają osłabione (ryc. 7-20). Następujące czynniki odgrywają ważną rolę patogenetyczną:

- **Spadek wydzielania wodorowęglanów.** Wartość pH powierzchni żołądkowej błony śluzowej jest bliska wartości obojętnej (pH 7), co wynika ze stałego działania buforującego wodorowęglanów wydzielanych przez komórki śluzówki. Wodorowęglany znajdują się również na powierzchni nabłonka dwunastnicy, gdzie chronią

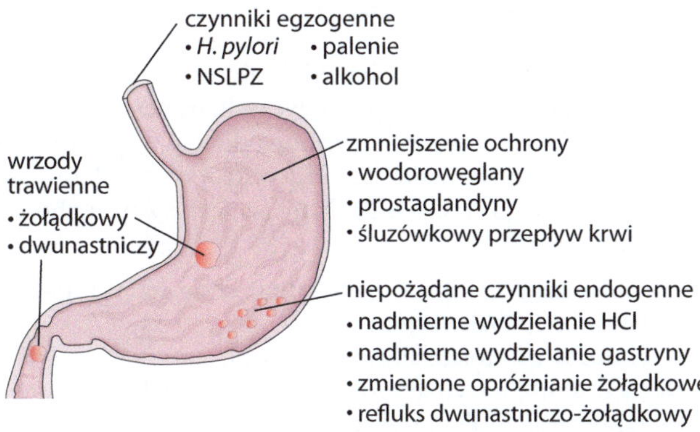

Ryc. 7-20. Wrzód trawienny. Wrzód żołądka pojawia się najczęściej na małej krzywiźnie żołądka. Wrzód dwunastniczy występuje najczęściej w części bliższej dwunastnicy. Patogeneza wrzodów trawiennych jest złożona, obejmuje działanie niekorzystnych wpływów egzogennych i endogennych przy jednoczesnym osłabieniu zdolności obronnych śluzówki NSAID – niesteroidowe leki przeciwzapalne (NSLPZ).

komórki przed działaniem soku żołądkowego znajdującego się w treści żołądka, która wchodzi do dwunastnicy. U pacjentów z wrzodem trawiennym wytwarzanie wodorowęglanów jest zmniejszone.

- **Zmniejszenie wytwarzania prostaglandyn.** Prostaglandyny odgrywają ważną rolę ochronną przez pobudzanie wytwarzania śluzu i utrzymanie prawidłowego przepływu krwi przez błonę śluzową; jednocześnie obniżają wydzielanie kwasu. Czynniki hamujące cyklooksygenazę, takie jak aspiryna i NSLPZ, zmniejszają wytwarzanie prostaglandyn, co czyni błonę śluzową podatną na powstanie owrzodzenia.
- **Zwiększenie wytwarzania kwasu.** Gastryna jest silnie działającym bodźcem, pobudzającym wydzielanie kwasu żołądkowego, a nadmierne uwalnianie gastryny przez guzy neuroendokrynne w zespole Zollingera-Ellisona jest związane ze zwiększoną częstością występowania wrzodów trawiennych. Nadkwaśność treści żołądkowej nie jest jednak koniecznym warunkiem wstępnym powstania wrzodu trawiennego.
- **Infekcja *Helicobacter pylori*.** W ciągu ostatnich 15 lat ostatecznie wykazano, że infekcja *H. pylori* odgrywa decydującą rolę w patogenezie wrzodu trawiennego. Zakażenie *Helicobacter* stwierdza się u 70% pacjentów z wrzodem żołądka i prawie u 100% z wrzodem dwunastnicy. Bakteria jest oporna na działanie HCl i przeżywa łatwo w warstwie śluzu błony śluzowej *antrum*. Niesie to poważne konsekwencje dla błony śluzowej przez obniżenie odporności na trawienne działanie soku i przez zwiększanie wydzielania kwasu. Na przykład *H. pylori*, mimo że nie wnika do tkanki, powoduje jej martwicę i zapalenie błony śluzowej. *H. pylori* hamuje dwunastnicze wydzielanie wodorowęglanów i pobudza wydzielanie kwasu żołądkowego. Pozostaje niezrozumiałe, dlaczego jedynie u 10–20% pacjentów zakażonych *H. pylori* powstają wrzody trawienne.

Ból w okolicy nadbrzusza jest pewnym objawem wrzodu trawiennego.

Wrzody dwunastnicy, które występują cztery razy częściej niż owrzodzenia żołądka, zwykle objawiają się bólem w okolicy nadbrzusza, występującym po 1 do 3 godzin od przyjęcia pokarmu. Ból jest silniejszy w nocy i może nawet obudzić pacjenta. W wielu przypadkach pomagają środki zobojętniające kwas. Wzorzec bólowy wrzodu żołądka jest mniej charakterystyczny i ból może być wywołany przez spożycie pokarmu. Utrzymuje się przez dłuższy czas. U chorych z wrzodem żołądka mdłości i wymioty są częstsze niż u chorych z wrzodem dwunastnicy. Jednak, zróżnicowanie obu typów choroby wrzodowej na podstawie objawów nie jest wystarczająco wiarygodne, aby pozwoliło na pewne rozpoznanie kliniczne. Właściwe rozpoznanie potwierdza endoskopia. Biopsja tkanki podczas endoskopii jest przydatna do stwierdzenia obecności *H. pylori* i do wykluczenia obecności nowotworu złośliwego w dużych uszkodzeniach śluzówki. Leczenie obejmuje antybiotyki w celu eradykacji *H. pylori*, leki blokujące receptory H_2 i blokery pompy protonowej. Czasami obserwuje się nawroty choroby wrzodowej po leczeniu. Zwykle przyczyną nawrotów jest nieskuteczna eradykacja *H. pylori.*

Krwawienie jest najczęstszym powikłaniem choroby wrzodowej.

Najważniejsze powikłania wrzodu trawiennego przedstawiono na ryc. 7-21:

- **Krwawienie**. Większość wrzodów trawiennych krwawi, ale najczęściej utrata krwi jest stosunkowo niewielka. Krwawienie przewlekłe może spowodować niedokrwistość z niedoboru żelaza. W niektórych przypadkach masywne krwawienie jest przyczyną krwistych wymiotów. Krew strawiona przez kwas solny staje się czarna z powodu tworzenia z hemoglobiny czarnego barwnika – hematyny (hematein). Barwi ona kał na czarno (stolec smolisty, *melena*).

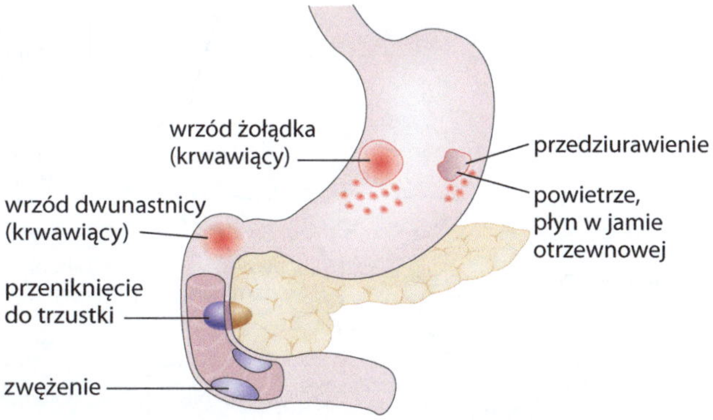

Ryc. 7-21. Powikłania choroby wrzodowej. Najważniejsze powikłania to: krwawienie, perforacja, zwężenie i przeniknięcie do trzustki.

- **Przedziurawienie.** Głęboko penetrujące wrzody mogą przenikać przez całą ścianę żołądka. Obecność zawartości żołądka w jamie otrzewnowej powoduje zapalenie otrzewnej. Powietrze, które przeszło do jamy otrzewnowej, jest widoczne radiograficznie jako przejaśnienie podprzeponowe.
- **Penetracja.** Głębokie owrzodzenia mogą przenikać przez ścianę żołądka do przyległych narządów. Najczęściej do penetracji dochodzi we wrzodach dwunastnicy przebijających się do trzustki. Powoduje to zapalenie trzustki i zwiększa aktywność amylazy i lipazy we krwi.
- **Zwężenie.** Zwłóknienie rozwijające się w ścianie kanału odźwiernika lub dwunastnicy może powodować znaczne zwężenie światła. Zwykle jest ono związane z retencją treści żołądkowej i wymiotami.

ZESPOŁY ZŁEGO WCHŁANIANIA

Zespoły charakteryzujące się niedokończonym albo wadliwym wchłanianiem substancji odżywczych, minerałów i wody w jelicie cienkim. Choroby, które powodują te zespoły, mogą dotyczyć żołądka, trzustki, układu wątrobowo-żółciowego lub jelita cienkiego (ryc. 7-22). Najważniejsze z tych chorób są następstwem:

- zakażenia (np. sprue tropikalna, choroba Whipple'a, kolonizacja bakteryjna),
- choroby z autoagresji (np. celiakia),
- niedostatki enzymatyczne (np. niedostatek laktozy),
- zaburzenia funkcji trzustki,
- guzy (np. chłoniak, guzy komórek neuroendokrynnych, takie jak VIP-oma),
- chirurgiczna resekcja odcinków UP.

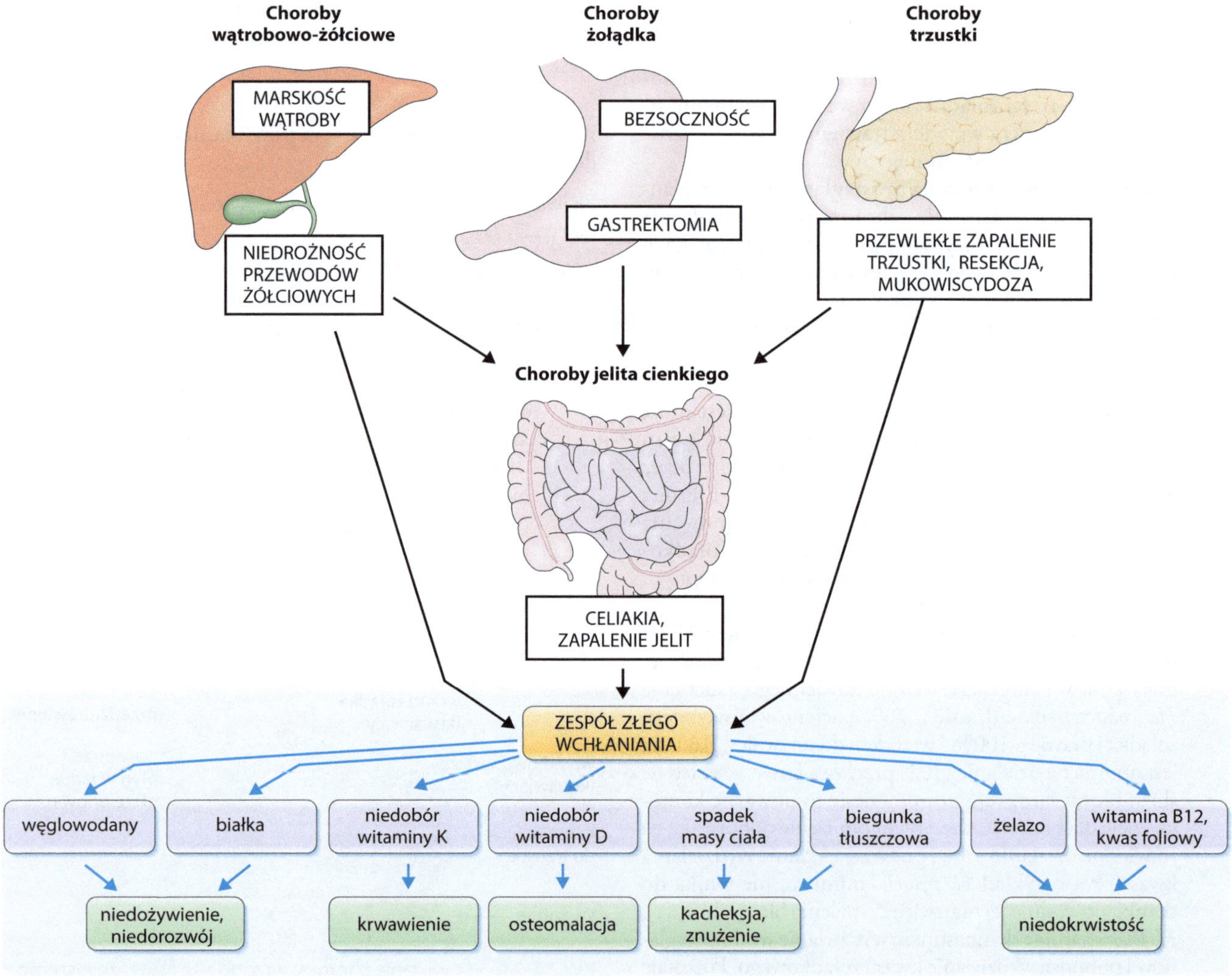

Ryc. 7-22. Zespół złego wchłaniania. Przyczynami zespołu są choroby żołądka, trzustki, układu wątrobowo-żółciowego lub jelit.

Zaburzenia wchłaniania są wynikiem zaburzeń trawienia lub wchłaniania substancji odżywczych i ich transportu do układu krążenia.

Trawienie w jelicie cienkim odbywa się wewnątrz światła jelita i na powierzchni enterocytów. Substancje odżywcze są wychwytywane przez enterocyty i przenoszone do przestrzeni pomiędzy enterocytami a naczyniami chłonnymi lub krwionośnymi, skąd przechodzą do krążenia. Stąd zaburzenia tłumaczące zmiany wchłaniania mogą być zlokalizowane w następujących etapach trawienia (ryc. 7-23):

- **Trawienie w jelicie.** Większość enzymów znajdujących się w jelicie pochodzi z trzustki, dlatego zaburzenia trawienia występują najczęściej w przewlekłej niewydolności trzustki.
- **Trawienie błonowe na enterocytach.** Zaburzenia zwykle dotyczą niedoboru laktazy. Laktaza jest związana z błoną komórkową enterocytów i bez niej laktoza nie może być wchłaniana.
- **Transport błonowy.** Przechodzenie substancji odżywczych wymaga prawidłowego funkcjonowania mechanizmów transportowych. U niektórych pacjentów występują uwarunkowane genetycznie braki białek transportowych. W abetalipoproteinemii defekty genetyczne syntezy β apolipoproteiny B powodują zaburzenia wchłaniania lipidów, ponieważ bez obecności tych białek chylomikrony nie powstają.
- **Przeszkoda w transporcie z enterocytów do krążenia.** Przestrzeń między enterocytami a naczyniami chłonnymi i krwionośnymi może zostać zamknięta przez nagromadzenie patologicznych białek w amyloidozie lub kolagenu w sklerodermii.

Objawy zespołów złego wchłaniania wynikają z biegunki i niedoboru białek, lipidów, węglowodanów, witamin, minerałów.

Zaburzenia wchłaniania substancji odżywczych, mineralnych i wody w jelicie cienkim powodują biegunkę i stolce tłuszczowe. Niedostatki energii białkowej powodują niedorozwój w dzieciństwie i spadek masy ciała osób dorosłych. Mięśnie stają się słabe i zanikają. Hipoalbuminemia może być przyczyną obrzęków uogólnionych. Niedobór żelaza i witaminy B_{12} powoduje niedokrwistość. Niedobory witaminy K są

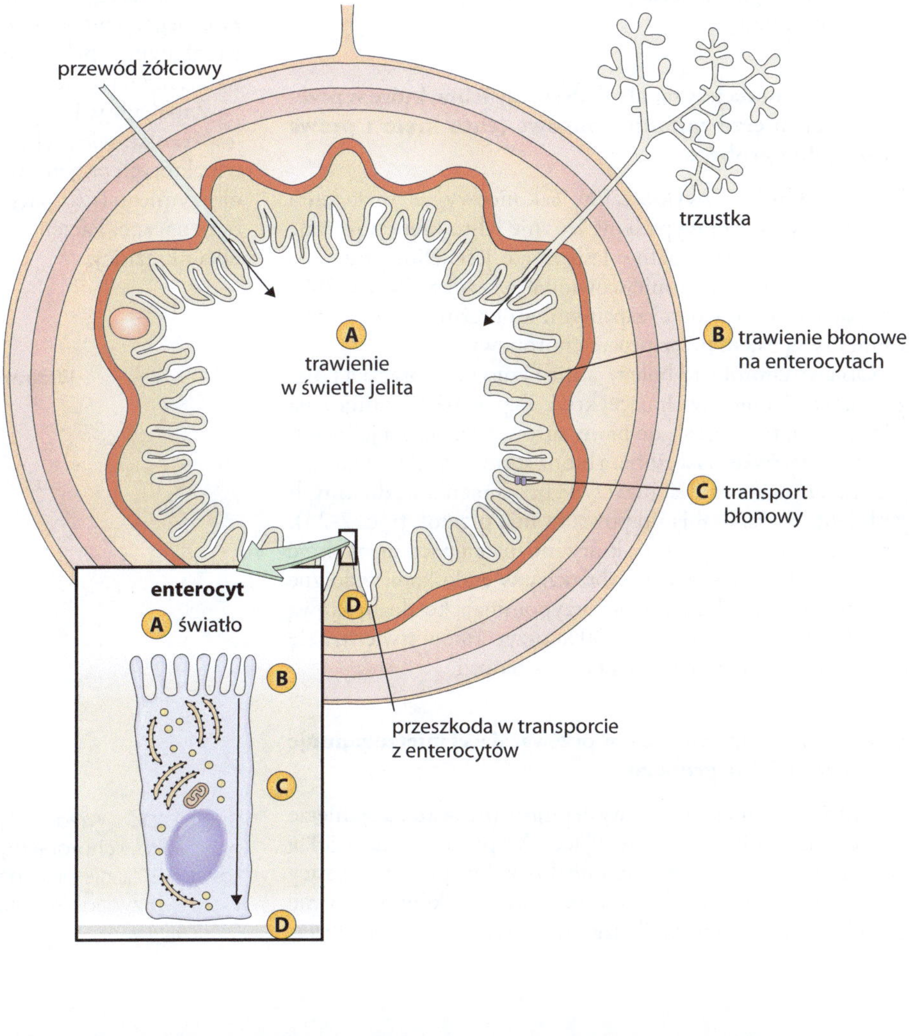

Ryc. 7-23. Zespół złego wchłaniania. Rozwija się z powodu kilku typów zaburzeń, takich jak: niedostateczne trawienie w świetle PP (A), niedostateczne trawienie na błonie komórkowej enterocytów (B), transport w enterocytach (C) albo zablokowanie przechodzenia substancji odżywczych z enterocytów do naczyń chłonnych (D).

przyczyną skaz krwotocznych. Niedobór wapnia i witaminy D może być przyczyną rozmiękania kości lub krzywicy oraz parestezji i innych objawów hipokalcemii.

CHOROBY ZAPALNE JELITA

Zapalne choroby jelita obejmują dwa powiązane ze sobą wyraźne zespoły chorobowe o nieznanej etiologii: chorobę Crohna (CD) i wrzodziejące zapalenie jelit (UC).

Choroba Leśniowskiego-Crohna i wrzodziejące zapalenie jelit mają pewne cechy wspólne, ale różnią się pod innymi względami.

W typowych przypadkach CD i UC mają tak charakterystyczne cechy, że różnicowanie ich jest łatwe, ale u 10–15% pacjentów różnicowanie jest trudne. Wspólne cechy są następujące:

- Obie choroby są wieloczynnikowe i ich przyczyna jest nieznana.
- Obie choroby występują rodzinnie.
- Najczęściej występują w trzeciej dekadzie życia.
- Powikłania pozajelitowe są podobne.
- W leczeniu używa się podobnych leków.

Cechy, które wyróżniają typowe przypadki CD, dotyczą głównie patologii makroskopowej i mikroskopowej oraz umiejscowienia zmian.

Choroba Crohna jest zapaleniem ściany jelita, które w przeważającej mierze zajmuje końcowe jelito kręte i prawą stronę jelita grubego.

Choroba Crohna zwykle zajmuje końcowy odcinek jelita krętego, a w 30% przypadków jedynie jelito kręte pozostaje zajęte przez proces zapalny. Jeśli zajęte jest jelito grube, to choroba jest głównie umiejscowiona w kątnicy. W 15–20% przypadków ze zmianami zapalnymi w okrężnicy tylko pewne segmenty są zajęte przez proces chorobowy.

Objawy choroby to bóle w jamie brzusznej, gorączka i biegunka o treści nie zawierającej krwi. Zapalenie obejmuje całą ścianę jelita, rozciąga się do błony surowiczej. Ściana jelita jest pogrubiona, światło zwężone, a błona surowicza nierówna. Zapalenie surowicówki jest przyczyną przylepiania się do innych pętli jelit, co usposabia do powstawania przetok (ryc. 7-24). Zrośnięte jelita tworzą guz, który można palpacyjnie wykryć w prawym dolnym kwadrancie brzucha. W endoskopii widoczne są głębokie owrzodzenia, które przypominają kostkę brukową (*cobblestone*). Mniej więcej w 30% przypadków stwierdza się obecność ziarniniaków w materiale z biopsji.

Wrzodziejące zapalenie jelit w przeważającej mierze zajmuje lewą stronę jelita grubego.

Wrzodziejące zapalenie jelit występuje w przeważającej mierze w prostnicy i okrężnicy zstępującej. W przybliżeniu u 50% pacjentów zmiany są ograniczone do okolicy prostnicy i esicy jelita grubego, u dodatkowych 30% przypadków proces nie przechodzi poza zagięcie śledzionowe (ryc. 7-25). U pozostałych 20% pacjentów, którzy mają zmiany rozlane, występuje zapalenie całej okrężnicy bez obszarów wolnych od procesu zapalnego. Jelito kręte zwykle nie jest zajęte, ale u 10% chorych z rozlanym zapaleniem okrężnicy proces zapalny przechodzi wstecznie na jelito kręte.

Zapalenie w UC jest ograniczone do błony śluzowej. Ściana jest cienka, więc jelito może się rozszerzać. W wyniku tego u niektórych pacjentów dochodzi do rozwoju toksycznego jelita olbrzymiego (*toxic megacolon*). Krwawienie z odbytnicy może być znaczne. Pacjenci z UC mają zwiększone ryzyko rozwoju raka okrężnicy.

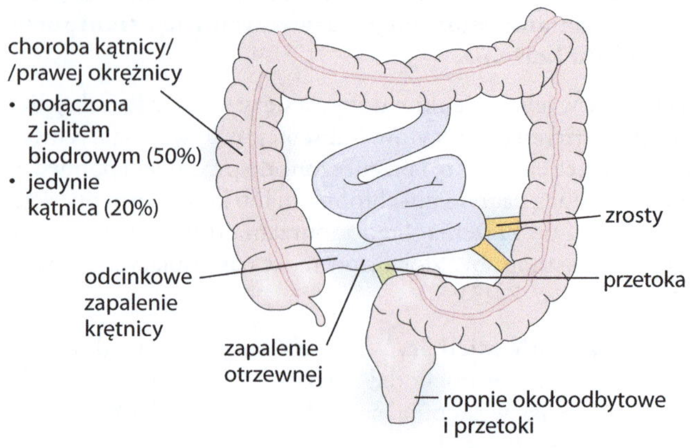

Ryc. 7-24. Choroba Leśniowskiego-Crohna. Jest umiejscowiona w końcowym odcinku jelita krętego i prawej stronie jelita grubego. Zmiany rozchodzą się obwodowo, nie obejmując całego jelita. W wyniku nacieczenia ściany jelita często występują zapalenie otrzewnej, zrosty jelita i przetoki. Stan zapalny zwęża światło i pogrubia ścianę jelita.

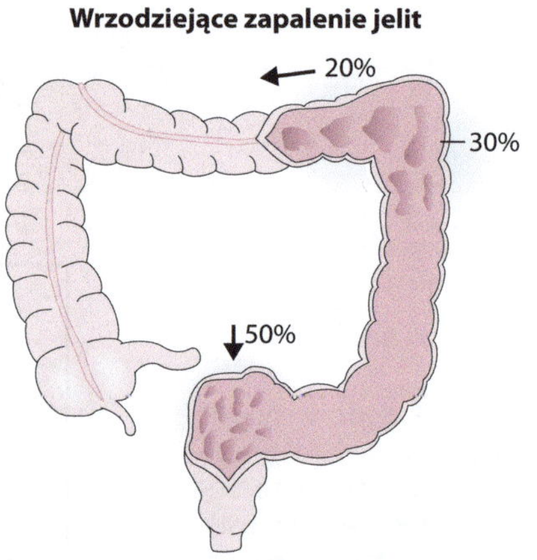

Ryc. 7-25. Wrzodziejące zapalenie jelit. Mniej więcej w 50% przypadków choroba ogranicza się do prostnicy i esicy, u dodatkowych 30% nie przechodzi poza zagięcie śledzionowe. Jedynie w 20% przypadków zapalenie okrężnicy ma charakter rozlany (*pancolitits*).

Choroba zwykle zaczyna się jako zapalenie odbytu albo zapalenie odbytnicy i esicy i objawia się parciem na stolec i częstym oddawaniem krwisto podbarwionego śluzu. W miarę postępu choroby mniej więcej u 30% pacjentów rozwija się krwista biegunka. Towarzyszą jej ból, gorączka, złe samopoczucie i nawet odwodnienie. Napady biegunki przejawiają tendencję do powtarzania się i znacznie osłabiają pacjentów. Powikłania pozajelitowe występują w przybliżeniu u 25% pacjentów.

Różnicowanie UC i CD podano w tab. 7-7.

Wrzodziejące zapalenie jelit i choroba Leśniowskiego-Crohna mają podobne powikłania pozajelitowe.

Powikłania pozajelitowe występują u przeszło 25% pacjentów i obejmują następujące narządy:

- uszkodzenia stawowe, takie jak izolowane zapalenia dużych stawów,
- zmiany skórne, takie jak rumień guzowaty i ropne martwicze zapalenie skóry,
- zmiany oczne, np. zapalenie nadtwardówki (*episcleritis*),
- uszkodzenia układu wątrobowo-żółciowego, kamienie żółciowe i stwardniające zapalenie dróg żółciowych,
- epizody zakrzepowo-zatorowe.

Powikłania pozajelitowe występują z różną częstością w UC i CD. Izolowane zapalenia stawów zajmujące duże stawy są najczęstsze, występują u przeszło 45% pacjentów z UC lub CD, podczas gdy ropne martwicze zapalenie skóry mniej więcej u 2% przypadków.

NOWOTWORY OKRĘŻNICZO-PROSTNICZE

Nowotwory złośliwe jelita grubego są częste; co roku w Stanach Zjednoczonych rozpoznaje się około 150 000 nowych przypadków, z czego 55 000 umiera, co stanowi 10% wszystkich zgonów zależnych od nowotworów w tym kraju. Inne ważne fakty dotyczące nowotworów złośliwych okolicy okrężniczo-prostniczej są następujące:

- Są to najczęstsze nowotwory UP.
- Ich częstość wzrasta z wiekiem.
- Największa częstość występuje w przedziale wiekowym między 60. a 70. rokiem życia.
- Ponad 90% nowotworów występuje u pacjentów mających ponad 50 lat.
- Dieta zachodnia, o małej zawartości błonnika, a dużej zawartości tłuszczu, prawdopodobnie odgrywa ważną patogenetyczną rolę, ale to nie zostało do końca udowodnione.
- Ważną rolę odgrywa dziedziczenie.
- W wywiadzie rodzinnym rak okrężnicy i odbytu występuje u 25% pacjentów.
- Kilka dziedzicznych zespołów związanych z rakiem, takich jak rodzinna polipowatość jelita grubego czy dziedziczny rak jelita grubego nie związany z polipowatością (HNPCC), predysponuje do rozwoju raka.

Większość nowotworów jelita grubego początkowo nie daje żadnych objawów.

Nowotwory złośliwe jelita grubego zaczynają się jako niewielkie uszkodzenie jelita lub rozwijają się w polipach, dlatego pozostają bezobjawowe przez długi okres. Badania retrospektywne wykazały, że objawy mogą już być obecne 6–18 miesięcy przed ustaleniem końcowego rozpoznania.

Współczynnik umieralności we wczesnym raku okrężnicy i odbytu wynosi 20%, a w postaci zaawansowanej 60%.

Tabela 7-7. Różnice między wrzodziejącym zapaleniem jelit a chorobą Leśniowskiego-Crohna

CECHA	WRZODZIEJĄCE ZAPALENIE JELIT	CHOROBA CROHNA
Biegunka	krwista	bez zawartości krwi
Ból w jamie brzusznej	rzadki, w zaawansowanej chorobie	częsty
Umiejscowienie	przeważa lewa strona jelita grubego rozlany	prawe jelito grube niejednolity
Zajęcie jelita krętego	rzadkie (zapalenie jelita krętego – 10%)	częste (80%)
Światło	poszerzone, jelito olbrzymie rzadkie	zwężenie
Błona śluzowa	krucha, owrzodzenie powierzchowne	głębokie owrzodzenie brukowane
Zapalenie	ograniczone do błony śluzowej	pełna ściana
Ziarniniaki	nie	tak (w 30%)
Błona surowicza	gładka, nienaruszona	w stanie zapalnym
Zrosty	nie	tak
Przetoki	nie	tak
Przetoki i ropnie	nie	tak (50%)

Wczesne wykrycie jest jedyną dostępną obecnie metodą na zmniejszenie śmiertelności. Opiera się na dwóch metodach:

- **Badanie stolca na krew utajoną.** Wykrywa obecność krwi mniej więcej u 70% chorych na raka i u 40% pacjentów z polipami jelita grubego. Należy zauważyć, że jest ujemne u znacznej liczby pacjentów z rakiem i u większości pacjentów z polipami jelita grubego.
- **Wziernikowanie jelita grubego.** Endoskopia z użyciem fibroskopu jest niezawodną metodą wykrywania polipów i nowotworów złośliwych jelita grubego. Celowe szczególnie u pacjentów o zwiększonym ryzyku zachorowania na raka okrężnicy i odbytu, wliczając w to dziedziczne zespoły związane z rakiem (np. UC trwające więcej niż 7–10 lat).

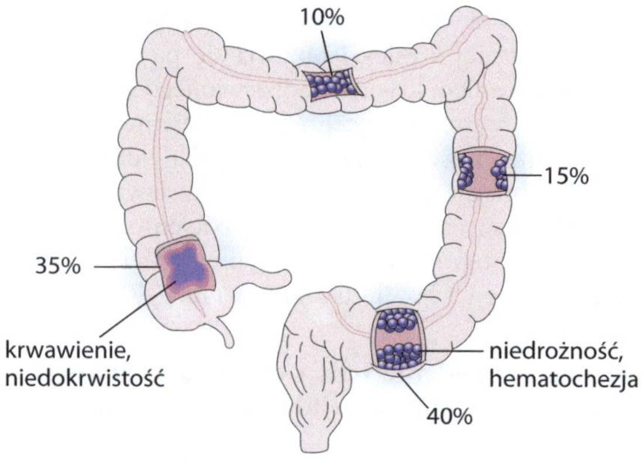

Ryc. 7-26. Lokalizacja nowotworów jelita grubego. Większość nowotworów występuje w bliższej lub dalszej okolicy jelita grubego.

Nowotwory jelita grubego mogą pochodzić z polipów, dlatego zapobiegawczo wszystkie polipy nowotworowe powinny zostać usunięte.

Polipy są sklasyfikowane jako gruczolaki cewkowe, gruczolaki kosmkowe lub gruczolaki cewkowo-kosmkowe. Tylko około 4% wszystkich gruczolaków cewkowych ulega dysplazji nowotworowej. Natomiast dotyczy to aż 40% gruczolaków kosmkowych. Większy polip – wyższe ryzyko wystąpienia nowotworu. Podobnie liczba polipów również koreluje z ryzykiem zachorowania na raka. W polipowatości rodzinnej jelita grubego, charakteryzującej się pojawieniem tysięcy polipów, niektórych bardzo dużych, częstotliwość występowania raka wynosi 100%.

Objawy raka okrężnicy i odbytu zależą od umiejscowienia guza.

Nowotwory złośliwe okolicy prostniczo-esiczej. Większość nowotworów jelita grubego powstaje w okolicy **prostniczo-esiczej** (ryc. 7-26). Objawem guzów tej okolicy jest hematochezja albo zmiany w częstości oddawania stolców. Guzy zwężają światło jelita, utrudniając przechodzenie stolca. U takich pacjentów występują stolce ołówkowate, zaparcia i bóle kolkowe.

Nowotwory kątnicy i okrężnicy wstępującej. Guzy tej okolicy nie powodują niedrożności, ponieważ światło jelita jest znacznie większe niż w okolicy prostniczo-esiczej. Guzy mają charakter krateru lub polipu z powierzchownymi ubytkami tkanki i skłonnością do krwawienia. Utrata krwi może powodować niedokrwistość z niedoboru żelaza. Próba na krew utajoną jest dodatnia.

Nowotwory złośliwe jelita grubego wytwarzają antygen rakowo-płodowy, ale użycie tego markera do celów przesiewowych nie jest wskazane.

Podwyższone stężenia antygenu rakowo-płodowego (*carcinoembryonic antygen* – CEA) stwierdza się we krwi u około 70% pacjentów z rakiem okrężnicy i odbytu. Również jednak podwyższone jego stężenie we krwi stwierdza się u pacjentów, u których występują inne nowotwory złośliwe, pacjentów z czynnym UC i również u palaczy papierosów. Stąd test CEA nie ma wartości przesiewowej.

Pomiarów antygenu rakowo-płodowego dokonuje się po chirurgicznej resekcji nowotworu. Skuteczny zabieg chirurgiczny normalizuje stężenie CEA we krwi. Utrzymywanie się podwyższonego stężenia CEA jest związane z obecnością pozostawionej tkanki nowotworowej; rokowanie jest złe. Nawrót raka również jest związany z podwyższonym stężeniem CEA.

PRZYPADKI KLINICZNE

Przypadek 1. ZGAGA OPORNA NA LECZENIE LEKAMI ALKALIZUJĄCYMI U OTYŁEGO PACJENTA

Badanie kliniczne. Pięćdziesięcioletni kierowca autobusu uskarża się na długoletnią zgagę i zwracanie treści pokarmowej do jamy ustnej (regurgitacje)[1]. Pali dwie paczki papierosów dziennie, lubi jeść pikantne pokarmy i w weekendy wypija paczkę piwa. Leczony środkami zobojętniającymi kwas, miał schudnąć, rzucić palenie, zaprzestać picia alkoholu i zmienić sposób odżywiania się[2]. W ciągu ostatnich 3 miesięcy miał trudności z połykaniem pokarmu stałego[3]. Ponieważ zgaga nie ustąpiła po środkach zobojętniających kwas, wyznaczono termin endoskopii górnego odcinka UP (*upper gastrointestinal endoscopy* – UGI)[4].

Badanie przedmiotowe. Pacjent jest otyły, ale w stosunkowo w dobrym zdrowiu.

Badania laboratoryjne. Nie wykryto odchyleń od stanu prawidłowego.

Procedury diagnostyczne. Endoskopia UGI ujawniła zmiany błony śluzowej przełyku w postaci aksamitnych czerwonych plam i smug 5 cm powyżej wpustu. Wykonano biopsję tej części przełyku i rozpoznano przełyk Barretta bez histologicznych zmian o charakterze nabłonkowej atypii albo dysplazji[5].

Pytania i zagadnienia do dyskusji:

1. Co jest najprawdopodobniej przyczyną występowania zgagi u tego pacjenta? Wyjaśnij patogenezę zgagi.
2. W jaki sposób otyłość jest związana ze zgagą? Jakie inne czynniki ryzyka występowania zgagi można zidentyfikować w wywiadzie?
3. Pacjent ma utrudnione połykanie – dysfagię czy odynofagię? Jaka jest różnica między połykaniem pokarmów stałych a trudnościami w połykaniu płynów?
4. Co może wykazać endoskopia u tego pacjenta?
5. Opisz zmiany histopatologiczne w przełyku Barretta. Dlaczego obecność dysplazji nabłonka jest ważna w przypadku przełyku Barretta?

Przypadek 2. BÓL W NADBRZUSZU U CZTERDZIESTOLETNIEGO CHIRURGA

Badanie kliniczne. Czterdziestoletni chirurg skarży się na okresowy ból w nadbrzuszu, zwykle zaczynający się 2 do 3 godzin po posiłku i często powracający w nocy, budzący go. Brał środki zobojętniające kwas i leki blokujące receptory H_2, ilekroć objawy nasiliły się ponownie. Wyznaczono termin endoskopii górnego odcinka PP (UGI)[2].

Badanie przedmiotowe. Bez zmian.

Badania laboratoryjne. Niewielkiego stopnia niedokrwistość niedobarwliwa mikrocytowa[3].

Procedury diagnostyczne. Endoskopia UGI ujawniła krwawiący wrzód w dwunastnicy[4]. Błona śluzowa żołądka zaczerwieniona, w biopsji przewlekłe zapalenie żołądka. W śluzie pokrywającym błonę śluzową *antrum* zidentyfikowano obecność *Helicobacter pylori*[5].

Badania kontrolne. Zakażenie *H. pylori*, leczone inhibitorami pompy protonowej[6]. Obecnie bez objawów.

Pytania i zagadnienia do dyskusji:

1. Należy zauważyć, że pacjent jest chirurgiem. Co zwykle jest przyczyną bólów w nadbrzuszu?
2. Jakie choroby powinny być wzięte pod uwagę w rozpoznaniu różnicowym? Sporządź listę chorób, które powodują ból w innych częściach brzucha i tych, które powodują rozlane bóle w jamie brzusznej.
3. Co mogło być przyczyną niedokrwistości u tego pacjenta?
4. Czy wszystkie wrzody trawienne krwawią? Jakie są inne możliwe powikłania wrzodów trawiennych?
5. Jaka jest zależność między zakażeniem *H. pylori* a dolegliwościami pacjenta? Czy zakażenie może być przyczyną zarówno zapalenia żołądka i jelit, jak i wrzodu dwunastnicy?
6. Wyjaśnij skutki działania inhibitorów pompy protonowej.

Przypadek 3. ZABURZENIA WZROSTU I CUCHNĄCE OBFITE STOLCE U CZTEROLETNIEGO CHŁOPCA

Badanie kliniczne. Matka zauważyła, że dziecko jest niespokojne i marudne i skarży się często na wzdęcie brzucha oraz ból nóg i ramion. Oddaje dwa lub trzy pokaźnych rozmiarów cuchnące stole dziennie w ostatnim roku[1].

Badanie przedmiotowe. Dziecko ma wzdęty brzuch (*potbelly*) i wychudzone ramiona i nogi. Jest za niskie w stosunku do swojego wieku i mieści się w 15 procentach na krzywej wzrostu dotyczącej jego przedziału wiekowego[2]. Plamkowate wybroczyny (*petechiae*) są widoczne na obu kończynach dolnych[3]. Kości są wrażliwe na ucisk. Stwierdza się obecność uogólnionego obrzęku niewielkiego stopnia[4].

Badania laboratoryjne. Niedokrwistość niedobarwliwa mikrocytowa[5], hipoalbuminemia i hipokalcemia. Stolce zawierają tłuszcze.

Procedury diagnostyczne. Biopsja dwunastnicy wykazała wygładzenie kosmków i wydłużenie krypt. Stwierdzono nacieki limfocytarne w nabłonku jelitowym[6]. W surowicy wykryto przeciwciała antyendomyzjalne[7].

Badania kontrolne. Dieta bezglutenowa poprawiła stan pacjenta[8].

Pytania i zagadnienia do dyskusji:

1. Czy ten pacjent ma biegunkę, biegunkę tłuszczową lub obydwie?
2. Jakie są możliwe przyczyny zaburzeń wzrostu (*failure to thrive* – FTT) w ogólności? Co jest przyczyną FTT w tym przypadku?
3. Co powoduje powstanie wybroczyn skórnych w dzieciństwie? Jakie badanie laboratoryjne może wyjaśnić skłonność do krwawień u tego dziecka?
4. Jakie badanie laboratoryjne pomoże wyjaśnić przyczyny obrzęków?
5. Czy niedokrwistość jest związana z niedoborem żelaza, niedoborem witamin czy oboma czynnikami razem?
6. Czy opisane zmiany mikroskopowe są diagnostycznie ważne dla danej choroby? Czy podobne zmiany mogą wystąpić w próbkach biopsji jelitowych u bezobjawowych krewnych tego pacjenta?
7. Jakie znaczenie ma obecność przeciwciał antyendomyzjalnych?
8. Co może wykazać ponowna biopsja dwunastnicy u pacjenta, który zareagował dodatnio na dietę bezglutenową?

Przypadek 4. KRWISTA BIEGUNKA U DWUDZIESTOLETNIEGO STUDENTA

Badanie kliniczne. Pacjent zauważył obecność krwi w stolcach, które oddawał trzy lub cztery razy dziennie przez ostatnie 4 tygodnie[1]. Początkowo stolce były stwardniałe, ale w ostatnich dniach stały się luźne i dochodziło do 10 wypróżnień dziennie[2]. Oddawanie stolca związane było z bólami skurczowymi i parciem. Zauważył spadek masy ciała, miał niewielką gorączkę i pragnienie[3].

Badanie przedmiotowe. Przy palpacji brzucha stwierdza się rozlaną bolesność; guz nie był wyczuwalny. Pacjent wyglądał na odwodnionego i wyczerpanego.

Badania laboratoryjne

- Niedokrwistość, niski hematokryt i mała liczba krwinek czerwonych RBC[4].
- Leukocytoza.
- ESR (*erythrocyte sedimentation rate;* OB – odczyn Biernackiego) podwyższony[5].
- Badanie kału; krew i neutrofile[6].

Procedury diagnostyczne. Wziernikowanie jelita grubego wykazało rozlane owrzodzenia kruchej błony śluzowej prostnicy, esicy i okrężnicy zstępującej. Nie zauważono obszarów wolnych od zapalenia. W biopsji jelita stwierdzono zapalenie i ropnie krypt[7].

Badania kontrolne. Po leczeniu aminosalicylanami stan pacjenta się poprawił[8].

Pytania i zagadnienia do dyskusji:

1. Czy ten pacjent ma ostrą czy przewlekłą biegunkę? Czy biegunka jest spowodowana przez chorobę jelita cienkiego czy grubego?
2. Jakie jest znaczenie zmieniającego się obrazu klinicznego?
3. Wyjaśnij patogenezę spadku masy ciała, pragnienia i gorączki u tego pacjenta.
4. Co jest przyczyną niedokrwistości?
5. Dlaczego ten pacjent ma leukocytozę i podniesiony ESR?
6. Opisz kilka chorób związanych z występowaniem neutrofilów w stolcu.
7. Czy obserwowane zmiany patologiczne mają znaczenie diagnostyczne w odniesiniu do konkretnej choroby, czy powinny być zinterpretowane tylko w kontekście innych objawów klinicznych?
8. Jak działają aminosalicylany?

Przypadek 5. ZAPARCIE I KREW W STOLCU U SZEŚĆDZIESIĘCIOLETNIEGO MĘŻCZYZNY

Badanie kliniczne. Sześćdziesięcioletni mężczyzna, który cierpiał przez wiele lat na zaparcia, uskarża się na uczucie pełności brzucha i trudności w oddawaniu stolca[1]. Nie ma wypróżnień przez 3–4 dni, a w toalecie musi przeć, aby oddać stolec. Stolce są cienkie, ołówkowate[2]. Stwierdził również obecność krwi w stolcu. Czuje się zmęczony i zauważył, że schudł.

Badanie przedmiotowe. Wyczuwa się obecność rozdętej okrężnicy zstępującej po lewej stronie dolnej części brzucha.

Badania laboratoryjne

- Niedokrwistość.
- Podniesiony ESR.
- Test gwajakolowy dodatni.

Procedury diagnostyczne. Wziernikowanie jelita grubego wykazało obecność mas częściowo zamykających światło prostnicy. Na podstawie biopsji guza stwierdzono obecność komórek raka gruczołowego[3]. Stężenie CEA w surowicy podwyższone.

Leczenie i badania kontrolne. Przeprowadzone dodatkowe badania radiologiczne nie wykazały obecności guza poza jelitem grubym[4]. U pacjenta wykonano częściowe wycięcie okrężnicy. Tkanki guza wysłano na patologię do dalszych badań. Wykazano, że guz przeniknął przez warstwę mięśniową i nacieka tkankę podsurowicówkową. W dwu z 15 węzłów chłonnych krezki histopatologicznie stwierdzono obecność przerzutów nowotworowych[5]. Na pierwszym badaniu kontrolnym w miesiąc po operacji stężenie CEA w surowicy było prawidłowe[6].

Pytania i zagadnienia do dyskusji:

1. Podaj definicję zaparcia. Jak można udowodnić, że ktoś ma zaparcie?
2. Jakie jest znaczenie kliniczne stolców ołówkowatych?
3. Czy to oznacza, że pacjent ma pierwotny guz okrężnicy?
4. Dlaczego przeprowadzono te badania?
5. Podaj klasyfikacje tego guza stosownie do systemu TNM. Jakie jest u tego pacjenta rokowanie dotyczące pięcioletniego przeżycia?
6. Podaj interpretację testu CEA w tym przypadku.

Rozdział 8

CHOROBY WĄTROBY I DRÓG ŻÓŁCIOWYCH

Wstęp

Wątroba jest największym narządem wewnętrznym organizmu, stanowiącym 3–5% całkowitej masy ciała. Anatomicznie jest częścią układu pokarmowego, fizjologicznie zaś należy do całego organizmu. Uczestniczy prawie we wszystkich szlakach metabolicznych i jest głównym miejscem przemian węglowodanów, lipidów, białek, hormonów, substancji odżywczych, leków i toksyn. Wątroba spełnia wiele niezwykle złożonych funkcji wydzielniczych i jest głównym źródłem większości białek osocza, lipoprotein i węglowodanów, uwalnianych ze swoich zasobów. Wydala również żółć, będącą główną drogą eliminacji zmetabolizowanych lipidów (np. cholesterolu), substancji mineralnych (np. miedzi) i leków. Z powodu rozmiarów jest wspólnym miejscem rozwoju nowotworów pierwotnych lub przerzutowych.

Choroby wątroby są ważną przyczyną zachorowalności i śmiertelności człowieka. Na ich kliniczne znaczenie wskazują następujące informacje:

- Schorzenia wątroby są odpowiedzialne za przeszło 40 000 przypadków śmierci rocznie w Stanach Zjednoczonych.
- Około 4–5 mln Amerykanów jest zarażonych wirusowym zapaleniem wątroby C, ale rzeczywista liczba zakażonych osób pozostaje nieznana.
- Objawy chorób wątroby nie są oczywiste: około 40% pacjentów w końcowym etapie chorób wątroby może nie mieć żadnych znamiennych objawów.
- Nieprawidłowe wyniki prób wątrobowych stwierdza się u 20% hospitalizowanych pacjentów, a jeszcze wyższy procent – u ciężko chorych, po zabiegu operacyjnym lub urazie.
- W znacznej liczbie przypadków niekorzystne reakcje polekowe dotyczą wątroby.
- Powiększenie wątroby stwierdza się u większości pacjentów z zastoinową niewydolnością serca i w wielu innych chorobach i nałogach, takich jak cukrzyca, otyłość i alkoholizm.

Schorzenia wątroby mogą mieć wiele przyczyn. Względne kliniczne znaczenie różnych schorzeń wątroby przedstawiono graficznie na ryc. 8-1.

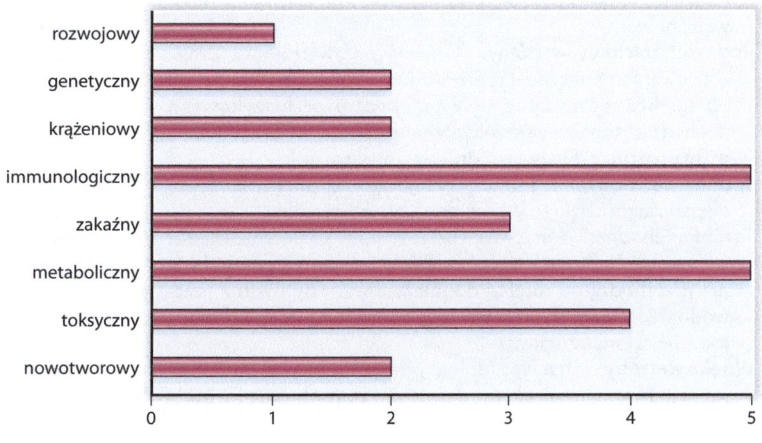

Ryc. 8-1. Względne kliniczne znaczenie różnych schorzeń wątroby.

SŁOWA KLUCZOWE

Anatomia i fizjologia

Bilirubina. Żółty barwnik powstający z hemu, składowej hemoglobiny. Utlenianie hemu daje początek biliwerdynie, która przechodzi w bilirubinę. Biochemicznie składa się ona z czterech pierścieni pirolowych („otwarty tetrapirol"). Ta niesprzężona (wolna) bilirubina jest nierozpuszczalna w wodzie. Jest wiązana z albuminami i transportowana do wątroby. W wątrobie sprzęga się z resztami kwasu glukuronowego przy udziale UDP-glukuronylotransferazy; powstałe monoglukuroniany i diglukuroniany bilirubiny są rozpuszczalne w wodzie. Wraz z żółcią są one wydalane do jelita, gdzie przez transformację bakteryjną powstaje urobilinogen, częściowo zwrotnie wprowadzany do krążenia (20% wchłania się do krwi), w większości docierający do wątroby. Sprzężoną bilirubinę nazywa się również bezpośrednią; niesprzężoną – pośrednią. Bilirubina jest odpowiedzialna za żółte przebarwienie skóry i śluzówek w żółtaczce.

Brodawka Vatera. Uniesienie śluzówki dwunastniczej w miejscu wejścia przewodu żółciowego wspólnego i trzustkowego do jelita.

Hepatocyt. Komórka reprezentująca główną metaboliczną komórkę wątroby.

Komórka Kupffera. Stabilny makrofag, komórka żerna znajdująca się zatokach wątroby.

Komórki gwiaździste Ito. Komórki podścieliska rozrzucone w przestrzeniach Dissego. Zwane lipocytami, gromadzą tłuszcz i witaminę A; w marskości wątroby mogą ulec transformacji do miofibroblastów, komórek wytwarzających kolagen.

Końcowa żyłka zrazika. Zwana żyłką centralną zrazika, stanowi początek żylnego wątrobowego systemu wewnątrz zrazika (gronka). Jest umiejscowiona w centralnej jego części. Otrzymuje krew z zatok wątrobowych i przenosi ją w kierunku żyły wątrobowej i żyły głównej dolnej.

Pęcherzyk żółciowy. Narząd jamisty, połączony przewodem pęcherzykowym z głównym przewodem żółciowym. Służy jako zbiornik do przechowywania żółci.

Przestrzeń okołozatokowa Dissego. Wąska przestrzeń pomiędzy biegunem naczyniowym hepatocytów a naczyniami zatokowymi.

Przestrzeń wrotna. Trójkątny włóknisty obszar obwodu zrazika wątrobowego, który zawiera końcowe odgałęzienia żyły wrotnej i tętnicy wątrobowej, a także niewielkie przewodziki żółciowe. Blaszka graniczna to pojedyncza warstwa hepatocytów, która oddziela przestrzeń wrotną od hepatocytów zrazika (gronko wątrobowe).

Przewód żółciowy wspólny. Główna pozawątrobowa droga żółciowa. Jest kontynuacją przewodu wątrobowego wspólnego od miejsca, gdzie łączy się z przewodem pęcherzykowym, dochodząc jako przewód żółciowy wspólny do brodawki Vatera w dwunastnicy. Służy jako droga transportu żółci.

Tętnica wątrobowa. Tętnica odchodząca od pnia trzewnego, dostarczająca większość krwi tętniczej do wątroby.

Torebka Glissona. Otrzewna wraz ze stanowiącą podłoże tkanką włóknistą okrywającą wątrobę. Włókniste pasma tkanki łącznej przechodzą od torebki do miąższu wątroby wzdłuż przewodów żółciowych i naczyń krwionośnych. Torebka Glissona jest unerwiona czuciowo.

Wnęka wątroby. Trzewna (dolna) powierzchnia wątroby, przez którą główne naczynia krwionośne i pozawątrobowe przewody żółciowe wchodzą do miąższu wątroby.

Zatoki. Sinusoidy. Małe wątrobowe naczynia krwionośne mające związek z naczyniami włosowatymi. Różnią się od tych drugich tym, że warstwa śródbłonkowa nie tworzy jednolitej struktury, lecz zawiera liczne wolne przestrzenie („fenestracje").

Zrazik wątrobowy. Hipotetyczna jednostka anatomiczna wątroby, składająca się z przebiegającej w centrum żyły środkowej otoczonej hepatocytami. Przestrzenie wrotne (bramno-żółciowe) zawierają najmniejsze odgałęzienia tętnicy wątrobowej, żyły wrotnej i drogi żółciowe umiejscowionej na skraju zrazika.

Zwieracz Oddiego. Pętla mięśni gładkich otaczająca końcową część przewodu żółciowego wspólnego, przewodu trzustkowego i brodawkę Vatera. Cholecystokinina i bodźce nerwowe powodują rozluźnienie lub skurcz zwieracza, regulując przepływ do jelita.

Żyła wątrobowa. Żyła, która odprowadza krew żylną z wątroby do żyły głównej dolnej.

Żyła wrotna. Żyła, która przyjmuje krew z żył śledzionowych i trzustkowych oraz żył krezkowych górnej i dolnej. Doprowadza żylną krew trzewną do wątroby.

Patofizjologia i medycyna laboratoryjna

Cholestaza. Zastój żółci w drogach żółciowych, zazwyczaj z powodu zablokowania przewodów żółciowych. Cholestaza kanalikowa może być konsekwencją uszkodzenia komórek wątroby, jednocześnie będąc jednym z objawów ich uszkodzenia. Cholestaza jest związana z hiperbilirubinemią sprzężoną i bilirubinurią i towarzyszą jej odbarwione (acholiczne) stolce.

Encefalopatia wątrobowa. Zaburzenia funkcji mózgu spowodowane przez schorzenia wątroby. Objawy obejmują *asterixis* (drżenie i trzepotanie rąk, grubofaliste drżenie rąk), utratę koordynacji ruchowej i postępującą śpiączkę. Śpiączkę klasyfikuje się w skali od I do IV; może ona być śmiertelna.

Ginekomastia. Powiększenie gruczołów piersiowych u mężczyzny. U pacjentów z marskością wątroby jest zazwyczaj spowodowana przez hiperestrinemię (hiperestrogenemię), wynikającą z braku lub niekompletnej wątrobowej inaktywacji endogennych estrogenów.

Kamica żółciowa. Powstanie kamieni żółciowych w układzie wątrobowo-żółciowym, najczęściej w pęcherzyku żółciowym.

Nadciśnienie wrotne. Podwyższenie ciśnienia krwi ponad 12 mm Hg w układzie wrotnym. Główne konsekwencje nadciśnienia wrotnego to puchlina brzuszna, żylaki przełyku i powiększenie śledziony.

Pajączki wątrobowe (*spider nevus*), naczyniaki gwiaździste. Znane jako teleangiektazje, spowodowane przez poszerzenie małych skórnych naczyń krwionośnych. Mają czerwone, centralne, kropkowate wybrzuszenie z rozchodzącymi się promieniście odgałęzieniami. Rozwijają się zazwyczaj na skórze górnej części klatki piersiowej i – podobnie jak rumień dłoniowy – są powikłaniem wynikającym z hiperestrogenizmu, często występują w marskości wątroby.

Powiększenie śledziony. Splenomegalia. U pacjentów z marskością jest spowodowane przewlekłym, biernym jej przekrwieniem, które rozwija się w nadciśnieniu wrotnym. Związane z innymi skutkami hipersplenizmu, takimi jak niedokrwistość i małopłytkowość.

Powiększenie wątroby. Hepatomegalia. Konsekwencja różnych zmian metabolicznych, prowadzących do nagromadzenia tłuszczu (np. otyłość albo cukrzyca), hemosyderyny (np. hemochromatoza) albo zastoju krwi wątroby w niewydolności serca. Guzy również mogą powodować powiększenie wątroby.

Próby wątrobowe (*liver function tests* – LFT). Badania laboratoryjne krwi pacjenta, konieczne do oceny stopnia uszkodzenia komórek wątroby oraz jej czynności metabolicznej i wydalniczej. Obejmują pomiar aktywności aminotransferaz surowicy (AspAT i AlAT), fosfatazy zasadowej, bilirubiny, albumin i parametrów krzepnięcia (najczęściej czas protrombinowy – PT).

Puchlina brzuszna. Wodobrzusze (*ascites*). Nagromadzenie surowiczego płynu w jamie brzusznej. Zazwyczaj jest objawem marskości wątroby, ale może być również konsekwencją uogólnionej hipoalbuminemii lub przewlekłej niewydolności serca.

Stłuszczenie wątroby. Znane również jako *steatosis*, jest konsekwencją nagromadzenia się tłuszczów wewnątrz hepatocytów. Tłuszcz zaczyna się gromadzić w postaci niewielkich kropelek (*microvesicular steatosis*), które zlewają się i ostatecznie wypełniają całą komórkę wątroby trójglicerydami (*macrovesicular steatosis*). Przyczyną stłuszczenia wątroby zwykle są: otyłość, cukrzyca i alkoholizm. Wirusowe zapalenie wątroby w.z.w. typu C i leki (np. tetracykliny) również mogą spowodować stłuszczenie wątroby. Zmiany stłuszczeniowe komórek są odwracalne, ale w niektórych przypadkach może im towarzyszyć zapalenie (*steatohepatitis*).

Zapalenie pęcherzyka żółciowego (*cholecystitis*). Związane często z obecnością kamieni żółciowych lub z infekcją bakteryjną.

Zespół wątrobowo-nerkowy. Niewydolność nerek przebiegająca ze skąpomoczem (oligurią), występująca w końcowym stadium chorób wątroby (marskość wątroby), powiązana z puchliną brzuszną.

Żółtaczka (*icterus*). Żółte zabarwienie skóry i śluzówek rozwijające się z powodu hiperbilirubinemii. Odzwierciedla odkładanie bilirubiny w tkankach. Żółtaczka staje się widoczna, gdy stężenie bilirubiny we krwi przewyższa 2 mg/dl.

Żółtaczka jąder podkorowych mózgu (*kernicterus*). Zaburzenie czynności mózgu spowodowane przez odkładanie bilirubiny w zwojach podstawy mózgu. Zwykle spowodowane przez niedokrwistość hemolityczną, u niemowląt, wskutek niezgodności grup krwi między matką a płodem lub długotrwałą hiperbilirubinemią, jak w zespole Criglera-Najjara typu I.

Żółtak, kępki żółte (*xanthoma*) Żółta grudka skóry, mająca strukturę płytki lub guzka, spowodowana przez hiperlipidemię. Jest skutkiem pierwotnej, żółciowej marskości wątroby i wynika z hipercholesterolemii. Występuje w pierwotnych zaburzeniach metabolizmu lipidów. Jeśli znajduje się w okolicy powiek, zwany jest *xanthelasma*.

Choroby wątroby

Autoimmunologiczne zapalenie wątroby. Choroba z autoagresji, w przeważającej mierze występująca u młodych kobiet. Występują u nich przeciwciała przeciwmięśniowe dotyczące mięśni gładkich (*antismooth muscle antibodies* – ASM), przeciwciała przeciwjądrowe (*antinuclear antibodies* – ANA) lub inne choroby autoagresyjne. Dobrze reaguje na leczenie kortykosteroidami, ale może przechodzić w marskość wątroby.

Choroba alkoholowa wątroby. Szereg chorób wynikających z alkoholizmu, m.in. stłuszczenie, alkoholowe zapalenie stłuszczeniowe i alkoholowa marskość wątroby. Stłuszczenie wątroby prawie zawsze występuje u pacjentów nadużywających alkoholu. Alkoholowe zapalenie wątroby i marskość rozwijają się tylko u niektórych alkoholików.

Choroba Wilsona. Rzadka autosomalna recesywna choroba genetyczna, charakteryzująca się nagromadzeniem miedzi w wątrobie i innych tkankach. Marskość wątroby rozwija się wraz z zajęciem zwojów podstawy mózgu, co powoduje parkinsonizm. W badaniu okulistycznym lampą szczelinową stwierdza się na obwodzie rogówki zgniłozielony pierścień (pierścień Keysera-Fleischera).

Dziedziczna hemochromatoza. Choroba genetyczna zależna od mutacji genu HFE kodującego regulator wchłaniania żelaza w jelicie cienkim. Charakteryzuje się nadmiernym wchłanianiem jonów żelaza z pokarmu. Nadmiar żelaza jest przechowywany w organizmie, powodując uszkodzenia różnych tkanek. Najczęstsze powikłania zaburzeń wchłaniania żelaza to: marskość wątroby, cukrzyca, przebarwienia skóry, artropatia i kardiomiopatia.

Guzy wątroby. Guzy wątroby można sklasyfikować jako łagodne albo złośliwe. Zwykle guz łagodny jest naczyniakiem. Inne guzy łagodne to gruczolak wątrobowokomórkowy i ogniskowa hiperplazja. Nowotwory złośliwe mogą być pierwotne lub przerzutowe. Do pierwotnych nowotworów wątroby należą: rak wątrobowokomórkowy (*carcinoma hepatocellulare*), rak przewodów żółciowych (*cholangiocarcinoma*) i naczyniakomięsak wątroby (*angiosarcoma*). Nowotwory innych tkanek mogą dawać przerzuty do wątroby. Przerzuty nowotworowe są najczęstszą postacią guzów wątroby.

Marskość wątroby. Przewlekłe schorzenie wątroby powodujące jej niewydolność. Tkanka wątroby zmienia wielkość i kształt, zostaje podzielona na małe guzki przez rozwijającą się tkankę łączną. Najczęstsze przyczyny marskości to alkoholizm i wirusowe zapalenie wątroby typu C. U 15–20% pacjentów nie można ustalić przyczyny marskości wątroby, nazywana jest wówczas kryptogenną.

Niealkoholowe stłuszczenie wątroby. Przewlekłe schorzenie wątroby nieznanego pochodzenia, w którym dochodzi do stłuszczenia hepatocytów, zwłóknienia międzypłatowego i ogniskowych nacieków komórek zapalnych. Powoduje nadciśnienie wrotne i może przechodzić w marskość wątroby.

Niedobór α_1 – antytrypsyny. Choroba genetyczna związana z chorobami wątroby i płuc. Zajęcie wątroby daje objawy przewlekłego zapalenia albo marskości wątroby. Objawy występują w każdym przedziale wiekowym. Ten defekt genetyczny jest najczęstszą przyczyną zapalenia wątroby u noworodków.

Ostre zapalenie wątroby. Zapalenie wątroby o nagłym początku. Żółtaczka lub inne objawy występują stosunkowo krótko.

Pierwotna marskość żółciowa wątroby. Autoimmunologiczne schorzenie wątroby, głównie dotykające kobiet. Jest to nieropne zapalenie dróg żółciowych, powodujące ich uszkodzenie, postępującą żółtaczkę i marskość wątroby. Inne objawy obejmują świąd, kępki żółte (*xanthelasma*) i biegunkę tłuszczową. Obecność przeciwciał antymitochondrialnych potwierdza rozpoznanie.

Pierwotne stwardniające zapalenie dróg żółciowych. Choroba nieznanego pochodzenia, ale przeważa opinia o jej immunologicznej przyczynie. W 60–70% przypadków chorobie towarzyszy wrzodziejące zapalenie jelit. Dla rozpoznania istotna jest cholangiografia uwidaczniająca typowe, „podobne do kiełbasy" (*sausage-like*), zwężenia i poszerzenia śródwątrobowych i pozawątrobowych dróg żółciowych. W biopsji wątroby stwierdza się koncentryczne zwłóknienie obejmujące duże i średnie przewody żółciowe. Choroba ma skłonność do przechodzenia w marskość wątroby.

Przewlekłe zapalenie wątroby. Przewlekłe zapalenie wątroby najczęściej jest spowodowane przez wirusowe zapalenie wątroby C. Przewlekłe zapalenie tego typu może mieć przebieg bezobjawowy lub prowadzić do marskości wątroby. Podobne zmiany można stwierdzić w różnych immunologicznych chorobach wątroby i schorzeniach wątroby związanych z zażywaniem leków i narkotyków.

Ropień wątroby. Umiejscowione ropne zapalenie wątroby spowodowane przez bakterie. Zakażenie dochodzi do wątroby przez drogi żółciowe (ropień żółciowy) lub odgałęzienia żyły wrotnej (ropień pochodzenia żylnego, *pyelophlebitis*).

Zapalenie dróg żółciowych. Zapalenie wewnątrzwątrobowych lub zewnątrzwątrobowych dróg żółciowych. Może mieć charakter ropny przy zakażeniach bakteryjnych lub być nieropne w różnych chorobach z autoagresji (np. marskość żółciowa pierwotna wątroby).

Zespół Budda-Chiariego. Zespół spowodowany przez zakrzepicę żył wątrobowych i znaczne powiększenie wątroby z powodu zastoju krwi. Najczęściej jest powikłaniem chorób hematologicznych, takich jak czerwienica, białaczka czy trombofilia.

Zespół Criglera-Najjara. Dziedziczna niesprzężona hiperbilirubinemia wywołana przez całkowite lub względne niedobory glukuronylotransferazy w komórkach wątroby.

Zespół Dubina-Johnsona. Dziedziczna sprzężona hiperbilirubinemia, przebiegająca z niewielką, łagodną żółtaczką. Spowodowana przez utrudnienie wydalania bilirubiny z hepatocytów z powodu zaburzeń czynności rodziny białek transportera ABC (*ATP-binding cassette*).

Zespół Gilberta. Choroba genetyczna charakteryzująca się nawrotowymi atakami żółtaczki spowodowanej przez niesprzężoną hiperbilirubinemię. Spowodowany mutacją genu kodującego glukuronylotransferazy urydyny.

Prawidłowa struktura i czynność

ANATOMIA

Następujące aspekty makroskopowej anatomii wątroby są najważniejsze (1) umiejscowienie, (2) wielkość i kształt, (3) anatomiczne powiązania z innymi narządami jamy brzusznej i (4) ukrwienie.

Wątroba położona jest podprzeponowo w prawym górnym kwadrancie brzucha, głównie w obrębie klatki piersiowej.

Wątroba znajduje się w prawym górnym kwadrancie brzucha w dolnej części klatki piersiowej (ryc. 8-2). Jej powierzchnia dogłowowa styka się z przeponą. Z klinicznego punktu widzenia te fakty anatomiczne są ważne z następujących powodów:

- Wątrobę można zlokalizować przez opukiwanie ścian klatki piersiowej. W odróżnieniu od donośnego dźwięku znad płuc opukiwanie wątroby przynosi dźwięk stłumiony. Odległość między górną i dolną granicą stłumienia pozwala na oszacowanie wielkości wątroby.
- Podczas każdego wdechu wątroba zostaje przesunięta do dołu przez rozciągnięte płuca i jej przedni brzeg jest wyczuwalny pod prawym łukiem żebrowym podczas głębokiego wdechu.
- Biopsję przezskórną wątroby wykonuje się przez przestrzeń międzyżebrową.

Wielkość i kształt wątroby są stosunkowo stałe, ale w warunkach patologicznych mogą ulec zmianie.

Wątroba ma kształt zbliżony do stożka. Składa się z większego płata prawego, który stanowi podstawę piramidy, i mniejszego lewego płata, który formuje jej szczyt. Więzadło sierpowate na przeponowej powierzchni wątroby tworzy granicę dzielącą dwa płaty. Płaty główne dzielą się na mniejsze segmenty, z których każdy ma odrębne ukrwienie. Podział nie jest ważny czynnościowo, ale ma istotne znaczenie dla chirurgów wykonujących częściową hepatektomię.

Wymiary wątroby zależą od wielkości ciała. Przeciętnie w linii środkowo-mostkowej wymiar wątroby wynosi 13 cm. Wielkość wątroby można określić przez opukiwanie albo przez łączne opukiwanie i osłuchiwanie. Metodom tym niestety brakuje precyzji i powtarzalności. Dokładniejsze pomiary można uzyskać za pomocą ultrasonografii lub obrazowania radiologicznego. Ultrasonografia pozwala również na ocenę prawidłowego kształtu i struktury powierzchni; kształt wątroby może być nieregularny i może ona zawierać guzy. Zmiany te są widoczne w tomografii komputerowej (TK).

Patologicznie zmieniona wątroba może być prawidłowej wielkości, powiększona lub pomniejszona.

- **Wątroba prawidłowej wielkości**. W przebiegu większości chorób wielkość wątroby nie zmienia się istotnie.
- **Powiększenie wątroby** (*hepatomegalia*). Powiększenie wątroby może mieć liczne przyczyny. Najczęstszą przyczyną jest *zastoinowe powiększenie wątroby*, spowodowane niewydolnością prawego serca i następowym zastojem krwi w wątrobie. *Zapalne powiększenie wątroby* występuje w ostrym wirusowym zapaleniu wątroby. *Metaboliczne powiększenie wątroby* jest widoczne w cukrzycy, charakteryzującej się nagromadzeniem lipidów i glikogenu w hepatocytach. Wrodzone błędy metabolizmu, takie jak glikogenoza typu I (choroba von Gierkego) albo galaktozemia, mogą spowodować powiększenie wątroby u niemowląt i dzieci. Alkoholizm jest przyczyną nagromadzenia tłuszczu w komórkach wątroby i jej powiększenia. *Nowotworowe powiększenie wątroby* jest spowodowane przez pierwotne guzy wątroby lub obecność przerzutów.
- **Pomniejszenie wątroby**. Zmniejszenie wielkości wątroby jest typowe dla końcowych etapów jej niewydolności. *Ostra martwica wątroby* zmniejsza jej wielkość o połowę. W czasie operacji stwierdza się niewielką, miękką wątrobę z pomarszczoną torebką. *Wątroby marskie* również są pomniejszone. W odróżnieniu od ostrej martwicy wątrobowej małe marskie wątroby są twarde i guzkowate.

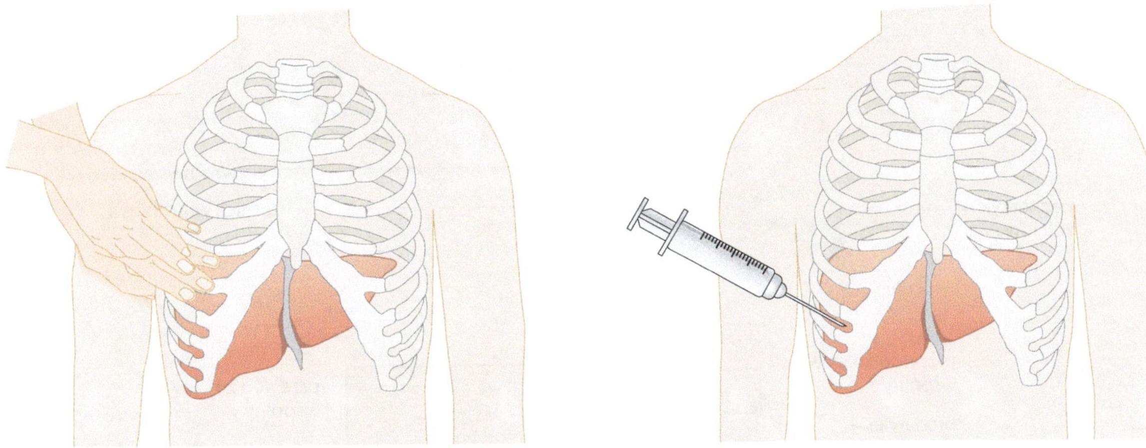

Ryc. 8-2. Topografia wątroby. Wątroba znajduje się w prawym górnym kwadrancie brzucha w dolnej części klatki piersiowej. **A.** Jej wielkość można określić przez opukiwanie lub ultrasonograficznie. **B.** Igła biopsyjna wprowadzona przez przestrzeń międzyżebrową.

Uwaga

> Więcej niż połowa pacjentów, u których fizykalnie stwierdzono powiększenie wątroby, nie ma żadnych objawów schorzenia wątroby.
> Jeśli fizykalnie stwierdza się, że brzeg wątroby jest twardy lub zawiera wyraźne guzki, sugeruje to obecność raka, a nie marskości wątroby.

Wątroba ma stosunkowo ograniczoną ruchomość i jest połączona przez drogi żółciowe z jelitem.

Wątroba jest osłonięta fałdami otrzewnej, które wraz z więzadłem sierpowatym utrzymują ją w pozycji podprzeponowej. Otrzewna pokrywająca wątrobę zwana jest *torebką Glissona*. Na trzewnej powierzchni wątroby otrzewna pokrywa struktury wnękowe (np. pęcherzyk żółciowy), tworząc sieć mniejszą, otaczającą żyłę wrotną, tętnicę wątrobową i pozawątrobowe przewody żółciowe (ryc. 8-3).

Uwaga

> Torebka Glissona ma unerwienie czuciowe.
> Żylne przekrwienie wątroby powoduje napięcie torebki i ból.
> Torebkę znieczula się przed wykonaniem biopsji wątroby.

Pozawątrobowe przewody żółciowe zaczynają się jako przewody wątrobowe, które łączą się w przewód wątrobowy wspólny. Przewód wątrobowy wspólny łączy się z przewodem pęcherzykowym i od tego miejsca jest nazywany *przewodem żółciowym wspólnym* lub *ductus choledochus*. Przechodzi on przez głowę trzustki i łączy się z głównym przewodem trzustkowym, uchodząc w dwunastnicy na brodawce Vatera.

Przepływ żółci z wątroby do dwunastnicy zależy od równowagi między produkcją a zapotrzebowaniem. Regulowany jest przez zwieracz Oddiego, który składa się z warstwy mięśni gładkich, otaczających przewód żółciowy wspólny, przewód trzustkowy i brodawkę Vatera. Zwieracz Oddiego ma unerwienie współczulne i przywspółczulne, pierwsze powodujące jego rozluźnienie, a drugie jego skurcz. Cholecystokinina – hormon polipeptydowy uwalniany przez komórki jelitowe – ułatwia przepływ żółci do dwunastnicy przez jednoczesne rozluźnienie zwieracza Oddiego i skurcz pęcherzyka żółciowego.

Zwieracz Oddiego spełnia trzy funkcje: (1) reguluje przepływ żółci i soków trzustkowych do dwunastnicy, (2) zapobiega zwrotnemu napływowi z dwunastnicy zawartości jelitowej do dróg żółciowych i trzustki i (3) ułatwia wypełnianie pęcherzyka żółcią wątrobową.

Po przyjęciu pokarmu zwieracz Oddiego rozluźnia się, co pozwala na przepływ rozcieńczonej żółci wątrobowej do dwunastnicy. W okresie międzytrawiennym zwieracz Oddiego kurczy się i żółć ze wspólnych wątrobowych dróg żółciowych nie może przepłynąć do dwunastnicy; zostaje skierowana do pęcherzyka żółciowego, gdzie jest zagęszczana i przechowywana. Obecność pęcherzyka nie jest konieczna do wydalania żółci, o czym świadczy to, że może on być usunięty operacyjnie bez istotnych konsekwencji.

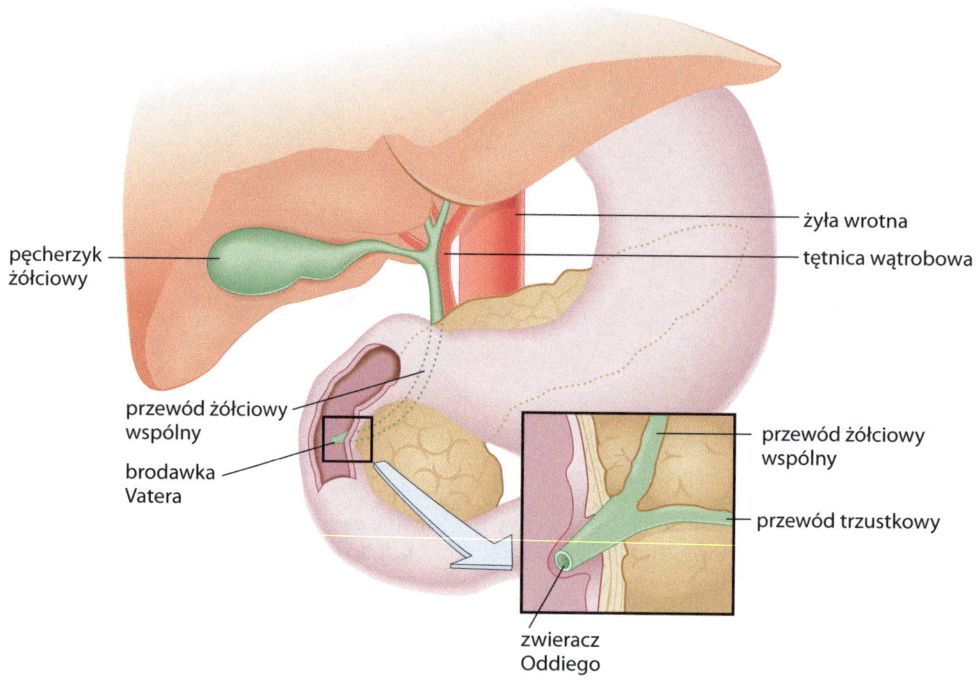

Ryc. 8-3. Anatomia wątroby. Wątrobę pokrywa torebka Glissona – warstwa otrzewnej, która również tworzy sieć mniejszą. We wnęce wątroby znajdują się najważniejsze struktury anatomiczne: tętnica wątrobowa, żyła wrotna i pozawątrobowe drogi żółciowe, łączące wątrobę z dwunastnicą. Połączenie wspólnego przewodu żółciowego i trzustkowego tworzy brodawkę Vatera, pokrytą mięśniami gładkimi zwieracza Oddiego.

Uwaga

> Przedłużające się i nieregularne skurcze zwieracza Oddiego mogą spowodować zwrotny napływ żółci do trzustki i zapalenie trzustki.
> Niewydolny skurcz zwieracza Oddiego może ułatwiać wejście bakterii do przewodu żółciowego wspólnego. Bakterie mogą spowodować wstępujące zapalenie dróg żółciowych.

Wątroba ma podwójne unaczynienie.

W warunkach prawidłowych wątroba jest wypełniona krwią, która stanowi około 30% całkowitej masy wątroby. Wątrobę można uważać za zbiornik krwi, ponieważ zawiera około 15% całkowitej krwi krążącej. Zbiornik ten może zwiększać swoją pojemność w określonych warunkach: we wstrząsie krążeniowym albo przewlekłej niewydolności serca zawartość krwi w wątrobie może znacznie wzrastać.

Wątroba ma podwójne unaczynienie. *Tętnica wątrobowa*, gałąź tętnicy wątrobowo-dwunastniczej, odchodząca od pnia trzewnego, dostarcza krwi tętniczej, która stanowi 25–30% całkowitego przepływu wątrobowego krwi. *Żyła wrotna*, duża bezzastawkowa żyła, prowadząca krew żylną z jelit, żołądka, trzustki i śledziony dostarcza pozostałe 70–75% krwi. Krew żylna opuszcza wątrobę przez żyły wątrobowe, które dochodzą do żyły głównej dolnej.

Żyła wrotna i tętnica wątrobowa po wejściu do wnęki wątroby dzielą się na mniejsze gałęzie aż do osiągnięcia okolicy wrotnej zrazików lub gronek. Krew wrotna dociera do zatok i zbiera się w żyłkach końcowych. Z końcowych żyłek wątrobowych przepływa do większych żył, które w końcu tworzą główną żyłę wątrobową. Żyła wątrobowa łączy się z żyłą próżną dolną, przez którą wątrobowa krew żylna dociera do prawego przedsionka.

Żyła wrotna i jej odgałęzienia stanowią niskociśnieniowy zbiornik krwi. Ciśnienie krwi w układzie wrotnym wynosi 3–10 mm Hg, zmieniając się zależnie od pozycji ciała i fazy oddychania. Kaszel, próba Valsalvy, ucisk brzucha chwilowo podwyższają ciśnienie wrotne. Fizjologiczne i okresowe wzrosty ciśnienia wrotnego krwi różnicuje się z *nadciśnieniem wrotnym*, określanym jako trwały wzrost ciśnienia wrotnego krwi do wartości ponad 12 mm Hg.

Nadciśnienie wrotne w większości przypadków jest skutkiem schorzenia wątroby. Utrudnienie przepływu krwi wrotnej przez wątrobę i wzrost ciśnienia wrotnego ponad 20 mm Hg powoduje powstanie dodatkowych połączeń naczyniowych, *krążenie oboczne*, pomiędzy krążeniem wrotnym a ogólnoustrojowym systemem żylnym. Zespolenia te powstają wskutek poszerzenia i ponownego otwarcia małych żył, które zwykle łączą żylne systemy wrotne i ogólnoustrojowe. W warunkach prawidłowych żyły te zawierają bardzo mało krwi, ale w nadciśnieniu wrotnym zmieniają się w poszerzone, kręte, szeroko otwarte kanały żylne, widoczne w angiografii. Krążenie oboczne rozwija się w okolicy *dolnej części przełyku i dna żołądka, żył wewnętrznych odbytu, przestrzeni zaotrzewnowej i żył okołopępkowych* (ryc. 8-4). Poszerzenie żył okołopępkowych zwane jest tradycyjnie *głową Meduzy*, w odróżnieniu od Gorgony z mitologii greckiej, której włosy miały postać węża.

HISTOLOGIA

Wątroba jest zbudowana z hepatocytów, komórek dróg żółciowych, komórek naczyń i komórek tkanki łącznej. Hepatocyty stanowią 70% wszystkich komórek wątroby. Z powodu swojej dużej wielkości zajmują 95% objętości wątroby.

Hepatocyty są odpowiedzialne za większość czynności wątroby.

Hepatocyty, albo *komórki wątroby*, są komórkami spolaryzowanymi, połączonymi w ich wierzchołkowej części złączami międzykomórkowymi. Połączenia ścisłe (*tight junctions*) są ważne dla zachowania ich polarności, one także zapewniają strukturalną stabilność komórek wątroby. W środkowej części powierzchni wierzchołkowej dwie przyległe komórki wątroby tworzą kanaliki międzykomórkowe, które wypełniają się żółcią wydzielaną przez hepatocyty. Powierzchnia komórki, która nie ma ścisłych połączeń, nazywana jest częścią podstawno-boczną. Wytycza ona przestrzeń Dissego, która z drugiej strony jest oddzielona od światła zatok przez komórki śródbłonka i Kupffera (ryc. 8-5).

Hepatocyty spełniają liczne funkcje; oszacowano, że jednocześnie w każdej komórce wątroby zachodzi około 70 procesów metabolicznych. Procesy te mogą być zakwalifikowane do następujących grup:

- Metabolizm bilirubiny, wytwarzanie i wydalanie żółci.
- Pośredni metabolizm węglowodanów, lipidów, białek i minerałów.
- Synteza białek osocza.
- Detoksykacja, inaktywacja lub przemiana metaboliczna hormonów, leków i toksyn.

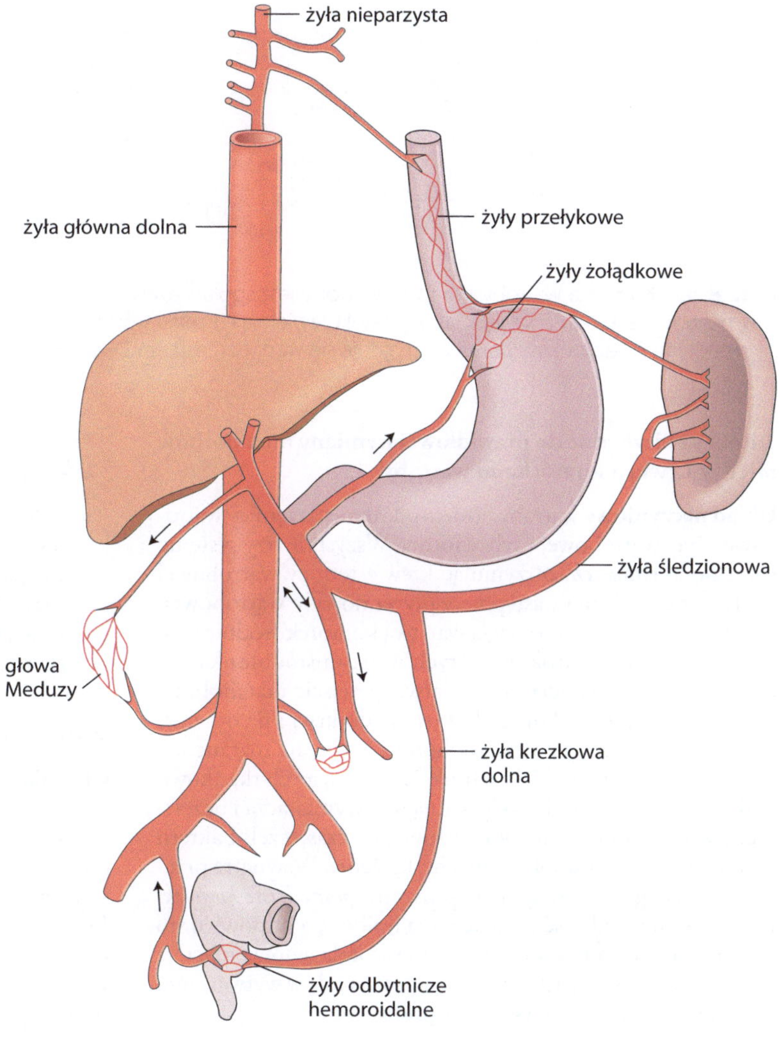

Ryc. 8-4. Nadciśnienie wrotne. Zablokowanie żyły wrotnej prowadzi do wytworzenia krążenia obocznego między krążeniem wrotnym a ogólnoustrojowym systemem żylnym.

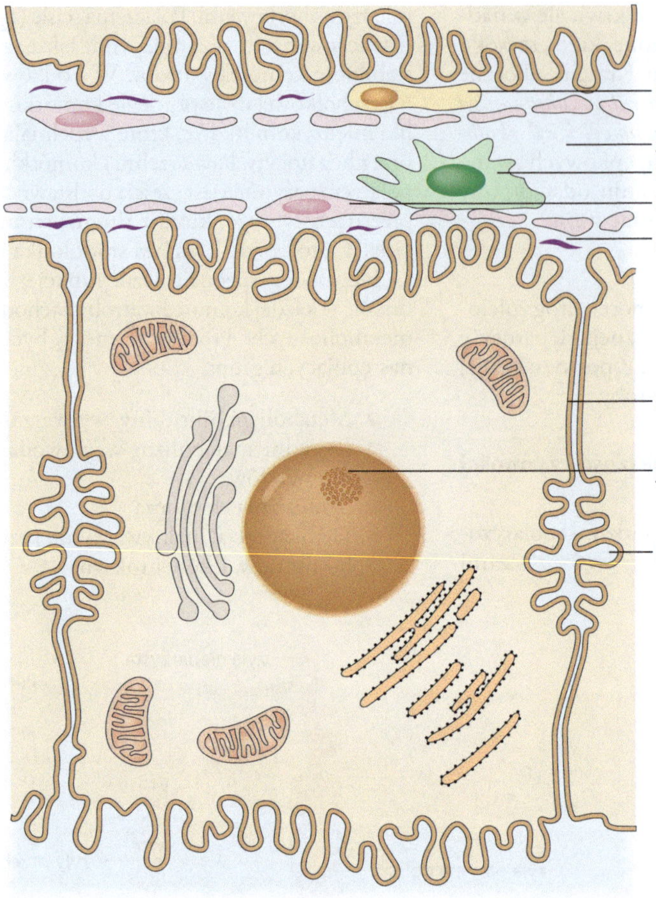

Ryc. 8-5. Komórka wątroby. Komórka wątroby jest spolaryzowana i ma część wierzchołkową, zawierającą kanalik żółciowy, i podstawno-boczną, która styka się z zatoką. Zatoki zawierają komórki śródbłonkowe i fagocytarne Kupffera. Pomiędzy komórkami wątroby a komórkami śródbłonkowymi zatok znajduje się wąska przestrzeń Dissego.

Zatoki są niezbędne do prawidłowej wymiany metabolitów między krwią a komórkami wątroby.

Układ naczyniowy wątroby zawiera odgałęzienia tętnicy wątrobowej, żyły wątrobowej i żyły wrotnej. Wszystkie trzy systemy łączą się *w zatokach*, otrzymując krew z tętnicy wątrobowej i żyły wrotnej, która następnie wpływa do żyły wątrobowej. Tętnice i żyły są wysłane ciągłą warstwą komórek śródbłonka, w odróżnieniu od zatok, w których warstwa śródbłonka jest przerywana. Fenestracja zatok ułatwia przejście metabolitów i innych substancji z komórek wątroby do krwi i na odwrót.

Zatoki oprócz komórek śródbłonka zawierają rozrzucone *komórki Kupffera*, spełniające funkcję rezydujących tkankowo makrofagów. Komórki te odgrywają rolę wymiatacza i uczestniczą w usuwaniu materiału złożonego z cząsteczek bakterii i kompleksów immunologicznych z krążenia. Wewnątrz przestrzeni Dissego znajdują się rozproszone *gwiaździste komórki Ito*; mają one zdolność gromadzenia lipidów, a odpowiednio pobudzone mogą również syntetyzować kolagenową macierz zewnątrzkomórkową. Odgrywają one ważną rolę w wytwarzaniu tkanki włóknistej w marskości wątroby.

Uwaga

> Odkładanie kolagenu w ścianach zatok w marskości jest związane z kapilaryzacją zatok i *utratą fenestracji*. Ciągła błona podstawna pokrywająca naczyniowe przestrzenie zrazików wątroby utrudnia wymianę między komórkami wątroby a krwią, przyczyniając się do rozwoju niewydolności wątroby.

Wątroba wytwarza duże ilości chłonki.

Chłonka wątrobowa powstaje wtedy, kiedy osocze przechodzi do pozanaczyniowych *przestrzeni Dissego*. Odwrotnie do kapilar – które w innych narządach pozwalają na przejście tylko 0,01% osocza do kanałów limfatycznych – w zatokach aż 0,3% krwi wątrobowej zostaje przetworzone w chłonkę. Z przestrzeni Dissego chłonka przepływa do *głównych kanałów limfatycznych*, biegnących równolegle do odgałęzień żyły wrotnej w kierunku wnęki. Z wnęki wątroby chłonka przepływa do zbiornika (*cysterna chyli*), łącząc się z chłonką pochodzącą z jelit i kończyn dolnych. Marskość wątroby ze śródwątrobowym włóknieniem lub zabieg chirurgiczny w okolicy wnęki utrudniają odpływ chłonki z wątroby. Procesy te blokują i zmieniają kierunek przepływu chłonki, która przesącza się do otrzewnej, w ten sposób przyczyniając się do rozwoju puchliny brzusznej.

Przewody żółciowe i pęcherzyk żółciowy są wysłane przez komórki sześcienne i walcowate specjalizujące się w wydzielaniu żółci.

System wydzielniczy żółci rozpoczyna się od *międzykomórkowych kanalików żółciowych* znajdujących się na wierzchołkowej (międzykomórkowej) powierzchni hepatocytów (ryc. 8-6). Z kanalików żółć wpływa do drobnych *dróg żółciowych* w okolicy wrotnej zrazika oraz średniej wielkości i większych (przegrodowych) dróg żółciowych drenujących żółć w kierunku wątrobowych dróg żółciowych, znajdujących się we wnęce wątroby. Drogi żółciowe są wysłane wielowarstwowym spolaryzowanym nabłonkiem, zbudowanym z komórek sześciennych i walcowatych leżących na błonie podstawnej. Podobne komórki spolaryzowane wyścielają *główne pozawątrobowe drogi żółciowe*, do brodawki Vatera. Wytwarzają one niektóre składowe żółci i są również ważne dla zachowania odpływu żółci z wątroby. Komórki *pęcherzyka żółciowego* mają wyjątkowe zdolności do aktywnego wchłaniania sodu i chlorków z żółci. Resorpcji chlorku sodu towarzyszą bierny transport wody i zagęszczenie żółci.

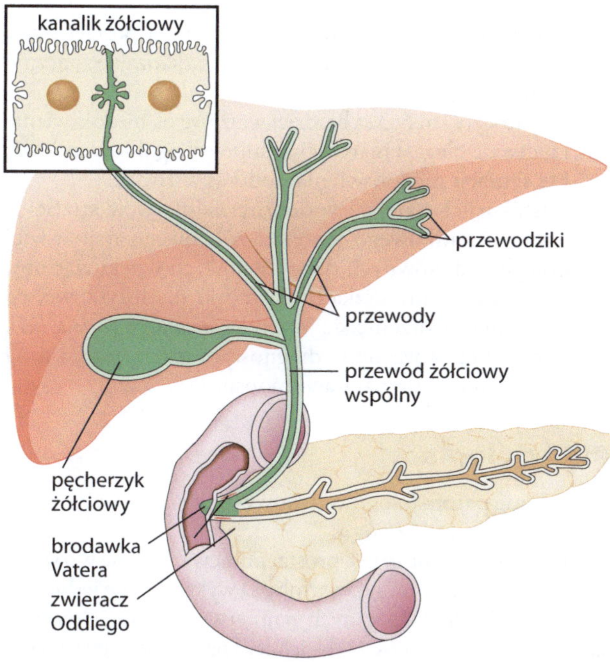

Ryc. 8-6. System żółciowy. Komórki wątroby wydzielają żółć do kanalików, z których wpływa ona do coraz większych i większych przewodów.

Tkanka łączna jest umiejscowiona wzdłuż dróg żółciowych i naczyń krwionośnych, od okolicy wrotnej do centrum zrazików wątrobowych.

Tkanka łączna tworzy torebkę wątroby i z powierzchni przechodzi do miąższu wzdłuż naczyń krwionośnych i dróg żółciowych. Kończy się pasmami kolagenu w okolicy wrotnej. Gronka nie zawierają podścieliska kolagenowego poza granicami okolicy wrotnej. Granica ta jest nazywana *blaszką graniczną*. Szkielet zrazików składa się z delikatnej macierzy wytworzonej przez komórki śródbłonkowe i śródmiąższowe.

Uwaga

> Naciek komórek zapalnych okolicy wrotnej powoduje nierówność płytki granicznej. Takie zmiany histologiczne nazywane są martwicą kęsową (*piecemeal necrosis*) lub interfejsowym zapaleniem wątroby. Oznacza to czynny proces zapalny wątroby, który może przechodzić w jej marskość.

Komórki wątroby są zgrupowane w jednostki czynnościowe nazywane zrazikami lub gronkami.

Hepatocyty wymieniają się wzajemnie, stąd każdy rodzaj komórek może wykonywać wszystkie czynności wątroby. W warunkach prawidłowych jednak czynność każdego z hepatocytów zależy od jego lokalizacji w obrębie sześciokątnej mikroskopowej jednostki nazywanej zrazikiem lub gronkiem (ryc. 8-7).

Zgodnie z XIX-wiecznym nauczaniem histologii pojęcie **zrazika** opiera się na koncepcji ustawienia hepatocytów wokół małej centralnej żyłki wątrobowej. Zatoki i grupy komórek wątroby rozchodzą się promieniście od żyłek centralnych, tworząc rodzaj sześciokątnej jednostki z obwodowo położoną okolicą wrotną. Strefa wrotna zawiera drogi żółciowe oraz końcowe odgałęzienia tętnicy wątrobowej i żyły wrotnej i jest otoczona tkanką włóknistą. Przepływ krwi do strefy wrotnej odbywa się przez zatoki zrazika w kierunku żyły centralnej i stamtąd do większych odgałęzień żyły wątrobowej. Żółć płynie w przeciwną stronę z centrum zrazika w kierunku jego części obwodowej.

Pojęcie **gronka** wprowadzono, aby poprawić pewne błędne pojęcia odnoszące się do klasycznej koncepcji zrazika. Na przykład tzw. centralna żyła zrazika ma cieniutką ścianę i jest w rzeczywistości żyłką. Z hemodynamicznego punktu widzenia nie jest umiejscowiona centralnie, ale raczej w okolicy bocznej jednostki czynnościowej, dlatego bardziej stosowne jest nazywanie jej wątrobową żyłką końcową (*terminal hepatic venule* – THV).

Zgodnie z pojęciem gronka, przeciwnie do pojęcia zrazika, krew wchodzi do jednostki czynnościowej przez strefę wrotną umiejscowioną w centrum gronka i przepływa przez zatoki w kierunku THV zlokalizowanych obwodowo. W wyniku przepływu krwi z centrum gronka na obwód, a żółci z obwodu do centrum gronka powstaje gradient ciśnień.

Hepatocyty umiejscowione wzdłuż tego gradientu wykonują różne czynności, zależne od ilości dostarczanego tlenu (większej wokół strefy wrotnej niż wokół THV), stężenia substancji odżywczych i metabolitów. Gronko można podzielić na trzy

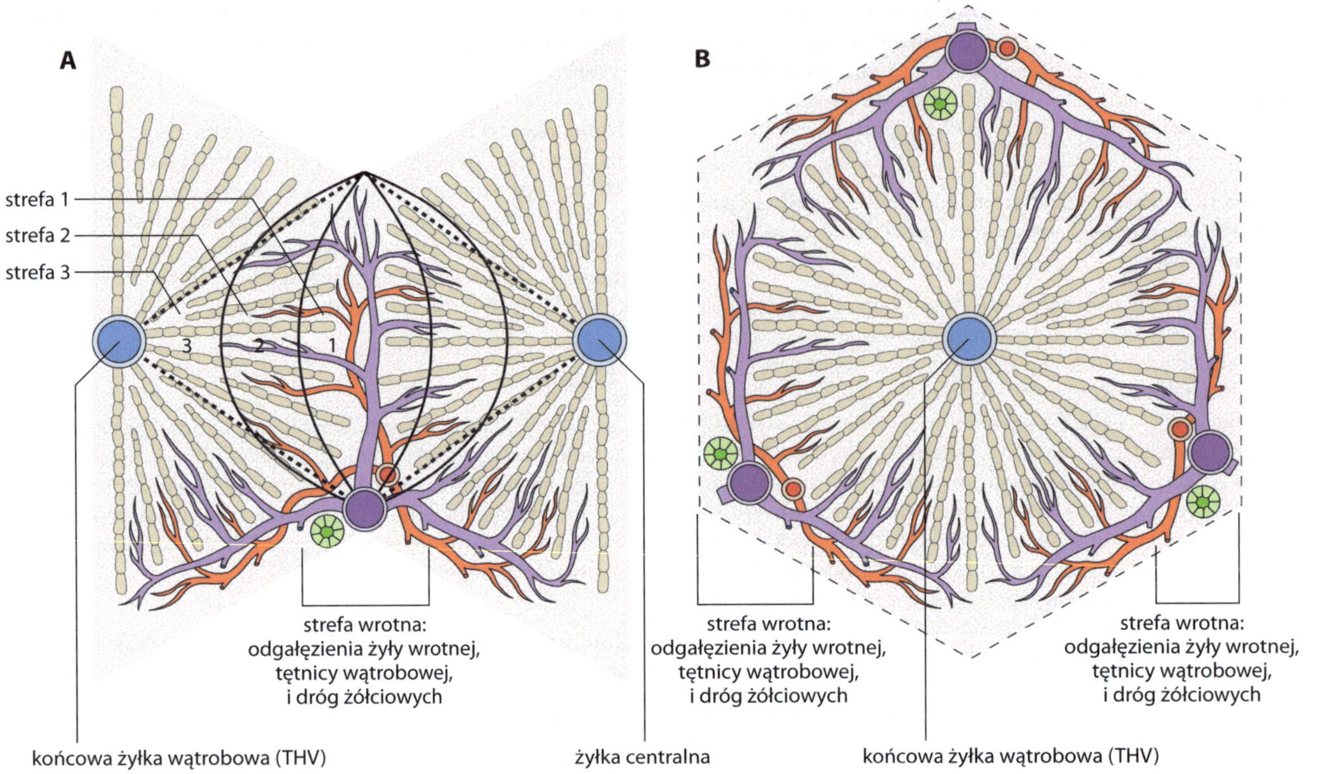

Ryc. 8-7. Porównanie koncepcji gronka (**A**) i zrazika (**B**) wątrobowej mikrostruktury. THV – końcowa żyłka wątrobowa. (Źródło: J.C.E. Underwood [red.]: General and systemic Pathology, wyd. 4, Churchill Livingstone, Edingurgh 2004, s. 402).

strefy czynnościowe: *strefę okołowrotną 1, strefę okołożyłkową 3* i *strefę 2, pośrednią między 1 i 3*. Wykazano, że spadek ciśnienia krwi zachodzący od centralnej części gronka w kierunku jego obwodu jest związany ze zmniejszeniem ciśnienia parcjalnego tlenu we krwi i zmniejszonym stężeniem różnych metabolitów i toksyn. Na przykład amoniak zostaje wychwycony z krwi wrotnej po wejściu do gronka (strefa 1), a tylko jego niewielka ilość dochodzi do strefy okołożyłkowej gronka. Hepatocyty strefy l są bardziej aktywne, w większym stopniu niż te w strefie 3, w procesach fosforylacji oksydatywnej i glukoneogenezie. Hepatocyty okolicy okołożyłkowej są przystosowane do względnej hipoksji, a ich metabolizm jest oparty w większym stopniu na beztlenowej glikolizie i lipogenezie.

Pojęcie gronka wyjaśnia lepiej zmiany kliniczno-patologiczne obserwowane w biopsji wątroby:

- Większość związków hepatotoksycznych zostaje wychwycona przez hepatocyty znajdujące się w strefie 1. Wyjaśnia to martwicę komórek wątrobowych w okolicy okołowrotnej strefy 1, która to martwica jest spowodowana przez związki fosforu.
- Substancje, które stają się toksyczne po przemianach metabolicznych, jak czterochlorek węgla (CCl_4), przeważnie uszkadzają hepatocyty w strefie 3. CCl_4 jest wychwytywany przez hepatocyty strefy l, aktywowany, a następnie uwalniany do zatok. Zostaje przeniesiony z prądem krwi i wychwycony w czynnej postaci przez hepatocyty okołożyłkowe strefy 3, uszkadzając znacznie komórki tej strefy.
- Hepatocyty strefy 3 są bardziej wrażliwe na niedokrwienie i pierwsze ulegają martwicy w hipoksji ogólnoustrojowej i w sytuacji niedokrwienia podczas wstrząsu.
- Zastój żółci staje się widoczny najpierw w strefie 3, części kanalikowego systemu żółciowego najbardziej odległej od głównych dróg żółciowych wnęki wątroby. Żółć ostatecznie uszkadza komórki okołożyłkowe, co powoduje tworzenie się *jeziorek żółciowych (bile lakes)*. Zmiany te są ważne w diagnostyce niedrożności dróg żółciowych w preparatach biopsji.

Patofizjologia

Zrozumienie patofizjologii wątroby wymaga postawienia pytania: *Co mogło stać się złego*?

Odpowiedź nie może być prosta, ponieważ prawie wszystkie połączone funkcje komórek wątroby są wykonywane jednocześnie. Dla celów dydaktycznych najpierw omówiona zostanie każda z głównych czynności oddzielnie, a następnie najważniejsze konsekwencje zaburzeń czynności komórek wątroby zostaną przedstawione skrótowo, w tym następujące procesy:

- metabolizm pośredni węglowodanów, lipidów i białek,

- czynności syntetyczne wątroby,
- detoksykacja substancji endogennych i egzogennych,
- metabolizm i wydalanie bilirubiny,
- krążenie żółci.

ZABURZENIA METABOLIZMU POŚREDNIEGO

Wątroba odgrywa decydującą rolę w metabolizmie węglowodanów, lipidów i białek. Pośredni metabolizm każdego z tych głównych składników żyjącej komórki jest wzajemnie powiązany. Praktycznie najlepiej jest skoncentrować się na końcowych produktach metabolizmu obecnych we krwi albo w komórkach wątroby. Omówionych zostanie kilka przykładów.

Glikogen gromadzi się w wątrobie niemowląt, które nie mają glukozo-6-fosfatazy.

Glukoza wychwycona z krwi jest magazynowana w wątrobie w postaci glikogenu. Zapasy glikogenu (70–80 g) są wystarczające do zaspokojenia potrzeb energetycznych organizmu podczas 24-godzinnego głodzenia, po którym glukoneogeneza z aminokwasów staje się głównym źródłem glukozy. U dzieci z **chorobą von Gierkego** (inaczej: z **glikogenozą typu I**) hepatocyty bez glukozo-6-fosfatazy nie mogą syntetyzować glukozy (ryc. 8-8). Dzieci cierpią z powodu hipoglikemii. Nagromadzenie glukozo-1-fosforanu prowadzi do zwiększenia zawartości glikogenu w komórkach wątroby, co powoduje powiększenie wątroby. Wyrównawcze zmiany metaboliczne prowadzą do hiperlipidemii i kwasicy mleczanowej.

Lipidy mogą się gromadzić w komórkach wątroby z powodu zwiększonego napływu, zwiększonej endogennej lipogenezy, zmniejszonego ich wykorzystania i wydalania.

Lipidy pokarmowe, wchłonięte w jelitach lub pochodzące z tkanki tłuszczowej, są przenoszone przez krew do wątroby i innych tkanek (ryc. 8-9). Zawarte w chylomikronach tłuszcze, pochodzące z jelit, przechodzą do chłonki jelitowej i krwi. Podczas przejścia krwi przez małe naczynia krwionośne mięśni szkieletowych i tkanki tłuszczowej lipaza śródbłonkowa, działająca na chylomikrony, jest odpowiedzialna za powstawanie glicerolu, wolnych kwasów tłuszczowych i bogatych w cholesterol resztek chylomikronów. Większość powstałego glicerolu i kwasów tłuszczowych jest wchłaniana przez komórki mięśniowe i tłuszczowe, podczas gdy resztki chylomikronów są wychwytywane przez wątrobę, wiążąc się z receptorami lipoprotein o małej gęstości (LDL) i receptorami zależnymi od LDL. Wolne kwasy tłuszczowe uwolnione z chylomikronów, a nie związane przez inne tkanki, również docierają do wątroby. Lipidy znajdujące się wewnątrz hepatocytów, oprócz egzogennych, zawierają również cholesterol syntetyzowany endogennie, składający się z tłuszczów, które zostały przetransportowane do wątroby, wiążąc się z endogennymi receptorami LDL. Metabolizm tych lipidów przebiega następująco. Zostają one:

- utlenione i zużyte dla wytwarzania energii,
- użyte do syntezy acetooctanu – głównego składnika ciał ketonowych uwolnionych z wątroby do krwi, (ciała ketonowe są ważnym źródłem energii w mięśniach szkieletowych, mózgu i nerkach),
- estryfikowane do fosfolipidów, a łącząc się z apoproteinami, przechodzą do krwi jako lipoproteiny lub zostają zużyte do syntezy białek strukturalnych błon komórkowych,
- wykorzystane dla syntezy cholesterolu, który może być zużyty endogennie, wydalony do żółci, metabolizowany do kwasów żółciowych i wydalony do żółci, lub uwolniony do krwi w postaci lipoprotein o niskiej gęstości (VLDL),
- przechowywane w hepatocytach w postaci trójglicerydów.

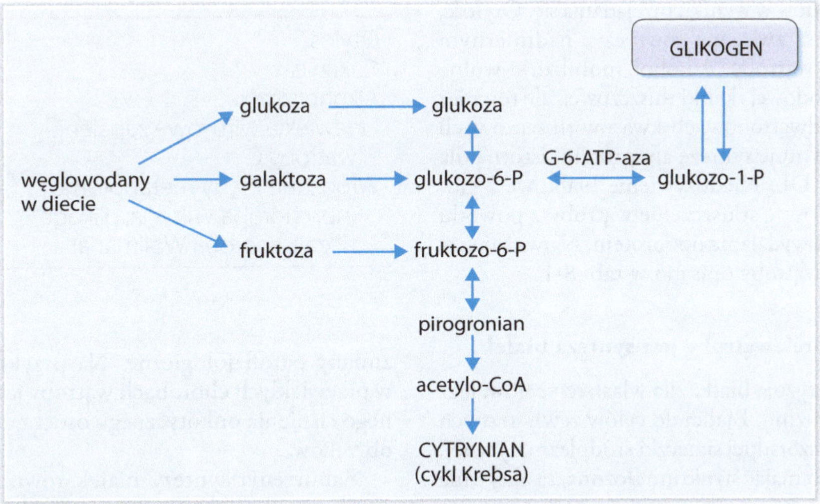

Ryc. 8-8. Nagromadzenie glikogenu w glikogenozie typu 1. Braki glukozo-6-fosfatazy (glukozo-6-P) prowadzą do nagromadzenia się glukozo-1-fosforanu (glukozo-1-P), co ułatwia odkładanie wolnych węglowodanów w postaci glikogenu.

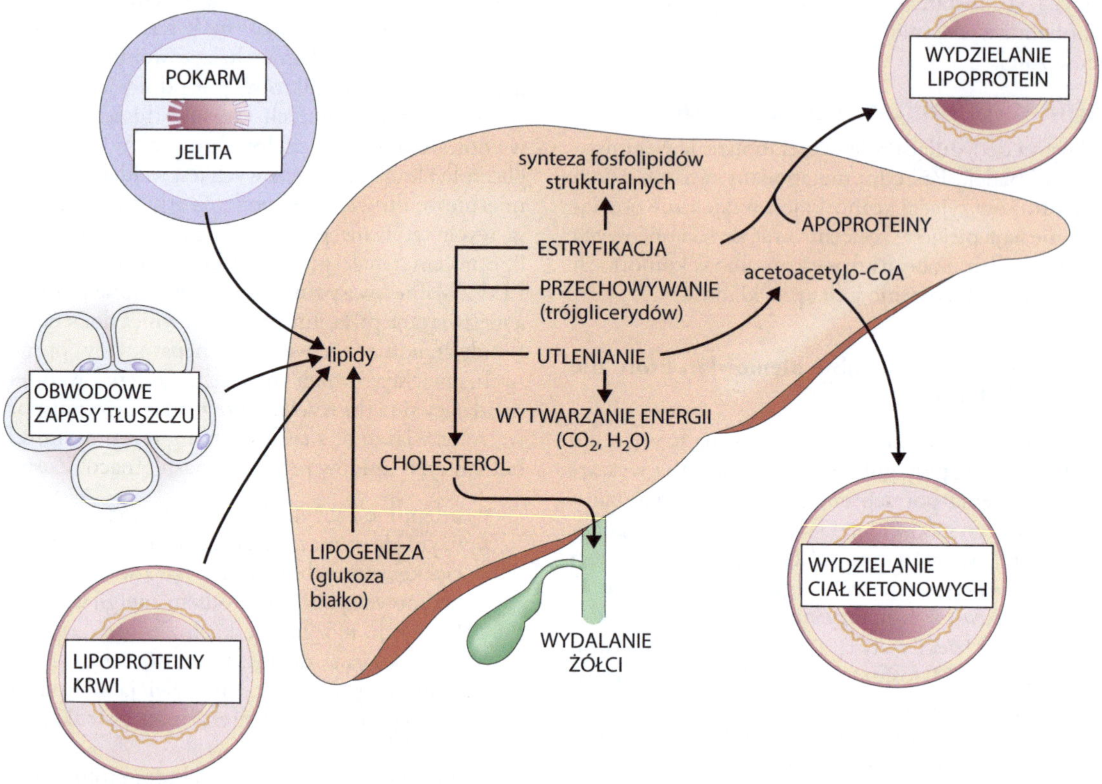

Ryc. 8-9. Metabolizm lipidów w wątrobie. Wolne kwasy tłuszczowe (*free fatty acids* – FFA) i reszty chylomikronów, pochodzące z tłuszczu wchłoniętego w jelicie z pokarmu, FFA otrzymywane z endogennych zapasów tłuszczu i lipidy zawierające lipoproteiny dostają się do wątroby. W wątrobie FFA są estryfikowane, zużywane przez utlenianie, przechowywane w postaci trójglicerydów lub wykorzystywane do syntezy fosfolipidów. Lipidy mogą być wydzielane jako lipoproteiny albo jako ciała ketonowe lub wydalane z żółcią. Lipidy również mogą powstawać w wątrobie z węglowodanów i białek.

Stłuszczenie wątroby (***steatosis***) może być skutkiem zwiększonego dostarczania lipidów w wyniku przejadania się. Otyłość, cukrzyca i alkoholizm są związane również z nadmiernym napływem lipidów do wątroby. Alkohol mobilizuje wolne kwasy tłuszczowe z obwodowej tkanki tłuszczowej, ale również ułatwia estryfikację śródwątrobowych kwasów tłuszczowych do trójglicerydów, co hamuje syntezę apoprotein, istotną dla syntezy i wydalania VLDL. Niedożywienie białkowe i głodzenie się mogą powodować stłuszczenie wątroby z powodu niedostatecznej syntezy i wydalania lipoprotein. Najważniejsze przyczyny stłuszczenia wątroby opisano w tab. 8-1.

Tabela 8-1. Częste przyczyny stłuszczenia wątroby

Otyłość	Leki
Cukrzyca	tetracykliny
Alkoholizm	zydowudina
Przewlekłe wirusowe zapalenie wątroby C	kortykosteroidy
	tamoksyfen
Wrodzone błędy metabolizmu (np. choroba Wilsona, glikogenoza I, choroba Wollmana)	cysplatina
	metotreksat
	amiodaron

Główną funkcją komórek wątroby jest synteza białek.

Komórki wątroby syntetyzują białka dla własnych celów, lecz także na potrzeby organizmu. Białka do celów zewnętrznych powstają w zbiornikach szorstkiej siateczki śródplazmatycznej, podlegają glikozylacji lub mając strukturę złożoną, są aktywnie wydzielane do krwi. Większość białek osocza jest syntetyzowana w wątrobie. Choroby wątroby powodują znaczne obniżenie syntezy białek osocza, z którym zazwyczaj wiążą się znaczne zmiany patofizjologiczne. Na przykład **hipoalbuminemia** w przewlekłych chorobach wątroby jest przyczyną zmniejszonego ciśnienia onkotycznego osocza, co ułatwia powstawanie obrzęków.

Zaburzenia syntezy białek również mogą spowodować zmiany strukturalne w hepatocytach, widoczne w mikroskopie świetlnym i elektronowym. Najlepszym przykładem jest **brak α-1-antytrypsyny** (α_1-*antitrypsin* – **AAT**) – choroba dziedziczona autosomalnie recesywnie, charakteryzująca się niezdolnością komórek wątroby do wydalania AAT. Zaburzenia dotyczą zmian w składowaniu AAT w zbiornikach szorstkiej siateczki śródplazmatycznej hepatocytów, które nie kończąc syntezy białka, zachowują produkty pośrednie metabolizmu wewnątrz cytoplazmy w postaci zaokrąglonych kulek (ryc. 8-10). Niedobory AAT czynią pacjenta podatnym nie tylko na rozwój marskości wątroby, lecz także rozedmy płuc.

Aminokwasy są metabolizowane do mocznika i amoniaku, które mogą być toksyczne.

Nadmiar aminokwasów wchłoniętych z jelit lub uwolnionych z komórek jest źródłem energii, może być użyty do syntezy nowych białek, do ketogenezy i glukogenezy lub jest metabolizowany dalej do mocznika (ryc. 8-11). Mocznik jest wydalany z moczem i kałem. Mocznik, wydalany przez nerki, opuszcza organizm, mocznik jelitowy zaś jest rozkładany przez bakterie zawierające ureazę; powstały amoniak jest wchłaniany do krążenia wrotnego i dochodzi do wątroby. Każda osoba dorosła wytwarza i wydala średnio około 10–20 g azotu na dobę.

ZABURZENIA SYNTETYCZNYCH CZYNNOŚCI WĄTROBY

Przewlekłe schorzenia wątroby powodują zmniejszenie syntezy albumin w surowicy i hipoalbuminemię.

Największą ilość białka osocza stanowią albuminy, występujące również w innych płynach tkankowych. Całkowite zasoby albumin dorosłego organizmu wynoszą około 300 g, z czego 40% znajduje się w krążącej krwi, a 60% w płynie pozakomórkowym. Wątroba musi wytwarzać około 12 g albuminy dziennie, aby utrzymać jej prawidłowe stężenie we krwi, wynoszące 3,5–5 g/dl.

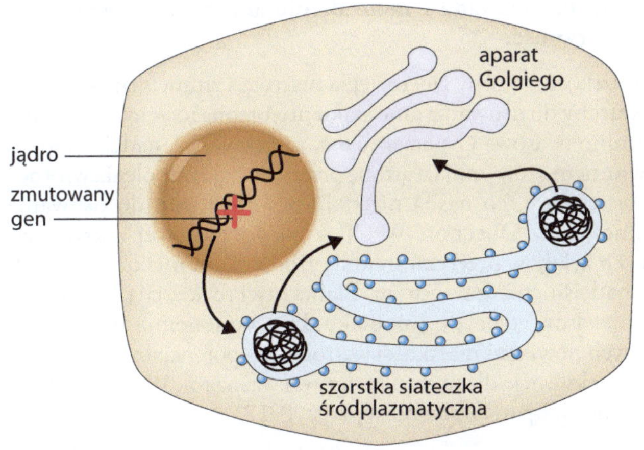

Ryc. 8-10. Niedobór α_1-antytrypsyny (AAT). Mutacja genetyczna ogranicza składowanie AAT w zbiornikach szorstkiej siateczki śródplazmatycznej (RER), hamując przechodzenie białek z szorstkiej siateczki śródplazmatycznej do aparatu Golgiego. Zmienione AAT gromadzi się w postaci okrągłych struktur wewnątrz RER.

Wątroba jest jedynym źródłem albuminy, dlatego przewlekłe, wyniszczające schorzenia wątroby, a szczególnie jej marskość, objawiają się hipoalbuminemią. Dlatego też **hipoalbuminemia** jest jednym z najlepszych sygnałów obniżenia zdolności syntetycznych wątroby. Nie u wszystkich pacjentów z przewlekłymi schorzeniami wątroby, w tym z marskością wątroby, stwierdza się hipoalbuminemię. Okres połowicznego rozpadu albuminy w osoczu wynosi 21 dni; jeśli więc jej wytwarzanie zostanie przerwane, to upływa pewien czas, zanim pojawią się objawy hipoalbuminemii. Ponadto utrata syntetycznych czynności wątroby jest zazwyczaj częściowo kompensowana przez adaptacyjne obniżenie degradacji albuminy. Niemniej stwierdzenie hipoalbuminemii jest wiarygodnym sygnałem przewlekłej niewydolności wątroby.

U pacjentów z nadciśnieniem wrotnym ucieczka albumin z krwi do puchliny brzusznej lub limfy poza wątrobę nasila hipoalbuminemię. Za powstanie hipoalbuminemii częściowo może być odpowiedzialne złe odżywianie, częste u pacjentów z marskością, którzy są nałogowymi alkoholikami. Trzeba wziąć pod uwagę, że albumina jest *ujemnym białkiem ostrej fazy* (*negative acute-phase reactant*); tzn. że wątroba zmniejsza syntezę albuminy w odpowiedzi na wiele chorób, zarówno ostrych, jak i przewlekłych. Hipoalbuminemia może być przyczyną złego samopoczucia u pacjentów z zaawansowaną marskością wątroby.

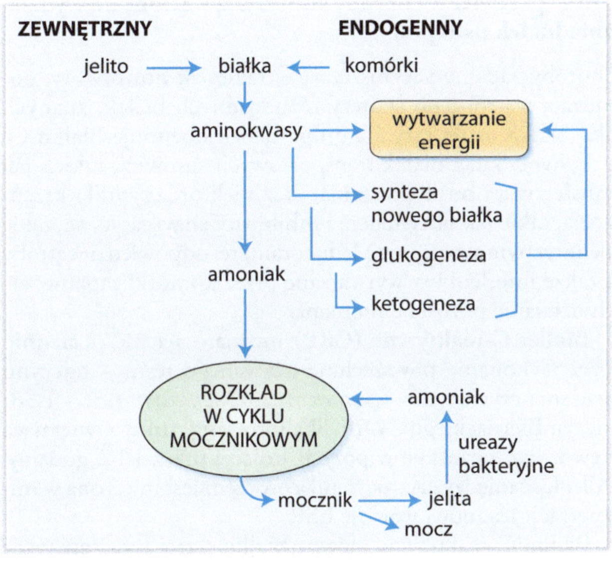

Ryc. 8-11. Metabolizm aminokwasów. Aminokwasy dostające się do komórki wątroby są zużywane do wytwarzania energii, syntezy nowych białek, glukogenezy lub ketogenezy. Pozostałe aminokwasy są metabolizowane w cyklu mocznikowym. Mocznik zostaje wydalony z moczem lub przez przewód pokarmowy. W jelitach bakterie zawierające ureazę metabolizują mocznik do amoniaku, który jest ponownie wprowadzony do krążenia przez wątrobę.

W marskości wątroby czas protrombinowy jest przedłużony i występuje zwiększona skłonność do krwawienia.

Pomiar czasu protrombinowego (PT) jest testem czynnościowym mierzącym wewnętrzne i wspólne drogi krzepnięcia. Prawidłowy PT zależy od stężenia protrombiny i czynników VII, IX i X w osoczu i wynosi 12 minut. Synteza tych czynników krzepnięcia zależy od witaminy K i zachodzi wyłącznie w wątrobie. W rozległym ostrym uszkodzeniu wątroby, spowodowanym przez ostrą infekcję wirusową albo toksyny, podobnie jak w przewlekłych schorzeniach wątroby, takich jak jej marskość, PT ulega wydłużeniu. Do zmniejszenia wytwarzania czynników krzepnięcia przyczyniają się zaburzenia wchłaniania tłuszczów i witamin rozpuszczalnych w tłuszczach, takich jak witamina K, spowodowane zmianami syntezy i wydzielania kwasów żółciowych.

Stężenia ceruloplazminy surowicy obniżają się w chorobie Wilsona.

Ceruloplazmina jest białkiem surowicy odpowiedzialnym za transport miedzi. Podobnie jak inne białka surowicy, powstaje w wątrobie. W chorobie Wilsona występuje wrodzony defekt metabolizmu miedzi – stężenie ceruloplazminy w surowicy jest obniżone. Przyczyna tego zjawiska pozostaje nieznana, a niskie stężenie ceruloplazminy jest wiarygodną oznaką choroby Wilsona, szczególnie wtedy, gdy jest związane z wysokimi stężeniami miedzi w preparatach biopsji wątroby lub w moczu.

Ostre i przewlekłe choroby pobudzają wątrobę do wydzielania białek ostrej fazy.

Choroby zapalne i wyniszczające, takie jak nowotwory, pobudzają wątrobę do syntezy różnorodnych białek, znanych jako białka ostrej fazy. Ta grupa białek obejmuje białko C-reaktywne, kilka białek transportowych surowicy, takich jak transferryna i ceruloplazmina, oraz niektóre czynniki krzepnięcia, takie jak fibrynogen, i inhibitory enzymatyczne, takie jak antychymotrypsyny. Mediatorami tej odpowiedzi wątroby są także interleukiny wytwarzane przez komórki zapalne, ale ich działanie pozostaje nieznane.

Białka C-reaktywne (CRP) można oznaczać pośrednio przez wykonanie powszechnie używanego testu – odczynu opadania erytrocytów (*erythrocyte sedimentation rate* – ESR; odczyn Biernackiego – OB). Skalibrowana rurka, zawierająca krew żylną, pozostaje w pozycji stojącej przez 1 i 2 godziny. Odległość między erytrocytami a osoczem jest mierzona w milimetrach i stanowi wartość ESR.

Białko C-reaktywne, główne białko ostrej fazy, jest także rutynowo oznaczane w praktyce klinicznej i dostarcza informacji podobnych do uzyskiwanych w wyniku ESR, wskazując na obecność choroby ogólnoustrojowej lub obecność ogniska zapalnego. W zawale serca stężenie białka C-reaktywnego podnosi się, a następnie spada podczas rekonwalescencji. Trwałe wysokie wartości CRP w surowicy lub ich wzrost po normalizacji pozwalają przewidzieć powtórzenie się niedokrwienia mięśnia sercowego po zawale.

Mówiąc o białkach ostrej fazy, warto wspomnieć o wytwarzanym przez wątrobę **osoczowym białku amyloidowym A** (*serum amyloid A protein* – SAA) – prekursorze amyloidu AA. Otóż jeśli zostanie ono wytworzone w dużych ilościach, to odkłada się w tkankach nerek, wątroby, nadnerczy, śledziony i innych narządów w postaci amyloidu, tym samym powodując systemową amyloidozę. Rokowanie dotyczące wyleczenia tej choroby obecnie jest złe.

ZABURZENIA DETOKSYKACJI

Wątroba bierze udział w detoksykacji i degradacji licznych endogennych i egzogennych, potencjalnie toksycznych substancji, takich jak leki i metabolity. Odgrywa również ważną rolę w degradacji i inaktywacji hormonów.

Wątroba oczyszcza organizm z leków i toksyn.

Głównym miejscem metabolizmu leków i detoksykacji substancji toksycznych jest wątroba. Leki przyjmowane w nieczynnej postaci stają się czynne dopiero po konwersji w wątrobie. **Cytochrom P_{450}** i enzymy tej grupy są odpowiedzialne za przechodzenie leków rozpuszczalnych w tłuszczach w postać rozpuszczalną w wodzie. W czasie tego procesu **P_{450}** odkrywa lub wprowadza do leków grupy polarne takie jak –OH lub $-NH_2$. Niektóre z tych leków są wydalane przez nerki, inne muszą zostać skoniugowane tak, aby stały się mniej lipofilne. Koniugacja polega na wiązaniu ich przez kwas glukuronowy, siarkowy lub octowy. Metabolizm wątrobowy leków polega na ich **glukuronidyzacji**. U noworodków mechanizmy glukuronidyzacji leków są niewydolne, dlatego wiele leków, nie ulegając inaktywacji w okresie noworodkowym życia, staje się dla nich potencjalnie toksycznych. Detoksykacja leków jest nieskuteczna u pacjentów z marskością wątroby; stąd stężenie wielu antybiotyków, psychofarmaceutyków i leków hipoglikemicznych we krwi może być wysokie przez dłuższy czas.

Wątroba rozkłada i neutralizuje amoniak, znosząc jego toksyczność.

Marskość wątroby i jej rozległa martwica zmniejszają zdolność wątroby do usuwania amoniaku utworzonego w metabolizmie aminokwasów. U pacjentów z marskością i nadciśnieniem wrotnym krew omija wątrobę przez oboczne zespolenia wrotno-systemowe, co nasila niezdolność organizmu do usuwania amoniaku. Obecność w UP krwi pochodzącej z krwawiących żylaków przełyku staje się źródłem amoniaku u chorych z nadciśnieniem wrotnym. Białka krwi rozkładają się do aminokwasów i dalej do amoniaku. Hiperamonemia, wynikająca z tych powikłań marskości wątroby, ma potencjalnie toksyczne konsekwencje dla mózgu i odgrywa ważną rolę patogenetyczną w encefalopatii wątrobowej (ryc. 8-12).

Wątroba inaktywuje i rozkłada hormony.

Wiele hormonów działa na wątrobę. Na przykład glukagon i insulina regulują w niej wychwyt i metabolizm glukozy. Wiele hormonów jest inaktywowanych albo rozkładanych przez wą-

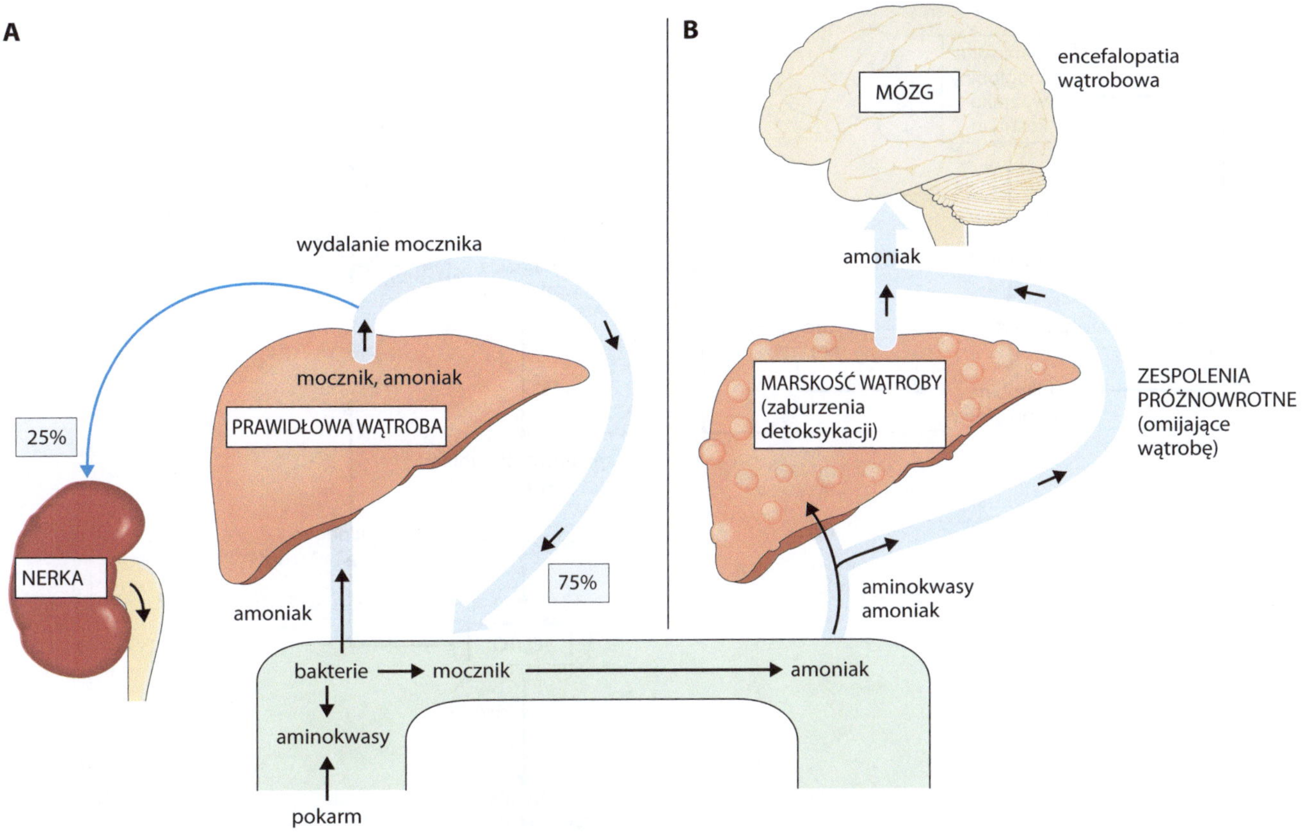

Ryc. 8-12. Encefalopatia wątrobowa. **A.** Prawidłowa wątroba. Aminokwasy wchłonięte z jelit są metabolizowane przez wątrobę, a potencjalnie toksyczny amoniak ulega przemianie na mocznik i jest wydalany do jelit lub moczu. Amoniak wytworzony w jelitach przez działanie bakterii jest zneutralizowany przez wątrobę. **B.** Marskość wątroby. Wątroba nie może przetworzyć amoniaku dostającego się do żyły wrotnej z jelit. Ponadto krążenie oboczne wrotno-próżne pozwala krwi zawierającej amoniak na ominięcie wątroby. Krążenie systemowe zostaje wypełnione dodatkowymi porcjami toksycznego amoniaku, który powoduje encefalopatię wątrobową.

trobę. Wszystkie hormony steroidowe, takie jak kortykosteroidy, aldosteron i hormony płciowe, są w niej inaktywowane i rozkładane. W wątrobie także odbywa się metabolizm hormonów przytarczycy, tarczycy, insuliny i wielu innych.

Uwaga

> Niedostateczny rozkład estrogenów w marskiej wątrobie prowadzi do hiperestrynemii, która może spowodować ginekomastię, pajączkowate teleangiektazje i rumień dłoni.

ZABURZENIA METABOLIZMU I WYDALANIA BILIRUBINY

Bilirubina, będąca pochodną hemowego komponentu hemoglobiny, związana z albuminami jest transportowana do wątroby.

Dziennie powstaje około 4 mg/kg bilirubiny, hemowej pochodnej hemoglobiny, uwolnionej z rozpadających się erytrocytów (ryc. 8-13). Niewielka część bilirubiny (15–20%) pochodzi z nieskutecznej hemopoezy i enzymów zawierających hem, takich jak oksydoreduktaza P_{450}, lub innych porfiryn.

Bilirubina utworzona z hemu jest nierozpuszczalna w wodzie. Zostaje związana z albuminami i przetransportowana do wątroby w celu dalszego przetwarzania i wydalania do żółci. Ponieważ nie ulega sprzęganiu w wątrobie, jest znana jako **bilirubina niesprzężona.** Z powodu powiązania z albuminami nie może przejść do moczu i nie przekracza prawidłowej bariery krew–mózg.

Stężenie bilirubiny niesprzężonej w surowicy podnosi się w trakcie procesów hemolizy, zachodzących w autoimmunologicznej niedokrwistości hemolitycznej, sferocytozie dziedzicznej, niedokrwistości sierpowatokrwinkowej. Nieskuteczna hemopoeza, np. w niedokrwistości megaloblastycznej spowodowanej przez niedobory witaminy B_{12} lub niedobór kwasu foliowego, również może być przyczyną hiperbilirubinemii niesprzężonej (np. żółtaczka przedwątrobowa).

Bilirubina wychwytywana przez hepatocyty ulega koniugacji z glukuronidami.

Kompleks bilirubina-albuminy wiąże się z boczno-podstawną częścią hepatocytów. Po oddzieleniu od albuminy bilirubina

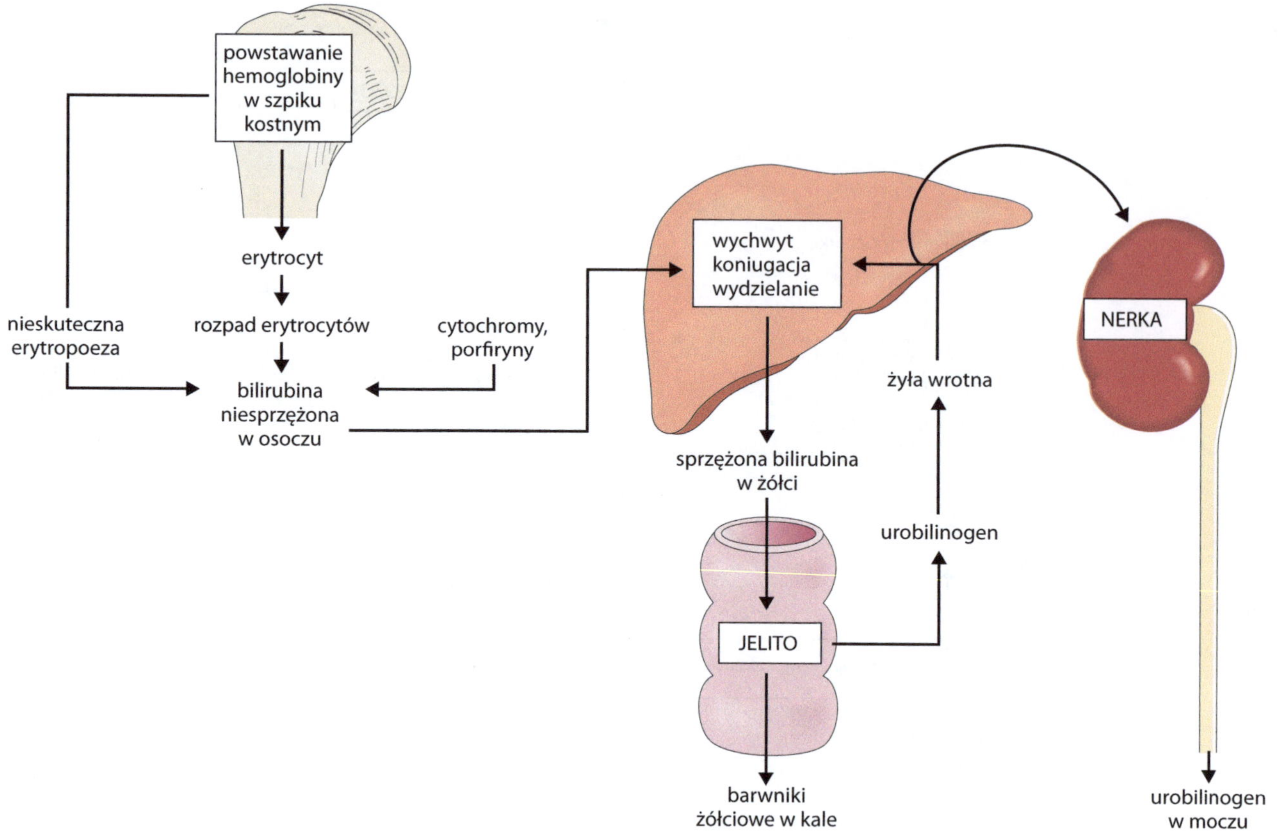

Ryc. 8-13. Powstawanie i wydalanie bilirubiny.

jest czynnie transportowana przez błonę komórkową do cytoplazmy komórek wątroby. W tym procesie uczestniczą przynajmniej trzy istotne mechanizmy. W cytoplazmie bilirubina zostaje przetransportowana do siateczki śródplazmatycznej, najprawdopodobniej przez bezpośredni transport błonowo-błonowy. W siateczce śródplazmatycznej bilirubina zostaje sprzężona przez działanie urydynodwufosfatazy (UDP) i urydynoglukuronylotransferazy (UGT) do monoglukuronianów i dwuglukuronianów i wydalana (ryc. 8-14).

UGT jest rodziną enzymów, które są aktywne w wielu narządach ustroju. W wątrobie najaktywniejszy jest UGT1A1, sprzęgający największą ilość bilirubiny. Mutacje genu kodującego UGTlAl stanowią większość niesprzężonych dziedzicznych hiperbilirubinemii. Najważniejsze z tych chorób to zespoły Gilberta i Criglera-Najjara.

- Zespół Gilberta jest częstą okresową niesprzężoną hiperbilirubinemią, która jest powiązana z mutacjami w okolicy promotorowej genu *UGT1A1* lub antysensowej mutacji samego genu *UGT1A1*.
- Zespół Criglera-Najjara jest niesprzężoną hiperbilirubinemią występującą w dwu postaciach. Typ I zespołu charakteryzuje się ciężką wrodzoną hiperbilirubinemią z wysokim współczynnikiem umieralności we wczesnym dzieciństwie. Zależny jest on od mutacji genu *UGT1A1*, co jest przyczyną braku enzymu w komórkach wątroby.

  W zespole Criglera-Najjara typu II czynności sprzęgające UGT1A1 są znacznie zmniejszone, ale wytwarzanie monoglukoronianów jest możliwe.

Uszkodzenie komórek wątrobowych przez **różne leki** może wpływać na wychwyt i koniugację bilirubiny w hepatocytach. Czynnościowa niedojrzałość hepatocytów, w połączeniu ze zwiększoną hemolizą płodowych erytrocytów we wczesnym okresie po urodzeniu, tłumaczy występowanie **fizjologicznej żółtaczki noworodków**.

Bilirubina wydzielana do żółci przez kanaliki jest rozpuszczalna w wodzie.

Monoglukuroniany i dwuglukuroniany bilirubiny są rozpuszczalne w wodzie i łatwo wydalane do żółci. Sprzężona bilirubina jest transportowana przez błonę przez MRP2. Mutacja genu dla transportera ABC, białka MRP2, jest przyczyną powstania **zespołu Dubina-Johnsona**, charakteryzującego się sprzężoną hiperbilirubinemią i umiarkowaną żółtaczką.

Bilirubina dochodzi do jelita przez drogi żółciowe.

Stężenie bilirubiny w żółci wynosi tylko około 0,2%, co nadaje żółci jej typowy żółtobrązowy kolor. Z kanalików międzykomórkowych żółć przepływa do dróg żółciowych w okolicy

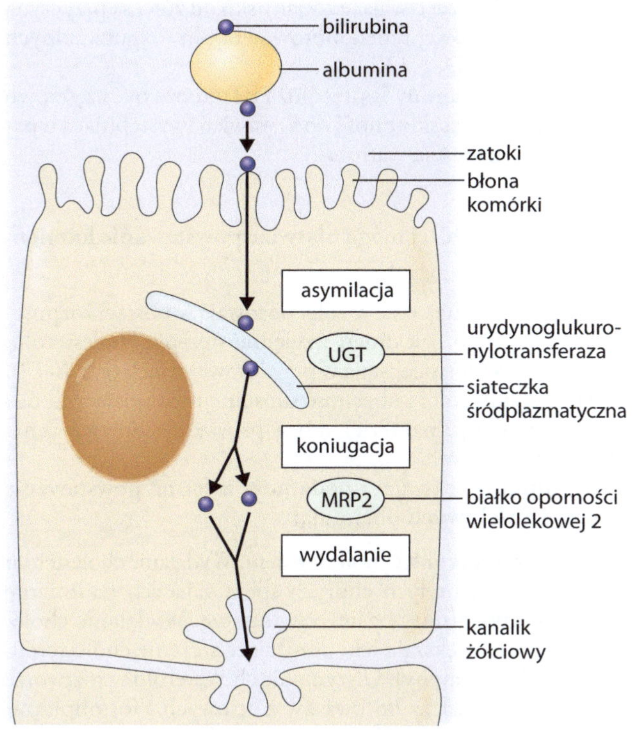

Ryc. 8-14. Metabolizm wątrobowy bilirubiny. Bilirubina niesprzężona związana z albuminą dochodzi z krwią do wątroby, gdzie wiążąc się z powierzchnią komórki, odłącza albuminy. Bilirubina wchodzi do komórek wątroby i jest przenoszona do siateczki śródplazmatycznej. Wewnątrz siateczki śródplazmatycznej bilirubina jest wiązana z kwasem glukuronowym przez działanie UGT. Rozpuszczalne w wodzie monoglukuroniany i dwuglukuroniany bilirubiny, stanowiące 80% całości bilirubiny sprzężonej, są transportowane do kanalików żółciowych przez enzymy, takie jak białko oporności wielolekowej 2 (*multidrug resistance protein 2* – MRP2).

wrotnej i stamtąd przez większe drogi żółciowe do wnęki wątroby i do przewodu żółciowego wspólnego. Zamknięcie dróg żółciowych powoduje powrót bilirubiny do krwi i wystąpienie *sprzężonej hiperbilirubinemii*. Klinicznie jest to **żółtaczka mechaniczna**. Najważniejsze przyczyny żółtaczki mechanicznej przedstawiono na ryc. 8-15.

Z bilirubiny w jelitach przez działanie bakterii powstaje urobilinogen.

Sprzężona bilirubina w jelitach ulega hydrolizacji przez bakterie do wolnej bilirubiny, która ulega redukcji do piroli, znanych jako urobilinogen. Większa część urobilinogenu zostaje wydalona z kałem, a około 20% jest zwrotnie resorbowane, podlega krążeniu jelitowo-wątrobowemu i ponownie wprowadzone do krążenia, wraca do wątroby. Część wchłoniętego urobilinogenu jest wydalana z moczem, co tłumaczy jego żółtawy kolor.

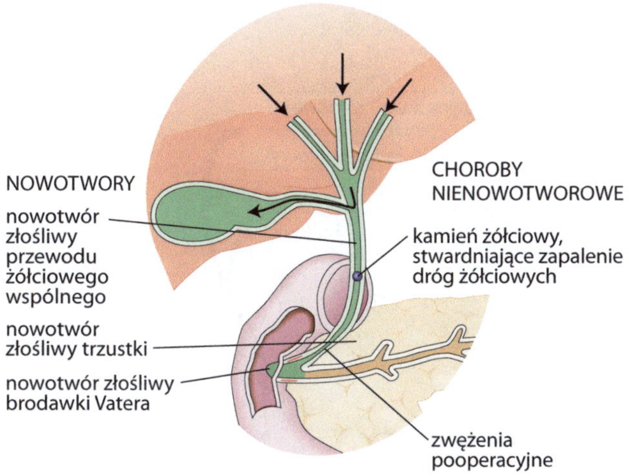

Ryc. 8-15. Pozawątrobowa żółtaczka mechaniczna. Choroby powodujące żółtaczkę można podzielić na nowotworowe lub nienowotworowe.

ZABURZENIA KRĄŻENIA ŻÓŁCI

Komórki wątroby wytwarzają żółć i wydzielają ją do kanalików żółciowych.

Żółć jest płynem bogatym w wodorowęglany, wytwarzanym przez komórki wątroby i wydalanym przez przewody żółciowe do jelit. Dzienna produkcja żółci kanalikowej wynosi około 450 ml; wydzielina kanalikowa uzupełnia ją o 150 ml, a więc do wartości 600 ml.

Żółć jest złożonym płynem, który składa się głównie z wody (97%) i substancji takich, jak:

- kwasy żółciowe,
- fosfolipidy (lecytyna),
- cholesterol,
- białka,
- bilirubina,
- minerały.

Stężenie różnych substancji rozpuszczalnych w żółci różni się znacznie. Główne kwasy żółciowe, cholowy i chenodeoksycholowy, stanowią 10–50%, fosfolipidy 10–20%, a cholesterol – 3–10% substancji organicznych żółci. Wzajemne relacje między tymi trzema składnikami stanowią o tym, czy cholesterol pozostanie w postaci rozpuszczalnej. Białka stanowią 3–5%, a bilirubina 0,3–2% organicznych substancji rozpuszczalnych.

Pierwotne kwasy żółciowe są wytwarzane przez hepatocyty z cholesterolu i koniugowane z glicyną lub tauryną (ryc. 8-16). Wydzielone z komórek wątroby, kwasy żółciowe wiążą się z cholesterolem i fosfolipidami, tworząc *micele*, ważne dla emulgacji i dalszego wchłaniania tłuszczu w jelicie cienkim. Komórki przewodzików żółciowych wydzielają śluz składający się z białek i wodorowęglanów, wody i substancji mineralnych.

Pierwotne kwasy żółciowe wraz urobilinogenem są niemal w całości resorbowane w końcowym odcinku jelita krętego i ponownie dostają się do wątroby (*jelitowo-wątrobowe krążenie*

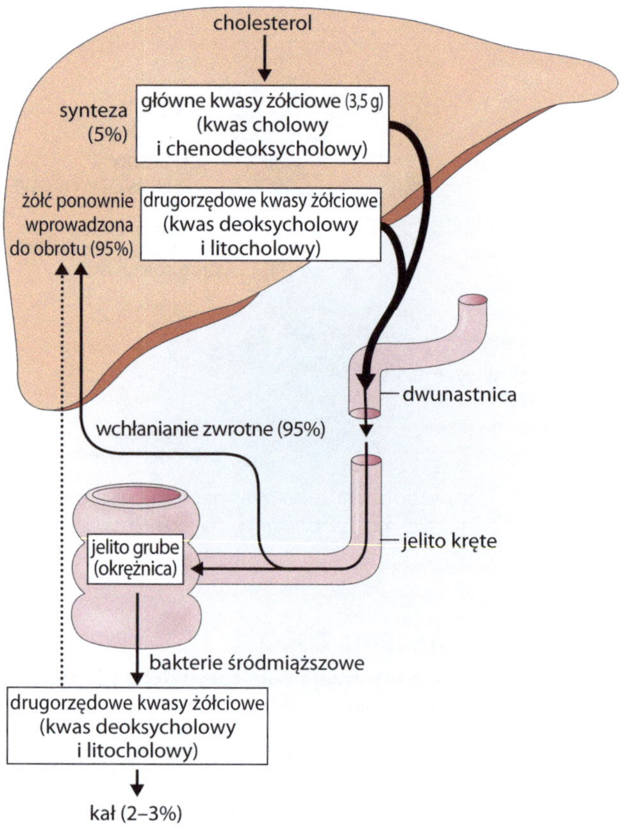

Ryc. 8-16. Krążenie wątrobowo-jelitowe żółci.

kwasów żółciowych). Niewielkie ilości pierwotnych kwasów żółciowych, które znajdą się w jelicie grubym, ulegają zamianie przez bakterie do *wtórnych kwasów żółciowych*, takich jak kwas deoksycholowy i litocholowy. Drugorzędowe kwasy żółciowe zostają wydalone z kałem, ale także podlegają częściowej reabsorpcji i ponownie zostają wprowadzone do krążenia wątrobowego. Większość kwasów żółciowych – około 85% całości (puli) – znajduje się w jelitach lub w pęcherzyku żółciowym. Synteza wątrobowa wyrównuje tylko utraconą część całkowitej ilości kwasów żółciowych, ponieważ jej zdolności do syntezy są ograniczone.

Większa część żółci wątrobowej dostaje się do dwunastnicy podczas posiłków (ryc. 8-17). W okresie międzytrawiennym zwieracz Oddiego kurczy się, kierując przepływ żółci do pęcherzyka żółciowego, gdzie żółć jest zagęszczana przez wchłonięcie wody i przechowywana do czasu, gdy będzie potrzebna.

Pomiar stężenia kwasów żółciowych w surowicy jest możliwy, ale zmienia się on w różnych schorzeniach wątroby, a metody pomiaru są nieporęczne. W związku z tym ten test biochemiczny nie jest powszechnie używany w praktyce.

Schorzenia wątroby zmieniają wydalanie żółci.

Patologicznie zmieniona wątroba wytwarza żółć, która różni się od żółci prawidłowej, co może wpływać na wchłanianie tłuszczów z jelita. Dłużej trwające zmiany składu żółci są przyczyną biegunki tłuszczowej i niedoborów witamin rozpuszczalnych w tłuszczach A, D, E i K.

Niedobór witaminy K przedłuża PT i może być częściowo odpowiedzialny za skłonność do krwawień, występującą u pacjentów z marskością wątroby.

Zmiany składu żółci mogą ułatwiać powstawanie kamieni żółciowych.

Substancje znajdujące się w żółci pozostają w postaci rozpuszczalnej tak długo, jak długo względne stężenia cholesterolu, soli żółci i lecytyny pozostają w prawidłowej relacji (ryc. 8-18). Zmiany składu żółci i obecność substancji ułatwiających nukleację żółci (np. bakterie) mogą prowadzić do tworzenia kamieni żółciowych.

Czynniki zwiększające podatność żółci na powstawanie **kamieni żółciowych** obejmują:

- **Przesycenie żółci cholesterolem**. Wydalanie cholesterolu wzrasta u otyłych chorych spożywających nadmierne ilości pokarmu bogatego w tłuszcze. Wydalanie cholesterolu zwiększają leki obniżające stężenie cholesterolu we krwi (statyny). Utrzymanie cholesterolu w roztworze wodnym zależy od kwasów żółciowych i fosfolipidów, głównie lecytyny. Wzrost stężenia cholesterolu przewyższający możliwości kwasów żółciowych i lecytyny do jego utrzymania w roztworze jest przyczyną wytrącania go z roztworu żółci. Nie jest to jedyny warunek konieczny do powstania kamieni żółciowych. Sam cholesterol nie zawsze ulega nukleacji, w tym procesie uczestniczą także inne czynniki litogenne. Uważa się, że patogeneza kamieni żółciowych ma charakter wieloczynnikowy i nie może być wyjaśniona tylko przez okresowe przesycenie żółci cholesterolem.
- **Przeszkoda dla przepływu żółci**. Zmiany składu żółci wpływają na absorpcyjne własności błony śluzowej pęcherzyka żółciowego, zwiększając wchłanianie wody i zagęszczenie żółci. Kryształy cholesterolu w przesyconej żółci tworzą widoczne błotko żółciowe (*sludge*), które zostaje zwykle wydalone przez silne skurcze pęcherzyka. Zapalenie pęcherzyka lub utrudnienie odpływu żółci zmniejszają jego kurczliwość. Proces litogenezy również przyspiesza ciąża, mianowicie przez spowodowanie rozluźnienia komórek mięśni gładkich pęcherzyka, co zmniejsza jego kurczliwość. Obecność śluzu gromadzącego się w niedrożności dróg żółciowych także ułatwia proces nukleacji – podrażnienie, które pobudzając wytwarzanie śluzu, sprzyja powstaniu kamieni żółciowych. Nukleację również ułatwia zmniejszenie stężenia substancji hamujących powstawanie kamieni, takich jak apolipoproteina A-I.
- **Zakażenie**. Bakterie zmieniają czynność błony śluzowej pęcherzyka żółciowego, podobnie jak niedrożność. Bakterie mogą tworzyć „ośrodki nukleacji", a także mogą zmieniać skład żółci, ułatwiając powstawanie kamieni żółciowych. W kamieniach barwnikowych można stwier-

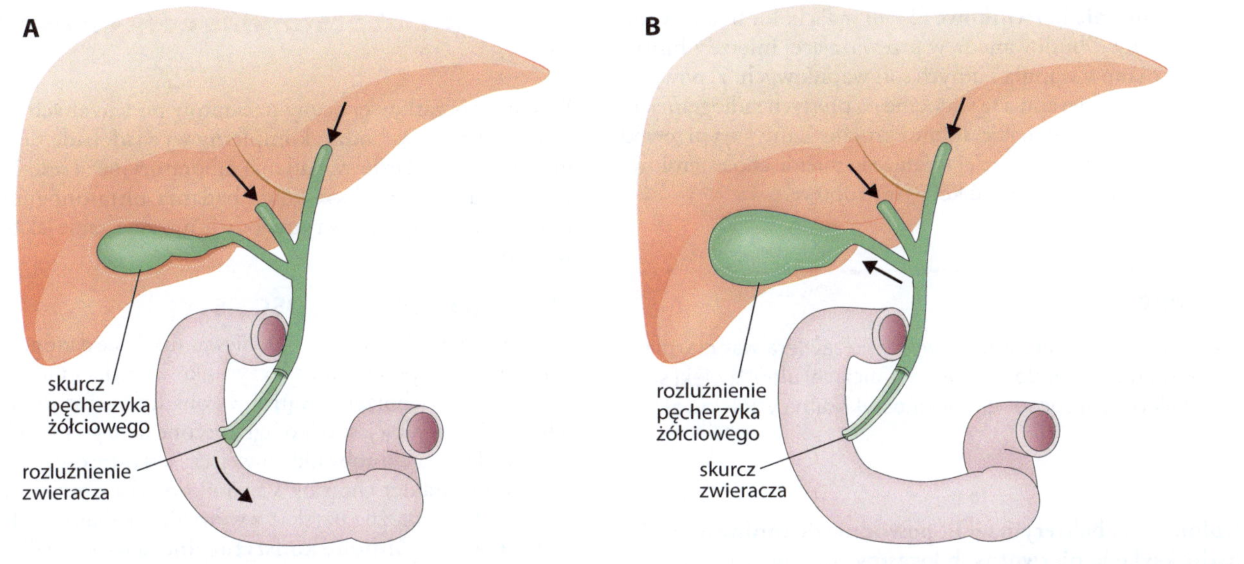

Ryc. 8-17. Przepływ żółci w okresie trawiennym i międzytrawiennym. **A.** Po spożyciu pokarmu zwieracz Oddiego rozluźnia się i żółć przepływa do jelita. Pęcherzyk żółciowy się kurczy, dodając stężonej żółci do żółci nowo powstałej płynącej z wątroby. **B.** Podczas głodzenia zwieracz Oddiego kurczy się i przepływ żółci w przewodzie żółciowym wspólnym zostaje skierowany do pęcherzyka, gdzie jest ona przechowywana i zagęszczana.

dzić obecność bakterii. Bakterie uszkadzają komórki śluzówki, a szczątki uszkodzonych komórek mogą stanowić ośrodki nukleacji, które zaczynają tworzenie kamieni żółciowych.

- **Nadmiar bilirubiny**. Nadmiar bilirubiny powstaje w przewlekłych niedokrwistościach hemolitycznych, takich jak niedokrwistość sierpowatokrwinkowa, co ułatwia powstawanie innego rodzaju kamieni – kamieni bilirubinowych. Powstanie kamieni bilirubinowych ułatwiają również choroby jelit, w których dochodzi do bakteryjnej dekoniugacji bilirubiny do mniej rozpuszczalnych związków chemicznych.

Kamienie żółciowe powstają w dwóch postaciach jako kamienie cholesterolowe lub barwnikowe.

Kamienie żółciowe dzieli się na kamienie cholesterolowe albo barwnikowe.

- **Kamienie cholesterolowe** (75%) są zbudowane przede wszystkim z kryształów cholesterolu. Cholesterol jest odpowiedzialny za żółte zabarwienie tych kamieni. Kamienie mogą być pojedyncze, jajowate i duże lub liczne wielokształtne. Kamienie zbudowane jedynie z cholesterolu nie są widoczne na prostych radiogramach. Pozostają bezobjawowe w przeszło 80% przypadków.

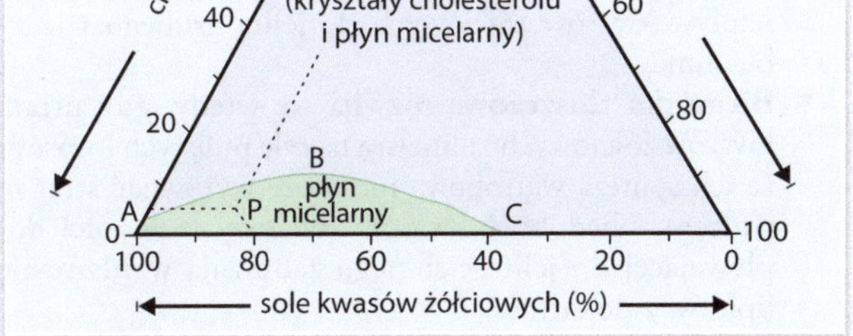

Ryc. 8-18. Diagram fazowy przedstawiający różne mieszaniny soli kwasów żółciowych, lecytyny i cholesterolu. Mieszanina zawierająca 4–10% składników stałych (np. punkt A pod krzywą) nie jest litogenna. Każda inna zmiana stężenia powyższych składników występujaca poza tą strefą (np. punkt B) jest potencjalnie litogennna. (Źródło: T.E. Andreoli, C.C.J. Carpenter, R.C. Griggs, J. Loscalzo: Cecil Essentials of Medicine, wyd. 6, Saunders, Philadelphia 2004, s. 425).

- **Kamienie barwnikowe** (25%) mają kolor brązowy lub czarny. Zbudowane są w przeważającej mierze z bilirubinianów wapnia i innych soli wapniowych. Z powodu zawartości wapnia są widoczne na prostych radiogramach. Często są niewielkie, liczne i kruche. Zamykają przewód pęcherzykowy częściej niż duże kamienie cholesterolowe i mogą spowodować kolkę wątrobową.

Uwaga

> Większość kamieni żółciowych nie zawiera wapnia, dlatego nie jest widoczna radiograficznie; ultradźwięki są najlepszym sposobem diagnostyki kamicy żółciowej.

Kolonizacja bakteryjna jelit powoduje dekoniugację i dehydroksylację pierwotnych kwasów żółciowych.

Utworzone w wyniku zabiegów chirurgicznych woreczki jelitowe i zespolenia mogą spowodować tzw. zespoły ślepej pętli (*blind loop syndrome*), w których w zamkniętej pętli jelitowej dochodzi do kolonizacji bakteryjnej. Pod wpływem bakterii pierwotne sole żółciowe przechodzą do mniej wydajnych wtórnych soli żółciowych. Wtórne sole nie tylko są mniej wydajnymi emulgatorami, ale również łatwiej przechodzą do treści jelitowej i są tracone z kałem. W takich przypadkach rozwijają się zaburzenia wchłaniania i biegunka tłuszczowa. Przewlekłe zakażenia przez dekoniugację bilirubiny do mniej rozpuszczalnych pochodnych, które tworzą osady w pęcherzyku żółciowym, ułatwiają tworzenie kamieni.

Przerwanie krążenia jelitowo-wątrobowego kwasów żółciowych powoduje biegunkę.

Większość kwasów żółciowych zostaje wchłonięta w końcowej części jelita cienkiego. Choroby, które zajmują końcowe jelito kręte, np. choroba Crohna lub resekcja chirurgiczna jelita krętego, przerywają krążenie kwasów żółciowych. Wpływa to dwojako na trawienie jelitowe, powodując wydzielniczą biegunkę choleretyczną lub tłuszczową.

- **Biegunka wydzielnicza, choleretyczna** (żółciopędna) jest skutkiem nadmiaru soli żółciowych dostających się do jelita grubego. Sole pobudzają komórki okrężnicy do wydzielania wody i pojawia się wodnista biegunka. Cholestyramina, wiążąc kwasy żółciowe, zmniejsza napływ kwasów żółciowych do jelita grubego i leczy biegunkę.
- **Biegunka tłuszczowa** rozwija się wtedy, gdy utrata kwasów żółciowych zmniejsza na tyle pulę tych kwasów, że ich synteza wątrobowa nie może wyrównać strat ze stolcem. Niedobory kwasów żółciowych w żółci dopływającej do jelita cienkiego zaburzają wchłanianie lipidów z pokarmu.

Kliniczna i laboratoryjna ocena schorzeń wątroby

W skład początkowej oceny pacjentów podejrzanych o schorzenia wątroby wchodzą: kompletny wywiad, badanie przedmiotowe i standardowe badania laboratoryjne, a jeśli istnieją wskazania – także dodatkowe badania ultrasonograficzne, tomografia komputerowa i metody inwazyjne, takie jak biopsja wątroby.

WYWIAD RODZINNY I OSOBISTY

Zebranie wywiadu jest ważne, ponieważ uzyskane dane pomagają w identyfikacji potencjalnych czynników ryzyka i mogą wskazać przyczynę schorzenia wątroby. Ponadto można ustalić, czy schorzenie wątroby jest tylko ograniczone do tego narządu, czy stanowi element choroby układowej, czy jest ostre czy przewlekłe i jaki jest charakter choroby. Czynniki ryzyka rozwoju chorób wątroby, które można uzyskać z wywiadu, podano w tab. 8-2.

Objawy uogólnione konstytucyjne są wspólne dla większości schorzeń wątroby. Obejmują one znużenie, utratę apetytu (anoreksja), łatwe męczenie się, złe samopoczucie i spadek masy ciała.

Gorączka występuje w wielu postaciach zakażenia wątroby, takich jak wirusowe lub bakteryjne zapalenie wątroby, obecność pasożytów w wątrobie i zakażenie przewodów żółciowych. Wątroby mogą dotyczyć również infekcje ogólnoustrojowe i posocznica.

BADANIE FIZYKALNE

Objawy i oznaki chorób wątroby nie są ograniczone do samej wątroby i mogą być widoczne w innych narządach i układach. Najważniejsze objawy i oznaki wskazujące na schorzenia wątroby lub ich powikłania są następujące:

- żółtaczka,
- powiększenie brzucha z powodu puchliny brzusznej i powiększenie śledziony,
- skaza krwotoczna i wybroczyny skórne,
- krwawienie z przewodu pokarmowego,
- pajączki naczyniowe i rumień dłoni,
- ginekomastia i utrata libido (u mężczyzn),
- powiększenie wątroby i wrażliwość wątroby na badanie palpacyjne,
- świąd i obecność żółtaków,
- duszność,
- skąpomocz i niewydolność nerek,
- zaburzenia neurologiczne (np. *asterixis*), senność lub śpiączka.

Żółtaczka wynika z hiperbilirubinemii i odkładania bilirubiny w tkankach.

Żółtaczka (*icterus*) charakteryzuje się żółtym zabarwieniem skóry i śluzówek. Związana jest z hiperbilirubinemią – stężenie bilirubiny jest wyższe niż wartość prawidłowa 1 mg/dl (17 μmol/l). Żółtaczka zazwyczaj ujawnia się klinicznie, kiedy stężenie bilirubiny we krwi przewyższa 2 mg/dl (34 μmol/l).

Tabela 8-2. Czynniki ryzyka rozwoju chorób wątroby

CZYNNIKI RYZYKA	SCHORZENIE WĄTROBY
Wywiad rodzinny chorób wątroby	hemochromatoza choroba Wilsona niedobór α_1-antytrypsyny
Przetaczanie krwi, ekspozycja zawodowa na krew, seks bez zabezpieczenia	wirusowe zapalenie wątroby B, C
Podróż do krajów tropikalnych	wirusowe zapalenie wątroby typu A, ropień pełzakowy
Spożycie alkoholu	alkoholowe zapalenie wątroby, marskość wątroby
Leki	zależne od leków ostre lub przewlekłe zapalenie wątroby
Choroby autoagresyjne, SLE, zapalenie tarczycy Hashimoto, zanikowe zapalenie żołądka i jelit	autoimmunologiczne zapalenie wątroby, marskość wątroby żółciowa pierwotna
Wrzodziejące zapalenie jelit	pierwotne stwardniające zapalenie dróg żółciowych
Rozedma płuc	niedobór α_1-antytrypsyny
Cukrzyca	stłuszczenie wątroby lub wątroba tłuszczowa
„Cztery F": *female* (żeński), *fertile* (płodny), *over forty* (po czterdziestce), *fat* (otyły)	kamienie żółciowe

SLE (*systemic lupus erythematosus*) – toczeń rumieniowaty układowy.

W warunkach prawidłowych surowica zawiera niespełna 1 mg/dl bilirubiny. Bilirubina w większości **pozostaje niesprzężona**. Jej stężenia nie można zmierzyć bezpośrednio przez dodanie odczynnika (kwas sulfanilowy dwuazowany, odczyn Van den Bergha) do surowicy, dlatego nazywana jest bilirubiną pośrednią, niesprzężoną. **Sprzężoną** bilirubinę, występującą tylko u pacjentów z żółtaczką, można mierzyć bezpośrednio – dlatego nazywana jest bilirubiną bezpośrednią. We krwi zdrowych osób około 30% bilirubiny niesprzężonej reaguje bezpośrednio. W związku z tym w rutynowych badaniach laboratoryjnych nie można oszacować „prawdziwej" wartości sprzężonej bilirubiny we krwi przy niewielkich hiperbilirubinemiach (poniżej 4 mg/dl).

Towarzyszącą żółtaczce hiperbilirubinemię można określić jako w przeważającej mierze niesprzężoną lub sprzężoną. Przyczyny głównie **niesprzężonej hiperbilirubinemii** (bezpośrednia bilirubina < 20% stężenia całkowitej bilirubiny) są w praktyce ograniczone do czynników hematologicznych zależnych od hemolizy, niewydolnej hemopoezy czy wrodzonych zaburzeń koniugacji bilirubiny (zespoły Gilberta i Criglera-Najjara). Przyczynami sprzężonej hiperbilirubinemii są dziedziczne schorzenia wątroby (np. zespoły Dubina-Johnsona i Rotora), ostre i przewlekłe schorzenia wątroby (np. wirusowe zapalenie wątroby, marskość wątroby) i niedrożność śródwątrobowych oraz pozawątrobowych dróg żółciowych. Główne przyczyny w przeważającej mierze żółtaczek sprzężonych i niesprzężonych opisano w tab. 8-3.

Puchlina brzuszna (wodobrzusze) i powiększenie śledziony (splenomegalia) są objawami nadciśnienia wrotnego.

Wodobrzusze, zwane puchliną brzuszną, jest postacią umiejscowionego obrzęku, w którym dochodzi do nagromadzenia się surowiczego płynu w jamie brzusznej. Definicja splenomegalii (powiększenia śledziony) obejmuje zwiększenie jej do wielkości, która może być wykryta klinicznie. Wystąpienie obu tych objawów razem – puchliny brzusznej i splenomegalii – prawie zawsze jest spowodowane przez nadciśnienie wrotne. Należy pamiętać, że zarówno puchlina brzuszna, jak i powiększenie śledziony mogą występować, z wielu powodów, również niezależnie.

W praktyce klinicznej należy ustalić przyczynę puchliny brzusznej. Wskazane są pobranie i analiza próbki płynu puchliny brzusznej. Badania cytologiczne pozwolą wykazać obecność komórek nowotworowych. Obecność neutrofilów i dodatnie wyniki bakteriologiczne wskazują na zakażenie. W chorobach trzustki stwierdza się obecność amylazy i lipazy.

Jednym z najważniejszych testów wykonywanych w płynie puchlinowym jest pomiar zawartości białka, szczególnie albumin. Zawartość albuminy w płynie puchliny brzusznej jest wyrażana jako stosunek stężenia albuminy w surowicy do jej stężenia w płynie puchlinowym. *Wysoka wartość stosunku albumina surowicy–albumina płynu* (> 1,1 g/dl) jest charakterystyczna dla nadciśnienia wrotnego, ale także stwierdza się ją w zastoinowej niewydolności serca. *Niska wartość stosunku albumina surowicy–albumina płynu* (< 1,1 g/dl) występuje

Tabela 8-3. Przyczyny żółtaczki (hiperbilirubinemii)

W PRZEWAŻAJĄCEJ MIERZE HIPERBILIRUBINEMIA NIESPRZĘŻONA	W PRZEWAŻAJĄCEJ MIERZE HIPERBILIRUBINEMIA SPRZĘŻONA
Hemoliza	**Wadliwe wydalanie z komórek wątroby**
Reakcja potransfuzyjna	Zespół Dubin-Johnsona
Autoimmunologiczna niedokrwistość hemolityczna, hemoglobinopatie (niedokrwistość sierpowatokrwinkowa, talasemia itp.)	Zespół Rotora
Niewydolna hemopoeza	**Uszkodzenie komórek wątroby**
Niedobory witaminy B_{12} i kwasu foliowego	Wirusowe zapalenie wątroby
Wadliwy wychwyt i koniugacja	Leki i toksyny
Żółtaczka noworodków	Wstrząs i posocznica
Zespół Gilberta	Przewlekłe zapalenie wątroby różnego pochodzenia
Zespół Criglera-Najjara	**Zablokowanie dróg żółciowych**
Uszkodzenie komórek wątroby	Kamica żółciowa
Leki (np. ryfampicyna, chloromycetyna)	Guzy głowy trzustki, przewodu żółciowego wspólnego, brodawki Vatera
Środki radiograficzne, środek cieniujący	Zwężenia – wrodzone (zwężenie lub atrezja) albo nabyte (zwłóknienie po zabiegu)

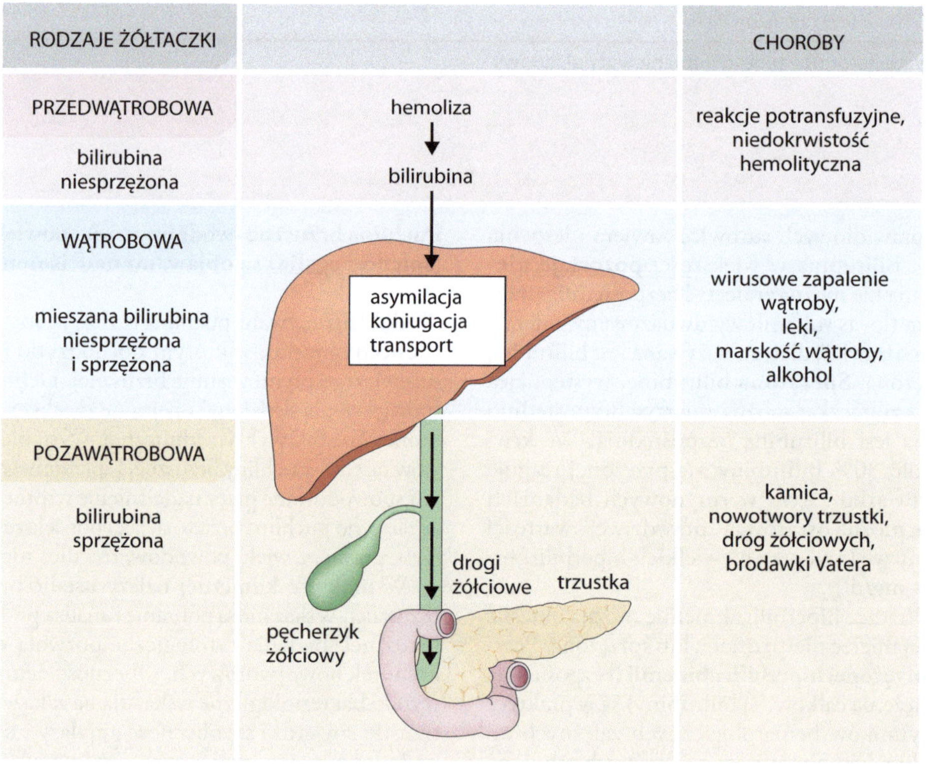

wtedy, gdy przyczyną wodobrzusza są zmiany nowotworowe otrzewnej, zakażenie lub zapalenie trzustki (tab. 8-4).

Uwaga

> Puchlina brzuszna spowodowana przez marskość wątroby i zastoinową niewydolność serca charakteryzuje się wysokim stosunkiem S/A. Określenie zawartości białka w płynie puchlinowym pozwala odróżnić marskość wątroby, w której zawartość białka jest mniejsza niż 2,5 g/dl, od niewydolności serca, kiedy to zawartość białka jest większa od 2,5 g/dl.
> Nagły początek puchliny brzusznej jest objawem zespołu Budda-Chiariego, spowodowanego przez zakrzepy, choroby hematologiczne lub guzy wątroby uciskające żyłę wątrobową.

Oprócz nadciśnienia wrotnego udział w patogenezie puchliny brzusznej mogą mieć inne czynniki.

Wszyscy pacjenci z marskością wątroby, u których występuje puchlina brzuszna, mają nadciśnienie wrotne, ale nie u wszystkich pacjentów z marskością wątroby stwierdza się puchlinę brzuszną. Wskazuje to na rolę innych czynników, prócz nadciśnienia wrotnego, w rozwoju wodobrzusza. Powstały trzy główne hipotezy wyjaśniające przyczyny gromadzenia się płynu w jamie brzusznej i zależność puchliny brzusznej od czynności nerek w zakresie gospodarki wodno-elektrolitowej, a mianowicie hipotezy: (1) niedopełnienia, (2) nadmiernego przepływu i (3) zwiększonej aktywności współczulnej.

Pierwsza teoria (niedopełnienia) zakłada, że nadciśnienie wrotne prowadzi do przesiąkania płynu do jamy brzusznej. Zmniejszenie zawartości wody w układzie naczyń krwionośnych, jego niedopełnienie, aktywuje baroreceptory. Aktywacja baroreceptorów pobudza układ renina-angiotensyna-aldosteron, zmniejszając wydalanie sodu i wody przez nerkę, co prowadzi do retencji wody. Zgodnie z hipotezą *nadmiernego przepływu* przyczyną wodobrzusza jest nerkowa retencja sodu i wody, nadmiar zatrzymywanej wody przepływa do jamy otrzewnowej. Trzecia hipoteza rozkurczu *naczyń tętniczych obwodowych* zakłada, że poszerzenie arterioli i spadek oporu z następowym pobudzeniem współczulnym jest główną przyczyną wodobrzusza. Zgodnie z tą teorią zwiększenie aktywności syntazy NO i jego działania na łożysko naczyniowe prowadzi do poszerzenia naczyń obwodowych, powodując aktywację mechanizmów niedopełnienia. Jednoczesne poszerzenie trzewnego układu naczyniowego powoduje nadciśnienie wrotne, będące przyczyną przesiąkania płynu do jamy otrzewnowej.

Niezależnie od dyskusyjnych czynników przyczynowych patogeneza puchliny brzusznej jest związana z trzema ważnymi zaburzeniami (ryc. 8-19). Główne czynniki patogenetyczne są następujące:

- mechaniczna przeszkoda przepływu krwi przez wątrobę,
- zmniejszona syntetyczna aktywność wątroby,
- hormonalna i współczulna regulacja przepływu krwi.

Mechaniczna przeszkoda dla przepływu krwi i chłonki przez marską wątrobę jest konsekwencją procesów włóknienia, powstania regenerujących guzków i utraty prawidłowej struktury wątroby. Przeszkoda dla przepływu krwi powoduje *nadciśnienie wrotne* i **przesięk płynu** z zastoinowych żył trzewnych. Przeszkoda dla przepływu chłonki prowadzi do *przecieku chłonki* do jamy brzusznej.

Zmniejszenie syntetycznej aktywności wątroby tłumaczy hipoalbuminemię. Albuminy krwi decydują o onkotycznym potencjale krwi. Hipoalbuminemia jest przyczyną niezdolności osocza do zatrzymania wody wewnątrz naczyń krwionośnych, co powoduje obrzęki hipoosmotyczne.

Zwiększona aktywność współczulna występuje w większości przypadków u chorych z marskością wątroby i z puchliną brzuszną. Pierwotna nerkowa retencja sodu, wody, a także zwiększenie objętości osocza przed rozwojem wodobrzusza powoduje aktywację układu RAA, układu współczulnego oraz uwalnianie wazopresyny i tym samym przyczynia się do powstania nadciśnienia wrotnego. Jednoczesne poszerzenie arterioli i systemowego układu naczyniowego powoduje powstanie dysproporcji pomiędzy ich objętością a ilością płynu je wypełniającego. Zwiększa to wydatki energetyczne serca, które musi przemieścić większą ilość krwi, co zwiększa przeciek w naczyniach obwodowych. (Schrier R., *Hepatology*, 2005).

Poszerzenie tętniczek wywołuje zjawisko niedopełnienia (*underfilling effect*), uruchamiające baroreceptory aktywujące układ renina–angiotensyna–aldosteron. Zatrzymanie sodu i wody przez nerkę powoduje skąpomocz i „nadmiar" płynu, który przechodzi do puchliny brzusznej. Zatrzymanie dużych ilości wody może spowodować niewydolność nerek ze skąpomoczem – zjawisko zwane zespołem wątrobowo-nerkowym.

Tabela 8-4. Przyczyny puchliny brzusznej

MAŁA ZAWARTOŚĆ ALBUMIN (S/A albumina >1,1 g/dl)	DUŻA ZAWARTOŚĆ ALBUMIN (S/A albumina <1,1 g/dl)
Marskość (*cirrhosis*)*	Karcynomatoza otrzewnej*
Zastoinowa niewydolność* serca	Zapalenie trzustki
Zarostowe zapalenie osierdzia	Zapalenie pęcherzyka żółciowego
Zespół Budda-Chiariego	Zapalenie otrzewnej
Guzy wątroby	Krew w jamie otrzewnej (*haematoperitoneum*)
Zespół nerczycowy	Zespół nerczycowy
Niedoczynność tarczycy	

* Najważniejsze przyczyny puchliny brzusznej.
S/A albumina – stosunek albuminy w surowicy do albuminy w płynie wodobrzusza.

Nadciśnienie wrotne można podzielić na wątrobowe, przedwątrobowe i pozawątrobowe.

Marskość wątroby jest najczęstszą przyczyną nadciśnienia wrotnego. Obecnie obowiązuje następująca klasyfikacja nad-

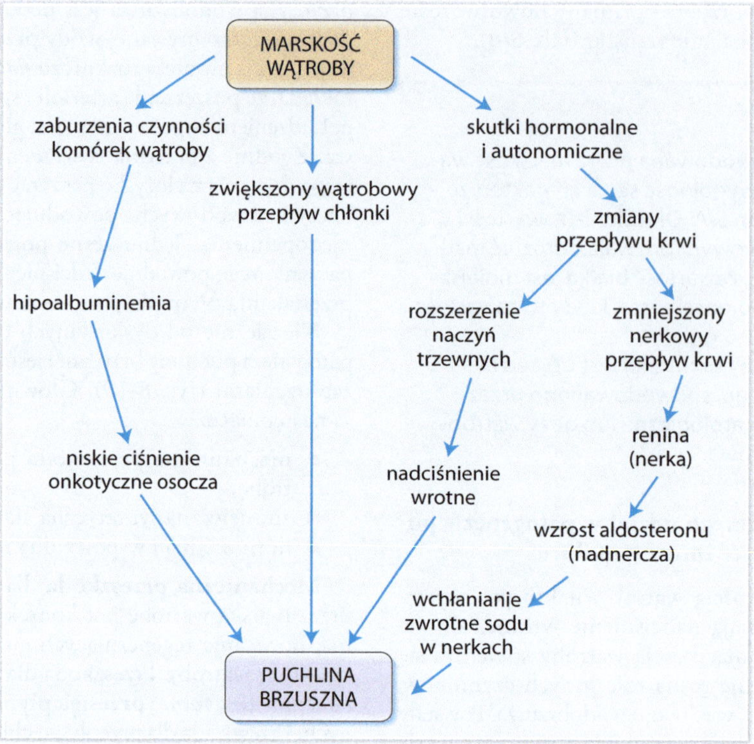

Ryc. 8-19. Patogeneza puchliny brzusznej.

ciśnienia wrotnego: (1) zatokowe, sinusoidalne, (2) przedzatokowe, presinusoidalne i (3) pozazatokowe, postsinusoidalne (ryc. 8-20).

Sinusoidalne, zatokowe nadciśnienie wrotne pojawia się w różnych chorobach wątroby, ale w większości przypadków jest spowodowane przez marskość wątroby. Alkoholowe zapalenie wątroby, wrodzone wątrobowe zwłóknienie i nowotwory pierwotne lub wtórne również mogą spowodować ten rodzaj nadciśnienia wrotnego.

Presinusoidalne, przedzatokowe nadciśnienie wrotne obejmuje żyłę wrotną, wnękę wątroby i śródwątrobowe odgałęzienia żyły wrotnej aż do okolicy wrotnej. Zgodnie z tym można je podzielić na dwie postacie: przedwątrobową i śródwątrobową. Zakrzepica żyły wrotnej lub guzy mogą spowodować niedrożność żyły wrotnej. Raki wątrobowokomórkowe mają tendencję do naciekania żył wewnątrzwątrobowych. Zwłóknienie okolicy wrotnej i wnęki również mogą być przyczynami tego rodzaju nadciśnienia.

Postsinusoidalne, pozazatokowe nadciśnienie wrotne można podzielić na śródwątrobowe lub pozawątrobowe. Śródwątrobowe pozazatokowe nadciśnienie wrotne jest najczęściej spowodowane przez zespół Budda-Chiariego – niedrożność żyły wątrobowej wywołaną zakrzepicą, zwiększoną lepkością krwi lub guzem. Pozawątrobowymi przyczynami nadciśnienia wrotnego są: zaciskające zapalenie osierdzia, serce płucne i nadciśnienie płucne.

Puchlina brzuszna może ulec zakażeniu przez bakterie.

Mniej więcej u 10–20% pacjentów z długoletnią puchliną brzuszną rozwijają się objawy bakteryjnego zapalenia otrzewnej. Źródłem zakażenia mogą być:

- Niezamierzone *zakażenie jatrogenne* (np. jako następstwo punkcji puchliny brzusznej lub interwencji chirurgicznych).
- *Przejście zakażenia śródbrzusznego* z ogniska zakaźnego do płynu otrzewnowego, takie jak zapalenie wyrostka robaczkowego albo zapalenie pęcherzyka żółciowego.
- Bez oczywistych przyczyn. **Samoistne bakteryjne zapalenie otrzewnej** (*spontaneous bacterial peritonitis* – SBP) jest definiowane jako zakażenie bakteryjne puchliny brzusznej bez jakichkolwiek oczywistych przyczyn istniejącego w tej okolicy zakażenia. SBP występuje najczęściej u pacjentów, którzy mają puchlinę brzuszną o dużej objętości a niskiej zawartości białka (< 1,5 g/dl).

Samoistne bakteryjne zapalenie otrzewnej jest najczęstszą postacią zakażonej puchliny brzusznej. Typowe objawy SBP obejmują gorączkę, ból w jamie brzusznej i tkliwość powłok brzucha. Wielu pacjentów jest bez objawów. Zakażenie można udokumentować obecnością neutrofilów w świeżo wykonanym rozmazie pobranego płynu lub przez zliczenie liczby komórek w płynie puchlinowym. Zakażenie potwierdza obecność wię-

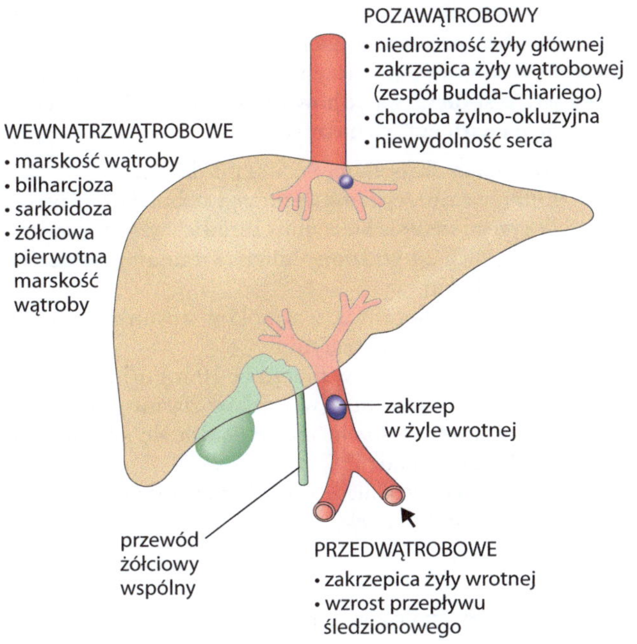

Ryc. 8-20. Nadciśnienie wrotne. Nadciśnienie wrotne można podzielić na wątrobowe, przedwątrobowe i pozawątrobowe.

cej niż 250 neutrofili/μl. Stały przyłóżkowy drenaż puchliny brzusznej jest często przyczyną dodatnich posiewów bakteriologicznych.

Patogeneza SBP jest nieznana, ale kilka następujących czynników może w niej brać udział:

- *Zwiększona przepuszczalność ściany jelitowej* spowodowana przez płyn puchlinowy i nadciśnienie wrotne. Jelito zwykle zawiera bakterie saprofityczne, łatwo można wyobrazić sobie, jak te bakterie przechodzą ścianę jelitową i zakażają płyn puchliny brzusznej.
- *Uszkodzenie małych naczyń żyły wrotnej*. W nadciśnieniu wrotnym krew żylna w jelitach może zawierać bakterie, które dostały się do wolno płynącej krwi w rozszerzonych żyłach jelitowych.
- *Powstałe krążenie oboczne* między układem wrotnym a żyłami systemowymi pozwala krwi wrotnej pominąć wątrobę i jej system eliminujący bakterie (np. sinusoidalne komórki Kupffera).

W typowym SBP puchlina brzuszna zazwyczaj zawiera jeden szczep bakterii. Najczęściej dodatnie wyniki posiewów dotyczą bakterii jelitowo pochodnych, takich jak *Escherichia coli* i enterokoki (grupa D streptokoków). W odróżnieniu od SBP, zakażenia jatrogenne i zakażenia z ognisk zapalnych są powodowane przez różne szczepy bakterii.

Uwaga

> Wzrost wielu kultur bakteryjnych w posiewach płynu z puchliny brzusznej wskazuje na konieczność prowadzenia poszukiwań śródbrzusznego ogniska zakażenia.

Skaza krwotoczna jest konsekwencją zmniejszenia syntezy i inaktywacji czynników krzepnięcia przez wątrobę.

Obecność skazy krwotocznej u pacjentów z marskością potwierdza skłonność do spontanicznych wylewów w skórze i śluzówkach, po zabiegach chirurgicznych lub urazach. Zarówno *czas protrombinowy* (PT), jak i *czas częściowej aktywacji tromboplastyny* (*activated partial thromboplastin time* – aPTT) są przedłużone, wskazując na zaburzenia zewnętrznej i wewnętrznej drogi krzepnięcia.

Głównym powodem przedłużonego PT i aPTT jest zmniejszenie syntezy czynników krzepnięcia w uszkodzonej wątrobie. Drugą przyczyną jest niedostateczna oczyszczająca czynność wątroby. W warunkach prawidłowych wątroba kontroluje kaskadę procesu krzepnięcia przez usuwanie aktywowanych czynników krzepnięcia z krążenia. Zachowanie aktywowanych czynników krzepnięcia utrzymuje śródnaczyniowy proces krzepnięcia i zużywa te czynniki, zmniejszając ich poziom we krwi.

Powiększenie śledziony (*splenomegalia*) może spowodować małopłytkowość, niedokrwistość i leukopenię.

U niektórych pacjentów z marskością stwierdza się *małopłytkowość, niedokrwistość i leukopenię*. Zaburzenia hematologiczne są konsekwencją powiększenia śledziony i są częścią zespołu hematologicznego zwanego **hipersplenizmem**. Jest on głównie konsekwencją zwiększonej sekwestracji komórek krwi w powiększonej śledzionie. Małopłytkowość może się przyczyniać do rozwoju skazy krwotocznej u pacjentów z marskością wątroby.

Krwawienie z przewodu pokarmowego jest powikłaniem nadciśnienia wrotnego i skazy krwotocznej.

Krwawienie śluzówkowe w UP występuje w dwóch postaciach, mianowicie jako: (1) krwawienie śluzówkowe kapilarne, wynik zastoju krwi w krążeniu trzewnym i nadciśnienia wrotnego, i (2) krwawienie z żylaków przełyku.

Masywne krwawienie z żylaków przełyku charakteryzują następujące objawy i powikłania:

- **Wymioty krwawe.** Znaczne krwawienie i krwiste wymioty mogą spowodować niedociśnienie. Powstający w następstwie wstrząs hipowolemiczny, spowodowany utratą krwi, może być śmiertelny. Współczynnik umieralności jest wysoki – obejmuje 30–60% pacjentów.
- **Smoliste stolce.** Czarne zabarwienie stolców wynika z obecności hematyny, czarnego barwnika, utworzonego z hemoglobiny poddanej działaniu kwasu solnego w żołądku.
- **Encefalopatia wątrobowa.** Spowodowana głównie napływem amoniaku, utworzonego z aminokwasów wchłoniętych po trawieniu jelitowym bogatej w białko krwi.
- **Zespół wątrobowo-nerkowy.** Jego powstanie jest przyspieszone przez spadek ciśnienia krwi, spowodowany przez masywną jej utratę i związane z tym zaburzenia krążenia.

Względna hiperestrynemia jest przyczyną szeregu objawów widocznych w badaniu przedmiotowym.

Przyczyny wystąpienia hiperestrynemii u pacjentów z marskością wątroby są dwojakie: (1) estrogen, który nie jest inaktywowany w patologicznie zmienionej wątrobie, pozostaje w postaci czynnej w krążeniu, (2) testosteron, który nie jest inaktywowany w wątrobie, przechodzi obwodową konwersję w tkance tłuszczowej i jest dodatkowym źródłem estrogenów.

Estrogeny powodują *rumień dłoni* i wystąpienie *pajączków wątrobowych (telangiectasiae)* na skórze klatki piersiowej. U mężczyzn estrogeny wywołują *ginekomastię*. Ma to hamujące działanie na oś przysadkowo-jądrową, zmniejszając *libido* i ostatecznie powodując *zanik jąder*.

Powiększenie wątroby (*hepatomegalia*) może być objawem nowotworu wątroby, ale występuje również w nienowotworowych schorzeniach wątroby.

Szybko rozwijające się guzy mogą powodować powiększenie wątroby. Choroby zapalne i metaboliczne, takie jak ostre wirusowe zapalenie wątroby albo alkoholowe stłuszczenie wątroby, mogą również spowodować powiększenie wątroby. Inne przyczyny powiększenia wątroby opisano w tab. 8-5.

Przewlekłej niedrożności dróg żółciowych towarzyszą świąd i tworzenie żółtaków.

Wieloletnia żółtaczka mechaniczna, spowodowana schorzeniami wątroby (np. pierwotna żółciowa marskość wątroby), jest związana ze zwiększonymi stężeniami cholesterolu i kwasów żółciowych we krwi – substancji, które nie mogą zostać wydalone z żółcią. Nadmiar *cholesterolu odkłada się* w skórze i wychwytywany przez makrofagi, tworzy niewielkie, żółto zabarwione kępki żółte, nazywane żółtakami. Żółte guzki i płytki umiejscowione w okolicy powiek zwane są *xanthelasma*. Zwiększone stężenie *kwasów żółciowych* w krążącej krwi działa na nerwy czuciowe skóry, powodując swędzenie (*pruritus*).

Duszność może być objawem zespołu wątrobowo-płucnego.

U 10–15% pacjentów z marskością wątroby występują trudności w oddychaniu i duszność spoczynkowa. Objawy te są spowodowane czynnościowymi zmianami płucnego przepływu krwi, zwanego **zespołem wątrobowo-płucnym**. O czynnościowym charakterze duszności świadczy brak patologicznych zmian w miąższu płucnym. Dochodzi do poszerzenia naczyń przedkapilarnych i otwarcia przetok tętniczo-żylnych. Krew żylna nie perfunduje kapilar pęcherzykowych i nie zostaje utleniona. Objawem hipoksemii ustroju jest duszność. Obecnie nie jest znany skuteczny sposób leczenia tego powikłania marskości wątroby.

Skąpomocz i niewydolność nerek są objawami zespołu wątrobowo-nerkowego.

Marskość wątroby z towarzyszącą puchliną brzuszną może spowodować niewydolność nerek i skąpomocz bez obecności patologicznych zmian w nerkach. Czynnościowa niewydolność nerek, będąca konsekwencją zmniejszenia perfuzji nerek, spowodowana skurczem naczyń śródnerkowych i korowych, zwana jest **zespołem wątrobowo-nerkowym**. Rozpoznanie opiera się na następujących danych:

- Postępujący skąpomocz (< 500 ml/dzień).
- Stopniowe zmniejszanie się filtracji kłębuszkowej, w wyniku czego stężenie kreatyniny surowicy wzrasta powyżej 1,5 mg/dl, a 24-godzinny klirens kreatyniny obniża się do 40 ml/min.
- Rozwija się mocznica, z wysokim stosunkiem reszty azotowej BUN do kreatyniny.
- Niskie stężenie sodu w moczu (< 10 mEq/l).
- W osadzie moczu brak wałeczków ziarnistych i pozostałości komórkowych, nie stwierdza się albuminurii (< 500 mg/24 godz.).
- Brak jakiejkolwiek niedrożności dróg moczowych i pierwotnej choroby nerek.

Tabela 8-5. Przyczyny powiększenia wątroby (hepatomegalii)

Zapalne schorzenia wątroby
Ostre wirusowe zapalenie wątroby
Alkoholowe zapalenie wątroby
Septyczne powiększenie wątroby
Bakteryjne zapalenie dróg żółciowych albo ropnie
Zakażenia pasożytnicze (np. bąblowica, bilharcjoza)
Przewlekłe schorzenia wątroby
Przewlekłe zapalenie wątroby
Marskość wątroby
Choroby autoagresyjne, układowe lub ograniczone do wątroby (np. autoimmunologiczne zapalenie wątroby, pierwotna marskość żółciowa)
Choroby metaboliczne
Wątroba stłuszczona (np. w wyniku otyłości, alkoholizmu, cukrzycy)
Genetyczne choroby metaboliczne/spichrzeniowe
Amyloidoza
Porfiria
Choroby dróg żółciowych
Niedrożność dróg żółciowych
Cholestaza polekowa
Wrodzone wielotorbielowate schorzenia wątroby
Krążeniowe schorzenia wątroby
Ostre lub przewlekłe zastoinowe powiększenie wątroby spowodowane chorobą serca
Zespół Budda-Chiariego
Wstrząs
Nowotwory
Pierwotne guzy wątroby
Przerzuty
Białaczka i chłoniak

- Brak reakcji na podawanie płynów zwiększających objętość osocza. Powyższe dane mają istotne znaczenie w różnicowaniu tego zespołu z martwicą kanalikową.

Zespół wątrobowo-nerkowy stwierdza się u niespełna 5% wszystkich pacjentów z niewyrównaną marskością wątroby. Najczęściej rozwój tego zespołu przyspieszają: (1) posocznica, (2) próby usunięcia puchliny brzusznej przez punkcję i (3) intensywne leczenie moczopędne. Współczynnik umieralności wynosi 95%. Nerki są pod względem struktury prawidłowe i mogą być użyte do transplantacji.

Zespół wątrobowo-nerkowy należy różnicować z mocznicą przednerkową, zwykle występującą w niewydolności serca lub ostrej niewydolności nerek, spowodowanej martwicą kanalików. W większości przypadków dane kliniczne wskazują prawdopodobne przyczyny skapomoczu; jeśli nie, to należy oznaczyć stężenie sodu w surowicy, osmolalność moczu i stosunek stężenia kreatyniny w moczu i osoczu (tab. 8-6).

Encefalopatia wątrobowa może mieć charakter ostry i być ciężka lub przebiegać przewlekle i mieć charakter postępujący.

Przyczynami rozwoju encefalopatii wątrobowej są zaburzenia metabolicznych czynności wątroby i jej niezdolności do detoksykacji amoniaku i innych substancji potencjalnie toksycznych (np. merkaptanów i kwasu γ-aminomasłowego [γ-aminobutyric acid – GABA]), wchłanianych z jelit. Krążenie oboczne pozwala na omijanie wątroby przez zespolenia wrotno-systemowe, co przyczynia się do zwiększenia stężenia neurotoksyn w krążeniu ogólnym.

Ostra encefalopatia wątrobowa jest zdominowana przez obrzęk mózgu, który zwykle rozwija się w wyniku ostrej, masywnej lub częściowej martwicy tkanek wątroby. U pacjentów z marskością wątroby, nadciśnieniem wrotnym i żylakami przełyku rozwija się **przewlekła encefalopatia wątrobowa.** Jej objawy, początkowo niewielkie, rozwijają się do pełnych objawów neurologicznych i mogą ostatecznie zakończyć się śpiączką i śmiercią.

Wczesne objawy neurologiczne polegają na zaburzeniach pamięci lub snu, takich jak sen w ciągu dnia i bezsenność w nocy. Obserwowano także zaburzenia ruchowe, np. pogarszający się charakter pisma lub niezdolność do wykonania reprodukcji prostych rysunków (np. niemożność narysowania gwiazdy lub połączenia ponumerowanych kropek). W miarę rozwoju encefalopatii objawy się nasilają, stają się wyraźniejsze i postępują: utrata zdolności umysłowych (*otępienie*), utrata koordynacji ruchowej i niezdolność do wykonywania prostych zadań *(apraksja)*. Typowe objawy to słodka, pachnąca stęchlizną woń, nazywana *foetor hepaticus*, spowodowana przez merkaptany, i trzepotanie wyciągniętych rąk, zwane *asterixis*. U większości pacjentów z przewlekłą niewydolnością wątroby *śpiączka* postępuje pomimo skuteczności leczenia, proces chorobowy jest letalny. Etap 4 śpiączki przeżywa jedynie 20% pacjentów. Kliniczne cechy czterech etapów encefalopatii wątrobowej podano w tab. 8-7.

Encefalopatia wątrobowa może być objawem postępującej niewydolności wątroby, ale jej rozwój może przyspieszać także wiele innych czynników, przedstawionych w tab. 8-8.

W leczeniu zaleca się ograniczenie spożycia białek zwierzęcych i zażywanie antybiotyków o szerokim zakresie działania w celu zmniejszenia ilości bakterii jelitowych. Podawana doustnie laktuloza pozostaje w świetle jelita, gdzie ulega fermentacji do kwasu mlekowego. Kwas obniża pH zawartości jelitowej, zatrzymując amoniak i uniemożliwiając jego przechodzenie do krążenia.

WYNIKI BADAŃ LABORATORYJNYCH

Badania laboratoryjne są ważnymi wskaźnikami wydolności wątroby. Można je podzielić na kilka grup:

- **Markery uszkodzenia komórek wątroby.** Transaminazy surowicy są najczulszymi wskaźnikami uszkodzenia komórek wątroby. Bilirubina również przechodzi do krwi z uszkodzonych komórek wątroby. Jej stężenie we krwi koreluje dodatnio z rozległością uszkodzenia wątroby.
- **Pomiar wskaźników syntetycznej funkcji komórek wątroby.** Najlepszym wskaźnikami syntetycznej funkcji komórek wątroby są stężenia albuminy i czynników krzepnięcia w surowicy, zwykle pomiar PT.
- **Wskaźniki niedrożności żółciowej.** Najlepszymi wskaźnikami niedrożności dróg żółciowych są stężenia bilirubiny i fosfatazy zasadowej w surowicy.
- **Dowody na istnienie chorób immunologicznych.** Wzrost stężenia immunoglobulin surowicy jest najlepszym wskaźnikiem autoimmunologicznego zapalenia wątroby. Dodatkowo stwierdzenie obecności przeciwciał, takie jak przeciwciała antymitochondrialne, jest

Tabela 8-6. Wyniki badań laboratoryjnych użytecznych w różnicowaniu zespołu wątrobowo-nerkowego, przednerkowej niewydolności nerek i niewydolności spowodowanej martwicą kanalików

WYNIKI LABORATORYJNE	ZESPÓŁ WĄTROBOWO--NERKOWY	PRZEDNERKOWA NIEWYDOLNOŚĆ NEREK	NERKOWA MARTWICA KANALIKOWA
Na^+ w moczu	< 10 mEq/l	< 10 mEq/l	> 30 mEq/l
Stosunek Cr mocz/osocze	> 30	> 30	< 20
Mocz/osocze osmolalność	mocz 100 mOsm > osocze	mocz 100 mOsm > osocze	Osmolalność moczu = osmolalność osocza
Osad moczu	prawidłowy	prawidłowy	wałeczki ziarniste, szczątki

Źródło: D. Zakim, T.D. Boyer: Hepatology: A Textbook of liver disease, wyd. 2, Saunders, Philadelphia 1990.

Tabela 8-7. Kliniczne etapy encefalopatii wątrobowej

STADIUM ENCEFALOPATII	POZIOM ŚWIADOMOŚCI	ZABURZENIA NEUROLOGICZNE
Etap 1	umiarkowane zmącenie, depresja lub drażliwość, odwrócenie rytmu snu (dzień–noc)	niewielkie drżenie niezborność charakter pisma *asterixis*
Etap 2	senność, dezorientacja zmiana osobowości	*asterixis* sztywność mięśniowa zaburzenie odruchów
Etap 3	otępienie – można obudzić kiedy obudzony, zamącony i nie potrafi przeprowadzić wyższych zadań umysłowych zaburzenia mowy	*asterixis* odruchy wygórowane odruchy podeszwowe mają charakter prostujący
Etap 4	śpiączka – bez możliwości obudzenia	sztywność odmóżdżeniowa reakcja tylko na bodźce bólowe odruchy źreniczne zachowane

przydatne w diagnostyce konkretnych chorób immunozależnych.

- **Markery wirusowe.** Oznaczanie ich jest niezbędne do rozpoznania wirusowego zapalenia wątroby.
- **Markery chorób genetycznych.** Obejmują konkretne białka, takie jak izoformy α_1-antytrypsyny, swoiste markery genetyczne poszczególnych chorób.
- **Markery guzów.**

W ostrych schorzeniach wątroby aktywność aminotransferaz surowicy jest wyższa niż w schorzeniach przewlekłych tego narządu.

Klinicznie ważne są dwie aminotransferazy osoczowe: **aminotransferaza asparaginianowa** (*aspartate aminotransferase* – **AspAT**) i **aminotransferaza alaninowa** (*alanine aminotransferase* – **AlAT**). Są one najlepszymi wskaźnikami uszkodzenia komórek wątroby. W prawidłowej surowicy poziom AlAT wynosi 8–20 j.m./l, a AspAT 10–30 j.m./l, wartości do 60 j.m./l można czasami stwierdzić u zdrowych pacjentów. Aktywność AlAT dotyczy prawie wyłącznie wątroby, ale AspAT jest niemal wszechobecna – poza wątrobą występuje również w najważniejszych narządach, takich jak nerki, mięśnie szkieletowe i mózg. Podwyższony poziom AspAT w surowicy może być konsekwencją uszkodzenia serca lub mięśni, ale w połączeniu z podwyższoną AlAT stanowi wiarygodny dowód uszkodzenia komórek wątroby.

Znaczne, 15-krotne zwiększenie poziomu AspAT i AlAT (np. ponad 500 j./l) wskazuje na ostre uszkodzenie komórek wątroby. Taki wynik laboratoryjny jest typowy dla ostrego wirusowego albo polekowego zapalenia wątroby, martwicy we wstrząsie z posocznicą, niewydolności serca i urazu. Zmiany enzymatyczne zazwyczaj są powiązane ze **sprzężoną hiperbilirubinemią**, która może objawiać się jako żółtaczka.

Tabela 8-8. Przyczyny encefalopatii wątrobowej

Masywny krwotok żołądkowo-przełykowy z powodu pęknięcia żylaków
Zakażenie, szczególnie posocznica
Intensywne leczenie moczopędne
Mocznica nerkowa lub przednerkowa, zaburzenia równowagi wodno-elektrolitowej i kwasowo-zasadowej
Operacja, uraz, wstrząs
Nadmiar białka w pożywieniu (szczególnie zwierzęcego)
Leki psychotropowe, takie jak benzodiazepiny i opiaty

W przewlekłych chorobach wątroby, które nie powodują masywnej martwicy komórek wątroby, np. w przewlekłym wirusowym zapaleniu wątroby C lub marskości wątroby, poziomy AspAT i AlAT są wysokie – przekraczają dwa do pięciu razy wartości prawidłowe. Średnie podwyższenie poziomu aminotransferaz stwierdza się również w żółtaczce mechanicznej.

Czas protrombinowy i stężenie albuminy surowicy są najlepszymi wskaźnikami syntetycznych czynności komórek wątroby.

Czas protrombinowy (PT) jest wskaźnikiem wspólnym różnych czynników drogi krzepnięcia. Zwykle wynosi 9–13 sekund, ale również może być wyrażony jako stosunek pomiaru do kontroli PT, wyrażany jako **międzynarodowy współczynnik znormalizowany** (*international normalized ratio* – **INR**).

Okres połowicznego rozpadu czynników krzepnięcia jest krótki – od kilku godzin do kilku dni; wartości PT rosną na początku ostrej niewydolności wątroby. Również niewielkie przedłużenie PT, np. z 13 sekund (górna granica normy) do 18 sekund, jest wiarygodną oznaką poważnej ostrej niewydolności wątrobowej. PT przedłuża się w niewyrównanej marskości, ale to badanie jest stosunkowo mało użyteczne w wykrywaniu niewielkiego obniżenia syntetycznej zdolności komórki wątroby.

Albumina znajdująca się w surowicy w stężeniu od 3,5 do 5 g/dl, powstaje w wątrobie w ilości 10–15 g/dzień. Jej okres połowicznego rozpadu w krążeniu wynosi 21 dni; w związku z tym stężenie albuminy w surowicy nie zmienia się w ostrym uszkodzeniu wątroby. Niskie stężenia albuminy surowicy stwierdza się typowo w niewyrównanej marskości wątroby. Alkohol hamuje syntezę białek, a niedożywienie, zwykle występujące u nałogowych alkoholików, pogłębia istniejącą hipoalbuminemię. Hipoalbuminemia występuje w wielu chorobach przewlekłych i kacheksji. Utrata białek w zespołach złego wchłaniania, enteropatii z utratą białka, zespole nerczycowym albo oparzeniach skóry również może być przyczyną hipoalbuminemii.

Bilirubina i fosfataza zasadowa są najlepszymi wskaźnikami niedrożności dróg żółciowych.

Stężenie **bilirubiny** prawidłowo znajduje się w zakresie od 0,2 do 1,2 mg/dl (3,4–17,1 µmol/l). Występuje wyłącznie w postaci niesprzężonej, ale 15% bilirubiny może reagować bezpośrednio w kolorymetrycznej reakcji van den Bergha, co może sprawiać wrażenie, że surowica zawiera również bilirubinę sprzężoną (bezpośrednią). Z powodu tego problemu technicznego nie powinno się wykonywać frakcjonowania postaci sprzężonej i niesprzężonej bilirubiny, jeśli hiperbilirubinemia jest niższa niż 4 mg/dl. W praktyce lekarskiej frakcjonowanie bilirubiny wykonuje się rzadko, tylko wtedy, gdy stwierdza się obecność hiperbilirubinemii bez zmian innych prób wątrobowych (LFT) i w żółtaczce noworodków.

Przyczynami hiperbilirubinemii może być bilirubina zarówno sprzężona, jak i niesprzężona. Niesprzężona hiperbilirubinemia jest związana z hemolizą lub niewydolną hemopoezą. Hiperbilirubinemie pochodzenia wątrobowego są spowodowane przez wrodzone zaburzenia metabolizmu bilirubiny, uszkodzenie komórek wątroby lub przeszkodę w odpływie żółci. Wyjątkami są zespoły Gilberta i Criglera-Najjara, w których występuje niesprzężona hiperbilirubinemia; pozostałe są zawsze spowodowane przez zwiększoną zawartość bilirubiny sprzężonej.

W interpretacji hiperbilirubinemii powinno się uwzględnić pozostałe próby wątrobowe (LFT). W obecności wysokich poziomów AspAT i AlAT jest ona oznaką uszkodzenia komórek wątroby, spowodowanego np. przez wirusowe zapalenie wątroby lub leki. Hiperbilirubinemia związana z podniesieniem poziomu fosfatazy zasadowej sugeruje niedrożność dróg żółciowych.

Poziom **fosfatazy zasadowej** w surowicy prawidłowo wynosi 42–98 j.m./l u kobiet i 53–128 j.m./l u mężczyzn. Większa część tego enzymu pochodzi z wątroby i kości, ale w ciąży jego źródłem może być również łożysko. Wysokie poziomy stwierdza się u dzieci i nastolatków. Stwierdzenie zwiększenia wyłącznie poziomu fosfatazy zasadowej w surowicy u osób starszych jest najprawdopodobniej związane z chorobą Pageta kości.

Fosfataza zasadowa znajduje się w części błony komórkowej komórki wątroby, która przylega do międzykomórkowych kanalików żółciowych. Jest wydalana do żółci, a każde zablokowanie przepływu żółci powoduje zwrotny napływ fosfatazy zasadowej do krwi. Poziom fosfatazy alkalicznej podnosi się w surowicy pacjentów z żółtaczką mechaniczną lub w wyniku chorób (np. marskości wątroby żółciowej pierwotnej lub reakcji odrzucania przeszczepu), które niszczą drogi żółciowe. Choroby te powodują hiperbilirubinemię. Izolowany wzrost poziomu fosfatazy zasadowej w surowicy bez hiperbilirubinemii można stwierdzić u pacjentów z ograniczonym schorzeniem wątroby, takim jak ropień nowotwory wątroby lub częściowe utrudnienie odpływu żółci.

γ-glutamylotranspeptydaza, GGTP (*γ-glutamyl transpeptidase* – GGT), jest enzymem mikrosomalnym, który wycieka z uszkodzonych komórek wątroby. Podwyższoną aktywność tego enzymu stwierdza się nie tylko w niedrożności dróg żółciowych, lecz także w innych chorobach wątroby. W praktyce jego oznaczeń dokonuje się dla dwóch celów: określenia, czy podniesiony poziom fosfatazy zasadowej jest związany z wątrobą czy kośćcem, i jako wskaźnika alkoholowych schorzeń wątroby. W odróżnieniu od fosfatazy zasadowej, której obecność stwierdzono zarówno w wątrobie, jak i w kościach, GGTP znaleziono jedynie w wątrobie. Podniesione poziomy fosfatazy zasadowej i GGTP świadczą więc o schorzeniu wątroby, podczas gdy izolowany wzrost fosfatazy zasadowej przy prawidłowym poziomie GGTP sugeruje chorobę kości. GGTP jest uważana za czuły, ale niestety niewystarczająco swoisty marker alkoholowego uszkodzenia wątroby.

Markery immunologiczne są ważne dla rozpoznania pierwotnej żółciowej marskości wątroby i autoimmunologicznego zapalenia wątroby.

Uważa się, że trzy schorzenia wątroby mają patogenezę immunologiczną:

- pierwotna żółciowa marskość wątroby,
- autoimmunologiczne zapalenie wątroby,
- pierwotne stwardniające zapalenie dróg żółciowych.

Dwa pierwsze z nich często są związane z innymi chorobami z autoagresji, takimi jak zapalenie tarczycy Hashimoto czy autoimmunologiczne zanikowe zapalenie żołądka. Pierwotne stwardniające zapalenie dróg żółciowych występuje w 60–70% przypadków równolegle z wrzodziejącym zapaleniem jelit, chorobą nieznanego pochodzenia, często związaną z zaburzeniami czynności układu immunologicznego.

Immunoglobuliny surowicy nie są dobrym wskaźnikiem immunologicznego schorzenia wątroby. Całkowite stężenie immunoglobulin może wzrastać w surowicy pacjentów z różnymi postaciami przewlekłego zapalenia wątroby lub marskości wątroby. W badaniu elektroforetycznym zazwyczaj stwierdza się **poliklonalną hipergammaglobulinemię** (*polyclonal hypergammaglobulinemia*). Tylko znamienny wzrost stężenia immunoglobulin, zazwyczaj dwa razy większy od prawidłowego (z 2,7 g/dl do ponad 5 g/dl) i odwrócenie prawidłowego stosunku albumina/globuliny z 2:1 do 1:1,5 jest laboratoryjnym wskaźnikiem rozwoju autoimmunologicznego zapalenia wątroby.

Bardziej swoiste przeciwciała pojawiają się w pierwotnej żółciowej marskości wątroby i autoimmunologicznym zapaleniu wątroby. Pierwotna marskość żółciowa charakteryzuje się w 90% przypadków obecnością **przeciwciał antymitochondrialnych**. Z autoimmunologicznym zapaleniem wątroby związana jest obecność **przeciwciał przeciwko mięśniom gładkim**. Dobra odpowiedź na leczenie kortykosteroidami jest dalszym dowodem pochodzenia immunologicznego choroby. W pierwotnym stwardniającym zapaleniu dróg żółciowych czasami można stwierdzić ANA lub przeciwciała dla cytoplazmatycznych antygenów neutrofili (ANCA), nie są one swoiste dla poszczególnych chorób wątroby.

Serologia jest niezbędna do rozpoznania wirusowego zapalenia wątroby.

U wszystkich pacjentów, którzy mają wyniki laboratoryjne, wskazujące na ostre albo przewlekłe schorzenia wątroby, muszą zostać wykluczone wirusowe przyczyny ich choroby. Badania obejmują stwierdzenie obecności przeciwciał dla wirusowych markerów wirusów hepatotropowych A, B, C, D i E. Wyniki dodatnie wymagają końcowego potwierdzenia rozpoznania zakażenia wirusowego przez pomiar liczby cząsteczek wirusowych we krwi. Wymaga to użycia metod biologii molekularnej. Takie metody są również konieczne do oznaczenia materiału genetycznego wirusa zapalenia wątroby C (HCV).

W końcowym etapie rozpoznania chorób wrodzonych konieczne są badania genetyczne.

Wiele schorzeń wątroby ma podłoże genetyczne. Podejrzenie istnienia tych chorób można uzyskać na podstawie typowych danych laboratoryjnych. Na przykład w chorobie Wilsona, będącej wrodzonym zaburzeniem metabolizmu *miedzi*, surowica charakteryzuje się niskim stężeniem *ceruloplazminy* – białka transportowego miedzi. W dziedzicznej hemochromatozie surowica, wątroba i wiele innych narządów zawierają zwiększone ilości żelaza.

Do rozpoznania końcowego obecnie konieczne są badania genetyczne. Poszukiwania konkretnych mutacji genów są przydatne w dokumentacji **hemochromatozy dziedzicznej**, **choroby Wilsona, niedoboru AAT** i **wrodzonej glukogenozy**, a także wielu innych.

Komórki raka wątroby wydzielają α-fetoproteinę, białko, które nie występuje w surowicy osób dorosłych.

α-fetoproteina (AFP) jest głównym białkiem surowicy krwi płodowej. Wytwarzana jest przez wątrobę płodową, a jej produkcję przerywają narodziny. Surowica dorosłych zawiera mniej niż 10 ng/ml AFP. Pojawienie się AFP w surowicy osoby dorosłej jest wiarygodnym sygnałem neoplazji komórek wątroby.

Wyjaśnienie tego zjawiska polega na różnicowaniu się nowotworowych komórek wątroby, które nabierają właściwości komórek płodowych wątroby. Powrót do płodowego fenotypu jest związany z aktywacją genów, które nie są aktywne u dorosłych, a ulegają włączeniu tylko podczas życia płodowego. AFP jest jednym z genów płodowych, ponownie uruchamianych w transformowanych komórkach guza wątroby.

TECHNIKI OCENIAJĄCE WĄTROBĘ

Szczegółowe omówienie metod używanych w praktyce klinicznej jest poza zakresem tego podręcznika. Wystarczy powiedzieć, że wiele współczesnych, nowoczesnych metod jest używanych do następujących celów:

- **Ultradźwięki** są używane w celu określenia wielkości wątroby, jej kształtu i wykrycia guzów wewnątrz wątroby. Ultradźwięki są również metodą z wyboru do badania przewodów żółciowych i wykrywania kamieni żółciowych. Ultradźwięki w technice Dopplera są metodą z wyboru do wykrywania zakrzepów śródwątrobowych.
- **Tomografia komputerowa** (*computed tomography* – **TK**). Bardzo przydatna do badania guzów wątroby, również dostarcza informacji o marskiej wątrobie, rozmiarach powiększonej śledziony i obecności puchliny brzusznej. Tomografia komputerowa wykrywa stłuszczenie wątroby i obecność żelaza wewnątrz wątroby.
- **Endoskopowa cholangiopankreatografia wsteczna** (*endoscopic retrograde cholangiopancreatography* – **ERCP**) jest przydatna do wykazania przeszkody w systemie dróg żółciowych (ryc. 8-21). Metoda z wyboru do diagnostyki pierwotnego stwardniającego zapalenia dróg żółciowych. W badaniu tym przewody żółciowe mają charakterystyczny paciorkowaty wygląd z powodu licznych włóknistych pierścieni, powodujących zwężenia, dzielące je na poszczególne segmenty pozawątrobowych i śródwątrobowych dróg żółciowych.
- **Angiografia** jest przydatna do zobrazowania układu naczyniowego wątroby. Metoda ta uwidacznia np. guzy naczyniowe, a także nieprawidłowe naczynia krwionośne, znajdujące się wokół guzów wątroby.
- **Biopsja wątroby** jest używana do oceny histologicznej zmian wątroby w różnych chorobach. Dostarcza informacji o naturze choroby, jej aktywności i rozległości uszkodzenia lub regeneracji wątroby. Najważniejsze wskazania do biopsji wątroby podano w tab. 8-9.

Korelacje kliniczno-patologiczne

W tej części zostanie omówionych kilka typowych schorzeń wątroby, a w szczególności (1) ostre zapalenie wątroby, (2) przewlekłe schorzenia wątroby, (3) marskość wątroby, (4) choroby dróg żółciowych i (5) guzy wątroby.

OSTRE ZAPALENIE WĄTROBY

Ostre zapalenie wątroby jest procesem zapalnym wątroby, ale dla lekarzy praktyków ten termin ma inne znaczenie niż dla lekarzy patologów.

Ostre zapalenie wątroby jest zapaleniem wątroby. *Klinicyści* używają tego terminu do określenia schorzenia wątroby o nagłym

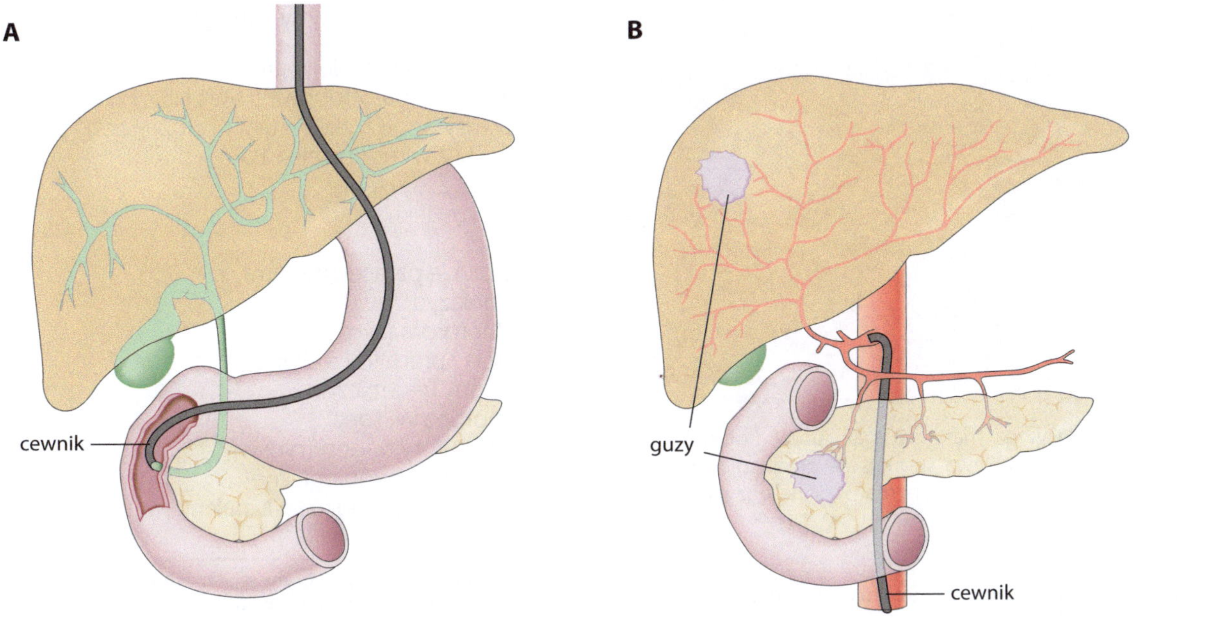

Ryc. 8-21. Techniki radiologiczne używane w badaniach chorób wątroby. **A.** Endoskopowa cholangiopankreatografia wsteczna jest wykonywana przez wstrzykiwanie – przez brodawkę Vatera radiograficznego środka cieniujacego do przewodu żółciowego wspólnego. **B.** Angiografia, środek cieniujący podany do tętnicy wątrobowej.

początku i krótkim czasie trwania. Najczęściej towarzyszy mu żółtaczka (**żółtaczkowe ostre zapalenie wątroby**), ale również może występować w postaci **bezżółtaczkowej** w nieswoistych chorobach UP. W najpoważniejszej postaci jest nazywane **piorunującym** (*fulminant*) **ostrym zapaleniem wątroby.**

Patolodzy używają następujących terminów, aby opisać rozległe uszkodzenie komórki wątroby i reakcje organizmu na uszkodzenie (ryc. 8-22). Obrazy histologiczne mają następujące cechy:

- Uszkodzenie komórki wątroby – objawia się jako wakuolizacja cytoplazmy i obrzęk komórki („*degeneracja balonowa*"/*zwyrodnienie balonowe*) hepatocytów i *apoptoza* w postaci „ciałek kwasochłonnych".
- Cholestaza – świadczy o niej „piórkowa degeneracja" hepatocytów i obecność korków żółciowych w kanalikach międzykomórkowych.
- Odpowiedź immunologiczna – potwierdzona przez nacieki limfocytów w okolicach wrotnych i wewnątrz gronek.
- Odpowiedź oczyszczająca komórek – zwiększona liczba makrofagów i komórek Kupffera.

W zapaleniu wątroby nie zawiera ona neutrofili, raczej limfocyty, odwrotnie niż w ostrym bakteryjnym zapaleniu. Komórki immunologiczne naciekają wątrobę w odpowiedzi

Tabela 8-9. Wskazania do biopsji wątroby

Ostre zapalenie wątroby pochodzenia niewirusowego
Rozległa martwica wątroby
Podejrzewana reakcja farmakologiczna albo zapalenie wątroby
Nieprawidłowe wyniki laboratoryjne sugerujące przewlekłe zapalenie wątroby
Wynik dodatni testu serologicznego na wirusowe zapalenie wątroby C
Cholestaza śródwątrobowa
Marskość wątroby
Uszkodzenia zajmujące pewną przestrzeń sugerujące obecność nowotworu
Potransplantacyjna ocena odrzucania przeszczepu lub choroby, która spowodowała marskość wątroby

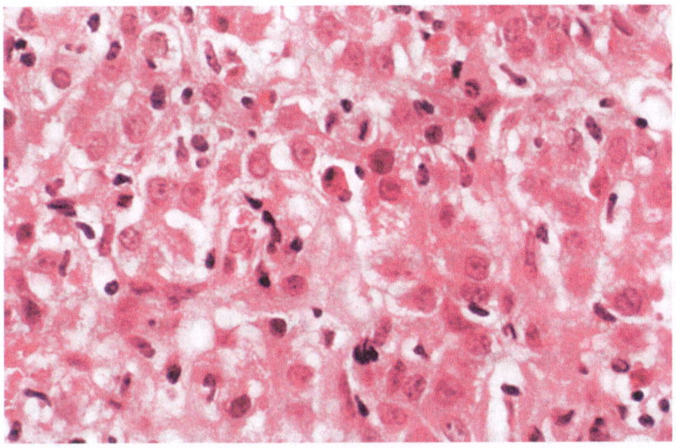

Ryc. 8-22 Wirusowe zapalenie wątroby w.z.w. (fotomikrografia). Biopsja wątroby ukazuje obrzęk komórek wątroby, rozproszone kwasochłonne (apoptotyczne) hepatocyty i zwiększoną liczbę makrofagów (barwienie hematoksyliną-eozyną).

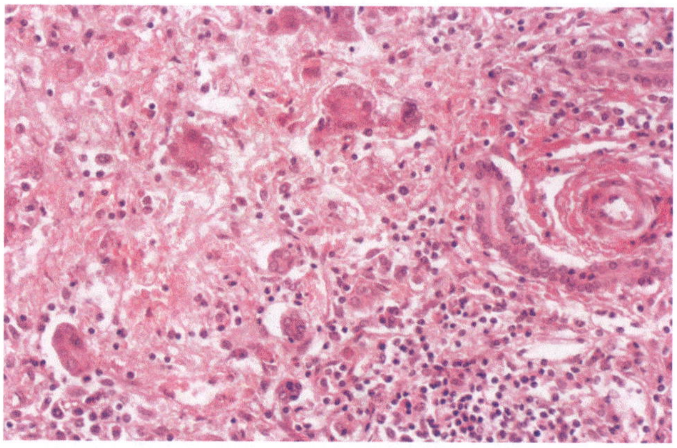

Ryc. 8-23 Masywna martwica wątrobowa (fotomikrografia). Utracone hepatocyty (lewa strona), ale drogi żółciowe (prawa strona) zachowane (barwienie hematoksyliną-eozyną).

na antygeny wirusowe lub autoantygeny reprezentowane na uszkodzonych komórkach wątroby.

Piorunujące ostre zapalenie wątroby charakteryzuje się rozległą martwicą hepatocytów (ryc. 8-23). W najcięższych postaciach, zwanych **subtotalną martwicą wątroby**, uszkodzone są prawie wszystkie hepatocyty, oprócz kilku komórek wokół okolicy wrotnej.

Uwaga

> Biopsja wątroby jest przydatna do potwierdzenia rozpoznania ostrego zapalenia wątroby, ale końcowe rozpoznanie wymaga korelacji danych patologicznych, klinicznych i laboratoryjnych.

Ostre zapalenie wątroby ma wiele przyczyn.

Ostre wirusowe zapalenie wątroby może mieć wiele przyczyn, które zasadniczo można podzielić na zakaźne lub niezakaźne (tab. 8-10).

Wszystkie postaci ostrego zapalenia wątroby mogą być żółtaczkowe, co oznacza, że współistnieją z żółtaczką lub mają przebieg subkliniczny i pozostają nie rozpoznane. Typowe dane kliniczne związane z ostrym uszkodzeniem wątroby przedstawiono na ryc. 8-24.

W wirusowym zapaleniu wątroby wirus typu A jest w sposób bezpośredni cytotoksyczny, podczas gdy wirusy zapalenia wątroby typu B i C wywołują cytotoksyczną odpowiedź immunologiczną.

Wirus wirusowego zapalenia wątroby typu A (HAV) zajmuje komórki wątroby. Wirus ulega replikacji wewnątrz hepatocytów, powodując ich apoptozę (ryc. 8-25). Z drugiej strony – zapalenie wątroby typu B (wirus HBV) i zapalenie wątroby typu C (wirus HCV) nie są bezpośrednio cytotoksyczne. Po wniknięciu do hepatocytów wirusy te zostają włączone

Tabela 8-10. Przyczyny ostrego zapalenia wątroby

Wirusowe zapalenie wątroby
wirusy hepatotropowe (HAV*, HBV, HCV*, HDV, HEV)
wirusy opryszczki (wirusy 1 i 2 opryszczki zwykłej, CMV, wirus Epsteina-Barr)
wirus żółtej febry
Toksyny i leki
alkohol†
zatrucie paracetamolem‡
izoniazyd
chlorpromazyna
zioła i produkty roślinne
Choroby genetyczne
choroba Wilsona
niedobory α_1-antytrypsyny
Choroby immunologiczne
autoimmunologiczne zapalenie wątroby
Idiopatyczne

* Wskazuje na częste przyczyny w Stanach Zjednoczonych.
† Ostre alkoholowe zapalenie wątroby jest to względnie rzadka choroba, szczególnie gdy weźmie się pod uwagę powszechne występowanie alkoholizmu w Stanach Zjednoczonych.
‡ Częsta przyczyna masywnej martwicy wątroby.
CMV – wirus cytomegalii; HAV, HBV, HCV, HDV, HEV – wirusy wirusowego zapalenia wątroby odpowiednio typu A, B, C, D i E.

do genomu komórki, gdzie ulegają replikacji i wytwarzają antygeny wirusowe. Obecność antygenów wirusowych na powierzchni komórek wywołuje odpowiedź immunologiczną, która powoduje apoptozę zakażonych hepatocytów.

Wirusowe zapalenie wątroby (w.z.w.) typu A – wirus powoduje ostrą, krótkotrwałą chorobę.

Wirus wirusowego zapalenia wątroby typu A jest częstym ludzkim patogenem zakażającym miliony osób we wszystkich częściach świata co roku. Dowody serologiczne wskazują, że około 50% wszystkich Amerykanów zaraziło się w wieku do 50 lat, w krajach słabo rozwiniętych rozpowszechnienie przeciwciał anty-HAV wynosi ponad 90%. Najważniejsze informacje dotyczące zakażenia HAV są następujące:

- przekazywanie kał–usta: „brudne ręce", zanieczyszczona woda i jedzenie,
- krótka inkubacja (15–45 dni),
- zakażalność około 2–3 tygodni przed pojawieniem się żółtaczki,
- zakażenie może mieć charakter sporadyczny albo epidemiczny,
- przebieg klinicznie łagodny z pełnym powrotem do zdrowia,
- bez nosicielstwa albo przewlekłości,
- szczepionka dostępna.

Rycina 8-26A pokazuje krótki okres inkubacji, okres zakażalności z powodu pojawienia się HAV w stolcach, krótki okres trwania żółtaczki i podniesionego poziomu AlAT w surowicy

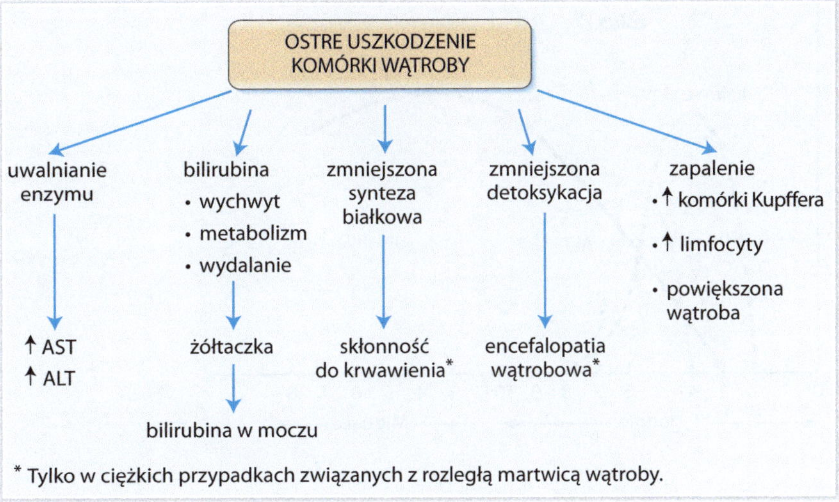

Ryc. 8-24. Dane kliniczne w ostrym zapaleniu wątroby. Koagulopatia i encefalopatia występują jedynie w ciężkich postaciach ostrego zapalenia wątroby związanego z rozległą martwicą wątrobową.

oraz pojawienie się przeciwciał. Przeciwciała IgM są oznaką ostrego zakażenia, podczas gdy obecność przeciwciał IgG wskazuje na odporność z powodu przebytej choroby albo immunizacji.

Wirusowe zapalenie wątroby (w.z.w.) typu B może mieć przebieg ostry lub przewlekły.

Zakażenie wirusem zapalenia wątroby typu B może być przyczyną ostrego albo przewlekłego zapalenia wątroby i daje spektrum objawów immunologicznie zależnych, takich jak wysypki skórne podobne do występujących w chorobie posurowiczej lub krioglobulinemię. Przewlekłe HBV-zależne zapalenie wątroby może przejść w marskość i raka komórek wątroby. Oto najważniejsze informacje dotyczące zakażenia HBV:

- przekazywanie przez krew i płyny ustrojowe,
- transfuzja, zakażone igły albo instrumenty,
- kontakty seksualne,
- perinatalne zakażenia dziecięce,
- długi okres inkubacji (4 tygodnie do 6 miesięcy),
- zakażenie może się utrzymywać przez długi okres,
- nosicielstwo, przewlekłe zapalenie wątroby, marskość wątroby lub rak wątroby,
- zakażalność nie ustaje,
- złożona reakcja przeciwciał – ważne dla rozpoznania,
- szczepionka dostępna,

Rycina 8-26B przedstawia długi okres inkubacji, wygląd diagnostyczny antygenów wirusowych (HBeAg i HBsAg) i przeciwciał (anty-HBc, anty-HBs, anty-HBe), utrzymywanie się podwyższonego AlAT po zniknięciu żółtaczki i przejście w przewlekłe zapalenie wątroby. Typowe wyniki badań serologicznych w zakażeniach HBV przedstawiono w tab. 8-11.

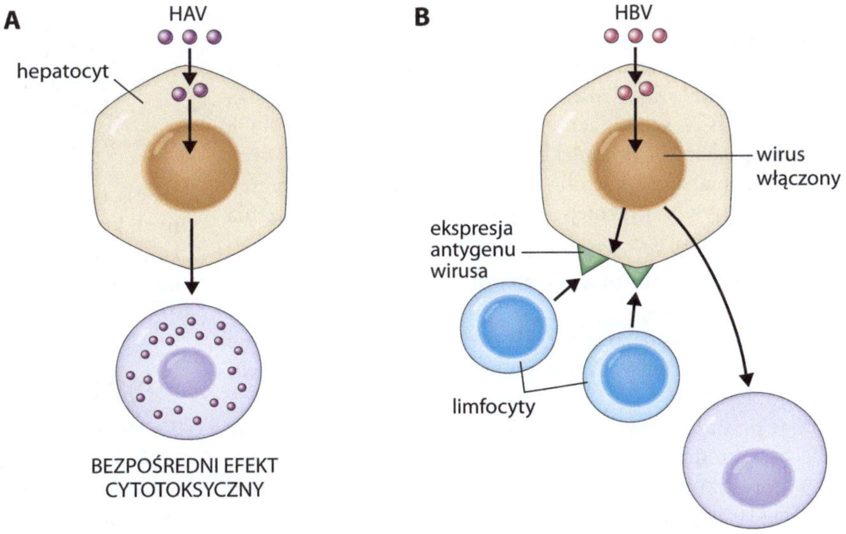

Ryc. 8-25. Śmierć komórki wątrobowej w wirusowym zapaleniu wątroby. **A.** Wirus wirusowego zapalenia wątroby typu A (HAV) jest bezpośrednio cytotoksyczny dla hepatocytów. **B.** Wirus wirusowego zapalenia wątroby typu B (HBV) zostaje włączony do komórek wątroby.

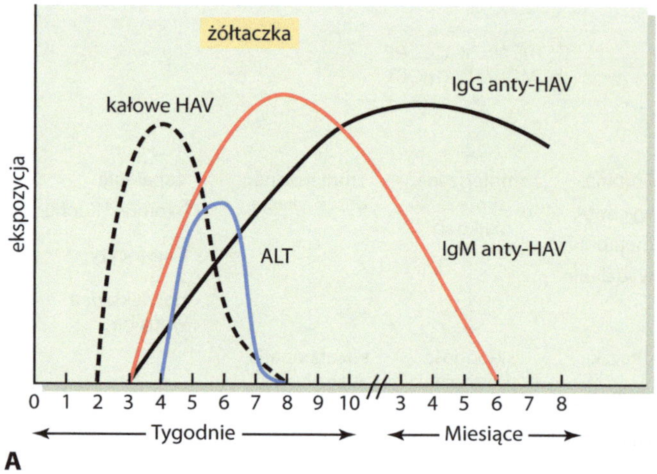

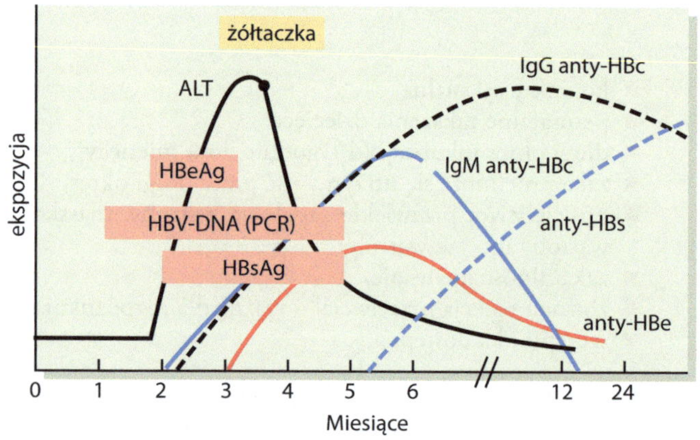

Ryc. 8-26. Sekwencja danych klinicznych i laboratoryjnych w ostrym wirusowym zapaleniu wątroby typu A (HAV) **(A)** i wirusowym zapaleniu wątroby typu B (HBV) **(B)**. AlAT – aminotransferaza alaniny; PCR – polimerazowa reakcja łańcuchowa. (Źródło: T.E. Andreoli, C.C.J. Carpen, R.C. Griggs, I. Benjamin: Andreoli i Carpenter's Cecil Essentials of Medicine, wyd. 7, Saunders, Philadelphia 2007, s. 443).

Zapalenie wirusowe wątroby (w.z.w.) typu C jest klinicznie najczęstszym wirusowym zapaleniem wątroby w Stanach Zjednoczonych.

Mniej więcej u 4 mln Amerykanów wykryto przeciwciała HCV, a u 70% krew zawiera cząsteczki wirusa, co wskazuje na przewlekłe trwałe zakażenie. Rocznie około 40 000 ludzi ulega zakażeniu HCV w Stanach Zjednoczonych, z czego u 85% rozwija się zakażenie przewlekłe. U znacznej liczby zakażonych pojawia się marskość wątroby, która ostatecznie daje początek rakowi wątroby. Najważniejsze informacje dotyczące zakażenia HCV są następujące:

- przekazywanie przez krew albo zakażone krwią igły i instrumenty,
- transfuzje są bezpieczne, ale dwie na milion są związane z potransfuzyjnym zapaleniem wątroby spowodowanym przez HCV,
- w przeszło 50% przypadków sposób zakażenia pozostaje nieokreślony,
- czas inkubacji zmienny – od 2 do 26 tygodni (średnia, 5–10 tygodni),
- przebieg często bezobjawowy, chociaż biopsja wykazuje zapalenie okolicy wrotnej,
- progresja do przewlekłego zapalenia wątroby i marskości wątroby,
- rozpoznanie zależne od obecności przeciwciał HCV,
- ocena ilości wirusowych cząsteczek we krwi pozwala na ustalenie obciążenia wirusem,
- rozległość procesu chorobowego i jego przejście do marskości wątroby ustala biopsja,
- szczepionka niedostępna.

Na ryc. 8-27 przedstawiono wartość testów wirusologicznych koniecznych do wczesnego rozpoznania zakażenia HCV i tendencji do utrzymywania się zakażenia HCV, powodującego okresowe wzrosty poziomu aminotransferaz surowicy.

Uwaga

> Rozpoznanie ostrego zakażenia w.z.w. typu HCV można potwierdzić tylko przez okresowe badania serologiczne, przeprowadzone po udokumentowanym narażeniu na zakażenie krwią, która jest HCV-dodatnia.

> Zapalenie wątroby HCV nawraca po alotransplantacji.

Tabela 8-11. Wyniki badań serologicznych w zapaleniu wirusowym wątroby typu B

HBsAg	Anti-HBs	Anti-HBc	HBeAg	Anti-HBe	INTERPRETACJA
+	–	+ IgM (tylko)	+	–	ostre zakażenie, wysoka zakażalność
+	–	+ IgG (również IgM)	+	–	przewlekłe zakażenie, wysoka zakażalność
+	–	+ IgG	–	+	przewlekłe zakażenie, niska zakażalność
–	–	+ IgM	+ albo –	+ albo –	ostre zakażenie
–	+	+ IgG	–	+ albo –	powrót do zdrowia po ostrym zakażeniu, odporność
–	+	–	–	–	zaszczepić (odporny)
–	–	+ IgG	–	–	fałszywie dodatni. Do powtórzenia!

+ dodatni; – ujemny.

Leki mogą wywoływać zmiany, które są nie do odróżnienia od występujących w ostrym albo przewlekłym zapaleniu wątroby.

Wiele leków może spowodować uszkodzenie wątroby. W preparatach biopsji wątroby takie uszkodzenia dają obraz zwyrodnienia balonowego (*balloning degeneration*) albo apoptozy i martwicy hepatocytów, cholestazy, stłuszczenia, zwłóknienia itd. W większości przypadków zmiany te mogą być sklasyfikowane jako polekowe zapalenie wątroby, którego nie można odróżnić od wirusowego zapalenia wątroby.

Polekowe zapalenie wątroby może być ostre albo przewlekłe i można je sklasyfikować jako przewidywalne albo nieprzewidywalne.

Przewidywalne. Reakcja jest zależna od dawki i określona. Zwykle można udokumentować nadmierną dawkę albo długoterminową narastającą kumulację leku. Czasami można udokumentować połączenie leków, z których każdy osobno nie jest toksyczny, ale jeśli podane są wspólnie, są hepatotoksyczne. Na przykład sam paracetamol jest nieszkodliwy, jeśli stosuje się go jako środek przeciwbólowy, ale spożycie 50 tabletek powoduje ostrą rozległą martwicę wątroby. Spożycie paracetamolu wraz z alkoholem jest jeszcze bardziej toksyczne.

Nieprzewidywalne. Reakcje ustroju, które nie mogą być przewidziane, zwane są *idiosynkrazją*. W niektórych przypadkach leki działają jak hapteny, wywołując reakcję immunologiczną hepatocytów, a czasami u niektórych osób, widocznie „zbyt

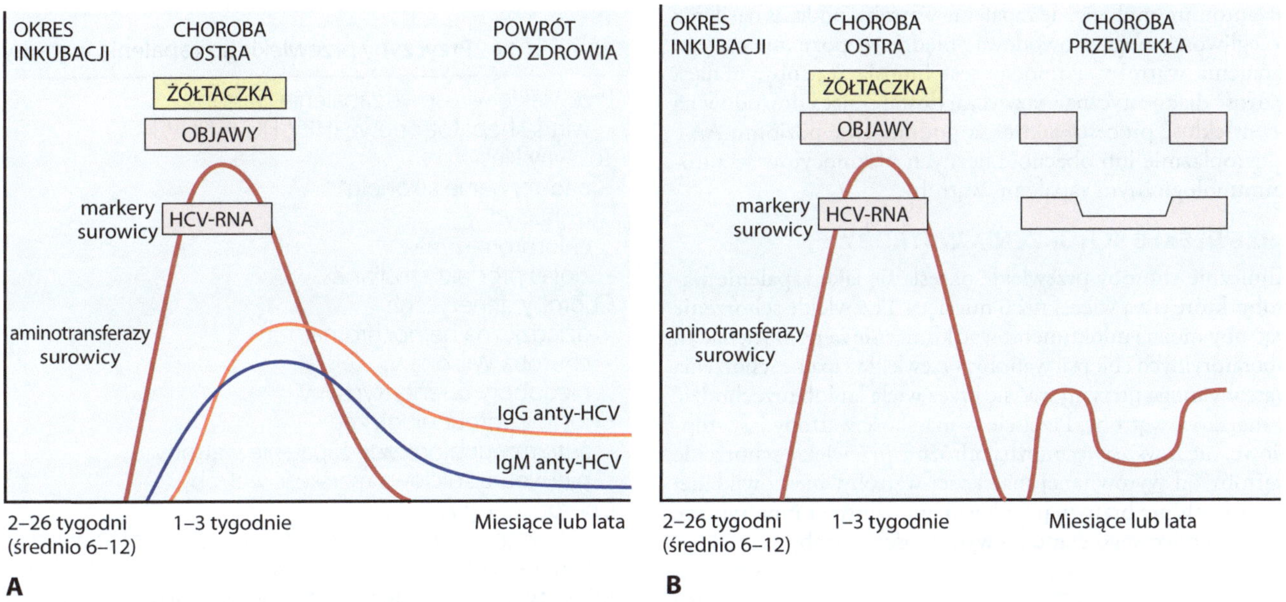

Ryc. 8-27. Sekwencja danych klinicznych i laboratoryjnych w wirusowym zapaleniu wątroby C (HCV). **A.** Ostre zakażenie. **B.** Choroba przewlekła po ostrym zakażeniu. (Źródło: V. Kumar, A.K. Abbas, N. Fausto (red.): Robbins Pathologic Basis of Disease, wyd. 7, Elsevier, Philadelphia 2004, s. 895).

wrażliwych", odpowiedź zachodzi przy niewielkich dawkach leku, które są dobrze tolerowane przez większość pacjentów. Do rozpoznania polekowego zapalenia wątroby konieczne jest ustalenie następujących informacji:

- udokumentowanie podania leku,
- dane z piśmiennictwa, że dany lek może być przyczyną schorzeń wątroby,
- wykluczenie serologiczne chorób wirusowych,
- wykluczenie autoimmunologiczne chorób wirusowych,
- wykluczenie genetycznych chorób wątroby.

Polekowe zapalenia wątroby rozpoznajemy przeważnie przez wykluczenie, ale nie można przecenić ich znaczenia. Niepełna ocena wykazuje, że mniej więcej u 2% wszystkich pacjentów zażywających leki stwierdza się laboratoryjne oznaki uszkodzenia wątroby, takie jak niewielkie podwyższenie poziomów AspAT i AlAT. Około 10% wszystkich klinicznie zarejestrowanych polekowych działań ubocznych dotyczy wątroby.

Uwaga

> Na podstawie wyników badania histologicznego nie można zróżnicować polekowego zapalenia wątroby i wirusowego zapalenia wątroby.

> Większość polekowych reakcji farmakologicznych jest łagodna i krótkotrwała; ustępują one po wycofaniu leku.

Nasilenie przebiegu przewlekłych schorzeń wątroby klinicznie może dać objawy ostrego zapalenia wątroby.

Przewlekłe genetyczne schorzenia wątroby, takie jak choroba Wilsona lub niedobory AAT, choroby immunologiczne, takie jak autoimmunologiczne zapalenie wątroby, podczas nasilenia dolegliwości mogą spowodować błędne rozpoznanie ostrego zapalenia wątroby. Pomocna jest biopsja wątroby, mająca wartość diagnostyczną i zazwyczaj dostarczająca dowodów na przewlekłość procesu, jakimi są podniesienie poziomu AAT w cytoplazmie lub obecność licznych plazmocytów w autoimmunologicznym zapaleniu wątroby.

PRZEWLEKŁE SCHORZENIA WĄTROBY

Klinicznie choroby przewlekłe określa się jako zapalenie wątroby, które trwa więcej niż 6 miesięcy. Przewlekłe schorzenie wątroby można udokumentować klinicznie za pomocą badań laboratoryjnych i biopsji wątroby. Przewlekłe zapalne schorzenia wątroby mogą utrzymywać się przez wiele lat lub przechodzić w marskość wątroby. Przejście w marskość wątroby jest stopniowe, nie zawsze więc można odróżnić przewlekłe schorzenie wątroby od wyrównanej marskości wątroby, nie powikłanej przez puchlinę brzuszną, nadciśnienie wrotne i inne typowe objawy końcowego etapu niewydolności wątroby.

Przewlekłe zapalenie wątroby może mieć wiele przyczyn.

Wirusowe zapalenie wątroby C jest najczęstszą przyczyną przewlekłego zapalenia wątroby w Stanach Zjednoczonych. Aktywna immunizacja przeciw HBV zmniejszyła powszechne występowanie tej postaci przewlekłego zapalenia wątroby. Inne przyczyny, które częściowo się pokrywają z przyczynami ostrego zapalenia wątroby, występują rzadko. Najważniejsze przyczyny przewlekłych zapalnych schorzeń wątroby opisano w tab. 8-12.

Przewlekłe wirusowe zapalenia wątroby spowodowane przez HBV i HCV są rozpoznawane serologicznie i potwierdzane przez wyniki biopsji wątroby.

Przewlekłość HBV najlepiej można udokumentować serologicznie przez stwierdzenie HBV-zależnych antygenów we krwi (HBsAg i HBeAg) i ilościowe określenie obecności cząsteczek wirusa we krwi. Przewlekłe zakażenie HCV potwierdza obecność cząsteczek HCV we krwi.

Biopsja wątroby jest ważna w ocenie stopnia aktywności stanu zapalnego i nasilenia procesu włóknienia w obrębie miąższu wątroby. Wyróżnia się 3 stopnie zaawansowania choroby: postacie łagodną, umiarkowaną oraz ciężką. Stabilne, nie postępujące zapalenie wątroby charakteryzuje łagodny stan zapalny i włóknienie ograniczone do krążenia wrotnego (ryc. 8-28). Ciężkie zapalenie wątroby i związane z nim rozprzestrzenianie się komórek zapalnych do zrazików wątroby oraz włóknienie w obrębie beleczek wątrobowych są oznakami agresywnej postać choroby, mogącej prowadzić do rozwoju marskości wątroby.

Tabela 8-12. Przyczyny przewlekłego zapalenia wątroby

Przewlekłe wirusowe zapalenie wątroby
wirusy hepatotropowe (HBV, HCV*, HDV, HEV)
Toksyny i leki
nadużywanie alkoholu*
izoniazyd
chlorpromazyna
zioła i produkty roślinne
Choroby genetyczne
dziedziczna hemochromatoza
choroba Wilsona
niedobory α_1-antytrypsyny
Choroby immunologiczne
autoimmunologiczne zapalenie wątroby
pierwotna żółciowa marskość wątroby
Choroby dróg żółciowych
pierwotne stwardniające zapalenie dróg żółciowych
kamica żółciowa i niedrożność dróg żółciowych
Idiopatyczne przewlekłe zapalenie wątroby

* Najczęstsza przyczyna w Stanach Zjednoczonych.
HBV, HCV, HDV, HEV– wirusowe zapalenie wątroby odpowiednio B, C, D i E.

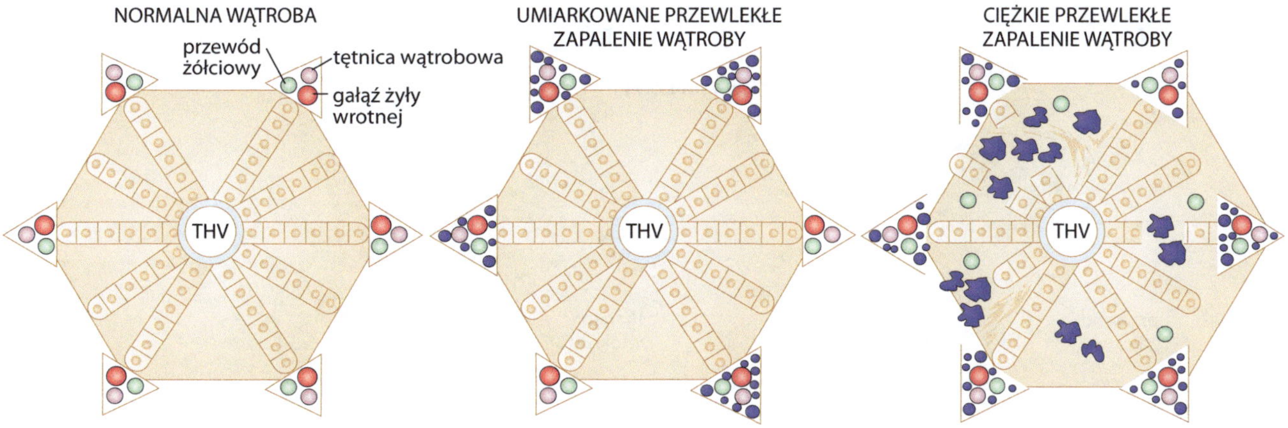

Ryc. 8-28. Przewlekłe zapalenie wątroby. W umiarkowanej postaci przewlekłego zapalenia wątroby krążenie wrotne jest objęte naciekami limfocytów przy braku obecności stanu zapalnego w obrębie gronka wątrobowego. W ciężkiej postaci przewlekłego zapalenia wątroby stwierdza się nacieki komórek zapalnych w obrębie gronek wątrobowych i związane z nimi postępujące włóknienie miąższu mogące prowadzić do marskości. THV – końcowa żyłka wątrobowa.

Autoimmunologiczne zapalenie wątroby jest typową chorobą młodych kobiet, z dobrą odpowiedzią na kortykoterapię.

Autoimmunologiczne zapalenie wątroby (*autoimmune hepatitis* – AIH) jest przewlekłą chorobą nieznanego pochodzenia, wywołaną nieprawidłową odpowiedzią immunologiczną w obrębie krążenia wrotnego, obejmującą również zraziki wątroby. Rozpoznanie opiera się na badaniu klinicznym, ocenie serologicznej i wyniku biopsji wątroby.

Ocena serologiczna ma wartość diagnostyczną i jest przydatna w klasyfikacji AIH. Wyróżnia się dwa główne typy AIH: **typ 1 AIH** stanowi większość przypadków w Stanach Zjednoczonych; stwierdza się autoprzeciwciała przeciwko mięśniom gładkim (SMA) i przeciwciała przeciwjądrowe (ANA). **Typ 2 AIH** jest najczęstszą postacią choroby u dzieci; stwierdza się przeciwciała przeciwko antygenowi mikrosomalnemu w układzie cytochromu P_{450} wątroby i nerki. Większość, bo 2/3 pacjentów z typem 2 AIH, wykazuje obecność przeciwciał przeciwko HCV, które prawdopodobnie odgrywają rolę w patogenezie tej choroby.

Przebieg AIH u 20% pacjentów przypomina pierwotną żółciową marskość wątroby. U chorych stwierdza się przeciwciała antymitochondrialne oraz destrukcyjne zapalenie dróg żółciowych w wycinkach biopsyjnych wątroby.

Najważniejsze aspekty AIH:

- Kobiety chorują częściej niż mężczyźni (4:1).
- Większość pacjentów jest w wieku poniżej 30 lat w momencie rozpoznania. Cześć z nich jest w okresie przed pokwitaniem.
- Choroba ma podstępny początek; 40% objawów pojawia się nagle i przypominają ostre zapalenie wątroby.
- W surowicy krwi stwierdza się zwiększone stężenie IgG (1,5 raza), autoprzeciwciała przeciwko mięśniom gładkim, antygenom jądrowym i antygenom mikrosomalnym wątroby/nerki.
- Współtowarzysząca choroba autoimmunologiczna obejmująca inne narządy (np. zapalenie tarczycy, zapalenie żołądka i jelit) występuje w 30% przypadków.
- W wycinkach biopsyjnych wątroby stwierdza się przewlekłe zapalenie wątroby z naciekami komórek plazmatycznych w obrębie krążenia wrotnego, sięgające do zrazików wątroby.
- Wszyscy pacjenci dobrze odpowiadają na kortykoterapię. Nie leczeni chorzy umierają w ciągu 6 miesięcy (40%). Mimo dobrej odpowiedzi na kortykoterapię u 45% pacjentów z typem 1 AIH i ponad 80% z typem 2 AIH ostatecznie rozwija się marskość wątroby.

Pierwotna marskość żółciowa wątroby jest autoimmunologicznym zapaleniem dróg żółciowych prowadzącym do postępującej żółtaczki i marskości żółciowej wątroby.

Pierwotna marskość żółciowa wątroby (*primary biliary cirrhosis* – PBC) jest chorobą o nieznanym pochodzeniu, charakteryzującą się nieropnym zapaleniem dróg żółciowych (ryc. 8-29). Uszkodzenie dróg żółciowych prowadzi do postępującej żółtaczki, zwłóknienia miąższu wątroby i w konsekwencji do marskości wątroby. Rozpoznanie opiera się na badaniu klinicznym, ocenie serologicznej i wyniku biopsji wątroby.

Najważniejsze aspekty PBC:

- Kobiety chorują częściej niż mężczyźni (6:1).
- Początek choroby występuje między 20. a 80. rokiem życia. Szczyt zachorowalności przypada na 40.–50. rok życia.
- Choroba ma podstępny początek i charakteryzuje się znużeniem, utratą apetytu, świądem z następową żółtaczką.
- Blokada dróg żółciowych prowadzi do biegunki tłuszczowej, zaburzeń wchłaniania, hipercholesterolemii i powstawania żółtaków.

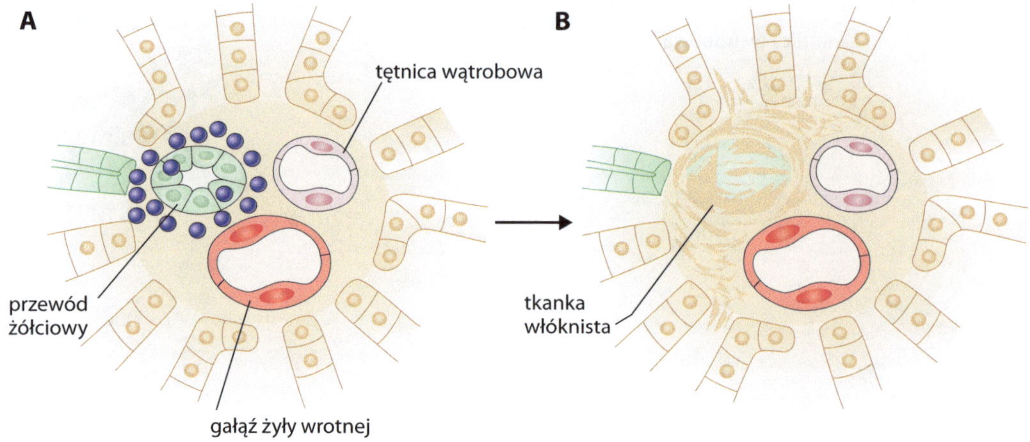

Ryc. 8-29. Pierwotna żółciowa marskość wątroby. **A.** We wczesnym stadium choroby naczynia krążenia wrotnego są objęte naciekiem limfocytarnym, który obejmuje i niszczy przewody żółciowe. **B.** W późniejszych stadiach choroby stwierdza się uszkodzenie przewodów z zastępowaniem zdrowego miąższu tkanką włóknistą, która rozprzestrzenia się w obrębie gronek wątrobowych.

- Diagnostyczne przeciwciała antymitochondrialne są obecne u przeszło 90% pacjentów. Przeciwciała te są skierowane przeciwko podjednostce E2 kompleksu dehydrogenazy pirogronianowej i acetylotransferazy dihydrolipoamidowej.
- W wycinkach biopsyjnych wątroby stwierdza się niszczący nieropny stan zapalny dróg żółciowych, prowadzący do zaniku przewodzików żółciowych i zwłóknienia miąższu. Ostatecznie marskość wątroby rozwija się u prawie wszystkich pacjentów po upływie 10–15 lat od momentu rozpoznania PBC.

Pierwotne stwardniające zapalenie dróg żółciowych jest chorobą przewlekłą, charakteryzującą się włóknieniem okołoprzewodowym i zwężeniem dróg żółciowych.

Pierwotne stwardniające zapalenie dróg żółciowych (*primary sclerosing cholangitis* – PSC) jest chorobą przypuszczalnie pochodzenia immunologicznego, cechującą się postępującym włóknieniem wokół wewnątrzwątrobowych i pozawątrobowych dróg żółciowych (ryc. 8-30). Uważa się, że proces włóknienia jest odpowiedzią fibroblastyczną na cytokiny wydzielane przez aktywowane limfocyty T. Możliwe jednak, że włóknienie jest wynikiem stymulacji nieimmunologicznej, niedokrwienia bądź działania czynników chemicznych. Zjawiska inicjujące postępujące włóknienie nie są w pełni zrozumiałe. Warto zauważyć, że 70% pacjentów z PSC równolegle cierpi z powodu wrzodziejącego zapalenia jelita grubego.

Najważniejsze aspekty PSC:

- Mężczyźni chorują częściej niż kobiety (2:1).
- Średni wiek pacjentów w momencie rozpoznania PSC wynosi 45 lat.
- Początek choroby jest powolny i charakteryzuje się narastającym znużeniem, świądem i żółtaczką. Z czasem zwężenie dróg żółciowych prowadzi do zaburzeń wchłaniania lipidów i biegunki tłuszczowej.
- Zwężenie dróg żółciowych prowadzi do wzrostu poziomu fosfatazy zasadowej w surowicy krwi.
- Nie stwierdza się autoprzeciwciał. Badania serologiczne pozwalają wykluczyć inne choroby. U 10% pacjentów stwierdza się przeciwciała ANA lub ANCA. Są one nieswoiste i nieistotne diagnostycznie.

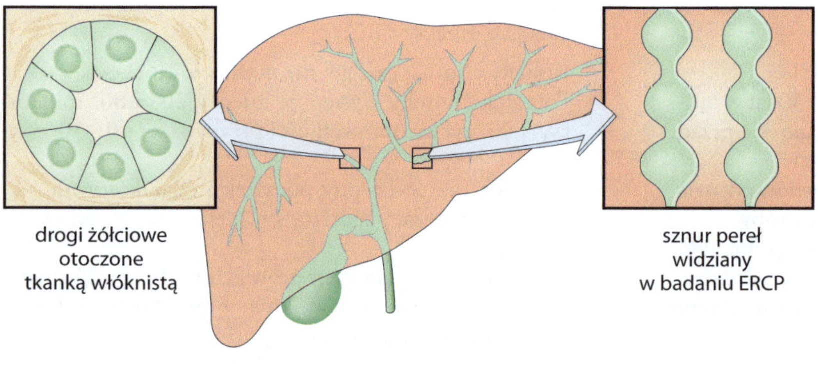

Ryc. 8-30. Pierwotne stwardniające zapalenie dróg żółciowych. Endoskopowa cholangiopankreatografia wsteczna (ERCP) ukazuje typowy obraz wewnątrzwątrobowych i pozawątrobowych dróg żółciowych, przypominających kształtem sznur pereł.

- Nie stwierdza się współzależności z chorobami autoimmunologicznymi innych narządów, ale 70% pacjentów cierpi także z powodu wrzodziejącego zapalenia jelita grubego.
- Endoskopowa cholangiopankreatografia wsteczna jest stosowana w diagnostyce i pozwala na stwierdzenie typowego obrazu dróg żółciowych w kształcie sznura pereł.
- W wycinkach biopsyjnych wątroby stwierdza się koncentryczne zwłóknienie wokół dróg żółciowych średniej i dużej wielkości. Ostatecznie zwłóknienie prowadzi do marskości wątroby.
- W tej grupie pacjentów stwierdza się zwiększone ryzyko rozwoju *cholangiocarcinoma*.

Uwaga

> W przewlekłych chorobach przebiegających z cholestazą, takich jak PBC i PSC, poziom fosfatazy zasadowej w surowicy jest wyższy niż aminotransferaz. W przewlekłym zapaleniu wątroby, wywołanym przez infekcje wirusowe i leki, poziom AspAT i AlAT jest wyższy niż wartości fosfatazy zasadowej.

Dziedziczna hemochromatoza charakteryzuje się odkładaniem żelaza w wątrobie i innych narządach.

Dziedziczna hemochromatoza (*hereditary hemochromatosis* – HHC) jest częstą, dziedziczoną autosomalnie recesywnie chorobą, charakteryzującą się nadmiernym gromadzeniem żelaza na skutek mutacji genu *HFE*. Homozygotę zmutowanego genu stwierdza się u 1 na 220 osób, ale jedynie w 20% przypadków dochodzi do rozwoju objawowej klinicznie choroby.

Gen *HFE* koduje jelitowe białko, które reguluje wchłanianie żelaza w dwunastnicy. Najczęstszy typ mutacji (90%) dotyczy *C282Y* i jest związany z wymianą tyrozyny na cysteinę w pozycji 282. Mutacja *H63D* występuje u 10% chorych. Obie mutacje mogą być wykryte metodami biologii molekularnej, stąd też testy wykonane tą metodą pozwalają na ustalenie ostatecznego rozpoznania HHC.

Nieprawidłowy produkt zmutowanego genu powoduje niezdolność do ograniczenia wchłaniania żelaza w jelicie, a w następstwie nadmierne gromadzenie żelaza w organizmie i jego odkładanie w postaci hemosyderyny w wątrobie, skórze i wielu innych tkankach. W warunkach prawidłowych organizm zawiera około 4 g żelaza. W HHC górna granica normy zostaje przekroczona, kiedy dotknięta chorobą osoba osiąga wiek 10 lat. Objawy pojawiają się w wieku średnim, gdy całkowita ilość żelaza w organizmie osiąga 25–30 g. Objawy marskości wątroby występują, gdy stężenie żelaza przekracza 40 g (wartości 10-krotnie większe od prawidłowych). Dodatkowo alkoholizm bądź wirusowe zapalenie wątroby typu C przyspieszają rozwój marskości wątroby.

Schorzenia wątroby są częstymi objawami HHC. Uszkodzeniu wątroby towarzyszy postępujące włóknienie, prowadzące do marskości wątroby. Marskości wątroby towarzyszy przebarwienie skóry i cukrzyca („brązowi diabetycy"). Inne objawy obejmują szereg zaburzeń endokrynnych (niedoczynność tarczycy, niepłodność), artropatię i kardiomiopatię. Z nieznanych przyczyn najczęściej dotknięte procesem chorobowym są stawy dłoni (ryc. 8-31).

Testy diagnostyczne obejmują ocenę poziomu: (1) transferryny w surowicy krwi, (2) ferrytyny w surowicy, (3) badania genetyczne i (4) biopsję wątroby (szczegóły – zob. rozdział 3).

Uwaga

> Dziedziczna hemochromatoza musi być różnicowana z wtórną hemochromatozą występującą w przebiegu niedokrwistości hemolitycznych, częstych transfuzji krwi bądź przewlekłego wirusowego zapaleniu wątroby typu C.

Choroba Wilsona charakteryzuje się nadmiernym gromadzeniem miedzi w wątrobie, zwojach podstawy mózgu i rąbku rogówki oka.

Choroba Wilsona jest schorzeniem dziedziczonym autosomalnie recesywnie, związanym z mutacją genu *ATP7B* kodującego przezbłonową ATP-azę transportującą miedź. Defekt ten powoduje zaburzenie wydzielania miedzi do żółci. W następstwie miedź gromadzi się w wątrobie, zwojach podstawy mózgu i rąbku rogówki oka. Stwierdza się zwiększone wydalanie ceruloplazminy z moczem (ryc. 8-32). Typowy obraz kliniczny obejmuje:

- *Niewydolność wątroby* o ostrym początku lub wolno postępująca postać przewlekła. Choroba może zaczynać się w każdym wieku, ale występuje rzadko u dzieci poniżej 6. roku życia.
- *Objawy psychiatryczne/neurologiczne (objawy parkinsonowskie)* mogą stanowić pierwsze symptomy choroby.
- Pierścień Keysera-Fleischera: złogi miedzi w błonie Descemeta widoczne w badaniu lampą szczelinową jako złotobrązowe zabarwienie rąbka rogówki.
- Zwiększone stężenie *miedzi* w moczu. W warunkach prawidłowych mocz zawiera poniżej 50 μg/24 godz. miedzi. W chorobie Wilsona mocz zawiera więcej niż 100 μg/24 godz. miedzi.
- Niskie stężenie ceruloplazminy w surowicy krwi. W warunkach prawidłowych surowica zawiera 20–40 mg/dl ceruloplazminy, natomiast w chorobie Wilsona mniej niż 20 mg/dl.
- Wyniki biopsji wątroby są zmienne i mogą obejmować stłuszczenie, nagromadzenie glikogenu w jądrach komórkowych, cechy przewlekłego zapalenia wątroby bądź marskości wątroby.
- Obecność miedzi w hepatocytach można wykazać z użyciem technik histochemicznych. Nadmiar miedzi w wycinkach biopsyjnych wątroby można oszacować wybranymi metodami biochemicznymi. Zwykle w warunkach prawidłowych odwodnione tkanki zawierają mniej niż 50 μg/g miedzi, w chorobie Wilsona więcej niż 250 μg/g.

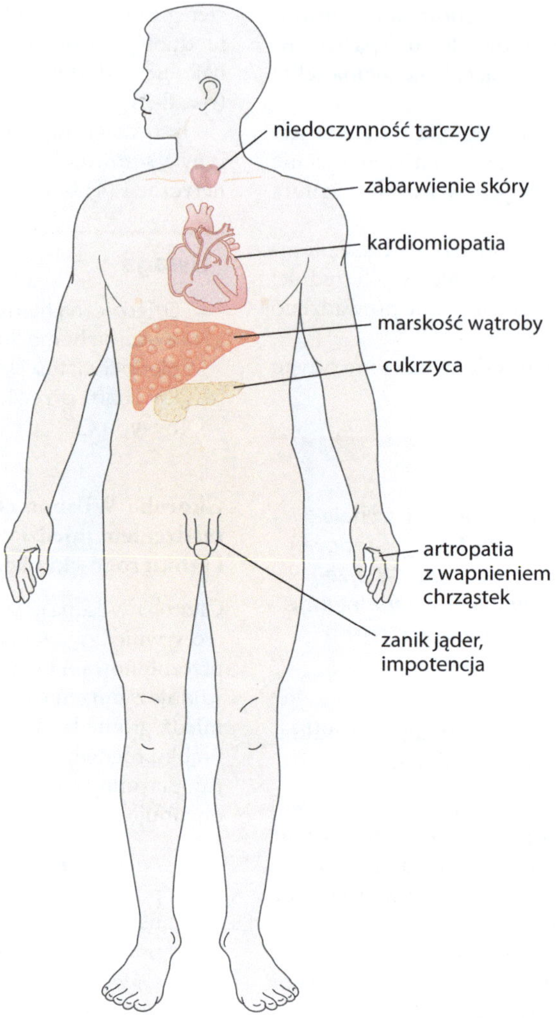

Ryc. 8-31 Hemochromatoza. Klinicznie stwierdza się zmiany czynności kilku głównych narządów, takich jak: wątroba, trzustka, serce i gruczoły dokrewne.

Alkohol jest bardzo częstym czynnikiem etiologicznym schorzeń wątroby.

Alkoholizm jest najczęstszą przyczyną schorzeń wątroby w krajach zachodnich. Patologiczne uszkodzenie poalkoholowe może występować w kilku formach (ryc. 8-33), a mianowicie jako:

- **Stłuszczenie wątroby.** Występuje zasadniczo u wszystkich alkoholików po zatruciu alkoholem albo jednorazowym spożyciu ponad 200 ml czystego spirytusu (równoważne z 3 sześciobutelkowymi pakami piwa, 3 l wina, 15–20 drinkami). Stłuszczenie wątroby rzadko powoduje objawy kliniczne; jest odwracalne.
- **Ostre alkoholowe zapalenie wątroby.** Rozwija się u nałogowych alkoholików, w sposób samoistny albo po zatruciu alkoholowym. Charakteryzuje się gorączką, leukocytozą, bólem w rzucie wątroby, a także żółtaczką i wodobrzuszem. Stan ten jest odwracalny, jednak jeśli spożycie alkoholu nie zostanie zaprzestane, może prowadzić do marskości wątroby.
- **Alkoholowa marskość wątroby.** Rozwija się u 15–20% nałogowych alkoholików i klinicznie nie różni się od innych postaci marskości wątroby.

Następujące aspekty alkoholowych schorzeń wątroby są warte zapamiętania:

- Ryzyko schorzenia wątroby zwiększa się proporcjonalnie do czasu i ilości spożytego alkoholu.
- Ryzyko wystąpienia choroby wątroby w alkoholizmie różni się osobniczo z powodu różnej wrażliwości na alkohol. Z nieznanych przyczyn kobiety są bardziej wrażliwe na alkohol niż mężczyźni.
- Progresja stłuszczenia wątroby do zapalenia alkoholowego albo marskości wątroby jest nieprzewidywalna.
- Alkohol ma niepożądany wpływ na przebieg schorzeń wątroby spowodowanych przez infekcje wirusowe (HIV, HCV) i hemochromatozy.

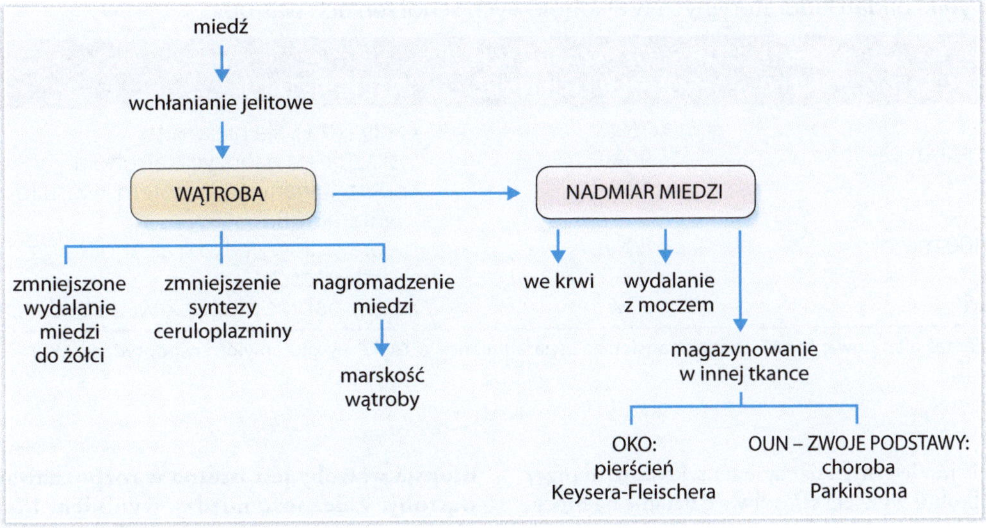

Ryc. 8-32. Obraz kliniczny choroby Wilsona.

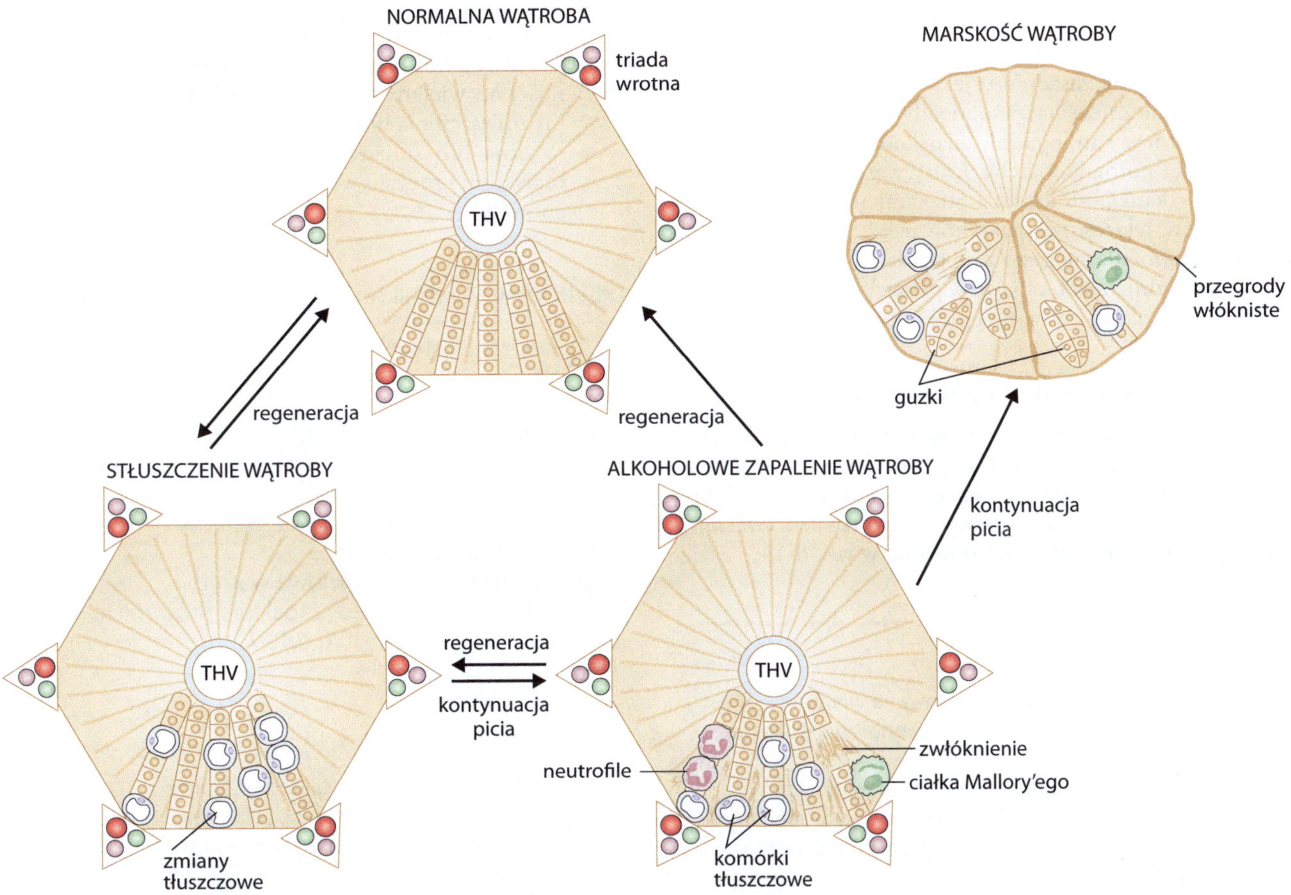

Ryc. 8-33. Alkoholowa choroba wątroby. Prawie wszyscy alkoholicy mają stłuszczenie wątroby, u części z nich przechodzi ono w alkoholowe zapalenie lub marskość wątroby. Alkoholowe zapalenie wątroby jest odwracalne; marskość wątroby jest nieodwracalna. THV – końcowa żyłka wątrobowa.

Tabela 8-13. Wyniki badań laboratoryjnych w alkoholowych schorzeniach wątroby

MARKER	% U OSÓB SPOŻYWAJĄCYCH >60 G ALKOHOLU DZIENNIE	INTERPRETACJA
GGTP	75%	czuły (90%), ale nieswoisty
Stosunek AspAT:AlAT > 1	90%	wskazuje na nadużycie alkoholu
MCV > 100 µl	80%	spowodowany niedoborem kwasu foliowego lub witaminy B_{12}
Transferyna > 400 mg/dl	80%	nieprawidłowy tylko u alkoholików z normalną aktywnością AspAT
Alkohol we krwi	75%	należy pobrać próbkę krwi do badania

AlAT – aminotransferaza alaninowa; AspAT – aminotransferaza asparaginianowa; GGTP – γ-glutamylotranspeptydaza; MCV – średnia objętość krwinek czerwonych.

- Wątroba nie jest jedynym narządem uszkadzanym przez alkohol. Alkohol wywiera szkodliwe działanie na mózg, serce, trzustkę, mięśnie szkieletowe, przewód pokarmowy, układ krwiotwórczy i endokrynny.

Nie można ustalić ostatecznego rozpoznania alkoholowego schorzenia wątroby. Najczęstsze nieprawidłowości zestawiono w tab. 8-13.

MARSKOŚĆ WĄTROBY

Marskość wątroby zasadniczo jest rozpoznaniem morfologicznym. Klinicznie oznacza to nieodwracalny końcowy etap chorób wątroby. Patologicznie marskość wątroby charakteryzuje utrata normalnej architektury wątroby, która zostaje zastąpiona tkanką włóknistą i guzkami regenerujących się hepatocytów. Dla lekarzy praktyków należy zacytować zdanie słynnego gastroenterologa z Yale – Howarda Spiro: „Marskość jest chorobą zmiennych objawów, pełnych ukrytych pułapek i bezkresnych okazji do frustracji i konfuzji".

Etiologia marskości wątroby jest złożona.

Marskość wątroby jest końcowym etapem wielu schorzeń wątroby i najczęściej poprzedza ją przewlekłe zapalenie wątroby. Czynniki etiologiczne marskości wątroby są podobne do czynników etiologicznych przewlekłego zapalenia wątroby. Etiologię marskości wątroby zestawiono w tab. 8-14.

Uwaga

- Marskość wątroby jest spowodowana wieloma przyczynami, w 20% przypadków etiologia pozostaje nieznana.
- Alkohol może przyspieszać rozwój marskości przy współistniejącym przewlekłym wirusowym zapaleniu wątroby bądź chorobach genetycznych (np. hemochromatozie).
- Marskość wątroby u dzieci i młodzieży ma często podłoże genetyczne.

Biopsja wątroby jest istotna w rozpoznawaniu marskości wątroby. Zależność między wynikiem biopsji a stanem klinicznym pacjenta jest niewielka.

Marska wątroba składa się z guzków regeneracyjnych otoczonych przegrodami włóknistymi (ryc. 8-34). Podział marskości wątroby:

- Wielkoguzkowa lub drobnoguzkowa, w zależności od wielkości guzków regeneracyjnych.
- Regularna lub nieregularna („pomartwicza"), w zależności od wielkości i kształtu guzków regeneracyjnych i rozmieszczenia blizn.
- Wrotna lub żółciowa, w zależności od patogenezy marskości i rodzaju włóknienia we wczesnych stadiach choroby.

Tabela 8-14. Czynniki etiologiczne marskości wątroby

Przewlekłe infekcje wirusowe
HCV*
HBV
Nadmierne spożycie alkoholu*
Niealkoholowe stłuszczenie wątroby (*nonalcoholic steatohepatitis* – NASH)
Autoimmunologiczne zapalenie wątroby
Choroby dróg żółciowych
pierwotna marskość żółciowa wątroby
pierwotne stwardniające zapalenie dróg żółciowych
atrezja dróg żółciowych u dzieci
Choroby genetyczne
niedobór AAT
hemochromatoza
choroba Wilsona
choroby spichrzeniowe (glikogen/lipidy)
Długotrwała ekspozycja na leki, toksyny
Niewydolność serca z zaburzeniem odpływu żylnego
Idiopatyczne* (20%)

* Trzy najczęstsze czynniki oznaczono gwiazdką.
AAT – α_1-antytrypsyna; HBV – wirusowe zapalenie wątroby typu B; HCV – wirusowe zapalenie wątroby typu C.

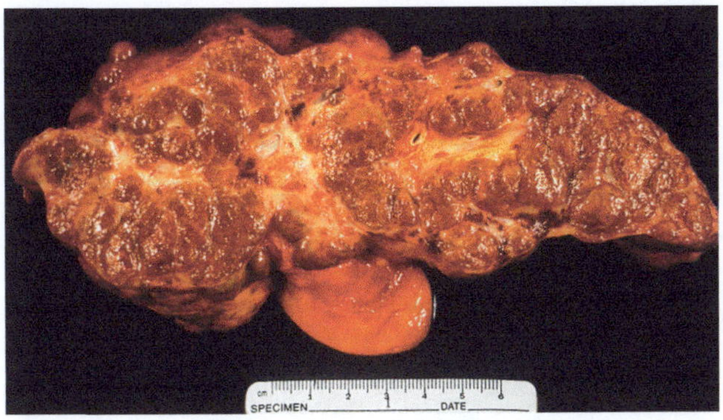

Ryc. 8-34. Marskość wątroby. Prawidłowa architektura wątroby została zastąpiona guzkami regeneracyjnymi otoczonymi tkanką włóknistą.

Obserwowane zmiany patologiczne nie mają znaczenia klinicznego lub jedynie niewielkie znaczenie. W niektórych przypadkach wycinki biopsyjne wątroby wykazują cechy marskości wątroby, a pacjent jest zasadniczo bez objawów. W takich przypadkach mówi się o *wyrównanej* marskości wątroby. Ostatecznie marskość wątroby przechodzi w stan *niewyrównany*, charakteryzujący się nadciśnieniem wrotnym, zaburzeniami czynności hepatocytów i rozwojem objawów klinicznych.

Objawy kliniczne marskości wątroby wynikają z nadciśnienia wrotnego i zaburzeń czynności komórek wątroby.

Większość objawów podmiotowych i przedmiotowych marskości wątroby jest wynikiem nadciśnienia wrotnego i zaburzeń czynności komórek wątroby (ryc. 8-35). W wielu przypadkach zarówno nadciśnienie wrotne, jak i dysfunkcja komórek wątroby odgrywają jednakową rolę w patogenezie. Najczęstsze objawy przedmiotowe zestawiono w tab. 8-15.

Skutki marskości wątroby dotyczą wielu innych narządów.

Nie można nie doceniać wpływu marskości wątroby, końcowego etapu schorzeń wątroby, na inne narządy. Najważniejsze skutki marskości wątroby obejmują:

Układ krążenia. Serce jest przeciążone przez zwiększoną ilość płynu w przestrzeni wewnątrznaczyniowej. Objętość osocza wzrasta o przeszło 1/3. Dochodzi do nieprawidłowego rozmieszczenia krwi z powiększeniem łożyska naczyń trzewnych. Poszerzenie arterioli i spadek oporu wynikają ze zwiększonej aktywności syntazy NO i jego działania na łożysko naczyniowe. Następstwem zmniejszenia efektywnej objętości krwi tętniczej jest pobudzenie współczulne.

Układ oddechowy. Zaburzenia hemodynamiczne i obecność przecieku prawo-lewo zmniejsza wysycenie tlenem krwi oraz prowadzi do zespołu wątrobowo-płucnego.

Układ pokarmowy. Nudności, wymioty i okresowe biegunki mogą prowadzić do hipokaliemii i zmniejszenia ilości wchłanianych substancji odżywczych. W przebiegu marskości wątroby może dochodzić do zaburzeń metabolizmu żółci, bilirubiny i procesów trawienia.

Układ moczowy. Nerkowy przepływ krwi ulega redystrybucji z kory do rdzenia nerki, najpewniej wskutek kwasicy kanalikowej. Ostatecznie zwiększony skurcz korowych naczyń krwionośnych nerki może prowadzić do rozwoju zespołu wątrobowo-nerkowego i niewydolności nerek.

Układ dokrewny. Wiele hormonów, metabolizowanych w wątrobie, w przebiegu marskości nie ulega inaktywacji. Dlatego estrogeny mogą powodować rozległe zmiany w organizmie. Wątroba jest głównym źródłem białek wiążących hormony i białek transportowych. Marskość wątroby zaburza metabolizm wielu hormonów, takich jak tyroksyna i insulina.

Układ krwiotwórczy. Marskość wątroby prowadzi do niedokrwistości makrocytarnej (z powodu niedoboru kwasu foliowego i witaminy B_{12}) lub mikrocytarnej (z powodu niedoboru żelaza). Występuje większa skłonność do krwawienia.

Układ immunologiczny. Niektóre schorzenia wątroby mają podłoże immunologiczne, a nawet te, które nie są immunozależne, wpływają na jego czynności. Na przykład przeciwciała IgA są metabolizowane przez wątrobę, dlatego pacjenci z marskością mają wysokie stężenie przeciwciał IgA w surowicy krwi. Przeciwciała IgA mogą się gromadzić w obrębie kłębuszków nerkowych, prowadząc do nefropatii IgA. Większość pacjentów z marskością wątroby jest bardziej podatna na zakażenia, co wskazuje na nieprawidłowe działanie układu immunologicznego.

Skóra. Najlepiej poznane zmiany na skórze obejmują pajączki wątrobowe (naczyniaki gwiaździste), rumień dłoniowy i wylewy krwawe. Świąd jest spowodowany nadmiarem kwasów żółciowych we krwi. Żółtaki (kępki żółte) są typowym objawem przewlekłej cholestazy i wynikiem hipercholesterolemii.

Ośrodkowy układ nerwowy. Niezdolność wątroby do eliminacji endo- i egzogennych toksyn i substancji neurotropowych ma szczególny wpływ na funkcje mózgu i powoduje encefalopatię wątrobową. Stan ten jest odwracalny, a objawy kliniczne ustępują po transplantacji wątroby.

Transplantacja jest jedynym skutecznym leczeniem marskości wątroby.

Marskość wątroby wcześniej była chorobą nieuleczalną, ale obecnie większość pacjentów może być leczona przez alotransplantację wątroby. Do transplantacji służą wątroby pobrane od zmarłych i żywych dawców. Roczna przeżywalność po przeszczepie wynosi ponad 90%, ale niewydolność wątroby rozwija się u około 10–25% pacjentów, u których można wykonać kolejną transplantację.

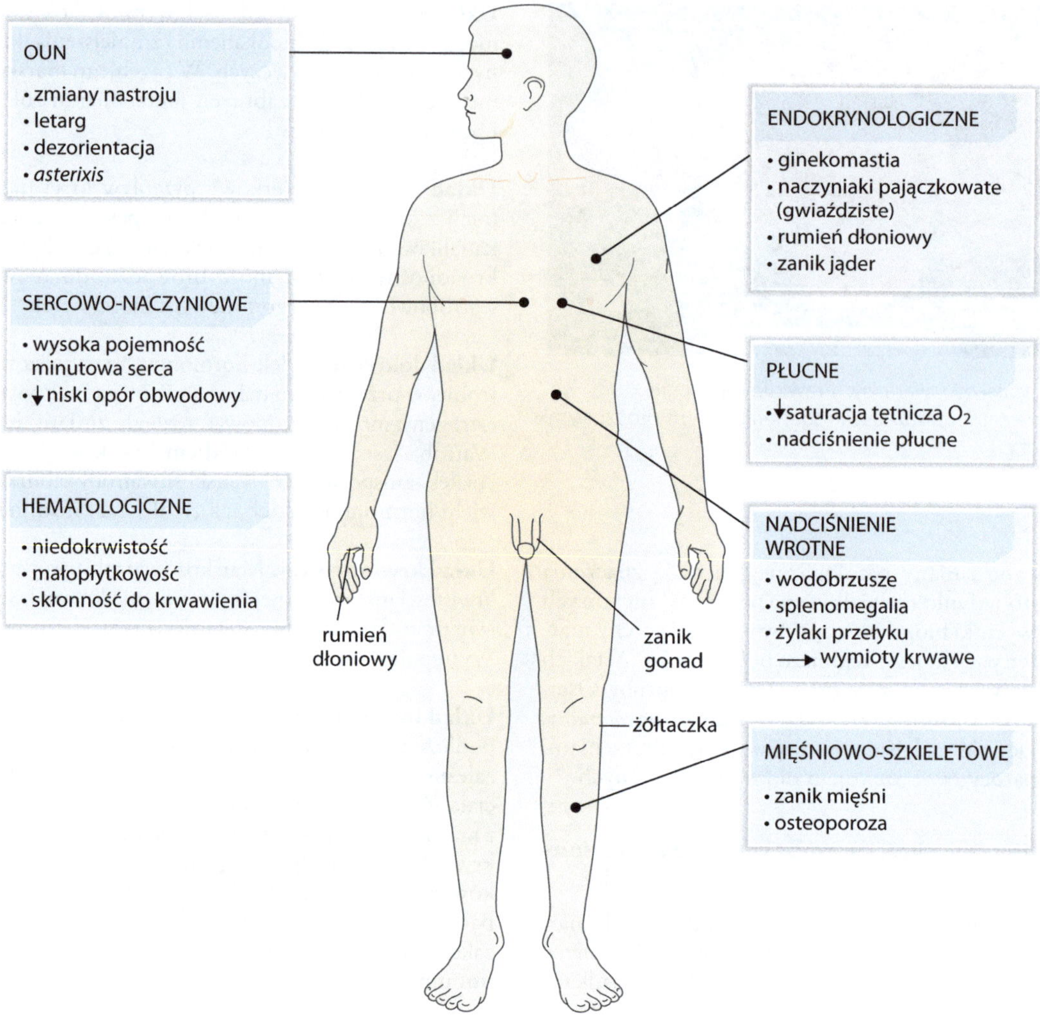

Ryc. 8-35. Objawy kliniczne marskości wątroby.

Tabela 8-15. Przedmiotowe objawy kliniczne marskości wątroby

OBJAWY PRZEDMIOTOWE	CZĘSTOŚĆ (%)
Wyczuwalna wątroba	96
Żółtaczka	68
Wodobrzusze	6
Naczyniaki gwiaździste	49
Poszerzone żyły ściany brzucha	47
Splenomegalia	46
Zanik jąder	45
Rumień dłoniowy	37
Gorączka (niezakaźna)	22
Śpiączka wątrobowa	18
Ginekomastia	15
Przykurcz Dupuytrena	5

Źródło: W. Powell, G. Klatskin: Duration of survival in patients with Laennec's cirrhosis. Am J Med 44:406–414, 1968.

Transplantacja wątroby jest poważną operacją, dlatego jedynie pacjenci z zaawansowanym schorzeniem wątroby powinni być kwalifikowani do przeszczepu. Transplantację przeprowadza się u pacjentów z ostrą niewydolnością wątroby (z powodu rozległej martwicy wątroby) lub ze schyłkową postacią marskości wątroby. Stopień niewydolności wątroby jest oceniany na podstawie klasyfikacji Childa i Pugha (kryteria przedstawiono w tab. 8-16).

Transplantacja wątroby zmieniła podejście do leczenia marskości wątroby, wcześniej choroby nieuleczalnej. Ponad 85% pacjentów po transplantacji wraca do normalnej aktywności i ponad 90% nie ma żadnych większych problemów zdrowotnych.

Przyczyny niepowodzenia transplantacji:

- **Powikłania chirurgiczne.** Obejmują niewydolność przeszczepu z powodu rozejścia się szwów chirurgicznych, zwężenia dróg żółciowych, zakrzepicy naczyniowej i zakażenia.

Tabela 8-16. Klasyfikacja Childa i Pugha oceniająca stopień niewydolności wątroby

PARAMETRY/WYNIKI LABORATORYJNE	MINIMALNA (1 PUNKT)	UMIARKOWANA (2 PUNKTY)	ZAAWANSOWANA (3 PUNKTY)
Bilirubina (mg/dl)	< 2,0	2,0–3,0	> 3,0
Albuminy (g/dl)	> 3,5	2,8–3,5	< 2,8
Wodobrzusze	nie ma	umiarkowane, łatwo kontrolowane	napięte, źle kontrolowane
Czas protrombinowy (PT)	1–3	4–6	> 6
INR*	< 1,7	1,7–2,3	> 2,3
Encefalopatia	nie ma	stadia 1–2	stadia 3–4

Suma punktów:
5–6: Child-Pugh klasa A,
7–9: Child-Pugh klasa B,
10–15: Child-Pugh klasa C.

* INR (*international normalized ratio*) jest standaryzowanym czasem protrombinowym, uwzględniającym wrażliwość na antykoagulanty. Źródło: R.N.H. Pugh, I.M. Murray-Lyon, J.L. Dawson (i wsp.): Transection of the oesophagus for bleeding oesophageal varices. Br J Surg 60:649, 1973.

- **Odrzucenie przeszczepu.** W większości przypadków odrzucanie przeszczepu można zatrzymać nowoczesnymi lekami immunosupresyjnymi. *Odrzucenie duktopeniczne*, cechujące się utratą dróg żółciowych i włóknieniem w obrębie krążenia wrotnego, jest późnym powikłaniem bez możliwości skutecznego leczenia.
- **Nawrót pierwotnego schorzenia wątroby.** Zasadniczo u pacjentów z wirusowym zapaleniem wątroby typu C dochodzi do zakażenia zdrowej przeszczepionej wątroby, co w konsekwencji prowadzi ponownie do marskości. W przeszczepionej wątrobie również mogą się ujawnić choroby autoimmunologiczne, takie jak pierwotna żółciowa marskość wątroby.
- **Zakażenia związane z immunosupresją.** Najczęściej (w 15–25% przypadków) dochodzi do zakażenia wirusem cytomegalii (CMV). Zakażenie może być skutecznie kontrolowane lekami przeciwwirusowymi. Wstępujące zakażenia bakteryjne mogą być spowodowane przez normalną jelitową florę bakteryjną. Grzybica może wystąpić u pacjentów leczonych silnymi lekami immunosupresyjnymi i antybiotykami.
- **Zaburzenia czynnościowe.** Mniej więcej u około 20–30% pacjentów po przeszczepie występują zaburzenia czynności nerek, płuc i ośrodkowego układu nerwowego. Zwykle obserwuje się je w kilku pierwszych miesiącach po transplantacji.

CHOROBY DRÓG ŻÓŁCIOWYCH

Choroby dróg żółciowych są ważną przyczyną zachorowalności. Najważniejszymi z nich są: (1) kamica żółciowa, (2) zakażenia dróg żółciowych i (3) guzy.

Jest wiele przyczyn powstawania kamieni żółciowych. Kamica żółciowa jest częstą chorobą.

Kamica żółciowa jest jedną z najczęstszych chorób wątrobowo-żółciowych. Najważniejsze czynniki ryzyka powstawania kamieni żółciowych:

Płeć żeńska. Zapadalność u kobiet jest trzykrotnie wyższa niż u mężczyzn. Estrogeny hamują enzymatyczną konwersję cholesterolu do kwasów żółciowych i wzrasta stężenie cholesterolu w żółci. Progesteron hamuje kurczliwość mięśniówki pęcherzyka żółciowego i zwalnia jego opróżnianie, co pozwala na gromadzenie błotka żółciowego. Wzrost stężenia estrogenów i progesteronu w okresie ciąży ma działanie synergistyczne.

Wiek. Zapadalność wzrasta z wiekiem u kobiet i u mężczyzn. Przed menopauzą kamica występuje częściej u kobiet niż u mężczyzn (3:1), po menopauzie zaś stosunek ten się zmniejsza do 2:1.

Otyłość. Hiperlipidemia powoduje zwiększone wydalanie cholesterolu do żółci.

Dziedziczna hipercholesterolemia i hiperlipidemia. Czynniki genetyczne odgrywają istotną rolę i prawdopodobnie odpowiadają za różnice rasowe w zapadalności na kamicę żółciową. Najwyższą zapadalność stwierdza się u Indian Pima; rdzenni Amerykanie wykazują w ogólności wysoką skłonność do kamicy żółciowej. Największą rolę odgrywa sposób życia i dieta. Na przykład wprowadzenie zachodniej diety zwiększyło zapadalność na kamicę żółciową w Japonii, gdzie uprzednio była ona niska.

Choroby wątroby. Zmiany w metabolizmie kwasów żółciowych, cholesterolu i fosfolipidów, występujące w przebiegu marskości wątroby, są związane ze wzrostem zapadalności na kamicę żółciową.

Choroby przewodu pokarmowego. Wiele chorób jelit, takich jak zespół krótkiej pętli z nadmiernym rozwojem flory bakteryjnej, choroby prowadzące do zaburzeń motoryki jelit oraz choroby zapalne jelit (choroba Crohna), zmieniają wydzielanie i krążenie jelitowo-wątrobowe kwasów żółciowych, uczestnicząc jednocześnie w tworzeniu kamieni żółciowych.

Niedokrwistość hemolityczna. Nadmierne wytwarzanie bilirubiny w następstwie hemolizy erytrocytów w dziedzicznej sferocytozie, niedokrwistości sierpowatokrwinkowej i innych przewlekłych niedokrwistościach hemolitycznych ułatwia tworzenie kamieni barwnikowych.

Infekcje dróg żółciowych. Bakterie ułatwiają nukleację miceli żółciowych, co jest istotną przyczyną powstawania kamieni. W krajach tropikalnych motylica wątrobowa *(np. Opistorchis sinensis)* jest ważną przyczyną chorób żółciowych i przyczynia się do tworzenia się kamieni żółciowych.

Kamienie żółciowe wywołują ostre objawy po przedostaniu się do zewnątrzwątrobowych dróg żółciowych.

Kamienie żółciowe są najczęściej klinicznie bezobjawowe. Większość kamieni żółciowych jest zbudowana głównie z cholesterolu. Kamienie te zwykle występują pojedynczo i mają tendencję do szybkiego osiągania wielkości uniemożliwiającej im wejście do przewodu pęcherzykowego. Nie zaburzają one przepływu żółci i zwykle nie powodują bólu, będącego skutkiem zaklinowania się niewielkich kamieni w przewodzie pęcherzykowym albo przewodzie żółciowym wspólnym.

Ostre objawy i powikłania kamicy dróg żółciowych zależą od umiejscowienia kamieni żółciowych (ryc. 8-36) i obejmują: (1) kolkę żółciową, (2) ostre zapalenie pęcherzyka żółciowego i (3) niedrożność dróg żółciowych.

Kolka żółciowa. Ból jest wynikiem obecności kamienia w przewodzie pęcherzykowym lub przewodzie żółciowym wspólnym. Zazwyczaj pojawia się po upływie 15 minut do 1–2 godzin po spożyciu tłustego posiłku. Często budzi pacjenta. Czasem pojawia się po nietłustych posiłkach albo jest niezależny od posiłku. Chociaż ból ten nazywa się „kolką żółciową", nie ma on charakteru bólu kurczowego, lecz raczej rozwijającego się powoli tępego bólu w podżebrzu. Trwa on zwykle kilka godzin i mogą mu towarzyszyć nudności i wymioty.

Ostre zapalenie pęcherzyka żółciowego. Zapalenie pęcherzyka żółciowego jest skutkiem niedrożności przewodu pęcherzykowego. Jest to zapalenie chemiczne, ale w większości przypadków w kilka godzin od wystąpienia pierwszych objawów rozwija się wtórne zakażenie bakteryjne. Wskutek interakcji zastoinowej żółci z komórkami pęcherzyka żółciowego powstają mediatory stanu zapalnego, takie jak prostaglandyny i cytokiny. Zaburzenia krążenia, spowodowane zwiększonym ciśnieniem śródpęcherzykowym, mogą spowodować martwicę niedokrwienną, krwawienie i nacieki neutrofilów. Rozciągnięta ściana pęcherzyka żółciowego jest objęta stanem zapalnym i staje się wrażliwa w badaniu fizykalnym (**objaw Murphy'ego**). Typowo stwierdza się ból w prawym podżebrzu, nasilający się przy głębokim oddychaniu, co zmusza pacjentów do wstrzymywania oddechu. Obecność ostrego stanu zapalnego potwierdza leukocytoza. Próby wątrobowe i poziom amylazy są w granicach normy bądź nieznacznie podwyższone. Hiperbilirubinemia i podwyższona aktywność fosfatazy zasadowej wskazują na blokadę przewodu żółciowego wspólnego lub wstępujące zapalenie dróg żółciowych. Wzrost aktywności amylazy wskazuje na zapalenie trzustki. Często występuje zakażenie bakteryjne. Antybiotykoterapia lekami o szerokim zakresie działania jest zwykle konieczna przed zabiegiem cholecystektomii.

Niedrożność dróg żółciowych. Drobne kamienie żółciowe z pęcherzyka żółciowego mogą przechodzić przez przewód pęcherzykowy do przewodu żółciowego wspólnego. U niektórych pacjentów dochodzi do tworzenia kamieni w obrębie przewodu żółciowego wspólnego. Jest to typowe dla pacjentów po cholecystektomii. Kamienie w obrębie przewodu żółciowego wspólnego blokują przepływ żółci. Klinicznie blokada przewodu żółciowego wspólnego objawia się bólem (podobnym do bólu spowodowanego przez niedrożność przewodu pęcherzykowego), hiperbilirubinemią i żółtaczką. Próby wątrobowe są nieprawidłowe. Aktywność fosfatazy zasadowej jest znacznie podwyższona. W przedłużającej się niedrożności poziomy AspAT i AlAT wracają do normy, natomiast utrzymuje się podwyższona aktywność fosfatazy zasadowej. Niedrożność na poziomie brodawki Vatera może powodować zarzucanie żółci do przewodu trzustkowego i ostre zapalenie trzustki.

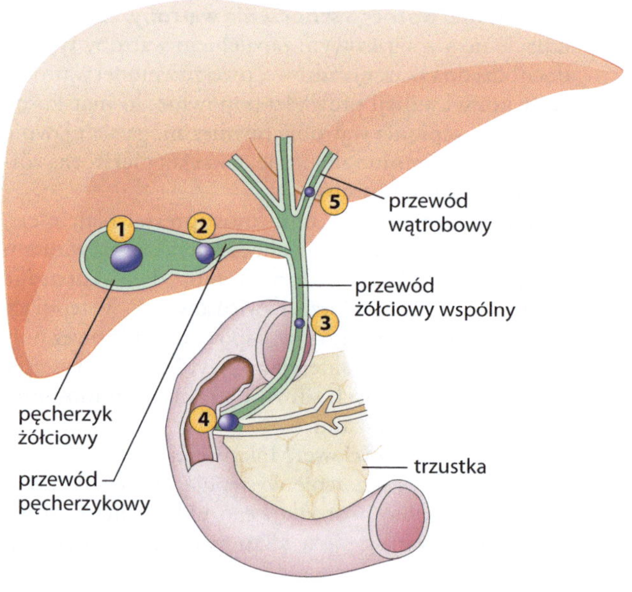

Ryc. 8-36. Ostre objawy związane z kamicą żółciową. Zróżnicowanie objawów zależy od umiejscowienia kamieni żółciowych. 1. Kamienie żółciowe w pęcherzyku żółciowym mogą być bezobjawowe. 2. Kamień żółciowy w przewodzie pęcherzykowym może powodować ostre zapalenie pęcherzyka żółciowego i kolkę wątrobową. 3. Blokada przewodu żółciowego wspólnego powoduje kolkę żółciową i żółtaczkę. 4. Blokada brodawki Vatera lub bańkowej części przewodu żółciowego wspólnego może powodować żółtaczkę i objawy zapalenia trzustki. 5. Blokada przewodu wątrobowego może przebiegać bezobjawowo lub może powodować żółtaczkę i objawy zapalenia dróg żółciowych i wątroby.

Uwaga

> Badanie ultrasonograficzne jest metodą z wyboru do wykrywania kamieni żółciowych (czułość >95%).
> Endoskopowa wsteczna cholangiopankreatografia jest doskonałą metodą diagnostyczną, umożliwia także usuwanie kamieni żółciowych z przewodu żółciowego wspólnego.
> Scyntygrafia wątrobowo-żółciowa z użyciem promieniotwórczych pochodnych kwasu iminodwuoctowego (*imidodiacetic acid derivatives* – IDA) jest doskonałą metodą w rozpoznawaniu niedrożności przewodu pęcherzykowego – uniwersalnej przyczyny ostrego zapalenia pęcherzyka żółciowego.

Przewlekła kamica żółciowa jest zazwyczaj bezobjawowa i rzadko jest przyczyną powikłań wymagających leczenia operacyjnego.

Około 60–80% pacjentów z kamicą żółciową nie ma objawów klinicznych, a tylko 3–5% pacjentów ostatecznie wymaga cholecystektomii. Możliwe powikłania przewlekłego zapalenia pęcherzyka żółciowego przedstawiono na ryc. 8-37.

Kamienie żółciowe, drażniąc mechaniczne pęcherzyk żółciowy, powodują jego stan zapalny. Objawy przewlekłego zapalenia pęcherzyka żółciowego są zazwyczaj niejasne i nieswoiste. Przewlekłe zapalenie może powodować powstawanie zrostów z przylegającymi częściami jelita, co ostatecznie prowadzi do tworzenia przetok pęcherzykowo-jelitowych. Kamienie żółciowe, przechodzące przez przetokę do jelita, mogą powodować mechaniczną niedrożność jelit.

Czasami przewlekłemu zapaleniu towarzyszą rozległe procesy włóknienia i wapnienia pęcherzyka, w wyniku czego powstaje tzw. porcelanowy pęcherzyk żółciowy. Zwężenie przewodu pęcherzykowego i zapalenie mogą powodować objawy ostrego zapalenia pęcherzyka żółciowego. Pęknięcie zapalnie zmienionego pęcherzyka żółciowego wywołuje zapalenie otrzewnej. Zakażenie z pęcherzyka żółciowego może się szerzyć na wątrobowe drogi żółciowe i spowodować wstępujące zapalenie dróg żółciowych i ropnie wątroby.

Zwężenie przewodu żółciowego wspólnego powoduje żółtaczkę, zapalenie trzustki i zaburzenia wchłaniania.

Zapalenia pęcherzyka żółciowego w przebiegu innych chorób mogą mieć poważne rokowanie. W związku z tym zaleca się profilaktyczną cholecystektomię u pacjentów z kamicą żółciową i z takimi chorobami współistniejącymi, jak:

- **Cukrzyca.** W porównaniu z osobami zdrowymi pacjenci z cukrzycą są bardziej podatni na zakażenia i mają tendencję do rozwoju ostrego bakteryjnego zapalenia pęcherzyka żółciowego. Usunięcie zakażonego pęche-

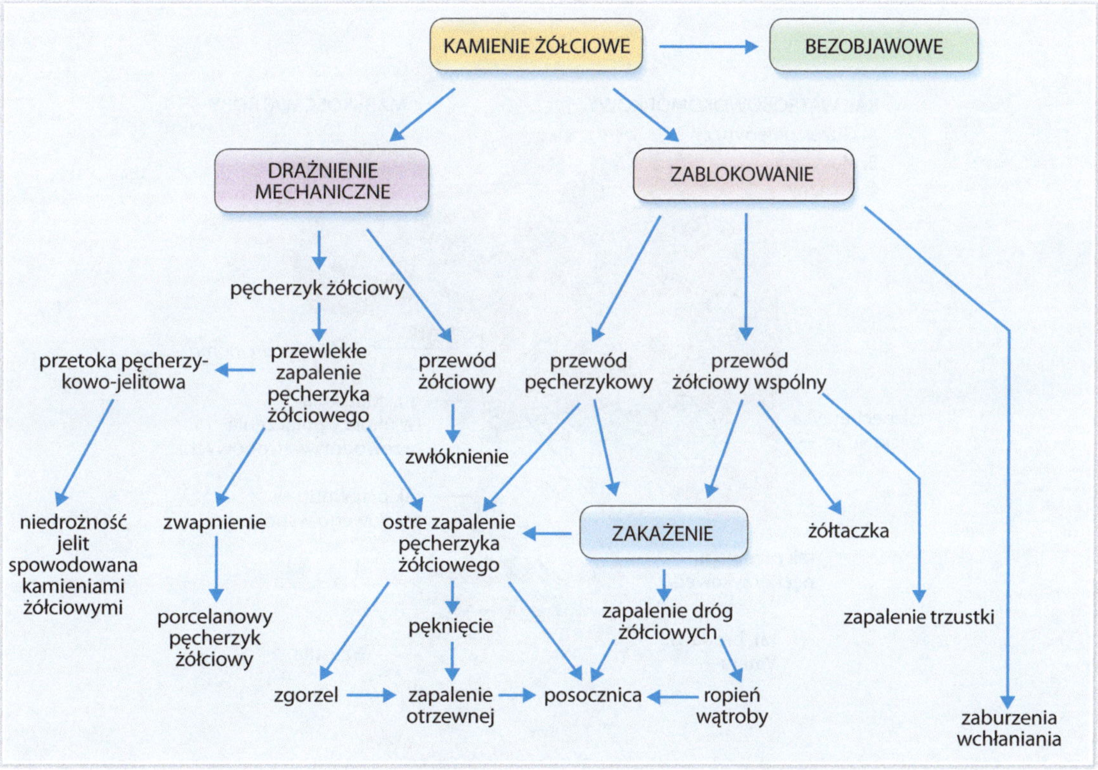

Ryc. 8-37. Powikłania przewlekłego zapalenia pęcherzyka żółciowego.

rzyka żółciowego jest związane z 10% śmiertelnością, dlatego też u tych pacjentów celowa jest profilaktyczna cholecystektomia.

- **Niedokrwistość sierpowatokrwinkowa.** Kamienie barwnikowe, które powstają u tych pacjentów, często wywołują nawrotowe zapalenia pęcherzyka żółciowego, niekiedy trudne do zróżnicowania z przełomem wątrobowym.
- **Porcelanowy pęcherzyk żółciowy.** Jest postacią przewlekłego zapalenia pęcherzyka żółciowego, w którym pęcherzyk jest rozdęty, sztywny i zwapniały. Jest dobrze znanym czynnikiem ryzyka rozwoju nowotworów złośliwych pęcherzyka żółciowego.

GUZY WĄTROBY

Guzy wątroby mogą być łagodne lub złośliwe. Najczęstsze guzy łagodne wątroby to **naczyniaki** (*haemangioma*), występujące u 7% zdrowych ludzi. Zazwyczaj guzy takie są rozpoznawane podczas tomografii komputerowej i nie wymagają leczenia.

Łagodne **gruczolaki wątroby** są stosunkowo rzadkie. U kobiet występują częściej niż u mężczyzn. Zmiany te muszą być różnicowane z ogniskową guzkową hiperplazją (*focal nodular hyperplasia* – FNH), podobną do nowotworowej proliferacji komórek wątroby, zazwyczaj wokół włóknistej tkanki bliznowatej. Gruczolaki mogą przechodzić w raka wątroby, dlatego zazwyczaj są usuwane. Natomiast FNH nie jest związana z progresją do zmian złośliwych i nie wymaga usunięcia, jeżeli jest niewielkich rozmiarów.

Guzy złośliwe wątroby mogą być pierwotne lub wtórne (przerzutowe). W Stanach Zjednoczonych przerzutowe guzy wątroby są częstsze niż guzy pierwotne. Pierwotne guzy dzieli się na: (1) **raki wątrobowokomórkowe** (*hepatocellular carcinomas* – HCC), (2) **raki z komórek dróg żółciowych** (*cholangiocellular carcinoma*) i (3) **mięsaki pochodzące z komórek Kupffera** lub innych komórek podścieliska wątroby (ryc. 8-38). Guzy pochodzące z pęcherzyka żółciowego lub zewnątrzwątrobowych dróg żółciowych mają taki sam obraz histologiczny jak *cholangiocarcinoma*. Poniżej zostanie omówiony rak wątrobowokomórkowy.

Uwaga

- W wątrobach bez marskości stwierdza się typ włóknisto-błonowy HCC.
- Występuje on u młodych osób między 5. a 35. rokiem życia i ma rokowanie znacznie lepsze niż typowy HCC.
- Aktywność α-fetoproteiny jest w granicach prawidłowych.

Rak wątrobowokomórkowy zazwyczaj rozwija się w przebiegu marskości wątroby.

Marskość wątroby jest głównym czynnikiem ryzyka rozwoju HCC. Pacjenci z marskością wątroby w przebiegu wirusowego zapalenia wątroby typu B lub C bądź z hemochromatozą są grupą wyższego ryzyka w porównaniu z pacjentami

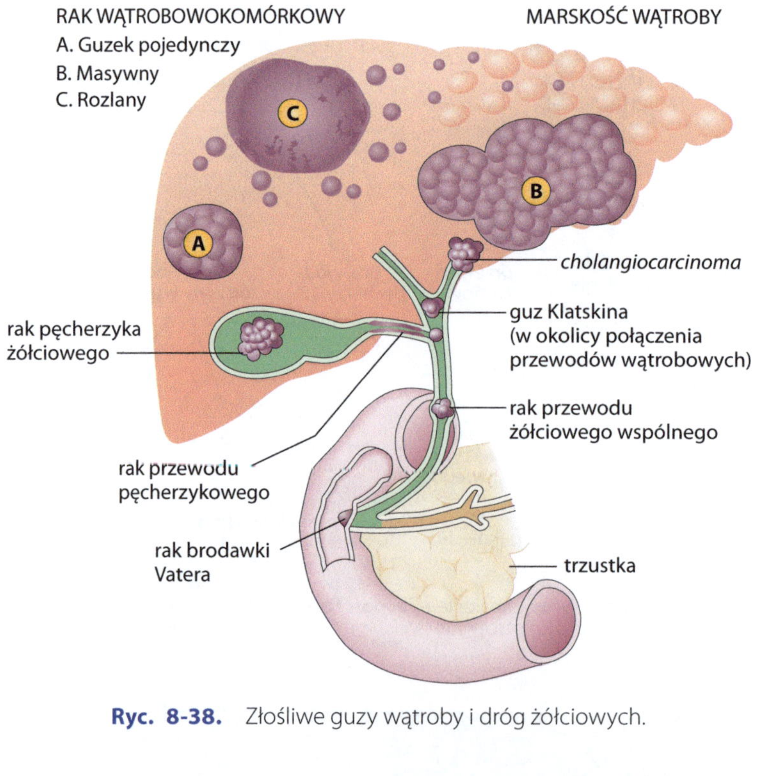

Ryc. 8-38. Złośliwe guzy wątroby i dróg żółciowych.

z marskością wątroby spowodowaną przez alkohol lub z pierwotną marskością żółciową wątroby. Z praktycznego punktu widzenia wszyscy pacjenci z marskością wątroby powinni być traktowani jako grupa o wyższym ryzyku rozwoju raka wątroby. Z nieznanych przyczyn HCC dotyczy częściej mężczyzn niż kobiet (4:1). Pacjenci z pierwotnym stwardniającym zapaleniem dróg żółciowych są grupą szczególnie zagrożoną rozwojem *cholangiocarcinoma*. Warto zauważyć, iż w mniej więcej 25–30% przypadków HCC rozwija się w wątrobach bez cech marskości.

Rak wątrobowokomórkowy różni się od innych guzków w marskiej wątrobie.

Jedyna szansa wyleczenia HCC leży we wczesnym rozpoznaniu tego złośliwego guza. Wczesna diagnostyka raka zależy od właściwej oceny ultrasonograficznej, tomografii komputerowej lub rezonansu magnetycznego. Ważna jest również ocena serologiczna przez oznaczenie stężenia AFP oraz wykonanie celowanej biopsji podejrzanych guzków. Guzki złośliwe różnią się od otaczających je guzków regeneracyjnych, a różnice te można zauważyć na podstawie takich badań, jak:

- **Ultrasonografia.** Większość raków wątroby jest hipoechogeniczna; inne guzki, które mają mieszaną echogeniczność i różnią się od przylegającego miąższu, powinny być uważane za zmiany podejrzane.
- **Tomografia komputerowa.** Raki wątroby zwiększają procesy angiogenezy, dlatego przepływ krwi przez tkanki guza jest większy. Tomografia komputerowa ze środkiem cieniującym ujawnia zwiększony wychwyt środka cieniującego w obrębie guza w fazie tętniczej i szybkie osłabienie w fazie żylnej badania.
- **Rezonans magnetyczny.** Guzy są hipodensyjne w projekcji T_1-zależnej i hiperdensyjne w projekcji T_2-zależnej. Podanie gadoliny wzmacnia obraz guza.
- **α-fetoproteina.** Raki wątrobowokomórkowe wydzielają AFP, która jest stosunkowo dobrym markerem nowotworowym raka wątroby. Nawet małe raki wątrobowo-komórkowe podnoszą poziom AFP 10-krotnie (norma: <40 ng/dl). Poziom AFP w surowicy krwi w granicach 2000–5000 ng/dl jest częsty.

Rak wątrobowokomórkowy prowadzi do powiększenia wątroby.

Z patologicznego punktu widzenia rak wątrobowokomórkowy może występować w trzech postaciach, a mianowicie jako:

- guzek pojedynczy,
- duża umiejscowiona zmiana,
- guz rozlany naciekający/wieloogniskowy.

Jedynie umiejscowiony pojedynczy guzek lub kilka małych guzków ograniczonych do niewielkiego obszaru wątroby są uleczalne przez wykonanie hepatektomii z następową transplantacją wątroby. Większość guzków jest otoczona guzkami satelitarnymi, co wskazuje na postępujący, naciekowy charakter wzrostu guza. Małe guzy zwykle mają przebieg bezobjawowy. Niestety w 60-70% przypadków HCC ma charakter rozległych lub rozlanych zmian, naciekających guzów wieloogniskowych, co prowadzi do powiększenia wątroby, która staje się tkliwa; wiąże się to z bólem w prawej okolicy podżebrowej.

Uwaga

> Nie wszystkie zmiany guzowate w obrębie wątroby mają charakter złośliwy. Należy pamiętać o tym szczególnie u pacjentów bez marskości wątroby.
> Rozpoznanie różnicowe powinno obejmować stany zapalne (np. ropień wątroby, ziarniniak pełzakowy [*ameboma*], torbiel tasiemca bąblowcowego), wrodzone torbiele rozwojowe (np. wielotorbielowate zwyrodnienie wątroby), guzy łagodne, które mogą być dużych rozmiarów (np. gruczolak komórek wątrobowych albo ogniskowy rozrost guzkowaty [*focal nodular hyperplasia* – FNH]).

Rak wątrobowokomórkowy niszczy miąższ wątroby i nacieka naczynia krwionośne.

Rak wątrobowokomórkowy niszczy otaczający go miąższ wątroby, prowadząc w następstwie do wzrostu wartości prób wątrobowych i żółtaczki. Guz ma skłonność do naciekania żył, może więc spowodować nagły wzrost ciśnienia w dorzeczu żyły wrotnej. Zjawisku naciekania żył przez tkanki guza towarzyszy zakrzepica. Guz naciekający naczynia krwionośne powoduje ich zwężenie, co nasila wodobrzusze, mogące przejść w fazę krwotoczną. Obecność komórek guza w obrębie żył wątrobowych jest związana z powstaniem przerzutów płucnych.

Rak wątrobowokomórkowy może prowadzić do rozwoju zespołów paraneoplastycznych i zaburzeń metabolicznych.

Rak wątrobowokomórkowy składa się z czynnych metabolicznie komórek wątrobowopodobnych. Hipoglikemia występuje u 30% pacjentów z rakiem wątrobowokomórkowym. U części chorych jest spowodowana zwiększeniem wychwytu i zużycia glukozy z krwi. Część guzów wydziela insulinopodobne czynniki wzrostu, głównie IGF-2 (*insulin-like growth factor 2*), biorące udział w powstawaniu hipoglikemii. Niektóre guzy uwalniają cholesterol, który nie jest eliminowany z żółcią, co prowadzi do hipercholesterolemii. Nadmiar erytropoetyny prowadzi do czerwienicy. Substancje podobne do parathormonu są odpowiedzialne za hiperkalcemię. Nadmiar hormonu tyreotropowego prowadzi do nadczynności tarczycy. Najczęstsze zaburzenia w przebiegu raka wątrobowokomórkowego przedstawiono w tab. 8-17.

Patogenezę najważniejszych objawów klinicznych przedstawiono na ryc. 8-39.

Uwaga

> Zmiany przerzutowe w wątrobie są znacznie częstsze niż pierwotne guzy złośliwe (w Stanach Zjednoczonych). Każdy guz złośliwy może dawać przerzuty do wątroby, jakkolwiek najczęściej pochodzi on z 5 narządów (płuca, jelita, sutek, trzustka i żołądek), które można zapamiętać mnemotechnicznie jako **LIMPS** (***l**ung, **i**ntestine, **m**ammary, **p**ancreas, **s**tomach*).

Tabela 8-17. Możliwe skutki metaboliczne i hormonalne obecności raka wątrobowokomórkowego

Czerwienica prawdziwa
Hipoglikemia
Hiperkalcemia
Hipercholesterolemia
Nadczynność tarczycy
Ginekomastia
Porfiria rzekoma

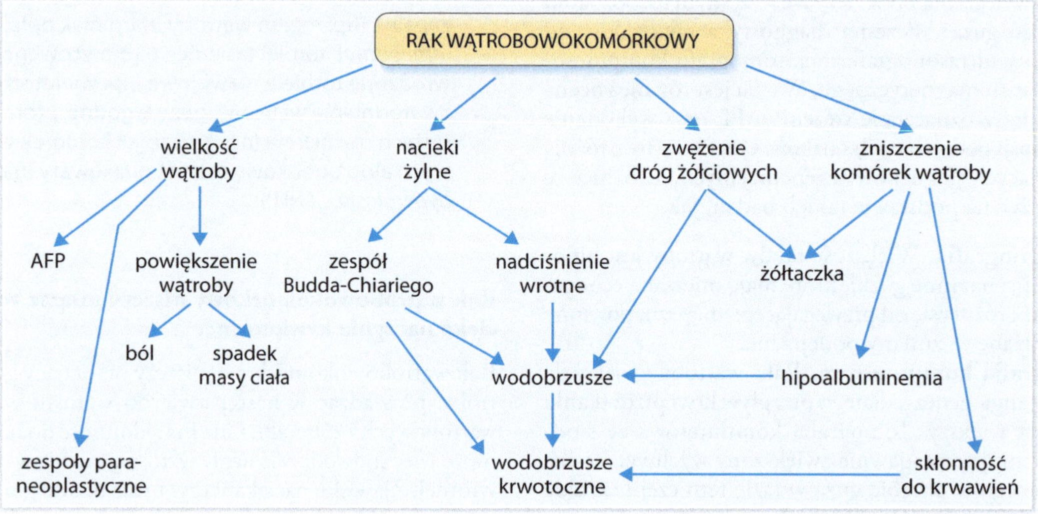

Ryc. 8-39. Objawy kliniczne raka wątrobowokomórkowego. AFP (α-fetoproteina).

PRZYPADKI KLINICZNE

Przypadek 1. ŻÓŁTACZKA O NAGŁYM POCZĄTKU

Wywiad. Trzydziestoletnia, poprzednio zdrowa kobieta wróciła z wakacji w Ameryce Środkowej. Dwa tygodnie później wystąpiły: umiarkowana gorączka, znużenie i utrata apetytu. Kilka dni później jej przyjaciel zauważył u niej żółtawe zabarwienie powłok[1]. Ponadto kobieta spostrzegła, że jej mocz jest brązowy i pienisty[2].

Badania laboratoryjne. Podwyższone stężenie bilirubiny[3] w surowicy krwi. Bilirubina głównie w postaci bezpośredniej[4].

Badanie serologiczne. Wysokie miano przeciwciał przeciwko wirusowemu zapaleniu wątroby typu A (typ IgM)[5].

Przebieg. Całkowity powrót do zdrowia po kilku tygodniach[6].

Pytania i zagadnienia do dyskusji:
1. Definicja żółtaczki? Jak rozpoznać żółtaczkę?
2. Dlaczego mocz jest brązowy i spieniony? Czy mocz zmienia kolor w każdej postaci żółtaczki?
3. Co to jest bilirubina? Jaki jest metabolizm bilirubiny?
4. Jaka jest różnica między bilirubiną bezpośrednią a bilirubiną pośrednią? Czy zwykle krew zawiera obydwie postacie bilirubiny – bezpośrednią i pośrednią?
5. Jakie znaczenie kliniczne ma ustalenie rodzaju przeciwciał przeciwko HAV typu IgM albo IgG?
6. Jaki jest przebieg infekcji HAV? Czy występują istotne późne powikłania?

Przypadek 2. WYMIOTY KRWIĄ

Wywiad. U 50-letniego chorego, dotychczas zdrowego, wystąpiły krwiste wymioty; był hospitalizowany z powodu wstrząsu hipowolemicznego.

Wywiad rodzinny. Jako student dożylnie nadużywał narkotyków. Nie pije alkoholu. Nie operowany. Nie przetaczano choremu krwi[2].

Badanie przedmiotowe. Umiarkowane wodobrzusze, rumień dłoniowy, splenomegalia[3]. Badanie endoskopowe ujawniło obecność żylaków[4], które zostały podwiązane i skoagulowane. Ultrasonografia wykazała zmniejszenie rozmiarów wątroby.

Badania laboratoryjne

- Niskie stężenie albumin[6].
- Niewielki wzrost poziomu AspAT[6], AlAT[6] i fosfatazy zasadowej[6].
- Bilirubina nieznacznie podwyższona w surowicy krwi[6].
- Wydłużony czas protrombinowy[6].
- Niskie stężenie erytrocytów[6] i hemoglobiny[6].
- Normalna wartość MCV[6].
- Obecne przeciwciała przeciwko wirusowemu zapaleniu wątroby typu C[7].

Biopsja wątroby. Przezszyjna biopsja wątroby[8] wykazała nieregularne zwłóknienia otaczające małe guzki. W tkance włóknistej widoczne były znaczne nacieki limfocytarne. Komórki wątroby charakteryzowały się ogniskowymi ogniskami stłuszczenia[9].

Przebieg. Pacjent wpisany na listę osób oczekujących na przeszczep wątroby[10].

Pytania i zagadnienia do dyskusji:

1. Czy synonimem wymiotów krwią jest określenie *hematemesis*? Co jest najczęstszą przyczyną *hematemesis*?
2. Jakie informacje z wywiadu są istotne? Jakie powinno się postawić pytania, aby określić możliwe przyczyny nadciśnienia wrotnego?
3. Jak wyjaśnić patogenezę wodobrzusza, rumienia dłoniowego i powiększenia śledziony? Czy są one wzajemnie powiązane?
4. Co to są żylaki? Jaka jest najczęstsza przyczyna żylaków przełyku?
5. Dlaczego wątroba jest mała?
6. Jakie jest znaczenie wymienionych wyżej wyników badań laboratoryjnych?
7. Czy przeciwciała przeciwko HCV są diagnostyczne w tej chorobie wirusowej?
8. Dlaczego biopsja została wykonana przez żyłę szyjną?
9. Czy obserwowane zmiany patologiczne mają znaczenie diagnostyczne w przypadku innych schorzeń wątroby? Czy zmiany dostarczają jednoznacznej odpowiedzi co do przyczyny choroby wątroby w tym przypadku?
10. Dlaczego powinno się rozważyć transplantację wątroby w przypadku tego chorego? Czy choroba może ponownie powrócić po przeszczepie?

Przypadek 3. PRZEDŁUŻAJĄCA SIĘ ŻÓŁTACZKA I ŚWIĄD U DOROSŁEJ KOBIETY

Wywiad. Pięćdziesięcioletnia kobieta uskarża się na umiarkowaną żółtaczkę i uporczywy świąd[1].

Wywiad rodzinny. Niecharakterystyczny. W wywiadzie podaje niedoczynność tarczycy[2], leczoną od 5 lat.

Badanie przedmiotowe. Żółtaczka i zadrapania na ramionach, nogach i plecach. Obecne płaskie kępki żółte wokół obojga oczu[3].

Badania laboratoryjne. Hiperbilirubinemia i hiperlipidemia[4]. Bilirubina obecna w moczu. Inne badania w granicach normy.

Badania serologiczne i oznaczenia antygenów wirusowych ujemne. Stwierdzono wysokie miano przeciwciał antymitochondrialnych[5]. Nie stwierdzono obecności przeciwciał przeciwjądrowych (ANA) i przeciwko mięśniom gładkim (ASM)[6].

Biopsja wątroby. Przezskórna biopsja wątroby wykazała znaczący naciek limfocytów i makrofagów w przestrzeni okołowrotnej z destrukcją dróg żółciowych[7]. Zwłóknienie krążenia wrotnego rozciąga się na płaciki wątrobowe; obecna cholestaza międzypłacikowa[8].

Przebieg. Pacjentka była leczona cholestyraminą. Badanie kontrolne za 6 miesięcy.

Pytania i zagadnienia do dyskusji:

1. Czy nazwa „świąd" jest odpowiednia do obserwowanych dolegliwości? Co może być przyczyną świądu? Jaka jest patogeneza tego objawu u pacjentki z żółtaczką?
2. Jaki jest związek między niedoczynnością tarczycy a chorobą wątroby u tej kobiety?
3. Co to są kępki żółte (*xanthelasma*)? Czym różnią się od żółtaków (*xanthoma*)?
4. Czy hiperbilirubinemia i hiperlipidemia mogą mieć taką samą patogenezę?
5. Jakie jest znaczenie przeciwciał przeciwmitochondrialnych?
6. Jakie jest znaczenie przeciwciał ANA i ASM?
7. Czy wynik biopsji wątroby wyjaśni patogenezę żółtaczki? Czy ta hiperbilirubinemia jest spowodowana bilirubiną sprzężoną czy niesprzężoną ?
8. Czy zwłóknienie dorzecza żyły wrotnej może doprowadzić do marskości wątroby? Jak często zdarza się to w schorzeniach wątroby?

Przypadek 4. BOLESNA POWIĘKSZAJĄCA SIĘ WĄTROBA

Wywiad. Sześćdziesięcioletni mężczyzna z marskością wątroby[1] zauważył wyraźne powiększenie obwodu brzucha, który stał się bolesny[2]. Uskarża się również na ból w prawym podżebrzu.

Wywiad rodzinny. Niecharakterystyczny. W wywiadzie: zaprzecza transfuzjom krwi, nigdy nie używał nielegalnych leków, nie miał żadnego kontaktu z produktami krwiopochodnymi. Jest monogamiczny i nigdy nie miał innych partnerów seksualnych. Nie pije alkoholu, nie ma cukrzycy i nie jest otyły.

Badanie przedmiotowe. Wodobrzusze i powiększona wątroba[3]. Przedni brzeg wątroby jest wyczuwalny i twardy. Śledziona jest znacznie powiększona. Badania endoskopowe ujawniły żylaki przełyku i hemoroidy.

Dynamiczna tomografia komputerowa ukazała obecność zmiany[4] w marskiej wątrobie, którą charakteryzował zwiększony przepływ krwi.

Badania laboratoryjne

- Hipoalbuminemia, INR = 2,0.
- Niewielki wzrost aktywności AspAT, AlAT i fosfatazy alkalicznej.
- Wszystkie markery wirusowe i immunologiczne ujemne.
- Stężenie AFP podwyższone 10-krotnie.

Biopsja wątroby. Guz złośliwy został zidentyfikowany dzięki przezszyjnej biopsji wątroby pod kontrolą ultrasonograficzną[5]. Guz składał się z atypowych, poligonalnych komórek przypominających komórki wątroby[6].

Przebieg. U pacjenta doszło do zakrzepicy żyły wątrobowej, powikłanej zatorowością płucną, i do zgonu[7, 8].

Pytania i zagadnienia do dyskusji:

1. Marskość wątroby, która rozwija się po zakażeniu wirusowym, jest nazywana marskością „pozawątrobową". Jakie są inne postacie marskości? Jak jest nazywana marskość wątroby, która nie ma oczywistej przyczyny?
2. Co jest przyczyną postępującego wodobrzusza u pacjenta z marskością wątroby? Czy podobne objawy mogą być obecne u pacjentów bez marskości wątroby? Jakie stany kliniczne mogą spowodować „obrzęk brzucha"?
3. Jakie są możliwe przyczyny powiększenia wątroby? Dlaczego marska wątroba się powiększa?
4. Jaka zmiana w wątrobie została wykryta podczas tomografii komputerowej?
5. Dlaczego wykonano biopsję przezszyjną pod kontrolą ultrasonografii?
6. Podaj interpretację wyników biopsji wątroby. Jakie są rozpoznanie i diagnostyka różnicowa tych zmian?
7. Dlaczego u tego pacjenta rozwinęła się zakrzepica żyły wątrobowej?
8. Czy ten pacjent ma zespół Budda-Chiariego?

Przypadek 5. NAGŁY BÓL W PRAWYM PODŻEBRZU

Wywiad. U czterdziestoletniej ciężarnej (30. tydzień ciąży) kobiety wystąpił silny ból w prawym podżebrzu z towarzyszącymi nudnościami i wymiotami[1]. Ból zaczął się po obiedzie z okazji Święta Dziękczynienia, a ponieważ nie ustępował, pacjentka została przyjęta do szpitala.

Wywiad rodzinny. Niecharakterystyczny. W wywiadzie: 3 ciąże o prawidłowym przebiegu. Jest otyła i ma kłopoty z nadwagą[2].

Badanie przedmiotowe. Pacjentka jest cierpiąca i niespokojna. Poci się i ma umiarkowaną gorączkę. Stwierdza się dodatni objaw Murphy'ego. Prawy górny kwadrant brzucha jest bolesny w badaniu przedmiotowym. Badanie ultrasonograficzne wykazało obecność kamieni żółciowych[3].

Badania laboratoryjne

- Leukocytoza.
- Pozostałe testy laboratoryjne, w tym próby wątrobowe, w normie[4].

Przebieg. Chora została zakwalifikowana do cholecystektomii. Po zabiegu całkowity powrót do zdrowia[5].

Pytania i zagadnienia do dyskusji:

1. Co było przyczyną objawów?
2. Jakie były czynniki ryzyka rozwoju kamieni żółciowych u tej kobiety?
3. Czy przyczyną dolegliwości u tej pacjentki jest kamica pęcherzyka żółciowego, zapalenie pęcherzyka żółciowego czy oba te czynniki jednocześnie?
4. Gdyby u chorej stwierdzono jednocześnie obecność hiperbilirubinemii, jakie znaczenie diagnostyczne miałby ten fakt?
5. Jak wykonuje się cholecystektomię? Czy pacjentka może żyć bez pęcherzyka żółciowego?

Rozdział 9

CZĘŚĆ ZEWNĄTRZWYDZIELNICZA TRZUSTKI

Wstęp

Trzustka jest mieszanym gruczołem zewnątrzwydzielniczym i wewnątrzwydzielniczym. Część zewnątrzwydzielnicza trzustki wytwarza enzymy trawienne wydzielane do światła przewodu pokarmowego. Natomiast część wewnątrzwydzielnicza trzustki wytwarza hormony wydzielane do krążenia systemowego. Choroby części zewnątrzwydzielniczej trzustki są domeną gastroenterologii, a części wewnątrzwydzielniczej – endokrynologii.

Na ryc. 9-1 przedstawiono względne znaczenie kliniczne różnych chorób trzustki. Aczkolwiek choroby części zewnątrzwydzielniczej trzustki nie są tak częste jak inne schorzenia przewodu pokarmowego, stanowią jednak istotny problem kliniczny. Na przykład rak trzustki jest szóstym najczęściej występującym nowotworem u ludzi, a częstość jego występowania stale wzrasta.

Prawidłowa struktura i funkcja

ANATOMIA I HISTOLOGIA

Zrozumienie objawów klinicznych chorób trzustki wymaga krótkiego przypomnienia najważniejszych faktów dotyczących embriologii, histologii i anatomii trzustki.

Trzustka jest narządem litym, położonym zewnątrzotrzewnowo, w którym wyróżnić można głowę, trzon i ogon.

Trzustka ma około 15 cm długości i rozciąga się między dwunastnicą a śledzioną. Położona jest zewnątrzotrzewnowo w nadbrzuszu, do przodu od aorty, a tkanka łączna umocowuje ją do tylnej ściany jamy brzusznej. Trzustkę można dobrze uwidocznić za pomocą tomografii komputerowej (ryc. 9-2).

Tkanka łączna przestrzeni zaotrzewnowej zawiera liczne zakończenia nerwowe i ciałka Paciniego, co sprawia, że chorobom trzustki często towarzyszą silne dolegliwości bólowe.

Część zewnątrzwydzielnicza trzustki ma ujście w dwunastnicy.

Trzustka jest mieszanym gruczołem wydzielania zewnętrznego i wewnętrznego. Anatomicznie dzieli się na głowę, trzon i ogon (ryc. 9-3). Sok trzustkowy, będący produktem części zewnątrzwydzielniczej, odprowadzany jest do dwunastnicy przez system przewodów trzustkowych. Z połączenia wstawek powstają przewody międzypęcherzykowe i – dalej – międzypłacikowe, które ostatecznie łączą się, tworząc **przewód trzustkowy główny**

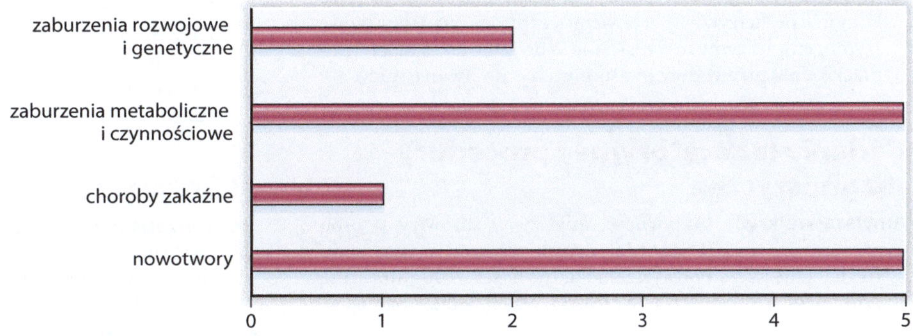

Ryc. 9-1. Względne znaczenie kliniczne najczęstszych chorób trzustki.

SŁOWA KLUCZOWE

Anatomia i fizjologia

Cholecystokinina. Polipetyd stymulujący wydzielanie enzymów przez trzustkę. Jest wytwarzany, podobnie jak sekretyna, przez komórki endokrynne dwunastnicy.

Endopeptydazy. Grupa trzustkowych enzymów proteolitycznych, do której należy trypsyna, chymotrypsyna i elastaza. Enzymy te rozszczepiają polipeptydy na drobniejsze fragmenty (oligopeptydy), złożone z 2–6 aminokwasów. Endopeptydazy rozkładają około 70% białek pokarmowych.

Enzymy trzustkowe. Enzymy trawienne wytwarzane przez komórki pęcherzykowe trzustki. Do najważniejszych enzymów należą: lipaza i fosfolipaza (trawiące lipidy), trypsyna, chymotrypsyna i karboksypeptydaza (trawiące białka), amylaza (trawiąca węglowodany), rybonukleaza i dezoksyrybonukleaza (trawiące kwasy nukleinowe) i elastaza (trawiąca włókna elastyczne).

Komórki przewodowe. Sześcienne komórki wyściełające przewody wyprowadzające trzustki. Komórki surowicze wydzielają do soku trzustkowego wodorowęglany, a komórki śluzowe – śluz.

Pęcherzyk trzustkowy. Jednostka wydzielnicza części zewnątrzwydzielniczej trzustki. Otoczkę pęcherzyka tworzą komórki pęcherzykowe, które wydzielają proenzymy trawienne do światła pęcherzyka.

Przewody trzustkowe. Przewód trzustkowy główny (przewód Wirsunga) biegnie od ogona do głowy trzustki. Po połączeniu z przewodem żółciowym wspólnym uchodzi do dwunastnicy na brodawce większej dwunastnicy (brodawce Vatera). U niektórych osób występuje przewód trzustkowy dodatkowy (przewód Santoriniego), który oddziela się od przewodu trzustkowego głównego i uchodzi do dwunastnicy na brodawce mniejszej dwunastnicy.

Sekretyna. Polipetyd wytwarzany przez komórki endokrynne dwunastnicy. Pobudza wydzielanie soku trzustkowego bogatego w wodorowęglany.

Trypsyna. Endopeptydaza trzustkowa, która rozszczepia białka na oligopeptydy złożone z kilku aminokwasów. Wydzielana jest przez komórki pęcherzykowe w postaci nieaktywnej jako trypsynogen. Przekształcenie trypsynogenu w aktywną trypsynę odbywa się w jelitach pod wpływem enterokinazy obecnej w rąbku szczoteczkowym jelit.

Trzustka. Duży gruczoł zewnątrzwydzielniczy i wewnątrzwydzielniczy. Część wewnątrzwydzielnicza jest utworzona przez wyspy Langerhansa. Trzustka jest położona zewnątrzotrzewnowo i rozciąga się między dwunastnicą a śledzioną.

Wstawka. Niewielki przewód, który odprowadza wydzielinę z pęcherzyka trzustkowego do przewodów wyprowadzających większego kalibru.

Ziarnistości zymogenowe. Ziarnistości obecne w cytoplazmie komórek pęcherzykowych, zawierające (pro)enzymy trzustkowe (zymogen). Enzymy te wydzielane są do wstawek, a dalej – poprzez szereg przewodów trzustkowych – do dwunastnicy.

Badania laboratoryjne i procedury diagnostyczne

Amylaza we krwi. Aktywność amylazy w surowicy u osób zdrowych wynosi <140 j.m./dl. Zmiany stężenia amylazy w surowicy (zwłaszcza podwyższenie aktywności >700 j.m./dl) są czułym wskaźnikiem chorób trzustki. Należy jednak pamiętać, że amylazę wytwarzają także gruczoły ślinowe, a do podwyższenia jej aktywności w surowicy mogą prowadzić również choroby wątroby, jelit i nerek. Amylaza jest wydalana z moczem i może być tam wykrywana u pacjentów z podwyższoną jej aktywnością w surowicy.

Cholangiopankreatografia endoskopowa wsteczna (*endoscopic retrograde cholangiopacreatography* – ERCP). Badanie radiologiczne polegające na podaniu środka cieniującego do przewodów trzustkowych i żółciowych przez cewnik wprowadzony do brodawki większej dwunastnicy. Ma na celu uwidocznienie zmian w przewodach trzustkowych (np. zwężeń) spowodowanych przez zwłóknienie, kamienie trzustkowe lub guzy. Cewnik wprowadzony do dróg trzustkowych może posłużyć również do pobrania materiału do badania histologicznego. Mniej więcej u 5% pacjentów powikłaniem tego badania może być ostre zapalenie trzustki.

Cholangiopankreatografia rezonansu magnetycznego. Nieinwazyjne badanie radiologiczne, służące – podobnie jak ECRP – do uwidocznienia przewodów trzustkowych i żółciowych.

Elektrolity w pocie. Badanie polega na pomiarze stężenia sodu (Na^+) i chloru (Cl^-) w pocie. Stosowane jest w diagnostyce zwłóknienia torbielowatego – u chorych homozygotycznych podanie pilokarpiny powoduje zwiększenie stężenia Na^+ i Cl^- (>60 mmol/l). Zmiany stężenia Cl^- w pocie są wskaźnikiem zwłóknienia torbielowatego bardziej czułym niż zmiany stężenia Na^+.

Lipaza we krwi. Aktywność lipazy w surowicy u osób zdrowych wynosi <130 j.m./l. Zmiany aktywności lipazy w surowicy są czułym wskaźnikiem chorób trzustki. W porównaniu z amylazą lipaza jest bardziej czułym i swoistym wskaźnikiem ostrego zapalenia trzustki, bardziej w późniejszych niż w pierwszych dniach choroby.

Test z cholecytokininą. Badanie stosowane w diagnostyce przewlekłego zapalenia trzustki. Polega na dożylnym podaniu cholecystokininy wraz z sekretyną i ocenie wydzielonego soku trzustkowego pod względem objętości, stężenia wodorowęglanów i amylazy. Badanie jest technicznie trudne. Stwierdzenie stężenia wodorowęglanów < 80 mmol/l jest wysoce swoiste dla niewydolności zewnątrzwydzielniczej trzustki.

Tłuszcz w stolcu. Badanie polega na zbieraniu kału przez 72 godziny i określeniu w nim zawartości tłuszczu. Biegunka tłuszczowa jest rozpoznawana, gdy ilość wydalanego ze stolcem tłuszczu przekracza 7 g na dobę. Badanie jest mało czułe i daje wyniki dodatnie zwykle dopiero wtedy, gdy uszkodzonych zostaje ponad 90% komórek pęcherzykowych.

Trypsyna we krwi. Prawidłowe stężenie trypsyny w surowicy wynosi 20–80 µg/l. Podwyższenie stężenia trypsyny w surowicy jest bardzo czułym wskaźnikiem chorób trzustki. Parametr ten jest jednak mało swoisty, ponieważ stężenie trypsyny w surowicy może być podwyższone także w chorobach jelit, nerek, wątroby i dróg żółciowych. Stężenie trypsyny jest mierzone zwykle metodą radioimmunologiczną, co ogranicza rutynowe stosowanie tego badania.

Choroby trzustki

Ostre zapalenie trzustki. Ostra reakcja zapalna w trzustce związana z wewnątrztrzustkową aktywacją enzymów trawiennych. Charakteryzuje się samostrawieniem trzustki i okolicznych tkanek. Przedostaniu się aktywnych enzymów trzustkowych do krążenia systemowego towarzyszą zwykle objawy wstrząsu.

Przewlekłe zapalenie trzustki. Przewlekła reakcja zapalna w trzustce charakteryzująca się postępującym włóknieniem i wapnieniem narządu. Utrata pęcherzyków trzustkowych prowadzi do niewydolności trzustki, a włóknienie powoduje uporczywe bóle pleców.

Rak trzustki. Nowotwór złośliwy wywodzący się najczęściej z komórek przewodów trzustkowych.

Zwłóknienie torbielowate. Choroba o podłożu genetycznym (autosomalnym recesywnym) wywołana mutacją genu kodującego białko CFTR (*cystic fibrosis transmembrane conductance regulator*). Chorobę charakteryzuje zaburzone wydzielanie trzustkowe, a także nieprawidłowa zawartość jonów chlorkowych w pocie oraz w wydzielinach śluzowych oskrzeli i dróg żółciowych. Pacjenci są bardzo podatni na zakażenia i zwykle umierają w młodym wieku z powodu nawracających zakażeń układu oddechowego.

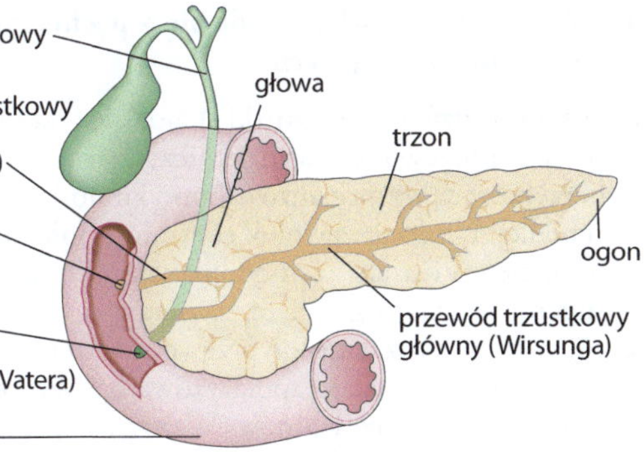

Ryc. 9-3. Schemat anatomiczny trzustki i okolicznych narządów.

(*przewód Wirsunga*). Przewód trzustkowy główny uchodzi do dwunastnicy na brodawce większej (brodawce Vatera). U 60% ludzi przewód Wirsunga łączy się przed ujściem do dwunastnicy z przewodem żółciowym wspólnym. U pozostałych 40% takie połączenie nie występuje, a wzajemne ułożenie przewodu trzustkowego głównego i przewodu żółciowego wspólnego przybiera różne konfiguracje anatomiczne. U większości ludzi od przewodu trzustkowego głównego oddziela się **przewód trzustkowy dodatkowy** (*przewód Santoriniego*). Ma on swe ujście na brodawce mniejszej dwunastnicy, ale też niekiedy może kończyć się ślepo.

Przewody trzustkowe można uwidocznić za pomocą endoskopowej cholangiopankreatografii wstecznej. Jest to badanie radiologiczne polegające na podaniu środka cieniującego do przewodów trzustkowych i żółciowych przez cewnik wprowadzony endoskopowo do brodawki większej dwunastnicy (lub do innego anatomicznie wariantu ujścia tych przewodów).

Trzustka powstaje z dwóch zawiązków, które łączą się w czasie rozwoju płodowego.

Trzustka rozwija się z pączka grzbietowego i brzusznego wyściółki dwunastnicy płodowej. Po ich połączeniu zawiązek brzuszny tworzy głowę trzustki, a zawiązek grzbietowy – jej trzon i ogon. Jednocześnie powstaje przewód trzustkowy główny i dodatkowy. Mniej więcej u 5% ludzi występują zaburzenia rozwojowe, których następstwem jest np. trzustka dwudzielna lub obrączkowata, albo też trzustka umiejscowiona ektopowo w ścianie żołądka lub jelit, lub w wątrobie.

Uwaga

- Anomalia rozwojowe trzustki zwykle nie wywołują objawów klinicznych. Ich znajomość jest jednak ważna dla lekarza wykonującego ERCP.
- Niecałkowite lub nieprawidłowe połączenie przewodów trzustkowych w czasie morfogenezy może prowadzić do zastoju soku trzustkowego w niektórych regionach trzustki, co usposabia do przewlekłego jej zapalenia.

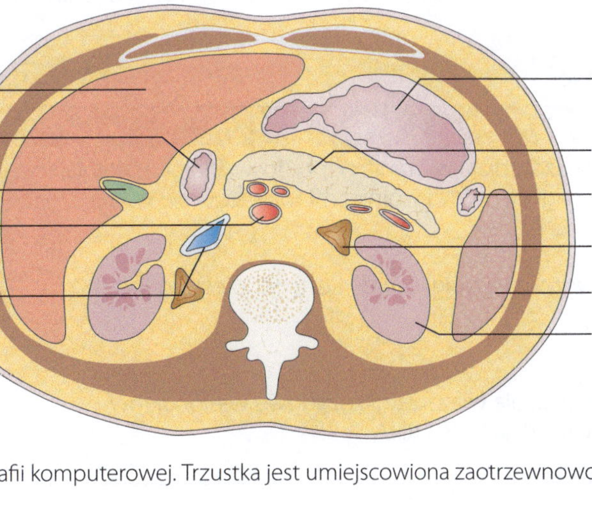

Ryc. 9-2. Trzustka w obrazie tomografii komputerowej. Trzustka jest umiejscowiona zaotrzewnowo pomiędzy śledzioną a wątrobą.

Histologicznie trzustka składa się z pęcherzyków i przewodów wyprowadzających.

Jednostka wydzielnicza trzustki składa się z komórek pęcherzykowych i przewodów wydzielniczych (ryc. 9-4). Komórki pęcherzykowe są wyspecjalizowanymi komórkami wydzielającymi białka. Ułożone są wokół centralnie położonej wstawki, mają sześcienny kształt, a ich cytoplazma obfituje w ziarnistości zymogenowe. Ziarnistości te zawierają proenzymy (zymogeny), które są wydzielane do przewodów wyprowadzających. Komórki przewodowe są spolaryzowane i wyspecjalizowane w transporcie płynów i jonów. Wzbogacają sok trzustkowy w wodorowęglany, elektrolity i wodę. Wśród komórek wyściełających przewody trzustkowe rozproszone są również komórki wytwarzające śluz.

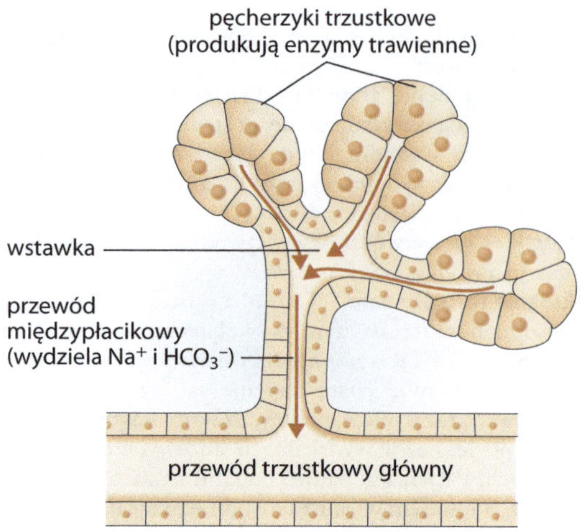

Ryc. 9-4. Schemat budowy histologicznej części zewnątrzwydzielniczej trzustki.

FIZJOLOGIA

Trzustka wytwarza dziennie około 1500 ml soku trzustkowego, złożonego z (1) wody, (2) elektrolitów, (3) enzymów, (4) białek nieenzymatycznych i (5) śluzu.

Sok trzustkowy pełni trzy główne funkcje: (1) dostarcza enzymów trawiennych, (2) chroni tkanki przed samostrawieniem przez własne enzymy, (3) neutralizuje kwaśną treść pokarmową przechodzącą z żołądka do dwunastnicy.

Enzymy trawienne są wytwarzane przez komórki pęcherzykowe.

Komórki pęcherzykowe wytwarzają około dwudziestu enzymów, stanowiących o potencjale trawiennym soku trzustkowego. Enzymy te są białkami produkowanymi w szorstkiej siateczce śródplazmatycznej, następnie magazynowanymi w ziarnistościach związanych z błoną komórkową, a w końcu uwalnianymi do wstawek. Pod względem czynnościowym enzymy można podzielić na kilka grup, spośród których najważniejsze są enzymy proteolityczne, enzymy lipolityczne, enzymy trawiące węglowodany oraz enzymy trawiące kwasy nukleinowe (tab. 9-1).

Wszystkie enzymy proteolityczne są wydzielane w postaci nieaktywnej jako proenzymy, co oznacza, że w celu osiągnięcia pełnej aktywności wymagają one dodatkowej aktywacji.

Białka nieenzymatyczne wytwarzane przez komórki pęcherzykowe mają działanie regulacyjne i mogą odgrywać rolę w chorobach trzustki.

Oprócz enzymów trawiennych komórki pęcherzykowe wytwarzają także inne białka. Pełnią one przede wszystkim funkcje regulacyjne, ale pełny zakres ich działania jest słabo poznany. Do białek tych należą:

- **Inhibitor trypsyny.** Inaktywuje przedwcześnie aktywowany trypsynogen. Jest magazynowany w ziarnistościach wydzielniczych razem z trypsynogenem, służąc jako jego wewnętrzny inhibitor. Przekształcenie trypsynogenu do trypsyny zachodzi wyłącznie w jelicie cienkim pod wpływem jelitowej *enterokinazy*.
- **Białko GP2.** Związane jest z wewnętrzną powierzchnią ziarnistości wydzielniczych. Prawdopodobnie zapobiega zarzucaniu wydzielonych enzymów wstecznie do komórek pęcherzykowych.
- **Litostatyna.** Zapobiega prawdopodobnie tworzeniu się kamieni trzustkowych. Jednakże u osób odwodnionych,

Tabela 9-1. Enzymy trzustkowe

KLASA	DZIAŁANIE	ENZYMY
Enzymy proteolityczne	Rozszczepiają wiązania peptydowe białek, uwalniając oligopeptydy i wolne aminokwasy	trypsynogen chymotrypsynogen proelastaza prokarboksypeptydaza A i B
Enzymy lipolityczne	Hydrolizują trójglicerydy i estry cholesterolu	lipaza fosfolipaza A_2 esteraza karboksylowa kolipaza
Enzymy amylolityczne	Rozkładają wiązania glikozydowe wielocukrów	amylaza
Nukleazy	Rozkładają DNA i RNA	DN-aza RN-aza

a także cierpiących na zwłóknienie torbielowate lub przewlekłe zapalenie trzustki może wraz z białkiem GP2 tworzyć czopy wewnątrz przewodów trzustkowych.

- **Białko towarzyszące zapaleniu trzustki (PAP).** W normalnych warunkach produkowane jest jedynie w śladowych ilościach, natomiast pojawia się w wysokich stężeniach w zapaleniu trzustki. Przypuszcza się, że może odgrywać rolę bakteriostatyczną, zapobiegając szerzeniu się zakażenia i powstawaniu ropni trzustki.

Sok trzustkowy zawiera sole mineralne i wodorowęglany.

Sok trzustkowy zawiera duże ilości Na^+, K^+, Ca^{2+}, Cl^- i HCO_3^-. Jony wapniowe są wydzielane przez komórki pęcherzykowe, a wodorowęglany i inne jony – przez komórki przewodowe. O ile stężenia Na^+ i K^+ w soku trzustkowym są raczej stałe, o tyle stężenia HCO_3^- i Cl^- mogą się zmieniać. Wydzielanie Cl^- do światła przewodów trzustkowych jest zależne od białka CFTR. Komórki nabłonka przewodów trzustkowych mają receptory sekretyny, a ich pobudzenie przez sekretynę pobudza komórki do wydzielania HCO_3^-. W czasie tego procesu jony Cl^- są wymieniane na jony HCO_3^-, co wzbogaca sok trzustkowy w HCO_3^-. Obecność HCO_3^- odpowiada za zasadowy odczyn soku trzustkowego (pH >8,0). Dzięki temu sok trzustkowy zobojętnia w dwunastnicy kwaśną treść żołądkową, co umożliwia prawidłowe działanie enzymów trzustkowych.

Wydzielanie trzustkowe jest małe w okresie międzyposiłkowym, ale wzrasta dziesięciokrotnie w czasie trawienia.

W aktywności wydzielniczej trzustki można wyróżnić fazę międzyposiłkową i fazę trawienną. Obie fazy podlegają złożonej regulacji neurohumoralnej. W **okresie międzyposiłkowym** podstawowe wydzielanie trzustkowe jest względnie małe. Jest ono regulowane przede wszystkim przez układ przywspółczulny. Acetylocholina uwalniana na zakończeniach nerwu błędnego odpowiada za utrzymanie podstawowej aktywności wydzielniczej, która jest hamowana przez układ współczulny.

Podstawowe wydzielanie trzustkowe zmienia się również w zależności od tempa motoryki przewodu pokarmowego. Jednak nawet pod wpływem zwiększonej stymulacji w czasie skurczów jelit wielkość podstawowego wydzielania trzustkowego wynosi nie więcej niż 10–20% wydzielania maksymalnego obserwowanego w fazie trawiennej.

Faza trawienna jest związana z wprowadzeniem pokarmu do przewodu pokarmowego. W tej fazie wydzielanie trzustkowe zwiększa się około dziesięciu razy ponad poziom podstawowy. Ten wzrost wydzielania jest następstwem stymulacji wywieranej przez hormony jelitowe: cholecystokininę i sekretynę.

- **Cholecystokinina (CCK)** jest uwalniana przez komórki neuroendokrynne dwunastnicy po 10–30 minutach od spożycia posiłku. Wydzielanie CCK najsilniej stymulują lipidy, a w mniejszym stopniu również peptony i aminokwasy. Komórki neuroendokrynne dwunastnicy wytwarzają także czynniki stymulujące wydzielanie CCK. Czynniki te pobudzają uwalnianie CCK na drodze parakrynnej. Działanie CCK polega przede wszystkim na stymulowaniu komórek pęcherzykowych trzustki do wydzielania enzymów trawiennych.
- **Sekretyna** jest uwalniana przez komórki neuroendokrynne dwunastnicy w odpowiedzi na zakwaszenie dwunastnicy przez treść żołądkową, a także pod wpływem kwasów żółciowych i lipidów. Sekretyna pobudza wydzielanie wodorowęglanów przez trzustkę i działa najlepiej w połączeniu z CCK. Wpływ stymulujący wywierany przez samą sekretynę jest słabszy niż w obecności CCK i słabszy niż wywołany przez treść pokarmową.

Faza trawienna wydzielania trzustkowego ma trzy etapy: głowowy, żołądkowy i jelitowy.

Podobnie jak w innych odcinkach przewodu pokarmowego, w fazie trawiennej wydzielania trzustkowego można wyróżnić trzy etapy: głowowy, żołądkowy i jelitowy (ryc. 9-5).

- **Faza głowowa.** Działanie bodźców związanych z wyglądem, zapachem, smakiem itp. pokarmu odpowiada za fazę głowową wydzielania trzustkowego. Jest to reakcja odruchowa, której mediatorem jest przede wszystkim acetylocholina uwalniana przez nerw błędny. W fazie głowowej wydzielanych jest około 25% całkowitej ilości soku trzustkowego związanej z trawieniem.
- **Faza żołądkowa.** Przejście pokarmu do żołądka zapoczątkowuje kolejną fazę wydzielania trzustkowego. Trzustka jest stymulowana przez hormony polipetydowe uwalniane przez komórki neuroendokrynowe błony śluzowej żołądka, a także poprzez nerw błędny i przez zmiany pH treści dwunastniczej. Faza żołądkowa odpowiada za 10–20% wydzielania trzustkowego.
- **Faza jelitowa.** Faza ta rozpoczyna się wraz z przejściem treści pokarmowej do dwunastnicy. Podczas jej trwania wydzielanych jest 50–80% soku trzustkowego, przede wszystkim pod wpływem stymulacji przez CCK i sekretynę.

Uwaga

> Trzustka ma bardzo dużą rezerwę czynnościową, więc w razie potrzeby może znacznie zwiększyć wytwarzanie enzymów. Dlatego też niewydolność trzustki staje się klinicznie jawna dopiero wtedy, gdy zniszczeniu ulegnie ponad 80–90% pęcherzyków trzustkowych.

Bodźce pochodzące z dalszej części jelita cienkiego hamują fazę trawienną wydzielania trzustkowego.

Mechanizm hamujący fazę trawienną wydzielania trzustkowego nie jest w pełni zrozumiały. Wiadomo, że lipidy obecne w jelicie krętym hamują wydzielanie trzustkowe na zasadzie sprzężenia zwrotnego ujemnego. Do najważniejszych mediatorów tej reakcji należą prawdopodobnie peptyd YY, a także somatostatyna i glukagon.

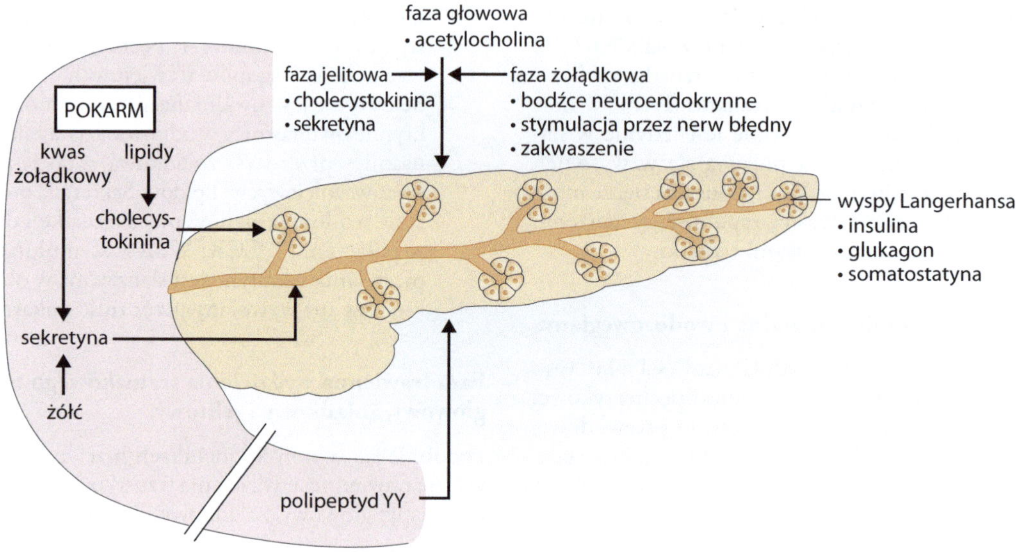

Ryc. 9-5. Regulacja neurohumoralna czynności trzustki. Bodźce stymulujące i hamujące pochodzą z nerwu błędnego, włókien współczulnych i komórek endokrynnych przewodu pokarmowego. Kluczową rolę w pobudzaniu wydzielania trzustkowego odgrywają cholecystokinina (CCK) i sekretyna.

Badania kliniczne i laboratoryjne w chorobach trzustki

Badanie chorego, u którego podejrzewana jest ostra lub przewlekła choroba trzustki, powinno obejmować dokładne zebranie wywiadu, badanie przedmiotowe, rutynowe badania laboratoryjne oraz badania specjalistyczne. Do tych ostatnich należą np. tomografia komputerowa, badania ultrasonograficzne, ERCP, a także – w razie stwierdzenia wodobrzusza – pobranie próbki płynu z jamy brzusznej.

WYWIAD

Wywiad może dostarczyć istotnych informacji dotyczących natury schorzenia trzustki. Są one ważne zwłaszcza w przypadku ostrego zapalenia trzustki, tym bardziej że jego następstwem może być przewlekle zapalenie trzustki. Dokładne zebranie wywiadu pozwala zwykle zidentyfikować czynniki ryzyka usposabiające do wystąpienia ostrego zapalenia trzustki. Przedstawiono je w tab. 9-2.

BADANIE PRZEDMIOTOWE I HISTORIA OBECNYCH DOLEGLIWOŚCI

Objawy chorób trzustki są najsilniej wyrażone w nadbrzuszu, ale pojawiają się także w innych regionach ciała. Do najważniejszych zmian należą:

- ból,
- nudności i wymioty,
- tkliwość brzucha,
- wodobrzusze,
- niedrożność jelit,
- żółtaczka,
- wstrząs, rozsiane wykrzepianie wewnątrznaczyniowe, niewydolność wielonarządowa,
- zmniejszenie masy ciała,
- biegunka tłuszczowa,
- wyczuwalny guz w nadbrzuszu.

Zmiany te mogą występować w różnych konfiguracjach zarówno w ostrych, jak i przewlekłych chorobach trzustki (tab. 9-3).

Ból w nadbrzuszu występuje zarówno w ostrym i przewlekłym zapaleniu trzustki, jak i w raku trzustki.

Trzustka jest bogato unerwiona i zawiera liczne włókna czuciowe, kończące się w zwojach trzewnych i zwoju krezkowym górnym (ryc. 9-6). Dlatego chorobom trzustki zwykle towarzyszą bóle, choć ich intensywność, czas trwania i charakter mogą być rożne.

- W *ostrym zapaleniu trzustki* ból występuje w 80–90% przypadków. Zwykle jest to silny i głęboki („trzewny") ból zlokalizowany w nadbrzuszu i często promieniujący do pleców. Może być składową tzw. ostrego brzucha, czyli zespołu objawów obejmujących bardzo silny i rozlany ból brzucha, jego bolesność uciskową, a także nudności, wymioty i gorączkę. Przyczyną ostrego brzucha jest podrażnienie otrzewnej.
- *Przewlekłemu zapaleniu trzustki* towarzyszy przewlekły i uporczywy ból w nadbrzuszu, promieniujący do pleców. Ból jest wyróżniającym się objawem choroby, ale takie jego cechy, jak charakter, intensywność i częstotliwość wykazują dużą zmienność; ból może być bowiem stosunkowo łagodny, ale też nie do zniesienia, stały albo

Tabela 9-2. Czynniki ryzyka wystąpienia ostrego zapalenia trzustki

CZYNNIK RYZYKA	ZWIĄZEK Z CHOROBĄ
Czynniki dziedziczne i choroby metaboliczne	zwłóknienie torbielowate hiperlipidemia nadczynność przytarczyc mocznica kwasica ketonowa
Czynniki socjalne i nawyki żywieniowe	alkoholizm ciężkie niedożywienie
Choroby dróg żółciowych	kamica żółciowa nowotwory dróg żółciowych i okolicy bańki wątrobowo-trzustkowej
Zakażenia	wirusowe (świnka, Coxsackie B, HIV) pasożytnicze
Następstwa zabiegów chirurgicznych	ERCP zabiegi chirurgiczne w obrębie dróg żółciowych, dwunastnicy i trzustki przeszczep nerki
Skutki uboczne działania leków	diuretyki tiazydowe, furosemid, kwas walproinowy, azatiopryna, kortykosteroidy, doustne środki antykoncepcyjne, sulfonamidy
Czynniki zewnętrzne	urazy brzucha hipotermia jad skorpionów zatrucie organicznymi środkami fosforowymi

ERCP (*endoscopic retrograde cholangiopancreatography*) – wsteczna cholangiopankreatografia endoskopowa.

nawracający, ustępujący przy pochyleniu do przodu lub też zaostrzający się po przyjęciu postawy wyprostowanej, pod wpływem alkoholu i pokarmu.

- W *raku trzustki* ból występuje u 60–80% pacjentów. Nasila się stopniowo, w miarę jak guz się rozrasta, naciekając splot trzewny. Guzy umiejscowione w trzonie i ogonie trzustki powodują zwykle silniejsze bóle niż guzy głowy trzustki.

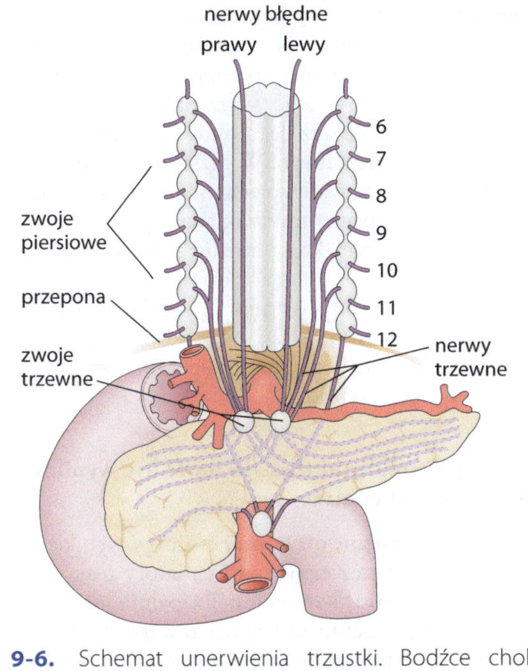

Ryc. 9-6. Schemat unerwienia trzustki. Bodźce cholinergiczne są przewodzone przede wszystkim przez nerw błędny, a adrenergiczne bodźce hamujące pochodzą ze zwojów współczulnych. Włókna czuciowe łączą się ze zwojami trzewnymi i zwojem krezkowym górnym.

Nudności i wymioty są typowymi objawami ostrego zapalenia trzustki, ale mogą także występować u niektórych pacjentów z przewlekłym zapaleniem trzustki.

Nudności, czyli nieprzyjemne uczucie w gardle i nadbrzuszu zwiastujące wymioty, są częstym objawem ostrego zapalenia trzustki. Zarówno nudności, jak i wymioty powstają pod wpływem bodźców nerwowych inicjowanych w zapalnie zmienionej trzustce.

Tabela 9-3. Częstość występowania najbardziej typowych objawów w ostrych i przewlekłych chorobach trzustki

OBJAW	OSTRE ZAPALENIE TRZUSTKI	PRZEWLEKŁE ZAPALENIE TRZUSTKI	RAK TRZUSTKI
Ból	90–100%, ostry, trwa kilka dni	80–90%, tępy, może zmniejszać się z czasem	30–60%, tępy, nasila się z czasem
Nudności i wymioty	50–90%	—	30–40%
Tkliwość brzucha, niedrożność jelit, wodobrzusze	50–80%	—	—
Żółtaczka	20–30%	0–20%	60–90% (głowa trzustki), 15% (ogon trzustki)
Wstrząs	30–60%	—	—
Zmniejszenie masy ciała	—	15–30%	60–90%

Wymioty są odruchem koordynowanym przez ośrodek wymiotny umiejscowiony w bocznej części tworu siatkowatego, położony w pobliżu jądra nerwu błędnego. W ostrym zapaleniu trzustki bodźce powstające w trzustce są przewodzone do ośrodka wymiotnego przez dośrodkowe włókna nerwu błędnego i układu współczulnego. W czasie wymiotów dochodzi do gwałtownego wyrzucania przez usta spożytych pokarmów i płynów. Dlatego pacjentom zakłada się zwykle przez nos sondę dojelitową, przez którą możliwe jest ich nawadnianie i odżywianie.

Nudności i wymioty występują u 20–30% pacjentów z rakiem głowy trzustki. Mogą być spowodowane uciskiem dwunastnicy przez guz, co upośledza pasaż treści pokarmowej i wywołuje odruch wymiotny.

Ból w ostrym zapaleniu trzustki może być wynikiem chemicznego zapalenia otrzewnej.

„Chemiczne" zapalenie otrzewnej może być wynikiem uszkodzenia otrzewnej przez enzymy i mediatory reakcji zapalnej „wyciekające" z trzustki zmienionej zapalnie lub martwiczo. Chemicznemu zapaleniu otrzewnej towarzyszy zwykle gromadzenie się bogatobiałkowego płynu puchlinowego w jamie otrzewnej. W płynie tym obecne są enzymy trzustkowe, np. amylaza i lipaza, a sam płyn – w odróżnieniu od bakteryjnego zapalenia otrzewnej – jest jałowy i daje wynik ujemny badania bakteriologicznego.

Ostremu zapaleniu otrzewnej towarzyszą *gorączka, rozlany ból brzucha i bolesność uciskowa przedniej ściany brzucha.* Mniej więcej w 60% przypadków występuje *niedrożność porażenna jelit*, która objawia się zanikiem szmerów perystaltycznych. Przedłużająca się niedrożność jelit wywołuje uszkodzenie ściany jelita i przenikanie bakterii jelitowych do jamy otrzewnej. Powoduje to przejście zapalenia chemicznego otrzewnej w zapalenie bakteryjne, obarczone wysoką śmiertelnością.

Żółtaczka towarzysząca chorobom trzustki wywołana jest zamknięciem przewodu żółciowego wspólnego.

Zarówno ostre, jak i przewlekłe zapalenie trzustki może spowodować żółtaczkę. Jej bezpośrednią przyczyną jest zwykle zamknięcie końcowej części przewodu żółciowego wspólnego w miejscu, w którym przechodzi on przez głowę trzustki. Biochemicznym wykładnikiem tego typu żółtaczki jest podwyższenie stężenia bilirubiny sprzężonej i aktywności fosfatazy zasadowej we krwi.

Przyczyną upośledzenia drożności dróg żółciowych w *ostrym zapaleniu trzustki* jest obrzęk głowy trzustki. Żółtaczka rozwija się nagle, ale jest zwykle łagodna i przemijająca. Wraz z rezolucją zapalenia zmniejsza się obrzęk trzustki, co przywraca swobodny odpływ żółci i powoduje ustąpienie żółtaczki.

Żółtaczka nierzadko towarzyszy *rakowi trzustki.* Często jest określana jako „bezbolesna", choć w rzeczywistości około 30% pacjentów odczuwa silne bóle. Żółtaczka występuje u większości pacjentów z rakiem głowy trzustki. Natomiast nie należy do wczesnych objawów w raku ogona trzustki, choć może się pojawić, gdy guz nowotworowy zwiększy swe rozmiary. Żółtaczka w raku trzustki jest zwykle postępująca, towarzyszy jest świąd i może wymagać paliatywnej interwencji chirurgicznej. Łagodna żółtaczka może wystąpić także w przewlekłym zapaleniu trzustki.

Ostre zapalenie trzustki może spowodować wstrząs, rozsiane wykrzepianie wewnątrznaczyniowe i niewydolność wielonarządową.

Następstwem ostrego zapalenia trzustki może być przedostanie się enzymów trzustkowych do krążenia systemowego. W najcięższych przypadkach może to prowadzić do rozsianego wykrzepiania wewnątrznaczyniowego, wstrząsu i niewydolności wielonarządowej. Zaburzenia te mogą zostać spotęgowane przez hipowolemię i spadek ciśnienia tętniczego krwi. Ich przyczyną jest utrata płynów na skutek wymiotów i przenikania bogatego w albuminy płynu do jamy otrzewnej oraz zmniejszenia się ciśnienia onkotycznego osocza.

Do kluczowych powikłań ostrego zapalenia trzustki należy *niewydolność oddechowa.* Charakteryzuje się ona głęboką hipoksemią, której mechanizm powstawania nie jest jasny. Przypuszcza się, że u jej podstaw leży rozsiane wykrzepianie wewnątrznaczyniowe i przedostawanie się enzymów trzustkowych i cytokin do krążenia systemowego. Zaburza to dystrybucję krwi w płucach i wywołuje przeciek wewnątrzpłucny. W jego następstwie do 30% objętości krwi przepływającej przez płuca może omijać pęcherzyki płucne i nie ulegać utlenowaniu. Rezultatem tych zmian jest silna duszność i niewydolność oddechowa.

Następstwem *niewydolności krążenia* jest obniżenie ciśnienia tętniczego krwi i zmniejszenie perfuzji ważnych życiowo narządów. Przyczyną tego powikłania jest gromadzenie się krwi w krążeniu trzewnym i przenikanie płynów do jamy otrzewnej z następowym wodobrzuszem. U podstaw tych zmian leży rozszerzenie naczyń trzewnych na skutek działania cytokin odczynu zapalnego. W związku z tym istotne znaczenie ma dożylne uzupełnianie płynów, a w ciężkich przypadkach podanie adrenaliny.

Przyczyną *niewydolności nerek* jest zmniejszenie ukrwienia nerek na skutek hipowolemii i spadku ciśnienia tętniczego krwi. Podobnie jak w niewydolności krążenia, kluczowe znaczenie mają dożylne uzupełnianie płynów i leki adrenergiczne.

Innym powikłaniem ostrego zapalenia trzustki jest *skłonność do krwawień*, zaznaczona zwłaszcza w przypadku martwiczo-krwotocznej postaci choroby. W jej przebiegu enzymy proteolityczne, takie jak trypsyna i elastaza, uszkadzają naczynia krwionośne w trzustce i okolicznych tkankach. Rozsiane wykrzepianie wewnątrznaczyniowe prowadzi do zużycia osoczowych czynników krzepnięcia i płytek krwi i objawia się pod postacią mnogich wybroczyn krwotocznych na skórze. Natomiast krwawienia wewnętrzne występują przede wszystkim w obrębie przewodu pokarmowego.

Uwaga

> *Objaw Cullena* to krwawe podbiegnięcia skóry w okolicy pępka, występujące u 3–5% pacjentów z ostrym zapaleniem trzustki. Nie jest to objaw swoisty dla zapalenia trzustki; może on wystąpić np. w przypadku pęknięcia ciąży pozamacicznej.

> *Objaw Greya Turnera* to wybroczyny krwotoczne widoczne u pacjentów z ostrym zapaleniem trzustki na bocznych powierzchniach tułowia.

Zmniejszenie masy ciała jest częstym objawem przewlekłego zapalenia trzustki i raka trzustki.

Zmniejszenie masy ciała należy do podstawowych objawów *przewlekłego zapalenia trzustki*. Rozwija się w następstwie zaburzeń wchłaniania w przewodzie pokarmowym, spowodowanych niedoborem enzymów trzustkowych. Obniżeniu masy ciała towarzyszy biegunka tłuszczowa, pojawiająca się, gdy wydzielanie enzymów trzustkowych zmniejsza się o 85–90%. Zaburzenia wchłaniania tłuszczów prowadzą również do niedoboru witamin rozpuszczalnych w tłuszczach (A, D, E, K).

Wyniszczenie i zmniejszenie masy ciała występują prawie u wszystkich (>90%) pacjentów z *rakiem trzustki*. Przyczyny tych zmian są złożone, obejmują m.in. zwiększone zużycie energii (podyktowane potrzebami metabolicznymi rosnącego guza) i zaburzenia wchłaniania w przewodzie pokarmowym (na skutek zamknięcia przewodu trzustkowego i/lub żółciowego i zniszczenia komórek pęcherzykowych).

Wyczuwalny guz w nadbrzuszu w rzucie trzustki może być guzem złośliwym, łagodną torbielą lub torbielą rzekomą.

Guzy złośliwe trzustki są rzadko wyczuwalne we wczesnych stadiach choroby. W momencie rozpoznania ich obecność stwierdza się tylko u około 15% pacjentów. Częściej guzy trzustki powodują powiększenie wątroby (mniej więcej u 80% pacjentów), co jest następstwem przerzutów do wątroby lub rozdęcia pęcherzyka żółciowego (w 30% przypadków). Powiększenie śledziony może być spowodowane uciskiem żyły śledzionowej lub samej śledziony.

Guzy łagodne trzustki są rzadkie – stanowią zaledwie 5% wszystkich guzów trzustki. Ponieważ rosną powoli, częściej osiągają znaczne rozmiary i są wyczuwalne względnie częściej niż guzy złośliwe. Duże rozmiary guzów łagodnych mogą wynikać również z tego, że często mają one charakter torbieli wypełnionych treścią surowiczą lub śluzową.

Torbiele rzekome trzustki rozwijają się jako następstwo ostrego martwiczego zapalenia trzustki i są wyczuwalne mniej więcej w połowie przypadków. Zmniejszanie się rozmiarów guza świadczy zwykle o absorpcji lub drenażu płynu wypełniającego torbiel.

BADANIA LABORATORYJNE

Celami najważniejszych badań laboratoryjnych wykorzystywanych w diagnostyce chorób trzustki są:

- **Ocena uszkodzenia komórek pęcherzykowych trzustki.** Badanie polega na pomiarze aktywności amylazy, lipazy lub trypsyny w surowicy lub w moczu.
- **Ocena ogólnego uszkodzenia tkanek.** Najczęściej badanie polega na pomiarze aktywności dehydrogenazy mleczanowej (LDH) w surowicy. LDH jest powszechnie występującym enzymem, uwalnianym z uszkodzonych komórek, np. z krwinek czerwonych ulegających hemolizie.
- **Ocena rezerwy czynnościowej trzustki i stopnia zachowania miąższu trzustki.** Do tego celu wykorzystuje się test z CCK, pomiar zawartości tłuszczu w stolcu, a także techniki radiologiczne i ultrasonograficzne.
- **Ocena drożności przewodów trzustkowych i żółciowych.** Najprostsze badanie polega na pomiarze stężenia bilirubiny i poziomu fosfatazy zasadowej we krwi. Bardziej złożone techniki obejmują ERCP i inne badania radiologiczne.
- **Ocena markerów nowotworzenia.** Do najczęściej wykorzystywanych wskaźników należą antygen CA 19-9 oraz antygen rakowo-płodowy (CEA).

Amylaza jest czułym wskaźnikiem uszkodzenia komórek pęcherzykowych trzustki.

Amylaza, czyli α-1,4-glukozydaza, jest najważniejszym trzustkowym enzymem trawiącym węglowodany. Hydrolizuje wiązania α-1,4-glikozydowe skrobi i innych wielocukrów. W normalnych warunkach poziom amylazy w surowicy jest niski (< 200 j.m./l), podobnie jak jej poziom w moczu (< 300 j.m./l).

Głównym źródłem amylazy są trzustka i gruczoły ślinowe, a w małym stopniu także jajowody, wątroba i nerki. Amylaza w surowicy nie pełni prawdopodobnie żadnej istotnej funkcji. U zdrowych osób pochodzi ona w większości ze ślinianek.

W surowicy można wykryć dwie izoformy amylazy. Izoforma P pochodzi prawie wyłącznie z trzustki, a izoforma S - z innych narządów. Izoformy te można rozdzielić za pomocą elektroforezy. Obie mają stosunkowo krótki okres biologicznego półtrwania (około 2 godz.). Izoforma P amylazy jest wydalana z moczem, a izoforma S jest wychwytywana przez makrofagi osiadłe w śledzionie i wątrobie. Choroby nerek, w których dochodzi do zmniejszenia filtracji kłębuszkowej, mogą spowodować podwyższenie poziomu amylazy P w surowicy.

Wysoki poziom amylazy w surowicy jest czułym wskaźnikiem ostrego zapalenia trzustki. Musi jednak być oceniany w kontekście innych danych klinicznych, ponieważ do podwyższenia aktywności amylazy w surowicy może dojść także w chorobach ślinianek (np. w bakteryjnym zapaleniu ślinianek, śwince, zespole Sjögrena, po napromienianiu okolic szyi), dróg żółciowych i w niewydolności nerek.

U pacjentów z typowymi objawami ostrego zapalenia trzustki poziom amylazy w surowicy zwiększa się 2–3-krotnie ponad normę w ciągu pierwszych 2–12 godzin choroby i pozostaje podwyższony przez 3–5 dni (ryc. 9-7). Utrzymywanie się wysokiego poziomu amylazy w surowicy pomimo ustępowania objawów klinicznych ostrego zapalenia trzustki może świadczyć o powstaniu torbieli rzekomej trzustki lub narastaniu wodobrzusza.

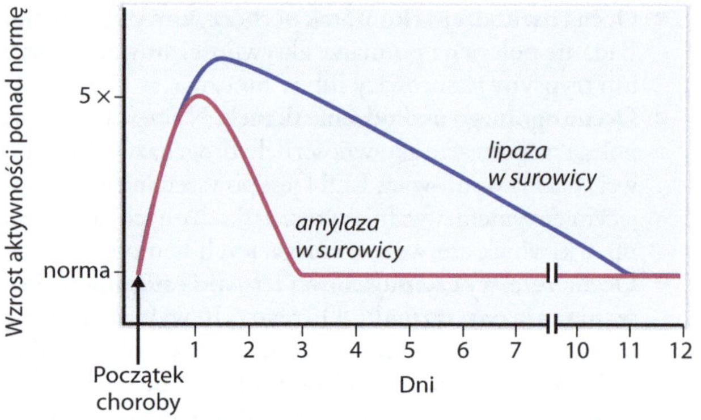

Ryc. 9-7. Zmiany aktywności amylazy i lipazy w surowicy w przebiegu ostrego zapalenia trzustki. Aktywność amylazy i lipazy narasta w podobnym tempie. Aktywność amylazy w moczu utrzymuje się na podwyższonym poziomie dłużej niż w surowicy.

U 1–2% dorosłych osób występuje tzw. *makroamylazemia*, czyli podwyższenie poziomu amylazy w surowicy bez żadnych oznak choroby trzustki lub ślinianek. Przyczyną jest związanie amylazy z innym białkiem osocza, np. z immunoglobuliną, co uniemożliwia wydalenie jej z moczem.

Najważniejsze przyczyny podwyższonego poziomu amylazy w surowicy zestawiono w tab. 9-4.

W przebiegu ostrego zapalenia trzustki dochodzi również do wzrostu poziomu *amylazy w moczu*. W porównaniu ze zmianami stwierdzanymi w surowicy poziom amylazy w moczu zaczyna narastać kilka godzin później, ale dłużej pozostaje podwyższony. Zwiększenie aktywności amylazy w moczu obserwuje się także u pacjentów z torbielami rzekomymi trzustki i mniej więcej u 10% pacjentów z przewlekłym zapaleniem trzustki.

Prawidłowy stosunek klirensu amylazy do klirensu kreatyniny wynosi 1–4%. Jego zwiększenie >5% występuje typowo w chorobach trzustki. W makroamylazemii i w przewlekłych chorobach nerek poziom amylazy w moczu jest w normie, a podwyższeniu poziomu amylazy w surowicy nie towarzyszy zwiększenie jej aktywności w moczu.

Tabela 9-4. Przyczyny podwyższenia aktywności amylazy w surowicy

CHOROBA	PRZYCZYNA HIPERAMYLAZEMII
Choroby trzustki ostre zapalenie trzustki torbiele rzekome trzustki rak trzustki ERCP zabiegi chirurgiczne w obrębie trzustki	uwolnienie amylazy z uszkodzonych komórek pęcherzykowych trzustki
Choroby przewodu pokarmowego wrzód trawienny wnikający do trzustki niedrożność jelita cienkiego zapalenie otrzewnej	uwolnienie amylazy z uszkodzonych komórek pęcherzykowych trzustki
Choroby gruczołów ślinowych świnka zapalenie gruczołów ślinowych kamica ślinianek	uwolnienie amylazy z gruczołów ślinowych
Ciąża pozamaciczna	uwolnienie amylazy z jajowodów
Niewydolność nerek	zmniejszenie nerkowego wydalania amylazy
Opiaty	wsteczny odpływ amylazy na skutek skurczu zwieracza Oddiego
Makroamylazemia	wiązanie amylazy przez białka osocza
Nowotwory (rak trzustki, rak płuca, rak jajnika)	paraneoplastyczne wytwarzanie amylazy przez komórki nowotworowe

ERCP (*endoscopic retrograde cholagiopancreatography*) – cholangiopankreatografia endoskopowa wsteczna. Opracowano na podstawie W.J. Marshall, S.K. Bangert: Clinical Biochemistry. Metabolic and Clinical Aspects. Churchill Livingstone, New York 1995.

Aktywność lipazy i trypsyny również zwiększa się w ostrym zapaleniu trzustki.

Lipaza trzustkowa jest enzymem hydrolitycznym katalizującym rozkład estrów glicerolu i kwasów tłuszczowych. Poziom lipazy w surowicy jest w warunkach prawidłowych bardzo niski (< 280 j.m./l). W ostrym zapaleniu trzustki poziom lipazy w surowicy wzrasta podobnie jak poziom amylazy, osiągając w ciągu 24–30 godzin wartości przekraczające normę ponadpięciokrotnie (ryc. 9-7). Poziom lipazy jest podwyższony dłużej niż poziom amylazy i powraca do normy mniej więcej po 8–12 dniach choroby. Lipaza może być obecna w moczu, ale jej pomiar rzadko jest wykonywany w praktyce klinicznej. Natomiast jednoczesne oznaczanie aktywności amylazy i lipazy w surowicy zwiększa czułość i swoistość laboratoryjnego rozpoznania ostrego zapalenia trzustki i wyklucza pozatrzustkowe przyczyny hiperamylazemii lub makroamylazemię.

Trypsyna występuje we krwi w postaci nieaktywnego proenzymu (trypsynogenu) lub związana z inhibitorami proteaz (α_1-antytrypsyną i α_2-makroglobuliną). Aktywność trypsyny zwiększa się w ostrym zapaleniu trzustki, ale jej oznaczenie jest trudne i rzadko wykonywane.

Dehydrogeneza mleczanowa jest wykorzystywana jako wskaźnik martwicy tkanek i wykładnik ciężkości ostrego zapalenia trzustki.

Dehydrogenaza mleczanowa (LDH) jest enzymem występującym powszechnie w komórkach. Poziom LDH w surowicy wynosi 100–270 j.m./l u mężczyzn i 122–220 j.m./l u kobiet. LDH w surowicy pochodzi z wielu tkanek, w tym ze starzejących się i niszczonych krwinek czerwonych i białych. Poziom LDH w surowicy jest podwyższony w wielu chorobach przebiegających z uszkodzeniem tkanek, np. w zawale serca lub martwicy wątroby. Do chorób tych należy także ostre zapalenie trzustki, w którego przebiegu aktywność LDH w surowicy odzwierciedla rozległość zmian martwiczo-krwotocznych w trzustce. Poziom LDH >400 j.m./dl jest jednym z objawów ciężkiego uszkodzenia trzustki. Natomiast długotrwałe utrzymywanie się wysokiego poziomu LDH w surowicy jest zwykle objawem rozwijających się powikłań ostrego zapalenia trzustki, np. torbieli rzekomych.

Test stymulacji cholecystokininą i sekretyną jest stosowany do oceny rezerwy wydzielniczej trzustki.

Test stymulacji cholecystokininą i sekretyną jest badaniem czynnościowym oceniającym zdolność trzustki do wydzielania enzymów trawiennych i wodorowęglanów. W czasie testu dokonuje się pomiaru wydzielania amylazy i wodorowęglanów do dwunastnicy, najpierw w warunkach podstawowych, a następnie 30 minut po dożylnym podaniu CCK i 60 minut po podaniu sekretyny. Uzyskane wartości są niskie w przewlekłym zapaleniu trzustki, jednak dopiero wtedy, gdy zniszczeniu ulegnie więcej niż 85–90% miąższu trzustki.

Ponieważ test stymulacji cholecystokininą i sekretyną jest pracochłonny, zastępuje się go ostatnio badaniami, w których pacjentom podaje się doustnie substraty enzymów trzustkowych, a następnie oznacza produkty ich enzymatycznego rozkładu w moczu lub w wydychanym powietrzu. Przykładem jest *test z bentyromidem*, w którym podawanym doustnie substratem jest kwas N-benzoil-t-tyrozyno-p-aminobenzoesowy, a oznaczanym w moczu produktem jego proteolitycznego rozkładu kwas p-aminobenzoesowy.

Niewydolność zewnątrzwydzielnicza trzustki powoduje biegunkę tłuszczową, której nasilenie można ocenić, mierząc zawartość tłuszczu w kale.

Biegunkę tłuszczową cechują obfite, cuchnące i tłuste stolce. Pomiaru zawartości tłuszczu dokonuje się w stolcu zbieranym przez 3 dni. W biegunce tłuszczowej zawartość tłuszczu w kale przekracza 7 g na dobę. Przybliżonej oceny zawartości tłuszczu w stolcu można też dokonać za pomocą badania mikroskopowego kału z użyciem barwników sudanowych (np. sudanu III lub czerwieni oleistej O) barwiących tłuszcze. Należy pamiętać, że przyczyną biegunki tłuszczowej mogą być nie tylko choroby trzustki, ale też choroby jelit i dróg żółciowych.

Rak głowy trzustki powoduje upośledzenie drożności dróg żółciowych.

Obstrukcja dróg żółciowych jest często pierwszym objawem raka głowy trzustki. Jej typowym następstwem jest żółtaczka połączona z podwyższeniem stężenia *bilirubiny sprzężonej* i *aktywności fosfatazy zasadowej* w surowicy. Upośledzenie drożności dróg żółciowych i żółtaczka występują też u 25% pacjentów z ostrym zapaleniem trzustki i u 10% pacjentów z przewlekłym zapaleniem trzustki.

Antygen CA 19-9 jest markerem nowotworowym obecnym w surowicy u większości pacjentów z rakiem trzustki, ale jego badanie cechują mała czułość i swoistość.

Dotychczasowe poszukiwania swoistych markerów serologicznych raka trzustki nie dały spodziewanych wyników. W praktyce klinicznej najczęściej oznaczanym wskaźnikiem jest antygen **CA 19-9** – sialofukozylolaktotetroza związana z glikolipidami i glikoproteinami błon komórkowych, obecna w śluzie wytwarzanym przez komórki rakowe. Podwyższone stężenie CA 19-9 w surowicy stwierdza się w przybliżeniu u 75% pacjentów z rakiem trzustki. Niestety czułość testu wynosi jedynie około 60% i z tego względu nie może być on wykorzystywany do badań przesiewowych. Ponadto podwyższone stężenia CA 19-9 występują też u pacjentów z rakiem narządów innych niż trzustka.

INNE BADANIA STOSOWANE W DIAGNOSTYCE CHORÓB TRZUSTKI

Ze względu na swą lokalizację trzustka nie jest dostępna badaniu palpacyjnemu. Może jednak zostać uwidoczniona w badaniach ultrasonograficznym i radiologicznym.

- **Badanie ultrasonograficzne** pozwala stwierdzić obrzmienie trzustki w przebiegu jej ostrego zapalenia, a także wykryć torbiele, torbiele rzekome i guzy trzustki. Badanie ultrasonograficzne może być utrudnione i niepewne w razie obecności gazów w pętlach jelitowych przykrywających trzustkę.
- **Tomografia komputerowa** jest powszechnie stosowana w diagnostyce przewlekłego zapalenia trzustki. Może wykazać zanik miąższu trzustki, nieregularność jej kształtu, torbielowate poszerzenia przewodów wyprowadzających i – w jednej trzeciej przypadków – obecność złogów wapniowych.
- **Endoskopowa cholangiopankreatografia wsteczna** jest złożonym, ale stosunkowo niezawodnym badaniem wykorzystywanym w diagnostyce przewlekłego zapalenia i guzów trzustki. Jego swoistość w odniesieniu do przewlekłego zapalenia trzustki przekracza 90%. Badanie często jest połączone z cytologiczną oceną treści pobranej z dróg trzustkowych, co pozwala dość pewnie odróżnić przewlekłe zapalenie od raka trzustki.

Uwaga

> Badania radiologiczne wyparły badania czynnościowe z diagnostyki przewlekłego zapalenia i niewydolności trzustki.

Związki kliniczno-patologiczne

ZWŁÓKNIENIE TORBIELOWATE TRZUSTKI

Zwłóknienie torbielowate jest chorobą układową o podłożu genetycznym. Spowodowane jest mutacją genu *CF* zlokalizowanego w chromosomie 7. W Stanach Zjednoczonych zwłóknienie torbielowate jest najczęstszą śmiertelną chorobą genetyczną, która dotyka osoby rasy białej, czarnej i żółtej w stosunku, odpowiednio, 1:3000, 1:13 000 i 1:62 000.

Gen *CF* koduje białko CFTR (*cystic fibrosis transmembrane conductance regulator*), które tworzy przezbłonowy kanał chlorkowy i reguluje transport chloru i sodu przez błonę komórek nabłonkowych. Białko CFTR bierze m.in. udział w transporcie jonów chlorkowych do światła przewodów trzustkowych i formowaniu soku trzustkowego. Zaburzenie funkcji białka CFTR powoduje powstawanie lepkiej wydzieliny trzustkowej, która łatwo czopuje przewody wyprowadzające. Upośledzenie ich drożności prowadzi do wzrostu ciśnienia w drogach trzustkowych i atrofii pęcherzyków trzustkowych. Następstwem choroby są niewydolność zewnątrzwydzielnicza trzustki i zaburzenia wchłaniania w przewodzie pokarmowym.

Lepka wydzielina śluzowa powstaje nie tylko w trzustce, ale również w innych narządach.

Dysfunkcja białka CFTR powoduje powstawanie lepkiej wydzieliny śluzowej, która wywołuje wielorakie zaburzenia czynnościowe (ryc. 9-8). Należą do nich:

- **Upośledzenie drożności jelit.** Lepka smółka może spowodować niedrożność smółkową jelit u noworodków. Jej następstwem mogą być perforacja jelita i smółkowe zapalenie otrzewnej. U starszych dzieci zwłóknienie torbielowate może prowadzić do tzw. zespołu dystalnej niedrożności jelit, kolonopatii włókniejącej i wypadania odbytnicy.
- **Upośledzenie drożności dróg trzustkowych.** Gęsty śluz może blokować przewód trzustkowy główny i znacznie zmniejszać uwalnianie enzymów trawiennych do dwunastnicy. Brak enzymów trzustkowych powoduje biegunkę tłuszczową i zaburzenia wchłaniania jelitowego. Jednocześnie czopy śluzowe wywołują wsteczny wzrost ciśnienia w drogach trzustkowych, co prowadzi do stopniowego zanikania tkanki gruczołowej narządu. Powstające zmiany patologiczne są podobne do występujących w przewlekłym zapaleniu trzustki. U jednej trzeciej pacjentów uszkodzeniu części zewnątrzwydzielniczej trzustki towarzyszą zniszczenie wysp Langerhansa i jawna cukrzyca.
- **Upośledzenie drożności dróg oddechowych.** Obecność gęstej wydzieliny śluzowej w oskrzelach usposabia do przewlekłych zakażeń dróg oddechowych i rozstrzeni oskrzeli. Nawracające zapalenia płuc są najczęstszą przyczyną śmierci, następującej zwykle w trzeciej dekadzie życia chorych.
- **Upośledzenie drożności dróg żółciowych.** Czopy śluzowe w drogach żółciowych sprzyjają kamicy żółciowej i mogą spowodować żółtaczkę mechaniczną i wtórną marskość żółciową wątroby.

Uwaga

> „Mukowiscydoza" to inna nazwa zwłóknienia torbielowatego, w jednym słowie najlepiej oddająca istotę choroby (*mucus* – śluz; *viscidus* – lepki).

Zwłóknienie torbielowate powoduje zmiany w wydzielaniu sodu i chloru z potem.

Nieprawidłowa funkcja białka CFTR prowadzi do nadmiernej utraty Na^+ i Cl^- z potem. W najcięższych przypadkach utrata tych jonów z potem może być tak duża, że prowadzi do hipochloremii, hiponatremii i zasadowicy metabolicznej oraz usposabia chorych do udarów słonecznych.

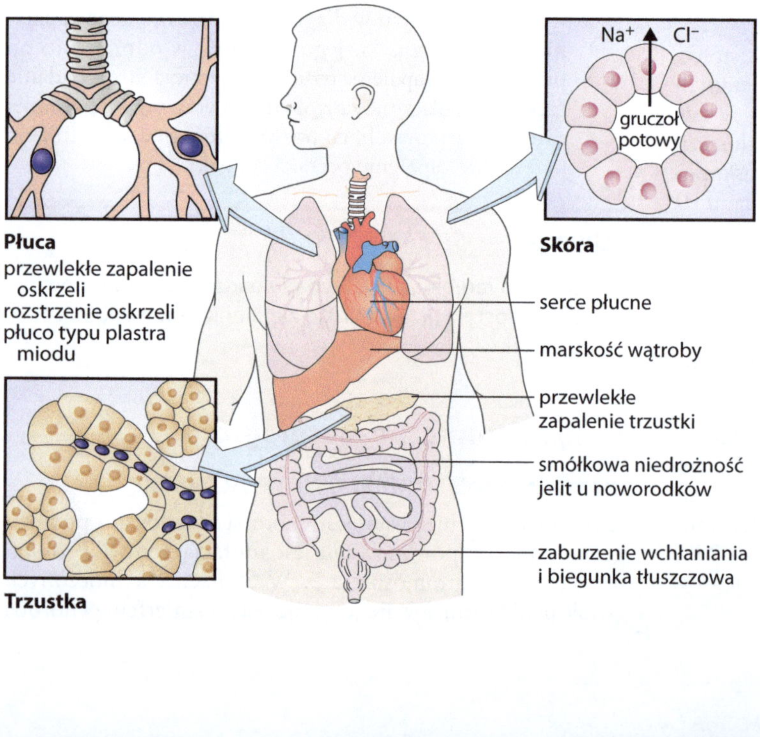

Ryc. 9-8. Zwłóknienie torbielowate. Choroba obejmuje przede wszystkim płuca i przewód pokarmowy, w tym wątrobę i trzustkę. Dla rozpoznania choroby u dzieci szczególnie przydatny jest test potowy.

W diagnostyce zwłóknienia torbielowatego wykorzystuje się **test potowy**, w którym gruczoły potowe są stymulowane do wydzielania za pomocą pilokarpiny. Jeśli test wykaże stężenie Cl^- w pocie przekraczające 60 mmol/l u dzieci i 70 mmol/l u dorosłych, pozwala to z dużym prawdopodobieństwem rozpoznać zwłóknienie torbielowate. Diagnoza powinna być potwierdzona w badaniu genetycznym.

Testy genetyczne są stosowane do potwierdzenia diagnozy zwłóknienia torbielowatego.

Do tej pory zidentyfikowano ponad tysiąc różnych mutacji genu *CF*. W przeszło 70% przypadków choroba jest spowodowana **mutacją *ΔF508***. Większość laboratoriów bada 87 najczęstszych mutacji, ale niekiedy mogą być konieczne dodatkowe testy w wyspecjalizowanych ośrodkach. Przebadani powinni być również członkowie rodziny chorego w celu wykrycia bezobjawowego nosicielstwa choroby. W populacji Stanów Zjednoczonych nosicielstwo zmutowanego genu występuje u jednej na 28 osób rasy białej.

OSTRE ZAPALENIE TRZUSTKI

Ostre zapalenie trzustki spowodowane jest uszkodzeniem komórek pęcherzykowych trzustki, prowadzącym do niekontrolowanego uwolnienia enzymów trawiennych i samostrawienia narządu. Uszkodzenie tkanek wyzwala reakcję zapalną z nasilonymi zmianami naczyniowymi. Do rozległej martwicy trzustki dochodzi w 10–20% przypadków. Jej następstwem może być niewydolność wielonarządowa, obarczona wysoką śmiertelnością. Do innych poważnych powikłań należą torbiele rzekome trzustki i przewlekłe zapalenie trzustki.

Ostre zapalenie trzustki jest najczęściej następstwem choroby dróg żółciowych lub nadużywania alkoholu.

Zapadalność na ostre zapalnie trzustki wynosi rocznie 5–20 przypadków na 100 000 osób. Aczkolwiek choroba ma wiele potencjalnych przyczyn (tab. 9-5), w 75–80% przypadków powstaje w związku z chorobami dróg żółciowych i nadużywaniem alkoholu (ryc. 9-9).

Kamica żółciowa jest najczęstszą możliwą do zidentyfikowania przyczyną ostrego zapalenia trzustki. Zaczopowanie przewodu żółciowego wspólnego w obrębie bańki wątrobowo-trzustkowej może spowodować:

- wzrost ciśnienia w drogach trzustkowych,
- zarzucanie żółci do przewodów trzustkowych.

Wzrost ciśnienia w przewodach trzustkowych oddziałuje wstecznie na pęcherzyki trzustkowe i w rezultacie uszkadza komórki pęcherzykowe. Z kolei zarzucanie żółci może powodować przedwczesną wewnątrztrzustkową aktywację proenzymów trawiennych uwolnionych z uszkodzonych komórek. Działanie enzymów doprowadza do martwicy tkanki gruczołowej i tłuszczowej trzustki. Z kolei uszkodzenie naczyń krwionośnych może prowadzić do zakrzepów, co zaburza ukrwienie tkanek i pogłębia ich uszkodzenie. Elementem reakcji zapalnej jest uwalnianie czynników chemotaktycznych, które odpowiadają za naciekanie tkanek przez granulocyty obojętnochłonne.

Tabela 9-5. Najważniejsze przyczyny ostrego zapalenia trzustki

Przyczyny częste
choroby dróg żółciowych (kamica żółciowa)
nadużywanie alkoholu
Przyczyny rzadkie
leki (np. leki moczopędne, inhibitory konwertazy angiotensyny, azatiopryna, metyldopa)
zakażenia (np. wirus świnki, wirus Coxsackie, *Ascaris*, *Mycobacterium avium intracellulare*)
ERCP
zabiegi chirurgiczne w obrębie trzustki i nadbrzusza
urazy brzucha
choroby genetyczne (np. hipertriglicerydemia, zwłóknienie torbielowate)
choroby przewodu pokarmowego (np. wrzód trawienny)
Nieznane (15%)

ERCP – cholangiopankreatografia endoskopowa wsteczna.

Alkohol jest najczęstszą przyczyną ostrego zapalenia trzustki w Stanach Zjednoczonych. Jego rola w patogenezie choroby jest złożona. Wiadomo, że alkohol może powodować:

- **Skurcz zwieracza bańki wątrobowo-trzustkowej (zwieracza Oddiego),** czego następstwem może być zarzucanie żółci do dróg trzustkowych.
- **Wytrącanie białek w drogach trzustkowych,** co sprzyja tworzeniu czopów i kamieni w przewodach trzustkowych.

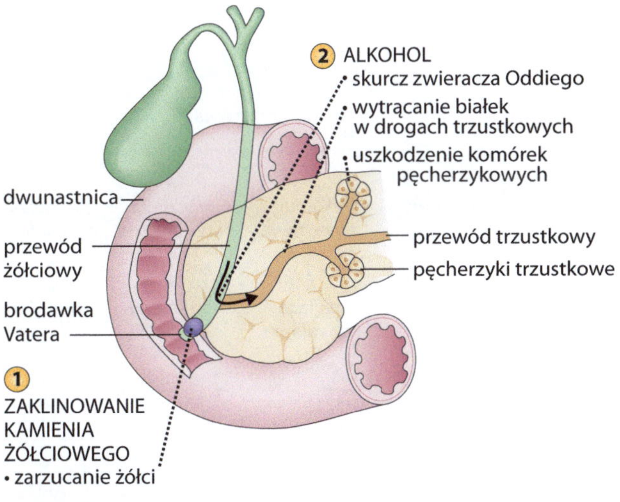

Ryc. 9-9. Ostre zapalenie trzustki. Głównymi przyczynami choroby są niedrożność dróg żółciowych, powodująca zarzucanie żółci do przewodu trzustkowego głównego, i przewlekłe nadużywanie alkoholu. Alkohol powoduje skurcz zwieracza Oddiego, a także bezpośrednio uszkadza komórki trzustki.

- **Zwiększenie wydzielania sekretyny.** Alkohol stymuluje wydzielanie soku żołądkowego i – wtórnie – wytwarzanie sekretyny. Sekretyna zwiększa z kolei wydzielanie soku trzustkowego, co powoduje dalszy wzrost ciśnienia w drogach trzustkowych.
- **Uszkodzenie komórek pęcherzykowych.** Alkohol zwiększa przepuszczalność błon komórkowych, zaburza funkcje cytoszkieletu, a także zmienia przepływ krwi przez trzustkę. Skutki te zwiększają podatność komórek na samostrawienie pod wpływem enzymów trzustkowych.
- **Zahamowanie wydzielania litostatyn.** Litostatyny – to nieenzymatyczne białka wydzielane przez komórki pęcherzykowe. Zapobiegają wytrącaniu się kryształów węglanu wapnia i osadzaniu się złogów w drogach trzustkowych. Niedobór litostatyn ułatwia tworzenie się czopów, sprzyja ich uwapnieniu, a powstające kamienie upośledzają odpływ soku trzustkowego.

Mimo że niekorzystny wpływ alkoholu na trzustkę jest udokumentowany, ostre zapalenie trzustki rozwija się tylko u niektórych osób nadużywających alkoholu. Oznacza to, że w patogenezie choroby istotną rolę odgrywają też inne czynniki genetyczne i środowiskowe.

Ostre zapalenie trzustki ma charakter „chemiczny", a uszkodzenie tkanek spowodowane jest działaniem trzustkowych enzymów trawiennych.

Ostre zapalenie trzustki rozpoczyna się niekontrolowaną aktywacją enzymów trzustkowych (ryc. 9-10). W warunkach normalnych większość enzymów trzustkowych jest wydzielana w postaci nieaktywnej, tj. jako proenzymy. W czasie przechodzenia przez drogi trzustkowe są one nieaktywne, a uczynniane są dopiero w dwunastnicy pod wpływem enterokinazy. Przedwczesna aktywacja trypsyny w ostrym zapaleniu trzustki ma katastrofalne następstwa i uważana jest za kluczowy moment inicjujący zniszczenie trzustki w przebiegu choroby.

W 15% przypadków przyczyna ostrego zapalenia trzustki jest nieznana.

U pacjentów z ostrym zapaleniem trzustki, u których nie stwierdza się choroby dróg żółciowych lub oznak nadużywania alkoholu, należy rozważyć inne przyczyny choroby. Wśród nich istotne miejsce zajmuje niepożądane działanie *leków*. Mniej liczne są przypadki spowodowane *zakażeniami wirusowymi i bakteryjnymi* lub urazami. Jednak przynajmniej 15% przypadków uważanych jest za idiopatyczne, tj. takie, w których nie udaje się zidentyfikować przyczyny choroby.

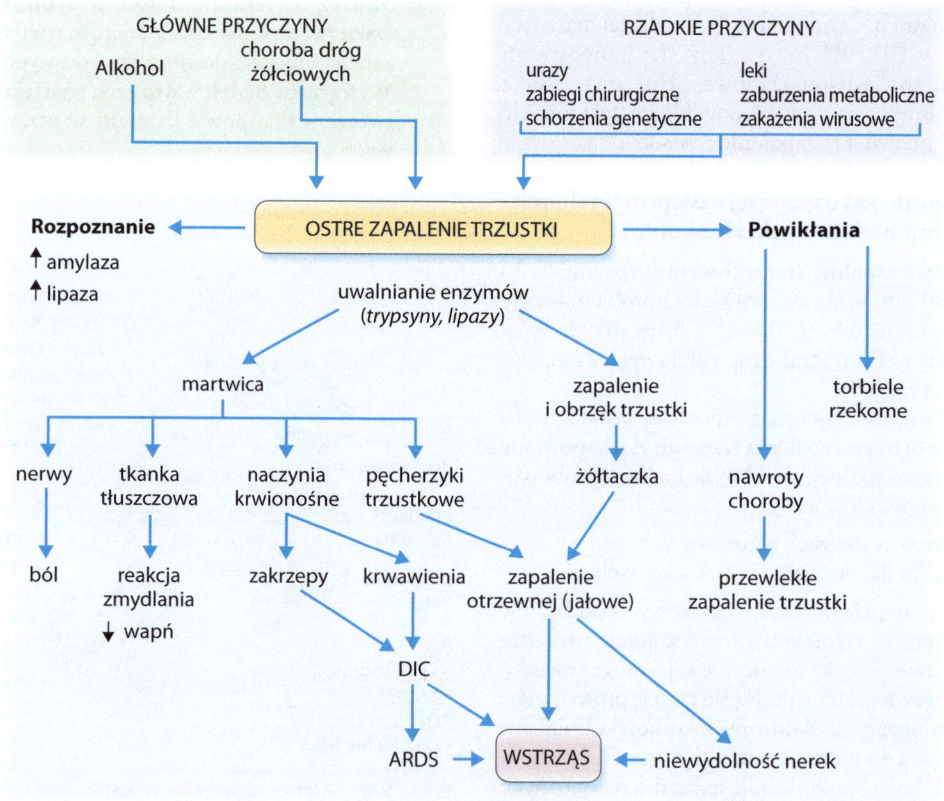

Ryc. 9-10. Ostre zapalenie trzustki. Wszystkie zmiany kliniczne wynikają z aktywacji enzymów trzustkowych, np. trypsyny, amylazy, lipazy, elastazy. Aktywacja trypsyny jest kluczowym momentem, ponieważ prowadzi do aktywacji innych enzymów. ARDS – zespół ostrej niewydolności oddechowej; DIC – zespół wykrzepiania wewnątrznaczyniowego.

Ostre zapalenie trzustki rozpoczyna się nagle i daje objawy miejscowe i ogólne.

Obraz kliniczny ostrego zapalenia trzustki jest niejednolity, a jego objawy mogą się zawierać w zakresie od stosunkowo łagodnych do ciężkich. W przypadkach typowych choroba rozpoczyna się nagłym bólem w nadbrzuszu. Często ból występuje w ciągu 12–24 godzin od spożycia obfitego posiłku lub nadużycia alkoholu. Zwykle ból promieniuje do pleców, towarzyszą mu nudności, wymioty i obrona mięśniowa brzucha. Często występują gorączka i poty, a chorzy odczuwają lęk i niepokój. Najczęstsze objawy niepowikłanego ostrego zapalenia trzustki przedstawiono w tab. 9-6.

W ciężkich przypadkach choroby w obrazie klinicznym dominują objawy wstrząsu – obniżenie ciśnienia tętniczego krwi i przyspieszenie rytmu serca. Na skutek niewydolności nerek pojawia się skąpomocz, a rozwijający się ostry zespół niewydolności oddechowej jest przyczyną przyspieszenia i spłycenia oddechów oraz hipoksji. Dochodzi do rozsianego wykrzepiania wewnątrznaczyniowego z tendencją do krwawień. Przedostanie się enzymów do jamy otrzewnej powoduje chemiczne zapalenie otrzewnej i niedrożność porażenną jelit. Następstwem niedrożności może być uszkodzenie ściany jelita i przenikanie bakterii do jamy otrzewnej, a w rezultacie rozwój bakteryjnego zapalenia otrzewnej lub powstanie ropni trzustki. W najcięższych przypadkach dochodzi do bakteriemii i posocznicy. Najważniejsze cechy powikłanego ostrego zapalenia trzustki przedstawia tab. 9-7.

Tabela 9-6. Objawy i następstwa niepowikłanego ostrego zapalenia trzustki

OBJAW	CZĘSTOŚĆ WYSTĘPOWANIA (%)
Ból brzucha	85–95
Tkliwość brzucha	70–90
Nudności i wymioty	50–80
Gorączka	50–60
Odwodnienie	30–50
Ciężki stan ogólny chorego	40–60
Niedrożność jelit	40–60

Źródło: W. Powell, G. Klatskin: Duration of survival in patients with Laennec's cirrhosis. Am J Med 44:406–414, 1968.

Badania laboratoryjne mają kluczowe znaczenie dla rozpoznania ostrego zapalenie trzustki.

Ostremu zapaleniu trzustki towarzyszą zmiany typowe dla uszkodzenia tkanek, ostrej reakcji zapalnej, odwodnienia, wstrząsu i niewydolności wielonarządowej. Odzwierciedlają je następujące zmiany laboratoryjne:

- **Leukocytoza.** Jest objawem ostrej reakcji zapalnej. Wartości powyżej 16×10^6/l (> 18×10^6/l u alkoholików) mają złe znaczenie rokownicze.
- **Podwyższenie hematokrytu.** Jest wynikiem odwodnienia. Obniżenie się hematokrytu więcej niż o 0,10 w ciągu 48 godzin zwiastuje złe rokowanie.
- **Podwyższenie poziomu amylazy i lipazy we krwi.** Jest skutkiem uwalniania enzymów z uszkodzonej trzustki i przechodzenia ich do krążenia systemowego. Amylaza może być wykrywana również w moczu i w płynie puchlinowym z jamy brzusznej.
- **Podwyższenie poziomu dehydrogenazy mleczanowej (LDH) we krwi.** Aktywność LDH wzrasta proporcjonalnie do rozległości uszkodzenia trzustki. Wartości powyżej 400 j.m./l mają złe znaczenie rokownicze. Należy pamiętać, że LDH może pochodzić także z tkanek innych niż trzustka.
- **Hipokalcemia.** Rozwija się w drugiej lub trzeciej dobie choroby. Spowodowana jest powstawaniem mydeł wapniowych w ogniskach martwicy tłuszczowej w trzustce i jamie brzusznej. Reakcja zmydlania prowadzi do wiązania wapnia i obniżenia jego stężenia we krwi. Wartości poniżej 8 mg/dl wskazują na złe rokowanie.
- **Podwyższenie stężenia bilirubiny i aktywności fosfatazy zasadowej w surowicy.** Zmiany te są wykładnikiem upośledzenia drożności dróg żółciowych, do którego dochodzi mniej więcej w 20% przypadków.
- **Hiperglikemia.** Jest wynikiem uszkodzenia wysp Langerhansa i względnego niedoboru insuliny. Aczkolwiek zwykle odwracalna, hiperglikemia powyżej 200 mg/dl wiąże się ze złym rokowaniem.
- **Podwyższenie stężenia kreatyniny i mocznika we krwi.** Występuje u pacjentów, u których rozwija się niewydolność nerek.

Tabela 9-7. Objawy i następstwa ciężkiego ostrego zapalenia trzustki

Zapalenie otrzewnej
wodobrzusze
niedrożność jelit
Wstrząs
niskie ciśnienie tętnicze krwi
tachykardia
niewydolność nerek
ARDS z dusznością i przyspieszeniem oddechów
rozsiane wykrzepianie wewnątrznaczyniowe
Skłonność do krwawień
wybroczyny krwotoczne na skórze
krwawienie do przewodu pokarmowego
objaw Cullena (krwawe podbiegnięcia skóry w okolicy pępka)
objaw Greya Turnera (krwawe podbiegnięcia skóry w okolicy lędźwiowej)
Zakażenia
ropień trzustki
bakteryjne zapalenie otrzewnej
posocznica

ARDS – zespół ostrej niewydolności oddechowej.

- **Trombocytopenia i zaburzenia krzepnięcia krwi.** Wydłużenie czasu krwawienia, czasu protrombinowego i czasu kaolinowo-kefalinowego występuje u pacjentów, u których dochodzi do rozsianego wykrzepiania wewnątrznaczyniowego.
- **Zasadowica oddechowa.** Rozwija się u pacjentów z hipoksemią, którzy hiperwentylują. Można u nich stwierdzić także obniżenie się prężności tlenu we krwi tętniczej (Pa_{O_2}).
- **Zasadowica metaboliczna.** Powstaje na skutek uwalniania elektrolitów ze zniszczonych tkanek.
- **Kwasica metaboliczna.** Jest skutkiem przedłużającej się niewydolności nerek.
- **Kwasica oddechowa.** Występuje u pacjentów z ostrym zespołem niewydolności oddechowej. Złe znaczenie rokownicze ma obniżona poniżej 60 mm Hg prężność tlenu we krwi tętniczej, utrzymująca się po 48 godzinach od początku choroby.

Ostre zapalenie trzustki o ciężkim przebiegu często powoduje poważne powikłania.

Ciężkie ostre zapalenie trzustki obarczone jest śmiertelnością przekraczającą 10%. Również u pacjentów, którzy przeżyją, często dochodzi do poważnych powikłań. Należą do nich:

- **Ropień trzustki.** Jest skutkiem rozwoju bakterii w tkance trzustkowej zmienionej martwiczo. Często jest oporny na leczenie.
- **Torbiel rzekoma trzustki.** Powstaje w miejscu rozległej martwicy trzustki. Może zawierać enzymy i resztki zniszczonych komórek. Ponieważ mogą one przenikać do krwi, torbieli rzekomej niekiedy towarzyszy utrzymujące się podwyższenie aktywności amylazy, lipazy i LDH we krwi. Torbiel rzekoma jest często oporna na leczenie zachowawcze i może wymagać chirurgicznego drenażu i resekcji.
- **Przewlekłe zapalenie trzustki.** Jest zwykle następstwem nie do końca wyleczonego zapalenia trzustki lub powtarzających się epizodów ostrego zapalenia trzustki.

PRZEWLEKŁE ZAPALENIE TRZUSTKI

Przewlekłe zapalenie trzustki jest stosunkowo rzadką chorobą, charakteryzującą się postępującym niszczeniem i włóknieniem narządu. Najczęściej jest poprzedzone ostrym zapaleniem trzustki. Jednak może się także rozwijać u osób, u których nie stwierdza się żadnych znanych stanów usposabiających do jej wystąpienia.

Przewlekłe zapalenie trzustki jest najczęściej następstwem nadużywania alkoholu.

Nadużywanie alkoholu wykazuje około 70% pacjentów z przewlekłym zapaleniem trzustki. Jednak rola patogenetyczna alkoholu nie jest oczywista, ponieważ choroba rozwija się jedynie u około 10% osób przewlekle nadużywających alkoholu. Inne przyczyny przewlekłego zapalenia trzustki są rzadkie, a mniej więcej w 15% przypadków nie udaje się ich ustalić.

Choć patogeneza przewlekłego zapalenia trzustki jest w wielu punktach niejasna, uważa się, że podstawowe znaczenie dla rozwoju choroby mają powtarzające się urazy komórek pęcherzykowych i upośledzenie drożności przewodów trzustkowych (ryc. 9-11). Pod tym względem patogeneza choroby przypomina ostre zapalnie trzustki. Okazuje się, że u wielu pacjentów wystąpienie przewlekłego zapalenia trzustki jest poprzedzone powtarzającymi się epizodami ostrego zapalenia trzustki.

Objawami przewlekłego zapalenia trzustki są bóle brzucha i zaburzenia wchłaniania.

Przewlekłe zapalenie trzustki najczęściej objawia się tępymi bólami w nadbrzuszu, promieniującymi do pleców. Inne objawy są mało swoiste do czasu, gdy dochodzi do niewydolności trzustki. Wtedy pojawiają się biegunka tłuszczowa i zaburzenia wchłaniania, prowadzące do niedożywienia, niedokrwistości, hipoalbuminemii i niedoboru witamin rozpuszczalnych w tłuszczach (A, D, E, K).

W diagnostyce przewlekłego zapalenia trzustki duże znaczenie mają badania radiologiczne.

Utrata tkanki gruczołowej prowadzi do atrofii trzustki, którą można wykryć w tomografii komputerowej. Zwykle stwierdza się również ogniska zwapnienia i typowo poszerzone przewody trzustkowe (tab. 9-8). Endoskopowa cholangiopankreatografia wsteczna pozwala wykazać ubytek miąższu trzustki, a także pobrać materiał do badania cytologicznego w celu wykluczenia zmian nowotworowych. Sugeruje się częstsze występowanie raka trzustki w związku z przewlekłym zapaleniem trzustki.

Badania laboratoryjne mają mniejsze znaczenie dla rozpoznania przewlekłego zapalenia trzustki. Niekiedy można stwierdzić oznaki uszkodzenia komórek pęcherzykowych pod postacią podwyższonej aktywności amylazy i lipazy w surowicy. U niektórych pacjentów mogą wystąpić zmiany związane z upośledzeniem drożności dróg żółciowych.

RAK TRZUSTKI

Ze względu na częste występowanie i bardzo złe rokowanie rak trzustki stanowi poważny problem kliniczny:

- W Stanach Zjednoczonych rak trzustki jest drugim najczęściej występującym nowotworem złośliwym przewodu pokarmowego. Jest też czwartą co do częstości przyczyną zgonów wśród chorych na nowotwory złośliwe.
- Ryzyko wystąpienia raka trzustki zwiększa się z wiekiem.
- Najważniejszym czynnikiem ryzyka jest predyspozycja genetyczna.
- Współczynnik umieralności w raku trzustki przekracza 90%.

Najczęściej występującą postacią raka trzustki jest rak gruczołowy wywodzący się z nabłonka przewodów trzustkowych.

Ponad 90% wszystkich nowotworów złośliwych trzustki stanowi gruczolakorak przewodowy, tj. wywodzący się z nabłonka

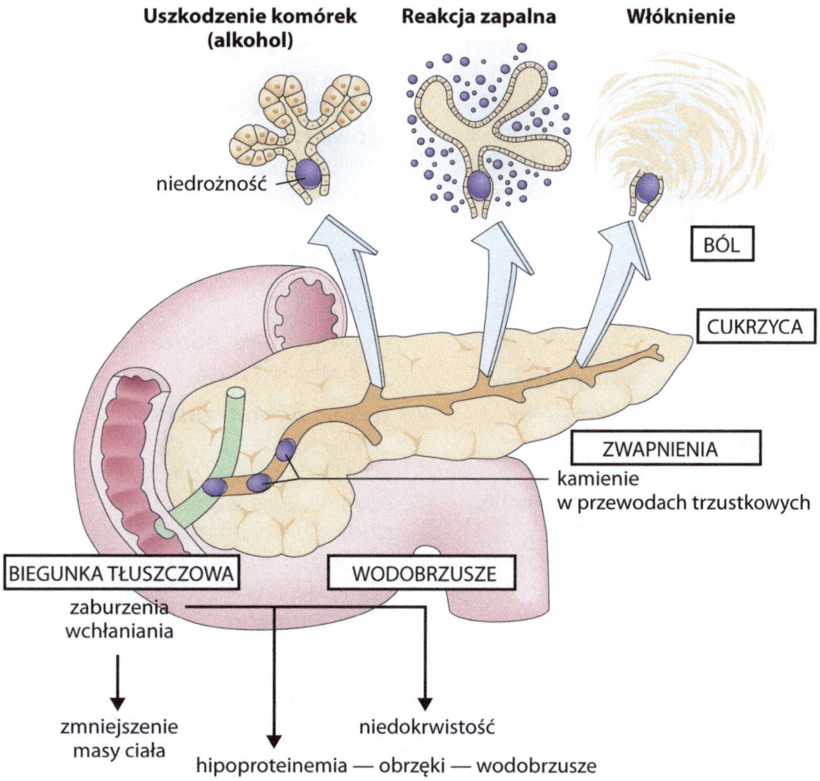

Ryc. 9-11. Przewlekłe zapalenie trzustki. Patogeneza choroby nie jest całkiem jasna, ale wiąże się prawdopodobnie z bezpośrednim uszkodzeniem komórek pęcherzykowych (np. przez alkohol) lub upośledzeniem drożności przewodów trzustkowych i następowym uszkodzeniem i atrofią komórek pęcherzykowych na skutek wstecznego wzrostu ciśnienia w drogach trzustkowych. Objawy wynikają ze zniszczenia miąższu i niewydolności zewnątrzwydzielniczej trzustki, a także ze zniszczenia wysp Langerhansa i z wtórnej cukrzycy. Bóle są spowodowane uciskiem zakończeń nerwowych przez rozwijającą się tkankę włóknistą. W badaniu radiologicznym widoczne są zwapnienia i kamienie wewnątrzprzewodowe.

przewodów trzustkowych. Inne nowotwory trzustki są rzadkie; należą do nich raki z komórek pęcherzykowych, surowicze lub śluzowe gruczolaki i gruczolakoraki oraz nowotwory z komórek wyspowych.

Około 60% raków umiejscawia się w głowie trzustki, 10% w ogonie, a w pozostałych przypadkach nowotwór jest rozprzestrzeniony i obejmuje cały narząd. Histologicznie rak trzustki utworzony jest zwykle przez różnie wykształcone struktury gruczołowe otoczone obfitym włóknistym zrębem. W obrazie mikroskopowym nie można zwykle odróżnić gruczolakoraka trzustki od gruczolakoraków wywodzących się z dróg żółciowych lub desmoplastycznych gruczolakoraków innych narządów. Niekiedy gruczolakoraki trzustki mogą być mniej desmoplastyczne, a wytwarzać więcej śluzu i tworzyć struktury torbielowate.

W większości przypadków raka trzustki przerzuty są obecne już w momencie rozpoznania. Zwykle zajęte są węzły chłonne okołotrzustkowe i zlokalizowane we wnęce wątroby. Częste są również przerzuty odległe.

Tabela 9-8. Objawy i następstwa przewlekłego zapalenia trzustki

Ból w nadbrzuszu promieniujący do pleców
Objawy radiologiczne przewlekłego zapalenia trzustki – zwapnienia, atrofia, poszerzenie przewodów wyprowadzających
Biegunka tłuszczowa i zespół złego wchłaniania
hipoproteinemia
obrzęki
wodobrzusze
niedokrwistość
osłabienie
zmniejszenie masy ciała

Zmniejszenie masy ciała, żółtaczka i bóle w nadbrzuszu są najczęstszymi objawami raka trzustki.

W większości przypadków rak trzustki jest rozpoznawany w stadium, gdy guz osiągnął już duże rozmiary i wystąpiły przerzuty. Typowo chorobie towarzyszy *zmniejszenie masy ciała* i *osłabienie*. W tym kontekście nowotwór można porównać do „pasożyta" wykorzystującego zasoby energetyczne gospodarza na potrzeby własnej ekspansji.

W przeważającej części przypadków rak umiejscawia się w głowie trzustki i upośledza odpływ żółci, powodując *żółtaczkę zaporową*. Żółtaczka ta jest często, ale błędnie, opisywana jako „niebolesna". W rzeczywistości tępy ból w nadbrzuszu jest często pierwszym objawem choroby. W raku wywodzącym się z trzonu lub ogona trzustki żółtaczka pojawia się później niż w raku głowy trzustki, ale raki te powodują zwykle silniejsze dolegliwości bólowe. Najbardziej typowe objawy raka trzustki przedstawiono w tab. 9-9 i na ryc. 9-12.

Uwaga

- Objaw Courvoisiera to wyczuwalny dotykiem powiększony i niebolesny pęcherzyk żółciowy stwierdzany u niektórych pacjentów z rakiem głowy trzustki i żółtaczką.
- Zespół Trousseau to wędrujące zakrzepowe zapalenie żył występujące u pacjentów z rakiem trzustki. Spowodowane jest wydzielaniem do krążenia czynników prokoagulogennych przez komórki rakowe.

Tabela 9-9. Objawy i następstwa raka trzustki

OBJAW	CZĘSTOŚĆ WYSTĘPOWANIA (%)
Głowa trzustki	
Zmniejszenie masy ciała	90
Żółtaczka	80
Ból	60
Powiększenie wątroby	50
Nudności i wymioty	40
Biegunka	20
Wędrujące zakrzepowe zapalenie żył	2
Trzon i ogon trzustki	
Zmniejszenie masy ciała	90
Bóle nadbrzusza i pleców	80
Powiększenie wątroby	40
Nudności i wymioty	40
Zaparcia	20
Żółtaczka (zwykle późno występująca)	20
Wędrujące zakrzepowe zapalenie żył	2

W tabeli przedstawiono zaokrąglone i uśrednione dane pochodzące z wielu badań klinicznych.

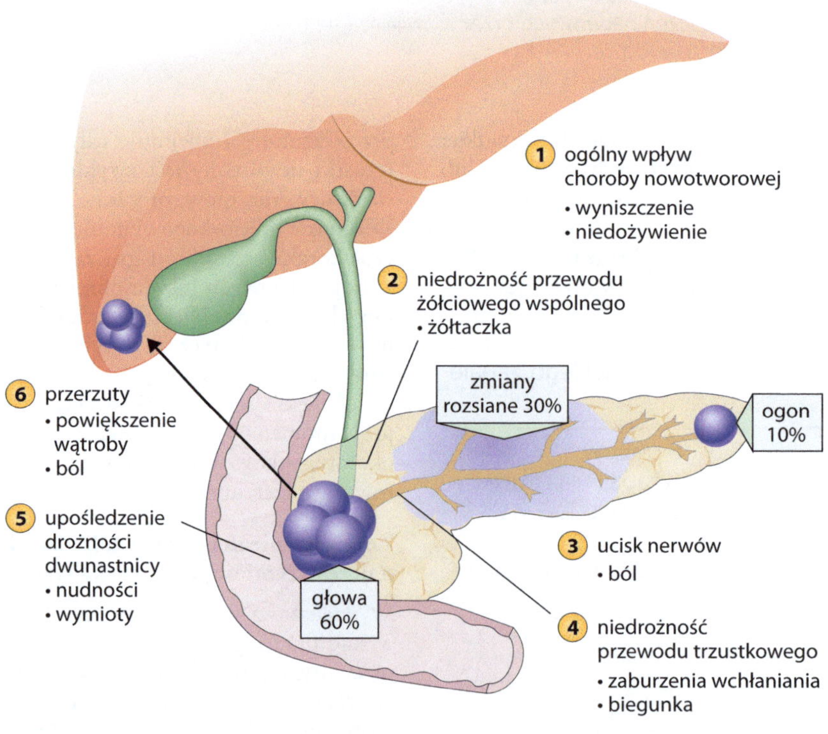

Ryc. 9-12. Rak trzustki. Objawy raka trzustki wynikają z sześciu podstawowych zmian morfologicznych i czynnościowych.

Techniki radiologiczne są podstawową metodą rozpoznawania raka trzustki.

Ze względu na swą lokalizację guzy trzustki są trudno dostępne w badaniu palpacyjnym. Większość wyczuwalnych guzów to zazwyczaj lepiej rokujące zmiany torbielowate. Dlatego też diagnostyka raka trzustki oparta jest na technikach radiologicznych. Do najczęściej używanych metod należą tomografia komputerowa i ERCP. Dla rozpoznania guzów o średnicy mniejszej niż 2 cm szczególnie przydatna jest ultrasonografia endoskopowa (w której głowica ultradźwiękowa zostaje umieszczona w świetle jelita), połączona z biopsją tkanki.

Badania biochemiczne mają małą wartość w diagnostyce raka trzustki.

Mniej więcej u 70% pacjentów z rakiem trzustki stwierdza się obecność antygenu CA 19-9 w surowicy. Niestety badanie to ma zbyt małą czułość i swoistość, aby mogło zostać wykorzystane w rutynowych testach przesiewowych.

Antygen rakowo-płodowy (CEA) jest wykrywany u przeszło 70% pacjentów. Jednak również to badanie nie jest przydatne w diagnostyce wczesnych postaci raka trzustki. Żaden z tych testów nie pozwala na odróżnienie raka trzustki od raków wywodzących się z dróg żółciowych, żołądka, jelit, płuc i jajnika.

PRZYPADKI KLINICZNE

Przypadek 1. NAWRACAJĄCE ZAPALENIA PŁUC U NIEDOŻYWIONEGO CHŁOPCA

Wywiad. Czteroletni chłopiec został przyjęty do szpitala z powodu nawracających zakażeń dróg oddechowych[1]. W chwili przyjęcia chłopiec miał gorączkę, duszności i obficie odkrztuszał śluzowo-ropną wydzielinę[2]. Ostatnio często oddawał cuchnące i tłuste stolce[3].

Badanie lekarskie. Dziecko jest niedożywione i małe jak na swój wiek4. Badanie osłuchiwaniem i badania radiologiczne wykazują obustronne zmiany odpowiadające rozstrzeni oskrzeli.

Badania laboratoryjne. U dziecka stwierdza się leukocytozę i niedokrwistość[5]. Badanie bakteriologiczne plwociny wykazuje obecność *Pseudomonas aeruginosa*. W stolcu stwierdza się obecność kropelek tłuszczu, a w pocie podwyższone stężenie Na^+ i Cl^-[6]. W celu potwierdzenia rozpoznania wykonano badania z użyciem technik biologii molekularnej[7].

Postępowanie. Chłopiec był leczony antybiotykami, a następnie zwolniony do domu.

Pytania i zagadnienia do dyskusji:

1. Jakim chorobom wieku dziecięcego mogą towarzyszyć nawracające zakażenia dróg oddechowych?
2. Jaka jest w tym przypadku przyczyna odkrztuszania śluzowo-ropnej wydzieliny? Jakie drobnoustroje mogą być jej przyczyną? W jaki sposób odkrztuszanie śluzowo-ropnej wydzieliny wiąże się z powstawaniem rozstrzeni oskrzeli?
3. Jakie choroby mogą wywoływać cuchnącą i tłuszczową biegunkę? Jakie są przyczyny obecności tłuszczu w stolcu?
4. Jakie są możliwe przyczyny opóźnienia wzrastania u dziecka? Czy może się z tym wiązać obecność tłuszczu w stolcu?
5. Jakie są przyczyny leukocytozy i niedokrwistości u tego dziecka?
6. Na czym polega test potowy i jak się go wykonuje?
7. Jakie jest ostateczne rozpoznanie w tym przypadku? Jakie jest rokowanie? Czy krewnym pacjenta należy polecić wykonanie badań genetycznych?

Przypadek 2. OSTRY BÓL BRZUCHA U ALKOHOLIKA W ŚREDNIM WIEKU

Wywiad. Pięćdziesięcioletni mężczyzna, alkoholik, został przyjęty do szpitala z powodu ostrego bólu brzucha[1]. Ból był umiejscowiony w nadbrzuszu i promieniował do pleców. Towarzyszyły mu nudności i wymioty[2].

Badanie lekarskie. Pacjent bardzo cierpi i poci się obficie. Odczuwa duże pragnienie i suchość w jamie ustnej[3]. Brzuch jest wzdęty i tkliwy. Nie wykrywa się szmerów perystaltycznych[4]. Stwierdza się gorączkę, przyspieszenie rytmu serca i oddychania oraz obniżone ciśnienie tętnicze krwi[5].

Badania laboratoryjne. Stwierdzono leukocytozę oraz podwyższoną aktywność amylazy i lipazy w surowicy[6]. W drugim dniu choroby pojawiła się hipokalcemia.

Przebieg choroby. Ostre objawy choroby ustąpiły. Pacjent jednak ciągle odczuwa bóle w nadbrzuszu. W komputerowym badaniu tomograficznym wykryto w trzonie trzustki twór o charakterze torbielowatym. Utrzymuje się nieznacznie podwyższona aktywność amylazy w surowicy[7].

Pytania i zagadnienia do dyskusji:

1. Jakie są możliwe przyczyny bólu brzucha? Czy stwierdzenie, że ból jest umiejscowiony w nadbrzuszu i promieniuje do pleców, pozwala zawęzić rozpoznanie różnicowe?
2. Jaka jest przyczyna nudności i wymiotów?
3. Jakie są objawy odwodnienia? Dlaczego doszło do odwodnienia u tego pacjenta?
4. Jakie jest znaczenie tej obserwacji?
5. Jakie są patogeneza i znaczenie tych zmian?

6. Jakie są możliwe przyczyny zwiększenia się aktywności amylazy i lipazy w surowicy?
7. Jakie znaczenie kliniczne mają stwierdzone zmiany?

Przypadek 3. ZMNIEJSZENIE SIĘ MASY CIAŁA, ŻÓŁTACZKA I BÓL W NADBRZUSZU U STARSZEGO MĘŻCZYZNY

Wywiad. Siedemdziesięcioletni mężczyzna zauważył stopniowo nasilające się zażółcenie twardówek, skóry i błony śluzowej jamy ustnej oraz pojawienie się ciemnobrązowego i pienistego moczu[1]. Ponadto skarży się na uporczywe bóle w nadbrzuszu i podaje, że w ciągu 4 miesięcy stracił na wadze około 10 kg[2].

Badanie lekarskie. Pacjent sprawia wrażenie wyniszczonego i osłabionego. W komputerowym badaniu tomograficznym stwierdzono guz w głowie trzustki[3]. W endoskopowej cholangiopankreatografii wstecznej stwierdzono upośledzenie drożności przewodu żółciowego wspólnego i przewodu trzustkowego głównego w okolicy bańki wątrobowo-trzustkowej[4]. Badanie cytologiczne soku trzustkowego zaaspirowanego w czasie badania wykazało obecność złośliwych komórek nowotworowych[5].

Badania laboratoryjne. Stwierdzono przyspieszone opadanie krwinek czerwonych oraz niedokrwistość. Ponadto stwierdzono podwyższone stężenie bilirubiny, podwyższoną aktywność fosfatazy zasadowej[6] oraz podwyższone stężenie antygenu CA 19-9 w surowicy[7].

Przebieg choroby. Pacjentowi przedstawione różne możliwości leczenia, jednak pacjent odrzucił je wszystkie i zdecydował się jedynie na leczenie paliatywne [8].

Pytania i zagadnienia do dyskusji:

1. Czy żółtaczka u tego pacjenta jest związana z podwyższeniem stężenia bilirubiny sprzężonej czy niesprzężonej?
2. Jakie jest znaczenie tych objawów u chorego z żółtaczką?
3. Jakie znaczenie ma wynik tego badania?
4. Co to jest ERCP? Jak wykonuje się to badanie?
5. Czy uzyskane wyniki są wystarczające do ustalenia ostatecznego rozpoznania, czy też konieczna jest biopsja miąższu trzustki?
6. Jakie są przyczyny podwyższonej aktywności fosfatazy zasadowej w surowicy?
7. Czy stwierdzenie podwyższonego stężenia antygenu CA 19-9 jest jednoznacznym dowodem na obecność raka trzustki?
8. Jakie jest ostateczne rozpoznanie? Jakie są możliwości leczenia choroby? Jakie jest rokowanie?

CZĘŚĆ WEWNĄTRZWYDZIELNICZA TRZUSTKI

Wstęp

Część wewnątrzwydzielniczą trzustki tworzą wyspy Langerhansa, rozproszone między pęcherzykami i przewodami wyprowadzającymi części zewnątrzwydzielniczej gruczołu. Objawy kliniczne dysfunkcji wysp Langerhansa wynikają albo z niedostatecznego, albo z nadmiernego wytwarzania hormonów przez komórki wyspowe. Najważniejszą chorobą spowodowaną niedoborem hormonów trzustkowych jest cukrzyca. Natomiast przyczyną nadmiernej produkcji hormonów trzustkowych są najczęściej guzy nowotworowe (ryc. 10-1). Występują one jednak stosunkowo rzadko – stanowią 1–3% wszystkich nowotworów trzustki.

Prawidłowa struktura i funkcja

ANATOMIA I HISTOLOGIA

Wyspy Langerhansa są utworzone przez kilka typów komórek (ryc. 10-2):

- komórki α, wydzielające glukagon,
- komórki β, wydzielające insulinę, proinsulinę, peptyd C i amylinę,
- komórki δ, wydzielające somatostatynę,
- komórki F (PP), wydzielające polipeptyd trzustkowy, jednak tylko w niektórych wyspach.

W większości wysp Langerhansa przeważają komórki β, stanowiące około 70% wszystkich komórek wyspowych. Udział komórek α wynosi około 20%, a pozostałe 10% obejmuje komórki δ, komórki F oraz komórki nieaktywne wydzielniczo.

FIZJOLOGIA

Hormony wytwarzane przez wyspy trzustkowe są kluczowymi regulatorami metabolizmu węglowodanów, lipidów i białek.

Insulina jest polipeptydem powstającym z nieaktywnych prekursorów.

Insulina jest krótkim polipeptydem złożonym z 51 aminokwasów, które tworzą dwa łańcuchy powiązane dwoma wiązaniami dwusiarczkowymi (ryc. 10-3). Synteza insuliny odbywa się w kilku etapach:

- **Preproinsulina.** Jest pierwotnym produktem genu insulinowego. Jest to polipeptyd składający się z łańcuchów A i B insuliny, połączonych długim peptydem C, oraz zawierający sekwencję sygnałową na swym końcu aminowym.
- **Proinsulina.** Formowana jest w cysternach szorstkiej siateczki śródplazmatycznej przez odcięcie sekwencji sygnałowej i utworzenie wiązań dwusiarczkowych w obrębie łańcuchów i pomiędzy nimi.
- **Insulina.** Powstaje w aparacie Golgiego przez odcięcie z proinsuliny peptydu C. Następnie jest przenoszona

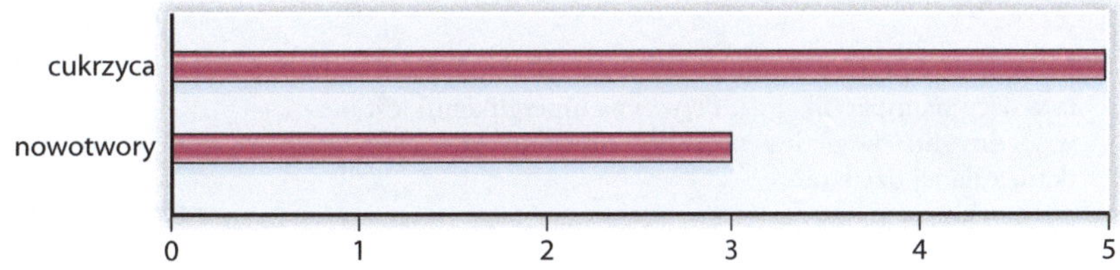

Ryc. 10-1. Klinicznie ważnymi chorobami części wewnątrzwydzielniczej trzustki są cukrzyca i nowotwory.

SŁOWA KLUCZOWE

Anatomia i fizjologia

Glukagon. Hormon polipeptydowy wytwarzany przez komórki α wysp trzustkowych. Reguluje metabolizm węglowodanów. Stymuluje glikogenolizę w wątrobie i podwyższa w ten sposób stężenie glukozy we krwi. Może być wytwarzany przez niektóre guzy trzustki czynne hormonalnie (*glucagonoma*).

Glukoza. Kluczowy związek w metabolizmie węglowodanów. We krwi glukoza występuje w postaci wolnej, a w tkankach wchodzi w skład oligosacharydów i polisacharydów. Prawidłowe stężenie glukozy we krwi wynosi 70–110 mg/dl (3,9–6,1 mmol/l).

Insulina. Hormon polipeptydowy wytwarzany przez komórki β wysp trzustkowych. Reguluje metabolizm węglowodanów, lipidów i białek. Do najważniejszych funkcji insuliny należy stymulowanie glikogenezy w wątrobie oraz wychwytu i wykorzystania glukozy przez mięśnie i tkankę tłuszczową. Działanie insuliny prowadzi do obniżenia stężenia glukozy we krwi. Insulina może być także wytwarzana przez niektóre guzy trzustki czynne hormonalnie (*insulinoma*).

Polipeptyd trzustkowy. Polipeptyd wydzielany przez komórki części wewnątrzwydzielniczej i zewnątrzwydzielniczej trzustki oraz przez komórki jelitowe. Hamuje wydzielanie enzymów trzustkowych i skurcze pęcherzyka żółciowego.

Receptor insulinowy. Receptor błony komórkowej związany z kinazą tyrozynową. Wiąże krążącą insulinę. Jego aktywacja przez insulinę wywołuje ważne zmiany metaboliczne, przede wszystkim nasilenie dokomórkowego napływu glukozy i zwiększenie jej wykorzystania przez komórki. Zaburzenia funkcji receptora insulinowego prowadzą do cukrzycy typu 2.

Somatostatyna. Polipeptyd wydzielany przez komórki δ części wewnątrzwydzielniczej trzustki oraz przez komórki endokrynne przewodu pokarmowego. Hamuje uwalnianie innych hormonów, np. hormonu wzrostu, glukagonu, insuliny i gastryny. Somatostatyna może być wytwarzana także przez niektóre czynne hormonalnie guzy wywodzące się z komórek wysp trzustkowych lub komórek endokrynnych przewodu pokarmowego (*somatostatinoma*).

Wazoaktywny peptyd jelitowy. Szeroko rozpowszechniony hormon polipeptydowy, szczególnie obficie występujący w obrębie ośrodkowego układu nerwowego i przewodu pokarmowego. Wywołuje rozszerzenie naczyń krwionośnych przewodu pokarmowego, przyspieszenie motoryki jelit oraz zwiększenie sekrecji wody i elektrolitów w jelitach. Może być wytwarzany przez niektóre czynne hormonalnie guzy wywodzące się z komórek wysp trzustkowych (VIP-oma).

Wyspy Langerhansa. Tworzą część wewnątrzwydzielniczą trzustki. Każda z wysp składa się z kilku rodzajów komórek. Komórki α wydzielają glukagon, komórki β – insulinę, komórki δ – somatostatynę, a komórki F – polipeptyd trzustkowy.

Choroby części wewnątrzwydzielniczej trzustki

Cukrzyca. Choroba wywołująca zaburzenia metabolizmu objawiające się hiperglikemią. Przyczyną hiperglikemii jest bezwzględny lub względny niedobór insuliny bądź oporność tkanek na jej działanie.

Guzy z komórek wyspowych trzustki. Guzy wywodzące się z komórek wysp Langerhansa. Mogą być łagodne lub złośliwe, pojedyncze lub mnogie, aktywne lub nieaktywne hormonalnie. Ze względu na rodzaj komórek, z których się wywodzą, klasyfikowane są najczęściej jako wyspiaki (*insulinoma*), a rzadziej jako *glucagonoma*, *gastrinoma*, *somatostatinoma*, guzy wydzielające wazoaktywny peptyd jelitowy (VIP-oma) lub polipeptyd trzustkowy (PP-oma). Pod względem budowy histologicznej przypominają rakowiaki występujące w przewodzie pokarmowym lub w drogach oddechowych. W ich komórkach zwracają uwagę gęste ziarnistości związane z błoną komórkową, które mogą być uwidocznione w mikroskopie elektronowym. Guzy wysoce złośliwe mogą przypominać histologicznie raka drobnokomórkowego (owsianokomórkowego) płuc.

Hiperglikemia. Podwyższone stężenie glukozy we krwi (>120 mg/dl). Typowo występuje w cukrzycy, ale także w innych zaburzeniach endokrynnych (np. w zespole Cushinga, nadczynności tarczycy), w ostrym zapaleniu trzustki, we wstrząsie i w następstwie stosowania niektórych leków (np. leków moczopędnych z grupy tiazydów, fenytoiny, adrenaliny).

Hipoglikemia. Obniżenie stężenia glukozy we krwi (<40 mg/dl). Odruchowa hipoglikemia może wystąpić po posiłku, natomiast hipoglikemia stwierdzana na czczo występuje w przebiegu wyspiaka trzustki (*insulinoma*), po pomyłkowym lub przestępczym wstrzyknięciu insuliny, a u cukrzyków – po jej przedawkowaniu. Może wystąpić również w glikogenozach i w ciężkich chorobach układowych.

Zespół *gastrinoma*. Zespół zaburzeń znany również pod nazwą zespołu Zollingera-Ellisona. Jest wywołany guzem wytwarzającym gastrynę, najczęściej umiejscowionym w głowie trzustki. Charakteryzuje się hipergastrynemią, nadmierną produkcją kwasu żołądkowego oraz owrzodzeniami trawiennymi, często mnogimi, o nietypowej lokalizacji i – niekiedy – opornymi na typowe leczenie.

Zespół *glucagonoma*. Zespół zaburzeń metabolicznych wywołanych guzem wytwarzającym glukagon, wywodzącym się z komórek α trzustki. Jego następstwem są: łagodna cukrzyca, wędrujący rumień martwiczy skóry, niedokrwistość, zakrzepica i skłonność do zakażeń bakteryjnych.

Zespół *insulinoma*. Zespół zaburzeń metabolicznych wywołanych guzem wytwarzającym insulinę, wywodzącym się z komórek β trzustki. Charakteryzuje się hipoglikemią i towarzyszącymi jej potami, niepokojem, letargiem i zaburzeniami świadomości, które w ciężkich przypadkach mogą przybrać formę śpiączki hipoglikemicznej.

Zespół *somatostatinoma*. Zespół zaburzeń metabolicznych wywołanych guzem wywodzącym się z komórek wytwarzającym somatostatynę. Charakteryzuje się łagodną cukrzycą, biegunką tłuszczową, hipochlorhydrią i kamicą żółciową.

Zespół VIP-oma. Zespół zaburzeń metabolicznych znany również pod nazwą zespołu Vernera-Morrisona. Jest wywołany guzem wytwarzającym wazoaktywny peptyd jelitowy (VIP). Charakteryzuje się wodnistą biegunką, hipokaliemią oraz hipochlorhydrią lub achlorhydrią.

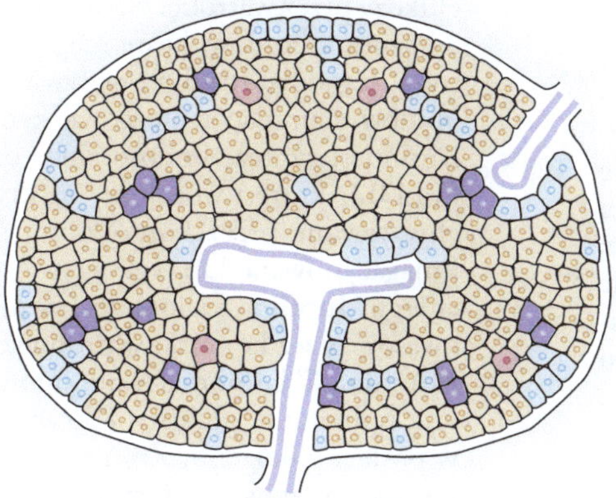

Typ komórek wyspowych	%	Wytwarzany hormon
komórki α	25	glukagon
komórki β	65	insulina
komórki δ	5–10	somatostatyna
komórki PP	1–2	polipeptyd trzustkowy

Ryc. 10-2. Wyspy Langerhansa. Komórki β wydzielające insulinę stanowią dwie trzecie wszystkich komórek wyspowych.

do ziaren wydzielniczych w cytoplazmie, z których jest uwalniana do krążenia na drodze endocytozy. Okres biologicznego półtrwania krążącej insuliny jest krótki (około 6 minut). W tym czasie może ona wiązać się z receptorami insulinowymi, przede wszystkim w wątrobie, w komórkach mięśniowych i w komórkach tkanki tłuszczowej. Potem rozkładana jest w wątrobie przez insulinazę.

Wydzielanie insuliny i glukagonu jest regulowane przez stężenie glukozy we krwi, a także przez inne metabolity i hormony.

Insulina i glukagon wykazują przeciwstawne działanie metaboliczne. W związku z tym regulacja ich syntezy i wydzielania jest ze sobą ściśle powiązana.

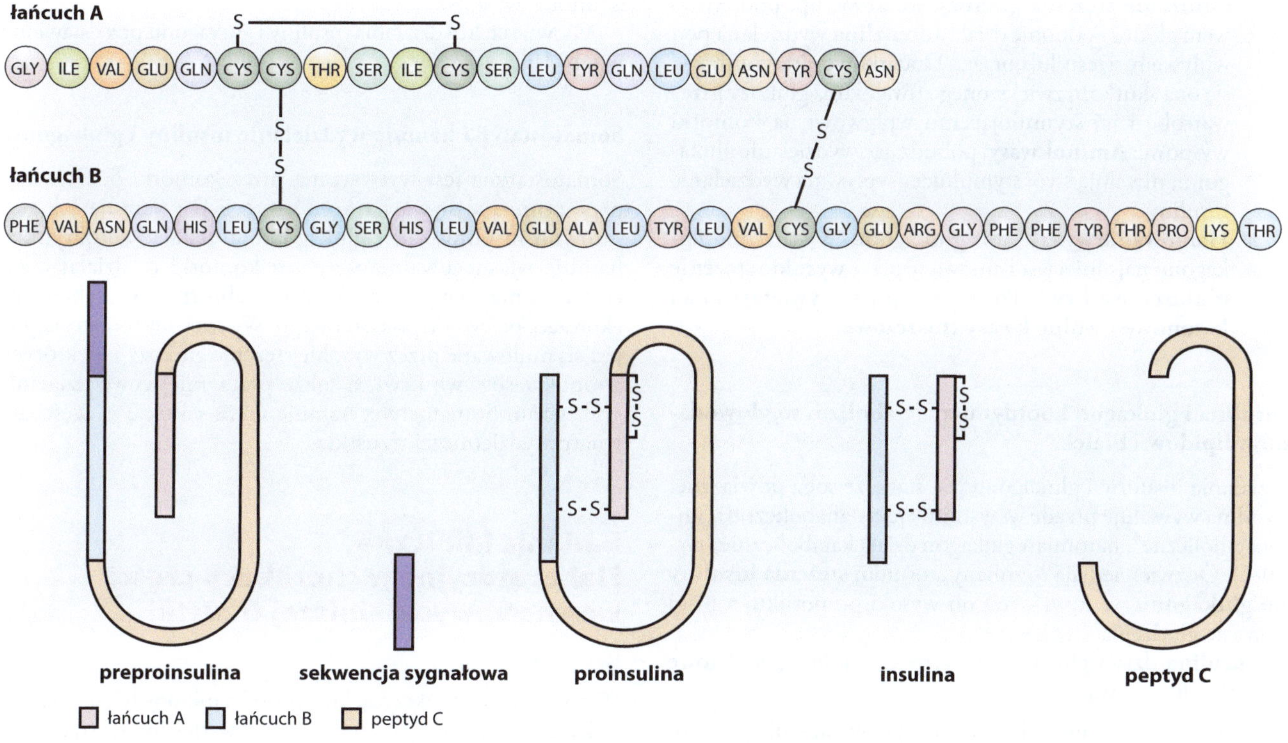

Ryc. 10-3. Uproszczona budowa insuliny i jej prekursorów.

Czynniki, które regulują syntezę insuliny, można podzielić na stymulujące i hamujące.

- **Stymulacja wydzielania insuliny.** Najważniejszym czynnikiem pobudzającym produkcję i wydzielanie insuliny jest **wysokie stężenie glukozy we krwi**, bezpośrednio pobudzające komórki β. Inne metabolity, takie jak **aminokwasy** lub **kwasy tłuszczowe**, również mogą bezpośrednio pobudzać komórki β, jednak najczęściej mają działanie pośrednie, wpływając na wykorzystanie glukozy lub jej wydzielanie do krwi. Wydzielanie insuliny stymulowane jest przez **sekretynę**, wydzielaną po posiłku, a także przez **hormon wzrostu** i **kortyzol**, które – zwiększając oporność tkanek na działanie insuliny – podwyższają stężenie glukozy we krwi i w ten sposób pobudzają wydzielanie insuliny.
- **Hamowanie wydzielania insuliny.** Wydzielanie insuliny zmniejsza się po ograniczeniu **spożycia pokarmu** i pod wpływem głodzenia. Ciężki stres lub urazy gwałtownie hamują wydzielanie insuliny za pośrednictwem **adrenaliny**, która co prawda stymuluje uwalnianie glukozy z wątroby i kwasów tłuszczowych z tkanki tłuszczowej, ale jednocześnie zmniejsza wrażliwość komórek β na glukozę. Z kolei **somatostatyna** hamuje wydzielanie insuliny na drodze parakrynnej.

Wydzielanie glukagonu jest regulowane przez te same czynniki, które regulują syntezę insuliny, jednak ich działanie jest przeciwne:

- **Stymulacja wydzielania glukagonu.** Najsilniejszym czynnikiem pobudzającym wydzielanie glukagonu jest **obniżenie stężenia glukozy we krwi**, np. pod wpływem głodu. Podobnie działa **adrenalina** wydzielana pod wpływem stresu lub urazu. Dodatkowo przeciwstawia się ona skutkom zwiększonego uwalniania glukozy przez wątrobę i jej stymulującemu wpływowi na komórki wyspowe. **Aminokwasy**, pobudzając wydzielanie glukagonu, niwelują swój stymulujący wpływ na wydzielanie insuliny.
- **Hamowanie wydzielania glukagonu.** Wydzielanie glukagonu najsilniej jest hamowane przez **wysokie stężenie glukozy we krwi**. Podobny wpływ wywierają **ciała ketonowe** i **wolne kwasy tłuszczowe**.

Insulina i glukagon koordynują metabolizm węglowodanów, lipidów i białek.

Działanie insuliny i glukagonu jest ściśle ze sobą powiązane. Insulina wywołuje przede wszystkim efekty anaboliczne i „antykataboliczne", natomiast glukagon działa katabolicznie (ryc. 10-4). Odzwierciedlają to zmiany stosunku **stężenia insuliny do glukagonu** we krwi – jest on wysoki po posiłku, a niski w czasie głodzenia.

Insulina działa głównie na wątrobę, mięśnie szkieletowe i tkankę tłuszczową.

- **Wątroba.** Insulina ułatwia magazynowanie glukozy w postaci glikogenu, stymulując jego syntezę i hamując jego rozkład do glukozy. W ten sposób zmniejsza uwalnianie glukozy przez wątrobę. Nadmiar glukozy jest zużywany do syntezy lipidów, które magazynowane są w postaci trójglicerydów. Insulina wpływa także na metabolizm lipidów, hamując syntezę ciał ketonowych, stymuluje natomiast syntezę lipoprotein o bardzo małej gęstości (VLDL), które uwolnione do krwi są następnie wychwytywane przez komórki mięśniowe i tłuszczowe i magazynowane lub wykorzystywane do wytwarzania energii. Insulina stymuluje również wychwyt aminokwasów przez komórki wątrobowe.
- **Mięśnie.** W komórkach mięśniowych insulina stymuluje pobieranie glukozy z krwi i magazynowanie jej w postaci glikogenu. Zmniejsza również glikogenolizę poprzez hamowanie fosforylazy glikogenowej. Pobudza natomiast dokomórkowy transport aminokwasów i syntezę białka.
- **Tkanka tłuszczowa.** Insulina stymuluje pobieranie glukozy i kwasów tłuszczowych z krwi. Pobudza również magazynowanie trójglicerydów przez stymulowanie estryfikacji kwasów tłuszczowych i jednoczesne hamowanie rozkładu trójglicerydów.

Glukagon działa głównie na **wątrobę**, przeciwstawiając się hipoglikemizującemu działaniu insuliny. Stymuluje glikogenolizę (rozkład glikogenu do glukozy) i glukoneogenezę (tworzenie glukozy z mleczanu i aminokwasów), co prowadzi do wzrostu stężenia glukozy we krwi. Glukagon pobudza również utlenianie kwasów tłuszczowych, co zwiększa powstawanie ciał ketonowych z acetylo-CoA, a także zwiększa wychwyt aminokwasów przez wątrobę.

Główne efekty działania insuliny i glukagonu przedstawiono w tab. 10-1.

Somatostatyna hamuje wydzielanie insuliny i glukagonu.

Somatostatyna jest wytwarzana przez komórki δ. Działając parakrynnie, wpływa na komórki α i β i hamuje sekrecję zarówno insuliny, jak i glukagonu. Działając autokrynnie, hamuje własne uwalnianie przez komórki δ, działając zaś endokrynnie, wpływa na komórki absorpcyjne, sekrecyjne i kurczące przewodu pokarmowego. Wydzielanie somatostatyny jest stymulowane przez wysokie stężenie glukozy i niektórych aminokwasów we krwi, a także przez miejscowe działanie glukagonu. Somatostyna hamuje także sekrecję w części zewnątrzwydzielniczej trzustki.

Badania kliniczne i laboratoryjne w chorobach części wewnątrzwydzielniczej trzustki

WYWIAD

W porównaniu z cukrzycą, która dotyka miliony ludzi na całym świecie, inne choroby części wewnątrzwydzielniczej trzustki są stosunkowo rzadkie. Dlatego w dalszej części tego rozdziału

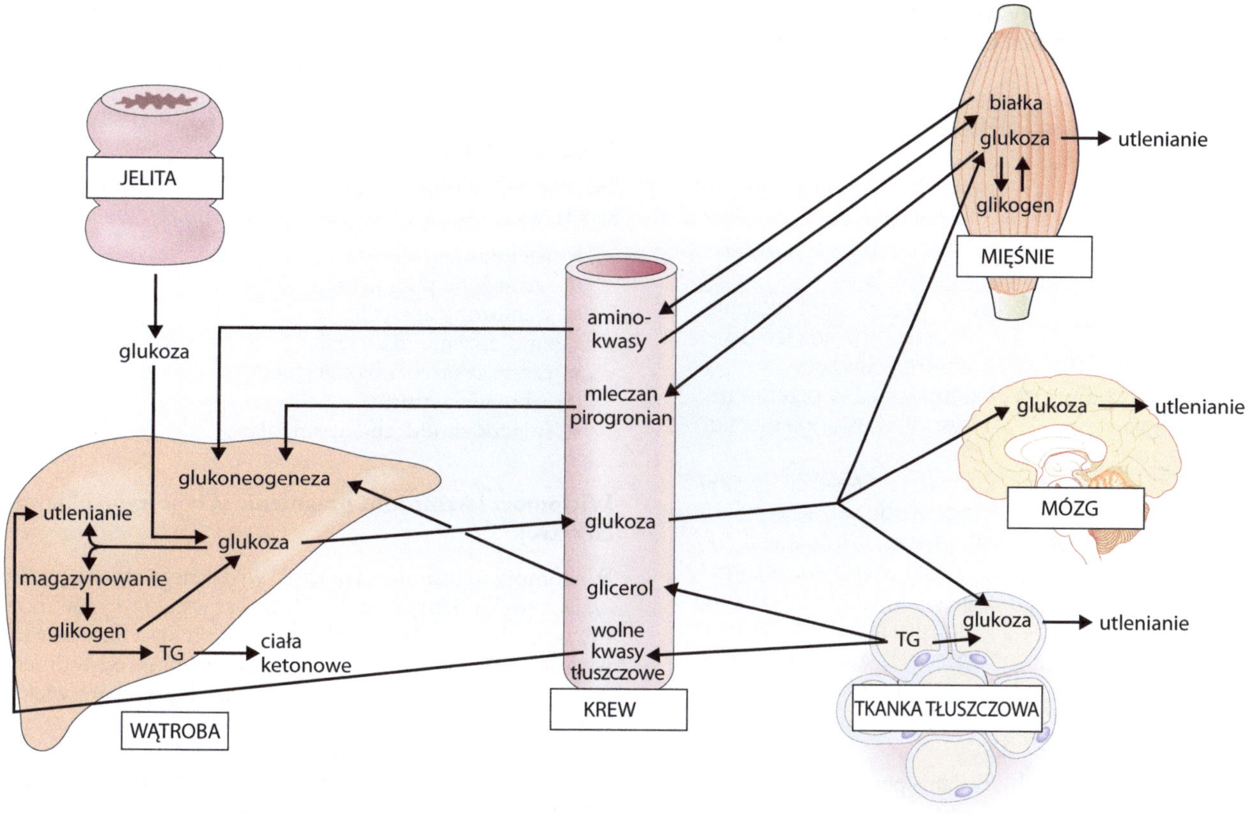

Ryc. 10-4. Procesy metaboliczne regulowane przez insulinę i glukagon w wątrobie, mięśniach i tkance tłuszczowej. TG – trójglicerydy.

omówione będą przede wszystkim cukrzyca i jej powikłania. Czynniki ryzyka usposabiające do wystąpienia cukrzycy, a także innych rzadszych chorób części wewnątrzwydzielniczej trzustki, można zwykle zidentyfikować przez dokładne zebranie wywiadu. Są one wyszczególnione w tab. 10-2.

Amerykańskie Towarzystwo Diabetologiczne zaleca badania przesiewowe w kierunku cukrzycy typu 2 u wszystkich osób powyżej 45. roku życia, u których występuje co najmniej jeden

Tabela 10-1. Metaboliczne działanie insuliny i glukagonu

NARZĄD/TKANKA DOCELOWA	DZIAŁANIE	INSULINA	GLUKAGON
Wątroba	synteza i akumulacja glikogenu	↑	↓
	rozkład glikogenu	↓	↑
	synteza lipidów (trójglicerydów i VLDL)	↑	↓
	utlenianie kwasów tłuszczowych	↓	↑
	wychwyt aminokwasów	↑	↑
Mięśnie	wychwyt glukozy	↑	—
	synteza i akumulacja glikogenu	↑	—
	wychwyt aminokwasów	↑	—
Tkanka tłuszczowa	wychwyt lipidów	↑	—
	estryfikacja kwasów tłuszczowych do trójglicerydów	↑	—
	rozkład trójglicerydów	↓	—
Krew	stężenie glukozy	↓	↑
	stężenie VLDL	↑	↓
	stężenie ciał ketonowych	↓	↑

VLDL – lipoproteiny o bardzo małej gęstości; ↑ – nasilenie efektu; ↓ – zmniejszenie efektu.

Tabela 10-2. Czynniki ryzyka wystąpienia cukrzycy i innych rzadszych schorzeń części wewnątrzwydzielniczej trzustki

CZYNNIK RYZYKA	ZWIĄZEK Z CHOROBĄ
Czynniki dziedziczne	cukrzyca typu 1 i 2 wielogruczołowe zespoły neoplastyczne
Czynniki socjalne i nawyki żywieniowe	cukrzyca typu 2 związana z otyłością
Choroby trzustki	ostre i przewlekłe zapalenie trzustki prowadzące do wtórnej cukrzycy
Choroby gruczołów wydzielania wewnętrznego	hiperglikemia w przebiegu zespołu Cushinga lub akromegalii
Następstwa zabiegów chirurgicznych	cukrzyca po resekcji trzustki z powodu guza
Skutki uboczne działania leków	hiperglikemia lub jawna cukrzyca wywołana lekami
Czynniki mechaniczne	martwica trzustki wywołana urazem (np. napięciem pasów bezpieczeństwa) i wtórna cukrzyca

z czynników ryzyka choroby. Badania powinny być powtarzane co trzy lata. Najbardziej wskazane jest oznaczanie stężenia glukozy we krwi na czczo. Można wykorzystać także badania przygodne – jeśli stężenie glukozy w takim badaniu wynosi 160 mg/dl lub więcej, należy określić stężenie glukozy na czczo.

Obserwowany ostatnio wzrost częstości zachorowań na cukrzycę typu 2 u dzieci i osób młodych skłonił Amerykańskie Towarzystwo Diabetologiczne do wydania zalecenia, aby badania przesiewowe wykonywać również u dzieci w wieku 10 lat, jeżeli stwierdza się u nich takie czynniki ryzyka, jak:

- nadwaga (wskaźnik BMI przekraczający 85 percentyl lub masa ciała powyżej 120% wagi należnej),
- rodzinne występowanie cukrzycy,
- predysponujące czynniki rasowe lub etniczne (np. amerykańscy Indianie i Latynosi),
- zmiany związane z insulinoopornością, np. dyslipidemia, rogowacenie ciemne (*acanthosis nigricans*), nadciśnienie tętnicze, zespół wielotorbielowatych jajników.

BADANIE PRZEDMIOTOWE I HISTORIA OBECNYCH DOLEGLIWOŚCI

Najważniejsze objawy cukrzycy i innych chorób części wewnątrzwydzielniczej trzustki są następujące:

- wielomocz,
- wzmożone pragnienie,
- wzmożony apetyt,
- zmniejszenie masy ciała,
- częste zakażenia bakteryjne,
- zaburzenia czucia,
- śpiączka i oddech Kussmaula.

Wielomocz i wzmożone pragnienie są typowymi objawami cukrzycy.

Wielomocz to nadmierna objętość wydalanego moczu, przekraczająca zwykle 3 litry na dobę. Ponieważ w cukrzycy towarzyszy mu wzmożone wydalanie glukozy, jest on klasyfikowany jako wielomocz osmotyczny. Utrata wody wywołuje odwodnienie, co z kolei wzmaga pragnienie i prowadzi do wypijania większej ilości płynów (**polidypsja**).

Warto pamiętać, że wypijanie większych ilości wody może być nie tylko skutkiem, ale też przyczyną wielomoczu. Sytuacja taka występuje np. u osób odczuwających wzmożoną potrzebę picia (tzw. **polidypsja psychogenna**) lub cierpiących na **schorzenia endokrynne** (np. nadczynność przytarczyc lub inną postać hiperkalcemii). Zmiany wewnątrzczaszkowe zaburzające wydzielanie hormonu antydiuretycznego (ADH) mogą wywoływać **moczówkę prostą typu centralnego**, niektóre zaś choroby nerek, a także leki i substancje nefrotoksyczne mogą prowadzić do **moczówki prostej nerkopochodnej** (tab. 10-3).

Następstwem hiperglikemii są wielomocz i cukromocz. Glukoza obecna w moczu „wiąże" wodę i wywołuje **diurezę osmotyczną**. Nasilona diureza prowadzi do utraty płynów, elektrolitów i glukozy. Powstałe **odwodnienie** wywołuje suchość skóry i błon śluzowych oraz powoduje utratę napięcia skóry. **Hiperosmolarność** towarzysząca hiperglikemii powoduje

Tabela 10-3. Przyczyny wielomoczu

PRZYCZYNA	MECHANIZM	STWIERDZANE NIEPRAWIDŁOWOŚCI
Polidypsja psychogenna	nadmierne picie wody	stężenie sodu w osoczu prawidłowe lub obniżone osmolarność osocza obniżona
Cukrzyca	diureza osmotyczna	stężenie glukozy w osoczu i w moczu podwyższone
Nadczynność przytarczyc	diureza osmotyczna	stężenie wapnia w osoczu i w moczu podwyższone
Moczówka prosta pochodzenia centralnego	niedobór hormonu antydiuretycznego (ADH)	osmolarność moczu obniżona (<600 mOsm/kg) osmolarność osocza podwyższona (>300 mOsm/kg)
Choroby nerek	niezdolność do zagęszczania moczu	inne objawy chorób nerek
Leki (np. sole litu)	uszkodzenie nerek	
Zatrucie metalami ciężkimi	uszkodzenie nerek	

zmiany w soczewce i siatkówce oka, skutkujące zaburzeniami widzenia. Zmniejszenie zaś objętości osocza (**hipowolemia**) może prowadzić do obniżenia ciśnienia tętniczego krwi i powodować omdlenia i zawroty głowy.

Wzmożony apetyt wynika ze wzrostu potrzeb metabolicznych.

Większość pacjentów z cukrzycą typu 1 odczuwa zwiększony apetyt i spożywa duże ilości pokarmu (polifagia). Mimo to pacjenci tracą na wadze i wykazują ubytek podskórnej tkanki tłuszczowej.

Przyczyny polifagii nie są w pełni zrozumiałe. Prawdopodobnie są one związane – bezpośrednio lub pośrednio – z zaburzonym odczuwaniem głodu. Uczucie głodu jest kontrolowane przez ośrodki głodu i sytości w podwzgórzu (ryc. 10-5). Do ośrodków tych docierają liczne sygnały, które można sklasyfikować jako **anoreksygeniczne** (tzn. hamujące apetyt) lub **oreksygeniczne** (tzn. zwiększające apetyt). Wydzielanie substancji oreksygenicznych, które oddziałują na ośrodek głodu, jest stymulowane przez niskie stężenie glukozy we krwi. Wiąże się z tym znana obserwacja, że hipoglikemia, spowodowana podaniem egzogennej insuliny lub wynikająca z obecności guza wytwarzającego insulinę, wywołuje uczucie głodu. U pacjentów z cukrzycą typu 1 dochodzi prawdopodobnie do zaburzenia funkcji **neuronów wrażliwych na zmiany stężenia glukozy** i w związku z tym do ciągłego wydzielania substancji oreksygenicznych. Do nadmiernego apetytu w cukrzycy typu 1 może prowadzić również niedobór **glukagonu** lub **cholecystokininy (CKK)**, które w normalnych warunkach hamują uczucie głodu. Działanie CCK jest widoczne jedynie w przypadku prawidłowo działającego **nerwu błędnego**. Jednak w cukrzycy nerw błędny może być uszkodzony przez neuropatię cukrzycową lub hiperosmolarność spowodowaną hiperglikemią. Apetyt może również się zwiększyć na skutek działania **katecholamin**, zwłaszcza noradrenaliny, których stężenie w cukrzycy typu 1 może być zwiększone na skutek stresu i trudności z wyrównaniem glikemii.

Dłużej trwające pobudzenie ośrodka głodu zachodzi prawdopodobnie pod wpływem mediatorów pochodzących z komórek tkanki tłuszczowej. W warunkach prawidłowych wydzielają one **leptynę**, zmniejszającą apetyt. Niedobór insuliny prowadzi do zaniku podskórnej tkanki tłuszczowej, co zmniejsza wydzielanie leptyny. Natomiast wzmożony apetyt i **otyłość** występujące w cukrzycy typu 2 mają wielorakie przyczyny i zwykle poprzedzają wystąpienie klinicznych objawów cukrzycy.

Zmniejszenie masy ciała wynika z niedoboru glukozy i braku insuliny.

Typowym objawem cukrzycy typu 1 jest zmniejszanie się masy ciała. Częściowo wynika ono z **utraty glukozy** z moczem, co prowadzi do ujemnego bilansu kalorycznego, a częściowo spowodowane jest **brakiem anabolicznego działania** insuliny. Do zmniejszania się masy ciała w zaawansowanej i niewyrównanej cukrzycy przyczyniają się także złożone **zaburzenia metaboliczne**, kwasica ketonowa i nawracające zakażenia.

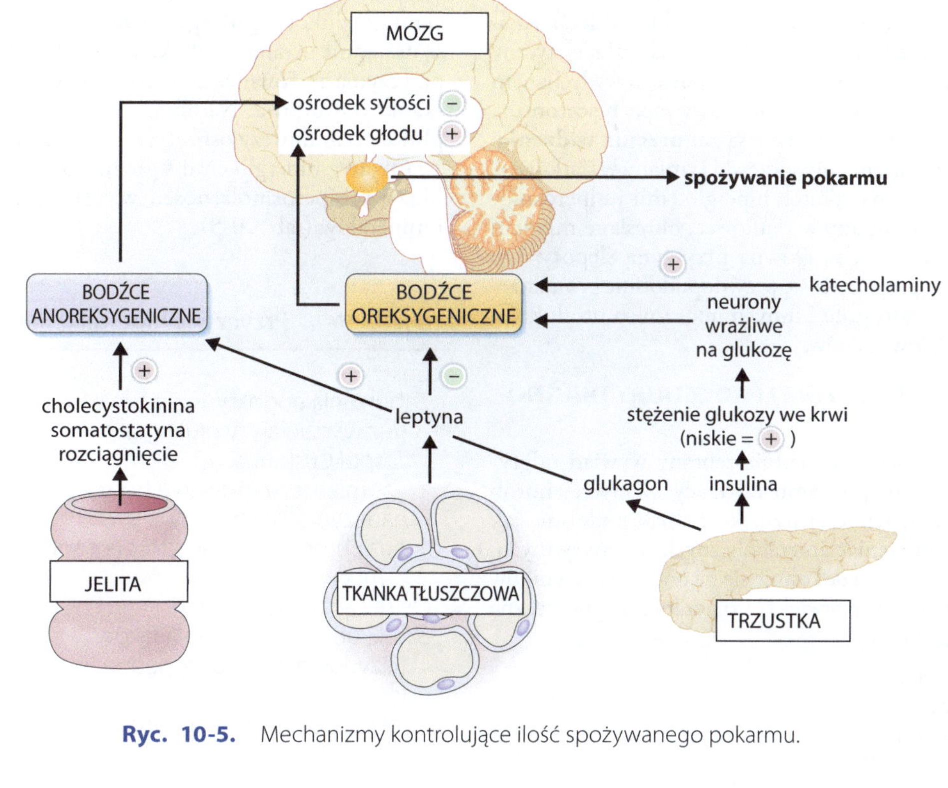

Ryc. 10-5. Mechanizmy kontrolujące ilość spożywanego pokarmu.

Częste zakażenia w cukrzycy wynikają ze zmniejszenia odporności na skutek hiperglikemii.

Hiperglikemii często towarzyszą zakażenia. Przyczynia się do nich obfitość glukozy w tkankach, co ułatwia proliferację bakterii i grzybów. W tym kontekście patogeny można porównać do uwielbiających słodycze dzieci. Ponadto znaczna hiperglikemia i ciężka kwasica ketonowa upośledzają funkcję krwinek białych, zmniejszając ich aktywność bakteriobójczą. Zakażenia bakteryjne najczęściej rozwijają się w skórze i w drogach moczowych, a zakażenia wywołane przez drożdżaki *Candida albicans* najczęściej powstają w obrębie sromu.

Uwaga

> Nawracająca grzybica pochwy może być wczesnym objawem cukrzycy.

Zaburzenia neurologiczne są częstym powikłaniem cukrzycy.

Hiperglikemia wywołuje wzrost osmolarności osocza, co upośledza funkcje komórek ośrodkowego i obwodowego układu nerwowego i prowadzi do zaburzeń czuciowych i ruchowych. Zaburzenia te mogą się znacząco nasilać w niewyrównanej cukrzycy pod wpływem kwasicy, ketonemii, utraty ogólnoustrojowych zasobów potasu i odwodnienia. **Mikroangiopatia cukrzycowa** zaś, powodująca zmiany w drobnych naczyniach zaopatrujących nerwy, przyczynia się do rozwoju zaburzeń przewlekłych. Objawiają się one przede wszystkim pod postacią złożonej **neuropatii czuciowo-ruchowej**.

Następstwem kwasicy ketonowej są zaburzenia świadomości i **śpiączka**. Zmianom tym towarzyszy zwykle **oddech Kussmaula**, tj. szybki i pogłębiony tor oddechowy charakterystyczny dla kwasicy metabolicznej. W kwasicy ketonowej w wydychanym powietrzu może być wyczuwalny słodkawy zapach acetonu.

Częstym powikłaniem cukrzycy są **zaburzenia widzenia**. U ich podstaw leży obrzmienie soczewki i zmiany w siatkówce, do których dochodzi nas skutek hiperglikemii i hiperosmolarności. Przewlekłe zmiany w siatkówce, określane mianem retinopatii cukrzycowej, są główną przyczyną ślepoty. Do rozwoju zaćmy zaś przyczynia się prawdopodobnie gromadzenie się w soczewce sorbitolu i innych ubocznych produktów metabolizmu węglowodanów.

BADANIA LABORATORYJNE I PROCEDURY DIAGNOSTYCZNE

Badanie przedmiotowe i dokładnie zebrany wywiad odgrywają ważną rolę w rozpoznaniu cukrzycy i innych chorób części wewnątrzwydzielniczej trzustki. Jednak podobnie jak w wielu innych schorzeniach metabolicznych i endokrynnych, ostatecznego rozpoznania dokonuje się na podstawie wyników badań laboratoryjnych. Największe znaczenie diagnostyczne mają następujące zmiany:

- hiperglikemia,
- hipoglikemia,
- hiperketonemia.

Hiperglikemia wynika najczęściej z niedostatecznego działania insuliny.

U osób zdrowych stężenie glukozy mierzone na czczo we krwi pełnej waha się **w zakresie** od 60 do 100 mg/dl (3,3–5,6 mmol/l). Stężenie glukozy w surowicy lub osoczu jest nieco wyższe i wynosi od 70 do 110 mg/dl (3,9–6,1 mmol/l).

Hiperglikemia jest definiowana jako stężenie glukozy we krwi na czczo przekraczające normalne wartości. Stężenia glukozy w zakresie od 110 do 125 mg/dl (5,6–6,9 mmol/l) traktowane są jako **wartości przedcukrzycowe**. Za objaw cukrzycy uważa się co najmniej dwukrotne stwierdzenie stężenia glukozy we krwi na czczo powyżej 126 mg/dl (7,0 mmol/l).

Uwaga

> Podwyższone stężenie cukru we krwi wynika najczęściej z niezachowania przez pacjenta wymaganego okresu postu przed badaniem. Dlatego każdy nieprawidłowy wynik badania należy zweryfikować, powtarzając badanie przynajmniej jeden raz po 8 godzinach od ostatniego posiłku.

Insulina jest głównym regulatorem metabolizmu węglowodanów. W związku z tym niedobór insuliny lub brak reakcji tkanek na insulinę stanowią podstawowe przyczyny hiperglikemii. Inne możliwe przyczyny hiperglikemii przedstawiono w tab. 10-4.

Hiperglikemia spowodowana niedoborem insuliny wynika ze wzmożonej syntezy glukozy w wątrobie z aminokwasów i lipidów (**glukoneogeneza**) oraz z nasilenia rozkładu glikogenu do glukozy (**glikogenoliza**). Zwiększone ilości glukozy są następnie uwalniane do krwi (ryc. 10-6). Do hiperglikemii przyczynia się również zmniejszenie wychwytu glukozy przez tkanki obwodowe. Nadmiar glukozy we krwi prowadzi do **glukozurii**, diurezy osmotycznej i **wielomoczu**.

Objawy hiperglikemii są różnorodne, ale najczęściej wynikają z hiperosmolarności, wielomoczu oraz utraty wody i minerałów (tab. 10-5).

Tabela 10-4. Przyczyny hiperglikemii

Cukrzyca
Zaburzenia endokrynne o typie nadczynności
guz wydzielający glukagon (*glucagonoma*)
zespół Cushinga
nadmierne wydzielanie hormonu wzrostu
nadczynność tarczycy
guz chromochłonny rdzenia nadnerczy (*phaeochromocytoma*)
Ostre zapalenie trzustki
Skutki uboczne działania leków
tiazydowe leki moczopędne
fenytoina
leki hormonalne (np. kortyzon, tyroksyna)

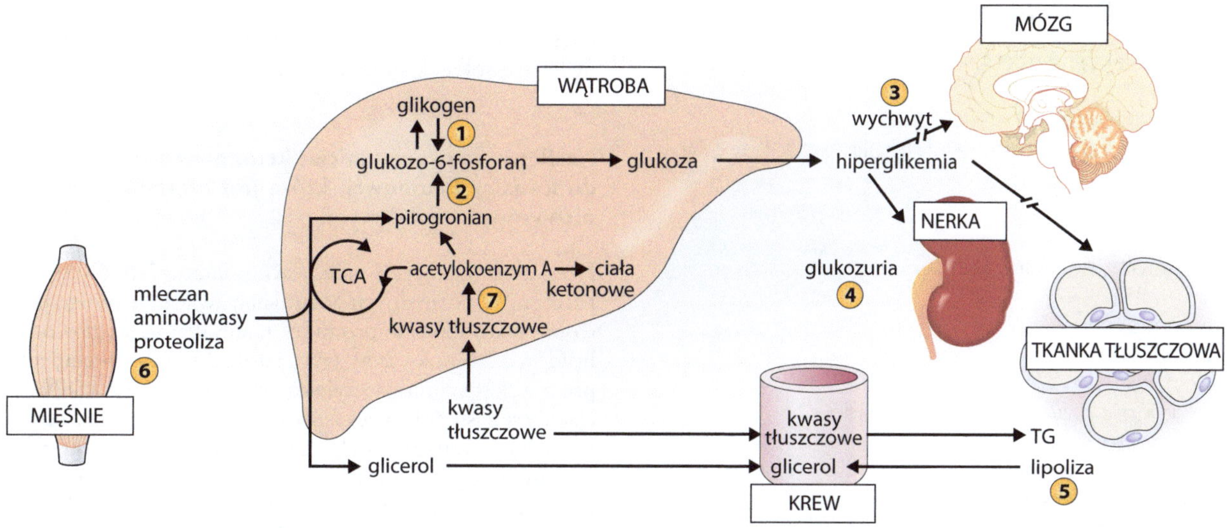

Ryc. 10-6. Patogeneza hiperglikemii. 1 – glikogenoliza; 2 – glukoneogeneza; 3 – zmniejszony wychwyt nadmiaru glukozy; 4 – glukozuria; 5 – lipoliza; 6 – rozkład białka; 7 – metabolizm kwasów tłuszczowych. TCA – cykl kwasów trójkarboksylowych, TG – trójglicerydy.

Hipoglikemia wynika najczęściej z nadmiaru insuliny.

Do hipoglikemii dochodzi, gdy wykorzystanie glukozy i jej usuwanie z krążenia przekracza jej produkcję. Dla celów klinicznych hipoglikemię definiuje się jako obniżenie stężenia glukozy we krwi na czczo poniżej 50 mg/dl. Główną przyczyną hipoglikemii jest nadmiar insuliny, która zwiększa wychwyt glukozy przez wątrobę i zmniejsza jej uwalnianie przez wątrobę do krążenia. Do takiej sytuacji dochodzi zwykle podczas leczenia cukrzycy, kiedy dawka podanej insuliny jest zbyt duża albo gdy zastosowane pochodne sulfonylomocznika nadmiernie stymulują wyspy trzustkowe do wydzielania insuliny. Guzy z komórek wyspowych wytwarzających insulinę są rzadką, ale ważną przyczyną hipoglikemii. Inne przyczyny hipoglikemii podano w tab. 10-6.

Tabela 10-5. Objawy i następstwa hiperglikemii

Zwiększenie stężenia glukozy we krwi, w moczu i w płynach ustrojowych
Wielomocz i nykturia
Odwodnienie – suchość w ustach, suchość skóry i błon śluzowych
Wzmożone pragnienie i wypijanie dużych ilości płynów
Uczucie głodu, wzmożony apetyt i spożywanie dużych ilości pokarmu
Zmniejszenie lub przyrost masy ciała
Uczucie zmęczenia, mdłości
Zaburzenia widzenia, bóle głowy
Świąd sromu i zapalenie żołędzi prącia związane z zakażeniem *Candida albicans*
Wahania nastroju, nadmierna pobudliwość, apatia

Objawy i następstwa hipoglikemii wynikają bezpośrednio z działania insuliny albo z aktywacji układu współczulnego przez niskie stężenie glukozy we krwi.

- **Objawy neurologiczne.** Wynikają z obniżenia stężenia glukozy we krwi (jest to tzw. neuroglikopenia). Należą do nich bóle głowy, dezorientacja, bełkotliwa mowa, drgawki, a nawet śpiączka i śmierć.
- **Objawy związane z układem współczulnym.** Występują, kiedy stężenie glukozy obniża się gwałtownie. Należą do nich uczucie niepokoju, obfite pocenie się, zaczerwienienie twarzy i drgawki.

Uwaga

> Przed ponad stu laty Whipple opisał klasyczne cechy hipoglikemii. Są one znane jako tzw. **triada Whipple'a** i obejmują: (1) obniżone stężenie glukozy we krwi, (2) objawy neurologiczne i naczynioruchowe, takie jak omdlenie i pocenie się, (3) szybkie ustąpienie objawów po podaniu glukozy.

Niskie stężenie glukozy we krwi stymuluje **ośrodki regulacyjne w podwzgórzu**, które wysyłają na obwód sygnały mające na celu zapobieżenie niekorzystnym skutkom hipoglikemii. Doraźnie najważniejszym efektem jest uwolnienie adrenaliny i noradrenaliny przez autonomiczny układ nerwowy i komórki rdzenia nadnerczy. **Katecholaminy** niwelują niekorzystne skutki hipoglikemii, a stymulując glikogenolizę i hamując glukoneogenezę w wątrobie, przyczyniają się do normalizacji stężenia glukozy we krwi. Hipoglikemia pobudza również wydzielanie **glukagonu**, zwiększającego stężenie glukozy we krwi.

Tabela 10-6. Przyczyny hipoglikemii

Związane z leczeniem cukrzycy
insulina
sulfonylomocznik
Guzy wytwarzające insulinę lub insulinopodobny czynnik wzrostowy (IGF)
insulinoma
mięsaki
rak wątroby, nerek, nadnerczy
Leki
pentamidyna
sulfonamidy
salicylany
Niewydolność najważniejszych narządów
niewydolność wątroby
niewydolność nerek
niewydolność krążenia
Choroby układowe
niewydolność wielonarządowa
posocznica
niedożywienie
alkoholizm
Wrodzone zaburzenia metabolizmu
glikogenozy
galaktozemia
niedobory enzymów mitochondrialnych
Zespół po resekcji żołądka

W diagnostyce hipoglikemii istotne jest określenie, czy jest ona spowodowana przez insulinę, czy ma inne podłoże (ryc. 10-7). Jeśli przyczyną hipoglikemii jest nadmiar insuliny, konieczne jest stwierdzenie, czy jest to insulina pochodzenia endogennego czy egzogennego. Rozróżnienia tego można dokonać za pomocą pomiaru stężenia insuliny i peptydu C we krwi. Peptyd C jest fragmentem proinsuliny odczepianym od cząsteczki insuliny i przechowywanym w ziarnistościach wydzielniczych komórek β. Ponieważ insulina i peptyd C są wydzielane do krwi jednocześnie, w przypadku hiperinsulinemii endogennej we krwi będzie można stwierdzić podwyższone stężenie zarówno insuliny, jak i peptydu C. Jeśli zaś hiperinsulinemia ma charakter egzogenny, stężenie insuliny we krwi będzie wysokie, a stężenie peptydu C niskie.

Nasilenie wytwarzania ciał ketonowych może prowadzić do kwasicy ketonowej, która jest częstym powikłaniem niewyrównanej cukrzycy.

Do ciał ketonowych należą acetooctan, 3-hydroksymaślan i aceton. W normalnych warunkach związki te powstają w wątrobie jako uboczne produkty katabolizmu węglowodanów, lipidów i aminokwasów (ryc. 10-8). Pierwszym etapem tego procesu jest synteza acetylokoenzymu A, który w kilku reakcjach jest następnie przekształcany do acetooctanu. Acetooctan może być uwalniany do krwi jako taki lub po przekształceniu w 3-hydroksymaślan. Może być również magazynowany po konwersji do acetonu. Ciała ketonowe są wychwytywane z krwi przez mózg, mięśnie szkieletowe i tkankę tłuszczową, gdzie służą jako źródło energii.

W normalnych warunkach wytwarzanie ciał ketonowych w wątrobie jest bardzo ograniczone. Ponieważ sama wątroba nie może wykorzystać acetooctanu jako źródła energii, jest on uwalniany do krwi lub przekształcany w 3-hydroksymaślan. Wytwarzanie ciał ketonowych znacznie wzrasta w czasie **głodzenia**, kiedy to – po zużyciu zapasów glukozy – ciała ketonowe stają się głównym źródłem energii dla mózgu. We wczesnej fazie głodzenia komórki mięśni szkieletowych również wychwytują ciała ketonowe, jednak później zaprzestają ich wykorzystywania i zużywają wyłącznie własne zapasy lipidów.

Niedobór insuliny prowadzi do zwiększenia wytwarzania ciał ketonowych, wykrywanych w podwyższonym stężeniu we krwi (**ketonemia**) i w moczu (**ketonuria**). Ostatecznie nadprodukcja ciał ketonowych prowadzi do **kwasicy ketonowej**. Aczkolwiek ciała ketonowe mogą powstawać z wielu prekursorów, ich zwiększone wytwarzanie w cukrzycy wynika przede wszystkim ze wzmożonego napływu kwasów tłuszczowych do wątroby. Rozwój kwasicy ketonowej jest przyspieszany przez katecholaminy i inne tzw. hormony stresowe, które powodują nasilenie lipolizy i zwiększają napływ kwasów tłuszczowych do wątroby.

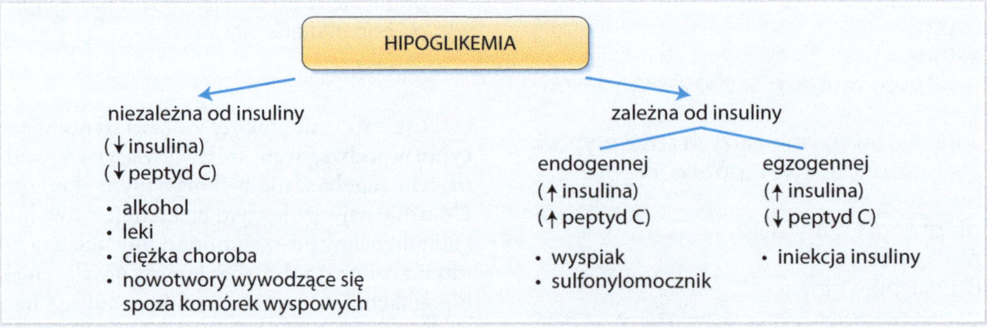

Ryc. 10-7. Diagnostyka różnicowa hipoglikemii. (Opracowano na podstawie: N.A. Boon, N.R. Colledge, B.R. Walker, J.A.A. Hunter [red.]: Davidsons's Principles and Practice of Medicine, wyd. 20, Churchill Livingstone, Edynburg 2006, s. 790).

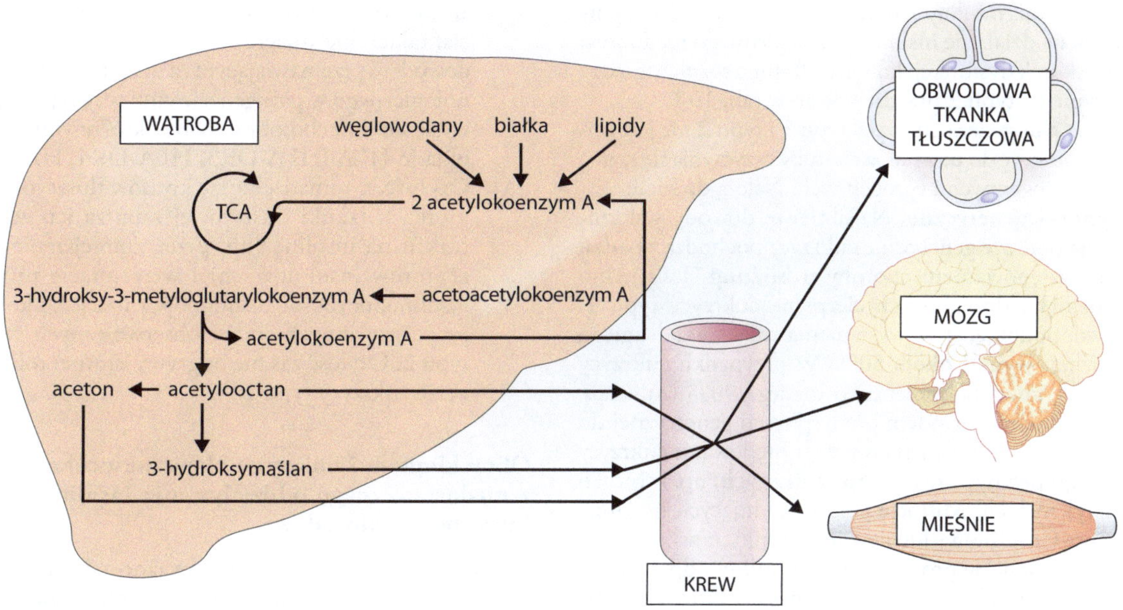

Ryc. 10-8. Wytwarzanie i wykorzystanie ciał ketonowych. Ciała ketonowe są wytwarzane w wątrobie, a wychwytywane i metabolizowane przez komórki mózgu, tkanki tłuszczowej i mięśni. TCA – cykl kwasów trójkarboksylowych.

Uwaga

> **Ketonuria** nie jest decydującym objawem diagnostycznym cukrzycy. Może wystąpić również u osób zdrowych w czasie głodówki, po spożyciu tłustych posiłków, po intensywnym wysiłku fizycznym albo w następstwie długotrwałych wymiotów.

Związki kliniczno-patologiczne

CUKRZYCA

Cukrzyca jest wspólną nazwą grupy chorób ogólnoustrojowych, które charakteryzują się hiperglikemią i są spowodowane niedostatecznym wydzielaniem insuliny i/lub jej nieprawidłowym działaniem. W Stanach Zjednoczonych na cukrzycę cierpi ponad 16 mln osób, spośród których ponad 50 tys. umiera rocznie z powodu powikłań cukrzycy. Istotny społecznie wymiar choroby odzwierciedlają także koszty leczenia cukrzycy i jej powikłań, znacznie przekraczające 100 mld dolarów rocznie.

Większość przypadków cukrzycy to cukrzyca typu 2 i typu 1 – inne postacie cukrzycy są rzadkie.

Większość rozpoznawanych przypadków cukrzycy jest klasyfikowana jako cukrzyca typu 1 lub 2. Cukrzyca typu 1, określana również mianem cukrzycy insulinozależnej, występuje mniej więcej w 10% wszystkich przypadków. Cukrzyca typu 2, znana również pod nazwą cukrzycy insulinoniezależnej, jest najczęściej występującą postacią cukrzycy i stanowi około 90% wszystkich przypadków. Inne postacie cukrzycy są rzadkie (tab. 10-7).

Obraz kliniczny cukrzycy zależy częściowo od patogenezy choroby.

Cukrzyca typu 1 rozwija się w następstwie zniszczenia komórek wytwarzających insulinę w wyspach Langerhansa. Ponieważ

Tabela 10-7. Klasyfikacja cukrzycy

Cukrzyca typu 1 (spowodowana bezwzględnym niedoborem insuliny na skutek zniszczenia komórek β trzustki)
Cukrzyca typu 2 (wynikająca z insulinooporności i względnego niedoboru insuliny)
Inne typy cukrzycy:
mutacje zaburzające funkcję komórek wyspowych, receptorów insulinowych itp.
aberracje chromosomalne (np. zespoły: Downa, Turnera, Klinefeltera)
choroby i resekcja trzustki
choroby układowe (np. hemochromatoza, niewydolność gruczołów wydzielania wewnętrznego na tle autoimmunologicznym)
nadmiar hormonów o działaniu antagonistycznym w stosunku do insuliny (np. glukagonu, kortykosteroidów, hormonu wzrostu, hormonów tarczycy)
leki (np. diuretyki tiazydowe)

pacjenci z cukrzycą typu 1 nie wytwarzają insuliny, ich leczenie wymaga podawania insuliny. Cukrzyca zaś typu 2 wynika z oporności tkanek na działanie insuliny i ze względnego niedoboru insuliny na skutek dysfunkcji komórek β. Inne różnice między cukrzycą typu 1 i typu 2 przedstawiono w tab. 10-8.

Dokładna patogeneza cukrzycy typu 1 i typu 2 nie jest poznana. Wiadomo, że do powstania choroby przyczynia się szereg czynników endogennych i egzogennych. Należą do nich:

- **Czynniki genetyczne.** Najsilniejsze dowody wskazujące na podłoże genetyczne cukrzycy pochodzą z badań nad występowaniem choroby u **bliźniąt**. Jeśli jedno z bliźniąt jednojajowych cierpi na cukrzycę typu 1, prawdopodobieństwo wystąpienia choroby u drugiego z bliźniąt wynosi około 50%. W przypadku cukrzycy typu 2 prawdopodobieństwo to sięga 90% (zob. tab. 10-8). Innym dowodem predyspozycji genetycznej do wystąpienia choroby jest częstsze występowanie cukrzycy typu 2 u pewnych **ras i grup etnicznych**, np. u Indian amerykańskich. **Mutacje genów** kodujących insulinę, receptor insulinowy lub pewne czynniki transkrypcyjne zaangażowane w proces syntezy insuliny odpowiadają za znikomą, ale istotną liczbę przypadków choroby (< 5%). Przykładem może być tzw. cukrzyca **MODY**, tj. cukrzyca dorosłych pojawiająca się u osób młodych. Jej najczęstszą przyczyną jest mutacja genu kodującego wątrobowy czynnik transkrypcyjny (HNF-1α).
- **Czynniki autoimmunologiczne.** Uszkodzenie wysp Langerhansa w następstwie reakcji immunologicznej jest charakterystyczną cechą cukrzycy typu 1. U pacjentów zwykle można stwierdzić obecność przeciwciał skierowanych przeciw komórkom wyspowym. Nagły początek choroby sugeruje, że przyczyną inicjującą reakcję immunologiczną może być np. zakażenie wirusowe. Przypuszcza się, że zniszczenia wysp trzustkowych dokonują **cytotoksyczne limfocyty T**, atakujące zakażone wirusem komórki wyspowe. Jednak u większości pacjentów nie można znaleźć przekonujących dowodów zakażenia wirusowego komórek wyspowych. **Autoprzeciwciała skierowane przeciw komórkom wyspowym** nie biorą prawdopodobnie udziału w procesie niszczenia komórek, ale są ważnym wykładnikiem ich uszkodzenia. Przeciwciał takich nie stwierdza się w cukrzycy typu 2. Innym dowodem przemawiającym za udziałem odczynu immunologicznego w patogenezie cukrzycy typu 1 jest częste występowanie choroby u osób z określonymi haplotypami układu HLA (HLA-DR3, HLA-DR4, HLA-DQ).
- **Otyłość.** Gromadzenie się kwasów tłuszczowych w komórkach tkanki tłuszczowej zaburza ich zdolność do reakcji na insulinę (np. przez zmniejszenie liczby receptorów insulinowych) i w rezultacie prowadzi do insulinooporności. Insulinooporność jest z kolei główną przyczyną innych zmian obserwowanych w cukrzycy typu 2. Otyłość zaś nie odgrywa istotnej roli w patogenezie cukrzycy typu 1.

Obraz kliniczny i zmiany patologiczne w cukrzycy wynikają z niedostatecznego oddziaływania insuliny na wątrobę i inne tkanki obwodowe.

Niedobór insuliny wywołuje poważne zaburzenia metabolizmu węglowodanów, lipidów i aminokwasów (ryc. 10-9). Insulina wykazuje działanie anaboliczne, stymulując akumulację glikogenu w wątrobie, syntezę trójglicerydów w tkance tłuszczowej i wątrobie oraz wychwyt aminokwasów i syntezę białka w komórkach mięśniowych. Niedobór insuliny lub jej zaburzone oddziaływanie z receptorami prowadzi do hiperglikemii, nasilonego wytwarzania ciał ketonowych (ketonemii) i katabolizmu białek (ryc. 10-10).

Hiperglikemia. Chociaż hiperglikemia zawsze występuje w cukrzycy, może ona przebiegać bezobjawowo i często jest wykrywana przypadkowo podczas innych rutynowych badań laboratoryjnych. Zgodnie z wytycznymi Światowej Organizacji Zdrowia (WHO) rozpoznania cukrzycy dokonuje się, gdy:

- Stężenie glukozy we krwi w badaniu przygodnym przekracza 200 mg/dl (11,1 mmol/l) u pacjenta z wielomoczem, wzmożonym pragnieniem i niewyjaśnioną utratą masy ciała.

Tabela 10-8. Porównanie cukrzycy typu 1 i typu 2

CECHY	CUKRZYCA TYPU 1	CUKRZYCA TYPU 2
Częstość występowania	0,5% (kobiety = mężczyźni)	4–5% (kobiety > mężczyźni)
Zgodność występowania u bliźniąt jednojajowych	30–70%	80–90%
Reakcja autoimmunologiczna	tak (obecne przeciwciała przeciwwyspowe)	nie
Początek choroby	> 20. roku życia	> 30. roku życia
Pierwsze objawy choroby	nagłe	ujawniające się stopniowo
Sylwetka ciała	szczupła	otyła
Stężenie insuliny we krwi	niskie lub brak	podwyższone (początkowo) lub obniżone (później)
Insulinooporność	nie	tak
Kwasica ketonowa	często	rzadko

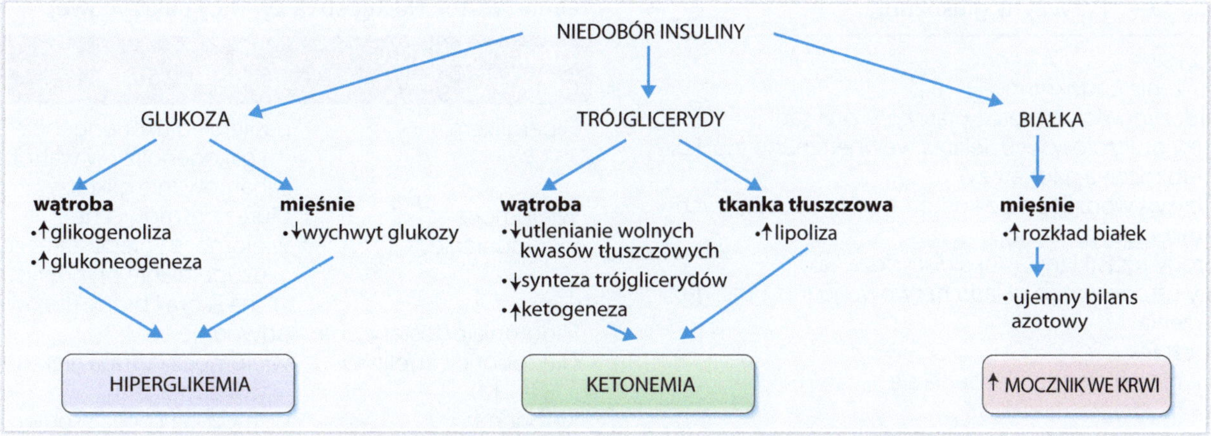

Ryc. 10-9. Zmiany metaboliczne w cukrzycy. Niedobór insuliny zaburza metabolizm glukozy, trójglicerydów i białek.

- Stężenie glukozy w osoczu mierzone na czczo przekracza 126 mg/dl (7,0 mmol/l).
- Stężenie glukozy w osoczu utrzymuje się powyżej 200 mg/dl (11,1 mmol/l) w ciągu 2 godzin po doustnym podaniu glukozy w dawce 75 gramów.

Uwaga

> Stężenie glukozy we krwi pełnej jest niższe niż w osoczu lub w surowicy. Dlatego też wartości zarejestrowane przez wiele domowych analizatorów badających krew pobraną z opuszki palca nie powinny być wykorzystywane do rozpoznania cukrzycy.

Glukoza we krwi występuje przede wszystkim w postaci wolnej, ale jej mała część jest związana z hemoglobiną. **Glikowana hemoglobina (HbA_{1c})** stanowi od 3,8% do 6,3% całkowitej hemogobiny, a odsetek ten wzrasta proporcjonalnie do stężenia glukozy we krwi. Ponieważ czas życia krwinek czerwonych wynosi około 120 dni, stężenie HbA_{1c} pozwala ocenić nasilenie hiperglikemii w ciągu 3 miesięcy poprzedzających badanie. W leczeniu cukrzycy należy dążyć do uzyskania wartości HbA_{1c} w zakresie 6,5–7,0%. Zbyt agresywne jednak leczenie hiperglikemii może spowodować **hipoglikemię**. Dlatego też pacjenci powinni nauczyć się rozpoznawać jej objawy.

Glukozuria. Obecność glukozy w moczu można stwierdzić, gdy zostanie przekroczona zdolność komórek kanalików nerkowych do reabsorbowania glukozy z moczu pierwotnego. W praktyce klinicznej efekt ten występuje, gdy stężenie glukozy we krwi przekracza 180–200 mg/dl. Następstwem glukozurii są wielomocz i wzmożone pragnienie.

Pomiar stężenia glukozy w moczu jest prosty i tani, a stężenie glukozy w moczu zasadniczo odzwierciedla stężenie glukozy we krwi. Ponieważ jednak w długo trwającej cukrzycy próg nerkowy dla glukozy może się zmienić, nie zaleca się wykorzystywania pomiaru stężenia glukozy w moczu do monitorowania choroby. Inne możliwe przyczyny glukozurii przedstawiono w tab. 10-9.

Kwasica ketonowa. Jest to powikłanie zagrażające życiu, rozwijające się najczęściej u pacjentów z cukrzycą insulinozależną, którzy otrzymują niewystarczające dawki insuliny. Dla kwasicy ketonowej charakterystyczna jest triada następujących zmian:

- hiperglikemia >250 mg/dl,
- kwasica (pH krwi < 7,3; stężenie wodorowęglanów < 18 mmol/l),
- ketonemia lub ketonuria.

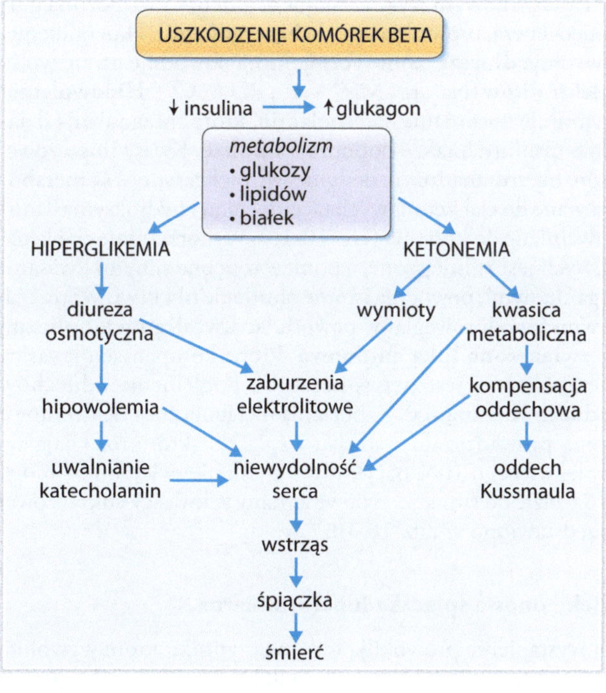

Ryc. 10-10. Następstwa hiperglikemii i ketonemii.

Tabela 10-9. Przyczyny glukozurii

Cukrzyca
Zaburzenia endokrynne
nadczynność nadnerczy, tarczycy, przysadki
guzy gruczołów wydzielania wewnętrznego (np. kory lub rdzenia nadnerczy)
guzy wywodzące się z komórek wysp trzustkowych (np. *glucagonoma*)
Choroby trzustki (np. mukowiscydoza, rak)
Urazy ośrodkowego układu nerwowego (np. udar, guz)
Oparzenia
Posocznica
Żywienie po okresie głodzenia się
Ciąża
Wrodzone zaburzenia metabolizmu
Leki

Kwasicę ketonową zwykle wywołują czynniki, które zwiększają zapotrzebowanie ustroju na insulinę lub wywołują zaburzenia metaboliczne. W praktyce klinicznej najczęstszym czynnikiem prowokującym wystąpienie kwasicy ketonowej jest **zakażenie**, stwierdzane u 30% pacjentów. W 20% przyczyną jest niepobranie przez pacjenta przepisanej dawki insuliny. Pozostałymi przyczynami są: stres emocjonalny, nadużycie alkoholu, urazy, zabiegi chirurgiczne oraz wystąpienie dodatkowych chorób, np. udaru mózgu lub zawału serca. Mniej więcej w 25% przypadków kwasica ketonowa jest pierwszym objawem choroby.

Patogeneza kwasicy ketonowej jest bezpośrednio związana z nieprawidłowym wykorzystaniem glukozy i wzmożoną glukoneogenezą, prowadzącymi do **hiperglikemii**. Hiperglikemia wywołuje **diurezę osmotyczną**, która powoduje utratę wody i **elektrolitów** (Na^+, K^+, Mg^{2+}, Ca^{2+}, PO_4^{2-}, Cl^-). **Hipowolemia** stymuluje uwalnianie katecholamin, które antagonizują działanie insuliny, a także pobudzają **lipolizę**. Kwasy tłuszczowe, które nie zostaną zużyte do syntezy trójglicerydów, są metabolizowane do ciał ketonowych (acetooctanu i hydroksymaślanu) i uwalniane do krążenia (ryc. 10-10). Wykorzystanie ciał ketonowych jest zmniejszone, a ponieważ są one silnymi kwasami organicznymi, powodują istotne obniżenie pH krwi. Wiążą one również wodorowęglany, powodując **kwasicę metaboliczną ze zwiększoną luką anionową**. Próbą kompensacji kwasicy metabolicznej jest przyspieszenie i pogłębienie oddechów (**oddech Kussmaula**). Zaburzenia metaboliczne i elektrolitowe mogą prowadzić do wstrząsu i śpiączki, które rozwijają się mniej więcej u 10% pacjentów i – jeśli nie są leczone – mogą prowadzić do śmierci. Typowe zmiany w kwasicy cukrzycowej przedstawiono w tab. 10-10.

Nieketonowa śpiączka hiperosmolarna.

Jej wystąpienie prowokują te same czynniki, które wywołują kwasicę ketonową. Jest to powikłanie rzadsze niż kwasica ketonowa, ale obarczone większą śmiertelnością.

Tabela 10-10. Następstwa kwasicy cukrzycowej

OBSERWOWANA ZMIANA	JEJ PRZYCZYNA
Hiperglikemia	nasilenie glukoneogenezy i glikogenolizy w wątrobie zahamowanie glikolizy
Wielomocz	diureza osmotyczna
Odwodnienie	wielomocz i niedostateczne uzupełnianie płynów (sucha skóra i błony śluzowe)
Hipotonia ortostatyczna	odwodnienie
Niedobór elektrolitów (Na^+, K^+)	wielomocz i utrata elektrolitów z moczem
Ketonemia	wzmożona lipoliza spowodowana brakiem insuliny i nadmiarem katecholamin i glukagonu
Aceton w wydychanym powietrzu	ketonemia
Ketonuria	ketonemia
Kwasica z luką anionową	ketonemia
Niskie stężenie wodorowęglanów	buforowanie ciał ketonowych
Oddech Kussmaula	kwasica i wzrost stężenia CO_2 we krwi
Śpiączka	wieloczynnikowa

Czynniki sprzyjające wystąpieniu śpiączki hipersomolarnej, takie jak posocznica lub niedostateczne dawki insuliny, prowadzą do znacznej hiperglikemii (może ona sięgać kilkuset mg/dl). Ketonemia zaś nie występuje, prawdopodobnie dlatego, że nie dochodzi do zmian metabolicznych, które sprzyjałyby powstawaniu ciał ketonowych. Następstwem wysokiej glikemii jest obfita diureza i odwodnienie, które doprowadzają do znacznego wzrostu osmolarności (średnio do wartości około 350 mOsm/kg). Hipowolemia i hiperosmolarność są przyczyną śpiączki, której często towarzyszą drgawki. Dodatkowo może wystąpić kwasica mleczanowa, co jest złym objawem rokowniczym. W tab. 10-11 porównano główne cechy śpiączki ketonowej i nieketonowej śpiączki hiperosmolarnej.

Przewlekłe powikłania cukrzycy są wynikiem zmian patologicznych w małych i dużych naczyniach krwionośnych.

Przewlekłe powikłania cukrzycy są związane ze zmianami w ścianach tętnic, tętniczek i naczyń włosowatych. Natura tych zmian nie jest w pełni poznana, ale większość dostępnych danych wskazuje, że cukrzyca wywołuje zmiany biochemiczne i strukturalne w błonach podstawnych i macierzy pozakomórkowej naczyń krwionośnych. Rozwój tych zmian ma wielorakie przyczyny (ryc. 10-11) i obejmuje takie czynniki patogenetyczne, jak:

Tabela 10-11. Porównanie śpiączki ketonowej i hiperosmolarnej

CECHA	ŚPIĄCZKA KETONOWA	ŚPIACZKA HIPEROSMOLARNA
Wiek chorych	młodsi (< 30. roku życia)	starsi (> 60. roku życia)
Początek	nagły (< 2 dni)	podstępny (> 1 tygodnia)
Pierwszy objaw cukrzycy	tak (25%)	tak (35%)
Zmiany w osoczu lub surowicy		
stężenie glukozy	< 600 mg/dl	> 600 mg/dl
pH	< 7,30	> 7,30
ciała ketonowe	+	–
stężenie wodorowęglanów	< 15 mmol/l	> 15 mmol/l
osmolarność	< 320 mOsm/kg	> 320 mOsm/kg
Na^+	130–140 mmol/l	145–155 mmol/l
K^+	5–6 mmol/l	4–5 mmol/l
Konieczność leczenia insuliną	tak, prawie zawsze	tak lub nie
Śmiertelność	5–10%	10–20%

- Hiperglikemia.
- Nasilona nieenzymatyczna glikacja białek. Proces ten prowadzi do gromadzenia się w tkankach tzw. końcowych produktów zaawansowanej glikacji (AGE), które są bezpośrednio toksyczne dla komórek oraz uszkadzają błony podstawne naczyń i nerwy.
- Akumulacja sorbitolu. Przyczyną jest zwiększone wykorzystanie glukozy w szlaku przemian alkoholi wielowodorotlenowych. Powstający sorbitol stymuluje m.in. wytwarzanie wolnych rodników tlenowych, mających działanie cytotoksyczne.
- Wzmożone wytwarzanie diacyloglicerolu. Związek ten jest źródłem kwasu arachidonowego i jego pochodnych (m.in. prostaglandyn i leukotrienów), mogących powodować uszkodzenie komórek i zaburzać działanie czynników wzrostowych i cytokin.
- Dyslipidemia.
- Reaktywne rodniki tlenowe i peroksydacja lipidów.
- Hiperinsulinemia.
- Nadciśnienie tętnicze.
- Hipoperfuzja lub hiperperfuzja tkanek (np. kłębuszków nerkowych).
- Nadmierna krzepliwość krwi i dysfunkcja płytek krwi.

Do powikłań cukrzycy należą zmiany w małych naczyniach (mikroangiopatia), dużych naczyniach (makroangiopatia) i nerwach (neuropatia) (ryc. 10-12). W większości przypadków zmiany te występują jednocześnie, dlatego niekiedy jest trudno przypisać poszczególnym zmianom specyficzne następstwa.

Powikłania makronaczyniowe. Są one związane przede wszystkim z przyspieszonym rozwojem miażdżycy i nadciśnienia tętniczego, czego następstwem jest:

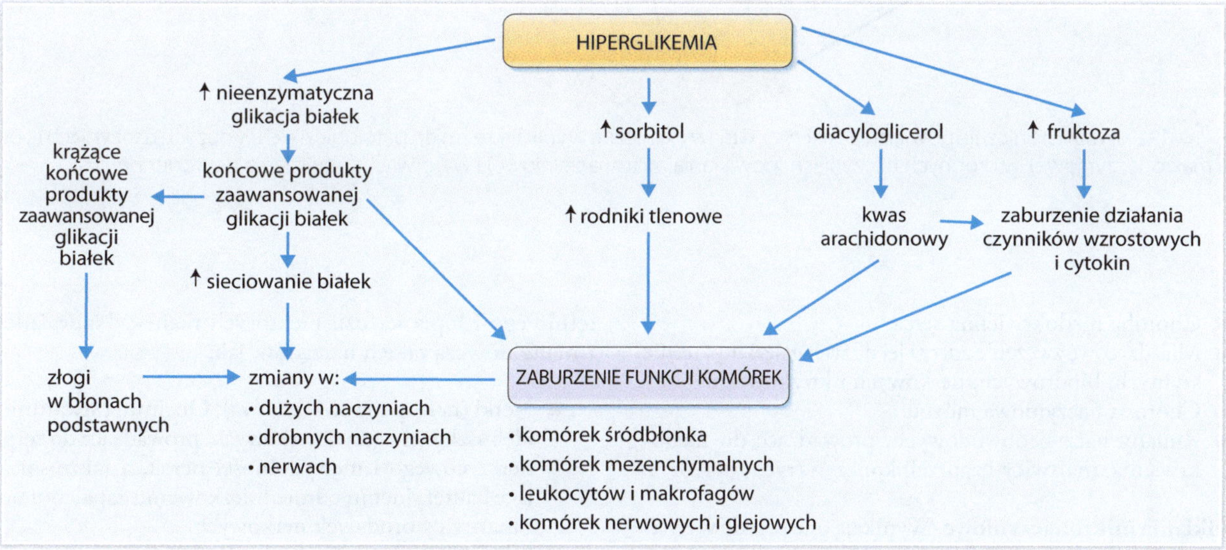

Ryc. 10-11. Powikłania przewlekłej hiperglikemii.

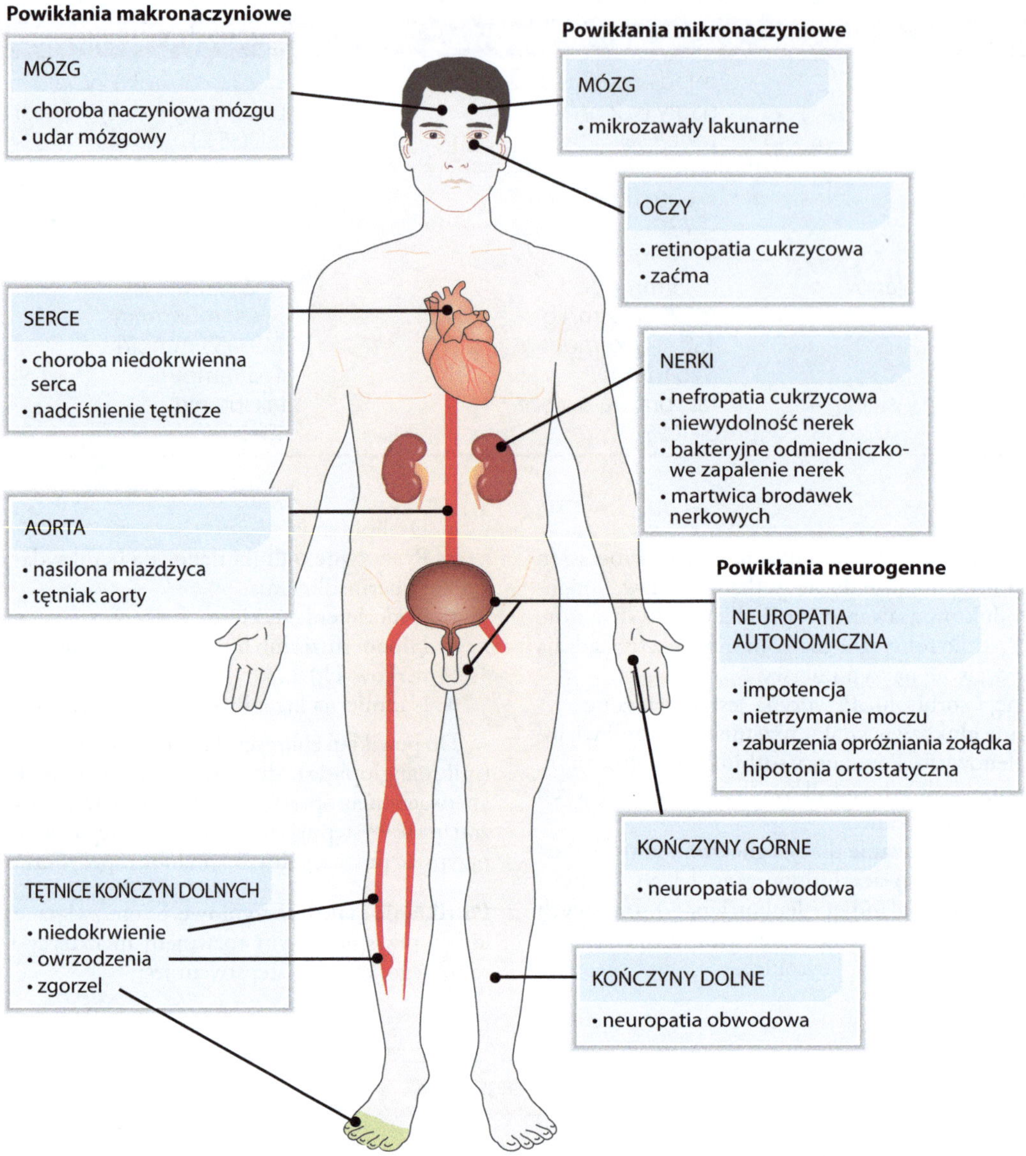

Ryc. 10-12. Ważne klinicznie powikłania cukrzycy. Objawy kliniczne wynikają ze zmian patologicznych w dużych naczyniach (powikłania makronaczyniowe), w drobnych naczyniach (powikłania mikronaczyniowe) i w nerwach (powikłania neurogenne).

- Choroba niedokrwienna serca.
- Miażdżycowe zwężenie aorty i jej dużych gałęzi, np. tętnic szyjnych, biodrowych, nerkowych i krezkowych.
- Choroba naczyniowa mózgu.
- Zmiany naczyń obwodowych, prowadzące do niedokrwienia, martwicy i zgorzeli kończyn (ryc. 10-13).

Powikłania mikronaczyniowe. Wynikają one przede wszystkim ze zmian w obrębie macierzy pozakomórkowej tętniczek i naczyń włosowatych, a także są następstwem nadciśnienia tętniczego i hiperperfuzji niektórych tkanek. Najważniejsze zmiany dotyczą takich narządów, jak:

- Nerki (nefropatia cukrzycowa). Obejmują stwardnienie kłębuszków i naczyń nerkowych, prowadzące do zespołu nerczycowego i niewydolności nerek, a także sprzyjające bakteryjnemu odmiedniczkowemu zapaleniu nerek i martwicy brodawek nerkowych.
- Oko. Obejmują zmiany w siatkówce (retinopatia), w plamce żółtej (makulopatia) i zaćmę.

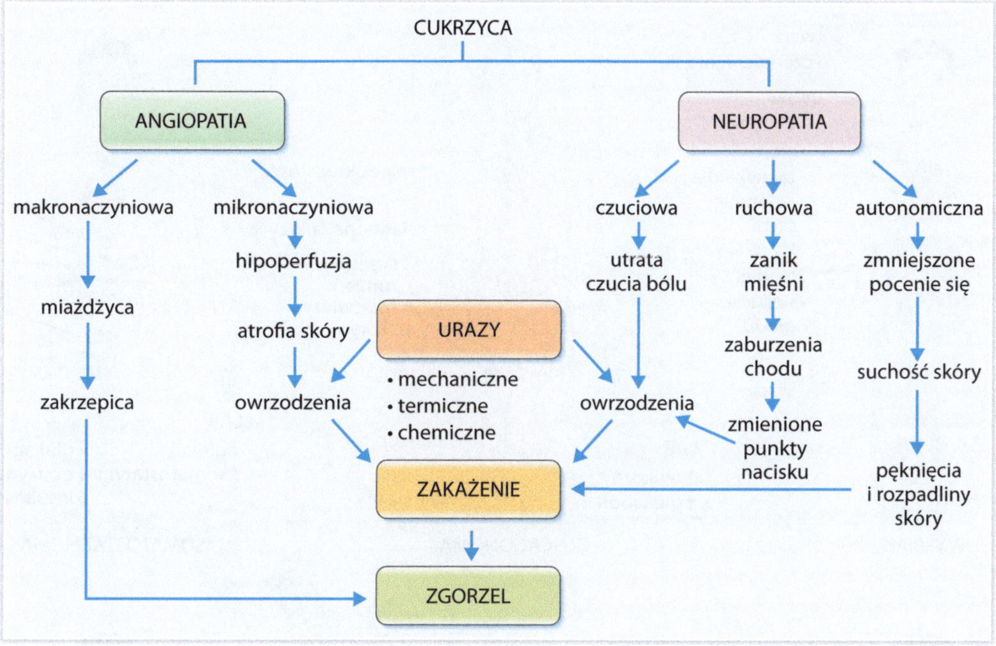

Ryc. 10-13. Patogeneza stopy cukrzycowej. Powstanie zgorzeli jest następstwem zmian naczyniowych i nerwowych oraz zakażeń i urazów.

Uwaga

> Nefropatia cukrzycowa jest najczęstszą przyczyną przewlekłej niewydolności nerek w Stanach Zjednoczonych. W początkowej fazie nefropatii cukrzycowej obserwuje się hiperperfuzję i wzrost filtracji kłębuszkowej, a w dalszych etapach mikroalbuminurię (wydalanie albuminy z moczem < 300 mg dziennie), jawny białkomocz, nadciśnienie tętnicze i wreszcie niewydolność nerek.

Powikłania neurologiczne. Wynikają one z zaburzenia funkcji neuronów i komórek Schwanna, ze zmian w obrębie macierzy pozakomórkowej otaczającej nerwy obwodowe, a także z niedokrwienia spowodowanego zmianami makronaczyniowymi i mikronaczyniowymi. Najważniejszymi powikłaniami neurologicznymi w cukrzycy są:

- **Neuropatia obwodowa**, obejmująca polineuropatię czuciowo-ruchową, ostre mononeuropatie, zespoły korzeniowe (radikulopatie) i proksymalną neuropatię ruchową (amiotrofię cukrzycową).
- **Neuropatia autonomiczna**, której następstwami są zaburzenia opróżniania żołądka, przewlekłe zaparcia lub biegunki, hipotonia ortostatyczna, zaburzenia rytmu serca, impotencja i zaburzenia czynności pęcherza moczowego.

Polineuropatia obwodowa. Jest to najczęstsze powikłanie neurologiczne w cukrzycy. Ma charakter mieszanej neuropatii czuciowo-ruchowej, jednak zwykle w obrazie klinicznym dominują **zaburzenia czuciowe**, których typowymi objawami są parestezje i bóle w obrębie kończyn. W badaniu neurologicznym można też często stwierdzić utratę czucia bólu i wibracji oraz osłabienie odruchów. Najczęstszym zaś objawem neuropatii autonomicznej jest **hipotonia ortostatyczna**.

GUZY WYWODZĄCE SIĘ Z KOMÓREK WYSPOWYCH

Nowotwory rozwijające się z komórek wyspowych są stosunkowo rzadkie – stanowią 1–3% wszystkich guzów trzustki. Ich najważniejsze cechy są następujące:

- Mają takie same cechy histologiczne jak inne guzy neuroendokrynne przewodu pokarmowego i układu oddechowego i mogą nie odróżniać się histologicznie od rakowiaków.
- Większość guzów (75%) jest słabo zróżnicowana i ma charakter złośliwy. Wyjątek stanowią wyspiaki (*insulinoma*), które mniej więcej w 90% są guzami łagodnymi.
- Większość guzów jest hormonalnie czynna i wywołuje typowe zespoły kliniczne (ryc. 10-14).
- Guzy hormonalnie czynne są klasyfikowane jako:
  - wyspiaki (guzy wywodzące się z komórek β),
  - *glucagonoma* (guzy wywodzące się z komórek α),
  - *gastrinoma*,
  - *somatostatinoma*,
  - VIP-oma (guzy wytwarzające wazoaktywny polipeptyd jelitowy),
  - PP-oma (guzy wydzielające polipeptyd trzustkowy).

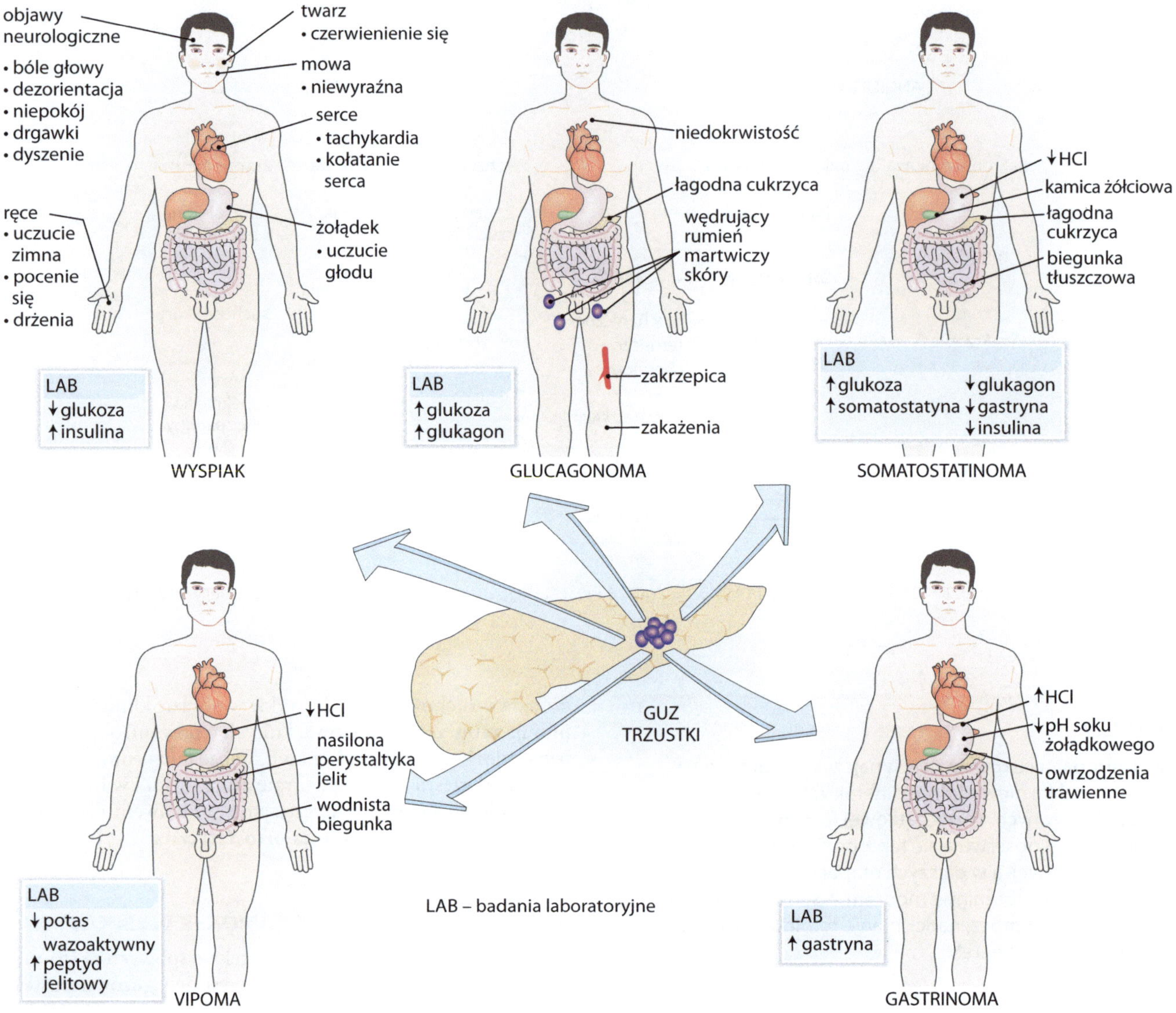

Ryc. 10-14. Cechy kliniczne guzów trzustki czynnych hormonalnie.

Wyspiaki są przyczyną hipoglikemii.

Wyspiaki (*insulinoma*) wywodzą się z komórek β wysp trzustkowych i jako takie wydzielają insulinę i wywołują hipoglikemię. Wyspiaki są najczęstszymi guzami części wewnątrzwydzielniczej trzustki. Zwykle mają charakter łagodny i wykrywane są w stadium, kiedy ich średnica nie przekracza 3 cm.

Typowe objawy wyspiaka mają charakter **neurologiczny** i wynikają z hipoglikemii. Należą do nich: bóle głowy, dezorientacja, bełkotliwa mowa, drgawki i omdlenia. Zwykle obecne są też objawy wynikające z pobudzenia układu współczulnego, takie jak pocenie się, zaczerwienienie twarzy i drżenie. We krwi stwierdza się obniżone stężenie glukozy (zwykle < 50 mg/dl) i podwyższone stężenie insuliny.

Glucagonoma wywołuje hiperglikemię, wędrujący rumień martwiczy skóry i zmiany hematologiczne.

Glucagonoma są guzami wywodzącymi się z komórek α trzustki. Wydzielają glukagon, co prowadzi do hiperglikemii i łagodnej cukrzycy. Z niejasnych powodów guzy te wywołują również wędrujący rumień martwiczy skóry, zakrzepicę i niedokrwistość, a także usposabiają do nawracających zakażeń bakteryjnych. Typowe zmiany laboratoryjne obejmują bardzo znacznie podwyższone stężenie glukagonu we krwi, umiarkowaną hiperglikemię i niskie stężenie aminokwasów w osoczu na czczo.

Somatostatinoma hamuje działanie innych komórek wewnątrzwydzielniczych, powoduje łagodną cukrzycę i zaburzenia funkcji przewodu pokarmowego.

Somatostatinoma wywodzą się z komórek δ, które wydzielają somatostatynę.

Somatostatyna hamuje działanie innych komórek wewnątrzwydzielniczych trzustki i przewodu pokarmowego, co powoduje łagodną cukrzycę. Zahamowanie wydzielania gastryny prowadzi do zmniejszenia wydzielania kwasu solnego w żołądku, a także powoduje biegunkę tłuszczową i predysponuje do kamicy żółciowej. Typowe zmiany laboratoryjne obejmują umiarkowaną hiperglikemię, podwyższenie stężenia somatostatyny i obniżenie stężeń insuliny, glukagonu i gastryny we krwi.

Gastrinoma powoduje mnogie owrzodzenia trawienne przewodu pokarmowego.

Gastrinoma wywodzą się z komórek wytwarzających gastrynę. Ponieważ prawidłowe wyspy Langerhansa nie zawierają komórek produkujących gastrynę, przypuszcza się, że guzy te wywodzą się z komórek nieprawidłowo zróżnicowanych lub z niezróżnicowanych komórek prekursorowych. Mniej więcej w 15% przypadków znajdowane są one w dwunastnicy.

Objawy *gastrinoma* znane są pod nazwą zespołu Zollingera-Ellisona. Charakteryzują go owrzodzenia trawienne, nadmierne wytwarzanie kwasu żołądkowego i hipergastrynemia. Owrzodzenia trawienne są często mnogie, oporne na leczenie i wykazują nietypowe umiejscowienie. Niekiedy *gastrinoma* może wchodzić w skład zespołu mnogiej gruczolakowatości wewnątrzwydzielniczej typu 1 (MEN 1), obejmującego również guzy przysadki i guzy lub przerost przytarczyc. Do typowych zmian laboratoryjnych należą podwyższone stężenie gastryny we krwi oraz wybitnie zwiększone wytwarzanie kwasu solnego w żołądku.

Guzy wytwarzające wazoaktywny polipeptyd jelitowy powodują wodnistą biegunkę, hipokaliemię i achlorhydrię.

Guzy te wywodzą się z komórek wydzielających wazoaktywny polipeptyd jelitowy (VIP). Polipeptyd ten hamuje wydzielanie kwasu solnego w żołądku, stymuluje wydzielanie trzustkowe i jelitowe oraz przyspiesza motorykę przewodu pokarmowego, czego konsekwencją są biegunka i hipokaliemia. Zmiany te określane są mianem zespołu WDHA lub zespołu Vernera-Morrisona. W badaniach laboratoryjnych stwierdza się podwyższenie stężenia VIP we krwi.

PRZYPADKI KLINICZNE

Przypadek 1. DWUDZIESTOLETNI MĘŻCZYZNA SKARŻĄCY SIĘ NA CZĘSTE ODDAWANIE MOCZU I NIEUSTAJĄCE PRAGNIENIE

Wywiad. Dwudziestoletni mężczyzna skarży się na częste oddawanie moczu, stałe pragnienie i szybkie męczenie się[1]. Podaje, że mimo normalnego apetytu i regularnego odżywiania się stracił na wadze około 5 kg w ciągu ostatnich 2 miesięcy[2].

Badanie lekarskie. Pacjent jest bardzo szczupły, jego skóra i usta są suche. Oddechy są przyspieszone i pogłębione, a wydychane powietrze ma owocowy zapach[3].

Badania laboratoryjne. Stężenie glukozy w osoczu mierzone na czczo wynosi 320 mg/dl[4]. Za pomocą testu paskowego stwierdza się w moczu obecność glukozy i ciał ketonowych[5]. Test z nitroprusydkiem sodu na obecność acetonu we krwi jest dodatni[6], pH krwi wynosi 7,20, a stężenie wodorowęglanów 15 mmol/l. Stwierdza się obecność luki anionowej[7].

Inne badania diagnostyczne. Stężenie insuliny we krwi jest ledwo oznaczalne. Stwierdza się podwyższone stężenie glukagonu i obecność przeciwciał przeciwwyspowych w wysokim mianie[8].

Postępowanie. W wyniku wdrożonego leczenia stan pacjenta znacznie się poprawił. Pouczono go, jak dokonywać iniekcji insuliny i jak mierzyć stężenie cukru we krwi[9]. Wyjaśniono mu także, jak rozpoznawać objawy hipoglikemii i kwasicy ketonowej[10].

Pytania i zagadnienia do dyskusji:

1. Jakie są możliwe przyczyny wielomoczu? Dlaczego pacjent odczuwa pragnienie?
2. Jakie są możliwe przyczyny zmniejszania się masy ciała? Jaki jest w tym przypadku związek między zmniejszeniem się masy ciała a wielomoczem?
3. Co sugerują objawy kliniczne? Jaka jest przyczyna suchości skóry i błony śluzowej jamy ustnej? Dlaczego pacjent oddycha szybko i głęboko? Jakie znaczenie ma owocowy zapach wydychanego powietrza? Czy u pacjenta występuje oddech Kussmaula?
4. Jakie są możliwe przyczyny hiperglikemii?
5. Czy w moczu osób zdrowych obecne są glukoza i ciała ketonowe? Jak wykrywa się glukozę i ciała ketonowe w moczu?

6. Czy test z nitroprusydkiem sodu wykrywa wszystkie ciała ketonowe?
7. Jak należy zinterpretować wyniki badań laboratoryjnych? Czy u tego pacjenta obecna jest kwasica lub zasadowica, a jeśli tak, to jakiego typu?
8. Jakie znaczenie ma stwierdzenie obecności przeciwciał przeciwwyspowych lub skierowanych przeciw insulinie?
9. Jak długo pacjent będzie wymagał leczenia insuliną?
10. Dlaczego ważne jest, aby pacjent umiał rozpoznawać objawy hipoglikemii i kwasicy ketonowej?

Przypadek 2. PIĘĆDZIESIĘCIOLETNI MĘŻCZYZNA Z KRYTYCZNYM NIEDOKRWIENIEM KOŃCZYNY DOLNEJ

Wywiad. Pięćdziesięcioośmioletni otyły mężczyzna został przyjęty do szpitala z powodu ostrego bólu lewej nogi[1].

Przed 15 laty rozpoznano u niego cukrzycę, z powodu której przyjmował leki doustne, czasem nieregularnie. Wielokrotnie zgłaszał się do lekarza rodzinnego, który na podstawie badania krwi i moczu modyfikował leczenie[2].

Często miewał duszności oraz odczuwał mrowienie w obrębie palców rąk i nóg[3]. Niekiedy uskarżał się na bóle nóg, zwłaszcza w czasie chodzenia.

Badanie lekarskie. Pacjent jest otyły. Częstość rytmu serca wynosi 80/min, a ciśnienie tętnicze krwi 150/100 mm Hg. Stwierdza się obustronne obrzęki stóp, poddające się uciskowi. Lewa noga poniżej stawu skokowego jest zasiniona i zimna, a tętno w jej obrębie jest niewyczuwalne[4]. Badanie dna oka wykazuje pasmowate krwawe wybroczyny, ogniska wysiękowe i mikrotętniaki w siatkówce[5]. W badaniu neurologicznym stwierdza się osłabienie odruchów we wszystkich kończynach oraz zmniejszone odczuwanie bólu[6].

Badania laboratoryjne. Stężenie glukozy we krwi mierzone na czczo wynosi 180 mg/dl, a w moczu wykrywa się jedynie śladowe ilości glukozy[7]. Nie stwierdza się obecności ciał ketonowych ani we krwi, ani w moczu. Mocz zebrany w ciągu 24 godzin zawiera 300 mg albuminy[8]. Frakcja hemoglobiny A_{1c} wynosi 9%[9].

Inne badania diagnostyczne. W badaniu angiograficznym stwierdzono całkowite zamknięcie lewej tętnicy piszczelowej i kilku innych odgałęzień tętnicy udowej[10].

Postępowanie. Wykonano podkolanową amputację lewej nogi. Pacjentowi zalecono zmniejszenie masy ciała i rygorystyczne kontrolowanie glikemii.

Pytania i zagadnienia do dyskusji:
1. Jakie są możliwe przyczyny ostrego bólu nogi?
2. Jak należy kontrolować skuteczność leczenia cukrzycy?
3. Jakie są przyczyny duszności i parestezji u tego pacjenta?
4. Jakie jest znaczenie tych objawów?
5. Jak można wyjaśnić wyniki badania okulistycznego? Czy obserwowane zmiany są spowodowane przez cukrzycę czy przez nadciśnienie tętnicze?
6. Czy objawy neurologiczne wskazują na neuropatię czuciową czy ruchową?
7. Jak wyjaśnić to, że pacjent ma hiperglikemię, a tylko śladowe ilości cukru w moczu?
8. Czy u pacjenta stwierdza się albuminurię? Jaka jest wartość rokownicza tego objawu?
9. Jakie znaczenie ma podwyższenie frakcji HbA_{1c}?
10. Co spowodowało zamknięcie tętnicy w kończynie?

Przypadek 3. PIĘĆDZIESIĘCIOLETNI MĘŻCZYZNA SKARŻĄCY SIĘ NA ZASŁABNIĘCIE POŁĄCZONE Z INTENSYWNYM POCENIEM SIĘ

Wywiad. Pięćdziesięcioletni mężczyzna podaje, że w ciągu ostatnich 3 dni doświadczył kilku omdleń. Występowały one późnym popołudniem, tuż przed kolacją, i ustępowały po wypiciu 2 szklanek oranżady i spożyciu kilku kostek cukru[1]. Zasłabnięciom towarzyszyło obfite pocenie się[2].

Badanie lekarskie. Pacjent jest dobrze odżywiony i nie wykazuje zewnętrznych oznak choroby. Nie odczuwa dolegliwości, ale jest zaniepokojony powtarzającymi się epizodami zasłabnięć.

Badania laboratoryjne. Jedyną stwierdzoną początkowo nieprawidłowością jest obniżone stężenie glukozy we krwi, wynoszące 50 mg/dl[3]. Kolejne badania wykrywają podwyższone stężenie insuliny[4] i polipetydu C we krwi[5].

Inne badania diagnostyczne. Badanie tomograficzne wykazało wyraźnie ograniczoną zmianę o średnicy 3 cm umiejscowioną w ogonie trzustki[6].

Postępowanie. Guz usunięto, wykonując częściową resekcję trzustki. W badaniu histopatologicznym guz określono jako złożony z komórek neuroendokrynowych i najprawdopodobniej łagodny[7]. Ostateczne rozpoznanie oparto na wynikach badania immunohistochemicznego[8].

Pytania i zagadnienia do dyskusji:
1. Jakie są możliwe przyczyny omdleń? Jakie znaczenie dla diagnostyki różnicowej ma to, że dolegliwości ustępowały po spożyciu cukru?
2. Jakie jest w tym przypadku mechanizm obfitego pocenia się?
3. Jakie są przyczyny hipoglikemii?
4. Co może być przyczyną zwiększonego stężenia insuliny we krwi?
5. Dlaczego zdecydowano się na oznaczenie stężenia polipeptydu C?
6. Jakie czynniki przemawiają za tym, że guz jest łagodny lub złośliwy?
7. Jakie są cechy charakterystyczne guzów endokrynnych? Czy guzy te są łagodne czy złośliwe?
8. Z jakie powodu wykonano badanie immunohistochemiczne? Jakich odczynników użyto?

Rozdział 11

UKŁAD WEWNĄTRZWYDZIELNICZY

Wstęp

Układ wewnątrzwydzielniczy jest niezbędny do podtrzymywania wielu czynności życiowych organizmu. Zaburzenia funkcji tego układu mogą przejawiać się w wielu postaciach, jako nadrzędne lub podrzędne, a jeżeli nie zostaną prawidłowo rozpoznane, mogą być przyczyną zgonu. Należy pamiętać, że:

- Choroby układu wewnątrzwydzielniczego wywierają wpływ na *ogólny metabolizm*. Niedobór hormonów tarczycy prowadzi do spowolnienia procesów przemiany materii, natomiast nadmiar powoduje ich przyspieszenie.
- Zaburzenia funkcjonowania gruczołów dokrewnych mają wpływ na *rozwój wielu narządów*, *rozwój umysłowy* oraz *funkcje rozrodcze*.
- Choroby układu wewnątrzwydzielniczego wywierają wpływ na *funkcjonowanie narządów centralnych*. Na przykład zarówno nadczynność, jak i niedoczynność tarczycy powodują zaburzenia pracy serca i mogą się przyczynić do niewydolności tego narządu.
- Choroby układu wewnątrzwydzielniczego przyspieszają *rozwój innych przewlekłych chorób*. Na przykład cukrzyca wpływa na rozwój miażdżycy tętnic.
- Choroby układu wewnątrzwydzielniczego mogą mieć wpływ na *układ immunologiczny*, a także wpływać na *odporność organizmu na zakażenia*. Na przykład nadmiar kortykosteroidów w zespole Cushinga może zmniejszać odporność.

W rozdziale tym omówiono choroby głównych narządów wydzielania wewnętrznego: przysadki, tarczycy, przytarczyc i nadnerczy, natomiast pominięty został układ endokrynny tworzony przez rozproszone komórki występujące w układzie pokarmowym i w układzie oddechowym. Ponadto w rozdziale 10 została omówiona cukrzyca, często występująca i niezwykle istotna pod względem klinicznym choroba układu dokrewnego. Znaczenie kliniczne chorób układu wewnątrzwydzielniczego przedstawiono graficznie na ryc. 11-1.

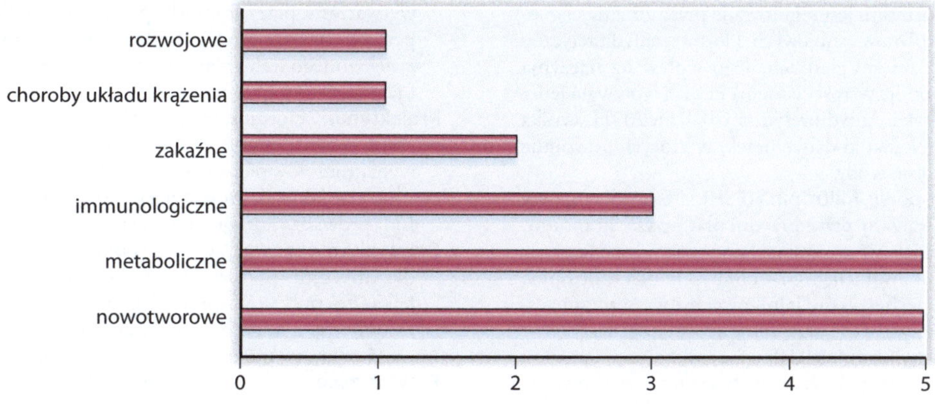

Ryc. 11-1. Znaczenie kliniczne chorób układu wewnątrzwydzielniczego.

SŁOWA KLUCZOWE

Anatomia i fizjologia

Aldosteron. Mineralokortykosteroid syntetyzowany przez warstwę kłębkowatą kory nadnerczy. Wydzielanie tego hormonu jest kontrolowane głównie przez układ renina–angiotensyna. Aldosteron powoduje wchłanianie zwrotne jonów sodowych i wodorowęglanowych oraz wydzielanie jonów potasowych i wodorowych w nerkach. Wtórna retencja wody może się przyczynić do nadciśnienia tętniczego.

Androgeny. Męskie hormony płciowe wytwarzane przez komórki Leydiga jąder i komórki warstwy siatkowatej kory nadnerczy. Najważniejszymi androgenami są: testosteron, androstendion, dehydroepiandrosteron (DHEA) i siarczan dehydroepiandrosteronu (DHEAS).

Część gruczołowa przysadki. Przednia część przysadki mózgowej, obejmująca część guzową, dalszą (płat przedni) i pośrednią. W preparacie histologicznym wyróżnia się trzy typy komórek: kwasochłonne, zasadochłonne i chromofobne. Komórki te, wydzielające hormony polipeptydowe, zgodnie z pełnioną funkcją i oceną immunohistochemiczną mogą być zaklasyfikowane do jednej z sześciu grup. Są to: komórki somatotropowe (wydzielające hormon wzrostu), komórki laktotropowe (wydzielające prolaktynę), komórki tyreotropowe (wydzielające hormon tyreotropowy, tyreoliberynę), komórki kortykotropowe (wydzielające hormon adrenokortykotropowy, kortykotropinę), komórki gonadotropowe (wydzielające hormon folikulotropowy, folitropinę, i hormon luteinizujący, lutropinę) oraz nieaktywne hormonalnie komórki (komórki niezróżnicowane lub komórki macierzyste).

Część nerwowa przysadki mózgowej *(neurohypophysis)*. Tylna część przysadki mózgowej, złożona z cytoplazmatycznych wypustek komórek nerwowych (neurytów) kilku jąder podwzgórzowych. Komórki te wytwarzają hormon antydiuretyczny (ADH, wazopresynę) i oksytocynę.

Glikokortykosteroidy. Hormony steroidowe wytwarzane przez warstwę pasmowatą kory nadnerczy. Najważniejszymi glikokortykosteroidami są: kortyzol (hydrokortyzon), kortyzon i kortykosteron. Wytwarzanie glikokortykosteroidów znajduje się pod kontrolą ACTH i wzrasta w warunkach stresowych. Glikokortykosteroidy wywierają wpływ na metabolizm węglowodanów, tłuszczów i białek.

Hormon antydiuretyczny (ADH, wazopresyna). Oktapeptyd wytwarzany przez komórki nerwowe jąder podwzgórzowych i magazynowany w tylnym płacie przysadki mózgowej. Wytwarzanie tego hormonu jest regulowane przez zmiany ciśnienia osmotycznego płynów ustrojowych. Hormon antydiuretyczny powoduje skurcz mięśni gładkich. Jego wpływ na naczynia krwionośne powoduje wzrost ciśnienia krwi, a wpływ na jelita pobudza perystaltykę. Antydiuretyczne działanie ADH wynika z jego wpływu na kanaliki dalsze nerek, w których powoduje wchłanianie zwrotne wody.

Hormon folikulotropowy, folitropina (FSH). Gonadotropowy glikopeptyd wytwarzany przez przedni płat przysadki mózgowej, którego wydzielanie znajduje się pod wpływem podwzgórzowego hormonu uwalniającego – FSH. U kobiet folitropina pobudza wzrost pęcherzyków jajnikowych i wytwarzanie estrogenów, u mężczyzn FSH stymuluje spermatogenezę.

Hormon luteinizujący, lutropina (LH). Gonadotropowy hormon o charakterze glikopeptydowym, wytwarzany przez przedni płat przysadki mózgowej pod wpływem podwzgórzowego hormonu uwalniającego hormon LH. U kobiet lutropina stymuluje owulację i wytwarzanie progesteronu przez ciałko żółte, u mężczyzn – LH oddziałuje na komórki Leydiga, pobudzając wytwarzanie androgenów.

Hormon wzrostu (GH). Hormon o charakterze polipeptydowym wytwarzany przez komórki przedniej części przysadki mózgowej. GH pobudza wątrobę do produkcji somatomedyn, promujących wzrost układu kostnego. Hormon wzrostu wywiera także pośredni wpływ na metabolizm węglowodanów, tłuszczów i białek.

Katecholaminy. Grupa amin biogennych, wśród których najistotniejszą rolę odgrywają dopamina, adrenalina i noradrenalina. Źródłem katecholamin znajdujących się we krwi jest rdzeń nadnerczy. Adrenalina i noradrenalina znajdują się także w ośrodkowym i obwodowym układzie nerwowym. Katecholaminy wywierają wiele efektów sympatykomimetycznych (reakcja na stres „walcz albo uciekaj") oraz powodują wzrost ciśnienia krwi.

Kora nadnerczy. Zewnętrzna część gruczołu nadnerczowego złożona z trzech warstw: warstwy kłębkowatej, utworzonej przez komórki wydzielające mineralokortykosteroidy, warstwy pasmowatej, złożonej z komórek wydzielających glikokortykosteroidy, oraz warstwy siatkowatej, utworzonej z komórek wydzielających androgeny.

Kortykosteroidy. Grupa 21-węglowych steroidów, pochodnych progesteronu, wytwarzanych przez komórki kory nadnerczy. W zależności od pełnionej funkcji zaliczane są do mineralokortykosteroidów lub glikokortykosteroidów.

Kortykotropina (hormon kortykotropowy, ACTH). Glikopeptyd wytwarzany przez przedni płat przysadki mózgowej pod wpływem podwzgórzowego hormonu uwalniającego kortykotropinę (CRH). ACTH działa pobudzająco na komórki kory nadnerczy. Duże ilości ACTH wytwarzane są w warunkach stresowych.

Nadnercza. Parzysty gruczoł dokrewny położony zaotrzewnowo, nad nerkami. Nadnercza składają się z dwóch części: zewnętrznej – kory i wewnętrznej – rdzenia.

Oksytocyna. Dziewięcioaminokwasowy peptyd wytwarzany przez komórki jądra przykomorowego podwzgórza i magazynowany w tylnym płacie przysadki mózgowej. Uwalnianie oksytocyny następuje w wyniku pobudzenia włókien cholinergicznych w brodawkach sutkowych podczas ssania. Hormon ten pobudza skurcze macicy podczas porodu i wydzielanie mleka w okresie laktacji.

Parathormon (PTH). Hormon o charakterze polipeptydowym wytwarzany przez komórki przytarczyc. PTH powoduje hiperkalcemię na skutek pobudzenia uwalniania wapnia z kości, zwiększonego wchłaniania wapnia w przewodzie pokarmowym i jego reabsorpcji w nerkach.

Prolaktyna. Hormon polipeptydowy wytwarzany przez przedni płat przysadki mózgowej. Prolaktyna odgrywa istotną rolę w rozwoju gruczołów piersiowych w czasie ciąży i wytwarzaniu mleka w okresie laktacji. Prolaktyna wpływa hamująco na uwalnianie LH, prowadząc do braku owulacji i zaniku miesiączki.

Przysadka mózgowa. Gruczoł dokrewny umiejscowiony w siodle tureckim, połączony z podwzgórzem za pośrednictwem lejka (szypuły). W przysadce wyróżnia się część przednią i środkową, tworzące część gruczołową (*adenohypophysis*), oraz część tylną, tworzącą część nerwową (*neurohypophysis*).

Przytarczyce. Są to cztery niewielkie gruczoły wydzielania wewnętrznego umiejscowione na tylnej powierzchni tarczycy.

Przytarczyce wytwarzają parathormon – polipeptyd wpływający na gospodarkę wapniową i fosforanową.

Rdzeń nadnerczy. Wewnętrzna część nadnerczy zbudowana z komórek chromafinowych wydzielających katecholaminy. Komórki rdzenia nadnerczy pochodzą z komórek grzebienia nerwowego, które w czasie rozwoju płodowego migrują do obszaru pozaotrzewnowego. Komórki te dają początek ciałkom przyzwojowym i zwojom autonomicznym, dlatego też nowotwory takie jak guz chromochłonny (*phaeochromocytoma*) i nerwiak zarodkowy (neuroblastoma) mogą być pochodzenia nadnerczowego lub pozanadnerczowego.

Tarczyca. Dwupłatowy gruczoł dokrewny umiejscowiony w przedniodolnej części szyi. Tarczyca jest zbudowana z komórek pęcherzykowych wytwarzających tyroksynę i trijodotyroninę oraz rozproszonych komórek C wytwarzających kalcytoninę.

Tyreoglobulina. Jodowana glikoproteina o dużej masie cząsteczkowej, wytwarzana przez komórki pęcherzykowe tarczycy i magazynowana w postaci koloidu. Tyreoglobulina jest pobierana przez komórki pęcherzykowe, w których zachodzi odszczepienie tyroksyny i trijodotyroniny.

Tyroksyna (tetrajodotyronina, T_4). Główny hormon wytwarzany przez tarczycę. Tyroksyna jest dejodowana do bardziej aktywnej postaci – trijodotyroniny (T_3). Zarówno T_4, jak i T_3 pobudzają metabolizm oraz wywierają wpływ na większość narządów.

Objawy kliniczne

Amenorrhoea. Brak miesiączki, zazwyczaj spowodowany zaburzeniami hormonalnymi przysadki mózgowej lub jajników. Jeżeli miesiączka nie pojawiła się w okresie dojrzewania, objaw ten jest określany jako pierwotny brak miesiączki. Zaprzestanie miesiączkowania u kobiety, u której miesiączka występowała prawidłowo, określane jest jako wtórny brak miesiączki.

Hirsutyzm. Objaw określający nadmierne owłosienie. U kobiet mianem hirsutyzmu określa się występowanie owłosienia typu męskiego (np. na twarzy i klatce piersiowej).

Karłowatość. Wzrost niższy niż wzrost prawidłowy. Karłowatość może wynikać z wielu przyczyn, m.in. z niedoczynności przysadki lub tarczycy w okresie niemowlęcym i dzieciństwie.

Mlekotok. Wytwarzanie mleka nie związane z ciążą lub laktacją bądź niekontrolowany wypływ mleka w czasie laktacji.

Obrzęk śluzowaty (*myxedema*). Rodzaj przewlekłego obrzęku, w którym nie pozostaje wgłębienie po ucisku, występujący głównie na twarzy, powodujący obrzęk ust i nosa oraz pogłębienie zmarszczek na twarzy.

Osteomalacja. Postać osteopenii, powodująca zmniejszenie masy kostnej, charakteryzująca się nieprawidłową mineralizacją macierzy osteoidu.

Osteoporoza. Postać osteopenii, powodująca zmniejszenie masy kostnej, charakteryzująca się osłabieniem mineralizacji kości i skłonnością do złamań.

Wole. Rozlane, zazwyczaj guzkowe powiększenie tarczycy spowodowane różnymi czynnikami np. zapaleniem tarczycy, niedoborem jodu lub zaburzeniami hormonalnymi powodującymi powiększenie gruczołu tarczowego.

Wytrzeszcz. Wysunięcie gałki ocznej ku przodowi występujące często w chorobie Gravesa-Basedowa.

Choroby endokrynne

Akromegalia i gigantyzm. Choroby spowodowane działaniem nadmiaru hormonu wzrostu (GH), wytwarzanego zazwyczaj przez gruczolaka przysadki. U dzieci i młodzieży nadmiar GH jest przyczyną wysokiego wzrostu (gigantyzmu). Akromegalia (powiększenie akralnych części dłoni, stóp, powiększenie nosa i szczęki) występuje u dorosłych. Ponadto w przypadku wytwarzania nadmiernej ilości GH występują: nadciśnienie tętnicze, powiększenie serca, insulinooporność i zaburzenia metaboliczne, takie jak np. hiperglikemia.

Choroba Addisona. Niedoczynność kory nadnerczy spowodowana jej zniszczeniem na skutek procesu zapalnego o charakterze autoimmunologicznym, zakażeniem (np. gruźlicą) lub przerzutem nowotworowym. Charakterystycznymi objawami choroby Addisona są: zmniejszenie masy ciała, osłabienie, hipoglikemia, niedociśnienie tętnicze oraz hiperpigmentacja. W badaniach laboratoryjnych stwierdza się niedobór mineralokortykosteroidów i glikokortykosteroidów.

Choroba Glińskiego-Simmondsa (kacheksja przysadkowa). Niedoczynność przysadki spowodowana najczęściej przez nowotwory podwzgórza, chirurgiczną resekcję gruczołu lub jego uszkodzenie. Klinicznie choroba ta charakteryzuje się znacznego stopnia wyniszczeniem organizmu, osłabieniem, niedoczynnością tarczycy, niedoczynnością kory nadnerczy oraz niedoczynnością gonad. W badaniach laboratoryjnych stwierdza się hipoglikemię, hiponatremię, obniżone stężenie hormonów tarczycy i hormonów steroidowych. Zespół Sheehana jest postacią całkowitej niedoczynności przysadki (*panhipopituitaryzmu*) występującej w okresie poporodowym. Zespół ten jest często skutkiem pokrwotocznego zawału przysadki mózgowej.

Choroba Gravesa-Besedowa. Choroba o charakterze autoimmunologicznym, w której dochodzi do nadmiernego pobudzenia gruczołu tarczowego przez przeciwciała przeciwko receptorowi TSH. Klinicznie choroba ta charakteryzuje się symetrycznym powiększeniem tarczycy, jej nadczynnością i wytrzeszczem.

Guz chromochłonny (*phaeochromocytoma*). Nowotwór rdzenia nadnerczy wytwarzający katecholaminy. Hormony uwalniane przez komórki nowotworowe powodują wzrost ciśnienia tętniczego oraz inne objawy nadmiernej stymulacji adrenergicznej, takie jak: nadmierne pocenie się, przyspieszenie akcji serca i bóle głowy. W przebiegu *phaeochromocytoma* we krwi można wykryć powyższone stężenie noradrenaliny. Produkty przemian metabolicznych katecholamin są wydalane z moczem w postaci kwasu wanilinomigdałowego (VMA).

Moczówka prosta. Zespół związany z niedoborem ADH (moczówka prosta centralna) lub brakiem zdolności nerek do odpowiedzi na działanie ADH (moczówka prosta nerkowa). W obu przypadkach nerki nie mogą zatrzymać wody, co prowadzi do wystąpienia wielomoczu (poliurii) i odwodnienia. Pomimo występowania wzmożonego pragnienia (polidypsji) osmolalność płynów ustrojowych jest zwiększona, natomiast ciężar właściwy moczu się zmniejsza. Charakterystyczną cechą moczówki prostej jest również hipernatremia.

Nadczynność przytarczyc. Zaburzenie hormonalne wynikające z wytwarzania nadmiernej ilości parathormonu. Nadczynność przytarczyc może mieć charakter pierwotny (gruczolak przytarczyc) lub wtórny (spowodowany hiperplazją komórek przytarczyc w przebiegu niewydolności nerek). Klinicznie nadczynność przytarczyc objawia się hiperkalcemią, zmniejszeniem masy kostnej (*osteitis fibrosa cystica*), tworzeniem kamieni w nerkach, zaburzeniami czynności układu pokarmowego i objawami ze strony układu nerwowego.

Nadczynność tarczycy. Zespół objawów wywołanych działaniem nadmiernej ilości hormonów tarczycy, najczęściej związany z procesem o charakterze autoimmunologicznym (choroba Gravesa-Basedowa) lub czynnymi hormonalnie nowotworami tarczycy. Nadczynność tarczycy klinicznie objawia się przyspieszeniem metabolizmu, tachykardią, nadmiernym poceniem się i nadpobudliwością.

Niedoczynność przytarczyc. Zaburzenie hormonalne spowodowane niedostatecznym wytwarzaniem parathormonu przez przytarczyce, najczęściej na skutek chirurgicznego usunięcia wszystkich gruczołów przytarczycznych. Brak parathormonu prowadzi do hipokalcemii, przejawiającej się nadpobudliwością nerwowo-mięśniową (np. objaw Chvostka, objaw Trousseau) oraz zmianami elektrokardiograficznymi (EKG).

Niedoczynność tarczycy. Zespół objawów spowodowanych niedoborem hormonów tarczycy. U niemowląt najczęstszą przyczyną tego zespołu jest wrodzona aplazja gruczołu tarczowego, prowadząca do zahamowania wzrostu organizmu i niedorozwoju umysłowego (kretynizm). U osób dorosłych niedoczynność tarczycy jest najczęściej wynikiem zapalenia tarczycy typu Hashimoto lub chirurgicznego usunięcia gruczołu tarczowego. W badaniach laboratoryjnych stwierdza się niskie stężenie T_4 i T_3 oraz wysokie stężenie hormonu tyreotropowego (TSH). Klinicznie stwierdza się obrzęk śluzowaty, spowolnienie metabolizmu oraz podstawowych czynności życiowych (bradykardia, zaparcia, senność).

Niepłodność. Niezdolność do poczęcia dziecka lub zajścia w ciążę.

Zespół Conna (pierwotny hiperaldosteronizm). Zespół objawów spowodowany działaniem nadmiaru aldosteronu, najczęściej wytwarzanego przez gruczolaka kory nadnerczy. Charakterystyczne dla tego zespołu jest występowanie: nadciśnienia tętniczego, zasadowicy metabolicznej, poliurii i hipokaliemii. W badaniach laboratoryjnych stwierdza się hiperaldosteronizm, obniżoną aktywność reniny i obniżone stężenie potasu w surowicy krwi. Wtórny hiperaldosteronizm jest następstwem chorób nerek, w których dochodzi do wytwarzania nadmiernej ilości reniny.

Zespół Cushinga. Zespół objawów wywołanych działaniem nadmiernej ilości glikokortykosteroidów, wytwarzanych najczęściej przez zmienioną patologicznie lub nadmiernie pobudzaną korę nadnerczy, bądź z powodu przyjmowania steroidów. Klinicznie zespół ten charakteryzuje otyłość brzuszna, twarz księżycowata, bawoli kark i szczupłe kończyny. Ponadto w zespole Cushinga stwierdza się osteoporozę, nadciśnienie tętnicze, ścieńczenie skóry i zmniejszoną odporność na zakażenia. W badaniach laboratoryjnych stwierdza się nadmiar glikokortykosteroidów we krwi i w moczu oraz zmiany w gospodarce mineralnej i stężeniu glukozy. Wytwarzanie ACTH jest zazwyczaj zahamowane, z wyjątkiem pacjentów, u których choroba Cushinga spowodowana jest przez gruczolak komórek kortykotropowych przysadki mózgowej.

Zespół Forbesa-Albrighta (zespół braku miesiączki z mlekotokiem). Zespół objawów związany z nadmiarem prolaktyny, najczęściej wytwarzanej przez gruczolak przysadki mózgowej. Klinicznie zespół ten objawia się spontanicznym wydzielaniem mleka i zaprzestaniem miesiączkowania.

Prawidłowa budowa i funkcja

ANATOMIA I HISTOLOGIA

Cechą charakterystyczną komórek endokrynnych jest zdolność do wytwarzania hormonów i wydzielania ich do środowiska zewnętrznego (krwi lub płynu zewnątrzkomórkowego). Niektóre komórki o charakterze endokrynnym tworzą gruczoły takie, jak: tarczyca, przytarczyce i nadnercza. Inne są rozproszone w postaci grup komórek występujących w gruczołach: wyspy Langerhansa w trzustce, komórki Leydiga w jądrach, komórki pęcherzykowe i komórki luteinowe w jajnikach. Pojedyncze komórki o charakterze endokrynnym rozproszone są również w układzie pokarmowym i układzie oddechowym. Niektóre komórki endokrynne wydzielają aminy biogenne i neuroprzekaźniki, natomiast niektóre komórki nerwowe wydzielają również hormony. Komórki takie określa się jako komórki neuroendokrynne. Ponadto niektóre hormony wydzielane są przez komórki somatyczne, które pełnią również inne funkcje (np. komórki tłuszczowe wydzielają leptynę), a wiele aktywnych biologicznie białek krążących w osoczu lub znajdujących się w miejscu toczącego się procesu zapalnego może wywierać działanie hormonopodobne.

Na podstawie sposobu wydzielania hormonów (ryc. 11-2) komórki endokrynne i neuroendokrynne zostały zaklasyfikowane do jednego z czterech typów:

- **Komórki endokrynne.** Komórki wydzielające hormony do krwi, za której pośrednictwem transportowane są do odległych narządów docelowych. Przykładami komórek endokrynnych są komórki tarczycy, przytarczyc i kory nadnerczy.
- **Komórki parakrynne.** Komórki, które wydzielają do środowiska zewnątrzkomórkowego hormony działające w najbliższym ich sąsiedztwie.
- **Komórki autokrynne.** Komórki wydzielające do środowiska zewnątrzkomórkowego hormony oddziałujące na tę samą komórkę, która je wydzieliła. Wiele czynników wzrostu charakteryzuje się właściwościami autokrynnymi, a przez to odgrywa ważną rolę w promowaniu wzrostu nowotworów.
- **Komórki neurokrynne.** Komórki te mają cechy komórek nerwowych, wydzielają zaś hormony, które działają

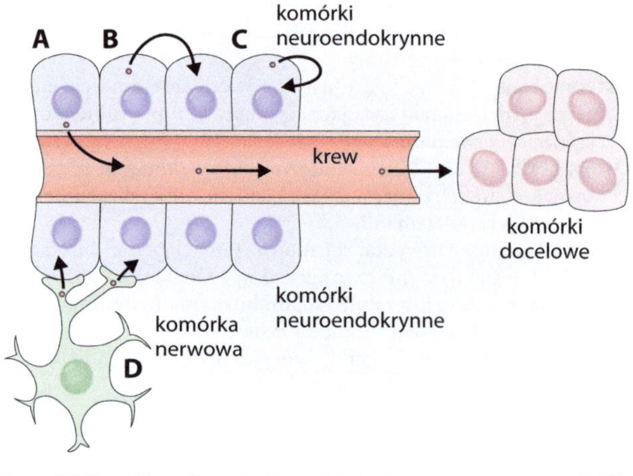

Ryc. 11-2. Typy komórek wydzielania wewnętrznego. **A.** Wydzielanie endokrynne. **B.** Wydzielanie parakrynne. **C.** Wydzielanie autokrynne. **D.** Wydzielanie neuroendokrynne.

na komórki nie będące komórkami nerwowymi. Na przykład komórki nerwowe podwzgórza wydzielają czynniki stymulujące komórki przysadki mózgowej do wytwarzania hormonów.

FIZJOLOGIA

Pod względem biochemicznym hormony mogą być zaliczane do steroidów, polipeptydów lub zmodyfikowanych aminokwasów (amin biogennych). Krótką charakterystykę grup hormonów przedstawiono poniżej i podsumowano w tab. 11-1.

Hormony steroidowe. Hormony te są syntetyzowane w sposób ciągły w komórkach gonad, kory nadnerczy i łożyska. Synteza tych hormonów ma miejsce na gładkiej siateczce endoplazmatycznej. Wytworzone hormony są następnie wydzielane, a w mniejszym stopniu magazynowane.

Kilkuetapowa synteza wielopierścieniowej podstawy rozpoczyna się od konwersji cholesterolu w pregnenolon, który następnie jest modyfikowany poprzez izomeryzację lub utleniany, co prowadzi do powstania estrogenów, progestagenów, androgenów, mineralokortykosteroidów i glikokortykosteroidów. Hormony steroidowe są nierozpuszczalne w wodzie, dlatego też muszą być transportowane we krwi w połączeniu z białkiem nośnikowym. Hormony steroidowe przedostają się do wnętrza komórki i wiążą się z receptorem wewnątrzkomórkowym, a następnie powstały kompleks jest transportowany do jądra komórkowego (ryc. 11-3). W jądrze komórkowym kompleks hormon-receptor wiąże się z odpowiednią domeną w regionie kodującym genu, pobudzając syntezę białka.

Hormony polipeptydowe i białkowe. Hormony te, podobnie jak inne białka są syntetyzowane na szorstkiej siateczce endoplazmatycznej, a następnie podlegają modyfikacjom w aparacie Golgiego, np. glikozylacji, tworząc glikoproteiny. Hormony polipeptydowe i białkowe są magazynowane w cytoplazmie w postaci ziarnistości otoczonych błoną. Zawartość ziarnistości jest uwalniana w procesie egzocytozy, pobudzanej przez czynniki zewnętrzne. Na przykład glukoza powoduje uwolnienie insuliny z komórek β wysp Langerhansa. Hormony polipeptydowe i białkowe są syntetyzowane przez przysadkę mózgową, wyspy Langerhansa, przytarczyce, komórki C tarczycy, neuroendokrynne komórki układu pokarmowego i komórki endokrynne łożyska. Hormony polipeptydowe są rozpuszczalne w wodzie, dlatego znajdują się we krwi w postaci wolnej, nie związanej z białkami nośnikowymi. Hormony należące do tej grupy wiążą się z białkami receptorowymi znajdującymi się w błonie komórek docelowych i nie przenikają do ich wnętrza.

Pochodne aminokwasów. Charakteryzujące się małą masą cząsteczkową hormony są pochodnymi aminokwasów, głównie tyrozyny i tryptofanu, i powstają w sposób podobny do hormonów polipeptydowych. Przykładami hormonów należących do tej grupy są hormony tarczycy T_4 i T_3, katecholaminy (adrenalina i noradrenalina) i dopamina. Większość hormonów należących do tej grupy jest magazynowana w cytoplazmie w postaci związanych z błoną pęcherzyków, z wyjątkiem hormonów tarczycy, które są wydzielane do koloidu i przechowywane w świetle pęcherzyków tarczycy. We krwi katecholaminy krążą w postaci wolnej, hormony tarczycy zaś są związane z białkami nośnikowymi. Katecholaminy i dopamina działają za pośrednictwem receptorów znajdujących się na powierzchni komórki, podczas gdy hormony tarczycy oddziałują na komórki za pośrednictwem receptorów cytoplazmatycznych.

Tabela 11-1. Porównanie hormonów steroidowych, polipeptydowych i pochodnych aminokwasów

CECHA	HORMONY STEROIDOWE	HORMONY POLIPEPTYDOWE	POCHODNE AMINOKWASÓW
Struktura	wielocykliczny pierścień węglowy	polipeptydy	aminokwasy
Miejsce syntezy	gładkie ER	szorstkie ER, aparat Golgiego	szorstkie ER, aparat Golgiego
Magazynowanie w cytoplazmie	nie	tak, w ziarnistościach	tak, w ziarnistościch, z wyjątkiem tarczycy, w której hormony są przechowywane w świetle pęcherzyków
Sposób wydzielania	ciągły	przerywany	przerywany
Postać we krwi	w połączeniu z białkami nośnikowymi	w postaci wolnej	w postaci wolnej (wyjątek – hormony tarczycy, częściowo związane z białkami)
Rodzaj receptora, z którym oddziałują	wewnątrzkomórkowy	błonowy	błonowy lub wewnątrzkomórkowy

ER – siateczka endoplazmatyczna.
Źródło: G. Meszaros: Endocrine and Reproductive Systems, Elsvier Mosby, Philadelphia 2006.

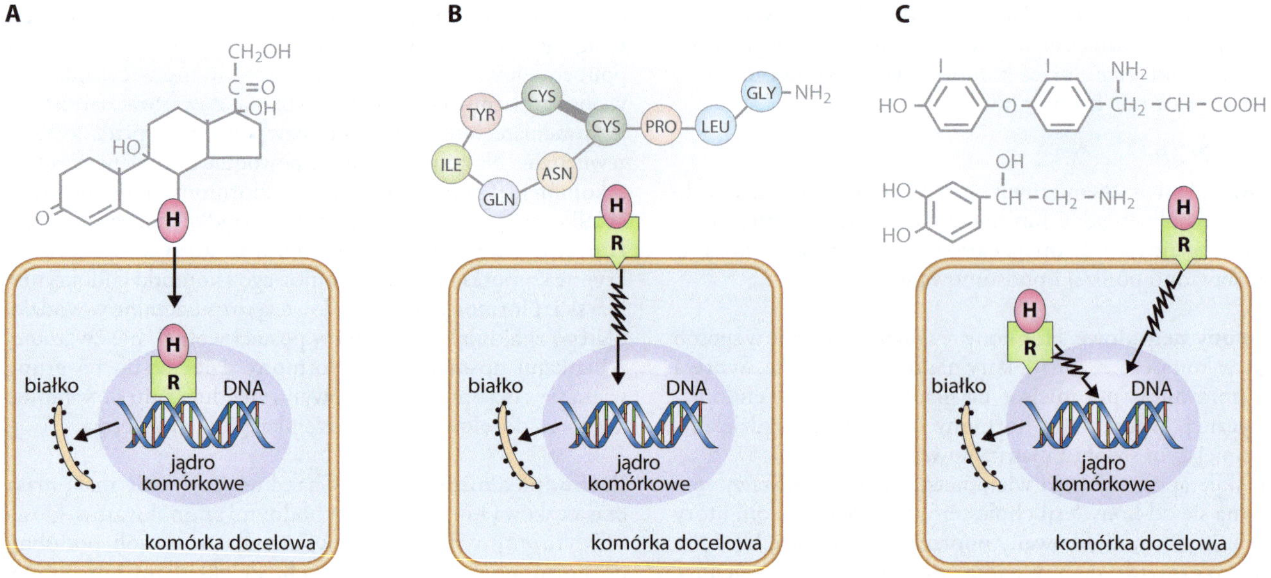

Ryc. 11-3. Rodzaje hormonów. **A.** Hormony steroidowe mają wielopierścieniową strukturę. Wiążą się z receptorami w cytoplazmie (R), a następnie są transportowane do jądra komórkowego. W jądrze komórkowym hormony (H) wiążą się z odpowiednią domeną genu i aktywują jego transkrypcję, wynikiem czego jest synteza białka zachodząca w następnym etapie na siateczce endoplazmatycznej. **B.** Hormony polipeptydowe i białkowe są łańcuchami aminokwasów, które mogą być glikozylowane (glikoproteiny). Hormony polipeptydowe i białkowe wiążą się z receptorami znajdującymi się w błonie komórki. Sygnał z receptora jest następnie przekazywany za pośrednictwem systemu cytoplazmatycznych przekaźników do jądra komórkowego. **C.** Aminy biogenne mogą oddziaływać z receptorami cytoplazmatycznymi, jak w przypadku hormonów tarczycy, bądź z receptorami powierzchniowymi, jak w przypadku katecholamin. Sygnały generowane przez receptory są przekazywane do jądra komórkowego, w następstwie czego dochodzi do syntezy białek.

Kliniczna i laboratoryjna ocena chorób endokrynnych

WYWIAD (BADANIE PODMIOTOWE)

W razie podejrzenia choroby układu wewnątrzwydzielniczego badanie należy rozpocząć od zebrania wywiadu dotyczącego pacjenta i jego rodziny. Przykładowe czynniki ryzyka, które mogą być zidentyfikowane w trakcie takiego wywiadu, wymieniono w tab. 11-2.

BADANIE PRZEDMIOTOWE

Objawy chorób endokrynnych są często nieswoiste i trudne do rozpoznania. W przypadku niektórych pacjentów zaburzenia hormonalne, takie jak gigantyzm, dominują w obrazie klinicznym, ale w większości przypadków charakterystyczne objawy występują rzadko. W niektórych chorobach gruczołów wydzielania wewnętrznego zaburzenia hormonalne nie występują lub występują rzadko. Na przykład wole można wykryć badaniem palpacyjnym, ale w wielu przypadkach jego powstanie nie jest związane z zaburzeniami czynności tarczycy. Wiele chorób układu wewnątrzwydzielniczego przebiega bezobjawowo i jest wykrywanych tylko dzięki badaniom laboratoryjnym.

Poniżej przedstawiono listę niektórych objawów występujących w chorobach endokrynnych:

- **Szybkie męczenie się** jest częstym objawem towarzyszącym wielu chorobom endokrynnym, najczęściej *niedoczynności tarczycy*, *nadczynności tarczycy* oraz *niedoczynności kory nadnerczy*.
- **Zmniejszenie masy ciała** może być związane z utratą apetytu w przypadku *bulimii* i *jadłowstrętu psychicznego*. *Niedoczynność przysadki mózgowej* i *niedoczynność nadnerczy* mogą przyczynić się do znacznego zmniejszenia masy ciała i kacheksji.
- **Otyłość** jest najczęściej spowodowana spożywaniem nadmiernej ilości pożywienia, natomiast otyłość spowodowana wyłącznie zaburzeniami endokrynnymi występuje rzadko. Otyłość jest typową cechą hipogonadyzmu przysadkowego. W niedoczynności tarczycy otyłości towarzyszą: obrzęk śluzowaty twarzy, senność, nietolerancja zimna i inne oznaki hipometabolizmu. W przypadku zespołu Cushinga tkanka tłuszczowa jest wybiórczo odkładana w okolicy twarzy (tzw. twarz księżycowata), karku (tzw. bawoli kark) i w przestrzeni pozaotrzewnowej (otyłość trzewna). W zespole wielotorbielowatych jajników otyłości towarzyszą: trądzik, hirsutyzm i brak miesiączki.
- **Wzrost niski**. Zahamowanie wzrostu w dzieciństwie występuje często we wrodzonej niedoczynności tarczycy. Karłowatość może być spowodowana niedoborem hor-

Tabela 11-2. Czynniki ryzyka wybranych chorób endokrynnych

CZYNNIK RYZYKA	CHOROBY – ZWIĄZEK Z CZYNNIKAMI RYZYKA
Czynniki genetyczne	zespół gruczolakowatości wewnątrzwydzielniczej: rdzeniasty rak tarczycy i guz chromochłonny (nadciśnienie)
Dieta	niedobór jodu: wole endemiczne w niektórych częściach świata obecność goitryn w diecie: wole zaburzenia łaknienia: jadłowstręt psychiczny
Choroby innych narządów	końcowe stadium choroby nerek: hiperaldosteronizm wtórny
Inne choroby endokrynne	gruczolak przysadki mózgowej wytwarzający ACTH: choroba Cushinga
Zakażenia	sepsa meningokokowa: ostra niedoczynność kory nadnerczy – zespół Waterhouse'a-Friderichsena
Podłoże autoimmunologiczne	wielonarządowe choroby o charakterze autoimmunologicznym: niedoczynność tarczycy spowodowana zapaleniem typu Hashimoto
Procedury medyczne i chirurgiczne	zabiegi chirurgiczne w obrębie szyi: niedoczynność przytarczyc
Leki	długotrwałe przyjmowaie kortykosteroidów w leczeniu reumatoidalnego zapalenia stawów: hiperkortyzolizm i atrofia kory nadnerczy lit: wole
Zewnętrzne czynniki mechaniczne	uraz mózgu: niedoczynność przysadki mózgowej

ACTH – hormon adrenokortykotropowy.

monu wzrostu, występującym w chorobach przysadki czy też podwzgórza, lub niewrażliwością komórek na hormon wzrostu (mutacja receptora GH w karłowatości typu Larona).

- **Wzrost wysoki.** Może być wynikiem nasilonego działania GH wytwarzanego przez gruczolaka przysadki mózgowej (gigantyzm), ale w większości przypadków przyczyny wysokiego wzrostu pozostają nieznane.
- **Zaburzenia widzenia.** *Nowotwory przysadki mózgowej* mogą być przyczyną zaburzeń hormonalnych, a także mogą prowadzić do ucisku skrzyżowania nerwów wzrokowych i obustronnego połowiczego *niedowidzenia bocznego* (hemianopsji). Nowotwory te mogą być również przyczyną bólów głowy spowodowanych wzrostem ciśnienia śródczaszkowego. Do zaburzeń widzenia może również prowadzić *wytrzeszcz* towarzyszący *chorobie Gravesa-Basedowa*.
- **Zaburzenia pracy serca.** *Nadczynność tarczycy* powoduje tachykardię, natomiast *niedoczynność tarczycy* prowadzi do bradykardii. Zaburzenia metabolizmu wapnia, sodu oraz potasu w chorobach *przytarczyc* i *nadnerczy* mogą powodować zmiany w pracy serca, widoczne w elektrokardiogramie (EKG).
- **Brak miesiączki** (*amenorrhoea*). Zarówno pierwotny, jak i wtórny brak miesiączki może być spowodowany różnymi zaburzeniami hormonalnymi. Do zaburzeń tych można zaliczyć nieprawidłowości osi podwzgórzowo-przysadkowo-nadnerczowej. Objawem zaburzeń hormonalnych mogą być również obfite miesiączki (*menorrhagia*).
- **Hirsutyzm.** Jest to występowanie nadmiernego owłosienia typu męskiego u kobiet. Jeżeli hirsutyzmowi towarzyszą inne objawy wirylizmu, takie jak zmiana barwy głosu, męski typ łysienia, sugeruje to wytwarzanie nadmiernej ilości androgenów. Hirsutyzm z towarzyszącym mu trądzikiem jest charakterystyczny dla zespołu wielotorbielowatych jajników.
- **Mlekotok.** Jest to wytwarzanie mleka u kobiety nie karmiącej, najczęściej spowodowane nadmiarem prolaktyny, wydzielanej przez gruczolaka przysadki powstałego z komórek laktotropowych.
- **Ginekomastia.** Powiększenie gruczołów piersiowych u mężczyzn, które może mieć różne przyczyny, np. być spowodowane hiperestrogenizmem.
- **Zaburzenia erekcji (impotencja).** Zaburzenia te mają różne podłoże i mogą być sklasyfikowane jako: głównie psychogenne, endokrynne, krążeniowe, neurologiczne lub jatrogenne. Najczęstszym zaburzeniem hormonalnym prowadzącym do impotencji jest cukrzyca.
- **Poliuria.** Przymus oddawania dużej ilości moczu, który może być oznaką cykrzycy, moczówki prostej, hiperkalcemii i innych zaburzeń o charakterze hormonalnym. Najczęściej poliurii towarzyszy polidypsja, lecz jeżeli utrata wody jest większa niż ilość wypijanej wody, może dojść do odwodnienia.
- **Hiperpigmentacja skóry.** Nadmierne wytwarzanie kortykotropiny (ACTH) może być przyczyną hiperpigmentacji skóry, ponieważ ACTH u człowieka oddziałuje również jako hormon pobudzający melanocyty. Zazwyczaj hiperpigmentacja skóry występuje w chorobie Addisona i po obustronnej resekcji nadnerczy w zespole Cushinga (*zespół Nelsona*). Hiperpigmentację skóry twarzy, określaną jako ostuda lub *melasma*, mogą spowodować ciąża i doustne leki antykoncepcyjne.
- **Osteopenia i złamania kości**. W wielu zaburzeniach endokrynnych występuje zmniejszenie masy kostnej, które może się objawiać jako osteoporoza lub osteomalacja. Osteopenia może się pojawić z różnych przyczyn, takich jak: nadczynność przytarczyc, zespół Cushinga,

nadczynność tarczycy. Najczęstszą przyczyną osteoporozy jest zmniejszone wytwarzanie estrogenów po menopauzie. Zarówno osteomalacji, jak i osteoporozie towarzyszy zwiększenie łamliwości kości i wysoka częstość złamań samoistnych.

BADANIA LABORATORYJNE

Zaburzenia endokrynne wynikają z nadczynności lub niedoczynności gruczołów wewnątrzwydzielniczych, co prowadzi do nadprodukcji lub niewystarczającego wytwarzania hormonów. W diagnostyce choroby endokrynnej należy brać pod uwagę:

- **Pomiar stężenia hormonów we krwi.** Na przykład oznaczanie stężenia tyroksyny (T_4) we krwi. W celu otrzymania bardziej precyzyjnego wyniku mierzone jest również stężenie T_3 (postaci hormonu bardziej aktywnej w porównaniu z T_4) i hormonu tyreotropowego (TSH). Analiza stężenia tych hormonów w większości przypadków pozwala na określenie, czy mamy do czynienia z niedoczynnością czy nadczynnością tarczycy. Ponadto badania te pozwalają sprecyzować, czy choroba spowodowana jest nieprawidłowym funkcjonowaniem przysadki mózgowej czy gruczołu tarczowego.
- **Pomiar stężenia hormonu lub produktu jego degradacji w moczu.** W razie podejrzenia guza chromochłonnego we krwi może być oznaczane stężenie adrenaliny i noradrenaliny. Ponadto u takiego pacjenta można ocenić w moczu produkty degradacji katecholamin, takie jak kwas wanilinomigdałowy (VMA).
- **Pomiar metabolitów, których stężenie zależy od działania hormonów.** Najlepszym przykładem takiego badania jest pomiar glukozy we krwi. Stężenie glukozy jest podwyższone u osób z cukrzycą.
- **Testy stymulacji.** W razie podejrzenia niedoczynności gruczołu dokrewnego wykonywany jest test stymulacji, zwłaszcza gdy wstępne badania laboratoryjne wykazały, iż poziom hormonów wytwarzanych przez dany gruczoł dokrewny jest niski. Przykłady testów stymulacji przedstawiono w tab. 11-3.
- **Testy hamowania.** W razie podejrzenia nadczynności gruczołu dokrewnego wykonywany jest test hamowania. Przykłady testów hamowania podano w tab. 11-4.

BADANIA OBRAZOWE

Powiększone gruczoły dokrewne mogą być z łatwością obrazowane za pomocą nowoczesnych technik radiologicznych, takich jak **tomografia komputerowa (TK)** lub **rezonans magnetyczny (MR)**, który w połączeniu z podaniem środka cieniującego – gadolinu – jest badaniem z wyboru w razie podejrzenia gruczolaków przysadki. Ektopowa synteza ACTH w nowotworach płuc może być wykryta za pomocą **standardowego badania radiologicznego klatki piersiowej**.

Aktywne komórki endokrynne gromadzą niektóre radiologiczne markery, więc dzięki tej właściwości mogą być lepiej uwidocznione za pomocą technik radiograficznych:

- **Wychwyt jodu promieniotwórczego.** Aktywny wychwyt tego pierwiastka przez gruczoł tarczowy ma miejsce w chorobie Gravesa-Basedowa, wolu toksycznym guzkowym lub czynnych pojedynczych gruczolakach. Obniżony wychwyt jodu radioaktywnego występuje w zapaleniu tarczycy typu Hashimoto, nowotworach zastępujących prawidłową tkankę gruczołu tarczowego, a także u pacjentów, którzy przyjmują egzogenne hormony tarczycy.
- **Wychwyt 131-jodocholesterolu.** Test ten może być wykorzystywany do wykrywania nowotworów kory nadnerczy.
- **Wychwyt metajodobenzylguanidyny (MIBG).** Scyntygrafia z użyciem MIBG stanowi czułą technikę wykorzystywaną do wykrywania małych guzów chromochłonnych.
- **Scyntygrafia z użyciem MIBI znakowanego technetem 99m.** Metoda ta jest wykorzystywana w celu lokalizacji przytarczyc i ich nowotworów. Ten rodzaj scyntygrafii pozwala na wykonanie badania o czułości 85–90% i swoistości 55–85%.

Korelacje kliniczno-patologiczne

CHOROBY PRZYSADKI

Przysadka mózgowa jest centralnym gruczołem dokrewnym układu podwzgórzowo-przysadkowo-obwodowego gruczołu dokrewnego (ryc. 11-4). Dlatego też choroby przysadki mózgowej będące wynikiem jej nadczynności lub niedoczynności,

Tabela 11-3. Hormonalne testy pobudzania

NIEDOBÓR HORMONU	TEST	WYJAŚNIENIE
Hormon wzrostu	L-dopa, test stymulacji argininą lub insuliną	brak odpowiedzi → choroby podwzgórza lub przysadki
Gonadotropiny (FSH i LH)	test stymulacji GnRH	GnRH zwiększa wydzielanie FSH i LH; brak odpowiedzi → uszkodzenie lub choroby podwzgórza bądź przysadki
Kortyzol	stymulacja ACTH	brak odpowiedzi na przedłużone podawanie ACTH → niedoczynność kory nadnerczy; reakcja na ACTH → choroby podwzgórza lub przysadki

ACTH – hormon adrenokortykotropowy; FSH – hormon folikulotropowy; GnRH – hormon pobudzający uwalnianie gonadotropin; LH – hormon luteinizujący.

Tabela 11-4. Endokrynne testy hamowania

NADMIAR HORMONU	TEST	WYJAŚNIENIE
Hormon wzrostu	doustny test obciążenia glukozą	brak hamowania → gruczolak przysadki
Kortyzol	test hamowania deksametazonem	mała dawka (brak hamowania) → zespół Cushinga – wszystkie typy (może być faszywie dodatni w otyłości i stresie) hamowanie dużą dawką → gruczolak przysadki wytwarzający ACTH (brak hamowania w nadnerczowym lub ektopowym zespole Cushinga)
Aldosteron	test obciążenia izotonicznym roztworem soli fizjologicznej	brak hamowania → guz wytwarzający aldosteron

ACTH – hormon adrenokortykotropowy.

wyrażającej się nieprawidłowym wytwarzaniem hormonów tropowych, prowadzą do nadczynności lub niedoczynności narządów docelowych bądź do zaburzeń wielonarządowych.

Choroby przysadki mogą być spowodowane uszkodzeniami samego gruczołu dokrewnego, mogącymi obejmować przedni i tylny płat, lub uszkodzeniami podwzgórza, z którym przysadka jest ściśle powiązana czynnościowo.

Najczęstszą przyczyną nadczynności przedniej części przysadki są nowotwory.

Nowotwory są najważniejszą przyczyną uszkodzeń przysadki mózgowej, chociaż występują dosyć rzadko. Nowotwory te mogą wytwarzać hormony i przez to być przyczyną jednego z typowych zaburzeń endokrynnych spowodowanych nieprawidłową czynnością przysadki.

Najczęściej występującym nowotworem przysadki mózgowej jest **guz prolaktynowy** (*prolactinoma*), u kobiet często związany z **zespołem Glińskiego-Simmondsa**, a u mężczyzn – z utratą libido i impotencją. Inne zespoły związane z nadczynnością przysadki występują rzadziej. Do tej grupy zaburzeń można zaliczyć **akromegalię/gigantyzm, chorobę Cushinga** spowodowaną gruczolakiem komórek kortykotropowych przysadki, **nadczynność tarczycy** pochodzenia przysadkowego oraz **zaburzenia funkcji rozrodczych** spowodowane nowotworami komórek gonadotropowych.

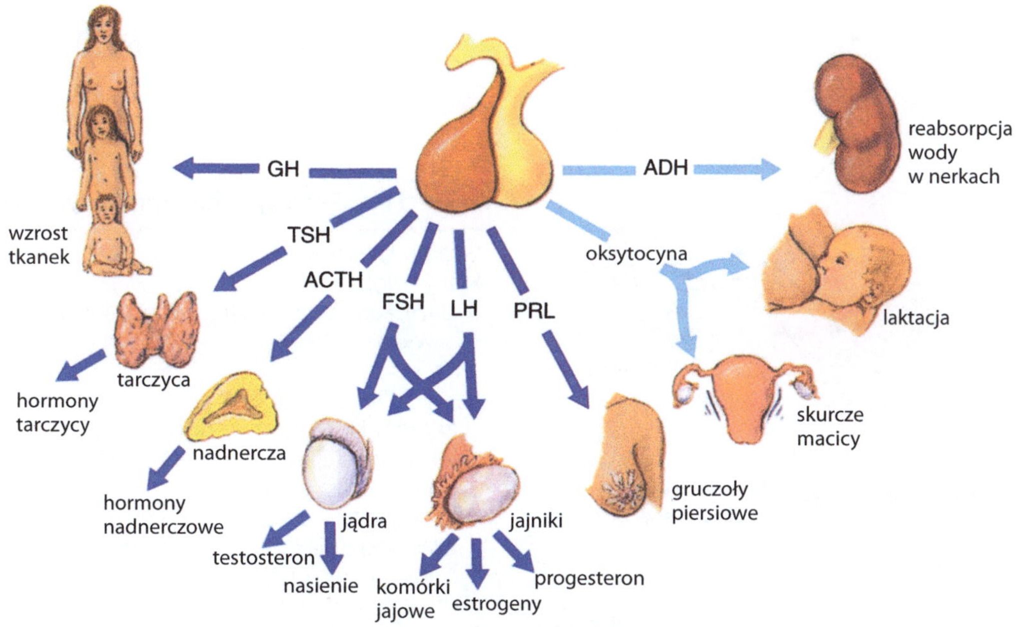

Ryc. 11-4. Hormony przysadki mózgowej i ich tkanki docelowe. Przedni płat przysadki mózgowej zaznaczony jest na kolor pomarańczowy, tylny płat przysadki na kolor żółty. ACTH – hormon adrenokortykotropowy; ADH – hormon antydiuretyczny, FSH – hormon folikulotropowy; GH – hormon wzrostu; LH – hormon luteinizujący; PRL – prolaktyna; TSH – hormon tyreotropowy. (Źródło: E.J. Applegate: The Anatomy and Physiology Learning System, W.B. Saunders, Philadephia 1995).

Guz prolaktynowy. Nowotwór ten powstaje z komórek laktotropowych i stanowi około jednej trzeciej wszystkich hormonalnie czynnych gruczolaków przysadki mózgowej. U kobiet występują one osiem razy częściej niż u mężczyzn. Hiperprolaktynemia pobudza wytwarzanie mleka, powodując mlekotok. Nadmiar wytwarzanej prolaktyny interferuje również z pulsacyjnym w warunkach prawidłowych wytwarzaniem hormonu luteinizującego (LH) i hormonu folikulotropowego (FSH), powodując brak miesiączki, zahamowanie owulacji, niepłodność i utratę libido. U mężczyzn nadmiar prolaktyny powoduje zaburzenia erekcji, utratę libido oraz niepłodność i ginekomastię (ryc. 11-5).

Nowotwory wytwarzające prolaktynę mogą być sklasyfikowane pod względem wielkości jako mikrogruczolaki lub jako makrogruczolaki. Mikrogruczolaki nie zaburzają czynności otaczających je prawidłowych komórek przysadki, natomiast makrogruczolaki mogą uciskać inne części przysadki i zaburzać ich działanie. Rozpoznanie jest dokonywane na podstawie pomiaru stężenia prolaktyny we krwi oraz za pomocą radiologicznego obrazowania nowotworu przedniej części przysadki. Należy jednak mieć na uwadze, iż hiperprolaktynemia może być spowodowana nie tylko przez nowotwór, ale również przez wiele innych czynników (tab. 11-5). W takich przypadkach stężenie prolaktyny we krwi jest zazwyczaj niższe niż 100 μg/l. Stężenie prolaktyny powyżej 300 μg/l wskazuje zazwyczaj na guz prolaktynowy.

W warunkach prawidłowych wytwarzanie prolaktyny jest hamowane przez dopaminę. Agonisty dopaminy, np. bromokryptyna, hamują wydzielanie prolaktyny również u pacjentów z gruczolakiem przysadki. Ten sposób leczenia może być wystarczający w przypadku mikrogruczolaków, ale w przypadku makrogruczolaków konieczne jest zastosowanie leczenia chirurgicznego.

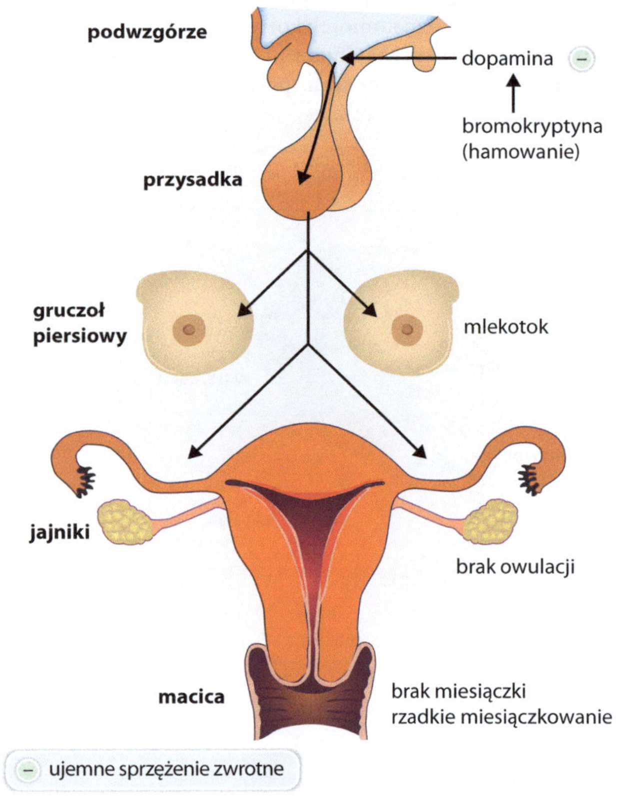

Ryc. 11-5. Guz prolaktynowy. Nowotwór przedniej części przysadki mózgowej jest przyczyną mlekotoku, zahamowania owulacji i braku miesiączki. Zahamowanie przekaźnictwa dopaminowego bromokryptyną zmniejsza ilość wytwarzanej prolaktyny.

Gruczolaki somatotropowe. Nowotwory komórek somatotropowych wytwarzają hormon wzrostu. Nowotwory te, rozwijające się w okresie dzieciństwa przed zrośnięciem nasad kości długich z trzonami, są przyczyną **gigantyzmu**, a rozwijające się w wieku dorosłym prowadzą do **akromegalii**. Gigantyzm należy do chorób bardzo rzadkich, natomiast akromegalia jest spotykana częściej. Około 15% wszystkich gruczolaków somatotropowych wytwarza także prolaktynę i hormony gonadotropowe.

Akromegalia. Typowym objawem choroby jest powiększenie akralnych części ciała spowodowane pogrubieniem skóry dłoni, rozrostem tkanki podskórnej i kości oraz uogólnionym powiększeniem narządów wewnętrznych i zmianami metabolicznymi (ryc. 11-6). Najczęściej strwierdza się:

- Powiększenie dłoni i pogrubienie palców, z towarzyszącym pogrubieniem skóry dłoni. Pacjent często skarży się, że nie może nosić biżuterii na dłoni lub że rękawiczki, które nosi, są już za małe. Ponadto pacjenci skarżą się na nadmierną potliwość.
- Powiększenie stóp (palców i pięt). Pacjenci skarżą się na zbyt ciasne obuwie.

Tabela 11-5. Przyczyny hiperprolaktynemii

Guz prolaktynowy
Stany fizjologiczne
ciąża, karmienie piersią, pobudzanie brodawek sutkowych
Stres
Leki
antagonisty receptora dopaminowego
leki powodujące opróżnianie zakończeń presynaptycznych z dopaminy
Uszkodzenia podwzgórza i szypuły przysadki mózgowej
czaszkogardlak, zabiegi chirurgiczne, urazy głowy, napromienienie
Niedoczynność tarczycy
Niewydolność nerek
Marskość wątroby
Choroby o podłożu neurologicznym: drgawki, uszkodzenie rdzenia kręgowego

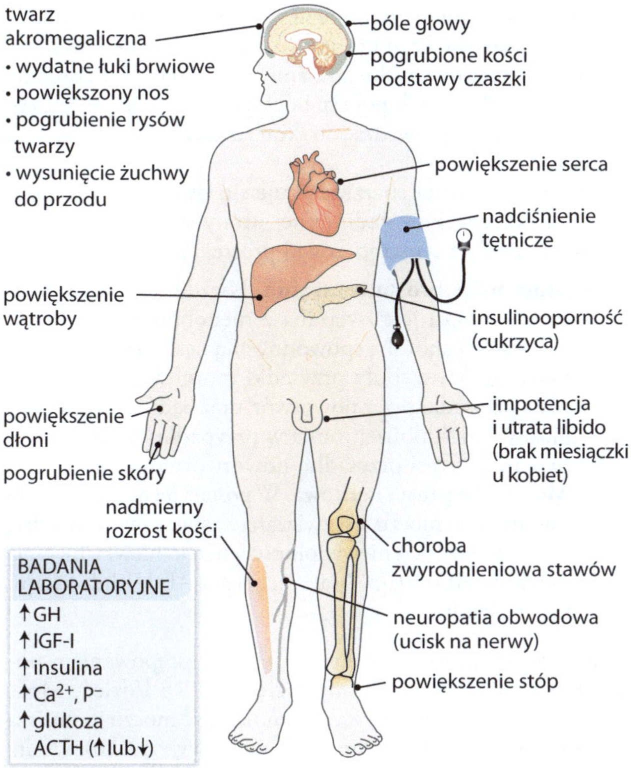

Ryc. 11-6. Akromegalia. ACTH – hormon adrenokortykotropowy; GH – hormon wzrostu; IGF-I – czynnik insulinopodobny I.

- Zmiany na twarzy („twarz akromegaliczna"). Zmiany na twarzy obejmują uwydatnienie łuków brwiowych, powiększenie nosa, wysunięcie żuchwy do przodu i powiększenie języka.
- Powiększenie głowy. Pacjenci skarżą się na za ciasne okrycia głowy. Ponadto mogą u nich występować bóle głowy.
- Kardiomegalia. Powiększenie serca, występujące u większości pacjentów, jest objawem uogólnionego powiększenia narządów wewnętrznych, częściowo spowodowanym nadciśnieniem tętniczym. W późniejszym okresie prowadzi do rozwoju zastoinowej niewydolności serca.
- Objawy ze strony układu mięśniowo-szkieletowego. Przerost kości i osłabienie mięśni są dodatkowo powikłane przez chorobę zwyrodnieniową stawów i rozległy ból.
- Neuropatia. Częstymi problemami występującymi w akromegalii są zespół cieśni nadgarstka i zaburzenia w obrębie układu nerwowego w postaci ucisku nerwów obwodowych.
- Zaburzenia ze strony układu rozrodczego. Utrata libido i zaburzenia erekcji często występują u mężczyzn, u kobiet zaś występują nieregularne miesiączki.
- Zaburzenia metaboliczne. Najczęściej występującym zaburzeniem metabolicznym jest nieprawidłowa tolerancja glukozy i umiarkowana cukrzyca. Częstym objawem jest również hiperlipidemia. Hiperfosfatemia i hiperkalciuria rozwijają się z powodu nasilonej mobilizacji soli mineralnych z kości.

Rozpoznanie akromegalii potwierdza się pomiarem **stężenia GH we krwi**. Ponieważ wydzielanie GH odbywa się pulsacyjnie, pojedynczy pomiar nie jest wystarczający. Dlatego też zaleca się podanie doustne glukozy i pomiar stężenia GH po jednej godzinie. W warunkach prawidłowych glukoza hamuje wytwarzanie GH do 2 μg/l, u pacjentów zaś z gruczolakiem komórek somatotropowych poziom GH pozostaje bez zmian, a nawet paradoksalnie wzrasta. Zamiast pomiaru stężenia GH można wykonać pomiar stężenia **somatomedyny C** (IGF-I). Pomiar stężenia somatomedyny C jest bardzo czułym testem odzwierciedlającym ilość wytwarzanego hormonu wzrostu, ale jego wynik musi być odniesiony do wieku i płci pacjenta. U osób z przewlekłą niewydolnością wątroby lub nerek wartości te mogą być znacznie obniżone.

Rozwijające się nowotwory mogą również wywierać ucisk na okoliczne tkanki. Ucisk nerwów wzrokowych może powodować **obustronne połowicze niedowidzenie boczne (hemianopsję)**.

Niedoczynność przysadki może być spowodowana chorobami przedniego płata przysadki, szypuły przysadki lub podwzgórza.

Niedoczynność przysadki jest schorzeniem rzadkim, które może objawiać się całkowitą niedoczynnością przysadki (panhipopituitaryzmem) lub częściową niedoczynnością gruczołu (hipopituitaryzmem) związaną z niedoborem pojedynczego hormonu przysadkowego lub podwzgórzowego hormonu uwalniającego. Do ostatniej grupy zaburzeń należy szereg chorób o podłożu genetycznym.

W tab. 11-6 przedstawiono przyczyny niedoczynności przysadki.

Tabela 11-6. Przyczyny niedoczynności przysadki

Nowotwory o charakterze inwazyjnym (np. nowotwór podwzgórza, czaszkogardlak, gruczolak przysadki, oponiak, chrzęstniaki, przerzuty nowotworowe)
Czynniki jatrogenne (np. zabiegi chirurgiczne, radioterapia, terapia hormonalna)
Zawał (np. poporodowy zespół Sheehana, niedokrwistość sierpowatokrwinkowa)
Urazy (np. uraz głowy)
Zakażenia (np. gruźlica)
Choroby immunologiczne (np. limfocytowe zapalenie przysadki, sarkoidoza)
Wrodzone (np. izolowane niedobory hormonów przysadkowych, brak receptorów hormonów)
Idiopatyczne

Źródło: G. Meszaros: Endocrine and Reproductive Systems, Elsevier 2006.

Kliniczne objawy niedoczynności przysadki długo pozostają nie zauważone. Dopiero zniszczenie przynajmniej 75% gruczołu powoduje pojawienie się objawów. Najczęstszymi przyczynami niedoczynności przysadki są nowotwory, takie jak: czaszkogardlak (u dzieci), nowotwory mózgu lub opon mózgowych, podstawy mózgu, a także nowotwory nieczynne hormonalnie. Niedokrwienie przysadki mózgowej oraz uszkodzenia podwzgórza podczas zabiegów chirurgicznych lub urazy głowy są następną istotną grupą czynników prowadzących do niedoczynności przysadki. Zespół Sheehana, spowodowany pokrwotocznym zawałem przysadki, jest ważną przyczyną niedoczynności tego gruczołu w krajach rozwijających się.

Panhipopituitaryzm (całkowita niedoczynność przysadki) objawia się objawami niedoboru wszystkich hormonów przysadki. Niedobór hormonu wzrostu **(GH)** usposabia do występowania hipoglikemii. Wytwarzanie niedostatecznej ilości hormonu tyreotropowego **(TSH)** jest przyczyną niedoczynności tarczycy. Niedobór hormonu adrenokortykotropowego **(ACTH)** prowadzi do niedoczynności kory nadnerczy i hipoglikemii. Niedobór **gonadotropin** powoduje utratę libido, brak miesiączki i niepłodność. Niedostateczna ilość wytwarzanej prolaktyny prowadzi do zahamowania laktacji i charakterystycznych cech występujących w zespole Sheehana.

Niedoczynność przysadki w dzieciństwie i w okresie dojrzewania prowadzi do **karłowatości przysadkowej**. Niedobór gonadotropin powoduje **opóźnienie dojrzewania**.

Ponadto panhipopituitaryzm charakteryzuje się zmniejszeniem ilości hormonów wytwarzanych przez tarczycę, korę nadnerczy i gonady. Rozpoznanie całkowitej niedoczynności przysadki wymaga przeprowadzenia licznych pomiarów stężenia hormonów przysadki oraz hormonów wytwarzanych przez inne gruczoły dokrewne. Wyniki tych badań należy dodatkowo potwierdzić *testem stymulacji*. Na przykład wytwarzanie GH może być monitorowane po podaniu insuliny, lewodopy lub L-argininy. Wydzielanie hormonu wzrostu i kortyzolu może być monitorowane po podaniu glukagonu.

Moczówka prosta może być spowodowana niedoborem hormonu antydiuretycznego uwalnianego z tylnego płata przysadki mózgowej.

Tylny płat przysadki mózgowej utworzony jest przez zakończenia nerwowe (tj. aksony komórek nerwowych) umiejscowionych w jądrach podwzgórza – jądrze nadwzrokowym i jądrze przykomorowym. Tylny płat przysadki jest miejscem magazynowania hormonów wytwarzanych w jądrach podwzgórza, hormonu antydiuretycznego (ADH) i oksytocyny.

Hormon antydiuretyczny, znany również pod nazwą „wazopresyna argininowa" (AVP), jest dziewięcioaminokwasowym peptydem wytwarzanym przez komórki nerwowe i przechowywanym w tylnym płacie przysadki mózgowej. Hormon ten pobudza wchłanianie zwrotne wody w kanalikach zbiorczych nerek (efekt antydiuretyczny), a także jest substancją o silnym działaniu zwężającym naczynia (efekt wazopresyjny). Uwalnianie hormonu antydiuretycznego jest spowodowane zwiększeniem ciśnienia osmotycznego osocza, stymulującego osmoreceptory znajdujące się w przedniej części podwzgórza (ryc. 11-7). Kolejnym czynnikiem wpływającym na uwalnianie ADH jest objętość krwi krążącej. W mechanizmie tym biorą udział baroreceptory niskiego ciśnienia w sercu. Nadciśnienie tętnicze, hiperkapnia, hipoksja, ból i wymioty mogą zwiększyć uwalnianie ADH, prowadząc do skurczu naczyń i zahamowania diurezy.

Moczówka prosta charakteryzuje się występowaniem poliurii, prowadzącej do nadmiernej utraty wody przez nerki. Wyróżnia się dwa typy moczówki prostej (ryc. 11-8):

- **Moczówka prosta centralna.** Niezdolność do zagęszczania moczu jest związana z niedoborem ADH. Jest ona rzadką chorobą spowodowaną uszkodzeniem jąder podwzgórza, szypuły przysadki mózgowej lub tylnego płata przysadki przez nowotwór, uraz bądź zabieg chirurgiczny (np. hipofizektomia w przypadku nowotworów przedniej części przysadki, nowotwory mózgu).
- **Moczówka prosta nerkowa.** W postaci tej niezdolność do zagęszczania moczu jest związana z zaburzoną czynnością nerek, przewlekłą niewydolnością nerek, niewrażliwością nerek na ADH (np. brak receptora ADH) lub lekami takimi jak lit.

Moczówka prosta charakteryzuje się występowaniem **poliurii**, a wydalanie moczu może sięgać 5–15 l/dzień. Mocz jest hipoosmotyczny: zazwyczaj osmolalność moczu jest niższa niż osocza (< 290 mOsm/kg; ciężar właściwy < 1,010). Utrata wody przyczynia się do wystąpienia nieznacznej hipernatremii i wzrostu osmolalności osocza, zazwyczaj w granicach od 290 do 295 mOsm/kg. Utrata wody prowadzi do **polidypsji**, w wyniku której osmolalność osocza może wrócić do wartości prawidłowych. Jeżeli dostęp do wody jest utrudniony, może dojść do nasilenia hipernatremii i wzrostu osmolalności osocza. Wzrost stężenia sodu w osoczu może spowodować osłabienie mięśni, ogólne osłabienie organizmu, gorączkę i śpiączkę.

Moczówka prosta jest stosunkowo rzadkim zaburzeniem hormonalnym, które należy różnicować z wielomoczem występującym w cukrzycy i polidypsji/poliurii o podłożu psychogennym.

- **Poliuria występująca w cukrzycy** charakteryzuje się wytwarzaniem hiperosmotycznego moczu (> 300 mOsm/kg), hiperglikemią i glikozurią.
- **Polidypsja/poliuria o podłożu psychogennym** jest chorobą psychiczną o charakterze natręctwa, polegającą na przyjmowaniu dużej ilości płynów, przypominającą moczówkę prostą, w której dochodzi do wytwarzania dużych ilości hipotonicznego moczu. Osmolalność osocza jest jednak normalna lub obniżona, a stężenie ADH we krwi jest prawidłowe.

Rozpoznanie moczówki prostej może być potwierdzone za pomocą testu ograniczonego spożycia wody (**test odwodnieniowy**) i/lub iniekcji analogu ADH **(test z użyciem desmopresyny**). U pacjentów z moczówką prostą ograniczenie spożycia wody powoduje wzrost osmolalności osocza i wzrost stężenia sodu, lecz nie zmienia osmolalności wytwarzanego moczu. Podanie desmopresyny powoduje wzrost osmolalności moczu o przeszło 50% w porównaniu z poziomem wyjściowym.

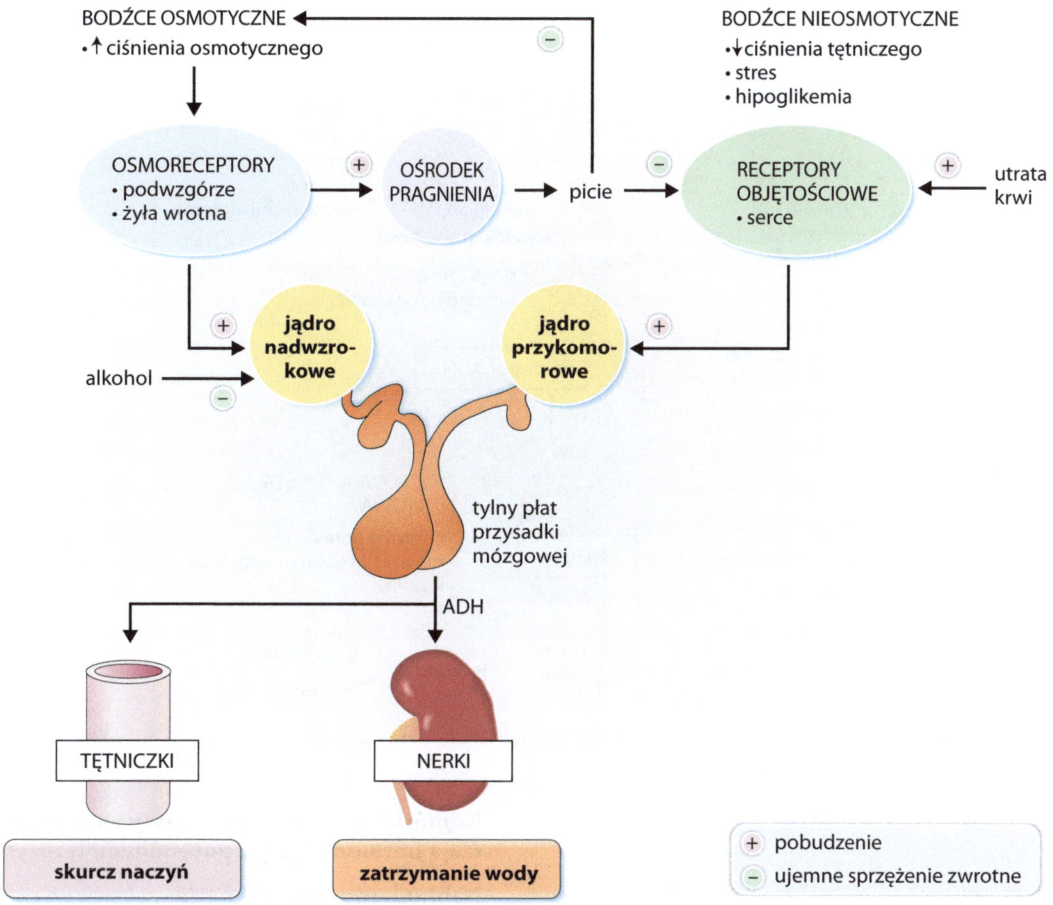

Ryc. 11-7. Dwie główne pętle kontroli uwalniania hormonu antydiuretycznego/wazopresyny. ADH – hormon antydiuretyczny.

W przypadku polidypsji/poliurii psychogennej, ograniczone spożycie wody nie zmienia osmolalności osocza ani stężenia sodu, ale zmniejsza się częstotliwość oddawania moczu i jego objętość, co wskazuje, że nerki mają zdolność do zagęszczania moczu. Podanie desmopresyny nie wywiera wpływu lub wpływa w niewielkim stopniu na wzrost osmolalności (20–40% powyżej punktu wyjściowego).

W zespole nieadekwatnego wydzielania hormonu antydiuretycznego (zespół Schwartza i Barttera) dochodzi do zatrzymania wody.

Zespół nieadekwatnego wydzielania ADH (SIADH – *syndrome of inappropriate antidiuretic hormone secretion*) charakteryzuje się podwyższonym stężeniem ADH pomimo obniżonej osmolalności osocza. Zespół ten może być wynikiem:

- nieprawidłowej syntezy ADH występującej w nowotworach złośliwych (zespół paraneoplastyczny),
- wytwarzania ADH przez zmienioną nowotworowo tkankę płuc w przewlekłych chorobach płuc,
- zwiększenia wytwarzania ADH przez podwzgórze w chorobach mózgu.

Główne przyczyny zespołu SIADH przedstawiono w tab. 11-7.

Nadmiar ADH prowadzi do zatrzymania wody w organizmie i zwiększenia objętości osocza. Osmolalność osocza jest niska (< 270 mOsm/kg), podobnie jak stężenie sodu (< 130 mmol/l), a mocz ma właściwości hipertoniczne (>300 mOsm/kg) w stosunku do osocza. Ponadto mocz zawiera podwyższone mniej więcej o 20 mmol/l stężenie sodu.

U większości pacjentów z zespołem SIADH objawy kliniczne nie występują i zazwyczaj nie stwierdza się obrzęków obwodowych ani innych objawów odwodnienia. Nasilonej hiponatremii mogą towarzyszyć: osłabienie, zaburzenia umysłowe, apatia oraz drgawki i śpiączka, mogące się pojawić, kiedy stężenie sodu w osoczu zmniejszy się do wartości poniżej 110 mmol/l.

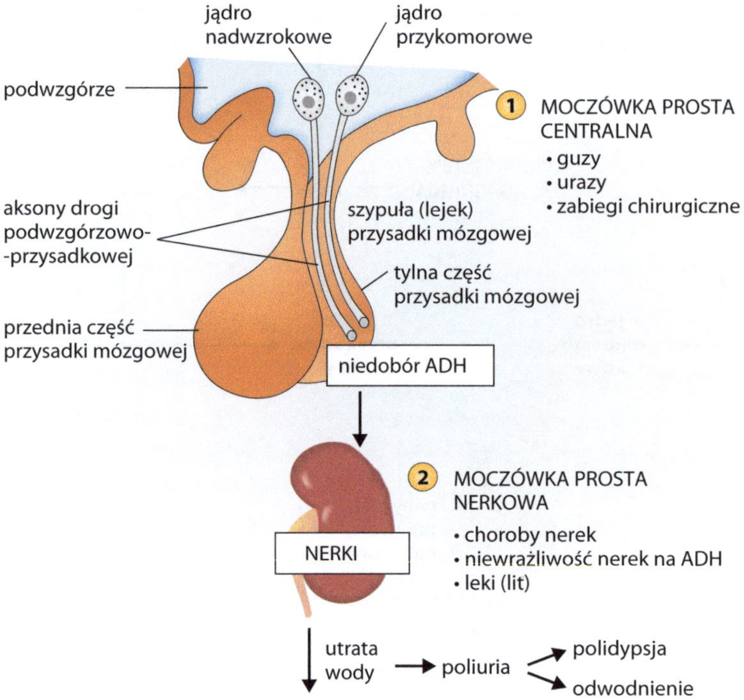

Ryc. 11-8. Moczówka prosta. Może być (1) centralna lub (2) nerkowa. ADH – hormon antydiuretyczny.

Uwaga

> Zespół nieadekwatnego wydzielania ADH należy podejrzewać u pacjentów, u których stwierdza się hiponatremię i hiperosmolalny mocz, jeżeli nawet nie obserwuje się charakterystycznych dla tego zespołu objawów klinicznych.

CHOROBY TARCZYCY

Tarczyca jest gruczołem dokrewnym położonym w przedniej części szyi. Gruczoł ten składa się z dwóch płatów połączonych cieśnią. Większość komórek tworzących ten gruczoł należy do jednej z dwóch grup komórek wydzielających hormony. Są to:

- nabłonkowe komórki pęcherzykowe, wydzielające hormony, będące pochodnymi tyrozyny, i tyreoglobulinę,
- komórki C, wydzielające kalcytoninę – hormon polipeptydowy biorący udział w regulacji gospodarki wapniowej.

Wydzielanie hormonów tarczycy znajduje się pod kontrolą hormonu tyreotropowego (TSH), którego wydzielanie podlega regulacji przez podwzgórzowy hormon uwalniający tyreotropinę (TRH) (ryc. 11-9). Hormony tarczycy pozostają w ujemnym sprzężeniu zwrotnym z podwzgórzem i przysadką mózgową, hamując wydzielanie TRH i TSH.

Komórki pęcherzykowe tarczycy wychwytują jod i wytwarzają hormony będące pochodnymi tyrozyny.

Nabłonkowe komórki pęcherzykowe wytwarzają tyreoglobulinę i wydzielają ją do światła pęcherzyków jako koloid (ryc. 11-10). Wytwarzanie hormonów tarczycy wymaga jodu, który jest wychwytywany przez komórki pęcherzykowe z płynu międzykomórkowego („pułapka jodowa"). Następnie jod jest transportowany w stronę powierzchni koloidu za pośrednictwem białka nośnikowego i przyłączany do tyrozyny, z której

Tabela 11-7. Przyczyny zespołu nieadekwatenego wydzielania ADH (SIADH)

Guzy
rak płuca, trzustki; chłoniak; mięsak Ewinga
Choroby płuc
przewlekła obturacyjna choroba płuc, zapalenie płuc, gruźlica
Choroby mózgu
zapalenie mózgu, zapalenie opon mógowo-rdzeniowych, ropień mózgu, guzy mózgu, krwotok podtwardówkowy i podpajęczynówkowy, zespół Guillaina-Barrégo-Strohla
Leki
leki przeciwdepresyjne, diuretyki, leki cytotoksyczne, narkotyki

ADH – hormon antydiuretyczny.

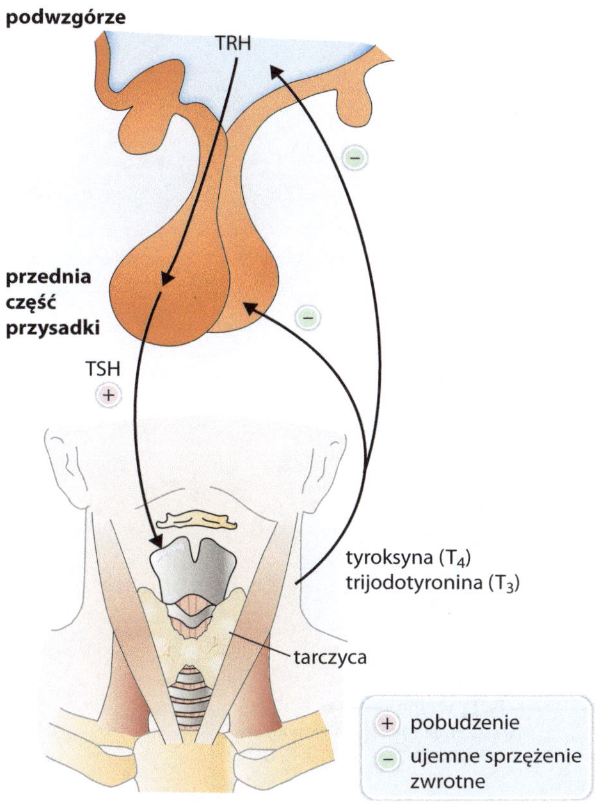

Ryc. 11-9. Tarczyca. Jest umiejscowiona w odcinku szyjnym i złożona z dwóch płatów połączonych ze sobą cieśnią. Wydzielanie hormonów tarczycy znajduje się pod kontrolą podwzgórza i przysadki. Ujemne sprzężenie zwrotne między hormonami tarczycy T_3 i T_4 a hormonem uwalniającym hormon tyreotropowy (TRH) i hormonem tyreotropowym (TSH) zapobiega nadmiernej stymulacji tego gruczołu.

powstają monojodotyrozyna i dijodotyrozyna. Połączenie jodowanych pochodnych tyrozyny prowadzi do powstania trijodotyroniny (T_3) i tetrajodotyroniny (tyroksyny – T_4). Endocytoza tyreoglobuliny z następczą jej proteolizą w cytoplazmie komórek pęcherzykowych prowadzi do powstania wolnej T_4. Proces ten jest związany z odszczepieniem jodu od monojodotyrozyny i dijodotyrozyny. Część T_4 jest przekształcana z udziałem 5'-monodejodynazy do T_3, a następnie oba hormony – T_3 i T_4 – są wydzielane do krwi. Hormonem wydzielanym w największej ilości przez tarczycę jest tyroksyna. Dlatego też tylko około 15% całkowitego T_3 jest wydzielane z tarczycy, podczas gdy około 85% T_3 powstaje na obwodzie z T_4. Ponadto tyroksyna może być również przekształcana do postaci metabolicznie nieaktywnej, odwrotnej T_3 (rT_3). Stężenie rT3 we krwi jest charakterystycznie podwyższone w ostrej chorobie nie związanej z tarczycą, w której dochodzi do obniżenia stężenia T_3.

Hormony tarczycy krążą we krwi w połączeniu z nośnikami lub w postaci wolnej.

Okres półtrwania T_4 we krwi wynosi 7 dni, a T_3 – 18 godzin. Większość hormonów tarczycy (około 99%) występuje w połączeniu z białkami nośnikowymi. Około 70% T_4 i T_3 jest związane z **globuliną wiążącą tyroksynę (TBG)**, 10–15% jest związanych z prealbuminą – **transtyretyną**, 15–20% występuje w połączeniu z **albuminą**, a około 2% w połączeniu z **lipoproteinami**.

Globulina wiążąca tyroksynę stanowi podstawowy magazyn hormonów tarczycy, zapewniający stałe źródło hormonów, nawet jeżeli dojdzie do uszkodzenia tego gruczołu. Na przykład po usunięciu chirurgicznym tarczycy magazyn, jakim jest TBG, pozwala zapewnić ilość T_4 i T_3 wystarczającą do utrzymania metabolizmu na podstawowym poziomie przynajmniej przez tydzień. Ponadto TBG zapobiega utracie z moczem hormonów tarczycy o małej masie cząsteczkowej. Transtyretyna i albumina są bardziej wydajne w dostarczaniu hormonów tarczycy komórkom, szczególnie transtyretyna odrgrywa istotną rolę w dostarczaniu T_4 i T_3 dla układu nerwowego w czasie jego rozwoju.

Wolne T_4 i T_3 stanowią około 1% całkowitego stężenia hormonów tarczycy we krwi. Pomimo to hormony te stanowią niezwykle istotną frakcję, ponieważ są aktywnymi formami zarówno T_4, jak i T_3. Ponadto wolne postacie T_4 i T_3 pozostają w ujemnym sprzężeniu zwrotnym z przysadką i podwzgórzem.

Hormony tarczycy wywierają wpływ na szereg tkanek obwodowych.

Hormony tarczycy wnikają do wnętrza komórki dzięki procesowi dyfuzji, podczas której T_4 jest przekształcana do T_3, postaci bardziej aktywnej biologicznie. Następnie T_3 wiąże się z receptorem znajdującym się w cytoplazmie, a powstały kompleks jest transportowany do jądra komórkowego, w którym oddziałuje na ekspresję genów. Hormony tarczycy wpływają w sposób pobudzający na wiele procesów metabolicznych organizmu, powodując ich przyspieszenie. Wpływ hormonów tarczycy na różne narządy przedstawiono w tab. 11-8.

Kliniczne objawy chorób tarczycy mogą się przejawiać jako powiększenie gruczołu, jego nadczynność lub niedoczynność.

Choroby tarczycy należą do najczęstszych chorób endokrynnych, dotyczących w przybliżeniu od 5 do 7% populacji. Powiększenie tarczycy stwierdza się mniej więcej u 5% populacji osób dorosłych, niedoczynność zaś – u jednej na 100 kobiet. Wrodzona niedoczynność tarczycy występuje z częstotliwością 1:4000 noworodków. Nowotwory łagodne tarczycy występują w przybliżeniu u 2–3% osób dorosłych.
Choroby tarczycy mogą się objawiać w trojaki sposób:

- **Powiększenie tarczycy.** W większości przypadków jest ono spowodowane obustronną lub jednostronną guzkowatą hiperplazją (wole), czasami jednak przyczyną

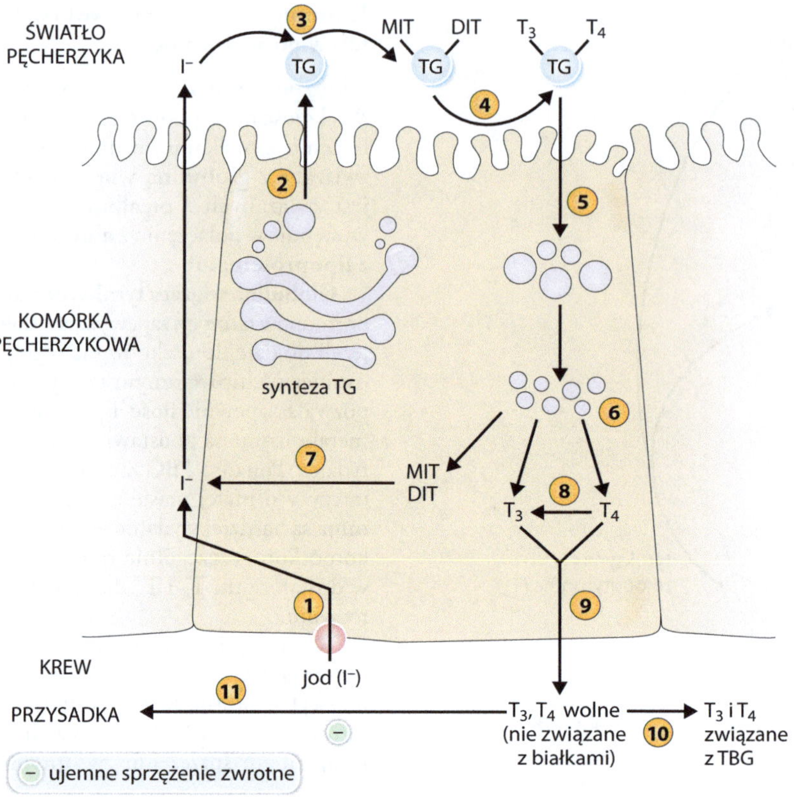

Ryc. 11-10. Struktura i funkcja komórek pęcherzykowych tarczycy. 1. Wytwarzanie tyreoglobuliny (TG) przez nabłonkowe komórki pęcherzykowe i wydzielanie jej do światła pęcherzyka w postaci koloidu. 2. Wytwarzanie hormonów przez tarczycę wymaga jodu, który jest wychwytywany przez komórki pęcherzykowe z płynu międzykomórkowego („pułapka jodowa"). 3. Transport jodu w kierunku powierzchniowej części koloidu z udziałem białka nośnikowego i „organifikacja", a następnie łączenie z tyrozyną i tworzenie monojodotyrozyny (MIT) i dijodotyrozyny (DIT). Z połączenia pochodnych tyrozyny powstaje trijodotyronina (T_3) i tetrajodotyronina (tyroksyna, T_4). 5-6. W cytoplazmie komórki pęcherzykowej tyreoglobulina ulega endocytozie i na skutek proteolizy powstaje wolna T_4. Proces ten prowadzi do odszczepienia jodu z cząsteczek monojodotyrozyny i dijodotyrozyny. 7. Ponowne wykorzystanie jodu. 8 i 9. Część tyroksyny ulega konwersji do T_3 z udziałem 5'-monodejodynazy i zarówno T_3, jak i T_4 są wydzielane do krwi. 10. We krwi hormony tarczycy znajdują się w postaci wolnej lub związanej z białkiem nośnikowym, globuliną wiążącą hormony tarczycy (TBG). 11. Wolne postacie T_4 i T_3 pozostają w ujemnym sprzężeniu zwrotnym z podwzgórzem i przysadką. T_4 może być przekształcana do nieaktywnej postaci – odwrotnej T_3. (Opracowano na podstawie: N.A. Boon, N.R. Colledge, B.R. Walker, J.A.A. Hunter (red.): Davidson's Principles and Practice of Medicine, wyd. 20, Churchill Livingstone, Eidinburgh 2006, s. 745).

powiększenia tarczycy jest choroba Gravesa-Basedowa i towarzysząca jej rozlana hiperplazja. Nowotwory o charakterze łagodnym i złośliwym mogą również powodować miejscowe lub rozlane powiększenie tego gruczołu dokrewnego.

- **Nadczynność tarczycy.** Najczęstszymi przyczynami nadczynności tarczycy są: choroba Gravesa-Basedowa (75% przypadków), wole guzkowe (15% przypadków) lub pojedynczy gruczolak autonomiczny (5% przypadków). Inne przyczyny, takie jak zapalenie tarczycy czy nadczynność indukowana jodem lub TSH występują rzadziej.
- **Niedoczynność tarczycy.** Autoimmunologiczne zapalenie tarczycy (choroba Hashimoto), chirurgiczna resekcja czy też ablacja tarczycy z użyciem promieniotwórczego jodu stanowią 90% przypadków niedoczynności tego gruczołu. Rzadziej spotyka się wrodzoną agenezję tarczycy, wtórną niedoczynność tarczycy związaną z chorobami przysadki, niedoborem jodu w diecie oraz z chorobami o charakterze infiltracyjnym powodującymi niedoczynność tarczycy, takimi jak nowotwory, sarkoidoza i amyloidoza.

Czynność tarczycy może być oceniana za pomocą badań laboratoryjnych.

Powszechnie stosowanymi badaniami laboratoryjnymi pozwalającymi ocenić funkcję tarczycy są pomiary stężenia T_4, T_3 i TSH. U pacjentów z niedoczynnością tarczycy stwierdza

Tabela 11-8. Fizjologiczne efekty działania hormonów tarczycy

TKANKA	EFEKT DZIAŁANIA
Serce	tachykardia
Tkanka tłuszczowa	lipoliza
Mięśnie	rozkład białek
Kości	promowanie wzrostu w okresie rozwojowym przyspieszony obrót kostny
Układ nerwowy	niezbędne do prawidłowego rozwoju mózgu i jego dojrzewania w okresie noworodkowym i dziecięcym
Przewód pokarmowy	nasilone wchłanianie węglowodanów nasilona perystaltyka

się zazwyczaj podwyższone stężenie TSH i obniżone stężenia T_3 i T_4. W nadczynności tarczycy stężenie TSH jest niskie, natomiast stężenia T_3 i T_4 są podwyższone.

Uwaga

> Oznaczenie stężenia TSH pozwala na szybką diagnozę nadczynności i niedoczynności tarczycy. Badanie to jest najczęściej połączone z pomiarem stężenia hormonów T_4 i T_3 w surowicy krwi.

Bardziej szczegółowe badania czynności tarczycy obejmują wymienione powyżej badania uzupełnione pomiarem stężenia różnych frakcji hormonów tarczycy we krwi:

- **Stężenie hormonu tyreotropowego (tyreotropiny – TSH) w surowicy krwi.** Oznaczenie stężenia tego hormonu pozwala rozpoznać większość przypadków niedoczynności lub nadczynności tarczycy, z wyjątkiem uszkodzeń podwzgórza i przysadki lub obwodowej oporności na hormony tarczycy (np. mutacje receptora hormonu tarczycy). Niektóre leki, takie jak opioidy czy glikokortykosteroidy, hamują uwalnianie TSH.
- **Całkowite stężenie T_4 w surowicy krwi.** Pomiar obejmuje zarówno stężenie frakcji wolnej hormonu, jak i frakcji związanej z białkiem. Ponieważ T_4 w większości jest związana z TBG, zmniejszone lub zwiększone stężenie TBG wpływa na stężenie tyroksyny całkowitej. Stężenie wolnej T_4 pozostaje jednak bez zmian. Wytwarzanie globuliny wiążącej tyroksynę zachodzi w wątrobie i zwiększa się pod wpływem estrogenów, dlatego też stężenie TBG w okresie ciąży jest podwyższone. Natomiast steroidy anaboliczne wpływają na syntezę TBG hamująco.
- **Całkowite stężenie T_3 w surowicy krwi.** Pomiar całkowitego stężenia T_3 potwierdza wyniki pomiaru T_4 w nadczynności i niedoczynności tarczycy. W przeszło 90% przypadków występuje zgodność między stężeniami T_4 i T_3, jednakże w 1–4% przypadków pacjentów z nadczynnością tarczycy stężenie T_4 jest prawidłowe, a stężenie T_3 jest podwyższone. Przypadki takie określa się mianem **T_3 tyreotoksykozy**, występującej często w rejonach endemicznych, w których stwierdza się niedobór jodu (np. wysoko w górach – w Andach czy Himalajach).
- **Stężenie wolnej T_4.** Pomiar wolnej tyroksyny pozwala na ocenę aktywnej frakcji hormonu. Pomiar wolnych T_4 i T_3 należy wykonać w przypadku braku zgodności między objawami klinicznymi a wynikami badań laboratoryjnych. Przykładem jest **eutyreoza z podwyższonym stężeniem całkowitej T_4**, w której przebiegu stężenie TSH utrzymuje się w normie. Taka sytuacja jest spotykana w chorobach przewlekłych (np. w marskości wątroby) oraz po stosowaniu niektórych leków. Dlatego też stężenie wolnej tyroksyny odzwierciedla status kliniczny pacjenta lepiej niż całkowite stężenie T_4. Stężenie całkowitej T_3 obniża się wyjątkowo szybko w przypadku wielu ciężkich **chorób o ostrym przebiegu nie związanych z tarczycą**. Obniża się również całkowite stężenie T_4, natomiast stężenie frakcji wolnej T_4 pozostaje w granicach normy lub jest nieznacznie podwyższone. W późniejszym okresie obniża się stężenie TSH (ryc. 11-11).
- **Globulina wiążąca tyroksynę (TBG).** Pomiar stężenia globuliny wiążącej tyroksynę wykonuje się, kiedy objawy kliniczne nie odpowiadają wynikom badań laboratoryjnych: TSH, T_4 i T_3. Ponieważ TBG jest głównym białkiem wiążącym tyroksynę, jej stężenie wpływa na oznaczenie całkowitej T_4, lecz nie ma wpływu na pomiar wolnej frakcji T_4. Stężenie T_3 jest w mniejszym stopniu zmieniane przez TBG, ponieważ T_3 wiąże się z białkami w mniejszym stopniu. Stężenie globuliny wiążącej tyroksynę może się zmieniać w chorobach wątroby lub być wynikiem niedożywienia czy zespołu nerczycowego. Również androgeny zmniejszają stężenie TBG w surowicy krwi, podczas gdy estrogeny wywierają wpływ przeciwny; dlatego też stężenie TBG jest podwyższone w okresie ciąży. Zmiany w stężeniu TBG są również przyczyną chorób wątroby o nagłym przebiegu. Zmniejszenie lub zwiększenie stężenia TBG we krwi mogą również powodować leki.
- **Tyreoglobulina** jest wytwarzana przez komórki pęcherzykowe tarczycy, magazynowana w pęcherzykach i tylko niewielkie jej ilości znajdują się we krwi. Stężenie tyreoglobuliny jest podwyższone w przypadku wielu chorób, w których dochodzi do uszkodzenia tarczycy, ale jej wartość jako wskaźnika jest ograniczona, a pomiar stężenia jest rzadko wykonywany. Białko to wykorzystywane jest w diagnostyce nowotworów, które wydzielają tyreoglobulinę do krwi.
- **Stężenie jodu w moczu.** Jod jest wydzielany z organizmu z moczem, a jego stężenie w moczu odzwierciedla zapasy jodu w organizmie. Należy pamiętać, iż dieta ponad 2 mln ludzi na świecie jest uboga w ten pierwiastek oraz że niedobór jodu jest przyczyną prowadzącą do powstania wola.

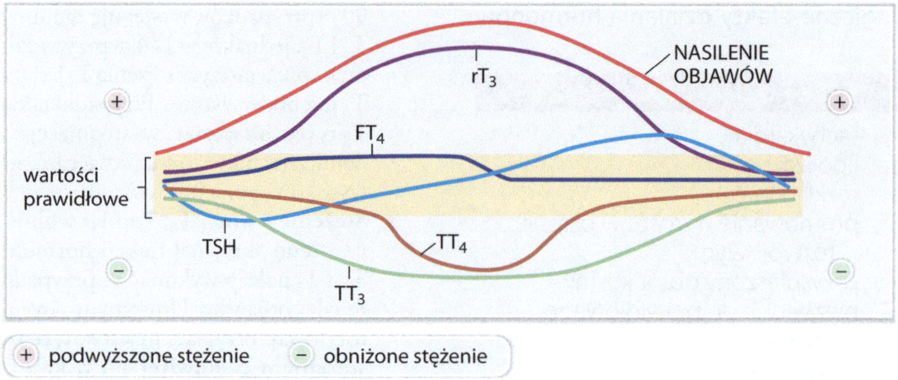

Ryc. 11-11. Zmiany stężenia hormonów tarczycy w surowicy krwi w czasie ostrej choroby nie związanej z tarczycą. FT_4 – wolna tyroksyna; rT_3 – odwrotna T_3; TSH – hormon tyreotropowy; TT_3 – całkowita trijodotyronina; TT_4 – całkowita tyroksyna. (Opracowano na podstawie: R.A. McPherson, M.R. Pincus: Henry's Clinical Diagnosis and Management by Laboratory Methods, wyd. 21, Elsevier, Philadelphia 2006, s. 338).

- **Przeciwciała przeciwtarczycowe.** Wśród przeciwciał przeciwtarczycowych wykorzystywanych w praktyce klinicznej najczęściej wykorzystywane w diagnostyce jest przeciwciało przeciwko **peroksydazie tarczycowej (TPO)**. Przeciwciała anty-TPO są stwierdzane u przeszło 90% pacjentów z zapaleniem tarczycy typu Hashimoto i z niedoczynnością tarczycy oraz są wykorzystywane w diagnostyce chorób autoimmunologicznych. Ponieważ przeciwciała anty-TPO stwierdzane są również mniej więcej u 40% pacjentów z wolem guzkowym i u około 25% osób zdrowych, ogranicza to wartość diagnostyczną pomiaru miana tych przeciwciał. **Przeciwciała skierowane przeciwko receptorowi TSH** stwierdzane są u 90% pacjentów z chorobę Gravesa-Basedowa i są charakterystyczne dla tej choroby.
- **Wychwyt jodu promieniotwórczego.** Scyntygrafia z jodem 131 jest wykorzystwana w diagnostyce nadczynności tarczycy. W chorobie Gravesa-Basedowa wychwyt pierwiastka jest rozproszony, w przypadku zaś toksycznych gruczolaków wychwyt jest ograniczony do tzw. guzków gorących. Nieczynne hormonalnie guzy tarczycy uwidaczniają się jako tzw. guzki zimne.

Uwaga

> Pomiar tyreoglobuliny może być wykorzystany do wykrycia wywołanej lekami nadczynności tarczycy („nadczynność polekowa"). U pacjentów z podejrzeniem tego typu nadczynności stężenie tyreoglobuliny w surowicy krwi jest prawidłowe, natomiast steżenia T_4 i T_3 są podwyższone.

Nadczynność tarczycy charakteryzuje się podwyższonym poziomem metabolizmu i nasileniem szeregu czynności fizjologicznych.

Nadczynność tarczycy jest chorobą często występującą u osób dorosłych – w przybliżeniu u 1:50 kobiet i u 1:250 mężczyzn. W 75% wszystkich przypadków, choroba Gravesa-Basedowa jest przyczyną nadczynności tego gruczołu i charakteryzuje się wymienionymi poniżej cechami klinicznymi (ryc. 11-12):

- **Objawy przyspieszonego metabolizmu.** Hipermetabolizm przyczynia się do wystąpienia zmęczenia, nietolerancji ciepła i nadmiernego pocenia się. Pomimo zwiększonego apetytu dochodzi do zmniejszenia masy ciała. Często występuje rumień dłoni.
- **Zmiany w układzie sercowo-naczyniowym.** Do zmian tych zalicza się: tachykardię, kołatanie serca, nadciśnienie skurczowe, dławicę oraz migotanie przedsionków. Ponadto może rozwinąć się niewydolność serca.
- **Zmiany w układzie pokarmowym.** Do objawów należą zaburzenia w czynności jelit i pojawiające się od czasu do czasu wymioty.
- **Zmiany w układzie nerwowo-mięśniowym.** Pacjenci wykazują oznaki lęku, zwiększonej pobudliwości i zaburzenia emocjonalne. Ponadto występują: osłabienie mięśni, drżenia mięśniowe, wzmożenie odruchów, a czasami nawet paraliż.
- **Układ rozrodczy.** U kobiet występują zmiany w cyklu miesięcznym, mogące przejawiać się jako zaburzenia miesiączkowania lub brak miesiączki oraz niepłodność i zwiększone ryzyko samoistnych poronień. U mężczyzn występuje utrata libido i niepłodność.
- **Zmiany oczne.** Wytrzeszcz z retrakcją powiek powoduje ich niedomykanie widoczne podczas ruchów gałek ocznych. Ponadto występuje nadmierne łzawienie i zwiększa się częstość owrzodzeń rogówki. Zmiany o charakterze zewnętrznym mogą się przyczyniać do zaburzeń wzroku, prowadząc nawet do obrzęku tarczy nerwu wzrokowego.
- **Zmiany skórne.** U pacjentów stwierdza się wilgotną skórę, a ponadto może pojawić się świąd. Występujące u tych osób objawy: utrata włosów (alopecja), miejscowa depigmentacja skóry – bielactwo nabyte oraz obrzęk przedgoleniowy, najprawdopodobniej związane z zabu-

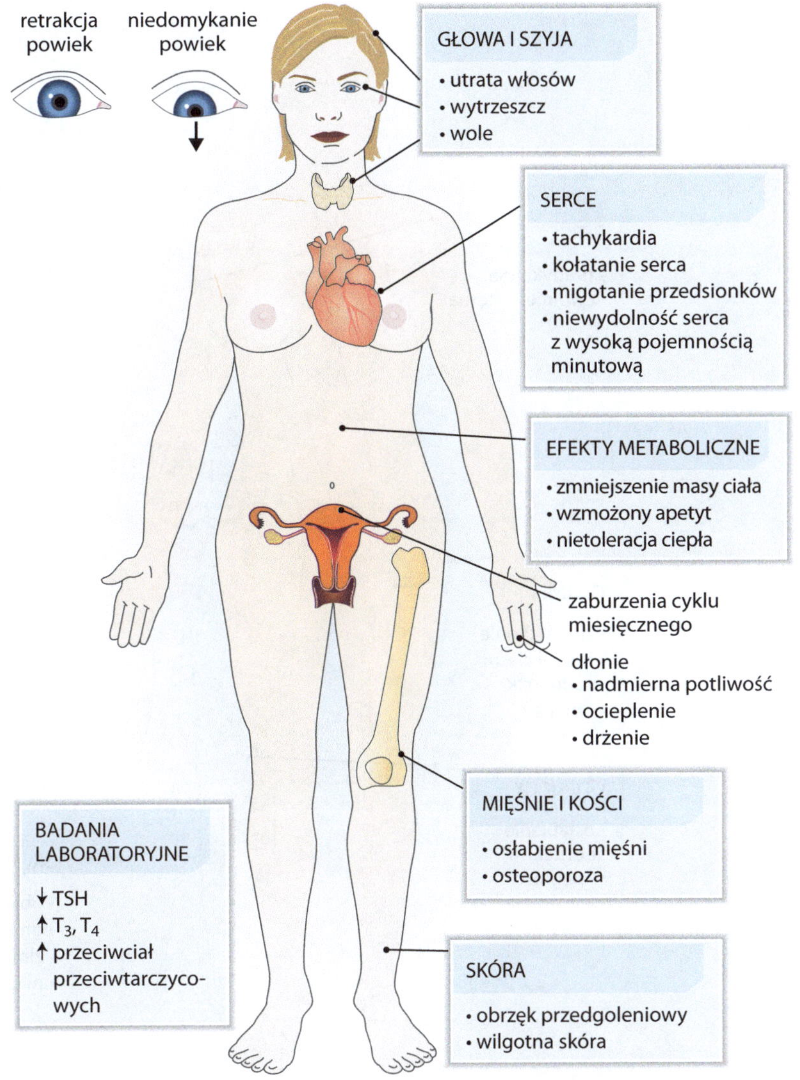

Ryc. 11-12. Nadczynność tarczycy spowodowana chorobą Gravesa-Basedowa. T_3 – trijodotyronina; T_4 – tetrajodotyronina (tyroksyna); TSH – hormon tyreotropowy.

rzeniami autoimmunologicznymi, są wykorzystywane w diagnostyce choroby Gravesa-Basedowa.

Uwaga

> Przełom tarczycowy jest zagrażającym życiu powikłaniem nadczynności tarczycy, najczęściej spowodowanym zakażeniem. Objawia się gorączką, niepokojem ruchowym, dezorientacją oraz nieregularnym biciem serca (tachykardia, migotanie przedsionków), prowadzącym do niewydolności serca (zwłaszcza u osób starszych).

Kliniczne objawy niedoczynności tarczycy są zróżnicowane i zależą od czasu trwania i stopnia niedoboru hormonów.

Niedoczynność tarczycy jest stosunkowo często spotykanym schorzeniem dotyczącym około 1:100 osób dorosłych, występującym u kobiet sześć razy częściej niż u mężczyzn. Najczęściej choroba jest spowodowana autoimmunologicznym limfocytowym zapaleniem tarczycy (choroba Hashimoto) lub działaniem jatrogennym (np. zabiegiem chirurgicznym bądź terapią z wykorzystaniem jodu promieniotwórczego).

Brak hormonów tarczycy powoduje zwolnienie procesów metabolicznych, lecz objawy kliniczne zależą od czasu trwania i stopnia ich niedoboru. W tkankach stwierdza się nagromadzenie glikozoaminoglikanów, takich jak kwas hialuronowy i siarczan chondroityny. Najbardziej typowym objawem jest obrzęk śluzowaty dłoni, stóp i twarzy, któremu często towarzyszy obrzęk tkanek oczodołu. Spowolniona mowa jest spowodowana powiększeniem języka i obrzękiem warg. Zmiany w strunach głosowych powodują wystąpienie chrypki, a zmiany w uchu prowadzą do pogorszenia słuchu. Najczęściej występujące objawy niedoczynności tarczycy wymieniono poniżej i przedstawiono na ryc. 11-13:

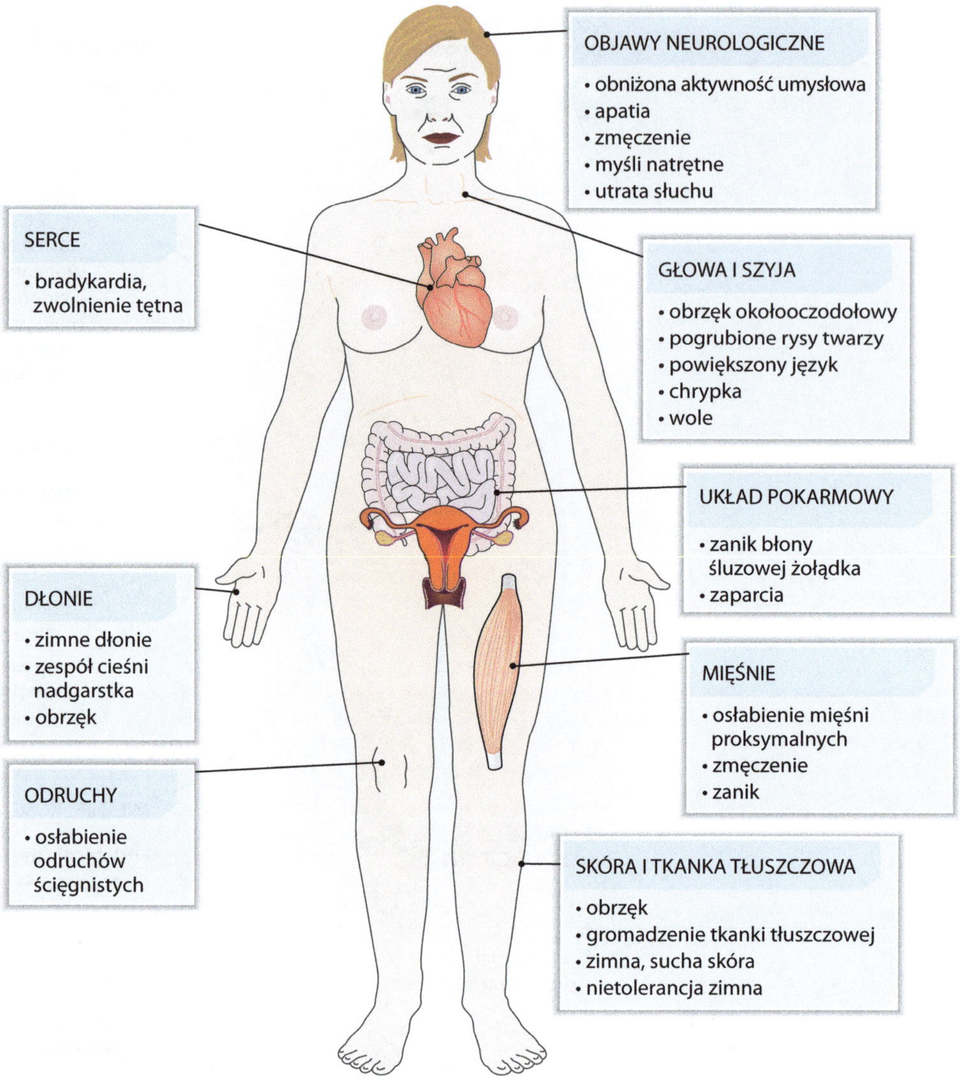

Ryc. 11-13. Niedoczynność tarczycy.

- **Objawy hipometabolizmu.** Zmniejszenie tempa metabolizmu przyczynia się do zwiększenia masy ciała, senności, nietolerancji zimna i zmęczenia.
- **Zmiany w układzie sercowo-naczyniowym.** Zmiany te obejmują bradykardię, wysięk w osierdziu i opłucnej, nieprawidłowe ciśnienie tętnicze z tendencją do ciśnienia niskiego, rzadziej do nadciśnienia.
- **Układ pokarmowy.** Objawy obejmują zaparcia i nasilenie incydentów niedrożności jelit spowodowanych osłabioną perystaltyką.
- **Układ nerwowo-mięśniowy.** Pacjenci wykazują cechy depresji oraz mogą się u nich rozwinąć głębokie zaburzenia umysłowe („psychoza śluzowata"). Kolejnym, często występującym problemem jest głuchota. Ponadto u chorych występuje ból spowodowany sztywnością mięśni lub uciskiem nerwów obwodowych (np. zespół cieśni nadgarstka) oraz osłabienie odruchów ścięgnistych.
- **Układ rozrodczy.** U kobiet może występować nasilenie krwawień miesięcznych i niepłodność. U mężczyzn objawy są słabiej wyrażone i dotyczą głównie utraty libido.
- **Zmiany skórne.** Skóra ma obrzmiały wygląd, zwłaszcza w okolicach twarzy, dłoni i stóp (obrzęk śluzowaty). Żółte zabarwienie skóry jest spowodowane hiperkarotenemią. Charakterystyczną cechą niedoczynności tarczycy jest również przerzedzenie brwi.

CHOROBY PRZYTARCZYC

Przytarczyce znajdują się na tylnej powierzchni gruczołu tarczowego. U większości osób występują cztery przytarczyce, mierzące około 2–3 mm średnicy.

Komórki główne przytarczyc wydzielają parathormon (PTH) – jednołańcuchowy polipeptyd, który odgrywa istotną rolę w regulacji homeostazy wapniowej. Podwyższenie stężenia wapnia zjonizowanego we krwi powoduje zahamowanie wytwarzania PTH, natomiast wytwarzanie tego hormonu zwiększa się, gdy stężenie wapnia się obniży.

Parathormon jest również związany z syntezą witaminy D, z którą wspólnie reguluje metabolizm wapnia (ryc. 11-14). Główne funkcje PTH przedstawiono poniżej:

- pobudzenie resorpcji kości przez osteoklasty, prowadzące do uwolnienia wapnia i fosforanów do krwi,
- pobudzenie reabsorpcji wapnia w kanalikach nerkowych,
- zahamowanie reabsorpcji fosforanów w kanalikach nerkowych,
- pobudzenie wytwarzania 1,25-dihydroksywitaminy D_3 (1,25$(OH)_2D_3$, 1,25-dihydroksycholekalcyferolu), aktywnej postaci witaminy D, nasilającej jelitowe wchłanianie wapnia i fosforanów.

W wyniku pośredniego i bezpośredniego działania PTH na wchłanianie, metabolizm i wydzielanie wapnia, a także wydzielanie fosforanów, stężenie wapnia wzrasta, natomiast stężenie fosforanów się obniża.

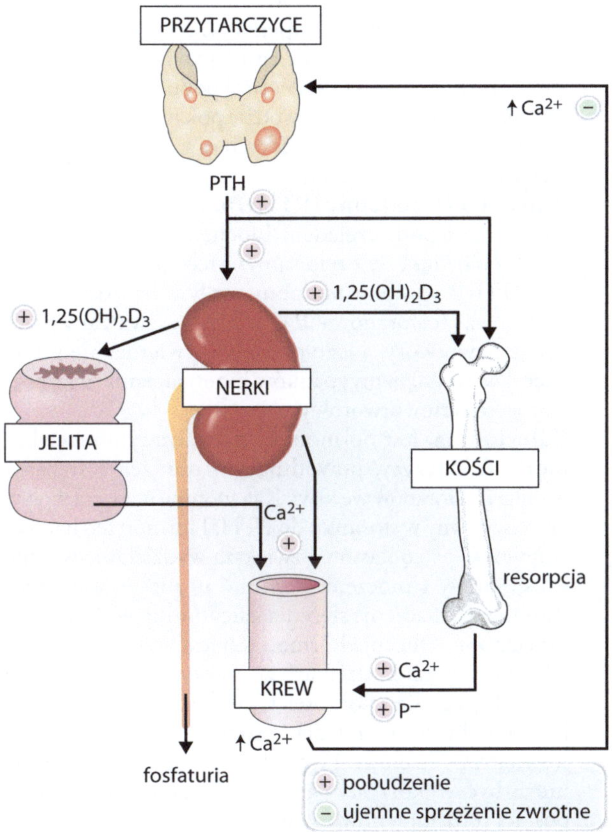

Ryc. 11-14. Rola parathormonu i witaminy D w metabolizmie wapnia. 1,25$(OH)_2D_3$ – 1,25-dihydroksywitamina D_3 (1,25-dihydroksycholekalcyferol); P^- – fosfor; PTH – parathormon. (Opracowano na podstawie: N.A. Boon, N.R. Colledge, B.R. Walker, J.A.A. Hunter (red.): Davidson's Principles and Practice of Medicine, wyd. 20, Churchill Livingstone, Eidinburgh 2006, s. 772).

Choroby przytarczyc mogą się objawiać jako nadczynność lub niedoczynność tego gruczołu.

- **Nadczynność przytarczyc** może przebiegać jako pierwotna, wtórna lub trzeciorzędowa (ryc. 11-15). **Pierwotna nadczynność przytarczyc** jest najczęściej spowodowana gruczolakami przytarczyc (85%), a rzadziej przez hiperplazję wszystkich czterech gruczołów. **Wtórna nadczynność przytarczyc** jest najczęściej spowodowana przez przewlekłe choroby nerek. **Trzeciorzędowa nadczynność przytarczyc** rozwija się z nadczynności wtórnej tego gruczołu. Powikłaniem przewlekłej niewydolności nerek jest autonomiczne wydzielanie parathormonu przez przytarczyce, nie podlegające regulacji przez czynniki fizjologiczne.
- **Niedoczynność przytarczyc.** W większości przypadków jest wynikiem zniszczenia lub chirurgicznego usunięcia przytarczyc.

Do prawidłowego rozpoznania chorób przytarczyc niezbędne są badania laboratoryjne.

Czynność przytarczyc może być w większości przypadków określana na podstawie pomiaru stężenia wapnia i fosforanów, a także stężenia PTH w surowicy krwi. W szczegółowej diagnostyce laboratoryjnej istotny jest pomiar stężenia witaminy D, a także markerów proliferacji kości, takich jak fosfataza alkaliczna. U niektórych pacjentów z hiperkalcemią związaną z procesem nowotworowym przydatne jest również oznaczenie stężenia peptydu parathormonopodobnego (PTHrP).

Poniżej przedstawiono listę badań laboratoryjnych wykorzystywanych do oceny czynności przytarczyc:

- **Wapń.** Stężenie wapnia w surowicy krwi w warunkach fizjologicznych waha się w niewielkich granicach. Nadczynność przytarczyc prowadzi do podwyższenia stężenia wapnia we krwi, natomiast niedoczynność przytarczyc powoduje hipokalcemię. Inne przyczyny hiperkalcemii i hipokalcemii omówiono w rozdziale 1.
- **Fosfor.** Stężenie fosforu jest regulowane przede wszystkim przez resorpcję zwrotną fosforanów w nerkach. W niedoczynności przytarczyc stężenie fosforanów jest wysokie z powodu zwiększonej ich resorpcji w nerkach. Natomiast w nadczynności przytarczyc zwiększona utrata fosforanów w nerkach prowadzi do obniżenia ich stężenia. Inne przyczyny hipofosfatemii i hiperfosfatemii szczegółowo omówiono w rozdziale 1.
- **Parathormon.** Pomiar stężenia PTH jest wykonywany w surowicy krwi w celu określenia hiperkalcemii oraz w przypadkach, w których podejrzewa się nadczynność lub niedoczynność przytarczyc. Interpretacja wyników stężenia PTH w surowicy krwi powinna być skorelowana ze stężeniem wapnia (zgodnie ze schematem przedstawionym na ryc. 11-16).
- **Fosfataza alkaliczna.** Podstawowa aktywność tego enzymu pochodzi głównie z wątrobowej fosfatazy alkalicznej, a źródłem wzrostu aktywności tego enzymu mogą być rosnące kości. Fosfataza alkaliczna jest wytwarzana

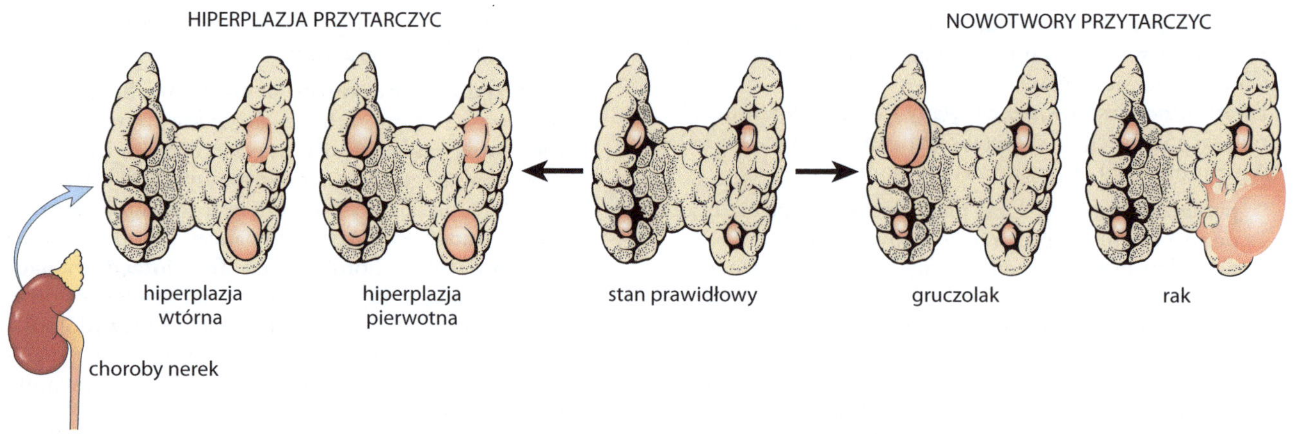

Ryc. 11-15. Nadczynność przytarczyc. Nadczynność przytarczyc może być pierwotna, wywołana przez guzy (gruczolaki, nowotwory złośliwe) lub hiperplazję przytarczyc, bądź wtórna, której przyczyną są najczęściej choroby nerek. Niedoczynność przytarczyc jest następstwem zniszczenia lub usunięcia przytarczyc. (Źródło: I. Damjanov: Pathology for Health Professions, wyd. 3, W.B. Saunders, St. Louis 2005, s. 404).

przez osteoblasty, dlatego też jej aktywność w surowicy jest podwyższona w wieku rozwojowym, w okresie aktywnego wzrostu kości. U osób dorosłych aktywność fosfatazy alkalicznej może być podwyższona w okresie gojenia się złamań kości, w chorobie Pageta oraz w osteomalacji z powodu braku witaminy D.

- **Witamina D.** Prekursory witaminy D, pochodzące z pożywienia lub powstające w skórze ulegają hydroksylacji w wątrobie i w nerkach do postaci aktywnej biologicznie. Stężenie obu postaci witamin (powstający w wątrobie 25(OH)D [kalcydiol] i powstający w nerkach $1,25(OH)_2D_3$ [kalcytriol]) może być oznaczane w surowicy krwi. Parathormon i zmniejszenie stężenia fosforanów wpływają na nerki niezależnie, pobudzając w nich wytwarzanie kalcytriolu. Niskie stężenie wapnia we krwi pobudza wydzielanie PTH, stymulującego hydroksylację witaminy D w nerkach. Hiperkalcemia wywiera hamujący wpływ na PTH, przez zmniejszenie hydroksylacji witaminy D w nerkach. Kalcytriol pobudza wchłanianie wapnia i fosforanów w przewodzie pokarmowym, wchłanianie zwrotne wapnia w nerkach oraz odkładanie tych pierwiastków w kościach (ryc. 11-17).
- **Peptyd PTH-podobny (PTHrP).** Pomimo iż polipeptyd ten jest pod względem biochemicznym inny niż PTH, oba wiążą się z tym samym receptorem. Dlatego też PTHrP wywiera podobny wpływ na gospodarkę wapniową i fosforanową. PTHrP jest wytwarzany przez liczne nowotwory, a jego obecność stwierdza się mniej więcej w 50–90% przypadków hiperkalcemii związanej z procesem nowotworowym.
- **Kalcytonina.** Jest hormonem wytwarzanym przez komórki C tarczycy, powodującym obniżenie stężenia wapnia i fosforanów we krwi. Kalcytonina wywiera wpływ przeciwstawny w stosunku do PTH. Hormon ten hamuje aktywność osteoblastów i zwiększa wydzielanie wapnia i fosforanów z moczem. Pomimo to nie wykonuje się rutynowo oznaczenia stężenia kalcytoniny w chorobach przytarczyc. Obecnie hormon ten jest wykorzystywany jako marker raka rdzeniastego tarczycy – nowotworu wywodzącego się z komórek C. Rak rdzeniasty tarczycy jest charakterystyczny dla zespołu gruczolakowatości wewnątrzwydzielniczej typu 2 (MEN-2), a kalcytonina może być wykorzystywana do wczesnej diagnostyki postaci rodzinnej nowotworu.

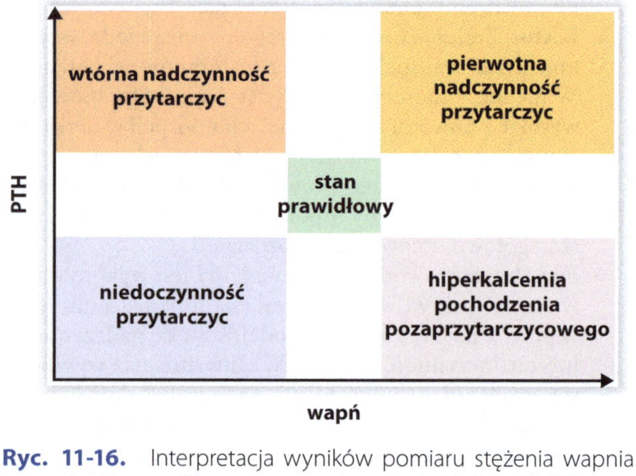

Ryc. 11-16. Interpretacja wyników pomiaru stężenia wapnia i parathormonu. (Opracowano na podstawie: R.A. McPherson, M.R. Pincus: Henry's Clinical Diagnosis and Managements by Laboratory Methods, wyd. 21, Saunders Elsevier, Philadelphia 2007, s. 179).

Hiperkalcemia jest cechą charakterystyczną pierwotnej nadczynności przytarczyc.

Nadczynność przytarczyc jest stosunkowo częstym schorzeniem, dotykającym około 1% populacji osób dorosłych. Największą

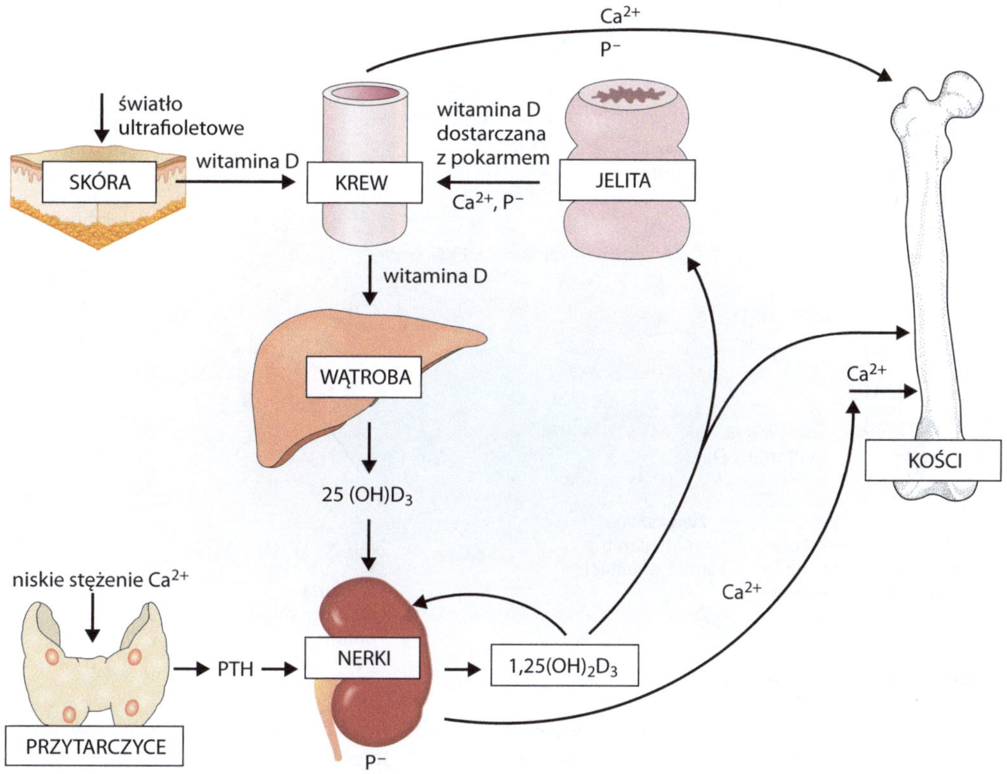

Ryc. 11-17. Interakcje między witaminą D, parathormonem (PTH), wapniem zjonizowanym (Ca^{2+}) i fosforem (P^-). 1,25$(OH)_2D_3$ – 1,25-dihydroksywitamina D_3 (1,25-dihydroksycholekalcyferol).

częstość zachorowań stwierdza się w trzeciej i czwartej dekadzie życia, ale występuje ona również u osób młodych i w okresie starości. Niektóre z gruczolaków przytarczyc występują rodzinnie oraz są stwierdzane u pacjentów z zespołem gruczolakowatości wewnątrzwydzielniczej typu 1 (MEN-1).

Obraz kliniczny nadczynności przytarczyc jest bardzo różnorodny. Mniej więcej u 80% pacjentów może ona być bezobjawowa lub przejawiać się nieswoiście i zostać rozpoznana przypadkowo. Najczęściej występujące objawy są związane z nerkami i układem kostnym.

Najważniejsze kliniczne objawy nadczynności przytarczyc (ryc. 11-18) wymieniono poniżej:

- **Zmiany kostne.** Wpływ parathormonu na układ kostny może być krótkotrwały lub długotrwały. Efekt krótkotrwały wyraża się aktywacją osteoklastów, które degradują kość i powodują uwolnienie wapnia i fosforanów do krwi. Długotrwały wpływ PTH na kości wyraża się poprzez proliferację komórek kostnych (osteoklasty, osteoblasty) i fibroblastów, co prowadzi do powstania typowych patologicznych zmian, określanych jako *osteitis fibrosa cystica*. Klinicznie przejawiają się one bólem i skłonnościami do złamań. Charakterystyczne zmiany są widoczne w badaniu radiologicznym. Występowanie brązowych guzków należy obecnie do rzadkości. Histologicznie uszkodzenia lityczne są złożone z osteoklastów i przypominają wyglądem olbrzymiokomórkowe guzy kości.
- **Zmiany w nerkach.** Hiperkalcemia jest związana z poliurią i nykturią. Utrata wody prowadzi do polidypsji. Ponadto występuje utrata wapnia z moczem, usposabiająca do nefrokalcynozy i tworzenia kamieni nerkowych. Zwiększa się częstość występowania niewydolności nerek.
- **Zmiany w układzie pokarmowym.** Objawy obejmują nudności, wymioty i zaparcia. Ponadto wzrasta częstość występowania wrzodów trawiennych oraz zapalenia trzustki.
- **Objawy neurologiczne.** Do typowych objawów należą zmęczenie i bezwład oraz osłabienie mięśni. W zaawansowanym stadium choroby może się pojawić utrata pamięci, splątanie, a nawet śpiączka.
- **Zmiany sercowo-naczyniowe.** Zmiany elektrokardiograficzne i arytmie są spowodowane wpływem wapnia na kurczliwość kardiomiocytów. Ponadto zwiększa się częstość występowania nadciśnienia tętniczego.

Uwaga

> Objawy hiperkalcemii występującej w nadczynności przytarczyc można określić mnemonicznie w następujący sposób: „ból w kościach, a w nerkach kamienie, jęczenie brzucha i umysłowa posucha".

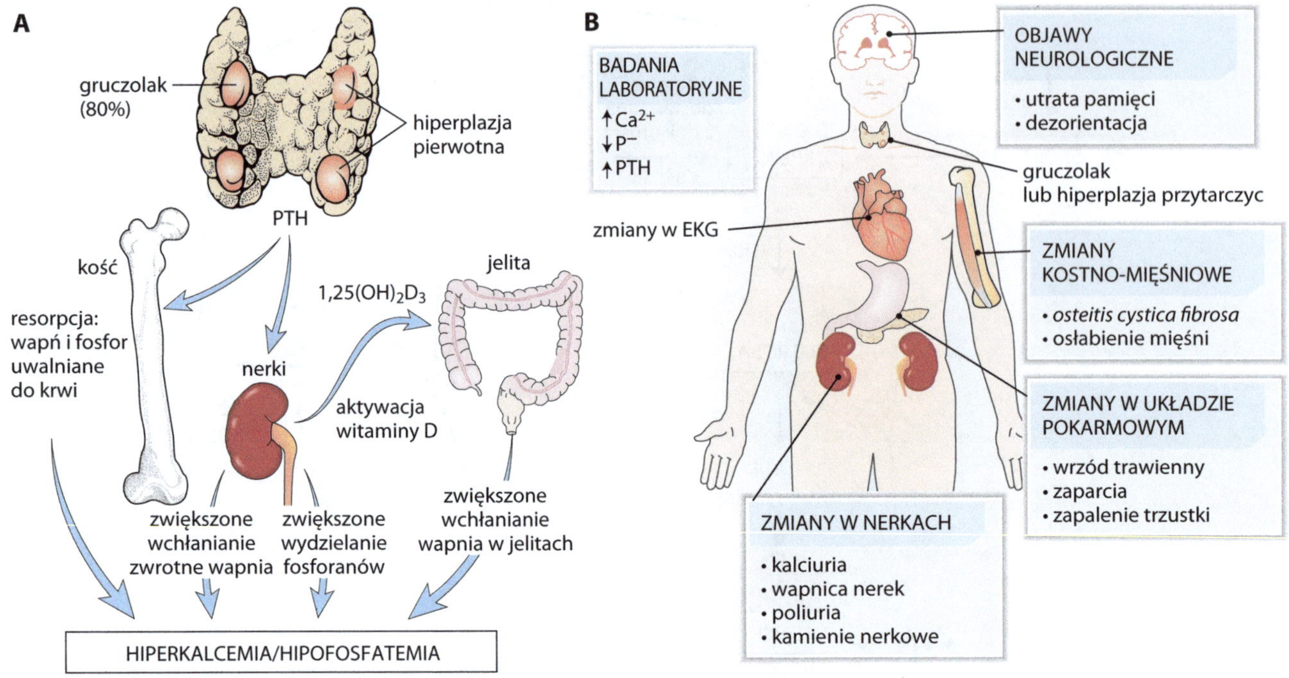

Ryc. 11-18. Patogeneza hiperkalcemii (**A**) i główne objawy kliniczne nadczynności przytarczyc (**B**). Ca^{2+} – wapń; EKG – elektrokardiogram; $1,25(OH)_2D_3$ – 1,25-dihydroksywitamina D_3 (1,25-dihydroksycholekalcyferol); P^- – fosfor; PTH – parathormon.

Nadczynność wtórna przytarczyc jest następstwem przewlekłej niewydolności nerek.

Hiperplazja przytarczyc o charakterze wtórnym rozwija się najczęściej w **końcowym stadium przewlekłej choroby nerek**. U pacjentów tych **hipokalcemia**, której rozwój spowodowany jest czynnikami przedstawionymi na ryc. 11-19, prowadzi do powiększenia przytarczyc. Kilka czynników odgrywa istotną rolę w patogenezie hiperplazji przytarczyc, z których trzy główne opisano poniżej.

- **Hiperfosfatemia.** Zmniejszone wydalanie fosforanów z moczem jest spowodowane uszkodzeniem kłębuszków oraz zmniejszoną filtracją kłębuszkową fosforanów do przesączu pierwotnego. Ponieważ stężenie fosforanów jest odwrotnie skorelowane ze stężeniem wapnia, dochodzi do reaktywnej hipokalcemii.
- **Upośledzona hydroksylacja witaminy D w nerkach.** W uszkodzonych nerkach nie dochodzi do aktywacji witaminy D do postaci $1,25(OH)_2D_3$, co prowadzi do niedoboru witaminy D, powodującego **zmniejszone wchłanianie wapnia w przewodzie pokarmowym**. Niedobór witaminy D prowadzi do **osteomalacji** i nieprawidłowej kalcyfikacji macierzy organicznej kości. Ponadto niedobór $1,25(OH)_2D_3$ uniemożliwia prawidłowe oddziaływanie PTH na układ kostny.
- **Nerkowy ubytek wapnia.** Uszkodzenie funkcji kanalików zapobiega wchłanianiu zwrotnemu wapnia i przyczynia się do jego utraty z moczem.

W pierwszej fazie wtórnej nadczynności przytarczyc stężenie fosforanów w surowicy krwi jest najczęściej znacznie podwyższone, podczas gdy stężenie wapnia jest obniżone. W następnym etapie przytarczyce powiększają się w wyniku hiperplazji, a nadmiar PTH koryguje stężenie wapnia, dlatego też w późniejszym okresie choroby stężenie zarówno wapnia, jak i fosforu podwyższa się. Źródłem wapnia i fosforu są kości, ulegające demineralizacji, które wykazują typowe patologiczne zmiany, charakterystyczne dla **osteodystrofii nerkowej**.

Inne, rzadsze przyczyny wtórnej nadczynności przytarczyc wymieniono w tab. 11-9. W tego typu przypadkach hipokalcemia nie jest zbyt nasilona, ponieważ PTH najczęściej nasila resorpcję kości w celu wyrównania niedoboru wapnia.

Niedoczynność przytarczyc jest rzadko występującą chorobą charakteryzującą się hipokalcemią.

Niedoczynność przytarczyc występuje rzadziej niż nadczynność. Choroba najczęściej jest wynikiem **przypadkowego chirurgicznego usunięcia** wszystkich czterech przytarczyc. **Autoimmunologiczna niedoczynność przytarczyc** jest schorzeniem równie rzadkim, jest jednak drugą co do częstości przyczyną prowadzącą do niedoczynności przytarczyc. Zazwyczaj niedoczynność przytarczyc **towarzyszy zespołowi gruczolakowatości wewnątrzwydzielniczej**, objawiającym się niedoczynnością nadnerczy, hipogonadyzmem, zanikowym zapaleniem błony śluzowej żołądka, niedokrwistością złośliwą i autoimmunologicznym zapaleniem wątroby. Ponadto u pacjentów tych może

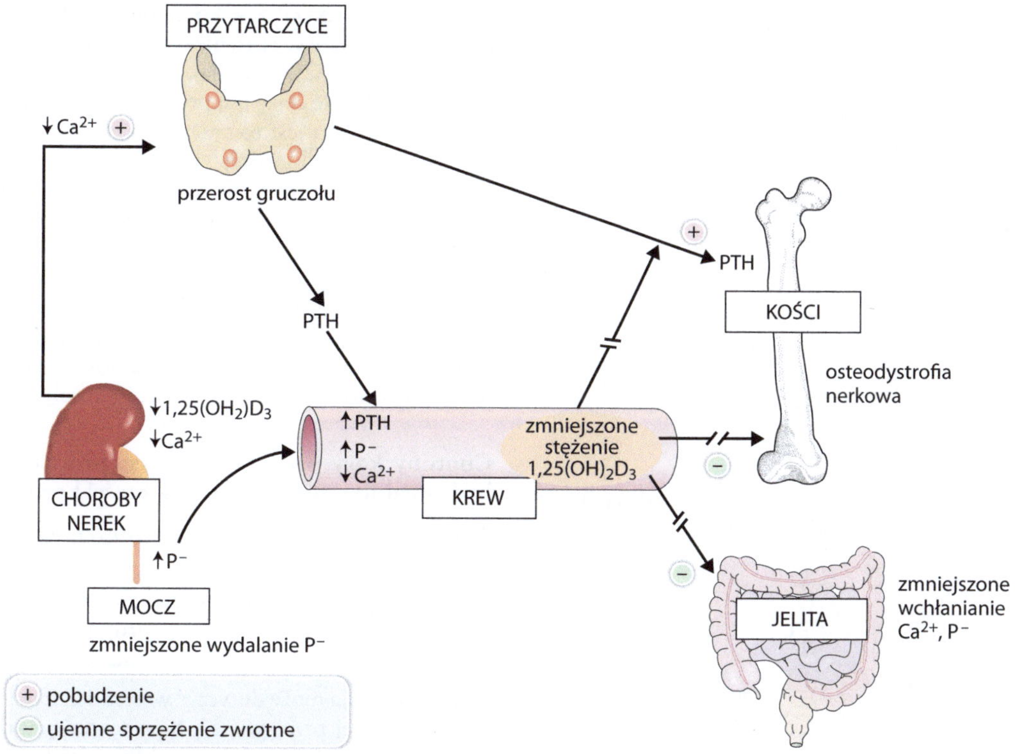

Ryc. 11-19. Wtórna nadczynność przytarczyc. W początkowej fazie nadczynności przytarczyc niewydolność nerek prowadzi do hiperfosfatemii i hipokalcemii, pobudzających wytwarzanie parathormonu (PTH). Zmniejszona hydroksylacja 25-hydroksywitaminy D prowadzi do niedoboru jej aktywnej formy [1,25$(OH)_2D_3$] i osteomalacji oraz zmniejszonego wchłaniania wapnia i fosforu w przewodzie pokarmowym. W późniejszym okresie choroby rozwija się hiperkalcemia i hiperfosfatemia (nie przedstawione na rycinie), a kości wykazują zmiany typowe dla osteodystrofii nerkowej. P^- – fosforan.

się rozwinąć grzybica skóry i błon śluzowych.

Objawy niedoczynności przytarczyc:

- hipokalcemia,
- hiperfosfatemia,
- obniżone stężenie PTH w surowicy krwi,
- neurologiczne objawy hipokalcemii – parestezje oraz mrowienie palców dłoni i stóp, objaw Chvostka, skurcze mięśniowe oraz uogólniona tężyczka,
- zmiany sercowo-naczyniowe spowodowane hipokalcemią – zmiany EKG, takie jak wydłużony odstęp QT i arytmie.

Tabela 11-9. Przyczyny wtórnej nadczynności przytarczyc

Przewlekła niewydolność nerek
Niedobór witaminy D
niedostateczna ekspozycja na światło słoneczne (np. krzywica u dzieci)
niedobór w diecie (np. u osób starszych i niedożywionych)
indukowany lekami zwiększony metabolizm witaminy D (np. ryfampicyna, leki przeciwdrgawkowe)
Zmniejszona podaż lub wchłanianie wapnia
niedobór wapnia w diecie
resekcja żołądka
resekcja jelita cienkiego
choroba Crohna

CHOROBY KORY NADNERCZY

Kora nadnerczy stanowi zewnętrzną część gruczołów umiejscowionych na górnych biegunach nerek (ryc. 11-20). Kora nadnerczy składa się z trzech warstw:

- **Warstwa kłębkowata** jest zewnętrzną warstwą kory nadnerczy, wytwarzającą mineralokortykosteroidy.
- **Warstwa pasmowata** stanowi warstwę środkową kory nadnerczy, wytwarzającą glikokortykosteroidy.
- **Warstwa siatkowata** jest wewnętrzną warstwą kory nadnerczy, wytwarzającą androgeny i niewielkie ilości estrogenów.

Warstwa pasmowata i warstwa siatkowata znajdują się pod regulującym wpływem wytwarzanego w przysadce ACTH, który wywiera jedynie niewielki wpływ na warstwę kłębkowatą. Wytwarzanie mineralokortykosteroidów w warstwie kłębkowatej jest regulowane głównie przez układ renina–angiotensyno-

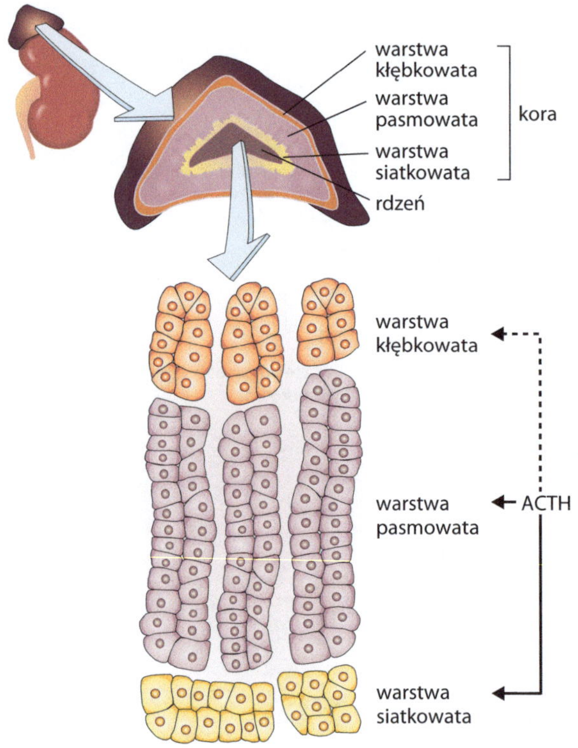

Ryc. 11-20. Nadnercza. Każdy z gruczołów składa się z rdzenia i kory. W korze można wyróżnić trzy warstwy: kłębkowatą, pasmowatą i siatkowatą.

gen–angiotensyna. Hormony steroidowe wytwarzane w korze nadnerczy pełnią szereg ważnych funkcji:

- **Aldosteron** jest mineralokortykosteroidem wywierającym wpływ na kanaliki dalsze i zbiorcze nerek, powodującym wchłanianie Na^+ oraz wydalanie K^+ i H^+.
- **Kortyzol** jest glikokortykosteroidem o działaniu przeciwinsulinowym, zmniejszającym wchłanianie glukozy w mięśniach i tkance tłuszczowej. Kortyzol nasila działanie glukagonu i adrenaliny, pobudzając glikogenolizę i lipolizę. Ponadto koryzol ma działanie przeciwzapalne i hamuje aktywność ADH.
- **Androgeny.** Warstwa siatkowata kory nadnerczy wytwarza androstendion, dehydroepiandrosteron (DHEA) i siarczan dehydroepiandrosteronu (DHEAS). Hormony te wykazują znacznie słabsze działanie androgenne w porównaniu z testosteronem. W tkankach obwodowych 17-ketosterydoreduktaza może przekształcać androstendion do testosteronu i w ten sposób nasilać działanie androgenne.

Wytwarzanie hormonów steroidowych jest procesem wieloetapowym, w który jest zaangażowanych kilkanaście enzymów z grupy hydroksylaz (ryc. 11-21). Wytworzone hormony są wydzielane do krwi, w której łączą się z białkami transportującymi. Kortyzol występuje we krwi w połączeniu z globuliną **(transkortyną,** *corticoid-binding protein* – **CBG)**, wytwarzaną w wątrobie. Większa cześć kortyzolu znajdującego się we krwi jest związana z CBG, a jedynie około 10% znajduje się w postaci wolnej. Syntezę CBG nasilają estrogeny, dlatego jej stężenie we krwi w okresie ciąży jest podwyższone. Szacunkowo około 25% aldosteronu jest również związane z CBG, około 40% jest związane z albuminą, natomiast pozostałe około 35% krąży we krwi w postaci wolnej. Krążące we krwi androgeny, uwalniane z warstwy siatkowatej, w większości są związane z albuminą.

Produkty degradacji hormonów steroidowych są wydalane z moczem. Kortyzol jest wydalany jako 17-hydroksykortykosteroid. Androgeny są wydalane w postaci 17-ketosteroidów. Oznaczanie w moczu stężenia produktów przemiany steroidów odgrywa istotną rolę w diagnostyce chorób nadnerczy.

Choroby kory nadnerczy są następstwem nadczynności bądź niedoczynności komórek części korowej gruczołu.

Nadmierne wytwarzanie hormonów może być spowodowane:

- hiperplazją komórek kory nadnerczy,
- nowotworami łagodnymi (gruczolakami),
- nowotworami złośliwymi (rakami).

Hiperplazja może dotyczyć wszystkich trzech warstw kory, lecz najczęściej przejawia się hipersekrecją hormonów tylko jednej warstwy kory nadnerczy. Przerost komórek warstwy pasmowatej może być pierwotny, o nieznanej przyczynie, lub też może mieć charakter wtórny, spowodowany pobudzającym działaniem ACTH.

Nowotwory łagodne kory nadnerczy są najczęściej typu monoklonalnego i są utworzone z komórek należących do jednej z trzech warstw kory. Nowotwory te wytwarzają hormony charakterystyczne dla warstwy, z której powstały.

Nowotwory złośliwe kory nadnerczy wytwarzają hormony w sposób nieprzewidywalny. Wykrywane we krwi pacjentów hormony nie zawsze pozwalają odpowiedzieć na pytanie, z której warstwy rozwinął się nowotwór. Niektóre guzy wydzielają jednocześnie mineralokortykosteroidy, glikokortykosteroidy oraz androgeny.

Nadczynność kory nadnerczy może objawiać się klinicznie w postaci trzech różnych zespołów:

- **Hiperaldosteronizm** charakteryzuje się wytwarzaniem nadmiernej ilości aldosteronu – mineralokortykosteroidu, który powoduje wystąpienie nadciśnienia tętniczego i hipokaliemii.
- **Zespół Cushinga** (hiperkortyzolizm) charakteryzuje się wytwarzaniem nadmiernej ilości glikokortykosteroidów, co prowadzi do zaburzeń metabolizmu węglowodanów, tłuszczów i białek.
- **Zespół nadnerczowo-płciowy** charakteryzuje się wytwarzaniem nadmiernej ilości androgenów.

Niedoczynność kory nadnerczy powstaje na skutek zniszczenia kory nadnerczy. Objawia się jako **choroba Addisona**, przewlekłe schorzenie o charakterze wyniszczającym, którego przyczyną jest brak wszystkich hormonów wytwarzanych przez korę nadnerczy.

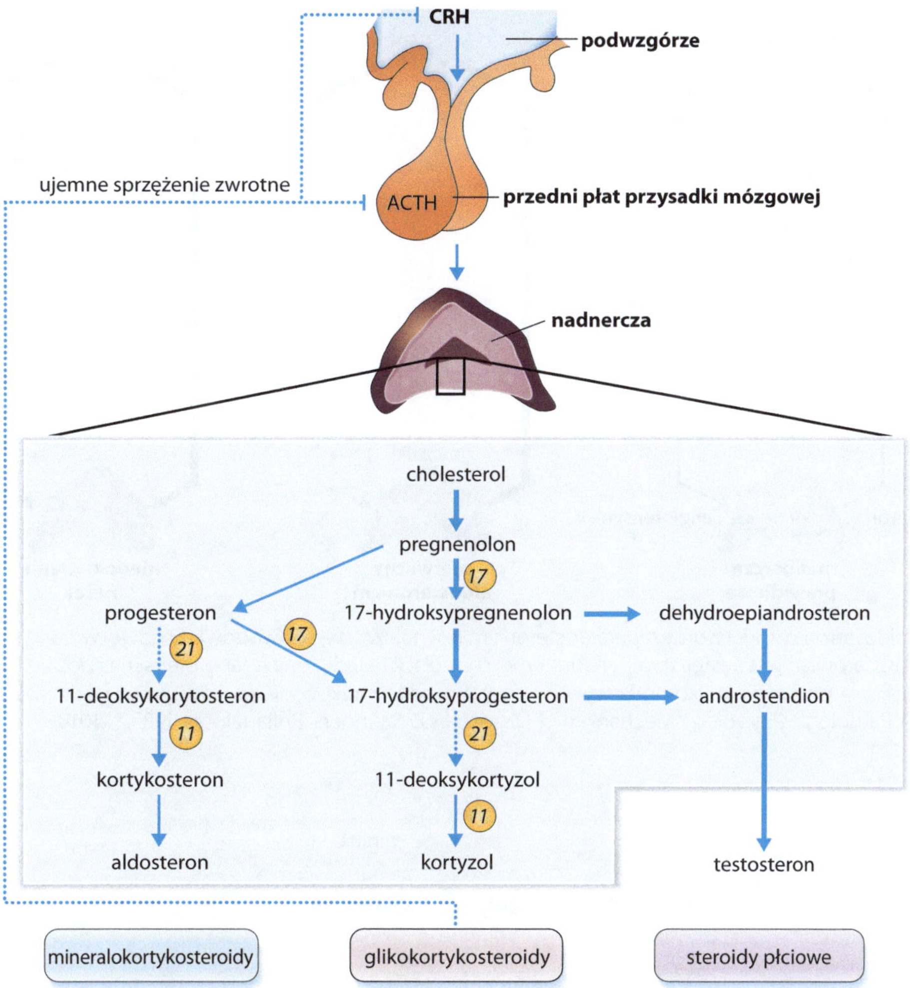

Ryc. 11-21. Steroidogeneza. ACTH – hormon adrenokortykotropowy; CRH – hormon uwalniający adrenokotykotropinę. (Opracowano na podstawie: V. Kumar, A.K. Abbas, N. Fausto, (red.): Robbins and Cotran Pathologic Basis of Disease, wyd. 7, Elsevier Saunders, Philadelphia 2005, s. 1213).

Hiperaldosteronizm charakteryzuje się nadciśnieniem tętniczym i hipokaliemią.

Hiperaldosteronizm jest spowodowany przez nadmierne wydzielanie aldosteronu – mineralokartykosteroidu. Wyróżnia się dwie postacie hiperaldosteronizmu:

- **Hiperaldosteronizm pierwotny (zespół Conna)** jest najczęściej spowodowany przez gruczolaki kory nadnerczy (75%). W większości przypadków dotyczy kobiet między 30. a 50. rokiem życia. Hiperaldosteronizm idiopatyczny jest postacią choroby, w której nie stwierdza się obecności guzów nadnerczy. Choroba ta ma nieznane pochodzenie i jest związana z drobnoguzkową hiperplazją kory, a w niektórych przypadkach nadnercza mogą być nawet prawidłowych rozmiarów.
- **Hiperaldosteronizm wtórny** jest powikłaniem przewlekłej niewydolności nerek spowodowanym nadmiernym pobudzeniem warstwy kłębkowatej przez angiotensynę II, powstającą z angiotensynogenu, z udziałem reniny (ryc. 11-22).

W obu postaciach hiperaldosteronizmu dochodzi do nadmiernego wytwarzania aldosteronu. W hiperaldosteronizmie pierwotnym nadmiar aldosteronu hamuje wydzielanie reniny **(hiperaldosteronizm hiporeninowy)**. Natomiast w hiperaldosteronizmie wtórnym zarówno stężenie aldosteronu, jak i aktywność reniny są podwyższone **(hiperaldosteronizm hiperreninowy)**.

Nadmiar aldosteronu prowadzi do nasilenia wchłaniania zwrotnego sodu w nerkach, podwyższenia stężenia sodu we krwi i hiperwolemii oraz przyczynia się do rozwoju nadciśnienia tętniczego (ryc. 11-23). Aldosteron wpływa na mięśnie gładkie tętniczek, powodując ich zwężenie, co również sprzyja rozwojowi nadciśnienia. W hiperaldosteronizmie wtórnym angiotensyna II wpływa na tętniczki, powodując ich zwężenie, co również przyczynia się do rozwoju nadciśnienia tętniczego.

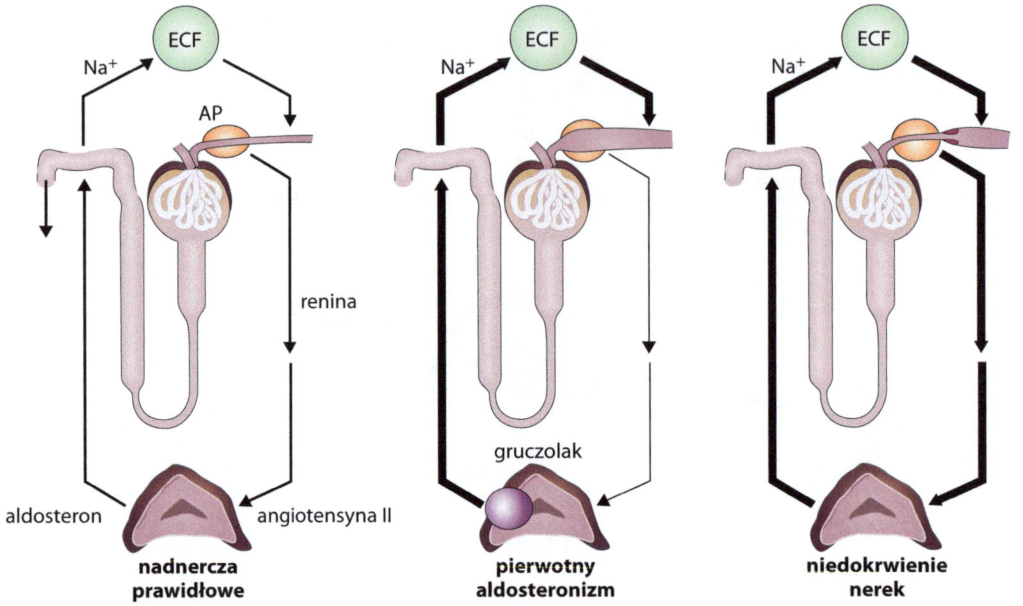

Ryc. 11-22. Hiperaldosteronizm. Pierwotny hiperaldosteronizm jest najczęściej spowodowany nowotworami kory nadnerczy, natomiast wtórny hiperaldosteronizm jest następstwem nadmiernej stymulacji układu renina–angiotensyna i pobudzenia warstwy kłębkowatej kory nadnerczy. ECF – płyn zewnątrzkomórkowy; AP – aparat przykłębuszkowy. (Opracowano na podstawie: W.A. Sodeman, T.H. Sodeman: Sodeman's Pathologic Physiology Mechanism of Disease. W.B. Saunders, Philadelphia 1985, s. 1018).

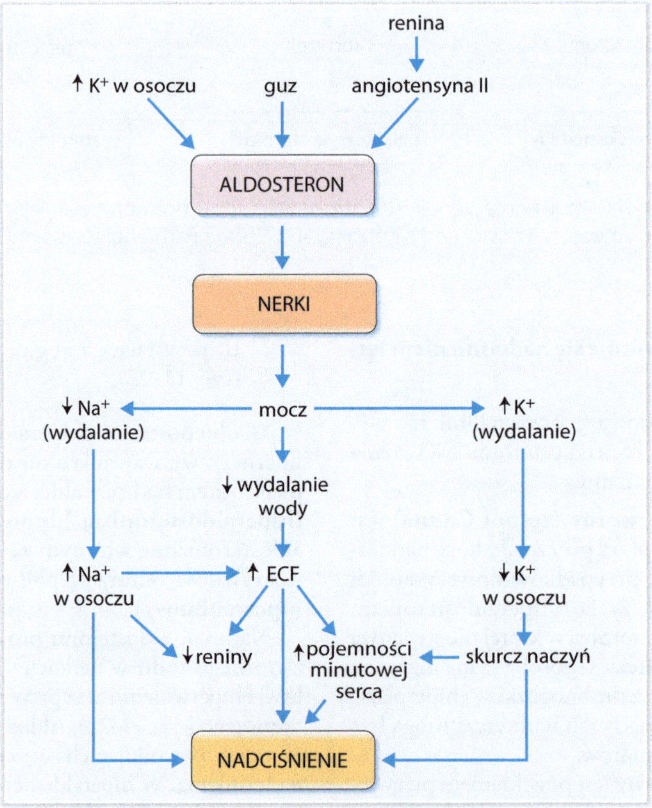

Ryc. 11-23. Patogeneza nadciśnienia tętniczego zależnego od aldosteronu. ECF – płyn zewnątrzkomórkowy.

Cechy kliniczne hiperaldosteronizmu pierwotnego są wynikiem działania aldosteronu na homeostazę sodową i potasową:

- **Nadciśnienie tętnicze** jest głównym objawem klinicznym. Jest ono związane z hipernatremią i hipokaliemią. U chorych często występują bóle głowy, a w długo trwającej chorobie rozwija się retinopatia nadciśnieniowa. Mniej więcej u 50% pacjentów nadciśnienie nie ustępuje nawet po usunięciu gruczolaka wytwarzającego aldosteron, co wskazuje, że zmiany naczyniowe mogą być nieodwracalne.
- **Hipernatremia.** Aldosteron powoduje zatrzymanie sodu (Na^+), prowadząc do hipernatremii. Wzrost stężenia Na^+ we krwi powoduje uwalnianie **przedsionkowego peptydu natriuretycznego (ANP)**, który ułatwia wydalanie Na^+ z moczem (natriuria). Ponieważ u większości pacjentów stężenie Na^+ w surowicy krwi pozostaje w zakresie wartości prawidłowych, najczęściej nie dochodzi do powstania uogólnionych obrzęków.
- **Hipokaliemia.** Aldosteron zwiększa wydalanie z moczem potasu (K^+), którego stężenie w moczu jest wyższe niż we krwi. Hipokaliemia może powodować osłabienie mięśni i uczucie zmęczenia. EKG wykazuje zmiany w postaci spłaszczenia załamka T i pojawienie się załamka U.
- **Nykturia.** Długotrwała hipokaliemia może spowodować uszkodzenie nerek **(nefropatia hipokaliemiczna)**, prowadząc do niewrażliwości nerek na ADH. Ponieważ nerki nie mogą zatrzymać wody, poliurii towarzyszy polidypsja. Poliuria zazwyczaj występuje w nocy, okresie, w którym prawidłowo funkcjonujące nerki zatrzymują wodę. Utrata K^+ z moczem jest związana z zatrzymywaniem wodorowęglanów (HCO_3^-), co przyczynia się do rozwoju zasadowicy metabolicznej.
- **Zasadowica metaboliczna.** W odpowiedzi na utratę K^+ z moczem i rozwijającą się hipokaliemię następuje uwalnianie wewnątrzkomórkowego K^+ do krwi. Zmniejszenie stężenia wewnątrzkomórkowego K^+ powoduje dokomórkowy napływ H^+ i Na^+. Utrata H^+ zwiększa pH krwi i powoduje zasadowicę metaboliczną.

Hiperaldosteronizm pochodzenia nowotworowego należy odróżnić od pierwotnego nadciśnienia tętniczego. Najlepszym testem różnicującym jest **test hamowania z NaCl**. Test ten polega na dożylnym wlewie izotonicznego roztworu NaCl przez 2 godziny i pomiarze stężenia aldosteronu oraz kortyzolu we krwi. Zwiększenie objętości płynu pozakomórkowego powoduje zmniejszenie stężenia aldosteronu u pacjentów z nadciśnieniem pierwotnym, ale nie ma wpływu u chorych z hiperaldosteronizmem pierwotnym. Ponadto u tych pacjentów stężenie aldosteronu we krwi jest wyższe niż stężenie kortyzolu.

Hiperkortyzolizm powoduje szereg zaburzeń metabolicznych określanych klinicznie jako zespół Cushinga.

Zespół Cushinga jest zespołem objawów klinicznych spowodowanych przez działanie nadmiaru glikokortykosteroidów. W praktyce klinicznej jest on najczęściej spowodowany przez hormony egzogenne (np. lecznicze lub samowolne przyjmowanie syntetycznych kortykosteroidów). Nie związane z leczeniem (endogenne) postacie hiperkortyzolizmu mogą być podzielone na **ACTH-zależne** i **ACTH-niezależne** (ryc. 11-24). Najważniejszymi przyczynami endogennych postaci hiperkortyzolizmu są:

- Gruczolak komórek kortykotropowych **przysadki** (70%). Nowotwór wydzielający ACTH po raz pierwszy został opisany przez znanego neurochirurga Harveya Cushinga, od którego nazwiska pochodzi nazwa zespołu i pokrewnej choroby.
- Gruczolak **kory nadnerczy,** rak lub hiperplazja (20%). Gruczolaki stanowią w przybliżeniu połowę przypadków, nowotwory złośliwe występują rzadziej, a pierwotna hiperplazja stanowi około 15% wszystkich przypadków nadczynności kory nadnerczy.
- **Ektopowe** wydzielanie ACTH przez pozaprzysadkowe nowotwory (10%). Najczęściej przyczyną tego zespołu paraneoplastycznego jest drobnokomórkowy rak płuca, rakowiaki płuc i przewodu pokarmowego, guz komórek wysp Langerhansa i wiele innych nowotworów.

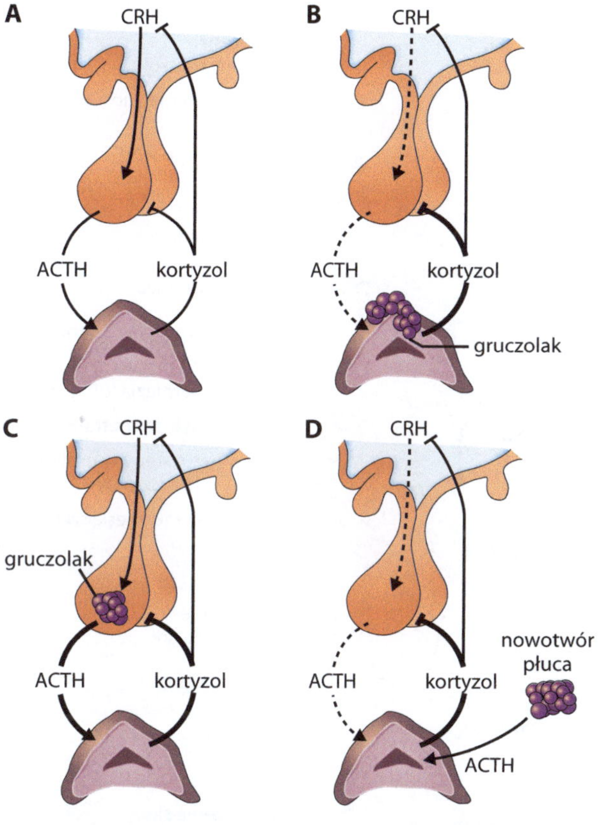

Ryc. 11-24. ACTH-zależny i ACTH-niezależny zespół Cushinga. CRH – hormon uwalniający kortykotropinę. **A.** Stan prawidłowy. **B.** Gruczolak kory nadnerczy. **C.** Gruczolak przysadki. **D.** Nowotwór płuca wytwarzający ACTH. (Opracowano na podstawie: W.A. Sodeman, T.M. Sodeman: Sodeman's Pathologic Physiology. Mechanisms of Disease, W.B. Sounders, Philadelphia 1985, s. 1016).

Uwaga

> Mnemoniczne skojarzenie przyczyn hiperkortyzolizmu to skrót **ACTH**: **A**CTH pochodzenia ektopowego, choroba **C**ushinga, **t**erapia hormonalna, **h**iperplazja (warstwy pasmowatej) kory nadnerczy.

Objawy kliniczne hiperkortyzolizmu są wynikiem działania kortyzolu na metabolizm węglowodanów, tłuszczów i białek. Oto najważniejsze objawy kliniczne (ryc. 11-25):

- **Przyrost masy ciała, księżycowata twarz, otyłość centralna, nagromadzenie tłuszczu w okolicy karku („bawoli kark")**. Zmiany te są związane z wywołaną kortyzolem hiperglikemią i reaktywną hiperinsulinemią, nasilającą **gromadzenie lipidów**. W zespole Cushinga dochodzi również do **zatrzymania sodu i wody** z powodu działania mineralokortykosteroidowego kortyzolu i jego prekursorów (np. dezoksykortykosteron, DOC).

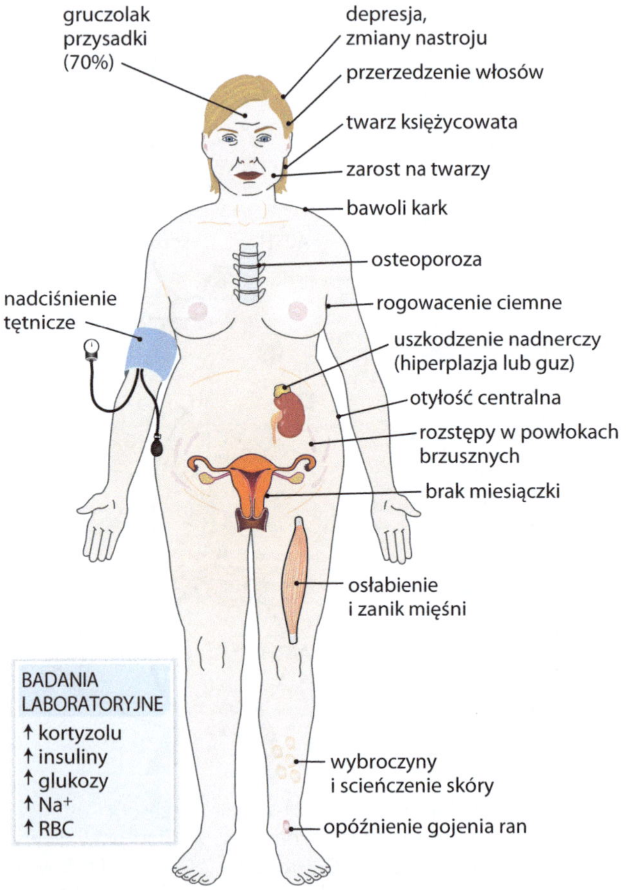

Ryc. 11-25. Kliniczne cechy zespołu Cushinga. RBC – liczba krwinek czerwonych.

Większość pacjentów skarży się na stałe uczucie głodu i **hiperfagię** (nadmierne łaknienie).

- **Zanik mięśni kończyn i powłok brzusznych.** Pacjenci z zespołem Cushinga mają zazwyczaj szczupłe kończyny i osłabione mięśnie brzucha, co prowadzi do powstania charakterystycznej sylwetki z wystającym brzuchem. Zmiany te są związane z **zanikiem mięśni szkieletowych** spowodowanym nasiloną proteolizą. Aminokwasy powstałe na skutek rozpadu białek są transportowane do wątroby i wykorzystywane w procesie **glukoneogenezy**. Wymienione procesy metaboliczne są pobudzane przez kortyzol i insulinę.
- **Nadciśnienie tętnicze** charakteryzuje się wzrostem **ciśnienia rozkurczowego**, spowodowanego **retencją sodu i wody** w nerkach.
- **Upośledzona tolerancja glukozy.** Kortyzol wywiera działanie **przeciwinsulinowe** oraz pobudza **glukoneogenezę i glikogenolizę** w wątrobie. Hiperglikemii zazwyczaj towarzyszy hiperlipidemia. U 20% pacjentów rozpoznawana jest **cukrzyca**.
- **Zmiany skórne.** Typowe zmiany obejmują **czerwonosine rozstępy** (*striae*) i **wybroczyny**. Zmiany te odzwierciedlają **osłabienie tkanki podskórnej** i **kruchość naczyń**, spowodowane bezpośrednim, hamującym wpływem kortyzolu na **syntezę kolagenu** i macierzy zewnątrzkomórkowej przez fibroblasty. Hiperkortyzolizm powoduje również **opóźnione gojenie ran**. Hiperpigmentacja w miejscach występowania fałdów skórnych (**rogowacenie ciemne**) jest spowodowana zmianami w składzie glikozoaminoglikanów macierzy zewnątrzkomórkowej oraz zmianami w naczyniach krwionośnych skóry.
- **Osteoporoza.** Kortyzol poprzez hamowanie syntezy kolagenu wywiera istotny wpływ na syntezę osteoidu. Ponadto hormon ten przyczynia się do zwiększonej łamliwości kości. Wydłuża się również proces **zrostu kości**.
- **Policytemia.** U pacjentów z zespołem Cushinga zazwyczaj występuje zaczerwienienie twarzy, będące wynikiem zwiększonej liczby krwinek czerwonych. Kortyzol nasila syntezę **erytropoetyny**, która pobudza erytropoezę w szpiku kostnym.
- **Zmiany w układzie rozrodczym i wirylizacja**. U kobiet w zespole Cushinga występują zaburzenia miesiączkowania - brak miesiączek lub miesiączki nieregularne oraz niepłodność. Mogą pojawiać się objawy wirylizacji, takie jak hirsutyzm i zmiany o charakterze trądzikowym w okolicy twarzy i pleców. Zmiany te są wynikiem **androgennego działania** 17-ketosteroidów. U mężczyzn występuje impotencja i utrata libido.
- **Depresja, zaburzenia snu i utrata pamięci**. U wielu pacjentów na początku występuje bardzo dobre samopoczucie, euforia, która następnie przechodzi w depresję. Równie często występują zaburzenia snu, takie jak bezsenność lub nadmierna senność. Ponadto mogą się pojawić zaburzenia pamięci krótkotrwałej. Wymienione zaburzenia umysłowe wiążą się z działaniem kortyzolu na ośrodkowy układ nerwowy (o.u.n.).

Uwaga

> Mnemoniczne skojarzenie najważniejszych objawów klinicznych zespołu Cushinga to ***adipose*** (otyłość centralna, bawoli kark oraz księżycowata twarz): ***a****diposity* – **n**adwaga, otyłość; ***d****iabetes* – **d**efekt działania insuliny, cukrzyca; ***i****nfertility* – **n**iepłodność; ***p****sychologic problems* – problemy natury **p**sychologicznej; ***o****steoporosis* – **o**steoporoza; ***s****kin changes* (*striae*, hirsutyzm, siniaki) –zmiany **s**kórne (rozstępy, hirsutyzm, sińce); ***e****levated blood pressure/****e****rythrocytosis* – nadciśnienie tętnicze/zwiększona liczba **e**rytrocytów.

Badania laboratoryjne wykorzystywane w diagnostyce zespołu Cushinga:

- **Morfologia krwi.** Hemoglobina, hematokryt i liczba krwinek czerwonych są podwyższone. Całkowita liczba krwinek białych pozostaje w normie, ale może zmniejszyć się liczba eozynofili i limfocytów.
- **Elektrolity w surowicy krwi.** Najczęściej zawartość elektrolitów i witamin pozostaje w normie, ale u niektórych pacjentów z nowotworami kory nadnerczy może występować zasadowica hipokaliemiczna.
- **Stężenie kortyzolu w surowicy krwi.** U pacjentów oznacza się stężenie zarówno kortyzolu całkowitego, jak i jego frakcji wolnej (stanowiącej około 5%). Losowy pomiar stężenia kortyzolu nie stanowi wiarygodnej informacji, ponieważ jego wydzielanie w ciagu doby ulega wahaniom. Stężenie kortyzolu we krwi jest najwyższe rano, a najniższe około północy. Stężenie kortyzolu może znacznie wzrastać pod wpływem stresu oraz w przebiegu wielu chorób. Dlatego też konieczna jest analiza kilku próbek krwi zebranych w ciągu dnia i nocy. Alternatywnie można wykonać pomiar **stężenia wolnego kortyzolu o północy**; podwyższona wartość sugeruje możliwość wystąpienia zespołu Cushinga. W celu uniknięcia pobierania krwi ocenę stężenia **kortyzolu** można wykonać **w ślinie**.
- **Pomiar stężenia wolnego kortyzolu w dobowej zbiórce moczu.** Stężenie wolnego kortyzolu w moczu koreluje ze stężeniem całkowitego i wolnego kortyzolu we krwi, mierzonego w tym samym czasie. Z praktycznego punktu widzenia badanie to jest najlepszym testem przesiewowym i zazwyczaj podstawowym testem wykorzystywanym w różnicowaniu zespołu Cushinga i otyłości.
- **Test hamowania niską dawką deksametazonu.** Deksametazon, analog kortyzolu, podany dożylnie w małej dawce przed zaśnięciem, hamuje fizjologiczny poranny wzrost stężenia kortyzolu we krwi. U pacjentów z zespołem Cushinga taka reakcja hamowania nie zachodzi. Niektóre leki oraz niewydolność nerek mogą powodować wynik fałszywie dodatni, dlatego też po stwierdzeniu dodatniego wyniku testu hamowania niską dawką deksametazonu należy wykonać test **stymulacji uwalniania kortykotropiny za pomocą CRH** lub **test hamowania wysoką dawką deksametazonu**.
- **Stężenie ACTH w surowicy krwi.** Stężenie kortykotropiny (ACTH) jest wysokie u pacjentów z chorobą Cushinga spowodowaną gruczolakiem przysadki oraz u pacjentów z pozaprzysadkowymi guzami wytwarzającymi ACTH. W zespole Cushinga wywołanym przez guz nadnerczy, pierwotną hiperplazję lub w zespole Cushinga występującym u pacjentów leczonych steroidami stężenie ACTH w surowicy jest niskie. Podsumowując, należy stwierdzić, iż u pacjentów z guzami nowotworami stężenie ACTH we krwi jest wyższe niż u pacjentów z mikrogruczolakami przysadki. Jednakże zlokalizowanie źródła ACTH może być trudne, ponieważ jego stężenie waha się w szerokim zakresie wartości. W razie podejrzenia, że źródłem kortykotropiny może być przysadka, należy zlokalizować guz lub pobrać krew żylną z siodła tureckiego i ocenić stężenie ACTH **(pobranie próbki krwi z zatoki skalistej dolnej)**.
- **Test hamowania wysoką dawką deksametazonu.** Deksametazon podany w wysokiej dawce hamuje wydzielanie ACTH mniej więcej u 50% pacjentów z gruczolakiem przysadki (choroba Cushinga), natomiast nie hamuje wydzielania ACTH w przypadku złośliwych guzów pozaprzysadkowych.

Nadmiar androgenów powoduje zaburzenia funkcji układu rozrodczego i wirylizację u kobiet, natomiast nie powoduje istotnych następstw u mężczyzn.

Do androgenów nadnerczowych należą: **androstendion, dehydroepiandrosteron (DHEA)** oraz **siarczan dehydroepiandrosteronu (DHEAS)**. Nadmierne wytwarzanie tych słabych androgenów występuje w niewielkim stopniu w guzach nadnerczowych oraz w hiperplazji kory nadnerczy. Ponieważ wytwarzanie tych hormonów znajduje się pod wpływem ACTH, są one wytwarzane w nadmiarze w chorobie Cushinga. U mężczyzn androgeny nie powodują widocznych zmian, natomiast u kobiet wywołują zaburzenia miesiączkowania, hirsutyzm i wirylizację.

Hirsutyzm. Jest określany jako nieprawidłowe i nadmierne owłosienie **(hipertrychoza)** typu męskiego występujące u kobiet. Hirsutyzm występuje w przybliżeniu u 10% dorosłych kobiet rasy białej. Hirsutyzm jest częściej spotykany w pewnych grupach etnicznych, np. u kobiet rejonu śródziemnomorskiego, które są bardziej wrażliwe na działanie androgenów, rzadko zaś występuje u kobiet z obszaru Azji Wschodniej.

Stopień owłosienia może być oceniany zgodnie ze skalą zaproponowaną przez Ferrimana i Gallweya, od 1 (łagodne) do 4 (znaczne) (ryc. 11-26). U przeszło 95% kobiet rasy białej w Stanach Zjednoczonych Ameryki i w Europie stopień hirsutyzmu nie przekracza 8 punktów.

Najczęściej przyczyny hirsutyzmu pozostają nieznane, dlatego też jest on określany jako idiopatyczny. W niektórych przypadkach hirsutyzm występuje dziedzicznie. Do znanych przyczyn hirsutyzmu należą: hiperandrogenizm pochodzenia jajnikowego lub nadnerczowego, niektóre guzy przysadki i leki

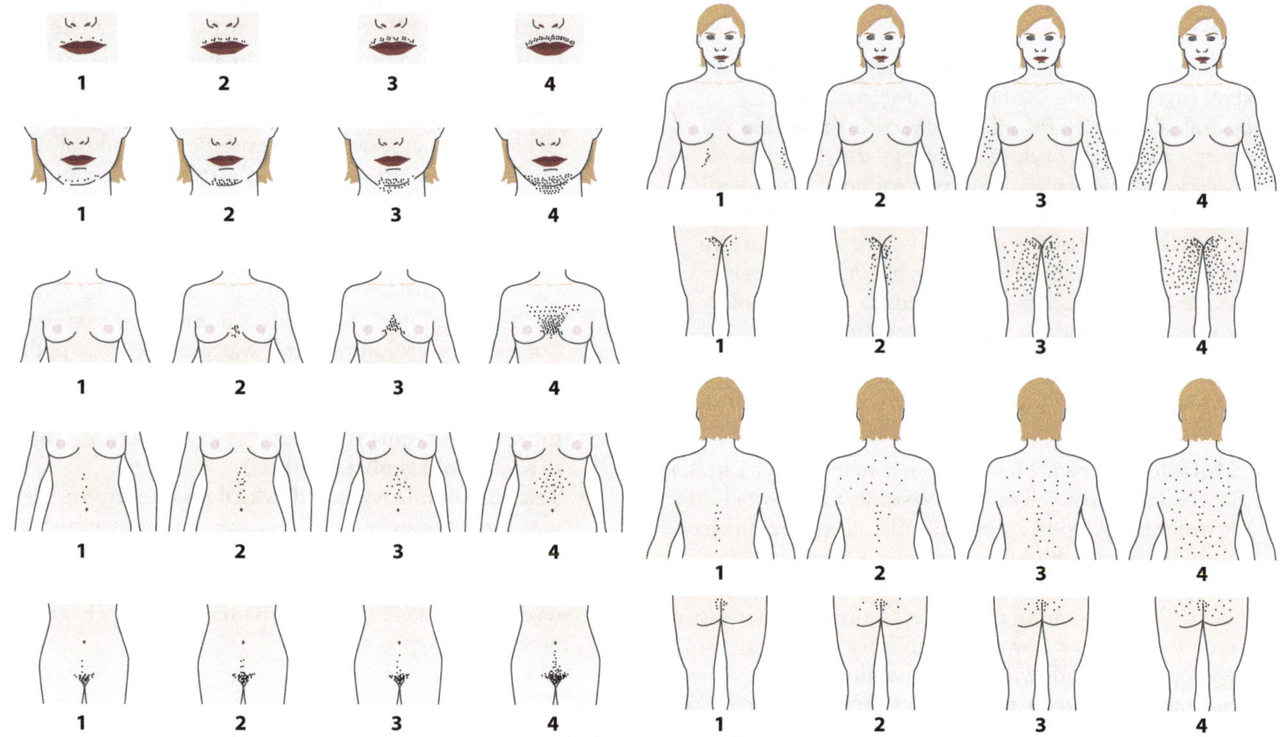

Ryc. 11-26. Skala hirsutyzmu. Dziewięć androgenozależnych okolic ciała wykorzystywanych do oceny hirsutyzmu według Ferrimana i Gallweya – od 0 (brak owłosienia) do 4 (znaczny wirylizm). U zdrowych kobiet stopień hirsutyzmu według tej skali wynosi poniżej 8 punktów. (Źródło: L.I. DeGroot, J.L. Jameson (red.): Endocrinology, wyd. 4, W.B. Saunders, Philadelphia 2000, s. 2125, oryginalne ryciny w: D. Ehrman, R. Rosenfeld, J Clin Endocrinol Metab 71:1, 1990).

(tab. 11-10). Zaburzenia miesiączkowania występujące od okresu dojrzewania wskazują na podłoże jajnikowe. Występowanie mlekotoku lub akromegalii sugeruje zaburzenia czynności przysadki. Wytwarzanie androgenów przez korę nadnerczy może być hamowane przez niską dawkę deksametazonu, dlatego też test ten jest wykorzystywany do różnicowania hirsutyzmu pochodzenia nadnerczowego i jajnikowego. Niektóre leki (np. minoksydyl i cyklosporyna) pobudzają wzrost włosów w sposób niezależny od androgenów.

Wrodzona hiperplazja kory nadnerczy (*congenital adrenal hyperplasia* – **CAH**) **– zespół nadnerczowo-płciowy**. Jest to postać żeńskiego pseudohermafrodytyzmu, która może się przejawiać jako *wirylizacja w okresie noworodkowym* u dziewczynek, z zespołem utraty soli lub bez tego zespołu, bądź w *postaci późnej*, ujawniającej się w okresie dojrzewania. Częstość występowania tej choroby wynosi 1:12 000, przy czym częściej choroba ta występuje w niektórych grupach etnicznych (np. u Hiszpanów i Żydów). Odpowiedzialna za ten zespół mutacja może dotyczyć genu kodującego jedną z hydoksylaz zaangażowanych w syntezę steroidów: 21-hydroksylazy, 11-hydroksylazy lub 17-hydroksylazy (ryc. 11-27).

W 95% przypadków zespołu nadnerczowo-płciowego występuje inaktywacja genu kodującego 21-hydroksylazę (cytochrom P_{450c21}) – enzym niezbędny do wytwarzania kortyzolu. Zazwyczaj mutacja punktowa dotyczy analogicznego genu *P450c21B*; powoduje ona jego transformację do genu przypominającego nieaktywny pseudogen $P_{450c21A}$, a zmiana ta jest określana jako „konwersja genowa". Brak tego enzymu uniemożliwia syntezę kortyzolu, a wszystkie prekursory tego hormonu są przekształcane w androgeny. W niektórych przypadkach zaburzone zostaje również wytwarzanie aldosteronu. Podobne skutki może powodować niedobór 11-hydroksylazy lub 17-hydroksylazy.

Z powodu braku kortyzolu, który w warunkach prawidłowych stanowi główny element ujemnego sprzężenia zwrotnego w wydzielaniu ACTH, synteza przysadkowego ACTH wymyka się spod kontroli. Stężenie ACTH w surowicy krwi wzrasta, co powoduje pobudzenie syntezy androgenów. Podanie kortyzolu zmniejsza wydzielanie ACTH i powoduje poprawę obrazu klinicznego.

Postacie kliniczne zespołu nadnerczowo-płciowego:

- **Niedobór 21-hydroksylazy z wirylizacją i zespołem utraty soli.** Jest najczęściej występującą postacią niedoboru 21-hydroksylazy rozpoznawaną u małych dzieci. Zazwyczaj jest związany z niemożnością wytwarzania kortyzolu i przesunięciem syntezy steroidów w stronę androgenów. Wirylizacja narządów płciowych żeńskich rozpoczyna się w łonie matki podczas ciąży, dlatego też noworodek ma obojnacze zewnętrzne narządy płciowe,

Tabela 11-10. Przyczyny hirsutyzmu

Idiopatyczny*
rodzinny
Hiperandrogenizm pochodzenia jajnikowego
zespół wielotorbielowatych jajników
idiopatyczna hipertekoza jajnika (rozlana hiperplazja komórek osłonki jajnika)
guzy sznurów płciowych podścieliska jajnika (np. nowotwór komórek Sertolego-Leydiga)
hiperandrogenizm występujący w okresie ciąży (np. *hyperreactio luteinalis*)
Hiperandrogenizm nadnerczowy
zespół nadnerczowo-płciowy
zespół Cushinga
nowotwory kory nadnerczy (gruczolak, rak)
Guzy przysadki
guz prolaktynowy
gruczolak komórek somatotropowych
Otyłość z wytwarzaniem testosteronu na obwodzie
Hormony egzogenne
androgeny anaboliczne (np. atleci, kulturyści)
dosustne leki antykoncepcyjne
Leki
minoksydyl
fenytoina
cyklosporyna
Hermafrodytyzm prawdziwy

* Najczęstsza przyczyna hirsutyzmu.

z powiększoną łechtaczką i zrośniętymi fałdami wargowo-mosznowymi. Zaburzenie wytwarzania aldosteronu prowadzi do nerkowej utraty sodu i wody. Zazwyczaj u pacjentów występują: hiponatremia, odwodnienie i kwasica metaboliczna prowadząca do wstrząsu hipowolemicznego.

- **Niedobór 21-hydroksylazy z wirylizacją.** W tej postaci zespołu nadnerczowo-płciowego jedynym objawem jest wirylizacja zewnętrznych narządów płciowych. Nadmiar androgenów wytwarzanych przez korę nadnerczy związany jest z zahamowaniem syntezy kortyzolu i reaktywną nadprodukcją ACTH.
- **Późna postać niedoboru 21-hydroksylazy.** Jest to najłagodniejsza postać niedoboru 21-hydroksylazy, nie powodująca wirylizacji zewnętrznych narządów płciowych. U wielu pacjentów przebiega bezobjawowo lub z łagodnymi objwami wirylizacji. Klinicznie nie obserwuje się nieprawidłowości w budowie narządów płciowych u noworodków, ale w okresie dojrzewania u dziewczynek występują nieregularne miesiączki i niektóre objawy wirylizacji, takie jak hirsutyzm. Rozpoznanie jest ustalane na podstawie wyników badań laboratoryjnych.
- **Niedobór 11-hydroksylazy.** Jest najrzadziej występującą na świecie postacią zespołu nadnerczowo-płciowego, jednakże w niektórych krajach arabskich i w Izraelu stanowi najczęściej spotykaną postać tej choroby. Wytwarzanie kortyzolu i aldosteronu ulega zahamowaniu, co prowadzi do zwiększonej syntezy androgenów i wirylizacji narządów płciowych. Nagromadzenie 11-dezoksykortykosteronu, wykazującego działanie podobne do aldosteronu, zapobiega utracie soli i wody, co u większości pacjentów powoduje rozwój nadciśnienia tętniczego. Utrata potasu z moczem może przyczynić się do wystąpienia zasadowicy hipokaliemicznej.

Niedoczynność kory nadnerczy (choroba Addisona) charakteryzuje się niedoborem mineralokortykosteroidów i glikokortykosteroidów.

Choroba Addisona jest rzadko występującą przewlekłą niedoczynnością kory nadnerczy, która może się rozwinąć na skutek uszkodzenia gruczołu lub chirurgicznego jego usunięcia oraz uszkodzenia przysadki lub atrofii kory naderczy, spowodowanej długotrwałą terapią kortykosteroidami. Zniszczenie kory nadnerczy jest najczęściej spowodowane **autoimmunologicznym zapaleniem kory nadnerczy**. Nadnercza mogą również zostać uszkodzone na skutek odkładania w komórkach złogów amyloidu w przebiegu amyloidozy, hemosyderyny w hemochromatozie lub na skutek przerzutów nowotworów złośliwych. Zakażenie wirusem zespołu nabytego braku odporności (HIV) lub wirusem cytomegalii (CMV) może również przyczynić się do wystąpienia niedoczynności kory nadnerczy. Obecnie rzadziej spotykanymi w USA przyczynami tej choroby są gruźlica, histoplazmoza i inne zakażenia przewlekłe. Ostra meningokokowa sepsa może być przyczyną wystąpienia zespołu Waterhouse'a-Friderichsena, w którym masywny krwotoczny wylew do nadnerczy powoduje nagłe wystąpienie niewydolności tego gruczołu.

Objawy choroby Addisona wynikają z braku glikokortykosteroidów i mineralokortykosteroidów. Niedobór nadnerczowych androgenów nie powoduje widocznych objawów klinicznych. Większość objawów klinicznych, wymienionych poniżej oraz przedstawionych na ryc. 11-28, należy zaliczyć do objawów nieswoistych:

- osłabienie i szybkie męczenie się,
- zmniejszenie masy ciała i anoreksja,
- hiperpigmentacja skóry i błon śluzowych,
- nudności i wymioty,
- bóle brzucha,
- biegunka lub zaparcia,
- zmiany w elektrokardiogramie wynikające z hiperkaliemii, takie jak wysoki załamek T i wydłużony odstęp PR,
- arytmie i bloki serca,
- chęć spożywania słonych pokarmów,
- niedociśnienie ortostatyczne i omdlenia.

Wyniki badań laboratoryjnych zazwyczaj wykazują:

- niskie stężenia Na^+, Cl^- i HCO_3^-,
- wysokie stężenie K^+,
- odwodnienie,
- hipoglikemię,
- niskie stężenie aldosteronu i koryzolu,
- wysokie stężenie ACTH.

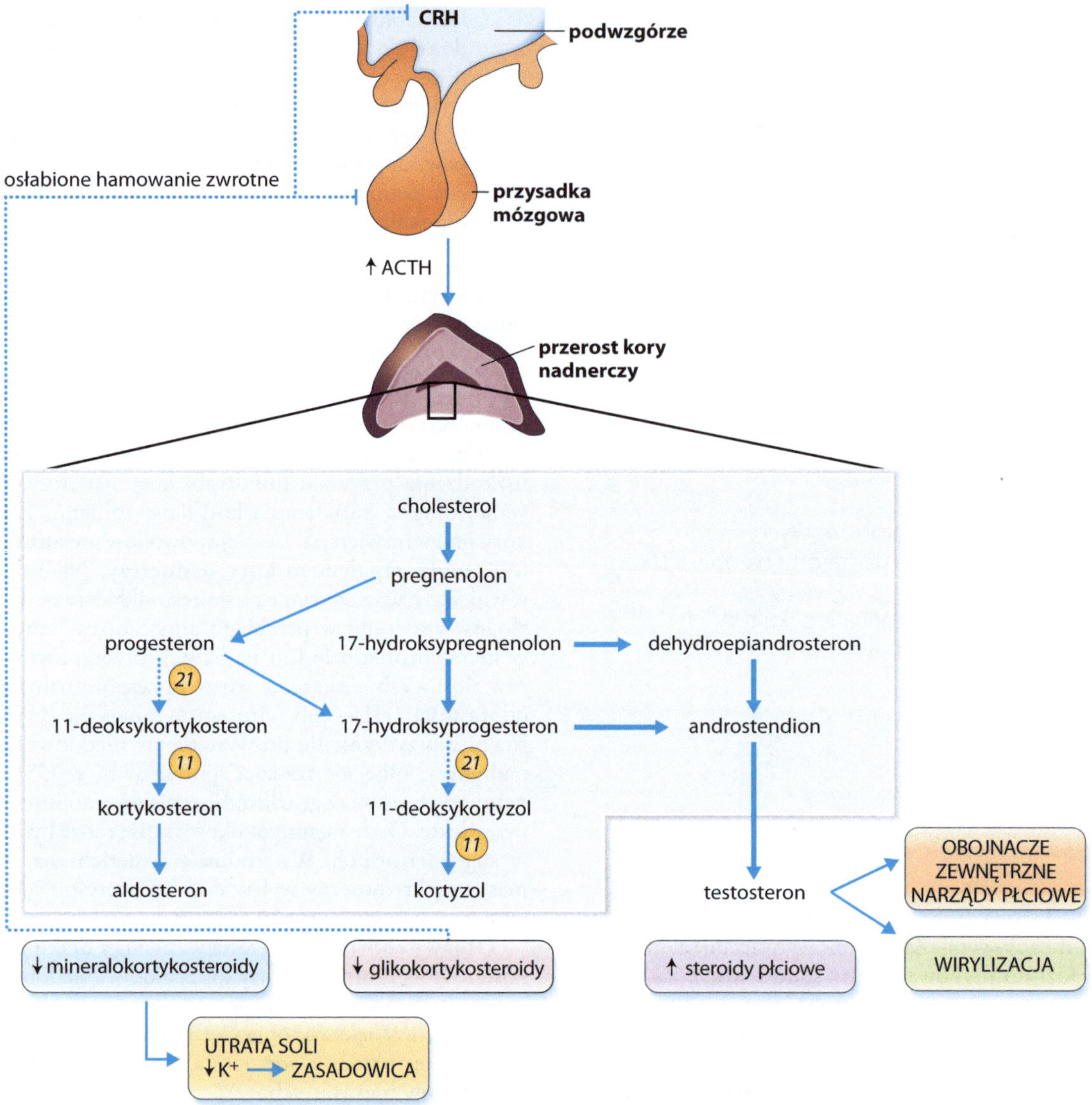

Ryc. 11-27. Zespół nadnerczowo-płciowy. Najczęstsza postać zespołu nadnerczowo-płciowego, w której występują obojnacze zewnętrzne narządy płciowe i zespół utraty soli, jest związany z niedoborem 21-hydroksylazy oraz zablokowaną syntezą kortyzolu i aldosteronu. Niedobór 11-hydroksylazy hamuje syntezę kortyzolu i aldosteronu, ale nagromadzenie 11-deoksykortykosteronu, który działa podobnie jak mineralokortykosteroidy, zapobiega utracie soli. ACTH – kortykotropina; CRH – hormon uwalniający kortykotropinę. (Opracowano na podstawie: V. Kumar, A.K. Abbas, N. Fausto [red.]: Robbins and Cotran Pathologic Basis of Disease, wyd. 7, Elsevier Saunders, Philadelphia 2005, s. 1213; wykorzystano za zgodą).

Stymulacja kory nadnerczy przez ACTH, który w warunkach prawidłowych powoduje wzrost stężenia kortyzolu we krwi, w chorobie Addisona daje wynik ujemny. Pierwotna i wtórna niedoczynność kory nadnerczy może być zróżnicowana za pomocą pomiaru kortyzolu: jeżeli pacjent ma niedoczynność przysadki, stężenie kortyzolu wzrasta, lecz jeśli choroba jest spowodowana uszkodzeniem nadnerczy, stężenie kortyzolu się nie zwiększa.

CHOROBY RDZENIA NADNERCZY

Rdzeń nadnerczy jest zbudowany z komórek, które wytwarzają katecholaminy: adrenalinę i noradrenalinę. Oba hormony są magazynowane w ziarnistościach cytoplazmatycznych komórek rdzenia nadnerczy i uwalniane w odpowiedzi na różne bodźce. Zazwyczaj hormony te są uwalniane do krwi podczas wysiłku fizycznego, w odpowiedzi na stres, po masywnym krwotoku, po urazie lub podczas zabiegów chirurgicznych.

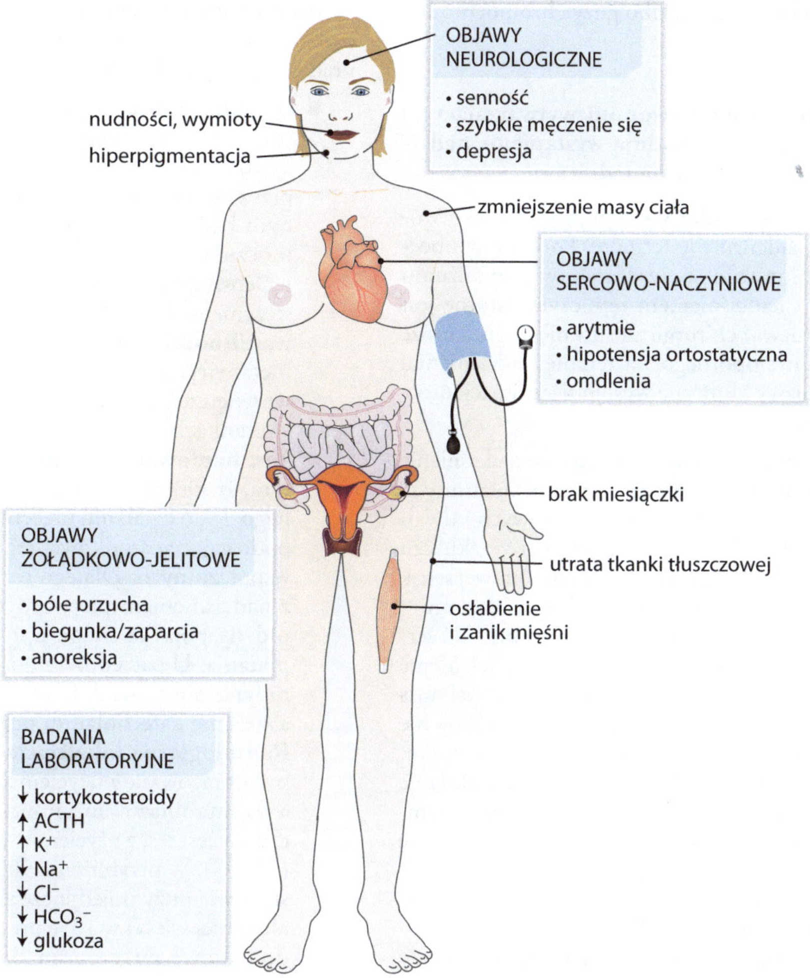

Ryc. 11-28. Objawy kliniczne choroby Addisona. ACTH – hormon adrenokortykotropowy.

Adrenalina i noradrenalina krążą we krwi w postaci związanej z albuminą. Hormony te wiążą się z receptorami α-adrenergicznymi i β-adrenergicznymi, występującymi w różnych narządach, wywołując szereg reakcji fizjologicznych. Najważniejsze narządy, na które działają katecholaminy, oraz skutki przez nie wywoływane, przedstawiono poniżej:

- serce – tachykardia i wzrost kurczliwości kardiomiocytów,
- naczynia krwionośne – zwężenie, ale również rozszerzenie niektórych naczyń krwionośnych,
- nerki – uwalnianie reniny,
- wątroba – glikogenoliza prowadząca do hiperglikemii,
- tkanka tłuszczowa – lipoliza,
- układ pokarmowy – relaksacja komórek mięśni gładkich i zahamowanie perystaltyki,
- skóra – potliwość, zimne i blade kończyny z powodu skurczu tętniczek obwodowych.

Adrenalina i noradrenalina są metabolizowane do **metanefryny** i **normetanefryny,** przekształcanych do **kwasu wanilinomigdałowego (VMA).** Produkty degradacji hormonów są wydalane z moczem, w którym mogą być ocenione z wykorzystaniem metod biochemicznych (ryc. 11-29).

Nowotwory są najważniejszymi chorobami rdzenia nadnerczy. W wieku dziecięcym większość nowotworów jest zbudowana z neuroblastycznych prekursorów komórek rdzenia nadnerczy i zaliczana jest do typu *neuroblastoma* (nerwiak zarodkowy). U osób dorosłych nowotwory wywodzą się z dobrze zróżnicowanych komórek rdzenia nadnerczy, wytwarzających adrena-

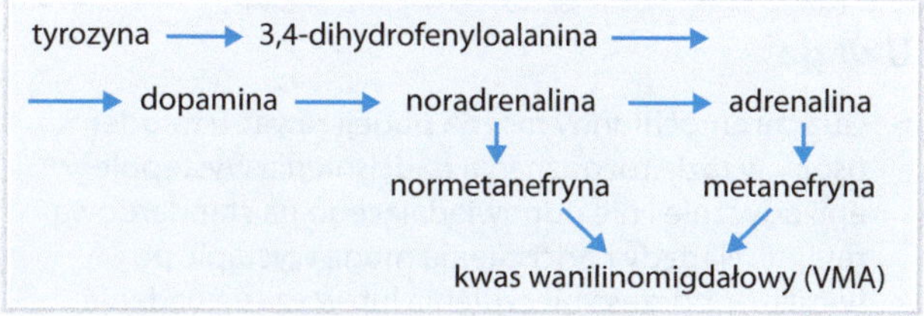

Ryc. 11-29. Synteza i rozkład katecholamin.

linę i noradrenalinę, i określane są jako guzy chromochłonne (*phaeochromocytoma*).

Guzy chromochłonne są nowotworami wytwarzającymi katecholaminy, dlatego też powodują wystąpienie nadciśnienia tętniczego o charakterze napadowym.

Guzy chromochłonne są rzadko występującymi nowotworami powodującymi nadciśnienie tętnicze. Pomimo iż obecność guza chromochłonnego stwierdza się w przybliżeniu u 1:1000 pacjentów z nadciśnieniem tętniczym, istotne jest jego rozpoznanie, ponieważ chirurgiczne usunięcie guza może spowodować wyleczenie opornego na terapię nadciśnienia. Oto najważniejsze objawy kliniczne występujące u pacjentów z guzem chromochłonnym:

- **Nadciśnienie tętnicze.** Zazwyczaj występuje nadciśnienie o charakterze napadowym, ponieważ katecholaminy są magazynowane w komórkach nowotworowych i uwalniane epizodycznie. Nadciśnienie wynika ze skurczu naczyń tętniczych i wzrostu pojemności minutowej serca, spowodowanej poprawą przepływu żylnego i dodatnim działaniem inotropowym katecholamin na mięsień sercowy. Mniej więcej u połowy pacjentów nadciśnienie występuje przewlekle i wykazuje nieznaczne wahania pomiędzy pomiarami. Zazwyczaj nadciśnienie to nie poddaje się standardowym metodom terapeutycznym.
- **Napadowe efekty sympatykominetyczne.** Uwalnianie adrenaliny i noradrenaliny powoduje liczne objawy sympatykomimetyczne, takie jak: nagły ból głowy, nadmierne pocenie się, uczucie kołatania serca, tachykardia, zaczerwienienie twarzy, nudności, wymioty i nieostre widzenie. Zazwyczaj ataki te nie trwają dłużej niż godzinę.
- **Epizody hipotensji ortostatycznej i omdleń**. Epizody te następują po napadach nadciśnienia, a u pacjentów z utrzymującym się nadciśnieniem pojawiają się przypadkowo i są spowodowane wyczerpaniem efektów adrenergicznych i niewystarczającą perfuzją niezbędnych do życia narządów.
- **Nasilenie metabolizmu** może się objawiać gorączką z nadmiernym poceniem się, tachykardią, szybkim męczeniem, a w przedłużającej się chorobie utratą masy ciała.
- **Hiperglikemia**. Katecholaminy mają działanie przeciwinsulinowe i nasilają glikogenolizę w wątrobie, prowadząc do podwyższenia stężenia glukozy we krwi. Hiperglikemii towarzyszy hiperlipidemia, spowodowana lipolitycznym działaniem katecholamin na obwodowe zapasy tkanki tłuszczowej.

Uwaga

> Guz chromochłonny można podejrzewać u młodej osoby w razie rozpoznania nadciśnienia występujego epizodycznie i nie odpowiadającego na standardową terapię. Napady nadciśnienia mogą wystąpić po wysiłku, podczas znieczulenia lub w czasie badania palpacyjnego jamy brzusznej.

Rozpoznanie guza chromochłonnego opiera się na wynikach badań laboratoryjnych, czynnościowych testach hamowania i radiologicznym zlokalizowaniu guza.

- **Badania laboratoryjne**. Zazwyczaj stężenie katecholamin lub ich pochodnych jest podwyższone zarówno we krwi, jak i w moczu. Ponieważ uwalnianie katecholamin przez guz odbywa się epizodycznie, najbardziej przydatnym badaniem jest przeprowadzenie dobowej zbiórki moczu. Chociaż oznaczenie stężenia **matanefryny** jest najlepszym testem przesiewowym, można również ocenić stężenie wolnej **adrenaliny, noradrenaliny** lub **kwasu wanilinomigdałowego (VMA).** Zwiększone stężenie metanefryny i VMA pochodzi z rozkładu katecholamin we wnętrzu guza, w mniejszym stopniu zaś z ich rozkładu w tkankach obwodowych.
- **Test hamowania klonidyną**. Badanie to opiera się na tym, iż klonidyna, agonista receptora α_2-adrenergicznego, lek o działaniu przeciwnadciśnieniowym, blokuje podlegające ośrodkowej regulacji zakończenia nerwów współczulnych. Dlatego też u osób zdrowych i u osób z nadciśnieniem pierwotnym hamujące działanie klonidyny pojawia się po upływie około 3 godzin od jej podania. U pacjentów z guzem chromochłonnym klonidyna nie powoduje obniżenia ciśnienia tętniczego, a stężenie katecholamin pozostaje wysokie.
- **Radiologiczna lokalizacja guza**. Większe guzy mogą być obrazowane z użyciem TK lub MR jamy brzusznej, a w celu zobrazowania mniejszych guzów nadnerczy najczulszy jest test z użyciem ^{131}I-metajodobenzylguanidyny (MIBG). W przybliżeniu 90% guzów chromochłonnych stanowią guzy pojedyncze zlokalizowane w nadnerczu, ale mniej więcej w 10% przypadków mogą występować dodatkowe guzy pozanadnerczowe, które mogą być mnogie i złośliwe.

ZABURZENIA HORMONALNE JAJNIKÓW

Jajniki pełnią dwojaką funkcję: wytwarzają komórki rozrodcze (oocyty) oraz hormony. U kobiet obie funkcje muszą być skoordynowane, aby zainicjować ciążę i spełnić funkcję rozrodczą.

Aktywność hormonalna jajników jest regulowana przez przysadkowe gonadotropiny – **hormon folikulotropowy (FSH)** i **hormon luteinizujący (LH)**, pozostające pod kontrolą podwzgórzowego **hormonu uwalniającego gonadotropiny** (ryc. 11-30). Uwalnianie tych ośrodkowych regulatorów zachodzi pulsacyjnie. Zahamowanie uwalniania FSH przez syntetyczne estrogeny/progestageny jest podstawą terapii antykoncepcyjnej.

W pierwszej części cyklu miesięcznego FSH pobudza komórki ziarniste pęcherzyka do wytwarzania **estrogenów**. Hormon luteinizujący stymuluje komórki tekalne na obwodzie pęcherzyków do wytwarzania androgenów, które przenikają przez błonę komórkową do światła pęcherzyka, a następnie są przekształcane do estrogenów. Komórki ziarniste wydzielają również hormony polipeptydowe – **inhibinę** i **aktywinę**, regulujące miejscowy stosunek estrogenów do androgenów.

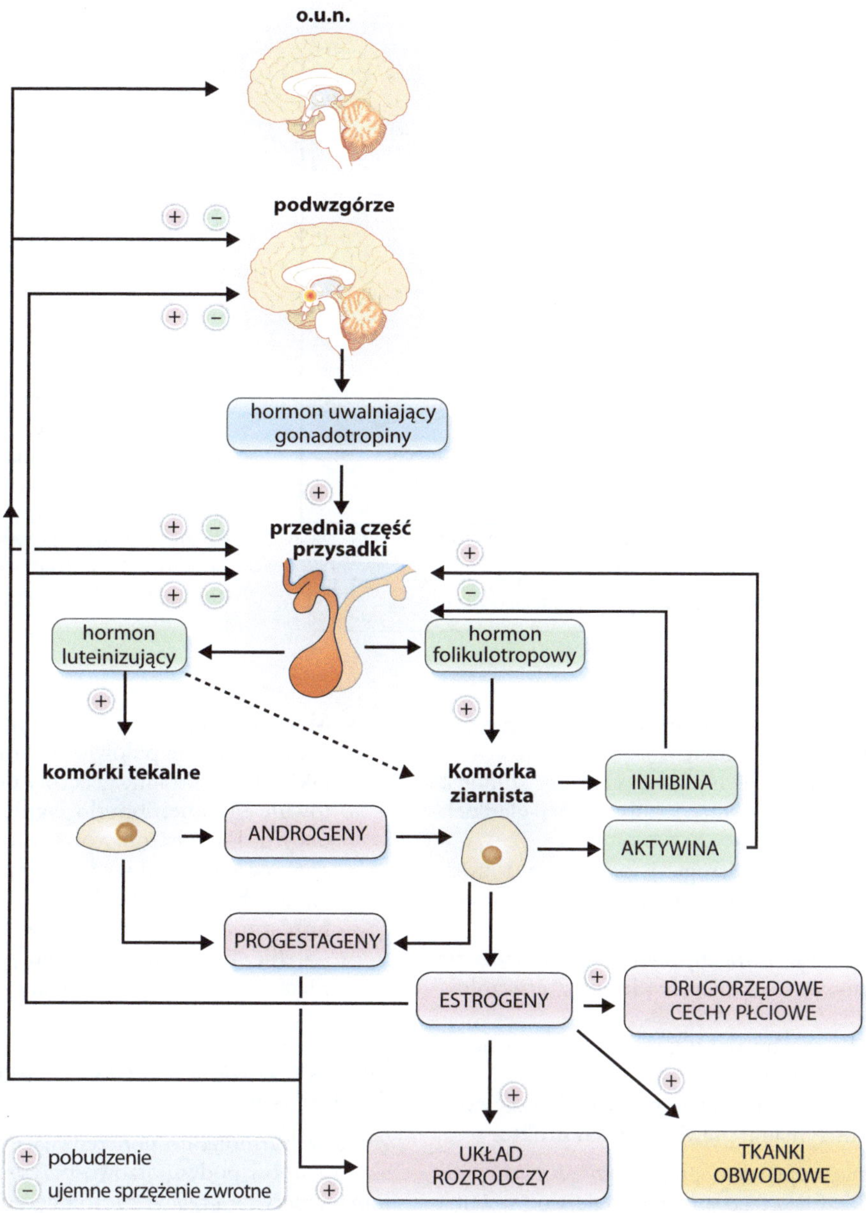

Ryc. 11-30. Oś podwzgórze–przysadka–jajniki. Hormon uwalniający gonadotropiny (GnRH) pobudza przysadkę do uwalniania hormonu folikulotropowego (FSH) i luteinizującego (LH). FSH i LH pobudzają komórki ziarniste i tekalne do wytwarzania estrogenów, progestagenów, androgenów, inhibiny i aktywiny, które pozostają w dodatnim lub ujemnym sprzężeniu zwrotnym z podwzgórzem i przysadką. Inhibina wpływa na przysadkę hamująco, natomiast aktywina oddziałuje w sposób pobudzający. O.u.n. – ośrodkowy układ nerwowy. (Opracowano na podstawie: W.F. Boron, E.L. Boulpaep (red.): Medical Physiology, W.B. Saunders, Philadelphia 2003, s. 1148).

Inhibina stymuluje syntezę androgenów, lecz hamuje ich konwersję do estrogenów. Aktywina wywiera wpływ przeciwny: hamuje syntezę androgenów oraz ułatwia ich konwersję do estrogenów. Inhibina pozostaje w ujemnym, a aktywina w dodatnim sprzężeniu zwrotnym z przysadką.

Estrogeny są głównymi hormonami wytwarzanymi w pierwszej części cyklu miesięcznego (ryc. 11-31). Głównymi narządami docelowymi dla estrogenów są pierwszorzędowe i drugorzędowe żeńskie narządy płciowe. Wiele innych narządów również podlega działaniu estrogenów:

- **Macica.** Rozwój i wzrost macicy w okresie dojrzewania i ciąży zależą od estrogenów. W odpowiedzi na estrogeny endometrium ulega proliferacji.
- **Pochwa.** Estrogeny są niezbędne do prawidłowego rozwoju pochwy. U dorosłych kobiet estrogeny pobudzają

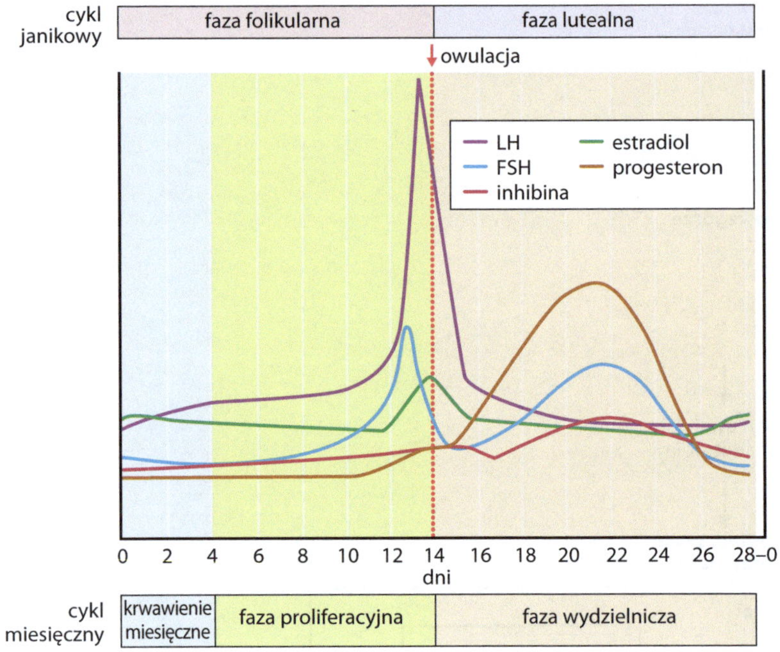

Ryc. 11-31. Zmiany hormonalne zachodzące w cyklu miesięcznym. Gwałtowny wzrost stężenia hormonu luteinizującego (LH) w 13. dniu cyklu powoduje owulację, przejście fazy proliferacyjnej w fazę wydzielniczą. Estrogeny są wytwarzane głównie przez jajniki w fazie proliferacyjnej (pęcherzykowej). Progesteron dominuje w fazie wydzielniczej. FSH – hormon folikulotropowy.

proliferację i dojrzewanie nabłonka wyściełającego pochwę i gromadzenie glikogenu.

- **Przewody Fallopa.** Estrogeny regulują czynność komórek rzęskowych, wytwarzanie śluzu i skurcz mięśni gładkich przewodów Fallopa.
- **Gruczoły piersiowe.** Estrogeny powodują rozwój gruczołów piersiowych oraz ich powiększenie w czasie dojrzewania.
- **Tkanka tłuszczowa.** Estrogeny pobudzają gromadzenie tkanki tłuszczowej w okolicy bioder oraz gruczołów piersiowych.
- **Owłosienie.** Estrogeny pobudzają wzrost owłosienia pachowego i łonowego.
- **Wzrost kości.** Estrogeny pobudzają wzrost kości i odgrywają istotną rolę w utrzymaniu prawidłowej ich struktury.

Estrogeny pozostają w ujemnym sprzężeniu zwrotnym z podwzgórzem i przysadką. Efekt tego sprzężenia zależy od stężenia hormonów oraz od aktywności jąder podwzgórza i przysadki. Przez dłuższą część cyklu estrogeny i progestageny wywierają ujemny wpływ na podwzgórze i przysadkę, przez co hamują wydzielanie hormonu uwalniającego gonadotropiny (GnRH), FSH i LH. Jednakże wzrost stężenia estrogenów w kilku ostatnich dniach fazy proliferacyjnej powoduje działanie odwrotne i sprzężenie ujemne przybiera formę sprzeżenia dodatniego. Ten sam skutek jest powodowany przez niewielki wzrost progestagenów. Prowadzi to do przedowulacyjnego wzrostu stężenia LH w środku cyklu, zapoczątkowania owulacji i przekształcenia pęcherzyka w ciałko żółte, które wydziela estrogeny i progesteron.

Gestageny – z których najważniejszym hormonem jest progesteron – działają głównie na narządy rozrodcze i pozostają w ujemnym sprzężeniu zwrotnym z podwzgórzem i przysadką.

- **Macica.** Progesteron utrzymuje integralność endometrium w drugiej połowie cyklu miesięcznego. Pobudza także endometrialne gruczoły do wydzielania i przygotowuje endometrium do zagnieżdżenia zapłodnionego oocytu. Progesteron wpływa również na gęstość śluzu szyjkowego i skład wydzieliny przewodów Fallopa.
- **Gruczoły piersiowe.** Progesteron podtrzymuje cykliczność zmian zachodzących w przewodach, płacikach i zrębie, przyczyniając się do powiększenia gruczołów piersiowych w fazie wydzielniczej cyklu miesięcznego.

Pierwsza miesiączka (*menarche*) pojawia się zazwyczaj po 9. roku życia.

Zmiany hormonalne poprzedzające dojrzewanie obejmują aktywację osi podwzgórzowo-przysadkowo-jajnikowej. *Menarche*, pierwsze krwawienie miesięczne, pojawia się zazwyczaj u dziewczynek po 9. roku życia i jest poprzedzone powiększeniem gruczołów piersiowych. Rozwój tych gruczołów przed 8. rokiem życia lub pojawienie się pierwszej miesiączki przed 9. rokiem życia jest uważane za dojrzewanie przedwczesne.

Dojrzewanie przedwczesne może występować pod wpływem wielu czynników, ale w 90% przypadków przyczyna pozostaje nie wyjaśniona (**dojrzewanie wrodzone przedwczesne**). Inne przyczyny, takie jak organiczne uszkodzenia mózgu lub nowotwory mózgu, jajników bądź nadnerczy, występują rzadziej.

Dojrzewanie charakteryzuje się nasileniem syntezy estrogenów, które są odpowiedzialne za rozwój większości drugorzędowych żeńskich cech płciowych, prowadząc do rozwoju narządów płciowych i powiększenia gruczołów piersiowych. Estradiol i androgeny wytwarzane przez nadnercza i jajniki są odpowiedzialne za pojawienie się owłosienia łonowego i pachowego. Estrogeny pobudzają wzrost kości i przyczyniają się do przyspieszenia tempa wzrostu towarzyszącego procesowi dojrzewania. Jest to możliwe dzięki bezpośredniemu działaniu estrogenów na komórki chrząstek nasadowych kości. Estrogeny przyczyniają się do wzmocnienia kości, ale działanie ich nie jest tak skuteczne jak testosteronu.

Zanik miesiączek powoduje inwolucja jajników związana z menopauzą.

Jajniki zawierają ograniczoną liczbę oocytów i pęcherzyków Graafa. Maleje ona z wiekiem i staje się nie wystarczająca do utrzymania regularnych owulacji i miesiączek. Po wyczerpaniu zasobu oocytów miesiączki przestają się pojawiać i kobieta wchodzi w fazę menopauzy. U większości kobiet menopauza rozpoczyna się pomiędzy 45. a 55. rokiem życia, ale w niektórych przypadkach może się pojawić wcześniej. Jeżeli menopauza rozpoczyna się przed 40. rokiem życia, co występuje mniej więcej u 1% kobiet, określa się ją mianem **przedwczesnej menopauzy**.

Menopauzę charakteryzuje zaprzestanie pojawiania się cykli miesięcznych i zmniejszone wytwarzanie estrogenów. Jajniki wytwarzają coraz **mniej estrogenów**, a ich wytwarzanie jest przejmowane przez obwodową tkankę tłuszczową, która staje się u kobiet głównym ich źródłem. Niskie stężenie estrogenów we krwi jest sprzężone z podwyższeniem stężenia we krwi FSH i LH. Synteza androstendionu, wytwarzanego przed menopauzą w podobnych ilościach przez nadnercza i jajniki, także się zmniejsza, wytwarzanie zaś testosteronu przez jajniki pozostaje na niezmienionym poziomie.

Zmiany hormonalne zachodzące w okresie menopauzy powodują wystąpienie epizodów **uderzeń gorąca**. Są one spowodowane nieregularną aktywacją układu współczulnego, występującą równolegle z przysadkowym wyrzutem FSH i LH. Jednakże zmiany te nie są ze sobą powiązane.

Zmniejszone wytwarzanie estrogenów przez jajniki wywołuje liczne zmiany o charakterze troficznym dotyczące wielu narządów. Macica ulega inwolucji, a endometrium zanika. Ponadto zmiany zanikowe obejmują błonę śluzową pochwy.

Brak miesiączki (*amenorrhoea*) wynika z zaburzenia funkcjonowania osi podwzgórzowo-przysadkowo-jajnikowej.

Amenorrhoea jest stanem, w którym nie występuje cykl menstruacyjny i nie pojawiają się krwawienia miesięczne. Może być poprzedzona zaburzeniami miesiączkowania, podczas których występują rzadkie krwawienia (*oligomenorrhoea*), bolesne oraz nieregularne miesiączki (*dysmenorrhoea*) lub krwawienia obfite (*menorrhagia*).

Brak miesiączki można podzielić na pierwotny lub wtórny:

- **Pierwotny brak miesiączki.** Jako klinicznie pierwotny brak miesiączki określa się stan, w którym miesiączka nie pojawiła się do 16. roku życia. Postać ta jest związana z nieprawidłowym rozwojem żeńskich narządów rozrodczych lub przysadki, może też być wynikiem uwarunkowanych genetycznie zaburzeń metabolicznych, mających wpływ na uwalnianie hormonów z przysadki, jajników lub nadnerczy.
- **Wtórny brak miesiączki.** W postaci tej miesiączka występuje w okresie dojrzewania, ale później dochodzi do zaprzestania owulacji i braku miesiączek. Klinicznie *amenorrhoea* jest rozpoznawana, jeżeli u kobiety nie wystąpią trzy kolejne krwawienia miesięczne. Ten typ braku miesiączki występuje najczęściej w związku z ciążą oraz może być wywołany środkami antykoncepcyjnymi. Najczęstszą przyczyną wtórnego braku miesiączki są zmiany hormonalne, obejmujące zaburzenia funkcjonowania przysadki, tarczycy, kory nadnerczy i jajników. Ważną przyczyną braku miesiączki jest dysfunkcja osi podwzgórzowo-przysadkowej spowodowana przez jadłowstręt psychiczny (*anorexia nervosa*) lub bulimię. Również stres może się przyczynić do wystąpienia *amenorrhoea*. Kolejną częstą przyczyną przewlekłego braku miesiączki jest zespół wielotorbielowatych jajników. Najważniejsze przyczyny braku miesiączki wymieniono w tab. 11-11.

Uwaga

> *Amenorrhoea* występuje u około 2 % kobiet, które przerwały antykoncepcję w celu zajścia w ciążę. Ponieważ brak miesiączki występuje z podobną częstością u kobiet nie przyjmujących środków antykoncepcyjnych, wskazuje to, iż *amenorrhoea* nie jest konsekwencją przyjmowania środków antykoncepcyjnych.

Tabela 11-11. Przyczyny braku miesiączki (*amenorrhoea*)

Zaburzenia o charakterze rozwojowym
aberracje chromosomowe (np. zespół Turnera)
agenezja macicy
dysgenezja gonad
wrodzone zaburzenia syntezy hormonów (np. zespół nadnerczowo-płciowy)
Przyczyny podwzgórzowe
jadłowstręt psychiczny (*anorexia nervosa*)
depresja
guzy podstawy mózgu
Przyczyny przysadkowe
guz prolaktynowy
panhipopituitaryzm (np. zespół Sheehana)
Przyczyny jajnikowe
zespół wielotorbielowatych jajników
uszkodzenie jajników chemioterapeutykami
przedwczesna menopauza
Nieprawidłowości macicy/pochwy

Zespół wielotorbielowatych jajników związany jest z zaburzeniami funkcjonowania osi podwzgórzowo-przysadkowo-jajnikowo-nadnerczowej.

Zespół wielotorbielowatych jajników zawdzięcza nazwę typowym zmianom patologicznym – powiększeniu jajników, w których powstają liczne cysty. Początkowo podejrzewano, iż kobiety z tym zespołem nie mają owulacji z powodu anatomicznej przeszkody istniejącej w jajnikach, ale później okazało się, iż przyczyna braku owulacji jest natury hormonalnej.

Zespół wielotorbielowatych jajników to stosunkowo często występujące schorzenie, którego przyczyna nie została poznana i które najprawdopodobniej jest wynikiem kilku powiązanych ze sobą zaburzeń hormonalnych i metabolicznych. Jajniki nie odpowiadają na gonadotropiny przysadkowe, co powoduje brak owulacji. Jednakże dokładny mechanizm braku owulacji pozostaje nieznany. Wydaje się, iż komórki ziarniste nie odpowiadają na LH i dlatego też nie mogą dojrzewać do czasu pęknięcia pęcherzyka i uwolnienia oocytu. Oocyty giną, a niedojrzałe pęcherzyki przekształcają się w wypełnione płynem cysty wysłane komórkami ziarnistymi.

Chociaż patogeneza zespołu wielotorbielowatych jajników nie została całkowicie poznana, uważa się, iż zmiany w różnych narządach są spowodowane zaburzeniami funkcjonowania osi podwzgórzowo-przysadkowo-jajnikowo-nadnerczowej. Zaburzenia hormonalne mają charakter złożony i w większości przypadków dochodzi do wzrostu stężenia we krwi wymienionych poniżej hormonów:

- hormonu luteinizującego (LH) (stosunek LH:FSH podwyższa się do 2,5:1),
- androgenów nadnerczowych,
- estrogenów,
- insuliny.

Objawy kliniczne charakterystyczne dla zespołu wielotorbielowatych jajników są następujące:

- **Zaburzenia miesiączkowania.** Zaburzenia te są różnie nasilone i wahają się od rzadkiego miesiączkowania do długotrwałych cykli bezowulacyjnych i braku miesiączki. Zespół wielotorbielowatych jajników stanowi około 30% przypadków wtórnego braku miesiączki u młodych kobiet. W zespole tym często występuje niepłodność.
- **Hirsutyzm.** Nadmierne owłosienie twarzy i klatki piersiowej z towarzyszącym trądzikiem.
- **Otyłość.** Nadmiar tkanki tłuszczowej przyczynia się do hiperestrogenizmu spowodowanego obwodową konwersją androgenów nadnerczowych do estrogenów.
- **Plamienie i krwawienia pochwowe.** Krwawienia te są związane z przerostem błony śluzowej macicy spowodowanym hiperestrogenizmem.
- **Insulinooporność.** Może wystąpić hiperglikemia lub jawna cukrzyca.
- **Dyslipidemia.** Jest wynikiem otyłości i insulinooporności.
- **Nadciśnienie tętnicze.** W połączeniu z hiperlipidemią przyczynia się do przyspieszenia miażdżycy.

ZABURZENIA HORMONALNE JĄDER

Jądra – gonady męskie – pełnią dwie funkcje: wytwarzają plemniki i wydzielają androgeny.

Spermatogeneza zachodzi w kanalikach nasiennych, zawierających komórki rozrodcze w różnych stadiach rozwojowych i **komórki Sertolego**. Międzykanalikowa przestrzeń śródmiąższowa zawiera **komórki Leydiga**, które wydzielają androgeny.

Podobnie jak w przypadku jajników, jądra znajdują się pod kontolą podwzgórzowego GnRH i hormonów przysadkowych FSH i LH (ryc. 11-32). Gonadotropiny pobudzają komórki Sertolego i Leydiga, które podtrzymują proces spermatogenezy.

- **Komórki Sertolego.** Podstawową funkcją tych komórek jest podtrzymywanie procesu spermatogenezy. Komórki te wytwarzają polipeptyd inhibinę, hamującą uwalnianie gonadotropin przysadkowych. Ponadto komórki Sertolego wytwarzają czynniki wzrostu pobudzające wzrost komórek Leydiga, białko nośnikowe dla androgenów oraz estrogeny.
- **Komórki Leydiga.** Są to śródmiąższowe komórki stanowiące pierwotne źródło testosteronu i innych androgenów u mężczyzn. Androgeny wykazują działanie miejscowe na komórki Sertolego i komórki plemnikotwórcze. Hormony te są także uwalniane do krwi.

Testosteron po przekształceniu do dehydrotestosteronu (DHT) jest transportowany do jądra komórkowego, gdzie oddziałuje na odpowiedni gen, pobudzając syntezę białka. Ponad 95% testosteronu pochodzi z jąder, a więcej niż 80% krążącego DHT powstaje w wyniku obwodowej konwersji testosteronu.

Najważniejsze skutki działania testosteronu:

- rozwój wewnętrznych i zewnętrzych męskich narządów płciowych w okresie życia płodowego,
- wzrost i rozwój męskich narządów płciowych w okresie dojrzewania,
- zapoczątkowanie i podtrzymywanie procesu spermatogenezy,
- rozwój drugorzędowych cech płciowych męskich w okresie dojrzewania:
  - mutacja głosu,
  - wzrost owłosienia łonowego, pachowego i klatki piersiowej,
  - rozwój gruczołów łojowych i potowych,
- szybki wzrost kości w okresie dojrzewania (wspólnie z hormonem wzrostu),
- zamknięcie chrząstek nasadowych kości długich pod koniec okresu dojrzewania,
- podtrzymywanie funkcji rozrodczych i libido,
- rozwój mięśni szkieletowych,
- wpływ na mózg, warunkujący męski typ zachowań.

Hipogonadyzm charakteryzuje się obniżeniem wytwarzania testosteronu.

Hipogonadyzm charakteryzuje się niedoczynnością jąder. Następstwa niedoczynności jąder zależą w znacznym stopniu

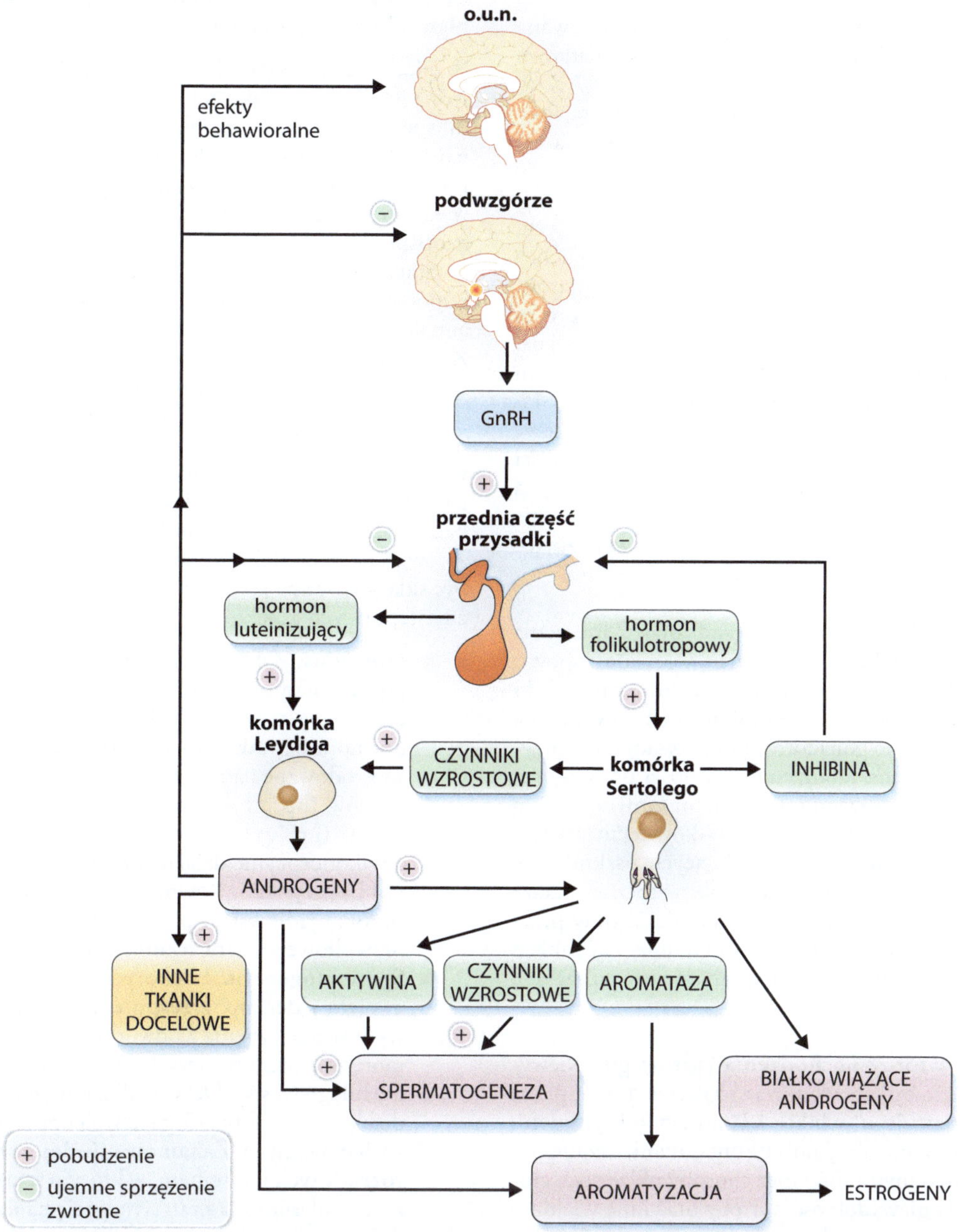

Ryc. 11-32. Oś podwzgórzowo-przysadkowo-jądrowa. (Opracowano na podstawie: W.F. Boron, E.L. Boulpeap [red.]: Medical Physiology, W.B. Saunders, Philadelphia 2003, s. 1125).

od wieku pacjenta oraz patogenezy choroby. Hipogonadyzm może być sklasyfikowany jako:

- **Hipogonadyzm pierwotny pochodzenia jądrowego.** Przyczyną choroby jest nieprawidłowy rozwój jąder. Postać ta charakteryzuje się niskim stężeniem testosteronu we krwi.
- **Hipogonadyzm podwzgórzowo-przysadkowy.** W postaci tej stężenie testosteronu i gonadotropin we krwi jest niskie.
- **Hipogonadyzm wtórny pochodzenia jądrowego.** W postaci tej uszkodzenie w wieku dorosłym prawidłowo funkcjonujących jąder powoduje ich niedoczynność. Funkcja hormonalna jąder może być nadal zachowana, ale proces spermatogenezy ulegnie osłabieniu.

Pierwotny hipogonadyzm pochodzenia jądrowego. Stan ten jest następstwem nieprawidłowego rozwoju jąder. Typowym przykładem pierwotnego hipogonadyzmu jest zespół Klinefeltera – choroby spowodowanej mutacją chromosomową. Genetyczna płeć pacjentów to płeć męska, uwarunkowana obecnością chromosomu Y, ale w kariotypie pacjenta dodatkowo występują dwa lub większa liczba chromosomów X (47,XXY lub 48,XXXY). Jądra zanikają i wytwarzają niedostateczną ilość testosteronu. U chorego nie zachodzi proces dojrzewania ani proces spermatogenezy.

Zespół Klinefeltera jest rozpoznawany na podstawie wyników badań klinicznych, laboratoryjnych i cytogenetycznych. Klinicznie pacjenci są wysokiego wzrostu z cechami eunuchoidalnymi i ginekomastią. Prącie jest niewielkich rozmiarów, a jądra atroficzne. W wieku młodzieńczym nie zachodzi proces dojrzewnia, a drugorzędowe cechy płciowe się nie rozwijają. Badania laboratoryjne potwierdzające rozpoznanie zespołu wykazują niskie stężenie testosteronu i wysokie stężenie FSH. Jeżeli stężenie FSH we krwi jest trzy razy wyższe niż prawidłowe i zostaje potwierdzona aspermatogeneza, nie ma konieczności wykonania biopsji jąder, zwłaszcza jeśli kliniczne objawy są zgodne z rozpoznaniem zespołu Klinefeltera. Rozpoznanie zespołu potwierdzają badania cytogenetyczne, wykazujące obecność dodatkowego chromosomu X.

Hipogonadyzm podwzgórzowo-przysadkowy. Zaburzenia te są znane również jako hipogonadyzm hipogonadotropowy, w którym stwierdza się niskie stężenie testosteronu, FSH i LH. Podstawowy defekt wiąże się z zaburzeniem uwalniania GnRH z podwzgórza lub gonadotropin z przysadki. Na przykład w zespole Kallmana zaburzenia czynności podwzgórza są związane z nieprawidłowym uwalnianiem GnRH i utratą neuronów węchowych, co prowadzi do całkowitej utraty węchu (anosmii). Do czynników powodujących uszkodzenie podwzgórza należą: guzy mózgu, urazy pokrwotoczne, a także interwencja chirurgiczna. Ponadto zniszczenie szypuły przysadki lub samej przysadki przez nowotwory, urazy czy zabiegi chirurgiczne może również całkowicie zahamować pulsacyjne wydzielanie FSH i LH.

Hipogonadyzm wtórny pochodzenia jądrowego. Niewydolność jąder może być spowodowana zakażeniami (np. zapalenie jąder w przebiegu świnki), lekami cytotoksycznymi, naświetlaniem, urazami, zabiegami chirurgicznymi oraz innymi czynnikami zewnętrznymi. Również choroby układowe, głodzenie, przewlekła niewydolność wątroby oraz inne wielonarządowe zaburzenia hormonalne wpływają na czynność jąder, a w wielu przypadkach mogą wywierać niekorzystny wpływ na oś podwzgórzowo-przysadkowo-jądrową. Najczęstszą przyczyną uszkodzenia jąder jest **wnętrostwo,** występujące mniej więcej u 0,5% dzieci płci męskiej. Najczęściej wnętrostwo jest jednostronne, a zatem drugie, prawidłowe jądro może kompensować utratę jego funkcji.

W zależności od przyczyny uszkadzającej, jądra mogą ulec widocznej atrofii lub pozostać prawidłowych rozmiarów i wykazywać tylko histologiczne oznaki hialinizacji kanalików nasiennych i zaniku spermatogenezy. Stężenie testosteronu we krwi pozostaje zazwyczaj w granicach normy. Ejakulat może zawierać zmniejszoną liczbę plemników (*oligospermia*), a niepłodność występuje, jeżeli uszkodzenie jąder jest znaczne i obustronne.

Bezpłodność męską charakteryzuje zmniejszona liczba plemników w ejakulacie.

Bezpłodność męską charakteryzuje brak plemników lub zmniejszona ich liczba w ejakulacie. W warunkach prawidłowych 1 ml spermy zawiera w przybliżeniu 60 mln plemników. Jeżeli ich liczba jest niższa niż 20 mln, to stan taki określany jest jako **oligospermia**. Brak żywych plemników w ejakulacie wykazany w badaniu mikroskopowowym jest określany jako **azoospermia**.

Statystyki dotyczące niepłodności wskazują, iż 80% kobiet współżyjących ze stałym partnerem bez stosowania środków antykoncepcyjnych zachodzi w ciążę w pierwszym roku związku. Z pozostałych 20% kobiet część zachodzi w ciążę w drugim roku, a około 15% par jest niezdolnych do poczęcia dziecka, dlatego też są one uważane za pary niepłodne. Mniej więcej u 60% par niepłodnych przyczyna leży po stronie kobiety, w 30% przypadków po stronie mężczyzny, a u 10% pozostałych par przyczyna nie zostaje wyjaśniona. Dlatego też w przypadku badań dotyczących niepłodności powinien być diagnozowany zarówno partner płci żeńskiej, jak i męskiej. Przyczyna może być sklasyfikowana jako pierwotna, odnosząca się do jednego z następujących aspektów procesu rozmnażania:

- **Hormony.** Zaburzenia hormonalne mogą dotyczyć osi podwzgórzowo-przysadkowo-gonadalnej. Zaburzenia cyklu menstruacyjnego lub zahamowanie uwalniania hormonów podwzgórzowo-przysadkowych może być spowodowane nadmiernym wytwarzaniem innych hormonów (np. prolaktyny) lub przyjmowaniem androgenów (np. w kulturystyce). Ponadto doustne środki antykoncepcyjne działają przez hamowanie uwalniania FSH z przysadki. Również niektóre choroby, głodzenie się oraz jadłowstręt psychiczny powodują zaburzenia prawidłowego wytwarzania hormonów.
- **Spermatogeneza.** U chorych z wrodzonym niedorozwojem jąder, np. z **zespołem Klinefeltera**, jądra nie wytwarzają nasienia z powodu braku testosteronu i komórek plemnikotwórczych. W **zespole samych komórek Sertolego** (zespół Del Castilla) u mężczyzn stwierdza się defekt genetyczny polegający na braku gamet w kanalikach nasiennych. **Zahamowanie dojrzewania komórek rozrodczych** jest stanem, w którym spermatogeneza nie zostaje ukończona i zatrzymuje się na jednym z etapów dojrzewania komórek rozrodczych. **Hipospermatogeneza** jest zaburzeniem określającym grupę wrodzonych i nabytych chorób charakteryzujących się osłabieniem spermatogenezy.
- **Niedrożność.** Nieprawidłowości anatomiczne lub nabyte uszkodzenia będące następstwem zakażeń, urazów lub zabiegu chirurgicznego mogą zaburzać prawidłowe połączenie między jajnikami a macicą (najczęściej w przewodach Fallopa) i przez to uniemożliwić zapłodnienie lub zagnieżdżenie się komórki jajowej. U mężczyzn niedrożność najądrza lub nasieniowodów może uniemożliwić dotarcie plemników do końcowych części układu rozrodczego, powodując **azoospermię niedrożnościową**. Taki sam skutek powoduje zabieg o charakterze antykoncepcyjnym – wazektomia.

PRZYPADKI KLINICZNE

Przypadek 1. TRZYDZIESTOLETNI MĘŻCZYZNA SKARŻĄCY SIĘ NA BÓLE GŁOWY, ZABURZENIA MOWY I NIEOSTRE WIDZENIE

Wywiad. Trzydziestoletni mężczyzna skarżący się na ciągłe bóle głowy zwrócił ostatnio uwagę na nieostre widzenie[1]. Ponadto zauważył, iż pojawiły się problemy z mówieniem, a tembr głosu się obniżył[2].

Badanie przedmiotowe. Najbardziej widocznymi objawami były wysunięcie szczęki i powiększenie nosa. Pomiędzy zębami pojawiły się szczeliny, a język wydawał się powiększony. Mowa pacjenta była niewyraźna. Porównanie ze zdjęciem pacjenta z prawa jazdy (wykonanym 3 lata wcześniej) wykazało pogrubienie rysów twarzy. Powiększyły się również dłonie i stopy, a ich palce wydawały się grubsze niż zazwyczaj. Ponadto stwierdzono powiększenie wątroby[3], nadciśnienie tętnicze i skurczowy szmer w sercu. W badaniu radiologicznym stwierdzono powiększenie przednio-tylnego wymiaru serca[4].

Badania laboratoryjne. Stwierdzono nieznaczny wzrost glikemii bez towarzyszącej glikozurii[5]. W innych testach rutynowych nie wykazano odchyleń od stanu prawidłowego.

Procedury diagnostyczne. Przeprowadzono szczegółowe badania radiologiczne obejmujące TK i MR, w których wykazano pogrubienie kości czaszki i powiększenie siodła tureckiego. W kościach dłoni i stóp wykazano pogrubienie warstwy korowej, z poszerzeniem dalszych części paliczków[6]. Ocena pola widzenia wykazała hemianopsję[7]. Badania specjalistyczne obejmowały ocenę stężenia hormonu wzrostu po podaniu glukozy oraz pomiar stężenia somatomedyny C (IGF-I). Badania te potwierdziły przypuszczalne rozpoznanie[8].

Badanie kontrolne. Po wykonaniu hipofizektomii przez zatokę klinową stan pacjenta znacznie się poprawił.

Pytania i zagadnienia do dyskusji:

1. Co może być przyczyną bólów głowy i nieostrgo widzenia? Czy ból głowy może być oznaką choroby o charakterze endokrynnym? Jakim zaburzeniom hormonalnym mogą towarzyszyć bóle głowy? Jaka jest patogeneza bólów głowy w przypadku każdej z wymienionych chorób?
2. Co może być przyczyną niewyraźnej mowy? Dlaczego u pacjenta obniżył się tembr głosu?
3. Jaki jest wspólny mianownik wszystkich objawów klinicznych? Wyjaśnij, jakie znaczenie w diagnozie miało zdjęcie pacjenta w prawie jazdy.
4. Wyjaśnij objawy sercowo-naczyniowe.
5. Czy u pacjenta występowała cukrzyca czy nietolerancja glukozy? W jaki sposób można to udowodnić? Wyjaśnij patogenezę hiperglikemii. Dlaczego nie jest ona związana z glikozurią?
6. Zinterpretuj wyniki badań radiologicznych. Który z nich jest odpowiedzialny za zmiany patologiczne przyczyniające się do rozwoju pozostałych zmian?
7. Jaka jest przyczyna obustronnej hemianopsji?
8. Dlaczego przed pomiarem stężenia we krwi hormonu wzrostu podaje się glukozę? Czy somatomedyna jest wytwarzana przez przysadkę? W jaki sposób korelują ze sobą stężenia GH i somatomedyny C?

Przypadek 2. CZTERDZIESTOLETNIA KOBIETA SKARŻĄCA SIĘ NA CZĘSTE KOŁATANIA SERCA I NADMIERNĄ POTLIWOŚĆ

Wywiad. Czterdziestoletnia kobieta zaobserwowała u siebie szybkie i mocne bicie serca[1]. Pacjentka zgłaszała uczucie gorąca na twarzy i twierdziła, że czuje się znacznie lepiej w chłodnych pomieszczeniach. Przez cały czas miała spocone dłonie i stopy[2]. W ostatnich trzech miesiącach schudła około 5 kilogramów[3].

Badanie przedmiotowe. Pacjentka sprawiała wrażenie zdenerwowanej i niespokojnej[4]. Widoczne były wytrzeszcz oczu i znaczna niedomykalność powiek[5]. U pacjentki stwierdzono podwyższoną temperaturę oraz ciepłe i spocone dłonie. Osłuchowo stwierdzono tachykardię oraz podwyższone ciśnienie skurczowe i prawidłowe ciśnienie rozkurczowe[6]. Nad powiększoną i ocieploną tarczycą stwierdzono obecność wyraźnego szmeru[7].

Wyniki badań laboratoryjnych. W rutynowych badaniach laboratoryjnych nie stwierdzono odchyleń od normy. Stężenie TSH było obniżone, natomiast stężenie T_4 i T_3 – podwyższone[8]. Ponadto w surowicy stwierdzono wysokie miano przeciwciał przeciwko receptorowi TSH i tyreoglobulinie[9].

Procedury diagnostyczne. Scyntygrafia tarczycy z użyciem jodu promieniotwórczego wykazała rozproszony wychwyt pierwiastka w całym gruczole.

Badanie kontrolne. Leczenie lekami przeciwtarczycowymi dało korzystne wyniki, a stan pacjentki się poprawił.

Pytania i zagadnienia do dyskusji:

1. Czy u pacjentki występowały kołatania serca? Wyjaśnij, dlaczego.
2. Jakie są możliwe przyczyny tych objawów?
3. Jakie są przyczyny mimowolnego zmniejszenia się masy ciała u tej 40-letniej pacjentki?
4. Dlaczego chora była zdenerwowana i niespokojna?
5. Dlaczego u tej pacjentki występował wytrzeszcz? Jaka jest patogeneza tego objawu?
6. Dlaczego pacjentka miała podwyższone ciśnienie skurczowe krwi? Czy w razie niepodjęcia leczenia choroby mogłaby się rozwinąć u tej pacjentki niewydolność serca?

Jakiego typu byłaby to niewydolność serca: z dużą czy z małą pojemnością minutową serca?
7. Jakie mogą być przyczyny powiększenia tarczycy? Jaka jest najczęstsza przyczyna powiększenia tarczycy? Czy u pacjentki występowało wole?
8. Wyjaśnij zakres badań diagnostycznych tarczycy. Jakie znaczenie ma podwyższone stężenie TSH?
9. Ocena których przeciwciał jest przydatna w diagnostyce chorób tarczycy?
10. W jaki sposób przeprowadzana jest scyntygrafia tarczycy?

Przypadek 3. TRZYDZIESTOPIĘCIOLETNIA KOBIETA Z NADCIŚNIENIEM TĘTNICZYM

Epikryza. Trzydziestopięcioletnia kobieta z nadciśnieniem tętniczym stwierdzonym podczas rutynowego badania przed przyjęciem do pracy. Pomimo iż podano diuretyki i β-adrenolityk, ciśnienie się nie obniżyło, a nawet wzrosło[1].

Badanie przedmiotowe. U pacjentki stwierdzono nadciśnienie skurczowo-rozkurczowe. Nie stwierdzono obrzęków ani innych objawów niewydolności serca.

Badania laboratoryjne. Stężenie sodu w surowicy we krwi było wysokie, a potasu niskie, podczas gdy stężenie potasu w moczu było wysokie, a sodu niskie[2].

Stężenie aldosteronu w surowicy krwi było wysokie, a aktywność reniny była niska[3].

Procedury diagnostyczne. Przeprowadzony test obciążenia NaCl wykazał brak hamowania wydzielania aldosteronu[4]. W badaniu radiologicznym stwierdzono obecność guza w lewym gruczole nadnerczowym[5].

Badanie kontrolne. W badaniu patologicznym stwierdzono obecność żółtego guza w nadnerczu, który w badaniu histologicznym wykazywał typowe cechy łagodnego guza kory nadnerczy (gruczolaka)[6]. Po chirurgicznym usunięciu guza stan chorej szybko się poprawił.

Pytania i zagadnienia do dyskusji:
1. Jakie mogą być przyczyny nadciśnienia tętniczego u młodej osoby? Jakie postacie nadciśnienia tętniczego nie odpowiadają na standardowe leczenie przeciwnadciśnieniowe?
2. Jaka jest patogeneza hipernatremii i hipokaliemii? Dlaczego u pacjentki nie wystąpiły obrzęki?
3. Jakie jest znaczenie wysokiego stężenia aldosteronu i niskiej aktywności reninowej osocza, szczególnie w odniesieniu do przypadków przebiegających z wysoką aktywnością reninową osocza i wysokim stężeniem aldosteronu?
4. Co to jest test obciążenia NaCl i w jaki sposób jest wykonywany? Zinterpretuj wyniki tego testu.
5. W jaki sposób obrazowane są uszkodzenia nadnerczy? Jakiej wielkości guza można się spodziewać w tym przypadku – małego czy dużego?
6. Na jakiej podstawie patolog rozpoznaje gruczolaka (*adenoma*)? Dlaczego guz jest koloru żółtego?

Przypadek 4. DWUDZIESTOPIĘCIOLETNIA OTYŁA KOBIETA Z NIEREGULARNYMI MIESIĄCZKAMI I NIEPŁODNOŚCIĄ

Wywiad. Dwudziestopięcioletnia kobieta skarżyła się na występowanie nieregularnych miesiączek, które w kolejnych cyklach stawały się mniej obfite. Podała, iż krwawienie miesięczne nie pojawiało się przez 3 lub 4 miesiące[1]. Ponadto skarżyła się również na konieczność częstego oddawania moczu, a jego ilość znacznie się zwiększyła. Wzrosła również, z powodu stale występującego pragnienia, ilość wypijanych płynów[2]. Pacjentka była mężatką, ale od dwóch lat nie mogła zajść w ciążę[3].

Badanie przedmiotowe. Pacjentka miała nadwagę i poruszała się z trudem. Nad górną wargą pacjentki występował wyraźny zarost, a w obrębie skóry brody – zmiany trądzikowe.

Badania laboratoryjne. Stwierdzono znaczne podwyższenie glikemii na czczo, podczas gdy wyniki pozostałych rutynowych testów diagnostycznych były prawidłowe. Stwierdzono również wysokie stężenie insuliny w surowicy krwi[5]. Ponadto stwierdzono podwyższone stężenie hormonu luteinizującego, a stosunek LH:FSH był również wysoki[6]. Stężenia androstendionu i testosteronu były nieznacznie wyższe od wartości prawidłowych[7].

Procedury diagnostyczne. W badaniu ginekologicznym stwierdzono powiększenie jajników, mających gładką zewnętrzną powierzchnię[8].

Badanie kontrolne. Po leczeniu cytrynianem klomifenu pacjentka zaszła w ciążę[9].

Pytania i zagadnienia do dyskusji:
1. Czy u pacjentki występowała *oligomenorrhoea*, *amenorrhoea* lub *dysmenorrhoea*?
2. Zinterpretuj te wyniki. Dlaczego u tej otyłej kobiety występowała poliuria?
3. Zdefiniuj niepłodność i przedyskutuj jej przyczyny. Czy u pacjentki tej spełnione były kryteria niepłodności?
4. Jakie znaczenie miało pojawienie się zarostu na twarzy u tej kobiety?
5. Dlaczego stężenie insuliny w surowicy krwi było wysokie? Czy kobieta ta chorowała na cukrzycę? Jeżeli chorowała, to na jaki typ?
6. Jakie jest znaczenie podwyższonego stężenia LH i wzrostu wartości stosunku LH:FSH?
7. Co mogło u tej pacjentki być źródłem androgenów?
8. Czy wynik badania ginekologicznego sugerował nowotworowe czy też czynnościowe uszkodzenie jajników?
9. Jaki jest mechanizm działania klomifenu i w jaki sposób lek ten spowodował, że pacjentka zaszła w ciążę?

Rozdział 12

NERKI

Wstęp

Nerki są częścią układu moczowego, którego choroby stanowią częsty i istotny problem kliniczny. Dobrym potwierdzeniem tego może być to, że zakażenia dróg moczowych są jedną z częstszych infekcji spotykanych w praktyce lekarskiej. Szacuje się, że około 1–2% wszystkich wizyt w gabinetach lekarskich jest związanych z występowaniem objawów zakażeń dróg moczowych. U co piątej kobiety w przedziale wiekowym 20–45 lat występują dolegliwości związane z wydalaniem moczu, a mniej więcej u 5% obecne są objawy zakażenia dróg moczowych. Częstość infekcji dróg moczowych wzrasta z wiekiem i występuje już w przybliżeniu u 15% kobiet w wieku 65 lat. Guzy nowotworowe w obrębie układu moczowego stanowią około 10% wszystkich nowotworów złośliwych u mężczyzn, a około 4% u kobiet. Względne kliniczne znaczenie różnego typu zaburzeń w obrębie układu moczowego przedstawiono na ryc. 12-1.

Podstawową rolą nerek jest utrzymywanie homeostazy płynów ustrojowych oraz wydalanie w moczu resztkowych produktów przemiany materii. W tym rozdziale mniejszy nacisk położono na omawianie patomechanizmów zakażeń, występowania guzów w obrębie dróg moczowych czy zaburzeń rozwojowych w obrębie tego układu, ponieważ te zagadnienia są szczegółowo przedstawiane w podręcznikach z zakresu patologii czy mikrobiologii. Natomiast omawiane są szczegółowo zaburzenia podstawowych funkcji nerek, związanych z ich udziałem w utrzymywaniu homeostazy ustrojowej czy wydalaniu produktów przemiany materii. Znaczenie tych zaburzeń w patologii ogólnoustrojowej wynika z następujących faktów:

- Ostra martwica kanalików nerkowych, której następstwem jest akumulacja w organizmie resztkowych produktów przemiany materii, występuje nierzadko u pacjentów po skomplikowanych zabiegach operacyjnych, w następstwie wstrząsu czy urazów wielonarządowych.

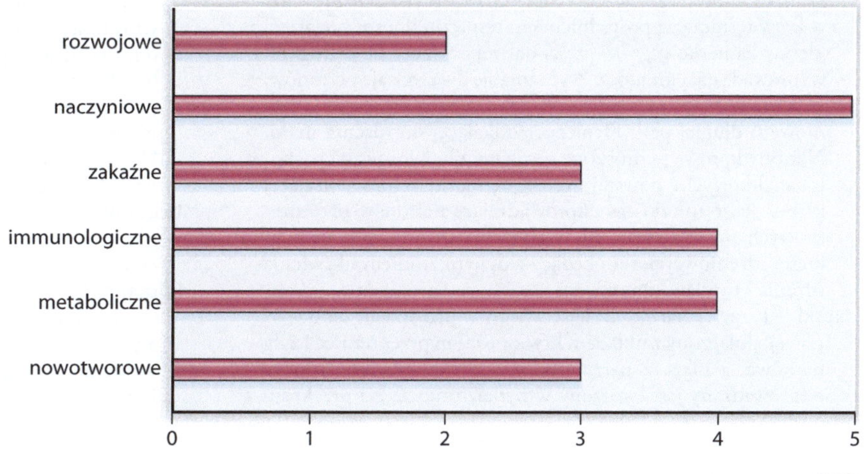

Ryc. 12-1. Względna ważność kliniczna różnych rodzajów chorób nerek.

SŁOWA KLUCZOWE

Anatomia i fizjologia

Aparat przykłębuszkowy. Struktura w obrębie zewnętrznej ściany tętniczki doprowadzającej kłębuszka nerkowego i przylegająca do plamki gęstej w kanaliku dalszym krętym, zbudowana z wyspecjalizowanych komórek wydzielających reninę.

Błona podstawna kłębuszka nerkowego. Struktura o selektywnej przepuszczalności usytuowana między komórkami śródbłonka zawierającymi tzw. okienka a podocytami. Wspólnie z komórkami śródbłonka i podocytami tworzy barierę filtracyjną kłębuszka nerkowego.

Cewka moczowa. Narząd, przez który wydalany jest mocz z pęcherza moczowego. U mężczyzn jest to również droga wyprowadzania nasienia.

Filtracja kłębuszkowa. Szybkość filtrowania osocza w kłębuszku i tworzenia w następstwie ultrafiltratu kłębuszkowego. Wielkość filtracji kłębuszkowej jest wyrażana w mililitrach na minutę lub w litrach na dobę. Przy założeniu, że wielkość przepływu osocza przez kłębuszki jest równa 600 ml/min i stosunek tej wartości do filtracji kłębuszkowej jest stały i równy 5:1, filtracja kłębuszkowa jest równa 120 ml/min.

Kłębuszek nerkowy. Początkowa część nefronu połączona z jednej strony z tętniczką doprowadzająca i tętniczką odprowadzającą, a na drugim biegunie przechodząca w kanalik bliższy. Zawiera splot kłębuszkowy okienkowych naczyń włosowatych wewnątrz torebki Bowmana.

Mezangium. Struktura zrębowa kłębuszka nerkowego tworząca podporę dla splotu naczyń włosowatych, wnikająca do wnętrza tego splotu od bieguna naczyniowego. Zbudowana jest z komórek mezangialnych i amorficznej macierzy zewnątrzkomórkowej, wypełniającej przestrzenie pomiędzy sąsiednimi naczyniami włosowatymi.

Mocz. Płyn wytwarzany w nerkach w wyniku filtracji osocza w kłębuszkach nerkowych. Oprócz wody zawiera elektrolity, produkty przemiany materii i egzogenne związki wprowadzone do organizmu. Skład pierwotnego ultrafiltratu powstającego w kłębuszku nerkowym jest następnie modyfikowany w procesach wydzielania i reabsorpcji w kanalikach nefronu.

Moczowód. Struktura cewkowa, wyprowadzająca mocz z miedniczek nerkowych w kierunku pęcherza moczowego.

Nefron. Jednostka czynnościowa nerki zbudowana z kłębuszka nerkowego, kanalika bliższego, pętli Henlego, kanalika dalszego i kanalika zbiorczego. W części bliższej, nefron jest zaopatrywany w krew tętniczą za pośrednictwem tętniczki doprowadzającej kłębuszka nerkowego, w części dalszej zaś łączy się z drogami wyprowadzającymi mocz. Wyróżnia się dwa rodzaje nefronów: nefrony korowe o krótkiej pętli Henlego i nefrony przyrdzeniowe o długiej pętli Henlego, wnikającej do rdzenia nerki. Nefrony korowe są otoczone siecią naczyń włosowatych okołokanalikowych, powstających z tętniczki odprowadzającej kłębuszka, tętniczki zaś odprowadzające nefronów przyrdzeniowych przekształcają się w naczynia proste, wnikające to części rdzeniowej nerki i będące jedynym źródłem ukrwienia rdzenia i brodawek nerki.

Nerki. Parzysty narząd umiejscowiony w przestrzeni zaotrzewnowej, połączony z układem krwionośnym przez tętnice i żyły nerkowe, a także z parzystymi moczowodami, przez które odprowadzany jest tworzony w nerkach mocz. Na przekroju poprzecznym wyróżnia się w nerce dwie partie: część zewnętrzną, zwaną korową, i wewnętrzną, zwaną rdzeniem nerki. Główną czynnością nerek jest tworzenie moczu, w którym wydalany jest nadmiar wody i elektrolitów, produktów przemiany materii, leków i innych substancji egzogennych wprowadzonych do organizmu. Nerka jest również narządem wewnątrzwydzielniczym wytwarzającym czynniki wzrostu i hormony, takie jak np. renina czy erytropetyna.

Pęcherz moczowy. Narząd, w którym zbiera się mocz przed jego ostatecznym wydaleniem z organizmu.

Przepływ nerkowy krwi. Do obu nerek dopływa 20–25% rzutu serca. Około 90% tej wielkości przepływa przez część korową nerki, około 9% przepływa przez część zewnętrzną rdzenia nerki, a tylko około 1% tej objętości dopływa do rdzenia nerki. Przepływ krwi przez nerkę jest utrzymywany na stałym poziomie w zakresie wartości średniego ciśnienia tętniczego 60–180 mm Hg.

Renina. Enzym wydzielany przez komórki aparatu przykłębuszkowego w odpowiedzi na zmniejszoną ilość krwi dopływającej do nerki. Działa na angiotensynogen, powodując jego przekształcenie do angiotensyny 1, która z kolei jest przekształcana pod wpływem enzymu konwertującego do angiotensyny 2. Ta ostatnia stymuluje wytwarzanie aldosteronu. Działanie reniny doprowadza do zwiększenia ilości krwi, ciśnienia tętniczego i poprawy nerkowego przepływu krwi.

Splot kłębuszkowy. Splot naczyń włosowatych typu okienkowego z błoną podstawną o wybiórczej przepuszczalności warunkujących wybiórczą ultrafiltrację osocza. W skład tej struktury wchodzą komórki śródbłonka, komórki mezangialne i komórki nabłonkowe.

Tętnice nerkowe. Występują dwie tętnice nerkowe, odchodzące od aorty brzusznej. W obrębie nerki ulegają podziałowi na duże tętnice międzypłatowe, od których odchodzą tętnice łukowate przebiegające równolegle do granicy między częścią korową i rdzeniową nerki. Od tętnic łukowatych odchodzą korowe tętnice międzypłacikowe, od których z kolei odchodzą tętniczki doprowadzające kłębuszków. Tętniczki odprowadzające kłębuszków dzielą się na naczynia włosowate okołokanalikowe i naczynia proste, skąd krew odpływa małymi nerkowymi naczyniami żylnymi.

Tętniczka doprowadzająca. Odgałęzienie tętnicy międzypłatowej nerki, wnikające do kłębuszka nerkowego w jego biegunie naczyniowym i dostarczające krew tętniczą do kłębuszka. Tętniczka doprowadzająca kłębuszka rozgałęzia się na naczynia włosowate kłębuszka, które z kolei znajdują ujście w tętniczce odprowadzającej kłębuszka nerkowego. Krew wypływa z kłębuszka nerkowego przez tętniczkę odprowadzającą, która przechodzi w naczynia włosowate okołokanalikowe lub naczynia proste. W miejscu wejścia tętniczki doprowadzającej do kłębuszka umiejscowione są na jej obwodzie komórki aparatu przykłębuszkowego.

Urotelium. Nabłonek przejściowy wyściełający kielichy, miedniczki nerkowe, moczowody, pęcherz moczowy i część tylną cewki moczowej.

Witamina D. Rozpuszczalna w lipidach witamina hydroksylowana w wątrobie, a następnie w nerkach, gdzie powstaje jej postać aktywna $1,25(OH)_2D_3$. Wspólnie z parathormonem reguluje wchłanianie wapnia w przewodzie pokarmowym i jego metabolizm.

Patofizjologia

Azotemia. Wzrost stężenia we krwi związków azotowych, takich jak np. mocznik czy kreatynina. Azotemia jest zwykle jednym z wykładników niewydolności nerek o przyczynach przednerkowych, nerkowych czy pozanerkowych.

Bezmocz. Brak wydalania moczu lub wydalanie w ilości nie większej niż 100 ml na dobę. Bezmocz jest jednym w wykładników niewydolności nerek, a przyczyny tego stanu mogą być przednerkowe (np. zmniejszony dopływ krwi do nerki w niewydolności krążenia), nerkowe (np. kłębuszkowe zapalenie nerek, toksyczna martwica kanalików nerkowych) lub pozanerkowe (np. obturacja dolnych dróg moczowych na poziomie moczowodów lub pęcherza moczowego).

Białkomocz. Wydalanie białka w moczu w ilościach większych niż te, które się przyjmuje, w zależności od wieku, jako wartości prawidłowe. U zdrowych dorosłych osób ilość białka w moczu nie przekracza zwykle 500 mg na dobę; u dzieci te wartości są znacznie niższe. Białkomocz może być wykładnikiem uszkodzenia kłębuszków nerkowych i występuje w przebiegu zespołu nefrytycznego czy zespołu nerczycowego. Szczególnym rodzajem białkomoczu jest wydalanie w moczu białka Bence-Jonesa, będącego nieprawidłową immunoglobuliną wytwarzaną u chorych ze szpiczakiem mnogim.

Cukromocz. Obecność glukozy w moczu. Jest następstwem hiperglikemii, najczęściej w przebiegu cukrzycy.

Krwiomocz. Obecność krwi w moczu. Krwiomocz może być makroskopowy, widoczny gołym okiem i mikroskopowy, gdy obecność krwinek czerwonych w moczu jest widoczna jedynie pod mikroskopem w odwirowanym osadzie moczu.

Lipiduria. Obecność kropli lipidowych w moczu lub odlewów lipidowych w osadzie moczu.

Poliuria. Wydalanie dużych objętości moczu, mogące współwystępować z częstym oddawaniem moczu. Zwykle przyjmuje się, że u osoby dorosłej występuje wielomocz, gdy objętość moczu przekracza wielkość 3–5 litrów na dobę.

Ropomocz. Wydalanie ropy w moczu, co występuje w przebiegu infekcji bakteryjnych układu moczowego.

Skąpomocz. Wydalanie zmniejszonej objętości moczu (poniżej 400 ml na dobę). Może to być jeden z wykładników niewydolności nerek pochodzenia przednerkowego, nerkowego czy pozanerkowego.

Wałeczki kanalikowe. Cylindryczne struktury znajdowane w moczu, będące odlewem kanalików, bogate w białko wytrącone w świetle kanalików nerkowych. Wałeczki szkliste występują w prawidłowym moczu i zawierają głównie białko Tamma-Horsfalla, ulegające sekrecji do światła kanalików dalszych. Wałeczki erytrocytarne są wykładnikiem krwiomoczu i zawierają zdeformowane krwinki czerwone lub ich fragmenty. Wałeczki ziarniste są zbudowane z ziarnistości powstających w wyniku martwicy komórek kanalików nerkowych. Wałeczki leukocytarne są zbudowane z fragmentów granulocytów obojętnochłonnych i występują w stanach zapalnych nerek.

Choroby nerek

Amyloidoza (skrobiawica). Choroba układowa charakteryzująca się odkładaniem amyloidu w różnych narządach. Najczęściej dochodzi do odkładania amyloidu typu AA, charakterystycznego dla przewlekłych chorób zapalnych, lub amyloidu typu AL, typowego dla szpiczaka mnogiego. W obrazie klinicznym dominują objawy zespołu nerczycowego.

Cewkowo-śródmiąższowe zapalenie nerek. Grupa chorób nerek, w przypadku których zmianami patologicznymi objęte są zarówno kanaliki nerkowe, jak i śródmiąższ nerki, a ich następstwem jest upośledzenie czynności nerki. Mogą być następstwem reakcji na stosowane leki, nadużywaniem leków przeciwbólowych, hiperkalcemii, nadmiernego odkładania się kwasu moczowego lub szpiczaka mnogiego. Wyklucza się jako czynniki sprawcze infekcje bakteryjne, które powodują odmiedniczkowe zapalenie nerek.

Choroba zmian minimalnych. Znana również jako „choroba bez zmian" czy „nerczyca lipoidowa", a jej przyczyna nie jest znana. Klinicznie przebiega w postaci zespołu nerczycowego z dobrą reakcją na leczenie steroidami. Najczęściej występuje u dzieci, ale może być obecna również u dorosłych. W mikroskopie świetlnym i immunofluorescencyjnym morfologia kłębuszków nerkowych jest prawidłowa. Jedynie w mikroskopie elektronowym stwierdza się osłabienie kontaktu wypustek w podocytach.

Gwałtownie postępujące kłębuszkowe zapalenie nerek. Określenie zarezerwowane dla ostrej niewydolności nerek będącej następstwem ostrego, znacznego uszkodzenia kłębuszków nerkowych. Morfologicznie charakterystyczne jest półksiężycowate zapalenie kłębuszków nerkowych. Jest to zaburzenie typowe dla kłębuszkowego zapalenia nerek wywołanego przeciwciałami skierowanymi przeciw błonie podstawnej (zespół Goodpasture'a), zapalenia kłębuszkowego nerek z naczyniowym odczynem niezależnym od reakcji nadwrażliwości (ziarniniakowatość Wegenera). Choroba jest śmiertelna, gdy nie jest leczona, ale zastosowanie immunosupresji zwiększa szanse wyzdrowienia.

Kamica moczowa. Określenie dla choroby charakteryzującej się odkładaniem złogów w drogach moczowych. Z punktu widzenia chemicznego kamienie w drogach moczowych można podzielić na (1) wapniowo-szczawianowe/fosforanowe, (2) moczanowe, (3) struwitowe – zawierające sole amonowo-magnezowe i wapniowo-fosforanowe (struwitowe) – lub (4) cystynowe. Kamienie moczowe mogą być tworzone w miedniczkach nerkowych, moczowodach lub pęcherzu moczowym. Najczęściej ich obecność objawia się „kolką nerkową" wywołaną obecnością kamienia moczowego w moczowodzie. Przewlekła obturacja dróg moczowych usposabia do wystąpienia wodonercza oraz utraty czynności nerki. Zaleganie moczu w drogach odprowadzających sprzyja również wystąpieniu zakażeń bakteryjnych w drogach moczowych.

Mocznica. Synonim schyłkowej niewydolności nerek. Jest spowodowana niemożliwością wydalania resztkowych produktów przemiany materii przez nerki. Stan ten jest przyczyną azotemii (akumulacja w płynach ustrojowych substancji azotowych i kreatyniny), kwasicy metabolicznej i zaburzonej funkcji wielu ważnych narządów. Jedynie dializa lub transplantacja umożliwia utrzymanie tych chorych przy życiu.

Nefropatia błoniasta. Choroba kłębuszków nerkowych będąca wynikiem ich uszkodzenia przez kompleksy immunologiczne, której następstwem jest zespól nerczycowy. Kompleksy immunologiczne są odkładane na powierzchni błony podstawnej pod nabłonkiem i nie wywołują reakcji zapalnej.

Niewydolność nerek. Utrata czynności nerek, której przyczyna może być przednerkowa, nerkowa lub pozanerkowa. Proces ten może być ostry lub przewlekły. Najczęstszą przyczyną ostrej niewydolności nerek jest jej postać przednerkowa, spowodowana hipoperfuzją nerek wskutek niskiego systemowego ciśnienia tętniczego krwi. Może to wystąpić w przebiegu lub następstwie niewydolności krążenia, wstrząsu, niedociśnienia podczas zabiegu chirurgicznego lub po urazie. Nerkowa niewydolność nerek jest następstwem pierwotnych chorób kłębuszkowych lub cewkowo-śródmiąższowych. Pozanerkowa przyczyna niewydolności tego narządu jest powodowana obturacją w obrębie dróg odprowadzających mocz. Ostra niewydolność nerek jest zwykle zaburzeniem odwracalnym. Przewlekła niewydolność nerek jest procesem nieodwracalnym; jej nasilenie może być łagodne lub nasilone (mocznica).

Odmieniczkowe zapalenie nerek. Bakteryjna infekcja nerek mająca charakter ostry lub przewlekły. Zakażenie nerek może nastąpić od strony pęcherza moczowego (droga wstępująca) lub może mieć charakter krwiopochodny (droga zstępująca). Najczęściej przyczyną tego stanu są takie uropatogeny, jak: *E. coli, Proteus, Klebsiella, Enterococcus, Serratia sp*. Powikłaniem ostrego odmiedniczkowego zapalenia nerek może być martwica brodawek nerkowych, roponercze, ropień okołonerkowy lub posocznica (urosepsa). Najważniejszym następstwem przewlekłego odmiedniczkowego zapalenia nerek jest nadciśnienie tętnicze, a gdy proces ten obejmuje obie nerki, niewydolność nerek (mocznica).

Ogniskowe stwardnienie kłębuszków nerkowych. Choroba kłębuszków o charakterze idiopatycznym lub wtórna do uszkodzenia kłębuszków nerkowych w wyniku ich hiperperfuzji lub będąca następstwem innej choroby układowej (np. AIDS). Stwierdza się to zaburzenie wśród dzieci z początkowym zespołem nerczycowym, u których początkowo rozpoznaje się submikroskopowe kłębuszkowe zapalenie nerek. Morfologicznie stwierdza się częściową obliterację naczyń włosowatych kłębuszka szklistym materiałem. Zmiany te nie występują we wszystkich kłębuszkach; stąd w nazwie: ogniskowe kłębuszkowe zapalenie nerek, co oznacza, że nie dotyczą wszystkich kłębuszków. W obrazie klinicznym dominują cechy zespołu nerczycowego niepodatnego na leczenie. Ogniskowe kłębuszkowe zapalenie nerek jest najczęstszą przyczyną zespołu nerczycowego u dorosłych.

Ostra martwica kanalików nerkowych. Ostra niewydolność nerek spowodowana martwicą komórek wyściełających kanaliki nerkowe. Może być następstwem niedokrwienia (przednerkowa niewydolność nerek) lub wynikiem działań substancji toksycznych. Klinicznie dominuje obraz utraty czynności nerek. Wytwarzanie moczu lub zagęszczanie filtratu kłębuszkowego są upośledzone, co klinicznie jest w pierwszym przypadku odzwierciedlone przez skąpomocz, a w drugim – przez wielomocz. W większości przypadków dochodzi do regeneracji nabłonka kanalików i czynność nerek zostaje przywrócona.

Ostre kłębuszkowe zapalenie nerek. Choroba o podłożu zapalnym umiejscowiona w kłębuszkach nerkowych, wywołana przez kompleksy immunologiczne. Mogą one być tworzone *in situ* w kłębuszkach nerkowych lub w naczyniach krwionośnych, a następnie odkładane w kłębuszkach. Kompleksy immunologiczne mogą powstawać w wyniku reakcji immunoglobulin z antygenami bakteryjnymi, antygenami gospodarza, w szczególności zlokalizowanymi w kłębuszku nerkowym. Cechami charakterystycznymi tej choroby są inflitracja kłębuszka nerkowego przez granulocyty obojętnochłonne lub makrofagi oraz proliferacja komórek mezangialnych. Klinicznie występuje zespół nefrytyczny.

Ostre półksieżycowate kłębuszkowe zapalenie nerek. Groźna postać ostrego kłębuszkowego zapalenia nerek, charakteryzująca się powstawaniem wysięku w okolicy pozawłośniczkowej kłębuszka z występowaniem zmian o kształcie półksiężyców. Jest zwykle następstwem ostrego zapalenia kłębuszków nerkowych z miejscową martwicą, występującego w przebiegu zespołu Goodpasteure'a, ziarniniakowatości Wegenera lub – rzadziej – po ostrym postinfekcyjnym zapaleniu kłębuszków nerkowych. Obraz kliniczny jest charakterystyczny dla gwałtownie postępującego zapalenia kłębuszków nerkowych. Niewydolność nerek występuje po upływie 1–3 miesięcy od początku choroby.

Ostre śródmiąższowe zapalenie nerek. Zaburzenie w mechanizmie reakcji alergicznej, najczęściej po stosowaniu leków. Charakteryzuje się naciekami limfocytów, granulocytów kwasochłonnych i komórek plazmatycznych w śródmiąższu nerki oraz niszczeniem nabłonka kanalików nerkowych. Klinicznie występuje obraz ostrej niewydolności nerek.

Rak nerki. Najczęstsze schorzenie nowotworowe nerki. Wywodzi się z komórek nabłonkowych kanalika bliższego. Najczęstszym objawem choroby jest krwiomocz, inne objawy są nieswoiste. Ze względu na to jest niekiedy określany jako „guz internistów", ponieważ jest częściej rozpoznawany przez internistów niż urologów. Tworzy przerzuty drogą żył nerkowych do płuc lub miejscowo do węzłów chłonnych.

Rak urotelialny. Złośliwy guz pochodzący z nabłonka wyściełającego kielichy i miedniczki nerkowe. Histologicznie jest identyczny z guzem urotelialnym pęcherza moczowego. Zwykle ma kształt brodawczakowaty, ale może mieć również kształt płaski lub mieć tendencję do naciekania. Guzy nowotworowe typu I mają bardzo dobre rokowanie, ale cechują się tendencją do wznowy. Rokowanie w przypadku guzów typu III jest złe.

Stwardnienie kłębuszków w następstwie cukrzycy. Uszkodzenie kłębuszków nerkowych w wyniku długotrwałej cukrzycy. Mogą być dwa rodzaje zmian morfologicznych w kłębuszkach. Pierwsze to guzkowe stwardnienie kłębuszków (zespół Kimmelstiela-Wilsona) z tworzeniem się szklistych tworów w mezangium. Drugi typ zaburzeń polega na rozlanym stwardnieniu kłębuszków nerkowych z pogrubieniem błony podstawnej w kłębuszku. Oba typy zaburzeń struktury kłębuszków nerkowych prowadzą do białkomoczu z następowym zespołem nerczycowym, a w dalszej kolejności do przewlekłej niewydolności nerek.

Stwardnienie nerek. Określenie zmian patologicznych w nerkach polegających na stwardnieniu szklistym tętniczek oraz tętnic nerkowych. Łagodne stwardnienie nerek występuje u osób z nadciśnieniem tętniczym i postępującym uszkodzeniem nerek, prowadzącym do mocznicy. Nasilone, przyspieszone stwardnienie nerek charakteryzujące się martwicą włóknikowatą w tętniczkach i proliferacyjnym zapaleniem tętniczek można stwierdzić u Amerykanów pochodzenia afrykańskiego z nadciśnieniem złośliwym.

Wodonercze. Stan, w którym dochodzi do rozciągnięcia kielichów i miedniczek nerkowych z jednoczesnym spłaszczeniem brodawek nerkowych. Przewlekłe wodonercze doprowadza do zaniku miąższu nerkowego. Najczęstszą przyczyną wodonercza jest utrudniony odpływ moczu z moczowodów, spowodowany obecnością kamieni nerkowych, guzów lub patologii w okolicy otaczającej moczowody (np. zaotrzewnowe włóknienie). Mocz zalegający w nerce z wodonerczem może ulec zakażeniu, czego następstwem jest odmiedniczkowe zapalenie nerek lub roponercze (zastąpienie zalegającego moczu wydzieliną ropną).

Zapalenie kłębuszków nerkowych. Zapalenie w obrębie kłębuszka nerkowego, najczęściej w mechanizmie immunologicznym. Opisano kilka odmian morfologicznych tego stanu, takich jak np. martwicza, proliferacyjna, mezangialna, półksiężycowata, ogniskowa czy zapalna.

Zapalenie nerek w przebiegu tocznia rumieniowatego układowego. Przewlekłe zapalenie kłębuszków nerkowych, które występuje w przybliżeniu u 75% chorych z toczniem rumieniowatym układowym. Jest następstwem odkładania krążących we krwi kompleksów immunologicznych w nerkach.

Zespół Goodpasture'a. Zespół płucno-nerkowy wywołany obecnością cytotoksycznych przeciwciał skierowanych przeciw kolagenowi typu IV w błonie podstawnej kłębuszków nerkowych i mikronaczyń płucnych. Przeciwciała powodują wystąpienie ogniskowego, nekrotyzującego zapalenia kłębuszków nerkowych, przechodzącego po jednym lub dwóch miesiącach w półksiężycowate zapalenie kłębuszków nerkowych. W obrazie klinicznym dominują gwałtownie postępujące zapalenie kłębuszków nerkowych i krwawienia w płucach.

Zespół nefrytyczny. Zespół kliniczny będący następstwem kłębuszkowego zapalenia nerek, charakteryzujący się skąpomoczem, krwiomoczem, białkomoczem, hipoalbuminemią i obrzękami. Stwierdza się najczęściej nadciśnienie tętnicze i ostrą azotemię, spowodowaną spadkiem filtracji kłębuszkowej. Objętość moczu jest zmniejszona, a jego kolor ciemnobrązowy. W osadzie moczu stwierdza się wałeczki erytrocytarne oraz zniekształcone krwinki czerwone lub fragmenty erytrocytów. Najczęściej stan ten jest następstwem zapalenia kłębuszków nerkowych o etiologii infekcyjnej; zdrowienie następuje w przeszło 90% przypadków. W mniejszości przypadków zaburzenia mają charakter postępujący, prowadząc do przewlekłego kłębuszkowego zapalenia nerek, a następnie do schyłkowej niewydolności nerek.

Zespół nerczycowy. Zespół kliniczny charakteryzujący się białkomoczem, lipidurią, hipoalbuminemią, hiperlipidemią i ogólnionymi obrzękami. U dzieci zespół ten jest najczęściej następstwem choroby zmian minimalnych. U dorosłych najczęściej przyczyną tego zespołu jest ogniskowe stwardnienie kłębuszków nerkowych, ale może być również następstwem nefropatii błoniastej, cukrzycowego stwardnienia kłębuszków nerkowych, skrobiawicy lub tocznia rumieniowatego układowego (typ błoniasty, klasa IV).

- Zaburzenie funkcji nerek jest następstwem wielu chorób układowych, takich jak cukrzyca, nadciśnienie tętnicze czy toczeń układowy.
- Niewydolność nerek może być następstwem zaburzeń funkcji innych układów, czego przykładem może być przednerkowa niewydolność nerek spowodowana zastoinową niewydolnością krążenia czy zespołem wątrobowo-nerkowym w następstwie marskości wątroby.

Przyjmuje się, że częstość występowania przewlekłej niewydolności nerek wynosi w skali światowej około 150 przypadków na 1 mln osób. Większość tych osób wymaga długotrwałej dializy lub transplantacji nerek.

Badania moczu są wykonywane podczas rutynowych badań lekarskich u osób zatrudnionych, podczas badań zlecanych przez firmy ubezpieczeniowe i u wszystkich hospitalizowanych pacjentów. Dostarczają one ogólnej oceny czynności nerek i układu wydalającego mocz, a jednocześnie dostarczają informacji o ogólnym stanie zdrowia badanej osoby. Bardziej szczegółowa ocena czynności nerek wymaga dokładniejszych badań, dlatego często jest przyczyną kierowania pacjenta do konsultacji w poradni nefrologicznej.

Prawidłowa struktura i funkcja nerki

ANATOMIA I HISTOLOGIA

Nerki są parzystym narządem umiejscowionym w części zaotrzewnowej jamy brzusznej. Nerki są zaopatrywane w krew tętniczą za pośrednictwem tętnic nerkowych odchodzących od aorty, krew zaś jest odprowadzana żyłami nerkowymi do żyły głównej dolnej. Kielichy i miedniczki nerkowe są drogami wyprowadzającymi mocz z nerki i dalej do moczowodów i pęcherza moczowego. Mocz jest wydalany z organizmu przez cewkę moczową uchodzącą na zewnątrz przez prącie u mężczyzn, u kobiet zaś jest ona umieszczona w strukturze łącznotkankowo-mięśniowej umiejscowionej w tylnej części pochwy.

Nefron jest podstawową jednostką czynnościową nerki.

Każda nerka zawiera około 1 mln nefronów. Nefron stanowi podstawową jednostkę czynnościową nerki i zawiera następujące części składowe: kłębuszek, kanalik bliższy, pętlę Henlego, kanalik dalszy i cewkę zbiorczą (ryc. 12-2). Głównym zadaniem nefronów jest tworzenie moczu w procesie, który rozpoczyna się od filtracji osocza w kłębuszku; następnie niektóre składniki powstałego filtratu są zwrotnie resorbowane, inne zaś ulegają dodatkowo sekrecji do światła kanalika. Cały proces kończy się zagęszczaniem moczu w części dalszej nefronu.

Filtracja osocza krwi odbywa się w kłębuszku nerkowym, a powstały filtrat przechodzi do kanalika bliższego nefronu. Bariera filtracyjna oddzielająca światło mikronaczyń kłębuszka nerkowego od światła kanalika jest określana jako **kłębuszkowa bariera naczyniowa**, zbudowana z trzech komponentów. Są to:

- **Komórki śródbłonka** typu okienkowego, które wyściełają od wewnątrz mikronaczynia kłębuszka nerkowego.
- **Kłębuszkowa błona podstawna**, będąca półprzepuszczalną błoną zbudowaną z kolagenu typu IV, lamininy i innych składników macierzy zewnątrzkomórkowej. Można w niej wyróżnić warstwę wewnętrzną (*lamina rara interna*), zewnętrzną (*lamina rara externa*) oraz część wewnętrzną określaną jako *lamina densa*. Błona podstawna kłębuszka ma ujemny ładunek elektryczny i strukturę pozwalające przenikać przez nią cząsteczkom o wielkości mniejszej niż albumina (ciężar cząsteczkowy poniżej 68 000 daltonów). Większe cząsteczki nie przenikają przez błonę podstawną kłębuszka (przepuszczalność wybiórcza).
- **Komórki blaszki wewnętrznej.** Podocyty mające wypustki stopowate, za pośrednictwem których ściśle przylegają do zewnętrznej strony błony podstawnej kłębuszka. Komórki te przechodzą w nabłonkowe komórki ścienne wyściełające od wewnątrz torebkę Bowmana, ograniczając od zewnątrz przestrzeń kłębuszka zawierającą mocz (ultrafiltrat kłębuszkowy). Przestrzeń ta łączy się dalej ze światłem kanalika bliższego.

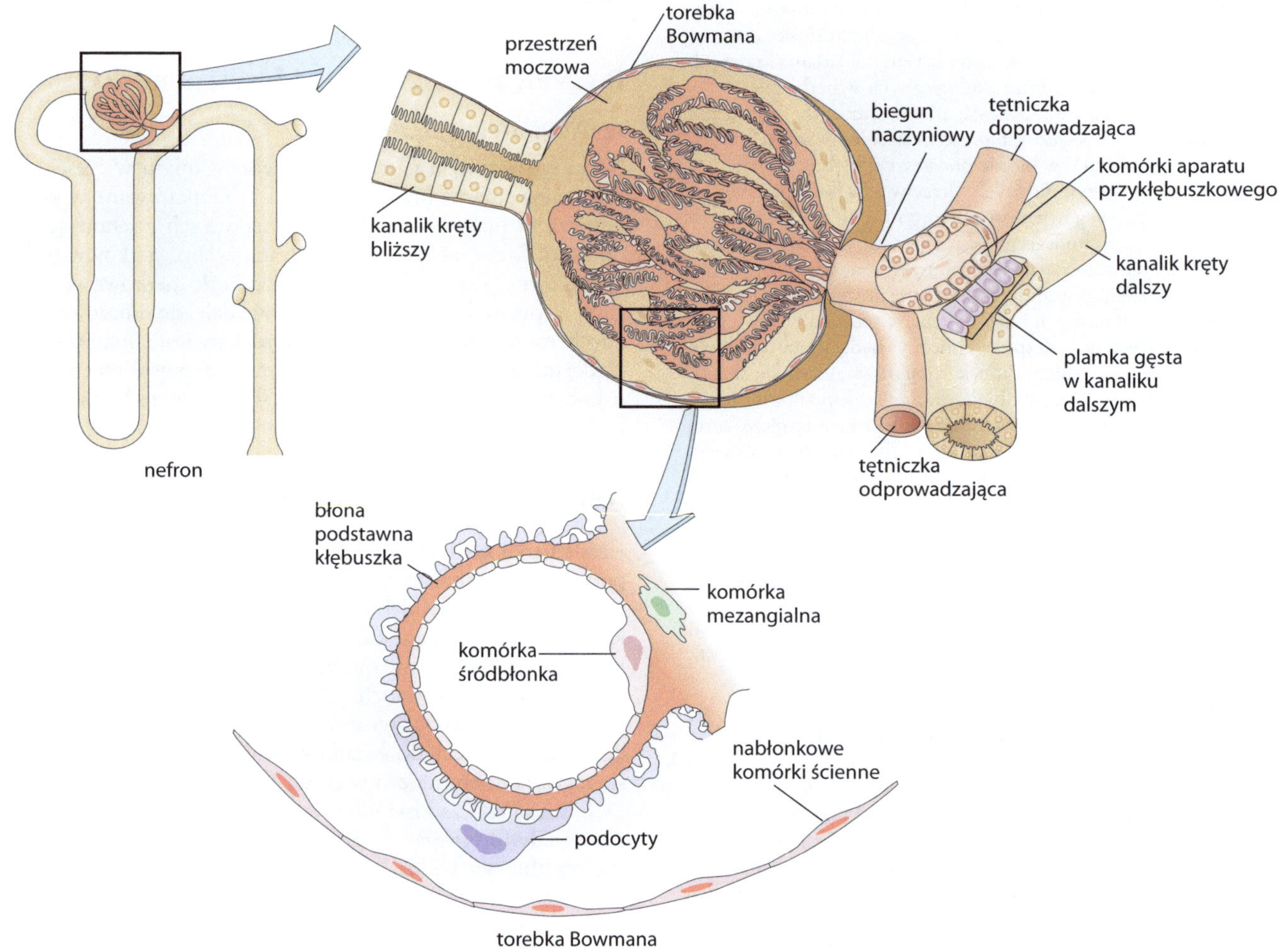

Ryc. 12-2. Nefron i jego unaczynienie. Nefrony stanowią podstawową jednostkę czynnościową każdej nerki. Krew tętnicza z tętniczki międzypłacikowej przepływa przez kłębuszek, gdzie ulega filtracji do światła części krętej kanalika bliższego, następnie wpływa do okołokanalikowych naczyń włosowatych, po czym znajduje ujście do naczyń żylnych. (Opracowano na podstawie: W.F. Boron, E.L. Boupaep: Medical Physiology, W.B. Saunders, Philadelphia 2003, s.740).

W każdej nerce wyróżnia się dwa typy nefronów. Bardziej liczne, stanowiące około 75% wszystkich nefronów, są nefrony korowe, pozostałe zaś to nefrony przyrdzeniowe. **Nefrony korowe** mają krótką pętlę Henlego, która głównie jest umiejscowiona w części korowej nerki, a jedynie jej niewielki fragment wnika do części zewnętrznej rdzenia nerki. **Nefrony przyrdzeniowe** mają długą pętlę Henlego, która wnika głęboko do rdzenia nerki; czasami jej część dalsza dochodzi do brodawki nerkowej.

Naczynia krwionośne nerki – odmienności funkcjonalne.

Naczynia krwionośne nerki tworzą złożoną strukturę, która jest zróżnicowana czynnościowo.

- **Tętnice nerkowe.** Odchodzą od aorty brzusznej. Po wniknięciu do nerki dzielą się na tętnice międzypłatowe, od których odchodzą tętnice łukowate biegnące wzdłuż granicy między częścią korową i rdzeniową nerki. Tętnice międzypłacikowe wnikają do części korowej nerki i biegną w kierunku torebki nerkowej, oddając boczne odgałęzienia, nazywane tętniczkami doprowadzającymi.
- **Tętniczki kłębuszkowe. Tętniczka doprowadzająca** wnika do kłębuszka i dzieli się na sieć naczyń włosowatych, w których dochodzi do filtracji osocza. Naczynia te następnie się schodzą w tętniczkę odprowadzającą, przez którą pozostała krew wypływa z kłębuszka. **Tętniczka odprowadzająca** po wyjściu z kłębuszka dzieli się na nową sieć wyspecjalizowanych naczyń włosowatych.
- **Sieć włosowatych naczyń okołokanalikowych**. Sieć tych naczyń jest tworzona przez rozgałęzianie się tętniczki odprowadzającej kłębuszków korowych. Te naczynia włosowate drenują do małych żył nerkowych. Tętniczki

odprowadzające wychodzące z kłębuszków przyrdzeniowych tworzą naczynia proste będące okienkowatymi kapilarami wnikającymi do rdzenia nerki, a następnie uchodzącymi do żył nerkowych.
- **Żyły nerkowe**. Żyły nerkowe nie różnią się w sposób istotny od żył w innych narządach. Odprowadzają one krew do żyły głównej dolnej. Obturacja żył nerkowych (np. zakrzepica żył nerkowych) może zaburzać funkcję nefronów.

Należy zwrócić uwagę na to, że w nerkach występują dwie sieci naczyń włosowatych o odmiennych właściwościach. Pierwsza to sieć **wysokociśnieniowa** w kapilarach kłębuszkowych, w których dochodzi do filtracji osocza i tworzenia pierwotnego ultrafiltratu. Druga sieć jest **niskociśnieniowa**, tworzona przez okołokanalikowe naczynia włosowate oraz naczynia proste, i jest ona miejscem resorpcji zwrotnej płynu z kanalików nerkowych do naczyń krwionośnych.

Wytwarzanie hormonów i aktywacja witamin w nerkach.

Poza układem naczyń krwionośnych i nefronami, których głównym zadaniem jest wytwarzanie moczu w nerkach, znajdują się komórki o właściwościach regulatorowych i endokrynnych. Oto najważniejsze przykłady takich komórek:

- **Komórki aparatu przykłębuszkowego**. Zalicza się do tego systemu wyspecjalizowane komórki sensorowe w kanaliku dalszym (zwane **plamką gęstą**) i ziarniste komórki przykłębuszkowe umiejscowione w ścianie zewnętrznej tętniczki doprowadzającej kłębuszka, wytwarzające reninę.
- **Komórki wydzielające erytropoetynę**. Odpowiadając na hipoksję komórki w śródmiąższu części korowej nerki wydzielają erytropoetynę, stymulującą tworzenie i dojrzewanie krwinek czerwonych w szpiku kostnym.
- **Komórki aktywujące witaminę D**. Witamina D jest hydroksylowana w wątrobie $25(OH)D_3$ i uwalniana do krwi. W kłębuszku nerkowym ulega filtracji, a następnie resorpcji zwrotnej w kanaliku bliższym. W komórkach kanalika bliższego ulega ona hydroksylacji do $1{,}25\ (OH)_2D_3$, i ta aktywna postać witaminy D ulega sekrecji do łożyska naczyniowego.
- **Komórki tworzące angiotensynę II**. Krążąca we krwi angiotensyna 1, powstająca pod wpływem reniny, z angiotensynogenu syntetyzowanego w wątrobie, jest wychwytywana przez komórki śródbłonka w naczyniach nerkowych i transformowana do angiotensyny 2. Angiotensyna 2 jest substancją silnie kurczącą naczynia krwionośne i jest ważnym czynnikiem w autoregulacji nerkowego przepływu krwi. Prostaglandyny wytwarzane w nerkach powodują rozkurcz naczyń krwionośnych, modulując skutek działania angiotensyny 2.

FIZJOLOGIA

Podstawowe funkcje nerki są następujące:

- tworzenie i wydalanie moczu,
- wydalanie resztkowych produktów przemiany materii, leków i toksyn,
- regulacja homeostazy wodno-elektrolitowej organizmu,
- utrzymywanie równowagi kwasowo-zasadowej,
- regulacja ciśnienia tętniczego krwi związana z sekrecją reniny,
- regulacja procesu krwiotworzenia przez erytropoetynę,
- synteza aktywnej postaci witaminy D.

Większość wymienionych powyżej funkcji nerek omówiono w innych rozdziałach, stąd w tej części przedstawiony zostanie proces tworzenia moczu.

Tworzenie moczu jest zależne od prawidłowego przepływu krwi i skoordynowanej czynności wszystkich części nefronu.

Około 20–30% krwi wyrzucanej z serca przepływa przez nerki. Oznacza więc to, że u dorosłej zdrowej osoby **przepływ nerkowy osocza** jest równy 600 ml/min. Przepływ nerkowy krwi podlega autoregulacji przez czynniki humoralne, takie jak angiotensyna 2, powodująca skurcz naczyń, i przez prostaglandyny, działające relaksacyjnie na naczynia krwionośne. Przy stałym napływie osocza do kłębuszków wielkość filtracji kłębuszkowej również jest utrzymywana na stałym poziomie. Wobec tego, że stosunek wielkości nerkowego przepływu osocza do filtracji kłębuszkowej jest równy 5:1, można wyliczyć wielkość filtracji kłębuszkowej – równą 120 ml/min lub 170 l na dobę. Czynniki, które mogą zmniejszać wielkość filtracji kłębuszkowej, wymieniono w tab. 12-1.

Tabela 12-1. Przyczyny zmniejszonej filtracji kłębuszkowej

PATOGENEZA	CHOROBA
Zmniejszony nerkowy przepływ krwi	niewydolność serca
Hipotensja – hipoperfuzja nerek	masywny krwotok
Skurcz tętniczki doprowadzającej kłębuszka	nadciśnienie tętnicze (angiotensyna 2 ↑) uraz, uszkodzenie mózgu i inne stany powodujące aktywację układu współczulnego; noradrenalina ↑)
Odczyn zapalny w kłębuszkach nerkowych	ostre zapalenie kłębuszków nerkowych
Obrzęk komórek śródbłonka	rzucawka porodowa
Zakrzepica w kłębuszku nerkowym	DIC, IPM, ZPM
Zwiększone ciśnienie hydrostatyczne w drogach moczowych	obturacja dróg moczowych; wodonercze
Zmniejszenie łożyska mikronaczyń kłębuszka	przewlekłe kłębuszkowe zapalenie nerek

DIC – zespół DIC (*disseminated intravascular coagulation*) – zespół rozsianego wykrzepiania wewnątrznaczyniowego; IPM – idiopatyczna plamica małopłytkowa; ZPM – zakrzepowa plamica małopłytkowa.

Produkcja i wydalanie moczu są kilkustopniowym procesem, regulowanym w różnych momentach przez mechanizmy fizjologiczne, których zadaniem jest zachowanie homeostazy ustrojowej z jednoczesnym wydalaniem z organizmu substancji resztkowych (ryc. 12-3).

Filtracja. W wyniku filtracji osocza w kłębuszkach nerkowych powstaje filtrat kłębuszkowy, który przepływa do światła kanalików bliższych. Krwinki czerwone i krwinki białe nie przechodzą przez barierę komórek śródbłonka, dlatego tych komórek nie ma w filtracie kłębuszkowym. Półprzepuszczalna błona podstawna kłębuszka nerkowego pozwala jedynie na przenikanie białek o ciężarze cząsteczkowym mniejszym niż ciężar albuminy (68 000 daltonów). Praktycznie wszystkie białka, które dostają się do kanalika bliższego, ulegają resorpcji. Stąd ilość białka wydalanego w moczu nie przekracza 150 mg na dobę.

Resorpcja. Stężenie różnych elektrolitów i metabolitów w świetle kanalika ulega modyfikacji w różnych częściach nefronu (ryc. 12-4). Kanalik bliższy jest miejscem, gdzie te procesy są bardzo nasilone. W tym odcinku nefronu ulegają resorpcji praktycznie wszystkie aminokwasy, glukoza, wodorowęglany i około 70% sodu, potasu, wapnia i fosforanów. Dodatkowa resorpcja wapnia ma miejsce w kanaliku dalszym i ten proces jest regulowany przez parathormon (PTH), a resorpcja sodu w tym odcinku nefronu jest pobudzana przez aldosteron. Resorpcja fosforanu sodu w kanaliku bliższym może być hamowana przez PTH. Resorpcja wody w cewkach zbiorczych zależy od działania hormonu **antydiuretycznego (ADH),** zwanego również **wazopresyną.**

Sekrecja. Kanaliki nerkowe zakwaszają mocz w wyniku aktywnej sekrecji *jonów wodorowych* (H^+). Aktywna sekrecja *potasu* (K^+) w kanaliku dalszym jest stymulowana przez aldosteron. **Aldosteron** pobudza również sekrecję H^+ w kanaliku dalszym i cewce zbiorczej. Zarówno różne organiczne kwasy, jak i zasady ulegają także sekrecji do światła kanalika nerkowego.

Bierna dyfuzja. Woda w sposób bierny przepływa za jonami sodu i chloru w różnych odcinkach nefronu lub przepływa w kierunku środowiska o podwyższonej osmolalności. Dyfuzja wody ze światła kanalików nerkowych może mieć miejsce we wszystkich częściach nefronu, z wyjątkiem części wstępującej pętli Henlego, która jest nieprzepuszczalna dla wody. **Mocznik**, którego stężenie w płynie kanalikowym wzrasta w miarę przepływu ultrafiltratu przez cewkę zbiorczą, dyfunduje w częściach dalszych tego kanalika do płynu śródmiąższowego rdzenia nerki, w którym stężenie mocznika jest niższe niż w świetle cewki zbiorczej.

Nerki oszczędzają lub wydalają wodę zależnie od potrzeb organizmu.

Jakkolwiek nerki mają zdolność zagęszczania moczu, ich wydajność w tym zakresie nie jest nieograniczona. Prawidłowa nerka zagęszcza mocz maksymalnie do 1200 mOsm/kg. Stąd dla wydalenia resztkowych produktów przemiany materii nerki muszą wydalić od 500 do 700 ml wody w ciągu doby. Nerki resorbują większość filtrowanej w kłębuszkach wody powyżej wielkości **obligatoryjnej minimalnej objętości moczu,** co umożliwia jej wykorzystanie do innych celów w organizmie. Gdy zaś organizm jest przewodniony, nerki wydalają nawet kilka litrów moczu. Zależy to od działania osmoreceptorów w podwzgórzu regulujących uwalnianie hormonu antydiuretycznego (ADH).

Mocz wytwarzany w obecności wysokiego stężenia ADH we krwi jest **hiperosmotyczny** (ryc. 12-5). Należy pamiętać, że pierwotny filtrat kłębuszkowy jest **izoosmotyczny** w stosunku do osocza (285–295 mOsm/kg). W kanaliku bliższym woda jest resorbowana razem z elektrolitami, stąd osmolalność płynu w świetle kanalika nie zmienia się do momentu, gdy płyn wpływa do części wstępującej pętli Henlego oraz początkowego odcinka kanalika dalszego. Te odcinki nefronu są nieprzepuszczalne dla wody, dlatego resorpcja Na^+ i Cl^- w tych miejscach nie powoduje wtórnego do tego procesu przepływu

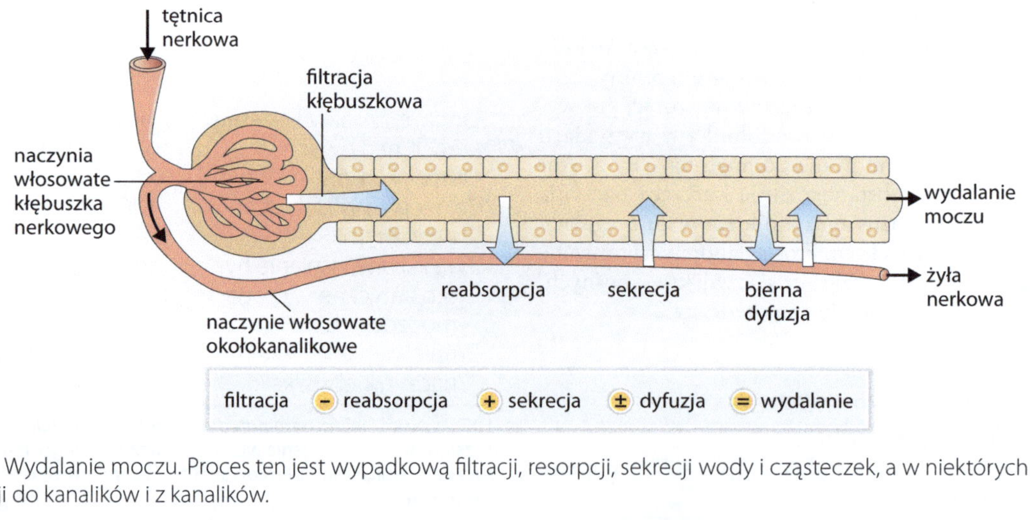

Ryc. 12-3. Wydalanie moczu. Proces ten jest wypadkową filtracji, resorpcji, sekrecji wody i cząsteczek, a w niektórych przypadkach biernej dyfuzji do kanalików i z kanalików.

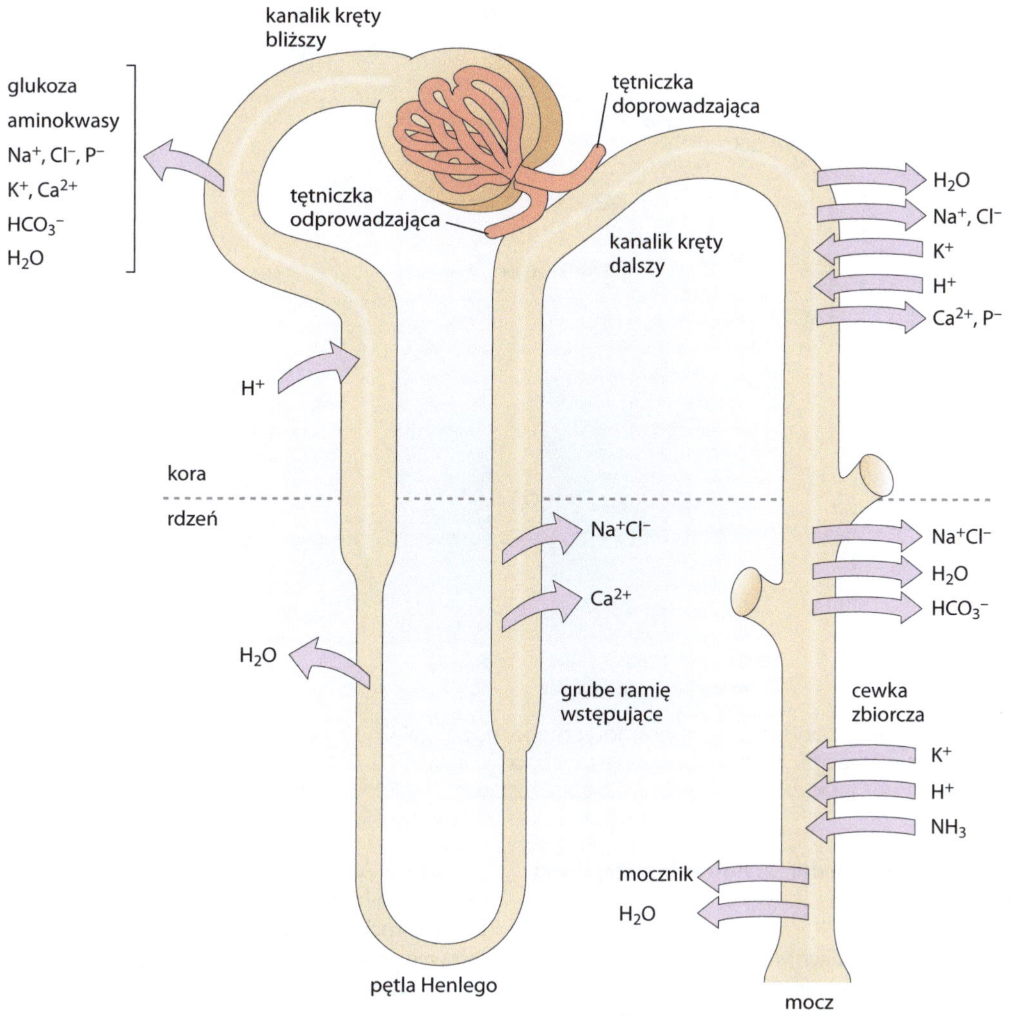

Ryc. 12-4. Transport elektrolitów w nefronie. Wypadkowy przepływ elektrolitów i wody (zaznaczono strzałkami) jest odmienny w różnych odcinkach nefronu. Aldosteron i parathormon (PTH) działają na kanaliki dalsze, a hormon antydiuretyczny (ADH) – na cewki zbiorcze.

wody. Z tego powodu płyn w dalszej części kanalika dalszego jest rozcieńczony. Woda z tego hipoosmolarnego płynu ulega resorpcji przez ścianę końcowego odcinka kanalika dalszego, gdy jego ściana staje się przepuszczalna dla wody pod wpływem działania ADH. Dyfuzja wody uwarunkowana obecnością wazopresyny ma również miejsce w kanaliku zbiorczym, co może doprowadzić do wzrostu osmolalności płynu w świetle kanalika do wartości 1200 mOsm/kg.

Hipoosmotyczny mocz jest wytwarzany, gdy stężenie ADH we krwi jest niskie. Hormon antydiuretyczny w nieznacznym stopniu reguluje resorpcję płynu w części wstępującej pętli Henlego i początkowym odcinku kanalika dalszego, ale wskutek niedoboru ADH jest najbardziej zauważalny w części dalszej tego kanalika oraz w kanaliku zbiorczym. Brak ADH powoduje, że te fragmenty nefronu stają się nieprzepuszczalne dla wody i woda jest wydalana w dużych ilościach, co doprowadza do rozcieńczenia moczu.

Stężenie ADH w surowicy może wzrastać lub się obniżać. Stężenie hormonu antydiuretycznego w osoczu jest podwyższone w razie **ograniczenia podaży wody**, a spada przy dużej podaży wody do organizmu. **Zespół niewłaściwej sekrecji ADH** (*syndrome of inappropriate ADH secretion* – SIADH) jest zaburzeniem o charakterze paraneoplastycznym charakteryzującym się podwyższonym stężeniem ADH we krwi, podczas gdy w **moczówce prostej pochodzenia centralnego**, spowodowanej uszkodzeniem podwzgórza lub przysadki, stężenie ADH jest obniżone. W **moczówce prostej nerkowej** stężenie ADH jest podwyższone w wyniku uwalniania dużych ilości tego hormonu z podwzgórza, wtórnie do wysokiej osmolalności osocza.

Najważniejsze cechy głównych zaburzeń klinicznych wynikających z zaburzeń stężenia ADH we krwi (wzrost lub obniżenie) są przedstawione w tab. 12-2.

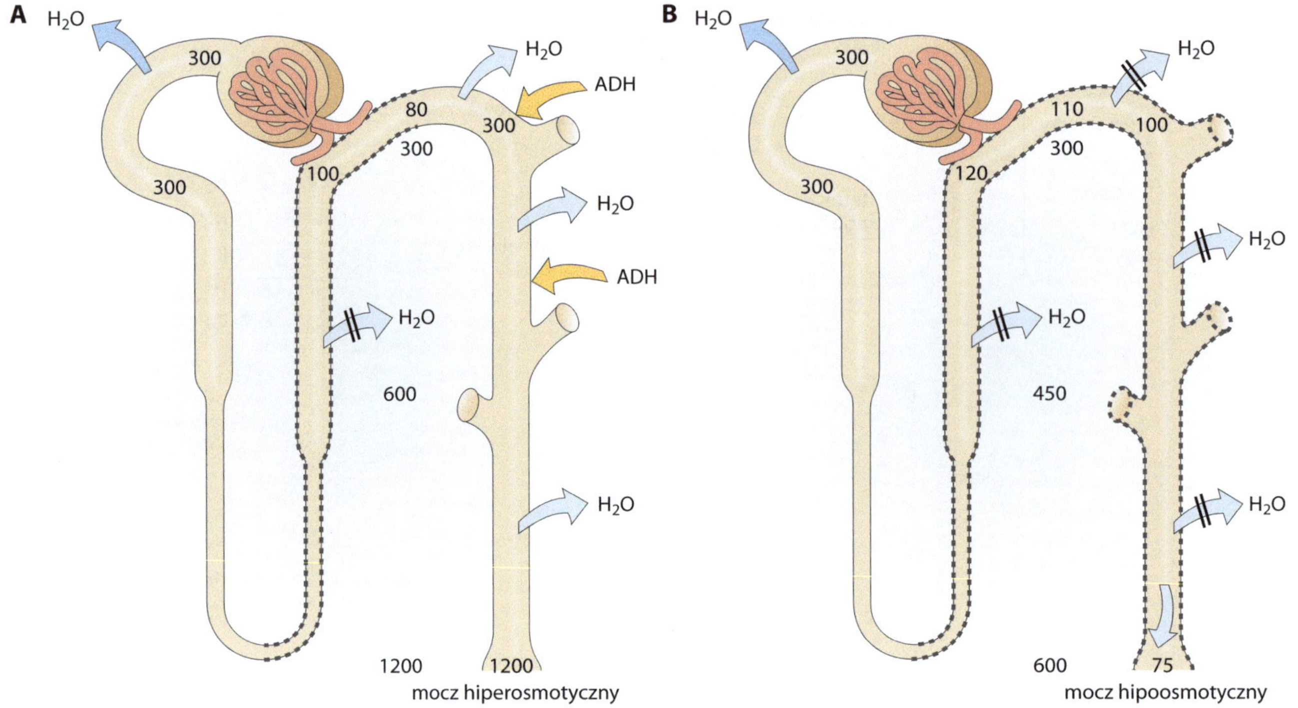

Ryc. 12-5. Wydalanie hiperosmotycznego i hipoosmotycznego moczu; zależność od efektu ADH. **A.** Wytwarzanie moczu w obecności hormonu antydiuretycznego (ADH). **B.** Wytwarzanie moczu przy braku ADH. Gruba kropkowana linia oznacza fragmenty nefronu nieprzepuszczalne dla wody. (Opracowano na podstawie: L.S. Constanzo: Physiology, W.B. Saunders, Philadelphia 1998, s. 258–259).

Nerki regulują wydalanie sodu dla zachowania stałej ilości tego jonu w organizmie.

Sód jest filtrowany w dużych ilościach w kłębuszkach nerkowych, ale ponad 99% tego ładunku sodu jest resorbowane w nefronie (ryc. 12-6). Tak mała ilość sodu, ostatecznie wydalana z moczem, może być jeszcze bardziej ograniczona, gdy dochodzi do utraty tego jonu drogami pozanerkowymi, takimi jak przewód pokarmowy czy podczas pocenia się.

Większość sodu jest resorbowana w kanalikach bliższych, które zwrotnie wchłaniają około 70% ładunku filtrowanego Na^+. Szybkość resorpcji wzrasta, gdy Na^+ jest tracony drogą przewodu pokarmowego podczas wymiotów lub biegunki; w wyniku tych zaburzeń zmniejsza się objętość płynu w przestrzeni zewnątrzkomórkowej. Odwrotnie – wzrost objętości przestrzeni zewnątrzkomórkowej, występujący podczas dożylnej infuzji izotonicznego roztworu soli fizjologicznej powoduje, że resorpcja sodu w kanalikach zostaje zmniejszona, a wzrasta wydalanie sodu w moczu.

Tabela 12-2. Wydalanie lub oszczędzanie wody w nerkach zależne od hormonu antydiuretycznego

ZABURZENIE	ADH W SUROWICY	OSMOLALNOŚĆ OSOCZA	OSMOLALNOŚĆ MOCZU	OBJĘTOŚĆ MOCZU
Ograniczenie podaży wody	↑	↑ lub N	↑	↓
SIADH	↑	↓	↑	↓ („zatrucie" wodne)
Polidypsja	↓	↓ lub N	↓	↑ (hipoosmotyczny wielomocz)
Moczówka prosta centralna	↓	↑	↓	↑ (hipoosmotyczny wielomocz)
Moczówka prosta nerkowa	↑	↑	↓	↑ (hipoosmotyczny wielomocz)

ADH – hormon antydiuretyczny; SIADH – zespół nieadekwatnego wydzielania hormonu antydiuretycznego.

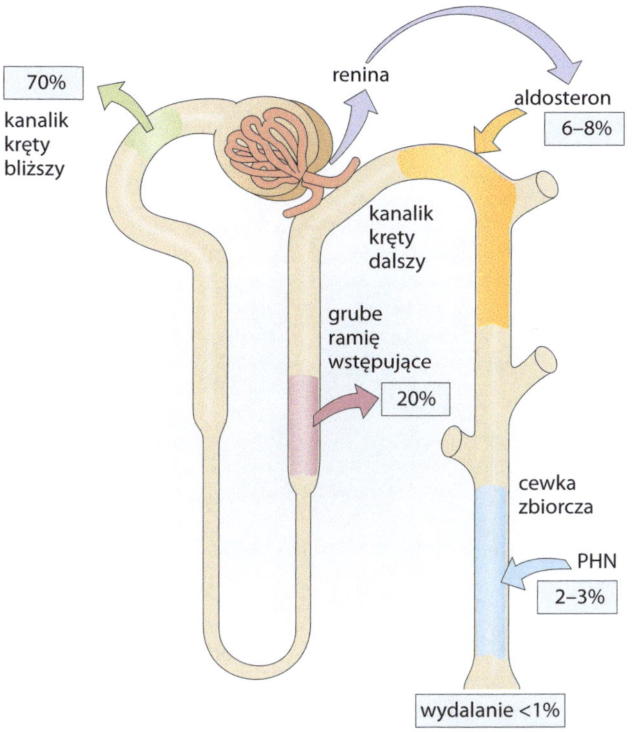

Ryc. 12-6. Transport sodu w nerce. Większość sodu filtrowanego w kłębuszkach jest resorbowana i mniej niż 1% jest wydalane w moczu. PHN – przedsionkowy hormon natriuretyczny. (Opracowano na podstawie: L.S. Constanzo: Physiology, W.B. Saunders, Philadelphia 1998, s. 236).

Sód jest także resorbowany we **wstępującej pętli Henlego** i w **początkowym odcinku kanalika dalszego**. Resorpcja sodu jest wprost proporcjonalna do ilości Na^+ dopływającej do tej części nefronu. W przeciwieństwie do kanalika bliższego, ta część nefronu nie jest przepuszczalna dla wody, dlatego płyn kanalikowy zostaje tutaj rozcieńczony. Resorpcja sodu w tym odcinku może być hamowana przez tzw. diuretyki pętlowe, powszechnie stosowane w leczeniu nadciśnienia tętniczego.

Dalsza część kanalika dalszego i cewka zbiorcza są miejscami, gdzie jest resorbowane 6–8% filtrowanego sodu. Mimo to ta część nefronu jest bardzo ważna dla regulacji wydalania Na^+, ponieważ jej czynność jest regulowana przez aldosteron. **Aldosteron** zwiększa w tym odcinku resorpcję Na^+ i sekrecję K^+. **Przedsionkowy czynnik natriuretyczny** zwiększa nerkowe wydalanie Na^+ przez hamowanie jego resorpcji w części rdzeniowej cewek zbiorczych. Przedsionkowy czynnik natriuretyczny działa również na inne części nerek, przyczyniając się do rozszerzenia tętniczki doprowadzającej kłębuszka, co powoduje zwiększenie filtracji kłębuszkowej, i w następstwie zwiększenie rdzeniowego przepływu krwi oraz zmniejszenie wydzielania reniny. Przedsionkowy czynnik natriuretyczny hamuje również sekrecję aldosteronu i uwalnianie ADH.

Nerkowe wydalanie potasu jest zależne od aldosteronu, ilości wydalanego sodu oraz od stanu równowagi kwasowo--zasadowej.

Nerki wydalają 90–95% dziennej podaży K^+, a pozostała część jest wydalana w stolcu. Nerkowe wydalanie potasu zależy od wielkości filtracji, resorpcji i sekrecji tego kationu, a procesy te zachodzą w różnych odcinkach nefronu.

Stężenie K^+ w osoczu zależy od podaży tego kationu w diecie, a także od jego dystrybucji ustrojowej w różnych tkankach. Podczas zasadowicy komórki wydalają jony H^+ dla obniżenia pH krwi, a w tym samym momencie K^+ wnika do komórek, czego następstwem jest hipokaliemia. W warunkach kwasicy sytuacja jest odwrotna – potas jest uwalniany z komórek i jego stężenie we krwi wzrasta. W każdej z omówionych wyżej sytuacji stężenie K^+ w przestrzeni zewnątrzkomórkowej jest niższe niż stężenie Na^+.

Zarówno K^+, jak i Na^+ są filtrowane w kłębuszkach nerkowych, a ich stężenie w filtracie kłębuszkowym jest identyczne ze stężeniem tych elektrolitów w osoczu. Podobnie jak w osoczu, stężenie K^+ jest znacznie niższe. Mimo to potas, podobnie jak sód, jest w większości (około 70%) resorbowany w kanaliku bliższym (ryc. 12-7). Podobnie jak Na^+, jest resorbowany we wstępującej pętli Henlego oraz w części dalszej nefronu. Aldosteron pobudza sekrecję K^+ w kanaliku dalszym i cewce zbiorczej; działanie tego hormonu jest całkowicie odmienne od jego działania na Na^+ w tej części nefronu. Zwiększona sekrecja K^+ występuje w stanach, w których stężenie potasu we krwi jest podwyższone w następstwie jego zwiększonej podaży w diecie lub w kwasicy. W warunkach fizjologicznych mocz zawiera około 2% ładunku K^+ który został przefiltrowany w kłębuszkach nerkowych, ale podczas hiperkaliemii jego stężenie w moczu może wzrosnąć pięćdziesięciokrotnie.

Stężenie wapnia i fosforu w osoczu jest zależne od ich nerkowego wydalania.

Wapń występuje we krwi w postaci wolnej i związanej z albuminami. Wolny wapń (Ca^{2+}) jest filtrowany w kłębuszkach nerkowych, a większość tego ładunku jest resorbowana w kanaliku bliższym (ryc. 12-8). Pozostały Ca^{2+} dopływa do części dalszych nefronu, gdzie jego znaczna ilość ulega resorpcji, a tylko 1% filtrowanego ładunku Ca^{2+} jest wydalane. Wydalanie nerkowe Ca^{2+} jest regulowane przez PTH, pobudzający jego resorpcję w kanaliku dalszym (**hamujące działanie PTH na wydalanie Ca^{2+} z moczem**). Zwiększone wydalanie wapnia w moczu występuje w stanach hiperkalcemii, gdy wzrasta ilość wapnia filtrowanego w kłębuszkach. Zwiększone wydalanie sodu w moczu i kwasica także zwiększają wydalanie Ca^{2+} w moczu.

Fosfor jest obecny w osoczu w postaci fosforanów lub związanej z białkami. Fosfor, głównie w postaci fosforanów, jest filtrowany w kłębuszkach nerkowych; do 90% tego ładunku jest resorbowanych w nefronie (ryc. 12-9). W większości resorpcja fosforanów (do 70%) jest zależna od Na^+ (**kotransport sód–fosforany**) w krętych kanalikach bliższych i w mniejszym stopniu (do 10%) w prostych kanalikach bliższych. Około 10%

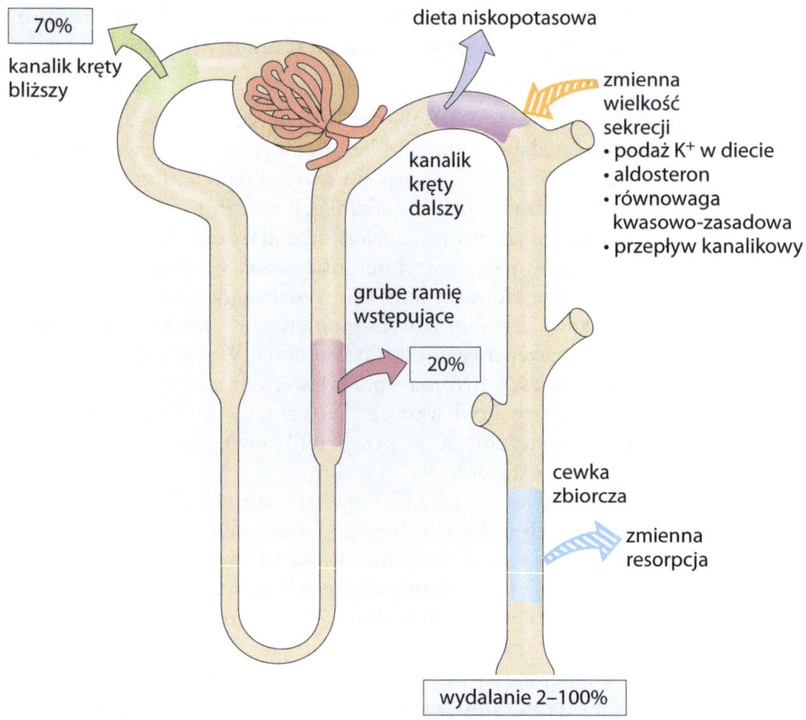

Ryc. 12-7. Transport potasu w nerce. (Opracowano na podstawie: L.S. Constanzo: Physiology, W.B. Saunders, Philadelphia 1998, s. 245).

filtrowanego ładunku fosforanów ulega resorpcji w kanaliku dalszym. Parathormon hamuje kotransport sód–fosforany, zwiększając w ten sposób ich nerkowe wydalanie (**fosfaturyczny efekt PTH**).

Nerki mają istotną rolę w utrzymaniu równowagi kwasowo-zasadowej.

Nerki mają istotny wpływ na homeostazę kwasowo-zasadową w następujących mechanizmach:

- **Wydalanie nielotnych kwasów**. Są to kwasy, które powstają podczas niepełnego spalania białek, tłuszczy i węglowodanów.
- **Resorpcja wodorowęglanów i wydalanie jonu wodorowego**. Osiemdziesiąt do dziewięćdziesięciu procent wodorowęglanów (HCO_3^-) filtrowanych w kłębuszkach jest resorbowanych w kanalikach bliższych. Aktywny proces sekrecji H^+ w kanaliku dalszym umożliwia wymianę H^+ na HCO_3^- i w ten sposób warunkuje resorpcję pozostałych 10–20% filtrowanych HCO_3^- (ryc. 12-10). W tej wymianie pośrednio uczestniczy sód, podobnie jak i K^+. Jony wodorowe reagują w świetle kanalika z HCO_3^-, tworząc H_2CO_3, który rozpada się na CO_2 i H_2O. Wolny CO_2 dyfunduje do cytoplazmy komórek kanalikowych i w obecności anhydrazy węglanowej przekształca się w HCO_3^-, który jest zwrotnie resorbowany do krwi.
- **Wydalanie amoniaku i fosforanów.** Jony wodorowe wydalane do płynu kanalika nerkowego muszą być buforowane, co następuje dzięki obecności w świetle kanalika amoniaku wydalanego z wnętrza komórek, jak i filtrowanych fosforanów (ryc. 12-11).

Nerki wydalają produkty resztkowe metabolizmu, leki i toksyny.

Nerki wydalają wiele resztkowych produktów metabolizmu, leki i toksyny. Z tej grupy jednymi z najważniejszych są mocznik i kreatynina – dwa ważne końcowe produkty metabolizmu.

Mocznik. Mocznik jest filtrowany w kłębuszkach, a w przybliżeniu połowa tego ładunku jest resorbowana w kanaliku bliższym. We wstępującej pętli Henlego mocznik ulega sekrecji ze śródmiąższu do światła kanalika. Następnie w kanaliku dalszym 30% mocznika jest resorbowane i ostatecznie w części rdzeniowej cewek zbiorczych znaczna część pozostałego w świetle kanalika mocznika ulega resorpcji. Stąd tylko 15% ładunku mocznika, który jest filtrowany, jest ostatecznie wydalane z moczem. Gdy ilość wytwarzanego moczu wzrasta, wydalanie mocznika z moczem może wzrosnąć nawet do 60% jego filtrowanego ładunku.

Kreatynina. Większość kreatyniny pochodzi z fosforanu kreatyny w mięśniach szkieletowych; mała jej frakcja pochodzi z mięśnia sercowego. Spożywanie mięsa może spowodować wzrost ilości kreatyniny w organizmie. Kreatynina ulega filtracji w kłębuszkach, a jej ładunek w świetle kanalika nie ulega istotnym zmianom aż do poziomu kanalika dalszego. Niewielka ilość kreatyniny ulega sekrecji do światła kanalika, co jest jednak ilością nieznaczną w porównaniu z ładunkiem kreatyniny, który

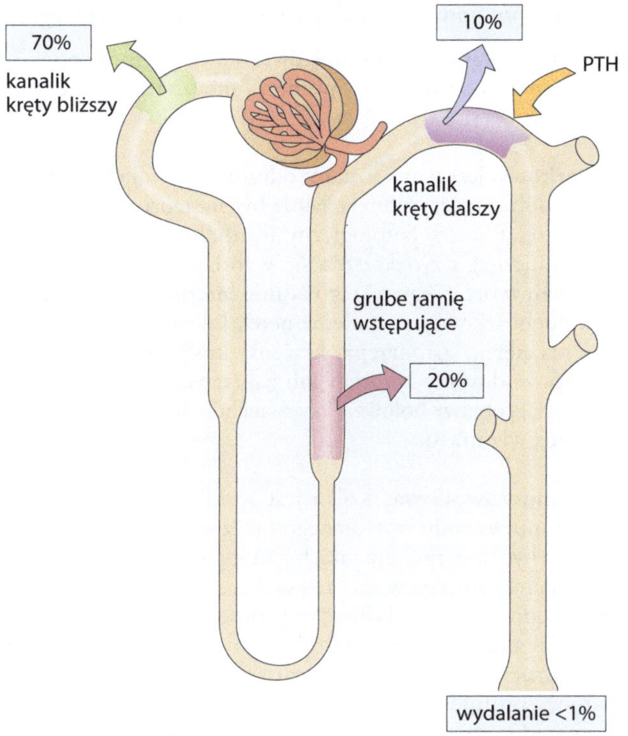

Ryc. 12-8. Transport wapnia w nerce. Większość filtrowanego wapnia ulega resorpcji w kanaliku proksymalnym. Resorpcja wapnia w kanaliku dalszym jest regulowana przez parathormon (PTH). Mniej niż 1% filtrowanego ładunku wapnia jest wydalane w moczu. (Opracowano na podstawie L.S. Constanzo: Physiology, W.B. Saunders, Philadelphia 1998, s. 250.)

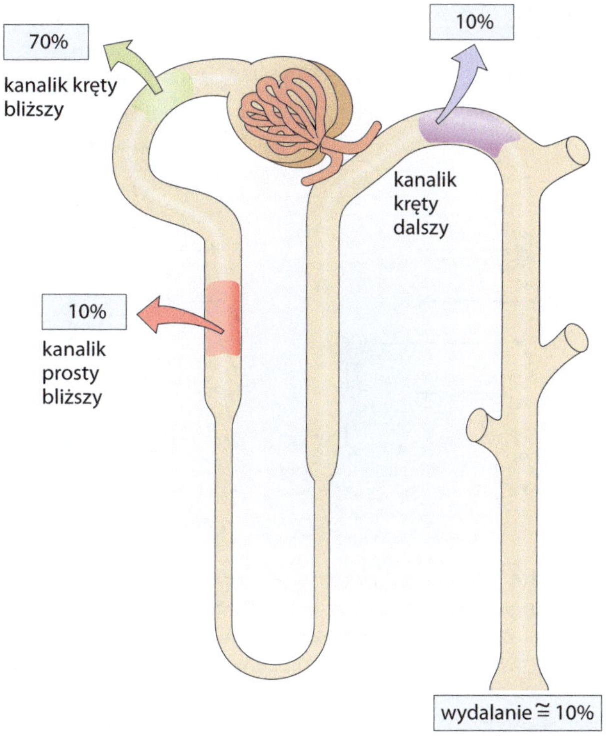

Ryc. 12-9. Transport fosforanów w nerce. Większość fosforanów ulega resorpcji. Resorpcja w kanaliku dalszym jest regulowana przez parathormon (PTH). Około 10% filtrowanego ładunku fosforanów jest wydalane w moczu. (Opracowano na podstawie: L.S. Constanzo: Physiology, W.B. Saunders, Philadelphia 1998, str. 250).

jest filtrowany. Dlatego na podstawie wydalania kreatyniny z moczem ocenia się wielkość filtracji kłębuszkowej.

Nerki wykazują aktywność endokrynną.

Czynność nerek jest regulowana przez hormony, ale jednocześnie same nerki są narządem endokrynnym. Poprzednio stwierdzono, że czynność nerek jest regulowana przez aldosteron, PTH, ADH i angiotensynę 2. Nerki jednak również wytwarzają hormony, a najważniejsze z nich to:

- **Renina.** Hormon regulujący ciśnienie krwi, wytwarzany w komórkach aparatu przykłębuszkowego. Działa na angiotensynogen, powodując jego przekształcenie do angiotensyny 1. Pod wpływem enzymu konwertującego angiotensyna 1 jest przekształcana do angiotensyny 2. Angiotensyna 2 pobudza wytwarzanie aldosteronu w korze nadnerczy i jednocześnie jest czynnikiem silnie kurczącym naczynia. Ponadto wywołuje także inne efekty w nerkach.
- **Erytropoetyna.** Hormon ten działa jako czynnik wzrostu prekursorowych komórek erytrocytów w szpiku kostnym, a jednocześnie pobudza ich różnicowanie i dojrzewanie.
- **Witamina $1,25(OH_2)D_3$.** Aktywna postać witaminy D wytwarzana w nerkach i uwalniana do krwi, gdzie wspólnie z PTH reguluje homeostazę, wchłanianie i odkładanie wapnia.

Kliniczna i laboratoryjna ocena czynności nerek

WYWIAD RODZINNY I OSOBOWY

Zarówno wywiad dotyczący obciążeń chorobowych w rodzinie, jak i wywiad dotyczący samego pacjenta mogą wskazać istotne czynniki występujące w patogenezie choroby nerek. Kilka przykładów takich powiązań przedstawiono w tab. 12-3.

Badanie przedmiotowe i historia obecnej choroby.

Objawy chorób nerek zależą od rodzaju choroby i umiejscowienia istniejącej patologii. Najważniejsze symptomy choroby są następujące:

- ból,
- częste oddawanie moczu,
- wielomocz,

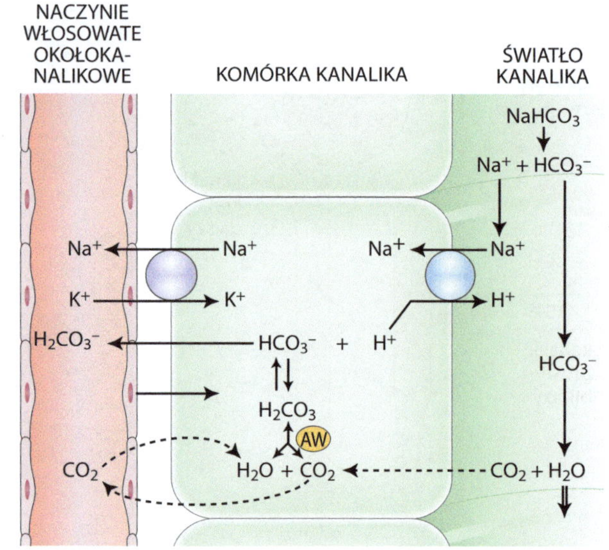

Ryc. 12-10. Resorpcja zwrotna wodorowęglanów w nerce. Wodorowęglany nie mogą być bezpośrednio resorbowane, ale ich odzyskiwanie z filtratu kłębuszkowego odbywa się w wymianie na jony wodorowe (H^+). Anhydraza węglanowa (AW) tworzy wodorowęglan (HCO_3^-) z CO_2, który dyfunduje z cytoplazmy komórek nabłonkowych kanalika. Wodorowęglany ulegają resorpcji do krwi, gdzie funkcjonują jako układ buforowy. Ta wymiana jest związana z transportem (Na^+) i potasu (K^+), zależnych od Na^+/K^+ ATP-azy.

- skąpomocz/bezmocz,
- bolesne, trudne oddawanie moczu,
- nietrzymanie moczu,
- obrzęki,
- nadciśnienie tętnicze.

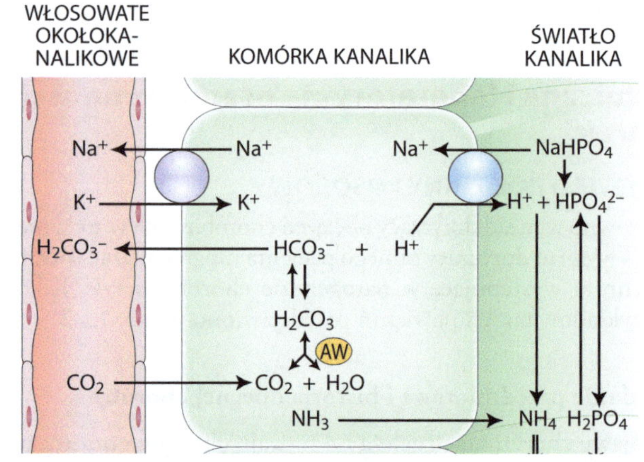

Ryc. 12-11. Buforowanie wydalonego jonu wodorowego (H^+). Jon wodorowy wydalony do płynu w świetle kanalika musi zostać zneutralizowany, tak aby pH moczu nadmiernie się nie obniżyło. Odbywa się to z udziałem buforów fosforanowego i amonowego. AW – anhydraza węglanowa.

Ból może pochodzić z każdej części układu moczowego.

Ból spowodowany chorobą układu moczowego może pochodzić z nerek, moczowodów, pęcherza moczowego czy cewki moczowej.

Ból nerkowy. Jest tępy i rozlany, odczuwany w okolicy tylnobocznej dolnej części tułowia. Może być następstwem powstania w nerce tworów patologicznych, np. guzów czy torbieli, lub nadmiernego zwiększenia się wymiarów nerki bądź jej obrzękiem w przebiegu ostrego odmiedniczkowego zapalenia nerek, kłębuszkowego zapalenia nerek lub śródmiąższowego zapalenia nerek. Zaburzenia krążenia krwi, takie jak zawał nerki spowodowany zatorem lub zakrzepica żył nerkowych również dają objawy bólowe. Przyczyną bólu jest także krwotok w następstwie urazu.

Kolka moczowodowa. Kolka jest wynikiem spastycznego skurczu moczowodu wywołanego przez jego obturację. Stan ten może być następstwem takich patologii, jak: zablokowanie kamienia moczowego w moczowodzie, skrzep krwi w świetle moczowodu, martwica i złuszczenie brodawek nerkowych lub obecność guza. Ból może być odczuwalny w okolicy bocznej części górnej lub dolnej jamy brzusznej, w okolicy miednicy lub może promieniować do pachwiny i moszny. Obturacja moczowodu wywołuje odruch moczowodowo-nerkowy, którego następstwem jest skurcz tętnic nerkowych i zmniejszenie wytwarzania moczu.

Ból pęcherza moczowego. Ból jest najczęściej spowodowany obturacją wypływu moczu z pęcherza i jest odczuwalny w głębi miednicy. Często współistnieje z zaburzeniami oddawania moczu, takimi jak zwiększona częstość oddawania moczu, krwiomocz lub niemożność oddawania moczu. Ból pęcherza moczowego może być następstwem obecności kamieni moczowych, guzów, ostrego lub przewlekłego stanu zapalnego tego narządu.

Częstość oddawania moczu i jego objętość znacznie się wahają w warunkach fizjologicznych, ale jednocześnie zwiększenie częstości oddawania moczu i jego objętości może być objawem stanu chorobowego.

Prawidłowe nerki wytwarzają około 1500 ml moczu w ciągu doby. Ponieważ pojemność pęcherza moczowego jest równa około 500 ml (wielkość ta jest nieco mniejsza u kobiet), zdrowa osoba oddaje mocz cztery do sześciu razy w ciągu doby.

Częstość oddawania moczu i całkowita objętość wydalanego moczu zależą od wielu czynników, takich jak:

- **Podaż płynów**. Podaż płynu zależy od indywidualnych przyzwyczajeń każdej osoby i może się zwiększyć podczas stresu lub w stanie psychogennej polidypsji, kiedy dochodzi do zwiększonego, obsesyjnego zapotrzebowania na płyny. Należy pamiętać, że również napoje alkoholowe zawierają znaczne ilości wody, stąd osoba pijąca nałogowo duże ilości piwa w tym samym momencie dostarcza do organizmu duże ilości wody.

Tabela 12-3. Czynniki ryzyka wystąpienia chorób nerek

TYP CZYNNIKA RYZYKA	CHOROBY NEREK – CZYNNIKI SPRAWCZE
Dziedziczne	torbielowatość nerek autosomalnie dominująca torbielowatość nerek autosomalnie recesywna niedokrwistość sierpowatokrwinkowa: martwica brodawek nerkowych rodzinna postać guza Wilmsa
Czynniki społeczne/zakaźne	uzależnienie od leków: ogniskowe stwardnienie kłębuszków nerkowych HIV: nefropatia HIV bakteryjne zapalenie wsierdzia: zapalenie kłębuszków nerkowych
Inne choroby układowe lub choroby innych narządów	cukrzyca: nefropatia cukrzycowa szpiczak mnogi: nerka szpiczakowa lub nerkowa/układowa skrobiawica przewlekłe stany ropne: skrobiawica
Środowiskowe	gorący klimat: zwiększona częstość występowania kamieni nerkowych w stanach południowych USA
Chirurgiczne	zabieg chirurgiczny: przednerkowa niewydolność nerek przeszczep nerki: odrzucenie przeszczepu zabiegi na dolnych drogach moczowych: wstępujące zakażenie dróg moczowych
Leki	leki przeciwbólowe: nefropatia wywołana przez środki przeciwbólowe antybiotyki: ostre cewkowo-śródmiąższowe zapalenie nerek w mechanizmie nadwrażliwości
Ciąża	ostre wstępujące odmiedniczkowe zapalenie nerek rzucawka: białkomocz i nadciśnienie tętnicze pochodzenia nerkowego

- **Pozanerkowe utraty płynu.** Utrata płynu z organizmu może następować w wyniku niewyczuwalnego parowania (np. podczas podróży lotniczej), zwiększonego pocenia się (np. podczas upałów) lub drogą przewodu pokarmowego (np. biegunka lub wymioty).
- **Stan czynnościowy nerek.** Utrata funkcji nerek może skutkować zmniejszeniem lub zwiększeniem objętości wydalanego moczu. Wielomocz powoduje zwiększenie częstości oddawania moczu.
- **Pojemność pęcherza moczowego.** U kobiet pęcherz moczowy jest nieco mniejszy niż u mężczyzn, ale dodatkowo istnieje również zmienność osobnicza w odniesieniu do tego parametru. Przewlekłe stany zapalne pęcherza moczowego lub jego przerost wskutek utrudnionego odpływu moczu prowadzą do zmniejszenia jego pojemności.
- **Leki.** Diuretyki i wiele innych leków modyfikują resorpcję i/lub sekrecję wody i elektrolitów w nerkach, a tym samym wpływają na objętość wytwarzanego moczu.
- **Czynniki miejscowe wpływające na odruch oddawania moczu (mikcji).** Odruch mikcji jest inicjowany przez bodźce działające na nerwy czuciowe w tylnej części cewki moczowej i w szyi pęcherza moczowego. Podrażnienie tych zakończeń nerwowych przez odczyn zapalny, kamienie moczowe lub przerost gruczołu krokowego powoduje zwiększenie częstości odruchu mikcji.
- **Częste oddawanie moczu (częste, ciągłe parcie na mocz – *pollakisuria*).** Stan ten może być podzielony, z punktu widzenia klinicznego, na dwie główne grupy: oddawanie moczu z jednoczesnym wielomoczem oraz oddawanie moczu bez jednoczesnego wielomoczu. Przyczyny wielomoczu są przedstawione w tab. 12-4.

Konieczność oddawania moczu w stanach, gdy pęcherz moczowy nie jest wypełniony.

Potrzeba oddawania moczu, gdy pęcherz moczowy nie jest całkowicie wypełniony jest zwykle objawem choroby, chociaż może to być stan o podłożu psychogennym lub nerwowym. Przyczyną tej sytuacji jest najczęściej zwiększona wrażliwość receptorów pobudzanych przez rozciąganie, umiejscowionych w tylnej części szyi pęcherza moczowego oraz w tylnej części cewki moczowej. Stan ten jest najczęściej wywołany przez odczyn zapalny lub przerost gruczołu krokowego.

Należy pamiętać, że w warunkach fizjologicznych opróżnianie pęcherza moczowego jest regulowane przez **odruch mikcji**, inicjowany przez wewnątrzpęcherzowe ciśnienie działające na receptory wrażliwe na rozciąganie, umiejscowione w szyi pęcherza moczowego i w tylnej części cewki moczowej. Pobudzenie tych receptorów doprowadza do skurczu mięśnia wypieracza z następowym odnawialnym zwiększeniem czułości receptorów czuciowych. W ten sposób jeden cykl skurczu inicjuje

Tabela 12-4. Przyczyny częstego oddawania moczu

CZĘSTE ODDAWANIE MOCZU BEZ WIELOMOCZU	CZĘSTE ODDAWANIE MOCZU Z WIELOMOCZEM
Zaburzenia wrodzone wrodzony mały pęcherz moczowy odpływ pęcherzowo-moczowodowy u dziewczynek wrodzone zwężenie cewki lub jej ujścia Zmiany zależne od wieku atroficzne zapalenie macicy osłabienie dolnej ściany mięśniowej miednicy przepuklina pęcherza moczowego przerost gruczołu krokowego Stany zapalne zapalenie pęcherza moczowego zapalenie gruczołu krokowego zapalenie pochwy i macicy Podrażnienia mechaniczne kamienie moczowe ucisk zewnętrzny (np. ciąża) Nowotwory rak pęcherza moczowego rak gruczołu krokowego nowotwory ginekologiczne Zaburzenia neurologiczne stwardnienie rozsiane uszkodzenie rdzenia kręgowego neuropatia współczulna (np. cukrzyca)	Wrodzone choroby kanalików nerkowych Psychogenna lub zamierzona polidypsja Moczówka prosta centralna uszkodzenie podwzgórza (np. guzy, zapalenie opon mózgowych, urazy, zabiegi chirurgiczne) uszkodzenie szypuły przysadki (np. uraz, zabieg chirurgiczny) uszkodzenie przysadki (np. guzy przedniego płata przysadki, zabieg chirurgiczny, uraz) Moczówka prosta nerkowa (np. przewlekła niewydolność nerek) glukozuria (np. cukrzyca) zaburzenia metaboliczne (np. hiperkalcemia, hipokaliemia) leki (np. sole litu, diuretyki) alkohol, kofeina

następny. Odruch ten może zostać zahamowany świadomie, ale w miarę wypełniania pęcherza wzrasta ciśnienie w jego świetle, a każdy kolejny odruch mikcji jest krótszy i silniejszy aż do momentu, gdy nie może on zostać zatrzymany w sposób świadomy. W tym momencie aktywowany jest inny odruch, powodujący rozluźnienie zewnętrznego zwieracza i rozpoczęcie procesu oddawania moczu. W warunkach patologicznych ten odruch jest nadmierny i nie może być świadomie kontrolowany do tego stopnia, jak to jest w prawidłowej sytuacji.

Wielomocz jest następstwem zwiększonej podaży wody do organizmu lub nieprawidłowym oszczędzaniem wody w nerkach.

Wytwarzanie moczu w ilości przekraczającej 3000 ml na dobę uznaje się za stan wielomoczu. Przyczyną tego może być zwiększona podaż wody, nieprawidłowa regulacja homeostazy gospodarki wodnej lub nadmierne wydalanie wody (zobacz tab. 12-3). Z punktu widzenia patogenezy wielomocz może wystąpić w wyniku takich mechanizmów, jak:

- **Nadmierna podaż wody.** Niektórzy ludzie mają zwyczaj pić duże ilości wody, herbaty, kawy lub piwa czy innych napojów alkoholowych. Psychogenna polidypsja charakteryzuje się występowaniem wewnętrznego przymusu picia dużych ilości wody.
- **Diureza osmotyczna.** Najczęstszą przyczyną diurezy osmotycznej jest hiperglikemia w przebiegu cukrzycy. Ten stan mogą także wywoływać niektóre diuretyki.
- **Nadmierne wydalanie wody.** Najczęstszą przyczyną wielomoczu jest przewlekła niewydolność nerek, powodująca powstanie moczówki prostej pochodzenia nerkowego. Nerki tracą zdolność do oszczędzania wody. Zaburzenia metaboliczne, takie jak hipokaliemia czy hiperkalcemia, mogą także powodować wystąpienie wielomoczu. Moczówka prosta pochodzenia centralnego wynikająca z niedostatecznego wytwarzania ADH jest szczęśliwie rzadką przyczyną wielomoczu.

Nykturia/nokturia jest postacią wielomoczu polegającą na konieczności oddawania moczu w nocy. W warunkach prawidłowych podczas snu produkcja moczu się zmniejsza, co powoduje, że nie ma konieczności budzenia się w nocy i oddawania moczu. Częste przyczyny nokturii są następujące:

- **Wielomocz** niezależnie od mechanizmu powstawania. Nadmierne wytwarzanie moczu zaburza prawidłowy cykl dzień–noc produkcji i oddawania moczu.
- **Leki.** Wiele leków diuretycznych nasila nocne wytwarzanie moczu. Leki poprawiające czynność serca mogą mieć podobny skutek.
- **Nadmierne picie wody lub alkoholu.** Obie sytuacje są najczęstszymi przyczynami nokturii.
- **Stany obrzękowe.** Obrzęki powstają w następstwie różnego rodzaju przewlekłych zaburzeń, takich jak niewydolność zastoinowa serca, marskość wątroby lub przewlekła

niewydolność nerek, i wszystkie te stany usposabiają do wystąpienia nokturii. Płyn obrzękowy gromadzący się w kończynach dolnych czy w jamie brzusznej ulega mobilizacji w pozycji poziomej ciała, powraca do układu żylnego i ostatecznie jest wydalony przez nerki.

- **Problemy dotyczące pęcherza moczowego i miednicy.** Zmniejszona pojemność pęcherza moczowego, będąca następstwem przewlekłych stanów zapalnych lub przerostu ściany pęcherza, może być przyczyną konieczności oddawania moczu w nocy. Takie stany są najczęstsze u osób w podeszłym wieku z przerostem gruczołu krokowego lub przewlekłymi stanami zapalnymi pęcherza moczowego. Nieprawidłowa relaksacja w pozycji półleżącej mięśniówki zamykającej od dołu miednicę jest przyczyną konieczności częstego oddawania moczu podczas nocy u kobiet uprzednio poddanych zabiegom chirurgicznym w obrębie miednicy lub mających powikłane ciąże.

Oddawanie moczu może być bolesne, niecałkowite oraz jednocześnie kolor moczu może być zmieniony.

Do najczęstszych zaburzeń dotyczących procesu oddawania moczu zalicza się dyzurię (bolesne oddawanie moczu), zastój moczu i nietrzymanie moczu.

Dyzuria. Polega na odczuwaniu bólu, który pojawia się przed oddaniu moczu, podczas niego lub bezpośrednio po nim. Pacjenci opisują to jako uczucie pieczenia podczas oddawania moczu lub parcie na mocz. Może w tej sytuacji występować częste oddawanie moczu, wahanie, opór przed oddawaniem moczu lub niecałkowite opróżnianie pęcherza moczowego. Najczęstszą przyczyną tego stanu jest zapalenie pęcherza moczowego.

Retencja moczu. Niecałkowite opróżnianie pęcherza moczowego może być dostrzeżone przez samego pacjenta, ale zaleganie płynu w pęcherzu może również być stwierdzone podczas badania ultrasonograficznego lub podczas cewnikowania pęcherza moczowego po jego maksymalnym opróżnieniu przez pacjenta. Stan ten jest najczęściej spowodowany zmniejszoną drożnością w okolicy szyi pęcherza moczowego, co występuje w przypadku przerostu gruczołu krokowego lub zmniejszenia siły mięśnia wypierającego, w następstwie przewlekłego zapalenia pęcherza moczowego. **Ostrej retencji moczu** spowodowanej obturacją pęcherza moczowego może towarzyszyć ból. **Przewlekła retencja** pojawia się stopniowo i jest bezobjawowa bądź współwystępuje nietrzymanie moczu lub częste oddawanie moczu z uczuciem parcia. U mężczyzn jest częstsza niż u kobiet. Jeżeli objętość zalegającego moczu jest większa niż 100 ml, wzrasta ryzyko zakażenia.

Zmiany w kolorze moczu. Mocz jest zwykle przezroczysty i koloru żółtego, co wynika z zawartości mocznika. Kolor zagęszczonego moczu jest bardziej żółty, ale zasadnicze zmiany koloru moczu zależą od rodzaju substancji, która występuje w jego składzie. **Ciemnożółty** mocz występuje u osób leczonych tetracyklinami. **Mętnobiały** kolor moczu jest najczęściej następstwem zwiększonej zawartości fosforanów, a jego mętność zanika po zakwaszeniu. To zabarwienie może być także spowodowane obecnością bakterii, ropy lub złuszczaniem się komórek nabłonkowych pęcherza moczowego. **Pomarańczowy kolor** moczu może być wynikiem wysokiego stężenia bilirubiny, następstwem spożywania rabarbaru, środków przeczyszczających, takich jak liście senesu, czy leczenia antracyklinami. **Czerwony kolor** moczu może być wynikiem spożywania buraków, czarnych jagód, słodyczy zawierających substancje koloryzujące, środków przeczyszczających, takich jak fenyloftaleina czy Cascara sagrada (szakłak amerykański) lub stosowania leków jak np. rifampicyna. Świeżo oddany mocz może mieć czerwone zabarwienie z powodu hemoglobinurii lub mioglobinurii. **Zabarwienie niebieskozielone** moczu może być spowodowane obecnością bilirubiny/biliwerdyny, błękitu metylenu lub zakażeniem *Pseudomonas aeruginosa*. **Brązowy lub czarny** kolor moczu po jego odstaniu jest spowodowany obecnością porfiryn, melaniny lub kwasu homogentyzynowego.

Nietrzymanie moczu polega na niekontrolowanym jego oddawaniu, co może nastąpić w różnych sytuacjach.

W warunkach prawidłowych podczas wypełniania pęcherza moczowego dominuje impulsacja współczulna, co powoduje rozluźnienie mięśnia wypierającego z jednoczesnym skurczem zwieracza wewnętrznego (ryc. 12-12). Zwieracz zewnętrzny jest świadomie kontrolowany. Podczas oddawania moczu przeważają impulsy cholinergiczne, doprowadzając do skurczu mięśnia wypierającego i rozluźnienia wewnętrznego zwieracza. Zmniejszenie impulsacji współczulnej sprzyja opróżnianiu pęcherza moczowego. Zdolność do kontrolowania oddawania moczu może zostać utracona w różnych sytuacjach i prowadzi do nietrzymania moczu (brak zdolności do świadomego procesu wydalania moczu).

Patogeneza nietrzymania moczu jest różna i może być wynikiem różnych zaburzeń.

- **Nieprawidłowa kontrola zwieracza.** Jest to zaburzenie obserwowane fizjologicznie u dzieci, ale może wystąpić także u dorosłych (nietrzymanie moczu w sytuacjach stresowych).
- **Nietrzymanie spowodowane nadmierną objętością moczu.** Występuje w stanach retencji moczu wtórnych do przerostu gruczołu krokowego lub wypadania macicy u kobiet z uciskiem pęcherza moczowego.
- **Nietrzymanie moczu z parcia.** Niezdolność do wstrzymania oddawania moczu występuje u osób z chorobami pęcherza moczowego, przerostem gruczołu krokowego lub zaburzeniami neurologicznymi.
- **Zaburzenia neurologiczne.** Zaburzenia nerwów czuciowych i autonomicznych pęcherza moczowego występują w neuropatii cukrzycowej i wielu chorobach neurologicznych, takich jak stwardnienie rozsiane, choroba Parkinsona czy otępienie.
- **Utrata przytomności.** Pacjenci w śpiączce nie mają świadomej kontroli zwieracza zewnętrznego.
- **Leki.** Głębokie znieczulenie i wiele leków psychotropowych często powodują zaburzenia kontroli oddawania

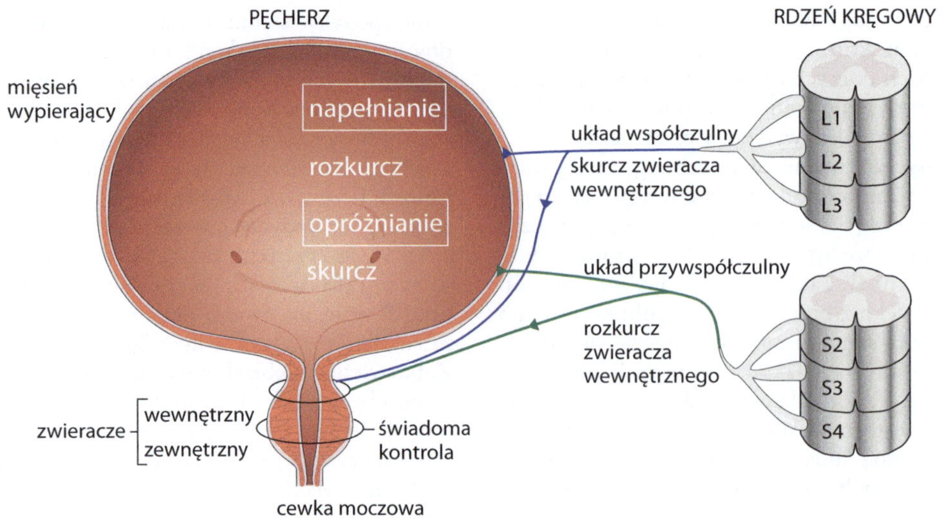

Ryc. 12-12. Kontrola czynności pęcherza moczowego. Podczas wypełniania pęcherza bodźce współczulne powodują rozluźnienie mięśnia wypierającego i skurcz wewnętrznego zwieracza. Podczas oddawania moczu dominuje impulsacja cholinergiczna, która powoduje skurcz mięśnia wypierającego i rozluźnienie wewnętrznego zwieracza. Zwieracz zewnętrzny jest pod kontrolą świadomości.

moczu. Mogą one polegać na utracie świadomej kontroli oddawania moczu lub na zaburzeniu równowagi między układem współczulnym i układem przywspółczulnym w regulacji oddawania moczu.

- **Nietrzymanie moczu spowodowane uciskiem.** Wzrost ciśnienia hydrostatycznego w jamie brzusznej może spowodować wyciek moczu. Przyczyną tego stanu może być osłabienie zwieracza cewkowego lub osłabienie przegrody mięśniowej miednicy u wieloródek.
- **Podeszły wiek.** U osób w podeszłym wieku nietrzymanie moczu jest zwykle zaburzeniem spowodowanym wieloma czynnikami, ale mimo szerokiej diagnostyki niejednokrotnie nie udaje się określić właściwej przyczyny tego stanu i określa się to jako **zaburzenie idiopatyczne**. Zarówno zaburzenia świadomości, jak i ograniczenia mobilności uniemożliwiające dotarcie do toalety o czasie są częstymi powodami nietrzymania moczu u osób w podeszłym wieku. W niektórych przypadkach przyczynami tego stanu mogą być zastoinowa niewydolność krążenia lub zaparcia.

Najczęstsze przyczyny nietrzymania moczu wymienione są w tab. 12-5.

Podczas badania pacjenta z nietrzymaniem moczu jest ważne, aby ocenić, czy ten stan jest wynikiem parcia na mocz, i stwierdzić, w jakich okolicznościach ten stan występuje. Zwykle prosi się pacjentów, aby przynajmniej przez dwa tygodnie notowali wszystkie okoliczności związane z oddawaniem moczu, co może pomóc w określeniu przyczyny tego stanu. Szczegółowa historia choroby, z uwzględnieniem leków przyjmowanych przez pacjentów, i pełne badanie fizykalne są niezbędne do zidentyfikowania prawdopodobnej przyczyny nietrzymania moczu, której znajomość może ułatwić leczenie tego stanu.

Tabela 12-5. Klinicznie ważne przyczyny nietrzymania moczu

Niemowlęta i małe dzieci (prawidłowe do pewnego wieku)
Zakażenia
zapalenie pęcherza moczowego
zapalenie cewki moczowej
zapalenie gruczołu krokowego
Guzy i ich następstwa
łagodny przerost gruczołu krokowego
guzy gruczołu krokowego, pęcherza
guzy odbytnicy naciekające splot krzyżowy
nowotwory ginekologiczne
guzy rdzenia kręgowego („zespół ogona końskiego")
zespół ucisku rdzenia kręgowego
Zaburzenia mechaniczne/urazowe
uszkodzenie dna miednicy podczas porodu
uszkodzenie zwieracza
przepuklina pęcherza moczowego
Choroby neurologiczne
udar
otępienie
stwardnienie rozsiane
Neuropatia obwodowa i autonomiczna (np. cukrzyca)
Porażenie mięśni
Zaburzenia idiopatyczne/wieloczynnikowe
nietrzymanie zależne od stresu
nietrzymanie w wieku podeszłym

Enureza (nietrzymanie moczu przez dziecko w wieku, w którym powinno ono świadomie kontrolować oddawanie moczu) jest szczególną postacią nietrzymania moczu, występującą podczas snu. **Pierwotna enureza** w wieku dziecięcym polega na niemożności świadomej kontroli oddawania moczu. **Wtórna enureza** występuje u osób, które w przeszłości miały pełną kontrolę oddawania moczu, ale zdolność tę utraciły z powodu określonych lub nieznanych przyczyn.

Obrzęki będące następstwem chorób nerek są spowodowane hipoalbuminemią i obniżonym ciśnieniem onkotycznym osocza lub retencją wody.

Obrzęk, określany jako nagromadzenie płynu w przestrzeni zewnątrzkomórkowej, jest częstą cechą chorób nerek. To zaburzenie jest szczególnie widoczne w zespole nerczycowym i ostrym zespole nefrytycznym. W zespole nefrytycznym obrzęki pojawiają się nagle, w zespole nerczycowym zaś podstępnie, powoli.

Obrzęki w zespole nerczycowym są konsekwencją uszkodzenia kłębuszków nerkowych, czego następstwem jest zwiększona filtracja albumin do przestrzeni Bowmana, a następnie do światła kanalika bliższego (ryc. 12-13). Duże ilości albuminy w filtracie kłębuszkowym nie mogą zostać zresorbowane w komórkach kanalika bliższego, co doprowadza do wystąpienia białkomoczu. Utrata albumin z łożyska naczyniowego powoduje wystąpienie hipoalbuminemii i w następstwie zmniejszenie ciśnienia koloido-osmotycznego osocza. Płyn nie może zostać utrzymany w łożysku naczyniowym i woda przenika do przestrzeni śródmiąższowej. Zmniejszenie objętości osocza inicjuje kompensacyjne reakcje humoralne dotyczące zmian wydalania ADH, przedsionkowego czynnika natriuretycznego i reniny. Końcowym skutkiem tych reakcji jest retencja w organizmie Na^+ i wody, które jednak nie pozostają w łożysku naczyniowym i powodują nasilenie obrzęków.

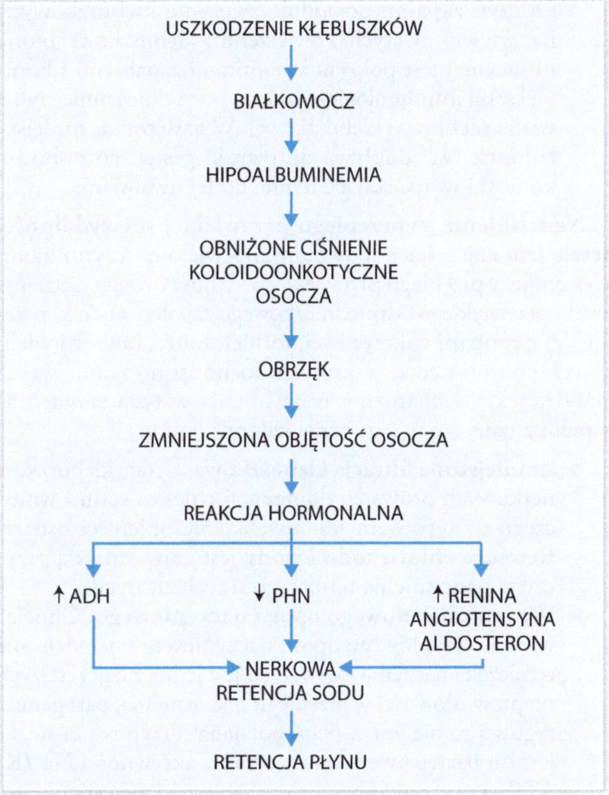

Ryc. 12-13. Patogeneza obrzęków w zespole nerczycowym. Główną przyczyną obrzęków jest utrata albumin – najważniejszego białka determinującego ciśnienie onkotyczne, które przeciwdziała wypływowi wody z łożyska naczyniowego. Zmniejszona objętość wewnątrznaczyniowa doprowadza do reakcji hormonalnej, której następstwem jest retencja wody i sodu w nerkach. ADH – hormon antydiuretyczny; PHN – przedsionkowy hormon natriuretyczny.

Nadciśnienie tętnicze w chorobach nerek jest inicjowane przez uwalnianie reniny.

Nadciśnienie tętnicze jest częstym zaburzeniem występującym w przebiegu chorób nerek. Choroby nerek są najczęstszą przyczyną wtórnego nadciśnienia tętniczego. Nagle powstające nadciśnienie tętnicze jest stałą cechą ostrego kłębuszkowego zapalenia nerek, ale również występuje w stanach schyłkowej przewlekłej niewydolności nerek. Zaburzenia krążenia nerkowego krwi w torbielowatości nerek lub w zwłókniałej, bliznowatej nerce w przebiegu odmiedniczkowego zapalenia nerek mają taką samą konsekwencję. Zwężenie światła tętnic nerkowych z powodu miażdżycy jest przyczyną przewlekłej niewydolności nerek i nadciśnienia tętniczego.

Nadciśnienie pochodzenia nerkowego może być inicjowane przez układ renina–angiotensyna–aldosteron lub może być wieloprzyczynowe, jak w przewlekłej chorobie nerek.

Nadciśnienie zależne od reniny może wystąpić w wielu chorobach, w których dochodzi do zwiększonej produkcji reniny. Najczęstsze przyczyny takiego stanu są następujące:

- **Zwężenie tętnicy nerkowej.** Ta postać nadciśnienia jest określana często jako nadciśnienie nerkowo-naczyniowe i może być spowodowana zmianami wrodzonymi w tętnicach nerkowych (np. dysplazja włóknisto-mięśniowa tętnic nerkowych) lub nabytymi, takimi jak miażdżyca tętnic nerkowych przy ich odejściu od aorty. Rzadką przyczyną hiperreninemii jest zewnętrzny ucisk tętnic nerkowych.
- **Obniżone ciśnienie tętnicze.** Hipotensja będąca następstwem zastoinowej niewydolności krążenia pobudza mechanoreceptory w tętniczkach doprowadzających kłębuszka nerkowego, co powoduje stymulację syntezy reniny w aparacie przykłębuszkowym. W takich sytuacjach zmniejszona jest również ilość sodu dopływającego do okolicy plamki gęstej, co także doprowadza do uwalniania reniny.
- **Zmniejszony kłębuszkowy przepływ krwi.** Tego rodzaju zmiany są często stwierdzane w ostrym kłębuszkowym zapaleniu nerek – chorobie zapalnej charakteryzującej się zwiększonym odczynem komórkowym w kłębuszku.

Odczyn zapalny powoduje zwężenie kłębuszkowych naczyń włosowatych. Powierzchnia kłębuszkowej błony filtracyjnej jest pokryta komórkami zapalnymi i kompleksami immunologicznymi, co powoduje zmniejszenie wielkości filtracji kłębuszkowej. W następstwie mniejszy ładunek Na^+ dopływa do plamki gęstej, co pobudza komórki wytwarzające reninę do jej uwalniania.

Nadciśnienie w przebiegu przewlekłej niewydolności nerek jest najczęściej spowodowane wieloma czynnikami. Występuje w przebiegu przewlekłego kłębuszkowego zapalenia nerek, przewlekłego odmiedniczkowego zapalenia nerek, przewlekłej nefropatii cukrzycowej, torbielowatości nerek i wielu innych chorób nerek, w których dochodzi do zmniejszenia masy nerek. Mechanizmy nadciśnienia w tych stanach są w pełni znane, ale te najważniejsze to:

- **Zmniejszona filtracja kłębuszkowa.** Utrata kłębuszków nerkowych prowadzi do retencji chlorku sodu i wody, czego następstwem jest zwiększenie objętości osocza. **Retencja chloru sodu i wody** jest najważniejszą przyczyną nadciśnienia tętniczego u tych chorych.
- **Wzrost obwodowego oporu naczyniowego.** Chociaż wzrost obwodowego oporu naczyniowego na poziomie tętniczek i naczyń włosowatych jest jedną z najczęstszych nieprawidłowości w przebiegu nadciśnienia, patogeneza tego stanu nie jest w pełni poznana. Przypuszcza się, że jest on następstwem zahamowania aktywności **Na^+/K^+ ATP–azy** z powodu wzrostu objętości przestrzeni zewnątrzkomórkowej, ale dokładny mechanizm zmian naczyniowych nie jest znany. W przewlekłej niewydolności nerek stężenie endoteliny, silnego czynnika wazokonstrykcyjnego, jest podwyższone, prawdopodobnie z powodu inaktywacji inhibitorów tego czynnika.
- **Wazokonstrykcja.** Stan ten częściowo wynika z **„nerkowego stwardnienia naczyń”** (np. stwardnienie tętnic i zwłóknienie odgałęzień tętnic nerkowych), co powoduje zwiększenie oporu wewnątrz naczyń dla przepływu krwi. Utrata **nerkowych czynników wazodylatacyjnych** wytwarzanych w rdzeniu nerki, takich jak medullipina, prostaglandyny i kininy, prawdopodobnie także przyczynia się do powstania nadciśnienia tętniczego.
- **Układ współczulny. Nadreaktywność układu współczulnego** może być wynikiem nadmiernej stymulacji układu współczulnego w stanie niewydolności nerek lub z powodu **zmniejszonego wydalania** adrenaliny i noradrenaliny z moczem.
- **Aktywacja układu renina–angiotensyna–aldosteron.** U wielu pacjentów z przewlekłą chorobą nerek wytwarzanie reniny jest prawidłowe. U niektórych jednak stwierdza się nadprodukcję reniny, co jest najprawdopodobniej następstwem zaburzeń homeostazy wodno-sodowej.

Występowanie nadciśnienia nerkowego należy podejrzewać w stanach przewlekłej niewydolności nerek lub innych objawów wskazujących na mocznicę. Należy rozważyć występowanie tego stanu także u osób w wieku podeszłym, u których doszło do nagłego pojawienia się nadciśnienia tętniczego opornego na leczenie konwencjonalnymi metodami.

ANALIZA MOCZU

Diagnostyka chorób nerek jest w dużej mierze oparta na badaniach laboratoryjnych. Należy badać nie tylko krew, ale również mocz w poszukiwaniu obecności wykładników chorób nerek lub dróg moczowych.

Rutynowe badanie obejmuje badanie makroskopowe moczu, analizę biochemiczną oraz mikroskopowe badanie osadu moczu. W niektórych przypadkach powinna być mierzona objętość moczu wydalanego w ciągu doby. W razie podejrzenia zakażenia wskazane jest wykonanie badania bakteriologicznego. Specjalne badania biochemiczne są wskazane w razie podejrzenia występowania chorób metabolicznych (np. porfirii) lub chorób nowotworowych z objawami nerkowymi (np. obecności lekkich łańcuchów immunoglobulin w przebiegu szpiczaka mnogiego lub kwasu wanililomigdałowego w przebiegu guza chromochłonnego). U chorych z podejrzeniem guza w układzie moczowym wskazane jest badanie cytopatologiczne.

Najważniejsze zaburzenia stwierdzane w badaniu moczu są następujące:

- zmiany w objętości moczu i jego składzie,
- białkomocz,
- glukozuria,
- krwiomocz,
- nieprawidłowy osad moczu,
- nieprawidłowy posiew moczu.

Podczas rutynowego badania moczu ocenia się fizyczny i chemiczny skład moczu i mikroskopowe badanie osadu moczu.

Jednym z najczęściej wykonywanych badań w praktyce lekarskiej jest rutynowa analiza moczu. W jego skład wchodzą: ocena makroskopowa, badanie pH za pomocą paska wskaźnikowego, ogólna analiza chemiczna i fizyczna i mikroskopowa analiza osadu moczu. Prawidłowy mocz ma następujące właściwości:

- **Kolor.** Mocz jest zwykle przezroczysty, słomkowego koloru. Najczęstszą przyczyną zmiany barwy moczu jest obecność w nim leków, ale kolor może także się zmienić pod wpływem różnych substancji w nim obecnych, takich jak bilirubina, hemoglobina, porfiryny.
- **Przejrzystość.** Prawidłowy mocz jest przejrzysty. Przyczyną jego zmętnienia jest najczęściej wytrącanie się zawartych w nim związków, a rzadziej obecność leukocytów, erytrocytów czy bakterii. Moczany ulegają wytrącaniu w środowisku kwaśnym, fosforany zaś w zasadowym. Mętny mocz musi być badany mikroskopowo w celu oceny przyczyny jego zmętnienia.
- **Wartość pH.** Prawidłowy mocz jest nieznacznie kwaśny, a jego pH może się wahać w zakresie od 4,5 do 7,5. Wartość pH moczu ulega wahaniom; mocz w godzinach porannych jest bardziej kwaśny z powodu retencji CO_2 podczas nocy. Mocz uzyskany po posiłku jest zasadowy z powodu uprzedniej sekrecji kwasu solnego do światła żołądka. W stanach patologicznych najczęstszą przyczyną zasadowego moczu jest obecność w nim bakterii. Biał-

komocz może powodować zakwaszenie moczu. Zwiększone wydalanie w moczu jonu amonowego podczas kwasicy powoduje obniżenie pH moczu, natomiast podczas zasadowicy, gdy wydalanie jonu amonowego się zmniejsza, dochodzi do alkalizacji moczu. Podczas zasadowicy oddechowej, gdy dochodzi do zwiększenia nerkowego wydalania HCO_3^-, odczyn moczu staje się zasadowy.

- **Ciężar właściwy.** Prawidłowy mocz zawiera elektrolity i substancje drobnocząsteczkowe, takie jak mocznik; stąd jego ciężar właściwy jest niski i waha się w zakresie od 1,016 do 1,022. Udział poszczególnych składników moczu w jego ciężarze właściwym jest następujący: mocznik 20%, chlor 25%, fosforany i siarczany 15%. Ciężar właściwy moczu poniżej 1,007 (**hipostenuria**) jest wynikiem wydalania dużej ilości wody lub braku zdolności nerek do zagęszczania moczu w kanalikach. Przyczyną podwyższonego ciężaru właściwego moczu (**hiperstenuria**) może być obecność w nim cząsteczek o wysokim ciężarze cząsteczkowym, takich jak białka, glukoza lub środki cieniujące stosowane w radiologii. Mianem **izostenurii** określa się stałą wartość ciężaru właściwego moczu – 1,010; zwykle świadczy to o znacznym uszkodzeniu nerek i utracie zdolności do zagęszczania moczu.
- **Białka.** Zawartość białek w prawidłowym moczu jest mniejsza niż 100 mg/l. Za pomocą pasków wskaźnikowych, niedrogich, ale również niezbyt czułych, można stwierdzić białko w moczu, gdy jego ilość przekracza 150–300 mg/l. Należy podkreślić, że w prawidłowym moczu, który jest zagęszczony, można stwierdzić zwiększone stężenie białka, co jednak nie jest jednoznaczne z białkomoczem. Z drugiej strony, gdy objętość moczu jest zwiększona z powodu rozcieńczenia zawartych w nim białek, można uzyskać wynik ujemny na ich obecność. Białko Bence'a-Jonesa nie jest wykrywalne za pomocą testów wskaźnikowych; stąd jego obecności nie można stwierdzić za pomocą tego rodzaju testu.
- **Glukoza.** Prawidłowy mocz nie zawiera glukozy, ponieważ przefiltrowana w kłębuszku ulega zwrotnej resorpcji w kanaliku bliższym. Glukozę można mierzyć w moczu za pomocą testu opartego na redukcji miedzi lub metodą enzymatyczną. Test oparty na **redukcji miedzi** może dać wynik dodatni, gdy w próbce są inne redukujące substancje, takie jak: inne cukry (np. laktoza, fruktoza), kwas askorbinowy, kwas moczowy, kreatynina i wiele metabolitów leków. Paski testowe zawierające oksydazę glukozy nie dają takich fałszywie dodatnich wyników i są swoiste dla glukozy. Jednak obecność kwasu askorbinowego i ketonów może blokować ten test, dając wynik fałszywie ujemny.
- **Krew.** Prawidłowy mocz nie zawiera krwi, ale w jego osadzie można stwierdzić obecność do dwóch erytrocytów i do dwóch leukocytów w polu widzenia (duże powiększenie). Obecność czerwonych krwinek jest wykładnikiem krwiomoczu, podczas gdy białe krwinki są oznaką zakażenia bakteryjnego. Liczba leukocytów większa niż 50 w polu widzenia jest wiarygodnym potwierdzeniem ostrej infekcji bakteryjnej, natomiast mniejsza liczba krwinek białych najczęściej świadczy o przewlekłej lub miejscowej infekcji. Bakterie przekształcają azotany w azotyny, dlatego **test azotynowy** jest dodatni w zakażonym moczu.

Uwaga

> Prawidłowy mocz nie zawiera acetonu, ciał ketonowych, bilirubiny, hemoglobiny i azotynów, ale zawiera urobilinogen.

Białkomocz jest wykładnikiem choroby nerek lub choroby dolnych dróg moczowych.

Zdrowe osoby wydalają mniej niż 150 mg białka w moczu. Jak wspomniano poprzednio, błona filtracyjna kłębuszków nie jest przepuszczalna dla białek osocza o ciężarze większym niż ciężar cząsteczkowy albuminy, dla której ta wartość wynosi 68 000 daltonów. Ponadto większość białek drobnocząsteczkowych i aminokwasów, które są filtrowane, ulegają resorpcji w kanalikach bliższych. Białka obecne w moczu zbieranym przez 24 godziny zawierają albuminę (20–30 mg), drobnocząsteczkowe białka filtrowane w kłębuszku nerkowym (10–20 mg) i białka wydalane w kanaliku dalszym, takie jak białko Tamma-Horsfalla i IgA (40–60 mg). W moczu są obecne także białka uwolnione z cytoplazmy złuszczonych komórek wyściełających drogi moczowe.

Białkomocz może być następstwem zwiększonej przepuszczalności błony filtracyjnej kłębuszka nerkowego lub wynikać z upośledzonej resorpcji zwrotnej białek w kanalikach proksymalnych. Z punktu widzenia klinicznego białkomocz może być łagodny (< 500 mg/24 godz.); średni (< 3 g/24 godz.) i znaczny (> 3g/24 godz.) (tab. 12-6).

Uwaga

> Pojęcie „białkomocz ortostatyczny" oznacza obecność białka w moczu u osoby w pozycji stojącej. U tych osób w moczu pobranym rano po przebywaniu w pozycji horyzontalnej nie stwierdza się obecności białka w moczu.

Krwiomocz lub obecność krwi w moczu może być widoczna w badaniu makroskopowym lub może być stwierdzana jedynie w badaniu mikroskopowym.

Krwiomocz oznacza obecność krwi w moczu. Gdy obecność krwi można stwierdzić gołym okiem, określamy ten stan jako krwiomocz makroskopowy. W takim stanie krew obecna w moczu pochodzi najczęściej z moczowodu i pęcherza moczowego. Krwiomocz w pierwszej porcji oddawanego moczu świadczy o jego pochodzeniu moczowodowym, natomiast gdy pojawia się w końcowej porcji moczu należy podejrzewać jego pochodzenie z szyi pęcherza lub trójkąta pęcherza. Występowanie krwiomoczu w całej porcji moczu wskazuje, że

Tabela 12-6. Klinicznie ważne przyczyny białkomoczu

ŁAGODNY BIAŁKOMOCZ (< 500 mg/24 godz.)	BIAŁKOMOCZ POŚREDNI (< 3 g/24 godz.)	BIAŁKOMOCZ ZNACZNY (> 3 g/24 godz.)
Gorączka	Zakażenia dróg moczowych	Stan przedrzucawkowy
Nadciśnienie tętnicze	Przewlekłe odmiedniczkowe zapalenie nerek	Zespół nerczycowy
Uropatia zaporowa	Ostre kłębuszkowe zapalenie nerek	Nefropatia cukrzycowa
Uszkodzenie nerki w cukrzycy	Przewlekłe kłębuszkowe zapalenie nerek	Szpiczak mnogi
Przewlekłe odmiedniczkowe zapalenie nerek	Ostra martwica kanalików nerkowych	Skrobiawica

jest on pochodzenia pęcherzowego lub nerkowego. Krwiomocz mikroskopowy rozpoznaje się, gdy podczas badania próbki moczu stwierdzamy więcej niż cztery erytrocyty w polu widzenia. Bada się to w odwirowanym świeżo pobranym moczu, w jego osadzie uzyskanym po odlaniu supernatantu. Obecność krwiomoczu mikroskopowego może być ważnym elementem diagnostycznym wskazującym na występowanie choroby nerek, ale również może być wykładnikiem minimalnego krwawienia spowodowanego zapaleniem pęcherza lub jego podrażnieniem. Krwiomocz pochodzenia kłębuszkowego występuje jednocześnie z obserwowanymi zmianami w morfologii krwinek czerwonych obecnych w moczu, polegających na zmianie ich morfologii, obecności fragmentów erytrocytów lub wałeczków krwinkowych. W przypadku krwawienia z dolnych dróg moczowych morfologia erytrocytów znajdowanych w moczu nie jest zmieniona.

Najważniejszymi przyczynami krwiomoczu są: obecność kamieni nerkowych (20%), guzów złośliwych (15%), zakażeń bakteryjnych pęcherza moczowego (10%) i przerost gruczołu krokowego (10% krwiomoczu u mężczyzn). Klinicznie ważne przyczyny krwiomoczu przedstawiono w tab. 12-7.

Uwaga

> Rzeczywista hemoglobinuria występuje w przypadku wewnątrznaczyniowej hemolizy powodującej uwalnianie wolnej hemoglobiny, filtrowanej w kłębuszkach nerkowych. Hemoglobina może jednak być również uwalniana z uszkodzonych erytrocytów obecnych w moczu. W tych wszystkich przypadkach badanie z użyciem wskaźnika na obecność hemu da wynik dodatni, ale jedynie w przypadku krwiomoczu erytrocyty są obecne w moczu. Dlatego badanie mikroskopowe moczu jest niezbędne dla różnicowania krwiomoczu z hemoglobinurią i mioglobinurią.

Glukozuria jest w większości przypadków następstwem hiperglikemii.

Glukoza jest związkiem drobnocząsteczkowym, który jest filtrowany w kłębuszkach nerkowych, dlatego jej stężenie w filtracie kłębuszkowym jest identyczne z tym w osoczu. Całkowity ładunek glukozy filtrowanej w kłębuszku nerkowym jest resorbowany w kanaliku bliższym. Glukozuria występuje, gdy stężenie glukozy we krwi przekracza stężenie około 200 mg/dl, co powoduje, że ilość glukozy dostającej się do ultrafiltratu kłębuszkowego przekracza możliwości resorpcyjne kanalika bliższego. Dlatego glukozuria jest w większości przypadków następstwem hiperglikemii i jest często następstwem **cukrzycy**. Wrodzone defekty komórek nabłonkowych kanalików są rzadkie i powodują **nerkową glukozurię kanalikową**. Te relatywnie rzadkie choroby pojawiające się w dzieciństwie mogą być powiązane z innymi zaburzeniami, takimi jak aminoacyduria czy fosfaturia.

Badaniom bakteriologicznym powinny być poddawane jedynie świeże i właściwie pobrane próbki moczu.

Drogi moczowe kontaktują się ze środowiskiem zewnętrznym, dlatego w odcinkach dalszych cewki moczowej obecne są bakterie. Nieliczne bakterie mogą wniknąć również do pęcherza moczowego, częściej u kobiet niż u mężczyzn, ponieważ cewka moczowa kobiet jest stosunkowo krótka.

Badania bakteriologiczne muszą być wykonane w świeżo pobranej próbce moczu, która powinna być posiana na płytki hodowlane jak najszybciej po jej uzyskaniu. Potwierdzeniem zakażenia jest obecność w moczu więcej niż 100 000 kolonii bakterii w 1 ml moczu. U pacjentów z objawami klinicznymi zakażenia nawet niższy wynik badania bakteriologicznego można uznać za potwierdzenie występowania zakażenia.

Próbka moczu, która bezpośrednio po pobraniu od pacjenta nie była przechowywana w lodówce, lecz była pozostawiona na okres dłuższy niż 2 godziny w temperaturze pokojowej, praktycznie zawsze wykazuje podwyższoną liczbę bakterii. Świeżo pobrana próbka moczu może być także badana mikroskopowo; kiedy stwierdza się więcej niż 20 bakterii w osadzie moczu, można przyjąć, że występuje zakażenie, szczególnie gdy jednocześnie w osadzie występują krwinki białe.

Próbka moczu do badań musi być pobrana w maksymalnie aseptycznych warunkach. Zewnętrzne ujście cewki moczowej musi być umyte, a próbka moczu powinna być pobrana ze środkowego strumienia. Frakcjonowane pobieranie próbek moczu można wykonywać z jednoczesnym masażem gruczołu krokowego. Wreszcie, w niektórych przypadkach niezbędne jest cewnikowanie pęcherza dla pobrania próbek moczu, co ogranicza ryzyko kontaminacji próbki. Szczególnie trudne jest pobieranie próbek moczu u dzieci.

Tabela 12-7. Klinicznie ważne przyczyny krwiomoczu

Choroby nerek i moczowodów
kłębuszkowe zapalenie nerek
torbielowatość nerek
zapalne stany ropne (np. odmiedniczkowe zapalenie nerek)
martwica brodawek nerkowych
zawał nerki
kamienie nerkowe lub moczowodowe
guzy
Choroby pęcherza moczowego i cewki moczowej
zapalenie pęcherza, zapalenie gruczołu krokowego, zapalenie cewki moczowej
kamienie moczowe
zabiegi (np. cystoskopia, cewnikowanie)
zależne od terapii (zabiegi chirurgiczne, radioterapia, leki cytotoksyczne)
guzy
Skazy krwotoczne
hemofilia
trombocytopenia (np. białaczka, DIC, ZPM)
niedokrwistość sierpowatokrwinkowa
Urazy

DIC – zespół DIC (*disseminated intravascular coagulation*) – zespół rozsianego wykrzepiania wewnątrznaczyniowego;
ZPM – zakrzepowa plamica małopłytkowa.

Uwaga

> Cewnikowanie pęcherza moczowego jest procedurą obciążoną ryzykiem. U 1% do 3% pacjentów może dojść w następstwie tego zabiegu do wystąpienia zakażenia dróg moczowych. Cewnikowanie pęcherza moczowego jest częstą przyczyną zakażeń w warunkach szpitalnych.

BADANIA CZYNNOŚCIOWE NEREK

Czynność kłębuszków nerkowych i kanalików może być oceniona na podstawie wydajności nerek w oczyszczaniu krwi z produktów resztkowych, takich jak kreatynina i mocznik oraz na podstawie oceny zdolności nerek do zagęszczania moczu.

Klirens kreatyniny jest proporcjonalny do filtracji kłębuszkowej, dlatego jest najczęściej stosowanym testem do oceny czynności nerek.

Kreatynina, cykliczny bezwodnik kreatyny, jest drobnocząsteczkowym pośrednim produktem metabolizmu w mięśniach. Powstaje z kreatyny i fosforanu kreatyny w mięśniach w stałej ilości 20 mg/kg masy ciała. Kreatynina uwalniana z mięśni do krwi jest prawie wyłącznie wydalana przez nerki, dlatego ten proces może być stosowany do oceny czynności nerek. Ilość kreatyniny, która jest usuwana z organizmu przez jelita, stanowi 2% całego ładunku tej substancji wydalanego z organizmu, może więc zostać pominięta w większości przypadków. Pomiar kreatyniny w moczu zbieranym przez 24 godziny jest najczęściej używany do sprawdzenia, czy 24-godzinna zbiórka moczu została właściwie wykonana.

Wytwarzanie kreatyniny jest stałe u każdej osoby, ale zależy od wielkości masy mięśniowej. Z tego powodu zwykle u mężczyzn jest ona większa niż u kobiet, u osób z dużą ilością mięśni większa niż u asteników lub osób niedożywionych. Wytwarzanie kreatyniny maleje z wiekiem, ponieważ w miarę starzenia się masa mięśniowa się zmniejsza. Ale ponieważ klirens kreatyniny również ulega zmniejszeniu w miarę starzenia się, stężenie kreatyniny w osoczu pozostaje w normalnym zakresie od 0,6 do 1,2 mg/dl (53–106 µmol/l) przez cały okres dojrzałości organizmu.

Filtracja kłębuszkowa decyduje w 85% o nerkowym wydalaniu kreatyniny, dlatego przyjmuje się, że wartość klirensu kreatyniny jest wiarygodną oceną wielkości filtracji kłębuszkowej. Sekrecja kanalikowa kreatyniny jest odpowiedzialna za 15% jej ładunku wydalanego w moczu. Znaczenie sekrecji kanalikowej kreatyniny nabiera większego znaczenia w zaawansowanej przewlekłej niewydolności nerek, kiedy proces ten warunkuje w 50% całkowite wydalanie kreatyniny w moczu.

Klirens kreatyniny (C_{Cr}) jest najpowszechniej stosowanym testem do oceny wielkości filtracji kłębuszkowej. C_{Cr} jest wyrażany w mililitrach na minutę (ml/min); w warunkach fizjologicznych jego wartość jest w zakresie od 95 do 105 ml/min/1,75 m^2. Jego wartość wylicza się na podstawie pomiaru stężenia kreatyniny w osoczu (P_{Cr}) i moczu (U_{Cr}) i objętości moczu wytwarzanego w ciągu 1 minuty (V_U). Ponieważ wielkość produkcji moczu waha się w ciągu doby, wartość V_U jest wyliczana z objętości całkowitej 24-godzinnej zbiórki moczu podzielonej przez 1440 (24 godz. × 60 min = 1440 min).

Jeśli przyjmiemy, że wielkość filtracji kłębuszkowej jest całkowitą objętością krwi oczyszczoną z kreatyniny, to ilość kreatyniny usunięta z osocza powinna być równa ilości kreatyniny wydalonej w moczu:

$$C_{Cr} \times P_C = V_U \times U_C,$$

co można przedstawić jako:

$$C_{Cr} = \frac{U_{Cr} \times V_U}{P_{Cr}},$$

gdzie:
C_{Cr} – klirens kreatyniny w ml/min,
U_{Cr} – stężenie kreatyniny w moczu w mg/dl,
V_U – objętość moczu w ml/min wyliczona z całkowitej objętości moczu zebranej podczas 24 godz. i podzielona przez 1440,
P_{Cr} – stężenie kreatyniny w osoczu w mg/dl.

Ponieważ wytwarzanie kreatyniny jest proporcjonalne do całkowitej masy mięśniowej, wielkość klirensu kreatyniny może zostać oszacowana z użyciem empirycznie opracowanych wzorów, na podstawie stężenia kreatyniny w surowicy (S_{Cr}), bez konieczności wykonywania 24-godzinnej zbiórki moczu.

Najbardziej popularny jest **wzór Cockrofta-Gaulta:**

$$C_{Cr} = \frac{(140 - \text{wiek}) \times \text{ICC} (\times 0{,}85 \text{ dla kobiet})}{72 \times S_{Cr}},$$

Idealny ciężar ciała (ICC) wylicza się dla mężczyzn przez dodanie do 50 kg wielkości 2,3 kg na każde 5,05 cm wzrostu powyżej 152,4 cm. Dla kobiet ICC jest wyliczany przez dodanie do 45,5 kg wielkości 2,3 kg na każde 5,05 cm wzrostu powyżej 152,4 cm. Ponieważ kobiety mają mniejszą masę mięśni, do wzoru wprowadzono współczynnik korygujący 0,85.

Uwaga

> Z powodu trudności związanych z wykonaniem prawidłowej 24-godzinnej zbiórki moczu do pomiaru klirensu kreatyniny najczęściej stosuje się wzory opracowane empirycznie.

Wielkość klirensu kreatyniny jest odwrotnie proporcjonalna do stopnia uszkodzenia czynności nerek; dlatego stężenie kreatyniny w surowicy wzrasta, gdy klirens kreatyniny się zmniejsza (ryc. 12-14). Jak widać na ryc. 12-14, stężenie kreatyniny w surowicy zaczyna wzrastać powyżej zakresu wartości prawidłowych, gdy dochodzi do utraty ponad 2/3 rezerwy czynnościowej nerek. W stanie niewydolności nerek wielkość klirensu kreatyniny jest w zakresie od 20 do 50 ml/min, a w przypadku schyłkowej niewydolności nerek, kiedy jest konieczne stosowanie dializoterapii, jest ona w zakresie od 5 do 20 ml/min.

Stężenie mocznika we krwi wzrasta w niewydolności nerek.

Mocznik jest końcowym produktem metabolizmu aminokwasów, a jego ilość we krwi jest przedstawiana jako azot mocznikowy krwi. Stężenie mocznika we krwi zależy od wielkości jego wytwarzania w wątrobie i ilości wydalanej przez nerki. Wzrost stężenia mocznika we krwi jest wczesnym objawem wskazującym na uszkodzenie nerek, ale w wielu przypadkach zaburzenie funkcji nerek jest wtórne do zaburzeń innych narządów („przednerkowa niewydolność nerek"). Najczęstsze przyczyny wzrostu stężenia mocznika we krwi przedstawiono w tab. 12-8.

Mocznik jest filtrowany w kłębuszkach, ale 50% tego ładunku jest zwrotnie, biernie resorbowane w kanalikach nerkowych. Dlatego klirens nerkowy mocznika jest równy około 50% wielkości filtracji kłębuszkowej. Stopień resorpcji mocznika w kanalikach wzrasta w stanie odwodnienia oraz wówczas, gdy spowolniony jest przepływ płynu w kanalikach.

Stężenie mocznika we krwi jest wskaźnikiem niewydolności nerek znacznie mniej wiarygodnym niż kreatynina, dlatego tę wartość najlepiej interpretować w odniesieniu do kreatyniny – jako stosunek stężeń we krwi mocznika do kreatyniny. W warunkach prawidłowych stosunek ten jest równy 10:1. W przypadku niewydolności nerek wynikającej z uszkodzenia tego narządu stężenie mocznika i kreatyniny we krwi wzrasta w identyczny sposób, dlatego stosunek ich stężeń pozostaje niezmieniony. Podczas odwodnienia i przednerkowej niewydolności nerek stosunek stężeń we krwi mocznika do kreatyniny wzrasta do wielkości od 15:1 do 20:1. Pozanerkowa niewydolność nerek spowodowana przez utrudnienie odpływu moczu również powoduje zwiększenie stosunku tych stężeń. Wśród pozanerkowych przyczyn powodujących wzrost stosunku stężeń we krwi mocznika do kreatyniny należy wymienić dietę wysokobiałkową, zwiększone wchłanianie białek z jelit po masywnym krwawieniu do przewodu pokarmowego i stany hiperkataboliczne, takie jak posocznica czy nadczynność tarczycy.

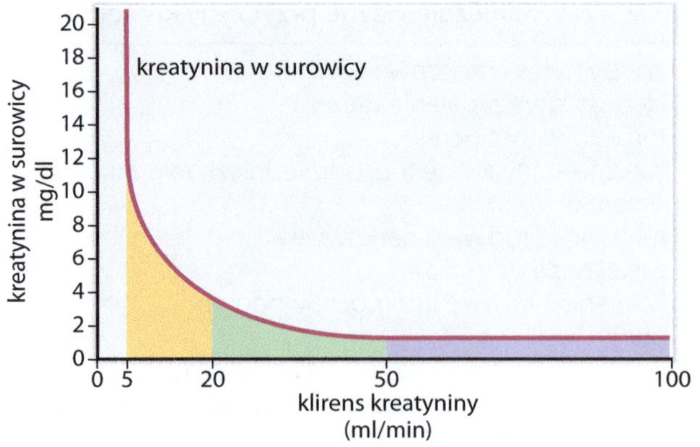

Ryc. 12-14. Zależność między wielkością klirensu nerkowego kreatyniny a jej stężeniem w surowicy. Należy zauważyć, że stężenie kreatyniny w surowicy zaczyna wzrastać dopiero w momencie, gdy wielkość filtracji kłębuszkowej zmniejsza się o 50%. W przypadku niewydolności nerek wielkość klirensu kreatyniny jest w zakresie 20–50 ml/min, a gdy się zmniejszy do 5–20 ml/min, konieczne jest rozpoczęcie dializoterapii.

Tabela 12-8. Przyczyny podwyższonego stężenia mocznika we krwi

Choroby nerek
Przednerkowa niewydolność nerek
zastoinowa niewydolność serca
masywny krwotok
odwodnienie
przewlekły zabieg chirurgiczny
uraz
oparzenia
Nerkowa niewydolność nerek
Pozanerkowa niewydolność nerek
Zwiększona podaż białka
krwawienia do przewodu pokarmowego
dieta wysokobiałkowa
Zwiększony katabolizm białek
posocznica
terapia steroidowa
leki

Uwaga

> Mocznik jest syntetyzowany w wątrobie, dlatego w przypadku marskości wątroby jego stężenie we krwi jest niskie i może nie wzrastać nawet w przypadku niewydolności nerek. U takich pacjentów stosunek stężeń we krwi mocznik/kreatynina jest niski.

BADANIE OSADU MOCZU

Badanie osadu moczu daje najlepsze wyniki, gdy materiał do oceny jest świeży, bezpośrednio po odwirowaniu próbki moczu w laboratorium. Osad odwirowanego moczu jest przenoszony na szkiełko mikroskopowe i oceniany w mikroskopie świetlnym bez uprzedniego barwienia. Niekiedy jednak konieczne jest wykonanie barwienia osadu lub jego ocena musi być dokonana za pomocą bardziej zaawansowanych technik mikroskopowych, takich jak np. oglądanie badanego materiału w świetle spolaryzowanym.

Badanie osadu moczu powinno być wykonywane pod kątem obecności komórek, wałeczków, kryształów i bakterii.

Wśród **komórek** znajdowanych w osadzie moczu należy wymienić złuszczone komórki nabłonkowe, czasami krwinki czerwone i leukocyty. Obecność liczby większej niż 4 erytrocyty w mikroskopowym polu widzenia świadczy o występowaniu krwinkomoczu. **Dysmorficzne krwinki czerwone**, czyli erytrocyty o nieprawidłowych kształtach i różnych wymiarach, występują w kłębuszkowym zapaleniu nerek. Leukocyty w liczbie przekraczającej 3 u mężczyzn i 10 u kobiet w mikroskopowym polu widzenia są wykładnikiem zakażenia; w takim przypadku może współistnieć bakteriuria. **Eozynofiluria** występuje w śródmiąższowym zapaleniu nerek z nadwrażliwością.

Wałeczki moczowe są zbudowane z białek, które po przekształceniu z postaci stałej w postać żelową tworzą odlewy odzwierciedlające wnętrze kanalików nerkowych, w których uległy odłożeniu (ryc. 12-15). W osadzie moczu można znaleźć kilka rodzajów wałeczków, które mają znaczenie diagnostyczne:

- **Wałeczki szkliste.** Te przezroczyste struktury cylindryczne zbudowane z białek występują w prawidłowym moczu.
- **Wałeczki tłuszczowe.** Zawierają one białkową macierz i krople lipidów lub kryształy cholesterolu. Występują w zespole nerczycowym.
- **Wałeczki czerwonokrwinkowe.** Są to wałeczki zbudowane z macierzy białkowej, w której są zatopione krwinki czerwone lub ich fragmenty. Ich występowanie jest typowe dla ostrego kłębuszkowego zapalenia nerek, więc obok tych struktur można znaleźć w osadzie moczu dysmorficzne erytrocyty.
- **Wałeczki leukocytarne.** Ten typ wałeczków jest zbudowany z macierzy białkowej wymieszanej z neutrofilami zawierającymi jądro komórkowe lub z fragmentami tych komórek. Są one typowe dla odmiedniczkowego zapalenia nerek oraz dla śródmiąższowego zapalenia nerek.
- **Wałeczki kanalikowe.** Są to wałeczki składające się z fragmentów komórek nabłonkowych kanalików nerkowych, a ich kolor jest najczęściej ciemnobrązowy.
- **Wałeczki ziarniste.** Są to wałeczki o ziarnistej strukturze zbudowane z fragmentów komórkowych.
- **Wałeczki woskowe.** Są to struktury ostro odgraniczone, o dużej zdolności refrakcji; nie mają w swoim wnętrzu struktur komórkowych, ale mimo to są dobrze widoczne w osadzie. Wałeczki woskowe są charakterystyczne dla przewlekłej niewydolności nerek.
- **Wałeczki szerokie.** Delikatne lub o strukturze drobnoziarnistej wałeczki, które są szersze niż pozostałe rodzaje wałeczków. Są one typowe dla zejściowego stadium chorób nerek.

Kryształy tworzą się zarówno w kwaśnym, jak i zasadowym moczu. W kwaśnym moczu występują kryształy zbudowane z kwasu moczowego, moczanu sodu lub szczawianu wapnia. Zasadowy mocz zawiera głównie kryształy trójfosforanowe (kształtu wieka do trumny). Kryształy cystynowe są sześciokątne i występują w cystynurii.

SEROLOGICZNE BADANIA KRWI

Wiele chorób nerek ma podłoże immunologiczne, dlatego często niezbędne jest wykonanie testów serologicznych i badań w celu wykrycia przeciwciał mających znaczenie patogenetyczne lub

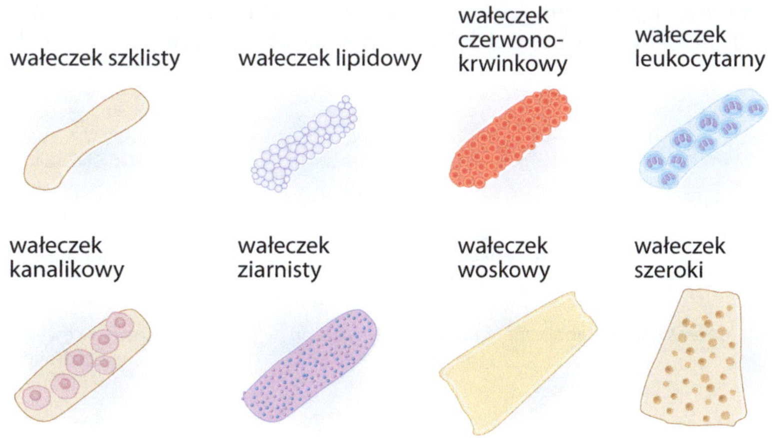

Ryc. 12-15. Rodzaje wałeczków moczowych. (Opracowano na podstawie: E.F. Goljan, Pathology, W.B. Saunders, Philadelphia 1998, s. 370).

przeciwciał, których obecność może wyjaśnić charakter choroby nerek. Najczęściej wykonuje się następujące testy:

- **Przeciwciała przeciwjądrowe.** Jest to stosunkowo czuły test dający wynik dodatni w wielu chorobach o podłożu autoimmunologicznym, takich jak toczeń rumieniowaty układowy, sklerodermia i reumatoidalne zapalenie stawów. Test jest przydatny w badaniach przesiewowych, ale jest mało swoisty. Jeżeli podejrzewane jest występowanie tocznia rumieniowatego układowego wskazane jest badanie w kierunku obecności przeciwciał skierowanych przeciw DNA jednoniciowemu, DNA dwuniciowemu oraz przeciwciał przeciw antygenowi Smitha.
- **Przeciwciała przeciw błonie podstawnej kłębuszków nerkowych.** Ten rodzaj przeciwciał wystepuje w surowicy osób z zespołem Goodpasture'a.
- **Przciwciała przeciw cytoplazmie neutrofilów.** Te przeciwciała, szczególnie typu cytoplazmatycznego, występują w ziarniniakowatości Wegenera i są przydatne w rozpoznaniu tej choroby. Klasycznym obrazem ziarniniakowatości Wegenera jest szybko postępujące kłębuszkowe zapalenie nerek. W bioptatach z nerki widoczny jest obraz kłębuszkowego zapalenia nerek typu półksiężycowatego, podobny do tego, jaki obserwuje się w zespole Goodpasture'a. Ale w ziarniniakowatości Wegenera nie stwierdza się złogów immunoglobulin w kłębuszkach.
- **Układ dopełniacza.** Kompleksy immunologiczne aktywują układ dopełniacza. Jego stężenie w surowicy obniża się w chorobach nerek o podłożu immunologicznym. Całkowite stężenie dopełniacza w surowicy jest więc czułym wskaźnikiem kłębuszkowego zapalenia nerek o podłożu immunologicznym, a ocena jego poziomu w surowicy jest szczególnie przydatna w ocenie aktywności procesu chorobowego w toczniowym zapaleniu nerek.

Korelacje kliniczno-patologiczne

Choroby nerek można podzielić na ostre i przewlekłe. W zależności od patogenezy tych chorób można je podzielić na choroby zależne od **zaburzeń systemowych**, takich jak wstrząs septyczny lub cukrzyca, **pierwotne choroby nerek,** w których proces patologiczny jest umiejscowiony w kłębuszkach, kanalikach, śródmiąższu nerek lub dotyczy nerkowych naczyń krwionośnych. Wyróżnia się wreszcie **choroby dolnych dróg moczowych**, których następstwem jest utrudniony odpływ moczu; tym samym więc sprzyjają one powstawaniu zakażeń wstępujących nerek (ryc. 12-16).

Pierwotne choroby nerek mogą być klasyfikowane według miejsca, w którym występuje pierwotna patologia, czyli w kłębuszkach nerkowych, w przestrzeni śródmiąższowej nerek lub w ich układzie naczyniowym. W wielu przypadkach zmiany chorobowe dotyczą więcej niż jednej struktury.

Choroby kłębuszków. Na podstawie patogenezy choroby kłębuszków mogą zostać podzielone w następujący sposób:

- **Kłębuszkowe zapalenie nerek w mechanizmie immunologicznym**. Do tej grupy zalicza się poinfekcyjne kłębuszkowe zapalenie kłębuszków nerkowych, zapalenie nerek w przebiegu tocznia, błoniasto-rozplemowe zapalenie kłębuszków nerkowych, błoniaste zapalenie nerek.
- **Glomerulopatie w przebiegu chorób systemowych**. Do najważniejszych chorób powodujących wtórne uszkodzenie nerek zalicza się cukrzycę, nadciśnienie tętnicze i skrobiawicę.
- **Choroby kłębuszków o nieznanej etiologii**. Do tej grupy zalicza się submikroskopowe zapalenie kłębuszków nerkowych (nerczyca lipidowa), nefropatię IgA oraz ogniskowe segmentalne stwardnienie kłębuszków nerkowych.
- **Wrodzone glomerulopatie**. Do najbardziej znanych należy zespół Alporta i choroba cienkich błon podstawnych.

Choroby cewkowo-śródmiąższowe. Do tej grupy zalicza się następujące choroby:

- **Choroby infekcyjne.** Najważniejsze choroby w tej grupie to ostre i przewlekłe odmiedniczkowe zapalenie nerek.
- **Toksyczne uszkodzenie nerek.** Najważniejszym zaburzeniem w tej grupie chorób jest martwica kanalików nerkowych spowodowana toksynami, lekami czy metalami ciężkimi.
- **Choroby z nadwrażliwości.** Najlepszym przykładem jest cewkowo-śródmiąższowe zapalenie nerek wywołane przez leki.
- **Choroby metaboliczne.** Kanaliki nerkowe mogą zostać uszkodzone w przebiegu hiperkalcemii, hiperurykemii,

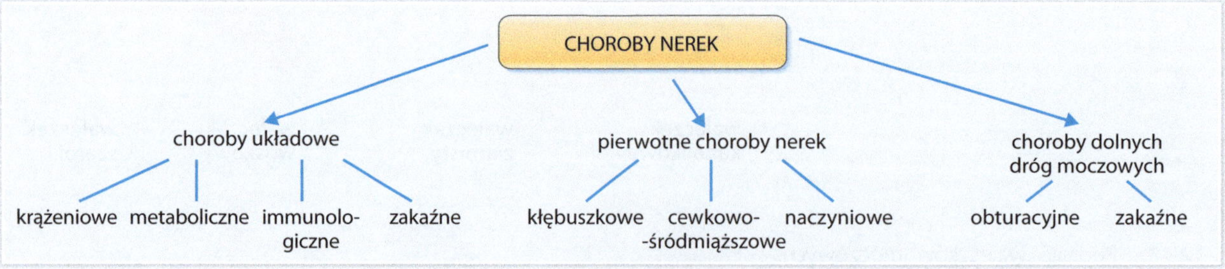

Ryc. 12-16. Klasyfikacja chorób nerek.

szpiczaka mnogiego i w wyniku wielu innych chorób metabolicznych. Cukrzyca usposabia do występowania zakażeń i martwicy brodawek nerkowych.

- **Nefropatie wrodzone.** Są to rzadkie choroby, ale ważne z powodu występującej śmiertelności w dzieciństwie. Torbielowatość nerek jest chorobą o podłożu genetycznym, która rozpoczyna się w dzieciństwie, ale powoduje objawy kliniczne u osób dojrzałych.

Choroby naczyniowe. Ta grupa chorób jest zwykle wywoływana przez zaburzenia układowe, które doprowadzają do uszkodzenia ściany w naczyniach krwionośnych zaopatrujących inne narządy. Zalicza się do nich nadciśnienie tętnicze, miażdżycę czy twardzinę układową. W niektórych chorobach o podłożu immunologicznym powodujących uszkodzenie kłębuszków nerkowych, takich jak np. toczeń rumieniowaty układowy, może także dochodzić do uszkodzenia naczyń krwionośnych. Układowe choroby metaboliczne, np. cukrzyca, powodują zmiany w tętniczkach kłębuszka nerkowego, a w skrobiawicy dochodzi do uszkodzenia zarówno kłębuszków, jak i naczyń krwionośnych.

Dla celów klinicznych przydatny jest podział chorób nerek pod kątem wywoływanych przez nie objawów. Stąd wyróżnia się kilka zespołów, w których dominującym objawem jest uszkodzenie nerek. Są to:

- ostra niewydolność nerek,
- zespół nefrytyczny,
- gwałtownie postępująca niewydolność nerek,
- zespół nerczycowy,
- bezobjawowe zaburzenia w składzie moczu,
- zakażenia nerek,
- kamica nerkowa i dróg moczowych,
- choroby cewkowo-śródmiąższowe,
- przewlekła niewydolność nerek,
- guzy nerek.

OSTRA NIEWYDOLNOŚĆ NEREK

Termin „ostra niewydolność nerek" jest używany do określenia stanu, w którym dochodzi do nagłej utraty czynności nerek, cechującej się:

- zmniejszonym wytwarzaniem moczu, co klinicznie przedstawia się jako skąpomocz lub bezmocz,
- retencją w organizmie wody, H^+ i elektrolitów, kwasicą metaboliczną, retencją resztkowych produktów przemiany materii we krwi, głównie mocznika i kreatyniny.

Ostra niewydolność nerek może być następstwem zarówno wielu chorób nerek, jak i chorób układowych, ale także może być spowodowana przez uraz, oparzenia, odwodnienie czy zabieg chirurgiczny. Dla celów klinicznych ostrą niewydolność nerek dzieli się na przednerkową, nerkową i pozanerkową (ryc. 12-17). W większości przypadków w nerkach dochodzi do martwicy nabłonka kanalików nerkowych z powodu niedokrwienia, co zdarza się mniej więcej w 50% przypadków.

Rzadszymi przyczynami ostrej niewydolności nerek są: martwica kanalików nerkowych spowodowana toksynami, pierwotne choroby nerek i obturacja dróg moczowych. W większości przypadków u osób trafiających do szpitala ostra niewydolność nerek jest zaburzeniem wieloprzyczynowym.

Uwaga

> Przednerkowa niewydolność nerek spowodowana utratą krwi lub płynów może współistnieć z niskim ciśnieniem w tętnicach szyjnych i zmniejszonym napięciem skóry, podczas gdy niewydolność nerek wtórna do zastoinowej niewydolności serca charakteryzuje się zwiększonym ciśnieniem żylnym, również w żyłach szyjnych. Nerkowa i pozanerkowa niewydolność nerek charakteryzują się przewodnieniem i podwyższonym ciśnieniem żylnym.

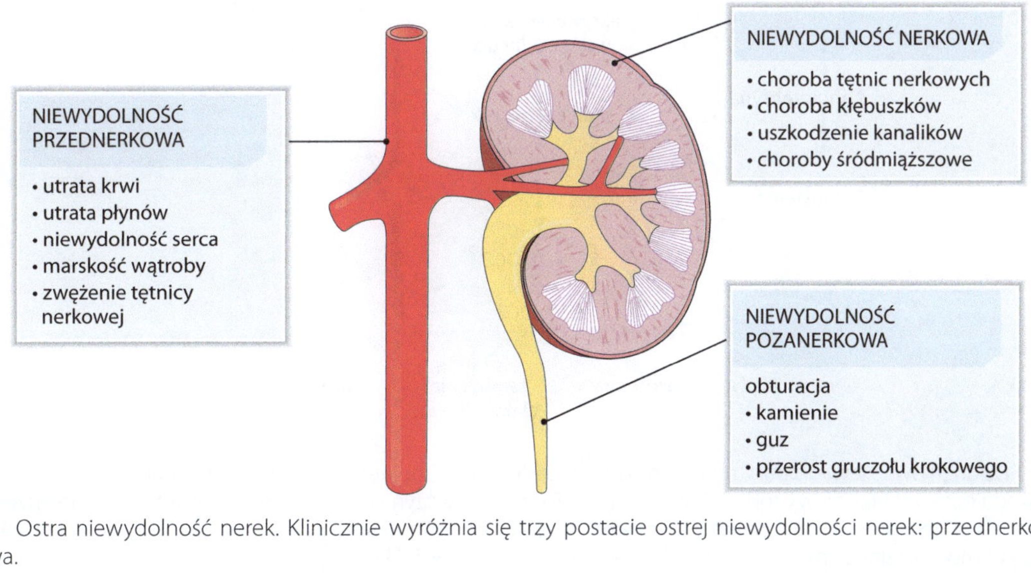

Ryc. 12-17. Ostra niewydolność nerek. Klinicznie wyróżnia się trzy postacie ostrej niewydolności nerek: przednerkowa, nerkowa i pozanerkowa.

Ostra przednerkowa niewydolność nerek powstaje w wyniku zmniejszonego nerkowego przepływu krwi.

Przyczyną ostrej przednerkowej niewydolności nerek jest w większości przypadków zmniejszenie efektywnej objętości przestrzeni zewnątrzkomórkowej (PZ), głównie objętości krwi, która determinuje perfuzję nerek. U dorosłego mężczyzny o masie ciała 70 kg efektywna objętość PZ jest równa około 700 ml. Zmniejszenie objętości krwi w układzie tętniczym (np. po masywnym krwotoku) powoduje aktywację baroreceptorów w zatoce tętnicy szyjnej, czego następstwem jest wyrzut mediatorów układu współczulnego, wazopresyny (ADH) i pobudzenie układu renina–angiotensyna–aldosteron (ryc. 12-18). Połączonym skutkiem tych wszystkich współdziałających mechanizmów są: zmniejszenie nerkowego przepływu krwi, spadek filtracji kłębuszkowej i retencja wody i Na^+ w nerkach.

Najczęstsze przyczyny przednerkowej niewydolności nerek są następujące:

- **Utrata krwi.** Masywna utrata krwi spowodowana urazem lub zabiegiem chirurgicznym doprowadza do zmniejszenia objętości PZ, a w następstwie – od zmniejszenia rzutu serca i obkurczenia naczyń krwionośnych na obwodzie.
- **Niewydolność serca.** Rzut serca zmniejsza się w wyniku „niewydolności pompy", co doprowadza do hipoperfuzji nerek i innych narządów. Odpowiedzią na ten stan jest skurcz naczyń krwionośnych dla utrzymania ciśnienia krwi i zachowania właściwych proporcji między rzutem serca i pojemnością naczyń krwionośnych, które muszą zostać wypełnione krwią. Skurcz naczyń krwionośnych może powodować niedokrwienie narządów. Dodatkowo dochodzi do zastoju żylnego, co przyczynia się do powstania obrzęków i redystrybucji płynu w organizmie.
- **Marskość wątroby.** Rozszerzenie naczyń krwionośnych na obwodzie i powstanie wodobrzusza doprowadzają do redystrybucji płynów w organizmie, czego skutkiem

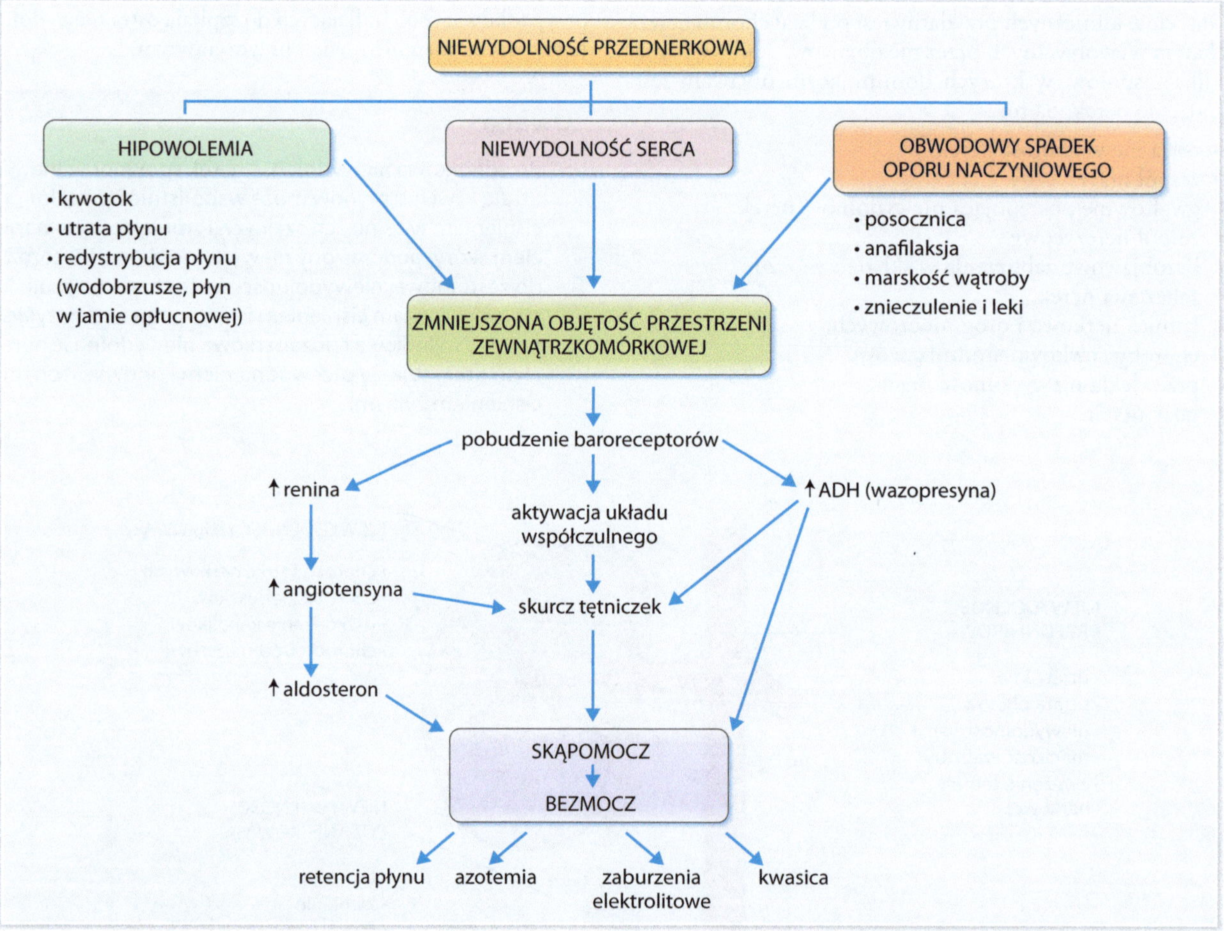

Ryc. 12-18. Przednerkowa niewydolność nerek. Zmniejszenie efektywnej objętości przestrzeni zewnątrzkomórkowej (EOPZ) może nastąpić z powodu hipowolemii, niewydolności serca lub spadku oporu naczyń krwionośnych na obwodzie. Zmniejszenie EOPZ powoduje aktywację baroreceptorów, doprowadzając do sekrecji reniny i hormonu antydiuretycznego (ADH), co w konsekwencji przyczynia się do skąpomoczu, retencji płynów, azotemii, zaburzeń elektrolitowych i kwasicy.

jest zmniejszenie efektywnej objętości PZ. Dochodzi do aktywacji układu renina–angiotensyna–aldosteron, obkurczenia tętniczek nerkowych i w konsekwencji do skąpomoczu, co jest charakterystyczne dla zespołu wątrobowo-nerkowego.

- **Posocznica.** Endotoksyny wytwarzane przez bakterie powodują rozszerzenie naczyń krwionośnych na obwodzie, a rzut serca, pomimo jego zwiększenia, nie zapewnia prawidłowego przepływu krwi w głównych narządach. Dochodzi do odruchowego skurczu naczyń krwionośnych w nerkach, co w jeszcze większym stopniu zmniejsza nerkowy przepływ krwi.

Ostra niewydolność nerek – postać nerkowa – może być następstwem uszkodzenia naczyń krwionośnych, kłębuszków lub kanalików nerkowych.

Postać nerkowa niewydolności nerek może być wywołana przez różne czynniki. Można zaliczyć do nich niedrożność naczyń krwionośnych, uszkodzenie naczyń krwionośnych, kłębuszków lub kanalików w mechanizmie immunologicznym, toksyczne uszkodzenie kanalików nerkowych lub zniszczenie wszystkich struktur nerkowych przez zakażenie bakteryjne. Oto przykłady takich patologii:

- **Obturacja naczyń krwionośnych.** U chorych z zapaleniem wsierdzia światło głównych naczyń nerkowych może zostać zamknięte przez zatory skrzeplinami pochodzącymi z zastawek serca. Zatory cholesterolowe pochodzące z pękniętych blaszek miażdżycowych aorty mogą całkowicie zamknąć tętnice nerkowe i doprowadzić do ostrej niewydolności nerek.
- **Choroby kłębuszków.** Najważniejszym zaburzeniem w obrębie kłębuszków, które może powodować ostrą niewydolność nerek jest ostre kłębuszkowe zapalenie kłębuszków typu półksiężycowatego, charakteryzujące się klinicznie szybką progresją do niewydolności nerek. Często niewydolność nerek występuje w obrazie ziarniniakowatości Wegenera i charakterystycznie współistnieje z krwotokami w płucach i uszkodzeniem górnych dróg oddechowych. W kłębuszkach gromadzą się nacieki komórkowe w kształcie półksiężyców, wypełniające i blokujące przestrzeń moczową kłębuszka i uciskające splot naczyń włosowatych kłębuszka.
- **Uszkodzenie kanalików.** Uszkodzenie kanalików może być spowodowane przez egzogenne toksyny (np. zatrucie ołowiem), leki lub endogenne związki (np. kryształy kwasu moczowego w przebiegu dny moczanowej bądź lekkie łańcuchy immunoglobulin w szpiczaku mnogim).
- **Choroby śródmiąższu.** Ostre zakażenia bakteryjne mogą się rozpoczynać w śródmiąższu nerek lub w kanalikach. Dotyczy to także reakcji immunologicznych wywołanych ekspozycją na leki lub u osób po przeszczepieniu nerki. Często ten typ zaburzeń określa się jako cewkowo-śródmiąższowe. Ponieważ jednak również naczynia krwionośne są często dotknięte chorobą, nie należy zwykle szukać miejsca pierwotnego patologii, ale określać ten typ zaburzeń w sposób ogólny jako **zapalenie nerek** lub **nefropatię** (np. nefropatia potransplantacyjna).

Pozanerkowa ostra niewydolność nerek jest powodowana blokadą odpływu moczu.

Obturacja dróg moczowych może wystąpić na poziomie moczowodów, szyi pęcherza moczowego lub cewki (ryc. 12-19). W przypadku bloku jednostronnego – w jednym z moczowodów druga nerka może kompensować ten stan. Całkowita obturacja na poziomie szyi pęcherza lub cewki moczowej może doprowadzić do ostrej niewydolności nerek, która wymaga natychmiastowego leczenia. Zablokowanie moczowodu w jedynej nerce pacjenta lub w nerce po przeszczepie jest również stanem zagrażającym życiu i wymaga natychmiastowej interwencji.

Uwaga

> Obturacja pęcherza moczowego spowodowana chorobą gruczołu krokowego jest najczęstszą przyczyną ostrej obturacji dróg moczowych w populacji osób, które nie są hospitalizowane.

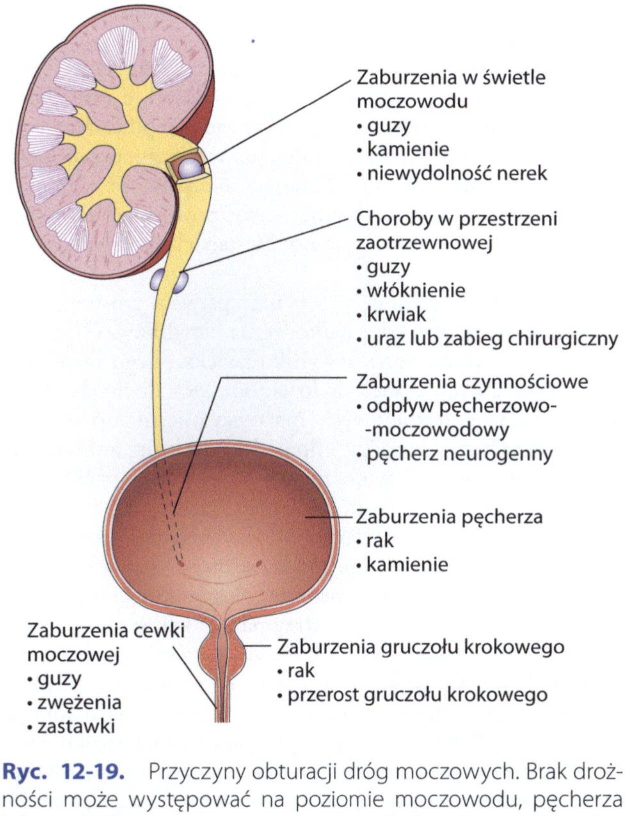

Ryc. 12-19. Przyczyny obturacji dróg moczowych. Brak drożności może występować na poziomie moczowodu, pęcherza lub cewki. Przyczyną tego stanu mogą być zmiany strukturalne lub czynnościowe.

Ostra niewydolność nerek powoduje retencję wody, elektrolitów i metabolitów, które w warunkach prawidłowych są wydalane w moczu, a także kwasicę.

Cechą charakterystyczną ostrej niewydolności nerek jest zmniejszone wytwarzanie moczu (skąpomocz); z czasem dochodzi do bezmoczu. W obrazie klinicznym dominują symptomy stanu, który doprowadził do niewydolności nerek. Zmiany parametrów biochemicznych krwi i moczu są najważniejszymi dowodami potwierdzającymi niewydolność nerek. Typowe odchylenia są następujące:

- **Azotemia** (np. podwyższony we krwi poziom resztkowych, organicznych produktów przemiany materii)
  - azot białkowy (mocznik),
  - kreatynina,
  - kwas moczowy.
- Retencja wody
  - zwiększona objętość wewnątrznaczyniowa.
- Zaburzenia elektrolitowe
  - hiperkalemia,
  - hiponatremia,
  - hiperfosfatemia,
  - hipokalcemia.
- Kwasica
  - obniżony poziom HCO_3^-.

Woda i produkty resztkowe nie są wydalane na skutek zmniejszenia filtracji kłębuszkowej. Retencja wody doprowadza do powstania hiponatremii z rozcieńczenia. Może się ten stan objawiać w postaci uogólnionych obrzęków lub obrzęków umiejscowionych w poszczególnych narządach: płucach, czego następstwem jest uczucie duszności, lub w mózgu, powodując uczucie ospałości, senności. Retencja mocznika i amoniaku wpływa na ośrodkowy układ nerwowy, powodując senność, utratę apetytu, nudności i wymioty. W stanach skrajnych może wystąpić śpiączka.

Retencja K^+ i fosforanów jest następstwem zmniejszenia filtracji kłębuszkowej oraz uszkodzenia kanalików. Hiperkaliemia może być nasilona w wyniku zwiększonego wypływu K^+ z uszkodzonych tkanek do krwi, do czego dochodzi podczas urazów wielonarządowych, martwicy mięśni poprzecznie prążkowanych czy hemolizy. Hipokalcemia, która jest wtórna do hiperfosfatemii, jest widoczna we wczesnych etapach ostrej niewydolności nerek, ale później ulega samoistnej korekcji. Pomimo to zmiany w stężeniu K^+ i Ca^{2+} we krwi mogą mieć poważny wpływ na serce, doprowadzając do powstania zaburzeń rytmu serca. Zaburzenia homeostazy elektrolitowej mogą być przyczyną śmierci z powodu zatrzymania akcji serca.

Kwasica jest wynikiem retencji kwasów organicznych, które w normalnych warunkach są wydalane z moczem, a także z powodu upośledzenia nerkowej sekrecji nadmiaru jonów wodorowych. Wodorowęglany są zużywane, a ich stężenie we krwi jest zwykle obniżone. Kwas mlekowy uwalniany z niedokrwionych tkanek w przebiegu wstrząsu hipotensyjnego może nasilać istniejącą kwasicę.

Uwaga

> U niektórych pacjentów z ostrą niewydolnością nerek i azotemią może występować wielomocz (wytwarzanie moczu powyżej 3 litrów na dobę). Jest to typowe dla martwicy kanalików nerkowych, kiedy zachowana jest filtracja kłębuszkowa. W przypadku częściowej obturacji dróg moczowych może również występować niewydolność nerek z poliurią.

Ostra niewydolność nerek zaburza funkcję ważnych narządów.

Ostra niewydolność nerek powoduje zaburzenia metaboliczne, które wpływają na czynność ważnych narządów organizmu, czego przykładem są:

- **Powikłania płucno-sercowe.** Niewydolność serca jest powodowana przez przewodnienie organizmu i może dodatkowo wynikać z zaburzeń rytmu serca z powodu hiperkaliemii i hipokalcemii. Niewydolność pompy sercowej może przyczyniać się do niedokrwienia serca, co w jeszcze większym stopniu spowoduje zmniejszenie rzutu serca. Nadciśnienie tętnicze spowodowane wysokim poziomem reniny dodatkowo obniża rzut serca. Następstwem niewydolności lewej komory serca jest zastój krwi w płucach i obrzęk, który w ciężkich stanach nie jest zmniejszany przez stosowanie diuretyków.
- **Powikłania neurologiczne.** Mocznik i inne toksyczne substancje resztkowe wspólnie z zaburzeniami elektrolitowymi i kwasicą powodują depresję ośrodkowego układu nerwowego, drgawki lub w stanach skrajnych śpiączkę i śmierć.
- **Zaburzenia krzepnięcia.** Krwawienie z błon śluzowych często występuje wskutek zmian metabolicznych w płytkach krwi i ścianie naczyń krwionośnych. Najbardziej groźne są krwawienia do światła przewodu pokarmowego, szczególnie u pacjentów w stanie wstrząsu.
- **Predyspozycja do zakażeń.** Zaburzenia metaboliczne mają niekorzystny wpływ na mechanizmy obronne organizmu. Nie są rzadkie u tych pacjentów nawracające zakażenia. Zmniejszona podaż pokarmu wskutek utraty apetytu i nudności dodatkowo osłabia zdolność organizmu do obrony przez zakażeniami.

Ostra niewydolność nerek jest poważnym stanem klinicznym, który wymaga natychmiastowego leczenia. W łagodnych przypadkach korekcja zaburzeń homeostazy płynowej i metabolicznej zapobiega większym powikłaniom, ale u większości pacjentów niezbędne jest zastosowanie dializy otrzewnowej lub dializy pozaustrojowej. Często **wskazaniem do dializy** są znaczny obrzęk płuc bez odpowiedzi na leczenie diuretykami, hiperkaliemia powyżej 6,5 mmol/l, wartość pH krwi 7,2 lub niższa, zapalenie osierdzia, encefalopatia lub nasilenie niewydolności nerek, czego wykładnikiem może być postępująca oliguria i wzrastająca azotemia.

Kliniczny przebieg ostrej martwicy kanalików można podzielić na trzy fazy: **fazę azotemii, fazę diurezy i fazę zdrowienia.** Zejście ostrej niewydolności nerek wywołanej przez martwicę kanalików nerkowych zależy od stopnia uszkodzenia nerek, przyczyny i czasu ekspozycji na czynnik uszkadzający. Pacjenci ze znacznym skąpomoczem i bezmoczem mają rokowanie gorsze niż osoby z łagodnym skąpomoczem lub wielomoczem. Rodzaj przyczyny ostrej przednerkowej niewydolności nerek jest także ważny dla rokowania. Rokowanie jest najgorsze, gdy przyczyną tego stanu jest uraz lub zabieg chirurgiczny, lepsze – w przypadku niewydolności nerek spowodowanej chorobami tego narządu, a najlepsze – gdy ten stan jest powikłaniem porodu.

Przyczyny niewydolności nerek mogą być diagnozowane klinicznie oraz na podstawie badań laboratoryjnych.

Przyczyny ostrej niewydolności nerek można ocenić, biorąc pod uwagę zarówno dane kliniczne, jak i wyniki badań laboratoryjnych. Zebrany **wywiad lekarski** może dostarczyć ważnych informacji; należy zwrócić uwagę na urazy, zabiegi chirurgiczne, stosowane leki czy badania radiologiczne w niedalekiej przeszłości. **Badanie moczu** powinno również zawierać ocenę objętości wydalonego moczu, aby można było stwierdzić, czy występuje skąpomocz. Zmierzyć należy ilość Na^+, kreatyniny i białka wydalanych w moczu. Mocz powinien być badany pod kątem obecności krwi. Czerwone krwinki, wałeczki erytrocytarne, leukocyty lub komórki guzowe mogą być widoczne w osadzie moczu. Eozynofiluria jest charakterystyczna w alergicznym cewkowo-śródmiąższowym zapaleniu nerki. W przypadku martwicy kanalików nerkowych widoczne są pigmentowane wałeczki komórkowe zawierające komórki nabłonkowe kanalików („brudny osad moczu"). Badania mikrobiologiczne moczu powinny zostać wykonane u wszystkich pacjentów z ostrą niewydolnością nerek.

Jak już wspomniano, cechą charakterystyczną ostrej przednerkowej niewydolności nerek jest stosunek stężeń w surowicy **mocznika do kreatyniny** wyższy niż 20:1. **Wskaźnik niewydolności nerek** (WNN) może zostać wyliczony ze stosunku stężenia sodu i kreatyniny w moczu do stężenia kreatyniny w osoczu. Ostateczny wynik jest wyrażony w procentach:

$$\mathrm{WNN} = \frac{(U_{\mathrm{Na}} / U_{\mathrm{Cr}})}{P_{\mathrm{Cr}}} \times 100.$$

Wartość WNN jest zwykle poniżej 1% w przednerkowej niewydolności nerek.

Frakcyjne wydalanie sodu (Fe_{Na^+}) jest obliczane na podstawie stężeń kreatyniny (cr) i sodu (Na^+) w moczu (U) i osoczu (P), według następującego wzoru:

$$\mathrm{Fe}_{\mathrm{Na}^+} = \frac{U_{\mathrm{Na}^+} / P_{\mathrm{Na}^+}}{U_{\mathrm{Cr}} / P_{\mathrm{Cr}}} \times 100.$$

Wartości poniżej 1% są charakterystyczne dla przednerkowej niewydolności nerek.

Celem innych testów, które powinny zostać wykonane u pacjentów z ostrą niewydolnością nerek, jest identyfikacja możliwych przyczyn pozanerkowej obturacji dróg nerkowych. Najbardziej przydatne do tego jest **badanie ultrasonograficzne**, umożliwiające stwierdzenie występowania poszerzonych moczowodów i miedniczek nerkowych (wodonercze), obecności mas powodujących niedrożność dróg moczowych, kamieni moczowych, guzów, skrzepów, zakrzepicy nerkowej i wielu innych stanów patologicznych. W diagnostyce może być również przydatna **tomografia komputerowa**. **Cystoskopia** jest wskazana w razie podejrzenia patologii w obrębie pęcherza moczowego. Wykonanie biopsji nerkowej może być wskazane, gdy podejrzewa się występowanie gwałtownie postępującego zapalenia kłębuszków nerkowych lub cewkowo-śródmiąższowego zapalenia nerek.

ZESPÓŁ NEFRYTYCZNY

Zespół nefrytyczny jest zbiorem klinicznych objawów, które występują u pacjentów z kłębuszkowym zapaleniem nerek o podłożu immunologicznym. W tym zespole występują następujące objawy kliniczne:

- białkomocz,
- krwiomocz pochodzenia kłębuszkowego,
- skąpomocz,
- nadciśnienie tętnicze,
- obrzęki.

Zespół nefrytyczny może być wynikiem pierwotnej choroby nerek lub może być wtórnym zaburzeniem w stosunku do zakażenia w innym miejscu organizmu. Może również wystąpić w przebiegu układowych chorób o podłożu immunologicznym, takich jak toczeń rumieniowaty układowy, który również obejmuje nerki, powodując wtórne kłębuszkowe zapalenie nerek. Najważniejsze przyczyny ostrego zespołu nefrytycznego przedstawiono w tab. 12-9.

Objawy kliniczne zespołu nefrytycznego są wynikiem odczynu zapalnego o podłożu immunologicznym w kłębuszkach nerkowych.

Najlepszą ilustracją zaburzeń obecnych w zespole nefrytycznym są zmiany występujące w popaciorkowcowym zapaleniu kłębuszków nerkowych. Jest to ostra choroba rozwijająca się w ciągu 2 tygodni po ostrym paciorkowcowym zapaleniu gardła. Podobne zaburzenia mogą wystąpić w przypadku zakażeń obejmujących inne tkanki i narządy, a rzadziej w przypadku zakażeń wywoływanych przez inne bakterie. Nie wyjaśniono, dlaczego niektóre infekcje powodują zaburzenia charakterystyczne dla popaciorkowcowego zapalenia kłębuszków nerkowych, inne zaś zakażenia nie wywołują takich następstw.

Zakażenia bakteryjne wywoływane przez określone jako „nefrytyczne" szczepy z grupy paciorkowców β-hemolitycznych typu A powodują wytworzenie przeciwciał skierowanych przeciw antygenom bakteryjnym. Kompleksy immunologiczne stworzone z przeciwciał i antygenów bakteryjnych krążące we krwi mogą się odkładać w kłębuszkach nerkowych, aktywując układ dopełniacza i w ten sposób powodując powstanie kłębuszkowego zapalenia nerek (ryc. 12-20). Antygeny bakteryjne mogą także zostać wbudowane podczas procesu filtracji

Tabela 12-9. Najczęstsze przyczyny ostrego zespołu nefrytycznego

Pierwotne kłębuszkowe zapalenie nerek
- nefropatia IgA*
- błoniasto-rozplemowe zapalenie kłębuszków typu I
- błoniasto-rozplemowe zapalenie kłębuszków typu II

Poinfekcyjne zapalenie kłębuszków nerkowych
- popaciorkowcowe zapalenie kłębuszków nerkowych*
- zapalenie kłębuszków nerkowych po infekcji innej niż paciorkowcowa (np. posocznica meningokokowa, zapalenie płuc, zakażenie protez naczyniowych)
- bakteryjne zapalenie wsierdzia z kłębuszkowym zapaleniem nerek
- kiła
- zakażenia wirusowe (np. wirusowe zapalenie wątroby typu B lub C, mononukleoza zakaźna, odra)
- zakażenia pierwotniakowe (np. malaria, tokspolazmoza)

Kłębuszkowe zapalenie nerek wtórne do chorób układowych
- toczniowe zapalenie nerek (toczeń rumieniowaty układowy)*
- zespoły płucno-nerkowe
  - ziarniniakowatość Wegenera
  - zespół Goodpasture'a
- choroba Schönleina-Henocha
- mikroskopowe zapalenie tętnic
- choroba posurowicza lub zapalenie kłębuszków nerkowych po szczepieniu

* Najważniejsza choroba w każdej z trzech grup.

w błonę filtracyjną kłębuszka nerkowego i może to prowadzić do powstawania kompleksów immunologicznych w błonie podstawnej kłębuszka i pomiędzy komórkami mezangialnymi. Aktywacja układu dopełniacza powoduje tworzenie czynników chemotaktycznych i innych pośrednich kompleksów, które przyciągają komórki zapalne i pobudzają proliferację komórek mezangialnych. Z kolei te komórki wytwarzają liczne mediatory zapalne, takie jak interleukiny, interferon, czynniki martwicze guzów, prostaglandyny i inne, które wywołują uszkodzenie błony podstawnej, powodując wzrost jej przepuszczalności.

Konsekwencją zapalenia w obrębie kłębuszków nerkowych są:

- **Zwiększona przepuszczalność błony podstawnej kłębuszka.** Wynikiem tej zmiany jest zwiększone przenikanie przez tę barierę albumin i nawet większych białek, co ostatecznie prowadzi do **białkomoczu**.
- **Zmiany mikroskopijne w błonie podstawnej kłębuszka.** Następstwem tych zmian jest przenikanie krwinek czerwonych przez barierę kłębuszkową i pojawianie się tych komórek w świetle kanalików bliższych. Krwiomocz powoduje zabarwienie brązowo-czerwone moczu, co jest zwykle określane jako „wygląd bulionu". Krwinki czerwone przenikające przez błonę podstawną kłębuszka nerkowego ulegają deformacji i fragmentacji (**„dysmorficzne krwinki czerwone"**). Niektóre krwinki zostają wbudowane do wałeczków powstających w kanaliku bliższym w środowisku wysokobiałkowego płynu. **Wałeczki erytrocytarne**, charakterystyczne dla krwiomoczu, pojawiają się w moczu i mogą zostać znalezione w badaniu mikroskopowym osadu moczu (zob. ryc. 12-15).
- **Zmniejszona filtracja kłębuszkowa.** Komórki zapalne, ulegając adhezji do powierzchni komórek śródbłonka naczyń włosowatych kłębuszków, powodują zmniejszenie ich światła i w następstwie utrudnienie przepływu krwi. Przekrój mikronaczyń jest także zmniejszony wskutek rozrostu komórek mezangialnych. Następstwem zmniejszonej filtracji kłębuszkowej jest **skąpomocz**.
- **Zmniejszona filtracja sodu.** Z powodu zmniejszonej filtracji kłębuszkowej mniej płynu, a szczególnie mniej Na^+, dopływa do komórek sensorowych umiejscowionych w plamce gęstej. Wynikiem tych zmian jest stymulacja wytwarzania **reniny** i aktywacja układu renina–angiotensyna–aldosteron. Wspólnie z mechanizmem autoregulacji cewkowo-kłębuszkowej aldosteron powoduje skurcz tętniczek doprowadzających kłębuszków, jeszcze bardziej zmniejszając w ten sposób przepływ kłębuszkowy krwi. Dodatkowo dochodzi do rozwoju **nadciśnienia tętniczego**.
- **Obrzęki.** Retencja Na^+ i wody w nerkach wspólnie z hipoalbuminemią z powodu białkomoczu powodują powstanie obrzęków w tkankach miękkich. Najwyraźniej jest to widoczne na twarzy, która staje się obrzęknięta. Obrzęki są również na rękach i stopach i może dochodzić do akumulacji płynu w klatce piersiowej i jamie brzusznej. Obrzęk mózgu wywołuje u dzieci senność, a w stanach zaawansowanych może być przyczyną śpiączki. Obrzęk płuc powoduje uczucie duszności i łatwego męczenia się.

Charakterystyczne cechy kliniczne ostrego zapalenia kłębuszków nerkowych przedstawiono na ryc. 12-21. Choroba najczęściej występuje u dzieci, ale może być także następstwem różnych infekcji u osób dorosłych. U dzieci rokowanie co do wyleczenia jest bardzo dobre – w przeszło 90% przypadków następuje całkowite wyzdrowienie. U pozostałych 9% choroba może mieć charakter przewlekły i trwać kilka miesięcy. W 1% przypadków choroby u dzieci ostre kłębuszkowe zapalenie nerek może prowadzić do schyłkowej niewydolności nerek. U dorosłych, w przeciwieństwie do dzieci, wyzdrowienie często nie jest pełne.

ZESPÓŁ NERCZYCOWY

Zespół nerczycowy jest zespołem klinicznych objawów występujących w chorobach, które powodują zwiększenie przepuszczalności naczyń włosowatych kłębuszka. W tym zespole występują następujące objawy kliniczne:

- białkomocz,
- hipoalbuminemia,
- hiperlipidemia,
- obrzęki.

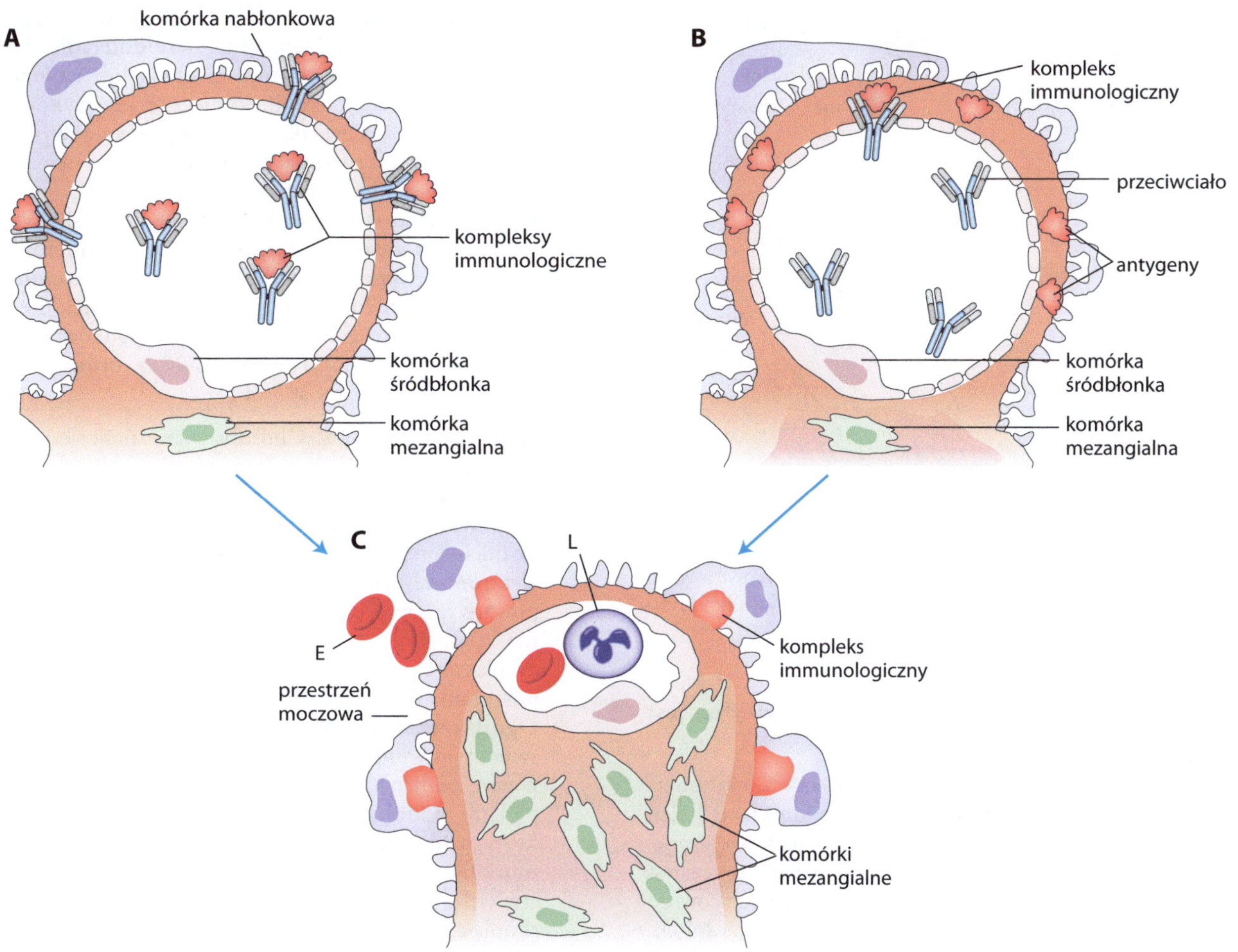

Ryc. 12-20. Ostre popaciorkowcowe zapalenie kłębuszków nerkowych. Schemat przedstawia, na podstawie zdjęć z mikroskopu elektronowego, dwie drogi tworzenia kompleksów immunologicznych. **A.** Odkładanie utworzonych i krążących we krwi kompleksów immunologicznych, które dostają się do kłębuszka drogą naczyń krwionośnych. **B.** Tworzenie kompleksów immunologicznych *in situ* w wyniku reakcji między antygenami bakteryjnymi implantowanymi w błonę podstawną kłębuszka i krążącymi przeciwciałami. **C.** Następstwo odkładania kompleksów immunologicznych w kłębuszkach, niezależnie od mechanizmu ich powstawania, które są widoczne jako podnabłonkowe „garby". Kompleksy immunologiczne mają właściwości chemotaktyczne i powodują napływ granulocytów obojętnochłonnych, które łączą się z powierzchnią komórek śródbłonka naczyń włosowatych kłębuszka. Dochodzi do proliferacji komórek mezangialnych, co powoduje zwężenie światła naczyń włosowatych. Erytrocyty przechodzą przez uszkodzoną ścianę mikronaczyń, dostają się przestrzeni moczowej i są widoczne po stronie nabłonkowej błony podstawnej kłębuszka. E – erytrocyty; L – leukocyty.

Zespół nerczycowy może być następstwem pierwotnej choroby nerek lub może być wynikiem powikłań nerkowych w przebiegu chorób układowych.

Zespół nerczycowy może być sklasyfikowany w zależności od patogenezy jako pierwotny i wtórny.

- **Pierwotny zespół nerczycowy** jest następstwem pierwotnych chorób nerek, a pochodzenie większości z tych chorób jest nieznane. Najważniejsze choroby w tej grupie to: nerczyca lipidowa („choroba minimalnych zmian"), idiopatyczna nefropatia błoniasta i ogniskowe stwardnienie kłębuszków nerkowych lub błoniasto-rozplemowe zapalenie kłębuszków nerkowych typu I lub typu II.
- **Wtórny zespół nerczycowy** występuje w przebiegu chorób układowych, które mogą mieć podłoże immunologiczne (np. toczeń rumieniowaty układowy), metaboliczne (np. cukrzyca), nowotworowe (np. skrobiawica w przebiegu szpiczaka mnogiego) lub infekcyjne (np. nefropatia błoniasta w przebiegu wirusowego zapalenia wątroby lub ogniskowe stwardnienie kłębuszków nerkowych u osób z infekcją HIV).

Najczęstsze przyczyny zespołu nerczycowego i związane z tym stanem dane kliniczne, które mogą sugerować jego etiologię, przedstawiono w tab. 12-10.

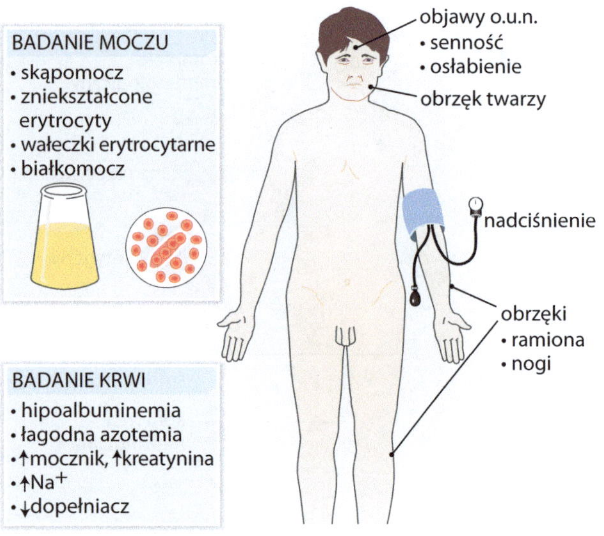

Ryc. 12-21. Kliniczny obraz ostrego popaciorkowcowego zapalenia kłębuszków nerkowych. O.u.n. – ośrodkowy układ nerwowy.

Do rozpoznania zespołu nerczycowego niezbędna jest biopsja nerkowa.

Jak przedstawiono w tab. 12-10, występowanie zespołu nerczycowego może być powiązane z obecnością innych odchyleń w stanie klinicznym, które mogą sugerować jego przyczynę. Inną informacją, która może być przydatna w diagnostyce, jest wiek pacjenta, ponieważ niektóre postacie zespołu nerczycowego częściej występują u dzieci, a inne u dorosłych (tab. 12-11).

Biopsja nerkowa jest wskazana w większości przypadków i jest niezbędna do ustalenia przyczyny zespołu nerczycowego. Jedynym wyjątkiem jest nerczyca lipidowa („choroba minimalnych zmian"), będąca najczęstszą przyczyną zespołu nerczycowego u dzieci. W nerczycy lipidowej stwierdza się w większości przypadków dobrą odpowiedź na terapię steroidami, dlatego przyjęto, że u tych dzieci nie wykonuje się biopsji i rozpoczyna się od początku steroidoterapię. Jeżeli objawy zespołu nerczycowego nie ustępują lub nawracają wkrótce po zakończeniu terapii, konieczne jest wykonanie biopsji nerek, aby można było dla ustalić rozpoznanie i wyjaśnić, czy białkomocz nie jest następstwem innej choroby nerek, np. ogniskowego stwardnienia kłębuszków nerkowych.

Zmiany histopatologiczne w bioptacie nerki są zwykle charakterystyczne, ale ostatecznie muszą być interpretowane w powiązaniu z wynikami badań immunofluorescyjnych i z zastosowaniem mikroskopii elektronowej. Niektóre typowe zmiany obserwowane w większości przypadków zespołu nerczycowego przedstawiono na ryc. 12-22, a można je scharakteryzować w następujący sposób:

- **Nerczyca lipoidowa.** Choroba o nieznanej etiologii. Jest także określana jako choroba minimalnych zmian („choroba niestniejąca"), ponieważ w badaniu mikroskopowym i immunofluorescencyjnym nie stwierdza się odchyleń w kłębuszkach nerkowych. W mikroskopii elektronowej widoczne jest zlewanie się wypustek stopowatych komórek nabłonkowych kłębuszka. Zmiany nie są swoiste i są prawdopodobnie odpowiedzią na zwiększone przenikanie białek przez nadmiernie przepuszczalną błonę podstawną kłębuszka.
- **Ogniskowe stwardnienie kłębuszków.** W mikroskopie świetlnym widoczne jest ogniskowe i odcinkowe szkliwienie pętli naczyniowych. Pomiędzy stwardniałymi pętlami mikronaczyń mogą zalegać immunoglobuliny, których obecność można potwierdzić w badaniu immunofluorescencyjnym, ale w innych przypadkach nie stwierdza się obecności immunoglobulin. W mikroskopie elektronowym obserwuje się zlewanie wypustek stopowatych komórek nabłonkowych, podobnie jak w nerczycy lipidowej.
- **Nefropatia błoniasta.** W mikroskopie świetlnym można stwierdzić pogrubienie błony podstawnej kłębuszka nerkowego. W badaniu immunofluorescencyjnym stwierdza się po stronie nabłonkowej błony podstawnej kłębuszka

Tabela 12-10. Częste przyczyny zespołu nerczycowego

CHOROBA	PATOGENEZA	WSPÓŁISTNIEJĄCE ZABURZENIA
Nerczyca lipidowa (choroba minimalnych zmian)	nieznana	zwykle żadne atopowe zapalenie skóry; choroba Hodgkina
Ogniskowe odcinkowe stwardnienie kłębuszków nerkowych	nieznana	zwykle żadne nadużywanie heroiny; zakażenie HIV
Nefropatia błoniasta	immunologiczna	zwykle żadne leki (np. złoto, penicylamina); nowotwory; wirusowe zapalenie wątroby typu B lub C
Błoniasto-rozplemowe zapalenie kłębuszków nerkowych	immunologiczna	zwykle żadne
Toczniowe zapalenie nerek	immunologiczna	toczeń rumieniowaty układowy (wysypka skórna, przeciwciała przeciwjądrowe itp.)
Skrobiawica	nieznana	szpiczak mnogi; przewlekłe stany zapalne
Cukrzycowe stwardnienie kłębuszków nerkowych	metaboliczna	cukrzyca (hiperglikemia itp.)

Tabela 12-11. Częstość występowania różnych postaci zespołu nefrytycznego w zależności od wieku pacjenta

CHOROBA	CZĘSTOŚĆ WYSTĘPOWANIA %	
	DZIECI < 15. ROKU ŻYCIA	DOROŚLI
Nerczyca lipidowa	75	10
Ogniskowe odcinkowe stwardnienie kłębuszków nerkowych	8	35
Nefropatia błoniasta	2	20
Błoniasto-proliferacyjne zapalenie kłębuszków nerkowych	5	< 1
Cukrzyca	< 1	20
Skrobiawica	0	5
Toczeń rumieniowaty układowy i inne typy kłębuszkowego zapalenia nerek	10	10

Przedstawione wyniki są danymi szacunkowymi i zaokrąglonymi, co powoduje, że suma w poszczególnych kolumnach nie jest równa 100.

obecność ziarnistych złogów immunoglobulin i białek dopełniacza (kompleksy immunologiczne). Kompleksy immunologiczne są widoczne w mikroskopie elektronowym. Podobne zmiany stwierdza się w błoniastym toczniowym zapaleniu nerek (typ V), w którym jednak występują złogi kompleksów immunologicznych w mezangium.

- **Cukrzycowe stwardnienie kłębuszków nerkowych.** Zespół nerczycowy jest następstwem zmian metabolicznych w błonie podstawnej kłębuszka oraz w macierzy zewnątrzkomórkowej mezangium. W mikroskopie świetlnym obserwuje się pogrubienie błony podstawnej kłębuszka i poszerzenie przestrzeni mezangialnej, w której powstają twory guzowate (guzowate stwardnienie Kimmelstiela-Wilsona). Pogrubiała błona podstawna może zawierać cząsteczki albuminy, globulin czy innych białek osocza, ale ani w badaniu immunofluorescencyjnym, ani w mikroskopie elektronowym nie stwierdza się obecności złogów kompleksów immunologicznych.
- **Amyloidoza (skrobiawica).** Amyloid jest materiałem o włókienkowatej strukturze, który odkłada się w kłębuszkach i naczyniach nerkowych. W preparatach histopatologicznych wybarwia się czerwienią kongo, przybierającą zieloną barwę w spolaryzowanym świetle. Złogi amyloidu pochodzą z lekkich łańcuchów immunoglobulin (amyloid AL występuje typowo w szpiczaku mnogim) lub z surowicy z białka prekursorowego amyloidu typu A, wytwarzanego w wątrobie w odpowiedzi na przewlekły proces zapalny.

Objawy kliniczne zespołu nerczycowego są następstwem znacznej utraty białek w moczu.

Białkomocz spowodowany zwiększoną przepuszczalnością kłębuszków jest masywny i zwykle jest większy niż 3,5 g białka wydalanego w moczu w ciągu 24 godzin. Tego stopnia białkomocz nerczycowy z czasem powoduje niedobór albuminy w osoczu. Przewlekła **hipoalbuminemia** (≤ 2,5 g/dl) jest przyczyną obniżenia ciśnienia onkotycznego osocza, co powoduje wypływ wody z łożyska naczyniowego do tkanek, skutkujący powstaniem uogólnionych **obrzęków** (*anasarca*) (zob. ryc. 12-13). Pacjent może mieć objawy zespołu **zmniejszonego wypełnienia łożyska naczyniowego**, co może powodować omdlenie, wstrząs hipowolemiczny a nawet niewydolność nerek.

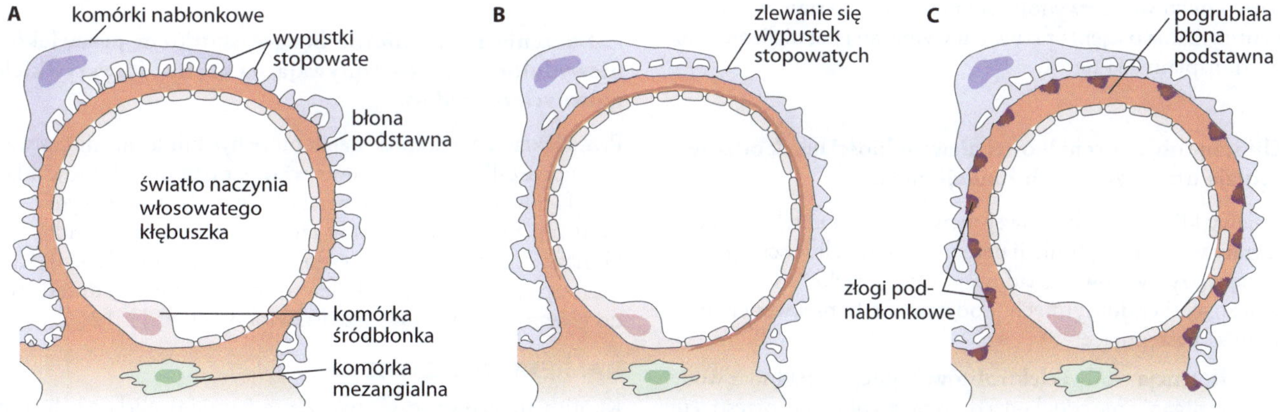

Ryc. 12-22. Schemat zmian patologicznych w częstych rodzajach zespołu nerczycowego, przedstawiony na podstawie obrazu w mikroskopie elektronowym. **A.** Prawidłowy kłębuszek. **B.** Nerczyca lipidowa (choroba minimalnych zmian) z zaznaczonym jedynie zlewaniem wypustek stopowatych. **C.** Nefropatia błoniasta z zaznaczonymi kompleksami immunologicznymi odłożonymi od strony nabłonkowej błony podstawnej kłębuszka.

Wątroba nie wytwarza dostatecznej ilości albuminy, aby skompensować straty tego białka, ale zwiększa się synteza lipoprotein, co powoduje **hiperlipidemię**. Długotrwała hiperlipidemia przyczynia się do rozwoju miażdżycy naczyń krwionośnych, której rozwój jest dodatkowo przyspieszany przez **nadciśnienie tętnicze,** rozwijające się u osób z zespołem nerczycowym, szczególnie jeśli jego przyczyną jest ogniskowe stwardnienie kłębuszków nerkowych. Hipowolemia wewnątrznaczyniowa stymuluje układ renina–angiotensyna–aldosteron, a także układ współczulny.

Utrata innych białek może być początkowo niezauważalna ze względu na dominującą utratę albuminy, która nie jest jednak jedynym białkiem traconym w moczu. Utrata białek hamujących krzepnięcie krwi, takich jak antytrombina II, białko C i białko S, jest przyczyną nadkrzepliwości krwi i zwiększenia częstości występowania zakrzepicy. Utrata **białek dopełniacza, cytokin i immunoglobulin** sprzyja powstawaniu zakażeń. Utrata **białek wiążących** hormony tarczycy i steroidy może być przyczyną niedoczynności tarczycy, zaburzeń w cyklu miesięcznym i braku miesiączki. Osteomalacja może być następstwem utraty **białka wiążącego witaminę D.**

PRZEWLEKŁA NIEWYDOLNOŚĆ NEREK

Schyłkowa choroba nerek charakteryzuje się nieodwracalną utratą funkcji nerek, zwykle poniżej 20% prawidłowej czynności. Stan ten jest zejściem zarówno wielu chorób nerek, jak i zaburzeń układowych. Najważniejsze z nich to:

- cukrzyca (30%),
- nadciśnienie tętnicze i choroby naczyń krwionośnych (20%),
- choroby kłębuszków nerkowych (15%),
- odmiedniczkowe zapalenie nerek i inne choroby nerek (10%),
- układowe choroby autoimmunologiczne (5%),
- torbielowatość nerek (5%),
- nieznane (15%).

Mocznica jest określeniem zespołu klinicznego będącego skutkiem schyłkowej niewydolności nerek. Jest to stan, w którym do utrzymania pacjenta przy życiu wymagana jest dializoterapia lub transplantacja nerek.

Kliniczne objawy schyłkowej niewydolności nerek odzwierciedlają utratę głównych funkcji nerek.

Objawy kliniczne schyłkowej niewydolności nerek wynikają z utraty wydalniczej funkcji nerek, braku możliwości regulacji homeostazy kwasowo-zasadowej i utraty wielu funkcji metabolicznych i endokrynnych. Podstawowe konsekwencje tego stanu są następujące:

- **Retencja wody i elektrolitów.** Występuje nadmiar wody w organizmie i dochodzi do wzrostu objętości przestrzeni zewnątrzkomórkowej z hiponatremią z rozcieńczenia. Następstwem retencji K^+ i fosforanów są hiperkaliemia i hiperfosfatemia z wtórną hipokalcemią i kwasicą metaboliczną.
- **Azotemia.** Retencja mocznika, kreatyniny i amoniaku wpływa na ośrodkowy układ nerwowy, powodując nudności i wymioty. Świąd skóry jest wynikiem odkładania się kryształów moczanów na powierzchni skóry, a także w błonach śluzowych („mocznicowy szron"). Podrażnienie błon surowiczych powoduje wystąpienie mocznicowego zapalenia osierdzia i opłucnej oraz powstanie wysięków do jam surowiczych ciała.
- **Nadciśnienie tętnicze.** Jest ono po części wynikiem hipersekrecji reniny, a po części następstwem retencji płynów i hiperwolemii.
- **Zaburzenia endokrynne i metaboliczne.** Hiperfosfatemia i wtórna hipokalcemia stymulują przytarczyce do wytwarzania PTH, który działając na kości, powoduje osteodystrofię nerkową i utratę Ca^{2+} i fosforanów z kości. Niedostateczna hydroksylacja witaminy D jest przyczyną niedoboru $1,25(OH)_2D_3$, co przyczynia się do osteomalacji i zmniejszonego wchłaniania wapnia z jelit. Do zaburzeń hormonalnych zalicza się także zaburzenia libido, cyklu miesiączkowego oraz brak miesiączki.
- **Zaburzenia hematologiczne.** Zmniejszone wytwarzanie erytropoetyny jest przyczyną zmniejszonego tworzenia komórek progenitorowych dla erytrocytów i niedokrwistości normobarwliwej, normocytowej ze zmniejszoną liczbą retikulocytów. Występują także zaburzenia funkcji płytek krwi, co sprzyja krwawieniom. Czas krwawienia jest zwykle prawidłowy. Leukopenia i dysfunkcja limfocytów T sprzyjają zakażeniom.
- **Zaburzenia neurologiczne.** Są to zaburzenia wieloprzyczynowe, będące skutkiem akumulacji metabolitów i różnego typu toksyn mocznicowych, zaburzeń elektrolitowych i kwasicy. Główne zaburzenia to: uczucie zmęczenia, senność, bóle głowy, drgawki, zaburzenia ośrodkowego układu nerwowego, które w stanach skrajnych mogą być przyczyną śpiączki. Występują zaburzenia obwodowego układu nerwowego polegające na upośledzeniu czucia, neuropatii ruchowej ze zmniejszonym czuciem, parestezji i osłabieniu odruchów.

Zaburzenia metaboliczne będące skutkiem przewlekłej niewydolności nerek wpływają na czynność wszystkich głównych narządów.

Przewlekła niewydolność nerek może być klinicznie niezauważalna przez długi okres, ponieważ organizm ma zdolność adaptacji i tolerancji zaburzeń metabolicznych będących wynikiem zaburzeń funkcji nerek. Gdy zaburzenia te stają się widoczne klinicznie, dotyczą one wszystkich narządów (ryc. 12-23). Kliniczne objawy przewlekłej niewydolności nerek w odniesieniu do głównych narządów przedstawiono w tab. 12-12.

KAMIENIE MOCZOWE

Kamica moczowa, czyli tworzenie kamieni nerkowych, jest bardzo często przyczyną zaburzeń w obrębie dróg moczowych. Ocenia się, że to zaburzenie występuje nawet u 10% populacji Amerykanów i jest szczególnie częste u ludzi żyjących w południowych stanach USA. Tworzenie się kamieni moczowych

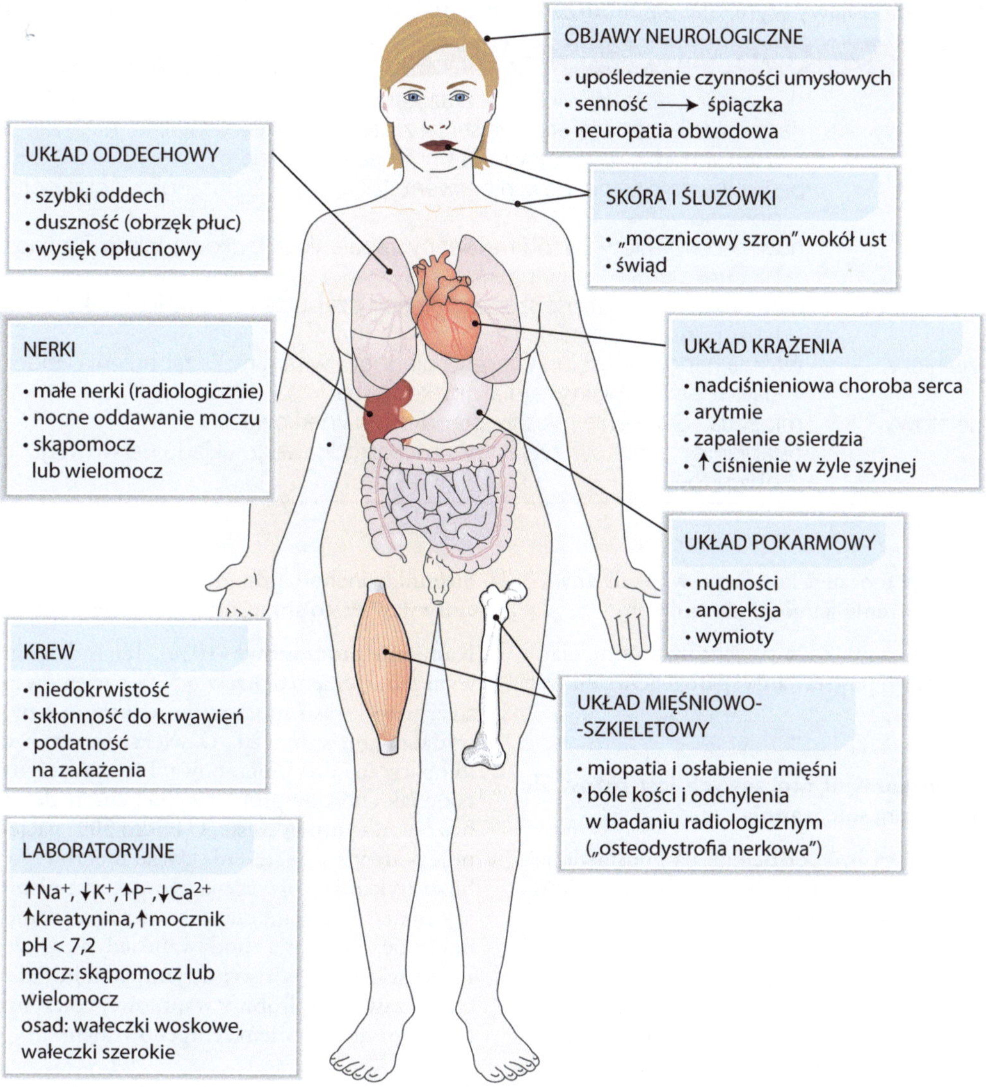

Ryc. 12-23. Obraz kliniczny przewlekłej niewydolności nerek.

jest procesem nawracającym. Częstość nawrotów ocenia się na 15% w pierwszym roku od ustalenia rozpoznania, 35% w ciągu 5 lat i 60% w ciągu 10 lat.

Kamienie moczowe tworzą się w nieprawidłowym moczu.

Kamienie moczowe mogą powstawać w miedniczkach nerkowych, moczowodach lub pęcherzu moczowym. Kamienie powstają z substancji wydalanych w normalnym moczu, jednak do ich wytworzenia konieczne jest wystąpienie dodatkowych warunków:

- **Przesycenie moczu substancjami litogennymi.** Prawidłowy mocz zawiera fosforan wapnia, szczawian wapnia, kwas moczowy i wiele innych składników chemicznych. Jeżeli stężenie tych substancji wzrasta, mocz staje się roztworem przesyconym, wytwarzają się kryształy tych minerałów, które następnie ulegają agregacji w kamienie. Najczęstszą przyczyną tworzenia się kamieni moczowych jest hiperkalciuria.
- **Utrata naturalnych inhibitorów litogenezy.** Prawidłowy mocz zawiera substancje hamujące wytwarzanie kryształów i formowanie kamieni. Najbardziej znanymi inhibitorami litogenezy są pirofosforany, bifosfoniany, kwas cytrynowy i mukoproteina Tamma-Horsfalla, ale wiele innych substancji ma podobne działanie. U pacjentów z niedoborem tych związków w moczu występuje tendencja do tworzenia kamieni moczowych.
- **Zakażenia.** Bakterie mogą uszkadzać nabłonek wyściełający drogi moczowe, a fragmenty tych tkanek mogą stać się jądrem, wokół którego tworzony jest kamień. Ponadto bakterie wytwarzające ureazę, takie jak *Proteus mirabilis*,

Tabela 12-12. Kliniczne objawy wynikające z zaburzeń funkcji układów w przewlekłej niewydolności nerek

UKŁAD	OBJAWY KLINICZNE
Moczowy	skąpomocz, rzadziej wielomocz; azotemia, retencja płynów i elektrolitów
Krążeniowo-naczyniowy	nadciśnienie tętnicze, arytmie serca, zastoinowa niewydolność serca; zapalenie osierdzia i wysięk osierdziowy lub tamponada osierdzia
Oddechowy	przyspieszenie oddechów, hiperwentylacja, uczucie duszności, obrzęk płuc, wysięk opłucnowy
Pokarmowy	nudności, wymioty, wrzód trawienny, zapalenie żołądkowo-jelitowe z nadżerkami, biegunka
Krwionośny	niedokrwistość (bladość skóry, osłabienie); zaburzenia funkcji płytek krwi (krwawienia); leukopenia (zakażenia)
Wewnątrzwydzielniczy	wtórna nadczynność przytarczyc, niedobór witaminy D; zaburzenia libido, brak miesiączki, hiperprolaktynemia, ginekomastia
Mięśniowo-szkieletowy	miopatia i osłabienie mięśni; osteodystrofia nerkowa
Nerwowy	osłabienie i zahamowanie aktywności ośrodkowego układu nerwowego; neuropatia obwodowa

zmieniają odczyn moczu z kwaśnego w alkaliczny, co także sprzyja tworzeniu kamieni moczowych.

Należy zauważyć, że u 20–25% pacjentów z kamieniami moczowymi przyczyna ich powstawania i patogeneza zaburzeń nie są znane.

Biochemiczny skład kamieni moczowych jest różny, ale większość z nich zawiera sole wapnia.

Kamienie moczowe mogą być podzielone na podstawie ich składu biochemicznego na cztery główne grupy: wapniowe, moczanowe, struwitowe i cystynowe.

Kamienie wapniowe (70%). Wapń skompleksowany z fosforanami lub szczawianami jest najczęstszym składnikiem kamieni moczowych. U przeszło połowy tych pacjentów występuje **idiopatyczna hiperkalciuria** bez hiperkalcemii, ale mniej więcej u 10% osób jest hiperkalcemia jako następstwo nadczynności przytarczyc, sarkoidozy, guzów złośliwych lub innych chorób kości. W przybliżeniu u 20% pacjentów obecna jest **hiperurykemia**, u niektórych jest **hiperoksaluria** (z powodu nadmiernego wchłaniania szczawianów w jelitach) lub wrodzony defekt polegający na **zmniejszeniu ilości kwasu cytrynowego** w moczu. W znacznej liczbie przypadków (20%) przyczyna tworzenia kamieni moczowych nie jest jasna; takie stany określa się jako idiopatyczne.

Kamienie wapniowe tworzą się w moczu o lekko zasadowym odczynie. U większości pacjentów stężenie Ca^{2+} w surowicy jest prawidłowe, a te osoby, u których występuje hiperkalcemia, powinny być diagnozowane pod kątem obecności nadczynności przytarczyc. Należy pamiętać, że dna moczanowa i zwiększone wydalanie kwasu moczowego z moczem mogą sprzyjać powstawaniu kamieni wapniowych, a także moczanowych. Podwyższone stężenie szczawianów spotyka się u wegetarian, których dieta zawiera zwiększoną ilość szczawianów, a także u pacjentów, u których jelitowe wchłanianie szczawianów jest zwiększone z powodu chorób jelit. W przypadku przewlekłej biegunki dochodzi do zmniejszonego wydalania z moczem cytrynianów, co sprzyja tworzeniu się kamieni moczowych.

Kamienie moczanowe (10%). Ten rodzaj kamieni jest typowym zaburzeniem u przeszło 50% pacjentów z podwyższonym stężeniem kwasu moczowego w osoczu i zwiększonym jego wydalaniem w moczu. U większości tych osób występuje idiopatyczna dna moczanowa. Inne przyczyny hipeurykemii, takie jak choroby proliferacyjne: chłoniak czy białaczka, czy łuszczyca, są mniej częste. U blisko 50% pacjentów nie występuje podwyższone stężenie kwasu moczowego w osoczu i brak hiperurykemii, a przyczyna tworzenia kamieni moczowych nie jest znana. Kwasy moczanowe tworzą się w moczu o kwaśnym odczynie. Kamienie zbudowane jedynie z kwasu moczowego nie są widoczne w rutynowym badaniu radiologicznym, ale często zawierają drobiny wapniowe, co czyni je nieprzepuszczalnymi dla promieni rentgenowskich.

Kamienie struwitowe (20%). Kamienie struwitowe są zbudowane z soli amonowo-fosforanowych magnezu i są zwykle tworzone w moczu zakażonym bakteriami rozkładającymi mocznik, takim jak np. *Proteus mirabilis* i gronkowcami, które wytwarzają jon amonowy i alkalizują mocz. Są to kamienie często duże, o nieregularnych kształtach i mogą występować w postaci odlewów miedniczek i kielichów nerkowych („kamienie w kształcie rogów jelenia").

Kamienie cystynowe (< 1%). Są to rzadkie kamienie, występujące u dzieci z dziedziczną cystynozą. U tych dzieci występuje zwiększone wydalanie cystyny w moczu i w środowisku o niskim pH tworzone są kamienie moczowe, przejściowo przepuszczalne dla promieni rentgenowskich.

Kamienie moczowe mogą spowodować obturację moczowodów lub uszkodzenie nabłonka dróg moczowych.

Większość kamieni moczowych jest tworzona w górnym odcinku dróg moczowych, skąd przechodzą do moczowodu.

Wnikanie kamienia do światła moczowodu powoduje skurcz jego mięśniówki, co klinicznie objawia się kolką nerkową. Ból narasta stopniowo i staje się coraz silniejszy w ciągu 20–60 minut. Współwystępuje zwykle z nudnościami i wymiotami. W razie schodzenia kamienia w dół moczowodu ból zaczyna promieniować w kierunku pachwiny, jąder lub warg sromowych. Częste odczuwanie parcia na mocz świadczy o umiejscowieniu kamienia w miejscu ujścia moczowodu do pęcherza moczowego.

Krwiomocz jest częstym objawem, ale zwykle pojawia się po wystąpieniu kolki nerkowej. Ropomocz i gorączka występują u pacjentów z zakażeniem dróg moczowych. Często kamienie umiejscowione w pęcherzu moczowym mogą nie wywoływać objawów klinicznych lub jedynie powodować mikroskopowy lub makroskopowy krwiomocz.

W przeszło 90% przypadków kamienie moczowe można zidentyfikować w drogach moczowych za pomocą badania radiologicznego. Pomocne mogą być badanie ultrasonograficzne i tomografia komputerowa. Większość kamieni jest o małych rozmiarach i zostaje samoistnie wydalona przy dobrym nawodnieniu pacjenta i po zastosowaniu leków znieczulających. Jeżeli istnieje taka możliwość, wszystkie wydalone kamienie moczowe powinny zostać poddane badaniu chemicznemu. Nawadnianie pacjenta jest głównym sposobem zapobiegania powstawaniu nawrotów kamicy moczowej. Dodatkowo może to zastać skojarzone z modyfikacją diety lub stosowaniem leków. Litotrypsja lub chirurgiczne usunięcie kamieni moczowych mogą być wskazane w przypadku większych złogów.

Badania laboratoryjne, które powinny zostać wykonane podczas pierwszego rozpoznania kamicy moczowej, powinny obejmować stężenie elektrolitów, mocznika i kreatyniny w surowicy oraz pełne badanie moczu. U pacjentów z hiperkalcemią należy wykluczyć nadczynność przytarczyc, a stężenie kwasu moczowego we krwi powinno być mierzone, gdy podejrzewa się jego nadmiar.

Powikłania przewlekłej kamicy dróg moczowych są wynikiem obturacji dróg moczowych lub zakażenia.

Kamienie moczowe mogą powodować utrudnienie odpływu z dróg moczowych, ale także ich obecność usposabia do zakażeń. Do najczęstszych powikłań tego stanu zaliczamy:

- **Wodonercze i rozdęcie moczowodu.** Obturacja dróg moczowych występuje najczęściej u pacjentów z dużymi kamieniami struwitowymi. Zmniejszone ukrwienie nerki z wodonerczem może być przyczyną **nadciśnienia tętniczego** z powodu zwiększonej sekrecji reniny. Jeszcze innym powikłaniem, które zdarza się coraz częściej, jest **martwica brodawek nerkowych**.
- **Całkowita utrata czynności nerek.** Pełne zablokowanie odpływu moczu może prowadzić do atrofii miąższu nerki i całkowitej utraty czynności tego narządu. Gdy ta zmiana jest obustronna, może doprowadzić do stanu mocznicy.
- **Zakażenia.** Zastoinowy mocz ulega łatwemu zakażeniu, dlatego częstym powikłaniem kamicy moczowej jest bakteryjne **zapalenia pęcherza moczowego**. Wstępujące zakażenia mogą powodować odmiedniczkowe zapalenie nerek. Akumulację ropy w zablokowanych miedniczkach i kielichach nerkowych określa się jako **roponercze.**

GUZY UKŁADU MOCZOWEGO

Większość guzów występujących w układzie moczowym jest typu złośliwego, a guzy łagodne są znacznie rzadsze, niezależnie od ich anatomicznej lokalizacji w układzie moczowym. Najczęściej występują guzy nerek i pęcherza moczowego. Guzy nerek stanowią około 2%, a guzy pęcherza moczowego około 5% wszystkich guzów w obrębie jamy brzusznej.

Rak nerki często daje nieswoiste objawy.

Większość guzów nerki u dorosłych pochodzi z nabłonka kanalików nerkowych i jest określana jako rak komórkowy nerki. Guzy Wilmsa najczęściej występują u dzieci. Histologicznie większość raków komórkowych nerki zbudowana jest z jasnych komórek, ale występują również brodawczakoraki i kilka innych rzadszych form histologicznych raka.

Raki komórkowe nerki występują najczęściej w przedziale wiekowym od 55 do 65 lat. Objawy kliniczne są często nieswoiste i wiele z nich określanych jest jako „guz internistów", ponieważ ich obecność jest stwierdzana podczas diagnostyki skierowanej na objawy nie związane z układem moczowym. Najczęściej spotykane objawy w tych stanach są następujące:

- krwiomocz (60%),
- bóle krzyża (30%),
- gorączka, nocne pocenie się (20%),
- utrata masy ciała (20%),
- niedokrwistość (20%),
- inne objawy nie związane z chorobą nowotworową, takie jak hiperkalcemia, policytemia lub nadciśnienie tętnicze (20%).

Rozpoznanie raka nerki jest najczęściej potwierdzane podczas badania techniką tomografii komputerowej lub za pomocą innych technik diagnostycznych. Wszystkie guzy są leczone chirurgiczne: mniejsze mogą być usunięte podczas zabiegu częściowej nefrektomii; większe wymagają bardziej radykalnego postępowania – do totalnej nefrektomii z usunięciem węzłów chłonnych. Prognoza co do wyleczenia i życia zależy od zaawansowania guza: małe guzy ograniczone do nerki mają dobre rokowanie, ale duże guzy oraz te, które dały przerzuty, mają złe rokowanie. Te guzy są stosunkowo oporne na chemioterapię, co powoduje, że w przypadku guza, który dał przerzuty lub nawrót choroby, rokowanie jest złe.

Raki pęcherza moczowego mogą mieć postać agresywną lub mniej agresywną.

Raki pęcherza moczowego są najczęściej klasyfikowane jako raki przejściowe (pochodzące z nabłonka pęcherza moczowego). Gruczolakoraki, złuszczające się raki komórkowe lub mięsaki są rzadsze.

Przejściowy rak komórkowy występuje najczęściej jako mało zaawansowany rak brodawczakowaty; takie guzy mogą zostać usunięte podczas cystoskopii i chociaż mają tendencje do nawrotów, rokowanie jest dobre. Naciekające, niezróżnicowane raki mają złe rokowanie. Najczęstsze objawy kliniczne w przypadku raka pęcherza są następujące:

- krwiomocz (75%),
- nawracające infekcje dróg moczowych (15%),
- podrażnienie pęcherza moczowego, parcie na mocz, częste oddawanie moczu (15%).

Choroba jest rozpoznawana na podstawie cystoskopii, badania cytopatologicznego osadu moczu lub biopsji guza. Rokowanie zależy od rodzaju histologicznego guza i stopnia zaawansowania (np. stopień naciekania guza). Leczenie jest chirurgiczne, a przy zaawansowanych guzach skojarzone z naświetlaniem i chemioterapią.

PRZYPADKI KLINICZNE

Przypadek 1. CIEMNOBRĄZOWY MOCZ U 6-LETNIEGO DZIECKA Z UOGÓLNIONYMI OBRZĘKAMI

Wywiad. Sześcioletni chłopiec miał infekcję gardła, która samoistnie się wyleczyła[1]. Po dwóch tygodniach matka zauważyła, że dziecko jest śpiące i wygląda na chore, chociaż nie ma podwyższonej temperatury ciała. Odmawia jedzenia i nie chce iść do szkoły. Matka zauważyła, że twarz dziecka jest obrzęknięta[2]. Mocz jest ciemnobrązowy, a jego ilość wydaje się mniejsza niż zwykle[3]. Poza tym dziecko wygląda na zdrowe.

Badanie przedmiotowe. Dziecko jest dobrze rozwinięte i porusza się. Jego ruchy są powolne i wygląda na lekko przygaszone. Nie stwierdzono swoistych objawów, nie stwierdza się bólu w gardle ani w innych miejscach ciała. Zauważalne są obrzęki wokół oczu i ust. Palce u rąk i nóg są także nieznacznie obrzmiałe. Stwierdza się nieznaczną duszność. Tętno wynosi 90 na minutę, a ciśnienie tętnicze krwi – 145/95 mm Hg[4].

Badania laboratoryjne. W aktualnym badaniu krwi ilość erytrocytów i krwinek białych w normie. W surowicy krwi stwierdza się nieznaczne podwyższenie stężenia mocznika i kreatyniny, z normalnym stosunkiem stężeń tych substancji we krwi – równym 10:1. Elektrolity w surowicy są w normie[5]. Stężenie albuminy jest nieznacznie obniżone[6].

W moczu stwierdza się wynik dodatni – po zastosowaniu testów wskaźnikowych – na obecność białka (3+) i krwi (3+). W osadzie moczu obecne są liczne erytrocyty, z których wiele jest zniekształconych. Widoczne są również wałeczki erytrocytarne[8]. Posiew moczu jest ujemny.

Podczas kolejnych badań laboratoryjnych stwierdzono obecność skąpomoczu, białkomoczu w ilości 1,5g białka na 24 godz., stałego krwiomoczu i wałeczków erytrocytarnych w osadzie moczu.

Dalszy przebieg choroby. Dziecko było leczone objawowo i całkowicie wyzdrowiało[9].

Pytania i zagadnienia do dyskusji:

1. Jaka jest najbardziej prawdopodobna przyczyna infekcji gardła u 6-letniego dziecka. Czy ten stan wymaga leczenia?
2. O czym może świadczyć obrzęk twarzy? Wymień możliwe przyczyny obrzęku twarzy?
3. Jakie są możliwe przyczyny ciemnego koloru moczu?
4. Proszę zinterpretować te wyniki. Jaka jest przyczyna nadciśnienia tętniczego w tym przypadku?
5. Proszę zinterpretować wyniki badań laboratoryjnych. Czy u tego dziecka można stwierdzić niewydolność nerek?
6. Jaka jest przyczyna hipoalbuminemii? Które objawy kliniczne mogą być następstwem hipoalbuminemii?
7. Jaka jest przyczyna białkomoczu i krwiomoczu? W jaki sposób można lepiej ocenić parametry badane za pomocą testów wskaźnikowych?
8. Jakie znaczenie ma obecność zniekształconych krwinek czerwonych i wałeczków erytrocytarnych w osadzie moczu?
9. Czy wszyscy pacjenci z tą chorobą w pełni wracają do zdrowia?

Przypadek 2. CZTERDZIESTOLETNI MĘŻCZYZNA Z UOGÓLNIONYMI OBRZĘKAMI

Wywiad. Czterdziestoletni mężczyzna zauważył obrzęki nóg i zwiększenie obwodu brzucha. Narzeka także na uczucie duszności zarówno w pozycji spoczynkowej, jak i podczas chodzenia[1].

Badanie przedmiotowe. Stwierdza się ciastowate obrzęki na wszystkich czterech kończynach i obecność płynu w jamie brzusznej i klatce piersiowej. Ciśnienie tętnicze krwi jest prawidłowe, inne parametry życiowe pozostają w normie.

Badania laboratoryjne. W badaniu krwi obwodowej nie stwierdza się odchyleń od normy.

Stwierdza się obniżone stężenie albuminy w surowicy i wysokie stężenie lipoprotein o małej gęstości (LDL)[2]. Stężenie immunoglobulin jest prawidłowe, a stężenie białek dopełniacza – nieznacznie obniżone. Testy na obecność przeciwciał przeciwjądrowych, antygeny wirusowego zapalenia B i C, kiłę i HIV są ujemne[3]. W moczu stwierdza się za pomocą testu wskaźnikowego obecność białka 4+. W osadzie moczu obecne są wałeczki lipidowe, ale nie ma erytrocytów ani granulocytów obojętnochłonnych[4].

Dalsze badania. Podczas dalszych badań nie stwierdzono występowania innych chorób, zakażeń ani nowotworów. Wykonano biopsję nerki. Oceniana w mikroskopie świetlnym, wykazała ona pogrubienie błony podstawnej kłębuszków nerkowych. W badaniu immunofluorescencyjnym stwierdzono obecność w błonie podstawnej nieregularnych ziarnistych złogów, których obecność została także potwierdzona w mikroskopie elektronowym[5].

Dalszy przebieg choroby. Nie zalecono żadnego leczenia, a po upływie 10 lat u pacjenta została wdrożona dializoterapia[6].

Pytania i zagadnienia do dyskusji:

1. Jakie jest inne określenie uogólnionych obrzęków? Co mogło być przyczyną uogólnionych obrzęków?
2. Jakie mogły być przyczyny hipoalbuminemii? Jak wyjaśnisz podwyższenie w surowicy stężenia LDL?
3. Dlaczego te wszystkie badania powinny zostać wykonane?
4. Zinterpretuj wyniki badania moczu.
5. Czy wyniki tych badań histopatologicznych są wystarczające do ustalenia rozpoznania, czy potrzebne są dodatkowe badania, aby stwierdzić rozpoznanie w tym przypadku?
6. Dlaczego w tym przypadku nie zastosowano leczenia? Jakie jest rokowanie w tej chorobie?

Przypadek 3. SKĄPOMOCZ U SZEŚĆDZIESIĘCIOLETNIEGO MĘŻCZYZNY Z ZAPALENIEM PŁUC I POSOCZNICĄ

Wywiad. Sześćdziesięcioletni mężczyzna został hospitalizowany z powodu zapalenia płuc. Podczas przyjęcia do szpitala stwierdzono wysoką gorączkę, duszność, przyspieszenie oddechów i szybką czynność serca. Pacjent podawał, że zmniejszyła się objętość wydalanego moczu[1].

Badania laboratoryjne. Posiew krwi na obecność *Streptococcus pneumoniae* był dodatni. We krwi stwierdzono leukocytozę, ale liczba erytrocytów i płytek krwi była prawidłowa. We krwi występowały nieznaczna hipernatremia, silna hiperkaliemia, prawidłowe stężenie chlorków, a stężenie wodorowęglanów było obniżone[2]. Wartość pH krwi była obniżona. Stężenia mocznika i kreatyniny we krwi były podwyższone, a stosunek stężeń mocznika do kreatyniny wynosił 20:1[3]. Ilość wydalanego moczu była mała (500 ml/24 godz.). Osmolalność surowicy była nieznacznie podwyższona (310 mosm/kg), a osmolalność moczu była wysoka (630 mosm/kg)[4].

Dalszy przebieg choroby. Podjęto leczenie i w piątym dniu zaobserwowano zwiększenie wytwarzania moczu[5]. Objętość moczu wzrosła do 5 l na dobę, a następnie się zmniejszyła i stan pacjenta wrócił do normy. W momencie wypisywania pacjenta ze szpitala stężenie elektrolitów, mocznika i kreatyniny we krwi było prawidłowe.

Pytania i zagadnienia do dyskusji:

1. Jakie jest możliwe wytłumaczenie zmniejszonej objętości moczu u pacjenta z zapaleniem płuc?
2. Proszę zinterpretować wyniki badań laboratoryjnych.
3. Jakie ma znaczenie wzrost stężenia mocznika i kreatyniny we krwi?
4. Czy przedstawione dane wskazują na przednerkową, czy nerkową niewydolność nerek? Czy u tego pacjenta występuje bezmocz czy skąpomocz?
5. Wyjaśnij znaczenie tych informacji.

Przypadek 4. SZEŚĆDZIESIĘCIOLETNIA KOBIETA Z DEPRESJĄ W STANIE SCHYŁKOWEJ NIEWYDOLNOŚCI NEREK, KTÓRA ODMÓWIŁA LECZENIA HEMODIALIZĄ

Wywiad. Sześćdziesięcioletnia kobieta z rozpoznaniem przewlekłego kłębuszkowego zapalenia nerek była poddawana regularnej hemodializie aż do momentu, gdy odmówiła kontynuowania terapii i pozostała w domu[1]. Znaleziono ją nieprzytomną i przewieziono do szpitala[2].

Badanie przedmiotowe. Kobieta jest w stanie śpiączki. Wartość ciśnienia tętniczego krwi wynosi 190/120 mm Hg i występują obrzęki. W jamie opłucnowej i jamie osierdziowej stwierdza się obecność płynu. Tętno jest szybkie. Napięcie skóry jest dobre. Na kończynach widoczne są liczne wybroczyny; występuje krwawienie z dziąseł[3].

Badania laboratoryjne. Stwierdzono nasiloną niedokrwistość, normocytową i normochromiczną[4]. Liczba leukocytów i płytek krwi była prawidłowa. Występowały następujące zaburzenia elektrolitowe: hiperkaliemia, hiperfosfatemia, hipokalcemia i niskie stężenie wodorowęglanów[5]. Wartość pH krwi była obniżona[6]. Stężenia mocznika i kreatyniny we krwi były znacznie podwyższone[7].

Dalszy przebieg choroby. Wdrożono hemodializę i stan pacjentki wyrównał się do poziomu przed odmową dializoterapii.

Pytania i zagadnienia do dyskusji:

1. Dlaczego wykonuje się dializę? Jak można ocenić skuteczność dializy?
2. Dlaczego kobieta straciła przytomność?
3. Dlaczego występuje nadciśnienie tętnicze? Czy pacjentka jest odwodniona, czy ma wykładniki przewodnienia? Dlaczego występuje skłonność do krwawień?
4. Dlaczego u tej kobiety występuje niedokrwistość? Jak można ten stan leczyć?
5. Zinterpretuj wyniki badań laboratoryjnych. Jakie są możliwe następstwa hiperkaliemii i pozostałych zaburzeń elektrolitowych?
6. Co jest przyczyną kwasicy?
7. Czy u tej pacjentki występuje azotemia?

Skorowidz

C

D

I

J

K

L

Ł

M

N

O

P

R

S

Ś

X

Z

Ż